Thieme

Molekulare Onkologie

Entstehung, Progression, klinische Aspekte

Christoph Wagener
Oliver Müller

3., komplett aktualisierte und erweiterte Auflage

360 Abbildungen
95 Tabellen

Georg Thieme Verlag
Stuttgart · New York

Autoren:
Prof. Dr. med. Christoph Wagener
Universitätsklinikum Hamburg-Eppendorf
Institut für Klinische Chemie
Martinistr. 52
20246 Hamburg

Prof. Dr. rer. nat. Oliver Müller
Fachhochschule Kaiserslautern
Abteilung für Molekulare Onkologie
Amerikastraße 1
66482 Zweibrücken

Bibliografische Information
der Deutschen Nationalbibliothek

Die Deutsche Nationalbibliothek verzeichnet diese Publikation in der Deutschen Nationalbibliografie; detaillierte bibliografische Daten sind im Internet über http://dnb.d-nb.de abrufbar.

1. Auflage 1995 erschienen unter dem Titel:
Einführung in die molekulare Onkologie
2. Auflage 1999

Wichtiger Hinweis: Wie jede Wissenschaft ist die Medizin ständigen Entwicklungen unterworfen. Forschung und klinische Erfahrung erweitern unsere Erkenntnisse, insbesondere was Behandlung und medikamentöse Therapie anbelangt. Soweit in diesem Werk eine Dosierung oder eine Applikation erwähnt wird, darf der Leser zwar darauf vertrauen, dass Autoren, Herausgeber und Verlag große Sorgfalt darauf verwandt haben, dass diese Angabe **dem Wissensstand bei Fertigstellung des Werkes** entspricht.
Für Angaben über Dosierungsanweisungen und Applikationsformen kann vom Verlag jedoch keine Gewähr übernommen werden. **Jeder Benutzer ist angehalten**, durch sorgfältige Prüfung der Beipackzettel der verwendeten Präparate und gegebenenfalls nach Konsultation eines Spezialisten festzustellen, ob die dort gegebene Empfehlung für Dosierungen oder die Beachtung von Kontraindikationen gegenüber der Angabe in diesem Buch abweicht. Eine solche Prüfung ist besonders wichtig bei selten verwendeten Präparaten oder solchen, die neu auf den Markt gebracht worden sind. **Jede Dosierung oder Applikation erfolgt auf eigene Gefahr des Benutzers.** Autoren und Verlag appellieren an jeden Benutzer, ihm etwa auffallende Ungenauigkeiten dem Verlag mitzuteilen.

Rüdigerstraße 14
70469 Stuttgart
Deutschland
Telefon: +49/(0)711/8931-0
Unsere Homepage: www.thieme.de

Printed in Germany

Zeichnungen: Karin Baum, Cyprus/Zypern
nach Vorlagen der Autoren
Umschlaggestaltung: Thieme Verlagsgruppe
Umschlagfotos: Steve Gschmeissner/SPL/Agentur Focus und PhotoDisc Inc.
Satz: Hagedorn Kommunikation GmbH, Viernheim
gesetzt aus 3B2
Druck: Grafisches Centrum Cuno, Calbe

ISBN 978-3-13-103513-4 1 2 3 4 5 6

Vorwort

Die „Molekulare Onkologie" liegt in einer neuen Auflage vor. Seit der letzten Auflage sind mehr als zehn Jahre vergangen. In dieser Zeit hat sich das Wissen um die molekularen Grundlagen von Tumorerkrankungen enorm erweitert. Es war daher für einen einzelnen Autor nicht mehr möglich, das gesamte Feld zu überblicken. Wir haben uns daher entschlossen, das Buch gemeinsam zu verfassen. Das Manuskript entstand in einem intensiven und fruchtbaren Diskussionsprozess, und wir hoffen, dass uns eine einheitliche Linie gelungen ist. Gemessen daran, dass sich die Erkenntnisse zur molekularen Onkologie im letzten Jahrzehnt vervielfacht haben, wurde der Umfang des Buchs „nur" um ein Drittel erweitert. Um den Inhalt zu begrenzen, mussten wir Schwerpunkte setzen und auf manche Aspekte verzichten. Der Leser möge uns den notwendigerweise subjektiven Blick nachsehen.

Bösartige Tumoren stehen von Beginn an in einer dauernden Auseinandersetzung mit den Zellen und Geweben des Wirts. Dieser zentrale Aspekt kann experimentell nur in In-vivo-Modellen untersucht werden. In-vivo-Modelle sind auch unerlässlich für die präklinische Testung neuer molekularer Diagnose- und Therapieverfahren. Tiermodelle wurden daher verstärkt berücksichtigt und sind mit einem Maus-Symbol gekennzeichnet.

Erkenntnisse der molekularen Onkologie halten verstärkt Einzug in die Klinik. Beispiele sind die Erfolge in der Therapie des Mammakarzinoms und der chronisch-myeloischen Leukämie und die damit verbundenen diagnostischen Anwendungen. Die enger werdende Verbindung zwischen Grundlagenwissenschaft und Klinik erfordert vom Grundlagenwissenschaftler ein Verständnis klinischer Aspekte und vom Kliniker ein Wissen um die molekularen Grundlagen neuer Diagnose- und Therapieverfahren. Wie aus dem Untertitel deutlich wird, möchte die „Molekulare Onkologie" diesen Brückenschlag unterstützen und fördern. Entsprechend richtet sich das Buch an Studierende der Naturwissenschaften und Medizin sowie an Naturwissenschaftler/innen und Ärzte/Ärztinnen. Aber auch Wissenschaftsjournalisten und interessierte Laien mögen manche Anregung und Information finden. Klinische Anwendungen, die aus der molekularen Onkologie erwachsen sind, werden durch einen Äskulapstab gekennzeichnet.

Viele komplexe Zusammenhänge konnten durch einzelne Abbildungen verständlich gemacht werden. Wenn allerdings eine Abfolge von Ereignissen dargestellt werden sollte, reichte eine einzelne Abbildung nicht aus. Daher eröffnen wir parallel ein Videoportal, über das Videos zu wichtigen Themen der molekularen Onkologie frei verfügbar sind (www.onkoview.com). Wir werden die Videosammlung in Zukunft sukzessive erweitern.

Abschließend gilt es denjenigen zu danken, die zum Gelingen des Buchs beigetragen haben. Folgenden Kolleginnen und Kollegen danken wir für die Überlassung von Abbildungen: Patrick Derksen, Sonja Röhrs, Udo Schumacher und Ingrid Vetter. Unser besonderer Dank gilt auch den Pathologen Günter Klöppel, Kiel, Cornelius Kuhnen, Münster, und Hansjörg Schäfer, Hamburg. Für Anregungen und Korrekturen danken wir Rebecca Genteck, Christian Herrmann, Ingrid Hoffmann, Anette Langerak, Tobias Meyer, Sonja Sievers und Annica Vlad-Fiegen. Viele Abbildungen haben ihren Ursprung in Vorlagen, die wir in Vorlesungen verwendet haben. In diesem Zusammenhang muss Sabine Wuttke besondere Erwähnung finden. Julica Fischer danken wir dafür, dass sie die letzten Druckfehler ausgemerzt hat. Außerdem danken wir dem Georg Thieme Verlag, vor allem den Mitarbeitern Alexander Brands, Heike Tegude und Marion Holzer, für die gute und erfolgreiche Zusammenarbeit.

Hamburg und Zweibrücken
Prof. Dr. C. Wagener   Prof. Dr. O. Müller

Inhaltsverzeichnis

Filmverzeichnis ... XII

Abkürzungen ... XIII

1 Einführung ... 1

1.1 Krebs – eine Volkskrankheit ... 1
1.2 Krebs – Begriffsbestimmung ... 1
1.3 Geschichte der molekularen Onkologie ... 4
1.4 Beiträge der molekularen Onkologie zur Diagnose und Therapie von Krebs ... 4
Literatur ... 7

2 Definition und Eigenschaften von Tumoren ... 8

2.1 Begriffsbestimmung und Klassifikation ... 8
2.2 Unterschiede zwischen Normal- und Tumorgewebe ... 9
2.3 In-vitro-Eigenschaften transformierter Zellen ... 9
2.4 Regulation der Zellzahl durch Zellteilung, Differenzierung und Apoptose ... 10
2.5 Bösartige Tumoren ... 10
2.6 Klonale Entstehung von Tumoren ... 11
2.7 Ursprungszelle von Tumoren ... 11
2.8 Tumorstammzelle ... 13
2.9 Mehrstufige Entwicklung eines Tumors ... 15
2.10 Klonale Evolution von Tumoren ... 16
Literatur ... 18

3 Methoden der molekularen Onkologie ... 19

3.1 Onkogenomik ... 19
3.1.1 Onkogene Retroviren ... 20
Vermehrungszyklus eines Retrovirus ... 21
Merkmale onkogener Retroviren ... 21
Identifizierung von Onkogenen durch chronisch transformierende Retroviren ... 22
Identifizierung von Onkogenen in akut transformierenden Retroviren ... 23
3.1.2 Gentransfer ... 25
Nachweis von Onkogenen ... 25
Nachweis von Tumorsuppressorgenen durch Transfektion ... 26
3.1.3 Chromosomenanomalien ... 27
Zytogenetik ... 27
Fluoreszenz-in-situ-Hybridisierung (FISH) ... 30
3.1.4 Genpolymorphismen und Haplotypen 31
Definition und Nachweismethoden ... 31
Bedeutung des Haplotyps ... 33
3.1.5 Molekulargenetischer Nachweis von Gengewinn und Genverlust ... 34
CNV und allele Imbalance ... 34
Verlust der Heterozygotie (LOH) ... 35
Comparative Genomic Hybridization (CGH) ... 36
Paralleler Nachweis von LOH und variabler Kopienzahl ... 37
3.1.6 Tumorgene familiärer Krebssyndrome ... 37
Kopplungsanalysen ... 37
Assoziationsstudien ... 38
3.1.7 Sequenzierung des Tumorzellgenoms ... 39
Klassische Sequenzierung nach Sanger ... 39
Neue Sequenziermethoden ... 39
Sequenzierung durch Mikroarrays ... 40
Auswertung der Daten ... 41
Beispiele zur Sequenzierung des Tumorgenoms ... 41
3.1.8 Funktionelle Genomik ... 41
Genetische Manipulation von Zellen ... 41
In-vitro-Modelle ... 43
In-vivo-Modelle ... 43
3.2 Jenseits des Tumorgenoms ... 48
3.2.1 Nachweis der DNA-Methylierung ... 49
3.2.2 PCR (qualitativ und quantitativ) ... 51

3.2.3 **Mikroarrays** ... 51
Analyse der differenziellen Genexpression ... 51
ChIP-auf-Chip-Array ... 52
3.2.4 **Proteomics** ... 52
Identifizierung und Quantifizierung von Proteinen ... 52
Phosphoproteomics ... 54
3.3 **Interpretation komplexer Datensätze** ... 55
3.3.1 **Klassifikation von Tumoren** ... 55
3.3.2 **Signaturen und Pathways** ... 58
3.3.3 **caCORE – übergreifende Infrastruktur für Onkoinformatik** ... 59
Literatur ... 59

4 **Ursachen der Tumorentstehung** ... 61

4.1 **Genetische Theorie der Tumorentstehung** ... 61
4.1.1 **Normale Mutationsraten der DNA** ... 62
4.1.2 **Mutationsformen** ... 62
4.2 **Spontane Veränderungen der DNA** ... 63
4.2.1 **Punktmutationen** ... 63
4.2.2 **Deletionen** ... 64
4.2.3 **Mutagenese durch reaktive Sauerstoffspezies** ... 66
4.3 **Mutagene und Karzinogene** ... 67
4.3.1 **Chemische Karzinogene** ... 69
4.3.2 **Physikalische Karzinogene** ... 71
4.3.3 **Biologische Karzinogene** ... 73
4.4 **Genetische Disposition** ... 74
Literatur ... 76

5 **Mechanismen der Tumorentstehung** ... 77

5.1 **Tumorgene – Begriffsbestimmung** ... 77
5.1.1 **Definition eines Tumorgens** ... 77
5.1.2 **Erkennung eines Tumorgens** ... 78
5.2 **Onkogene** ... 78
5.2.1 **Mechanismen der Dysregulation von Proto-Onkogenen** ... 80
Ursachen von Genrearrangements und ihre Bedeutung für die Karzinogenese ... 80
Translokation des *MYC*-Gens bei Burkitt-Lymphomen ... 82
Rearrangements des *TAL1*-Gens ... 83
5.2.2 **Hybridgene und Fusionsproteine** ... 84
BCR-ABL1 ... 84
Aktivierung des *RET*-Onkogens durch Inversionen und Translokationen ... 86
5.2.3 **Aktivierung von Proto-Onkogenen durch Amplifikation** ... 87
EGFR (ERBB) ... 87
ERBB2 (HER2/NEU) ... 87
MYC ... 89
MDM2 ... 89
5.2.4 **Aktivierung von Proto-Onkogenen durch Punktmutationen** ... 89
RAS-Gene ... 89
PIK3CA ... 92
BRAF ... 92
5.2.5 ***ERBB:* somatische Aktivierung eines Onkogens durch Punktmutationen, Deletionen und Insertionen** ... 92
5.2.6 **Tumor-Dispositionsgene mit aktivierenden Mutationen** ... 93
RET – dominantes Dispositionsgen ... 93
Weitere dominante Dispositionsgene ... 94
5.3 ***TP53*-Gen** ... 94
5.4 **Tumorsuppressorgene** ... 100
5.4.1 **Retinoblastom-Gen (*RB1*) – das erste klassische Tumorsuppressorgen** ... 100
5.4.2 **Gen der familiären adenomatösen Polyposis coli (*APC*)** ... 101
5.4.3 **Brustkrebs-Dispositionsgene mit hoher und mittlerer Penetranz** ... 103
5.4.4 **Weitere hereditäre Tumorsuppressorgene** ... 105
5.5 **Nachweis von Suszeptibilitätsloci durch Assoziationsstudien** ... 106
5.6 **Stufenmodell der Karzinogenese** ... 106
5.6.1 **Anzahl der Tumorgene** ... 106
5.6.2 **Erforderliche Anzahl mutierter Tumorgene für die Entstehung des malignen Phänotyps** ... 107
5.6.3 **Zeitraum der Akkumulation von Mutationen in einem Tumor** ... 109
5.6.4 **Sortierung von Tumorgenen** ... 110
5.7 **DNA-Reparatursysteme und genomische Stabilität** ... 110
5.7.1 **Basen-Exzisionssystem** ... 111
5.7.2 **Mismatch-Reparatursystem (MRS)** ... 112
Erkennung und Reparatur von Basenfehlpaarungen durch das MRS ... 112
Instabilität repetitiver DNA-Sequenzen ... 114
Mutationen von Genen des MRS bei Patienten mit HNPCC ... 116

5.7.3 **Nukleotid-Exzisions-Reparatursystem (NER-System)** ... 117
Erkennung und Reparatur von DNA-Läsionen durch das NER-System ... 117
Mutationen im NER-System bei Patienten mit Xeroderma pigmentosum ... 117
5.7.4 **Erkennung und Reparatur von DNA-Doppelstrangbrüchen durch homologe Rekombination** ... 119
Reparatur von DNA-Schäden durch homologe Rekombination ... 119
Erkennung von DNA-Doppelstrangbrüchen ... 119
Prozessierung von einzelsträngiger DNA ... 121
Ablauf der homologen Rekombination ... 123
Signale zu p53 ... 123
Funktionen der Tumorsuppressorproteine BRCA1 und BRCA2 ... 123
Dysregulation des Zellzyklus und die Antwort auf DNA-Schäden ... 125
5.7.5 **Reparatur von DNA-Brüchen durch End-End-Verbindung** ... 126
5.8 **Telomere und Telomerase** ... 127
5.8.1 **Verkürzung der Telomere bei der Replikation** ... 127
5.8.2 **Telomerase** ... 128
Literatur ... 130

6 **Transkription** ... 134

6.1 **Regulation der Transkription** ... 135
6.2 **Strukturmotive von Transkriptionsfaktoren** ... 135
6.2.1 **Homöodomän-Proteine** ... 136
6.2.2 **Zinkfinger-Motive** ... 137
6.2.3 **Leucin-Zipper, Helix-Loop-Helix und basische DNA-Bindungsdomänen** ... 138
6.2.4 **Weitere Strukturmotive von Transkriptionsfaktoren** ... 139
6.2.5 **Transkriptionsregulierende Domänen von Transkriptionsfaktoren** ... 139
6.3 **Chromatin** ... 139
6.3.1 **Struktur des Chromatins** ... 139
6.3.2 **Histone** ... 140
6.4 **DNA-Methylierung** ... 143
6.5 **Struktur- und Funktionsveränderungen von Transkriptionsfaktoren in Tumoren** ... 144
6.5.1 **Retinsäurerezeptor-Fusionsproteine bei akuter promyelozytärer Leukämie (APL, FAB M3)** ... 146
6.5.2 **Rearrangements der *RUNX1*- und *CBFB*-Gene bei akuten myeloischen und lymphatischen Leukämien** ... 146
6.5.3 **Rearrangements und Fehlregulation des *MYC*-Gens** ... 148
6.5.4 **Mutationen des *PAX5*-Gens** ... 151
6.5.5 **Rearrangements der *TAL1*- und *LMO-2*-Gene bei akuten T-Zell-Leukämien** ... 152
6.5.6 **Rearrangement des *TLX1* (*HOX11*)-Gens bei T-Zell-ALL** ... 153
6.5.7 ***TCF3* (*E2A*)-Fusionsgene** ... 153
E2A-PBX1-Fusionsprotein ... 154
E2A-HLF-Fusionsprotein ... 154
6.5.8 **Rearrangements des *MLL*-Gens und Histonmodifikationen bei myeloischen, lymphatischen und gemischtlinigen Leukämien** ... 154
6.5.9 **Translokationen von Genen, die Transkriptionsfaktoren der ETS-Familie kodieren** ... 156
6.5.10 **p53** ... 157
6.5.11 **Mutationen von Regulatoren der Transkription in Mamma- und kolorektalen Karzinomen** ... 158
6.5.12 **Rearrangement des *HMGA2*-Gens** ... 159
6.6 **Epigenetische Veränderungen bei der Entstehung und Progression maligner Tumoren** ... 159
6.6.1 **Reversion des malignen Phänotyps** ... 161
6.6.2 **Histon-Bindungsproteine und DNA-Methylierung** ... 161
6.7 **microRNAs** ... 165
6.7.1 **Synthese und Funktion** ... 165
6.7.2 **Bedeutung von miRNAs für Tumorentstehung und -progression** ... 167
6.8 **Regulatorische Netzwerke der Transkription** ... 170
6.9 **Medizinische Anwendungen** ... 172
6.9.1 **Diagnostik** ... 172
RNA-Expressionsmuster ... 172
DNA-Methylierung ... 173
6.9.2 **Therapie** ... 174
Literatur ... 174

7 **Die Tumorzelle** 177

7.1 **Lebenswege einer Zelle** 177
7.2 **Zellzyklus** 177
7.2.1 **Cycline, cyclinabhängige Kinasen und deren Inhibitoren** 178
7.2.2 **Checkpoints des Zellzyklus und DNA-Integrität** 180
7.2.3 **Zellzyklusphase entscheidet über Reparatursystem** 181
7.2.4 **Tumorproteine des Zellzyklus** 181
7.3 **Zelltod** 182
7.3.1 **Unterschiede zwischen Apoptose und Nekrose** 182
7.3.2 **Apoptose** 183
Phasen der Apoptose im Überblick 184
Extrinsischer Weg der Initiation 185
Intrinsischer Weg der Initiation 187
Exekutionsphase 188
Phagozytose und Degradation 188
7.3.3 **Mechanismen verringerter Apoptose in Tumorzellen** 189
7.3.4 **Autophagie** 189
Autophagie und Tumorentstehung 190
Autophagie als Angriffspunkt einer gezielten therapeutischen Strategie 191
7.4 **Zelluläre Seneszenz** 191
7.4.1 **Replikative Seneszenz** 191
Überwindung der replikativen Seneszenz in Tumorzellen 192
7.4.2 **Nicht replikative Seneszenz** 192
7.5 **Therapeutischer Angriffspunkt „Zelle“** 193
7.5.1 **DNA** 193
DNA-Integrität 194
Synthese von DNA und deren Vorstufen 195
7.5.2 **Zellzykluskinasen** 196
7.5.3 **Mikrotubuli** 197
7.5.4 **Resistenz** 198
Literatur 199

8 **Signalwege der Tumorentstehung** 200

8.1 **Prinzipien der intrazellulären Signaltransduktion** 200
8.1.1 **Mechanismen der Signalweitergabe** 202
8.1.2 **Wichtige Proteindomänen für die Signalweitergabe** 203
8.1.3 **Mutierte Proteinfunktionen in Signalwegen von Tumoren** 205
8.2 **Wachstumsfaktoren** 206
8.3 **Tyrosinkinasen** 207
8.3.1 **Rezeptor-Tyrosinkinasen (RTKs)** 207
Signale und Bindungsproteine der RTKs 209
Assoziation von Tyrosinkinase-Rezeptoren mit zytoplasmatischen Proteinen 210
EGF-Rezeptorfamilie 211
PDGF-Rezeptorfamilie 213
Kit 214
Insulin-Rezeptorfamilie und Liganden 214
Konstitutive Aktivierung der Rezeptor-Tyrosinkinasen in Tumorzellen 216
Therapie: Herceptin und andere Antikörper 217
8.3.2 **Nichtrezeptor-Tyrosinkinasen** 219
Tyrosinkinasen der Src-Familie 220
Abl und das Fusionsprotein BCR-Abl 222
Therapie: Kinase-Inhibitoren 223
8.4 **G-Protein-gekoppelte Rezeptoren** 225
8.5 **Signalwege in Tumoren** 226
8.5.1 **MAPK-Signalweg** 227
MAPK-Signalweg in Tumoren 229
Ras 230
B-Raf 234
Neurofibromin 235
8.5.2 **PI3K/AKT-Signalweg** 235
Erste Schritte des PI3K/AKT-Signalwegs 235
PI3-Kinasen 237
AKT (Proteinkinase B) 239
Hamartin und Tuberin 240
PTEN 241
FOXO 241
8.5.3 **WNT-Signalweg** 243
WNT-Signalweg in der Dickdarmschleimhaut 246
APC 246
β-Catenin 249
Axin 251
8.5.4 **p53/Rb-Signalnetzwerk** 252
Rb 252
p53 257
Zusammenspiel von Rb und p53 264
Inaktivierung von Rb und p53 durch virale Proteine 266
Onkolytische Virustherapie 267
8.5.5 **TGF-β/SMAD-Signalweg** 267
TGF-β-Signalweg in Tumoren 269
SMAD4 269
8.5.6 **JAK/STAT-Signalweg** 269

8.5.7 Hedgehog-Signalweg ... 271
Hedgehog-Signalweg in Tumoren ... 272
Therapie: Inhibitoren des Hedgehog-Signalwegs ... 272
8.5.8 Notch-Signalweg ... 272
Notch-Signalweg in Tumoren ... 274
8.5.9 NF-κB-Signalweg ... 275
NF-κB-Signalweg in Tumoren ... 276
Therapie: antiinflammatorische Wirkstoffe mit antineoplastischer Wirkung ... 277
Literatur ... 278

9 Maligne Progression: molekulare Grundlagen und klinische Bedeutung ... 283

9.1 Organisation epithelialer Zellverbände ... 283
9.2 Extrazelluläre Matrix ... 284
9.2.1 Basalmembran ... 285
9.2.2 Interstitielles Bindegewebe ... 286
9.3 Aktinzytoskelett als intrinsischer Motor der Zellbewegung ... 287
9.3.1 Aktin und assoziierte Proteine ... 287
9.3.2 Regulation der Zellmotilität durch Rho-GTPasen ... 290
9.3.3 Regulation von Rac durch Guanin-nukleotid-Austauschfaktoren (GEFs) ... 292
9.3.4 Podosomen und Invadopodien ... 292
9.4 Moleküle der Zell- und Substratadhäsion ... 292
9.4.1 Cadherine ... 293
Struktur ... 293
Signaltransduktion ... 294
Regulation der Transkription ... 295
Verlust der E-Cadherin-Funktion in menschlichen Karzinomen ... 295
E-Cadherin-Expression in menschlichen Tumoren, Tumorstadium und Prognose ... 297
9.4.2 Integrine ... 297
Struktur und Bindungsspezifität ... 297
Regulation der Bindungsaktivität von Integrinen ... 298
Assoziation von Integrinen mit dem Zytoskelett ... 299
Regulation und Signalübertragung ... 300
Expression von Integrinen, FAK und ILK in menschlichen Tumoren ... 301
Therapie ... 301
9.4.3 Immunglobulin-Superfamilie ... 303
Strukturelle Merkmale von Mitgliedern der Immunglobulin-Superfamilie ... 303
Signaltransduktion durch CAMs der Ig-Superfamilie ... 304
Veränderungen von Ig-CAMs in menschlichen Tumoren ... 305
9.4.4 CD44 ... 305
9.4.5 Glykane und Lectine ... 306
Glykane ... 306
Lectine ... 307
Diagnose ... 308
Therapie ... 308
9.5 Proteinasen ... 308
9.5.1 uPA-System ... 308
Funktion des uPA-Systems ... 308
Expression von Komponenten des uPA-Systems in menschlichen Tumoren ... 309
Klinische Bedeutung von Komponenten des uPA-Systems ... 310
9.5.2 Kallikreine ... 310
9.5.3 Matrix-Metalloproteinasen und ADAMs ... 311
Matrix-Metalloproteinasen ... 311
ADAM und ADAMTS ... 312
Funktionen von MMPs und ADAMs ... 313
Expression von MMPs und ADAMs in menschlichen Tumoren ... 315
Inhibitoren von MMPs und ADAMs in der Tumortherapie ... 316
9.6 Chemokine ... 316
9.7 Hypoxie-induzierbare Faktoren (HIFs) ... 317
9.7.1 Funktion Hypoxie-induzierbarer Faktoren ... 317
9.7.2 Therapeutische Aspekte von HIFs ... 319
9.7.3 Antioxidanzien zur Tumorprävention? ... 320
Literatur ... 321

10 Mechanismen der malignen Progression ... 324

10.1 Stadien der malignen Progression ... 324
10.2 Histopathologische Einteilung von Tumoren ... 326
10.3 Tumorstroma ... 326
10.3.1 Begriffsbestimmung ... 327
10.3.2 Einfluss der Umgebung auf die Tumorentstehung ... 328
10.3.3 Verwundung und Entzündung ... 329

10.3.4 Molekulare und zelluläre Grundlagen der Stromareaktion ... 330
Extrazelluläre Matrix (ECM) ... 331
Fibroblasten ... 331
Makrophagen ... 332
10.3.5 NF-κB – Mediator von Inflammation und Tumorprogression ... 335
10.4 Invasives Wachstum ... 336
10.4.1 Hypoxie als Motor des invasiven Wachstums ... 336
10.4.2 Intrinsische und extrinsische Bedingungen der Zellmotilität ... 337
10.4.3 Formen der Migration von Tumorzellen im Bindegewebe ... 337
10.4.4 Ursachen für die erhöhte Motilität von Tumorzellen ... 338
Signatur der Y-Verzweigung von Aktinfilamenten in metastasierenden Tumoren ... 338
Phosphatidylinositol-3-Kinasen als zentrale Regulatoren der Zellmotilität ... 338
Guaninnukleotid-Austauschfaktoren (GEFs) ... 339
GTPasen der Rho-Familie ... 340
Merlin und ERM-Proteine ... 340
FAK (Focal Adhesion Kinase) und ILK (Integrin linked Kinase) ... 341
10.4.5 Bedeutung von Adhäsionsmolekülen für Gewebestruktur und invasives Wachstum ... 342
E-Cadherin-Verlust und epithelial-mesenchymale Transition ... 342
Integrine und der Verlust des Kontakts zur ECM ... 346
10.4.6 Invasion des Bindegewebes ... 347
Methodische Aspekte ... 347
Zelladhäsionsmoleküle und Proteinasen ... 348
Wachstumsfaktoren und Chemokine ... 350
10.5 Metastasierung ... 351
10.5.1 Intravasation ... 351
10.5.2 Lymphatische Metastasierung ... 352
10.5.3 Anoikis und Amorphose ... 353
10.5.4 Muster der hämatogenen Metastasierung ... 354
10.5.5 Molekulare und zelluläre Mechanismen der Arretierung von Tumorzellen in der Blutbahn ... 356
10.5.6 Interaktion von Tumorzellen mit Adhäsionsmolekülen des Endothels ... 356
10.5.7 Thrombosierung der Endstrombahn ... 358
10.5.8 Intravaskuläres Wachstum oder Extravasation ... 360
10.5.9 „Seed and Soil" ... 360
10.5.10 Ineffizienz der hämatogenen Metastasierung ... 362
10.5.11 Die metastatische Nische ... 364
10.5.12 Die metastasierende Zelle ... 364
Modell der Evolution metastatischer Zellklone ... 364
Die metastaseninitiierende Tumorzelle ... 365
Nachweis disseminierter Tumorzellen im Knochenmark von Patientinnen mit Mammakarzinom ... 366
10.6 Angiogenese und Lymphangiogenese ... 366
10.6.1 Begriffsbestimmung ... 367
10.6.2 Zelluläre Grundlagen von Angiogenese und Tumorangiogenese ... 367
10.6.3 Bedeutung von Endothelzellen für die Nische von Gewebs- und Tumorstammzellen ... 369
10.6.4 Regulation der Angiogenese ... 369
VEGF/VEGF-Rezeptorachse ... 370
Angiopoietin/Tie2-Achse ... 371
EPH/Ephrin-System ... 372
PDGF-B/PDGF-Rezeptor-β-Achse ... 373
Fibroblasten-Wachstumsfaktoren ... 373
Integrine ... 374
Proteinasen ... 374
10.6.5 Klinische Hinweise auf die Bedeutung der Angiogenese und der Lymphangiogenese für das Wachstum solider Tumoren ... 375
10.6.6 Therapeutische Ansätze zur Hemmung der Blutzufuhr zu Tumoren ... 376
Verminderung der Tumormasse durch Unterbindung der Blutzufuhr ... 376
Hemmung der Tumorangiogenese ... 378
10.6.7 Lymphangiogenese und lymphatische Metastasierung ... 382
10.6.8 Klinische Anwendung von Angiogenesehemmern ... 383
Therapeutischen Anwendungen ... 383
Biomarker der Angiogenese ... 384
Literatur ... 384

Sachverzeichnis ... 391

Filmverzeichnis

Link zu den Filmen: www.onkoview.com

Thematischer Bezug zum Buch:

Kap. 2.10 Klonale Evolution von Tumoren
Video: „Klonale Evolution von Tumoren"

Kap. 6.5 Struktur- und Funktionsveränderungen von Transkriptionsfaktoren in Tumoren
Video: „Molekulare Wirkungsmechanismen von p53 in der Onkogenese"

Kap. 6.6 Epigenetische Veränderungen bei der Entstehung und Progression maligner Tumoren
Video: „Molekulare Wirkungsmechanismen des PML-RARα-Fusionsproteins bei Promyelozyten-Leukämie"

Kap. 7.3 Zelltod
Video: „Die Apoptose"

Kap. 8.3 Tyrosinkinasen
Video: „Onkogene Aktivierung von Rezeptortyrosinkinasen"

Kap. 8.5 Signalwege in Tumoren
Video: „Der MAP-Kinase (MAPK)-Signalweg"
Video: „Der PI3K/AKT-Signalweg"
Video: „Das Tumorsuppressorprotein PTEN"
Video: „Proteinkinase C"
Video: „Der WNT-Signalweg in der normalen und in der Tumorzelle"

Kap. 9.5 Proteinasen
Video: „Beeinflussung der Tumorprogression durch Proteinasen mit Metalloproteinasedomänen"

Kap. 10.3 Tumorstroma
Video: „Kommunikation von Tumorzellen mit ihrer Umgebung"

Kap. 10.4 Invasives Wachstum
Video: „Beeinflussung der Tumorprogression durch Proteinasen mit Metalloproteinasedomänen"

Kap. 10.5 Metastasierung
Video: „Der metastatische Thrombus"
Video: „Circulus vitiosus der Ausbildung osteoklastischer Metastasen des Mammakarzinoms"

Hinweis: Die Sammlung der Filme wird sukzessive erweitert.

Abkürzungsverzeichnis

53BP	p53 binding Protein (p53 bindendes Protein)
5-FU	5-Fluorouracil
ABL	ABL-Proto-Onkogen, homolog zum Abelson-Mäuseleukämievirus-Gen
ACD	Adrenocortical Dysplasia Homologue (adrenocorticales Dysplasie-Homolog)
ADAM	a Disintegrin and Metalloproteinase
Ago	Argonaut
AIDS	Acquired Immunodeficiency Syndrome (erworbenes Immundefizienzsyndrom)
AKT	zelluläres Homolog des transformierenden viralen Onkogens v-Akt; identisch mit PKB
AKT8	acute transforming Retrovirus 8 (akut transformierendes Retrovirus aus T-Zell-Lymphom der AKR-Maus)
ALL	akute lymphatische Leukämie
ALV	avian Leukaemia Virus (Vogel-Leukämievirus)
AML	akute myeloische Leukämie
Ang	Angiopoietin
AP	apurinic oder apyrimidic
APAF	Apoptosis activating Factor (Apoptose aktivierender Faktor)
APC	adenomatöse Polyposis Coli
APL	akute Promyelozyten-Leukämie
APRE	acute-Phase Response Element (Akutphase-Antwortelement)
ARF	alternate Reading Frame (alternativer Leserahmen)
ARP	Actin-related Protein
ASCO	American Society of Clinical Oncology
ASO	allelspezifisches Oligonukleotid
ASS	Acetylsalicylsäure
ASV	avian Sarkoma Virus (Vogel-Sarkomvirus)
AT	Ataxia telangiectasia
ATG	Autophagy
ATM	ataxia-telangiectasia mutated (mutiert bei Ataxia telangiectasia)
ATR	Ataxia Telangiectasia and Rad3 related
ATRA	all-trans retinoic Acid (all-trans-Retinsäure)
ATRIP	ATR interacting Protein
BAC	bacterial artificial Chromosome
BAD	Bcl-2 Antagonist of Cell Death
BCR	Breakpoint-Cluster-Region
BER	Basenexzisionsreparatur
bHLH	basisches Helix-Loop-Helix-Motiv
BMP	Bone morphogenetic Protein
BPDE	Benzo(a)pyren-7,8-dihydrodiol-9,10-Epoxid
BRCA	Breast Cancer
BRCT	BRCA1 carboxyterminal
bZIP	basisches Leucin-Zipper-Motiv
CA	Carboanhydrase
CA	Carcinoma
CAF	Cancer associated Fibroblast
CAM	Cell Adhesion Molecule
CAM-DR	Cell Adhesion-mediated Drug Resistance (zelladhäsionsvermittelte Resistenz gegen Chemotherapeutika)
cAMP	cyclic Adenosine Monophosphate (zyklisches Adenosinmonophosphat)
CAM-RR	Cell Adhesion-mediated Radioresistance (zelladhäsionsvermittelte Strahlenresistenz)
CAP	College of American Pathologists
CARD	Caspase recruiting Domain (caspaserekrutierende Domäne)
Caspase	Cysteinyl-Aspartate-cleaving Proteinase (Cysteinyl-Aspartat-spaltende Proteinase)
CBF	Core binding Factor
CBP	CREB binding Protein (CREB bindendes Protein)
CCL	C-C Chemokine Ligand
CCR	C-C Chemokine Ligand Receptor
CD95L	Cluster of Differentiation 95 Ligand (Fas-Ligand)
CDK	Cyclin dependent Kinase (cyclinabhängige Kinase)
CDKN	Cyclin dependent Kinase Inhibitor (Inhibitor der cyclinabhängigen Kinase)
C-Domäne	konstante (constant) Domäne
CEA	carcinoembryonales Antigen
CEACAM	carcinoembryonic Antigen-related Cell Adhesion Molecule
ces	Cell Death Specification

CGH	comparative genomic Hybridization (vergleichende Genomhybridisierung)
ChIP	Chromatin-Immunpräzipitation
CHK	Checkpoint-Kinase
CHRPE	congenital Hypertrophy of the Retinal Pigment Epithelium (erbliche Hypertrophie des retinalen Pigmentepithels)
cIAP	cytosolic Inhibitor of Apoptosis (cytosolischer Inhibitor der Apoptose)
CIN	cervikale intraepitheliale Neoplasie
CIN	chromosomale Instabilität
Cip	CDK-interacting Protein
CIS	Carcinoma-in-Situ
CIS	common Integration Site (häufige Integrationsstelle)
CK	Casein-Kinase
cM	Centimorgan
CML	chronisch-myeloische Leukämie
CMV	Cytomegalovirus (Zytomegalievirus)
CNV	Copy Number Variation (Variation der Kopienanzahl)
c-onc	cellular Oncogene (zelluläres Onkogen)
Cox-2	Cyclooxygenase
CR	cysteinreich
CRD	Carbohydrate Recognition Domain (Kohlenhydrat-Erkennungsdomäne)
Cre	causes Recombination (verursacht Rekombination)
CREB	cAMP Response Element binding Protein (cAMP Antwortelement bindendes Protein)
cs	catalytic Subunit
CSF	Colony stimulating Factor
CSK	c-Src-Kinase
DAG	Diacylglycerol
DAPK	Death-associated Protein Kinase
DD	Death Domain
del	Deletion
DGCR	DiGeorge Syndrome critical Region
DH	DBL-Homologie
DHFR	Dihydrofolat-Reduktase
DHR	Dock-Homologie-Region
Dkk	Dickkopf
DLBCL	diffuse large B-Cell Lymphoma (diffus großzelliges B-Zell-Lymphom)
Dll	Delta-like (Delta-ähnlich)
DM	double minute („doppeltwinzig")
DMBA	Di-Methyl-Benz(a)Anthrazen
DMH	differential Methylation Hybridisation (differenzielle Methylierungs-hybridisierung)
DMNA	Dimethylnitrosamin
DNA-DR	DNA-Damage Response (Antwort auf DNA-Schäden)
DNA-PK	DNA-dependent Proteinkinase (DNA-abhängige Proteinkinase)
DNMT	DNA-Methyltransferase
DOCK	Dedicator of Cytokinesis
DPC	deleted in Pancreatic Carcinoma
DSB	DNA-Doppelstrangbruch
DSG	Daughter Strand Gap (Lücke im Tochterstrang)
DTC	disseminated Tumour Cells (disseminierte Tumorzellen)
DVL	Dishevelled („zerzaust")
E2F	Transkriptionsfaktor, der den E2-Promotor des Adenovirus aktiviert, Bezeichnung für Familie der E2F-homologen Transkriptionsfaktoren
ECM	extracellular Matrix (extrazelluläre Matrix)
eEF2K	eukaryonte Elongationsfaktor 2-Kinase
EGF	epidermal Growth Factor (epidermaler Wachstumsfaktor)
EGFR	epidermal Growth Factor Receptor (epidermaler Wachstumsfaktor-Rezeptor)
EMT	epithelial-mesenchymale Transition
env	Envelope (retrovirale für Hüllproteine kodierende Gengruppe)
EPH	Erythropoietin producing human hepatocellular Carcinoma (Erythropoetin produzierendes humanes hepatozelluläres Karzinom)
Ephrin	EPH Family Receptor interacting Protein (Protein, das mit einem Rezeptor der EPH-Familie interagiert)
ERG	ETS-related Gene
ERK	extrazellulär regulierte MAP Kinase
ERM	Ezrin, Radixin, Moesin
ES	embryonale Stammzelle
E-Selectin	endotheliales Selectin
ETV	ETS Translocation Variant (ETS-Translokationsvariante)
EVI	ecotropic Virus Integration Site
EWS	Ewing Sarcoma
Exo	Exonuklease
FADD	Fas associated Death Domain
FAK	focal Adhesion Kinase (fokale Adhäsionskinase)
F-Aktin	filamentöses Aktin
FAP	familiäre adenomatöse Polyposis Coli
FAT	focal Adhesion Targeting
F_CRIIB	F_C-Rezeptor-IIB
FDA	Food and Drug Administration

FERM	Four Point one (4.1) Protein, Ezrin, Radixin, Moesin
FGF	Fibroblast Growth Factor (Fibroblasten-Wachstumsfaktor)
FGFR	Fibroblast Growth Factor Receptor (Fibroblasten-Wachstumsfaktor-Rezeptor)
FH	Forkhead
FIH	Factor inhibiting HIF-1 (Faktor, der HIF-1 inhibiert)
FISH	Fluoreszenz-in-situ-Hybridisierung
FLI	Friend Leukaemia Integration Site (Integrationsstelle des Friend-Leukämie-Virus)
FLT	FMS-like Tyrosin Kinase (FMS-ähnliche Tyrosinkinase)
FMTC	familiar medullary Thyroid Cancer (familiäres medulläres Schilddrüsen-karzinom)
FOX	Forkhead Box
FPP	Farnesylpyrophosphat
FRET	Fluoreszenz-Resonanz-Energie-Transfer
FSV	feline Sarcoma Virus (Katzensarkom-Virus)
FT	Farnesyltransferase
FTI	Farnesyltransferase-Inhibitor
Fz	frizzled („gebrutzelt")
GADD45	Growth Arrest and Damage dependent (abhängig von Wachstumsstopp und DNA-Schaden)
gag	viral Group-specific Antigen (retrovirale Gengruppe für Matrix-, Kapsid- und Nukleokapsidproteine)
GAIP	GTPase aktivierendes Protein für GαI heterotrimeres G-Protein
G-Aktin	globuläres Aktin
GalNac	N-Acetylgalactosamin
GAP	GTPase aktivierendes Protein
GAS	gamma activated Sequence (gamma aktivierte Sequenz)
GDI	Guaninnukleotid-Dissoziations-Inhibitor
GEF	Guanine Nucleotide Exchange Factor (Guaninnukleotid-Austauschfaktor)
GenMAPP	Gene Microarray Pathway Profiler
GEO	Gene Expression Omnibus
GF	Growth Factor (Wachstumsfaktor)
GFP	Green fluorescent Protein (grün fluoreszeierendes Protein)
GFR	Growth Factor Receptor (Wachstumsfaktorrezeptor)
GIST	gastrointestinaler Stromatumor
GlcNAc	N-Acetylglucosamin
GPCR	G-Protein coupled Receptor (G-Protein-gekoppelter Rezeptor)
GPI	Glycosylphosphatidylinositol
GRB	Growth Factor Receptor bound
GSEA	Gene Set Enrichment Analysis
GSK	Glykogensynthase-Kinase
HAT	Histon-Acetyltransferase
HBV	Hepatitis-B-Virus
HCC	hepatocellular Carcinoma (hepatozelluläres Karzinom)
HDAC	Histon-Deacetylase
HER	Human epidermal Growth Factor Receptor (menschlicher Rezeptor für epidermalen Wachstumsfaktor)
HGF	Hepatocyte Growth Factor (Hepatozyten-Wachstumsfaktor)
HHV	humanens Herpes-Virus
HIF	Hypoxie-induzierbarer Faktor
HIV	humanes Immundefizienz-Virus
HLF	hepatic Leukaemia Factor (hepatischer Leukämiefaktor)
HLH	Helix-Loop-Helix
HMG	high Mobility Group
HNPCC	hereditary Non-Polyposis colorectal Cancer (hereditäres nichtpolypöses kolorektales Karzinom)
HPV	humanes Papilloma-Virus
HR	homologe Rekombination
HRE	Hypoxia regulated Element (hypoxiereguliertes Element)
HSR	homogeneously stained Region (homogen gefärbte Region)
HSV-tk	Thymidinkinase-Gen des Herpes-Simplex-Virus
hTERT	humane Telomerase
HTH	Helix-Turn-Helix
HTLV	humanes T-Zell-Leukämie-Virus
IARC	International Agency for the Research on Cancer
ICAD	Inhibitor of Caspase-activated DNAse (Inhibitor der Caspase-aktivierten DNAse)
ICAM	intercellular Adhesion Molecule
ICE	Interleukin converting Enzyme
ICF	Immundefizienz, centromere Instabilität, faziale Anomalien
IFN	Interferon
Ig	Immunglobulin
IGF	Insulin-like Growth Factor
IGFBP	IGF-Bindungsprotein
IKK	IκB-Kinase
IL	Interleukin

ILK	Integrin linked Kinase
iNOS	induzierbare NO-Synthase
ins	Insertion
inv	Inversion
IP_3	Inositol(3,4,5)trisphosphat
IPP	ILK-PINCH-PARVIN
IRIF	Ionizing Radiation-induced Foci (Foci, induziert durch ionisierende Strahlung)
IRS	Insulin-Rezeptorsubstrat
IRSp53	Insulin-Rezeptorsubstrat mit Molekulargewicht 53 kD
ISCN	International System for Cytogenetic Nomenclature
ISRE	Interferon-stimulated Response Element (interferonstimuliertes Antwortelement)
ITAM	Immunoreceptor Tyrosine-based Activation Motif
ITIM	Immunoreceptor Tyrosine-based Inhibition Motif
IκB	Inhibitor of nuclear Factor κB (Inhibitor des nukleären Faktors κB)
JPS	juveniles Polyposis-Syndrom
JUNK	Jun-Kinase
KDR	Kinase Insert Domain Receptor (Rezeptor mit Kinase-Insertions-domäne)
KEGG	Kyoto Encyclopedia of Genes and Genomes
KI	Killer Cell inhibitory (killerzellhemmend)
Kip	Cyclin-dependent Kinase Inhibitor Protein (Inhibitor-Proteincyclin-abhängiger Kinasen)
LEF	Lymphoid enhancing
LMO	LIM-Domain only
LMWH	low Molecular Weight Heparin
LNR	LIN12/Notch-Repeat
LOH	Loss of Heterozygosity (Verlust der Heterozygotie)
LRP	LDL-Receptor Protein
L-Selectin	Leukozyten-Selectin
LSP	lymphocytenspezifisches Protein
LTR	Long terminal Repeat
LT	Lymphotoxin
MAD	MAX-Dimerisierung
Mad	Mother against Decapentaplegic
MAP	Microtubule associated protein (mikrotubulusassoziiertes Protein)
MAPK	Microtubule associated Protein Kinase (mikrotubulusassoziierte Proteinkinase)
MAX	Myc-assoziierter X-Faktor
MBP	methylcytosinbindendes Protein
MCAM	Melanoma Cell Adhesion Molecule
MCF	Mast Cell Factor
MCP	Monocyte chemoattractant Protein
MDC	Mediator of Damage Checkpoint (Vermittler des DNA-Schaden-Kontroll-punkts)
MDCK	Madin-Darby-Canine Kidney (Zelllinie aus der Niere eines Cockerspaniels, etabliert von Madin und Darby)
Mdm	Murine double minute chromosome („doppeltwinziges" Chromosom der Maus)
MDR	Multidrug Resistance
MEK	MAP-Kinase-ERK-Kinase
MEN2A	multiple endokrine Neoplasie vom Typ 2A
Merlin	Moezin/Ezrin/Radixin-like Protein
MET	mesenchymal-epitheliale Transition
MET	HGF-Rezeptor-Gen
M-FISH	Multiplex-FISH
MGF	mammary Gland Factor
MHC	major Histocompatibility Complex (Haupthistokompatibilitätskomplex)
MIAME	minimum Information about a Microarray Experiment
MIAPE	minimum Information about a proteomics Experiment
Min	multiple intestinale Neoplasien (Maus-Phänotyp nach Knock-out des *Apc*-Gens)
miRNA	micro-RNA
MLC	Myosin light Chain (leichte Kette des Myosins)
MLH	MutL Homolog
MLL	mixed Lineage Leukaemia (gemischtlinige Leukämie)
MMP	Matrix-Metalloproteinase
MMR	Mismatch-Repair (Reparatur von Basenfehlpaarungen)
MMTV	Mouse Mammary Tumour Virus
MNH	N-Methyl-N-Nitroso-Harnstoff
MNNG	N-Methyl-N'-Nitro-N-Nitrosoguanidin
Mom	Modifier of Min (Gen, das die Wirkung von Min modifiziert)
MOMP	mitochondrial outer Membrane Permebilization (Permeabilisierung der mitochondrialen Außenmembran)
MRN	meiotic Recombination 11, Rad 50, Nbs1
MRS	Mismatch-Reparatursystem
MS	Mikrosatelliten
MSI	Mikrosatelliten-Instabilität

MT-MMP	Matrix-Metalloproteinase vom Membrantyp
mTOR	mammalian Target of Rapamycin (Zielprotein von Rapamycin in Säugern)
MTX	Methotrexat
MXI	Max Interactor (Protein, das mit Max interagiert)
NCBI	National Center for Biotechnology Information
NCI	National Cancer Institute
NCICB	National Cancer Institute Center for Bioinformatics
NCOR	nukleärer Co-Repressor
NER	Nukleotid-Exzisionsreparatur
NES	nukleäres Exportsignal
NEU	Neuroblastom
NF1GAP	Neurofibromatose-Typ-1-GTPase-aktivierendes Protein
NF-κB	nukleärer Faktor kappa B
NGF	Nerve Growth Factor (Neuriten-Wachstumsfaktor)
NHE	Na^+/H^+ Exchange Protein (Na^+/H^+-Austauscher)
NHEJ	non homologous End Joining (nicht homologe Verknüpfung von DNA-Enden)
NICD	Notch intracellular Domain
NIH	National Institute of Health
NK	natural Killer
NLS	nukleäres Lokalisationssignal
NSAID	non-steroidal anti-inflammatory Drug (nichtsteroidale entzündungshemmende Substanz)
NSCLC	non-small Cell Lung Carcinoma (nicht kleinzelliges Lungenkarzinom)
NuRD	nukleärer Remodellierungs-Deacetylase-Komplex
NURF	Nucleosome Remodelling Factor
PA	Plasminogenaktivator
PAI	Plasminogenaktivator-Inhibitor
PARP	poly(ADP-Ribose)Polymerase
PAX	paired Box
PBX	prä-B-Zell-Homöobox-Gen
Pc	Polycomb
PcG	Polycombgruppe
PCNA	proliferating Cell nuclear Antigen (nukleäres Antigen proliferierender Zellen)
PCR	Polymerase Chain Reaction (Polymerasekettenreaktion)
PDGF	Platelet-derived Growth Factor (Wachstumsfaktor aus Blutplättchen)
PDH	Pyruvatdehydrogenase
PDK	Phosphatidylinositol-dependent Kinase (Phosphatidylinositol-abhängige Kinase)
PDZ	PSD95/SAP90, Discs large und Zonula occludentes-1
PECAM	Platelet/endothelial Cell Adhesion Molecule
PEST	Prolin-Glutaminsäure-Serin-Threonin
PH	Pleckstrin-Homologie
Ph^1	Philadelphia-Chromosom
PHD	Prolylhdoxylase-Domäne
PHTS	PTEN-Hamartom-Tumor-Syndrom
PI3K	Phosphatidylinositol-3-Kinase
PIKK	PI3-Kinase-like-Kinase
PINCH	particularly interesting new Cysteine-Histidine rich protein (besonders interessantes neues cystein- und histidinreiches Protein)
PIP2	Phosphatidylinositol(4,5)bisphosphat
PIP3	Phosphatidylinositol(3,4,5)trisphosphat
PIX	PAK-interactive Exchange Factor
PKA	cAMP-abhängige Proteinkinase
PKB	Proteinkinase B (identisch mit AKT)
PKC	Proteinkinase C
PLA	Phospholipase A
PLC	Phospholipase C
PlGF	placental Growth Factor (Wachstumsfaktor aus Plazenta)
PLK	Polo-like Kinase
PML	Promyelozyen-Leukämie
PMS	post meiotic Segregation-increased Protein (Protein, das sich nach der meiotischen Segregation anreichert)
PMSR	PMS-related
PNT	pointed Domain
POD	PML-oncogenic Domain
pol	retrovirale Gengruppe, die für Protease, reverse Transkriptase (mit RNase H) und Integrase kodiert
POT	Protection of Telomers (Protein, das Telomere vor Abbau schützt)
PRC	Polycomb repressive Complex
PSA	prostataspezifisches Antigen
P-Selectin	Platelet-Selectin (Selectin aus Blutplättchen)
PTB	Phosphotyrosin-bindend
PTC	papillary Thyroid Cancer (papilläres Schilddrüsenkarzinom)
PtdIns	Phosphatidylinositol
PtdIns $(3,4,5)P_3$	Phosphatidylinositol(3,4,5) trisphosphat (PIP3)
PtdIns $(4,5)P_3$	Phosphatidylinositol(4,5)bisphosphat (PIP2)

PTEN	Phosphatase mit Tensin-Homologie
PTP	Phosphotyrosin-Phosphatase
RAD	Radiation (Strahlung)
RANTES	regulated on Activation, normal T-Cell expressed, secreted (Protein, das nach Aktivierung normaler T-Zellen exprimiert und sezerniert wird)
RAR	retinoic Acid Receptor (Retinsäure-Rezeptor)
RARE	retinoic Acid Response Element (Retinsäure-Antwortelement)
RAS	Rat Sarcoma
RB	Retinoblastom
Rel	retikuloendotheliale Lymphomatose
RET	rearranged during Transfection (rearrangiert während Transfektion)
RFLP	Restriktionsfragmentlängen-polymorphismus
Rheb	Ras Homologue enriched in Brain (Ras-homologes Gen, das bevorzugt im Gehirn exprimiert wird)
Rip	Insulin-Gen-Promotor der Ratte
RIP	rezeptorinteragierendes Protein
RIS	random Integration Site (zufällige Integrationsstelle)
RISC	RNA-induced Silencing Complex
ROS	reactive Oxygen Species (reaktive Sauerstoffspezies)
RPA	Replication Protein A
rS6K	ribosomale Protein-S6-Kinase
RSS	Rekombinationssignalsequenzen
RSV	Rous-Sarkom-Virus
RTK	Rezeptor-Tyrosinkinase
RTq-PCR	real Time quantitative PCR (quantitative PCR, bei der die Produktbildung in Echtzeit verfolgt werden kann)
RUNX	Runt-related Transcription Factor
SAM	S-Adenosyl-Methionin
SAPK	stressaktivierte Proteinkinase
SBS	Sequencing by Synthesis (Sequenzierung durch Synthese)
SCF	Stem Cell Factor (Stammzellfaktor)
SCID	severe combined Immunodeficiency
SCL	Stem Cell Line (Stammzelllinie)
SCR	Schwesterchromatid-Rekombination
scuPA	single Chain (einkettiger) Plasminogenaktivator vom Urokinasetyp
SDF	stromal Cell derived Factor
Selectin	selective Lectin-dependent Cell Adhesion Molecule
Serpin	Serin-Proteinase-Inhibitor
sFRP	secreted Frizzled-related Protein
SGK	Serum and Glucocorticoid inducible Kinase (Serum- und glukokortikoid-induzierbare Kinase)
SH	Src Homolog
SHH	sonic Hedgehog („tönender Igel", zur Hedgehog-Gruppe gehörendes Gen)
shRNA	short Hairpin RNA (kurze haarnadelförmige RNA)
SIL	SCL interrupting Locus (Gen, das nach V-(D)-J-Rekombination die SCL Region unterbricht)
siRNA	small inhibitory RNA (kleine inhibierende RNA)
Skp	S Phase-Kinase associated Protein (S-Phase-Kinase-assoziiertes Protein)
SKY	spectral Karyotyping (spektrale Karyotypisierung)
sLe a	Sialyl-Lewis a
sLe x	Sialyl-Lewis x
SMO	smoothened („geglättet"; Gen, benannt nach dem Phänotyp der Knock-out-Mutante von Drosophila)
SNP	single Nucleotide Polymorphism
SOCS	Suppressor of Cytokine Signalling (Protein, das die Cytokin-abhängige Signalübertragung unterdrückt)
SOD	Superoxid-Dismutase
SODD	Silencer of Death Domains
SOLiD	Sequencing by Oligoligation and Detection
SOS	Son of Sevenless
src	Sarcoma
SSB	single Strand binding Protein (DNA-Einzelstrang-bindendes Protein)
SSR	simple Sequence Repeat (einfache Sequenzwiederholung)
SSV	Simian Sarcoma Virus (Affensarkomvirus)
STAT	Signal Transducer and Activator of Transcription
STIKO	Ständige Impfkommission am Robert Koch-Institut
SUFU	Suppressor of Fused
Tag	T-Antigen des SV40-Virus
TAL	T-Cell acute Leukaemia
TBP	TATA-Box binding Protein
TCF	T-Cell Factor
TCR	T-Cell-Receptor
tcuPA	two Chain (zweikettiger) Plasminogenaktivator vom Urokinasetyp
TERF	telomeric Repeat-binding Factor (Faktor, der an telomere Wiederholungssequenzen bindet)

TERF2IP telomeric Repeat-binding Factor 2 interacting Protein (Protein, das mit TEF2 interagiert)
tetO tet-Operon (DNA-Bindungsstelle des Proteins tTA)
tetR Tetracyclin-Repressorprotein
TF Transkriptionsfaktor
TG Thyreoglobulin
TGF Transforming Growth Factor
TGFR Transforming Growth Factor Receptor (Rezeptor des transformierenden Wachstumsfaktors)
THF Tetrahydrofolsäure
TIAM T-Cell Lymphoma Invasion and Metastasis
TIMP Tissue Inhibitors of Metalloproteinase (Gewebsinhibitoren von Metalloproteinasen)
TINF TERF1-interacting nuclear Factor
TLR Toll-like Receptor
TLX T-Cell Leukaemia Homeobox
TNF Tumornekrosefaktor
TNFR Tumornekrosefaktor-Rezeptor
TOPBP Topoisomerase II-Bindungsprotein
TPA 12-O-Tetradecanoylphorbol-13-Acetat
tPA tissue-type Plasminogen Activator (Plasminogenaktivator vom Gewebetyp)
TPR translocated Promoter Region
TRADD TNFR1-associated Death Domain Protein
TRAF TNF-Rezeptor-aktivierter Faktor
TRAPS TNF-Rezeptor-assoziiertes periodisches febriles Syndrom
β-TRCP β-Transducin Repeat-containing Protein (Protein mit repetitiven β-Transducin-Motiven)
TRK Tropomyosin Rezeptor-Kinase
Trx Trithorax
trxG Trithoraxgruppe
TS Thymidylatsynthase
TSC tuberous Sclerosis Complex (tuberöser Sklerose-Komplex)
tTA Tetracyclin-Transaktivator
UICC Union Internationale Contre le Cancer
uPA Plasminogenaktivator vom Urokinasetyp
UTR untranslated Region (untranslatierte Region)
v-abl Onkogen des Abelson-Maus-Leukämie-Virus
VCAM vascular Cell Adhesion Molecule (vaskuläres Zelladhäsionsmolekül)
V-Domäne variable Domäne
VE-Cadherin vaskulär-endotheliales Cadherin
VEGF vascular endothelial Growth Factor (vaskulärer endothelialer Wachstumsfaktor)
VEGFR vascular endothelial Growth Factor Receptor
v-Exon variantes Exon
VHL Von-Hippel-Lindau
VNTR variable Number of Tandem Repeats (variable Anzahl von kurzen Wiederholungseinheiten der DNA)
v-onc virales Onkogen
VPF vascular Permeability Factor (vaskulärer Permeabilitätsfaktor)
v-src Onkogen des Rous-Sarkom-Virus
WASP Wiskott-Aldrich-Syndrom-Protein
WAVE WASP/Verprolin
wg wingless („flügellos"; Gen, benannt nach der Knock-out-Mutante von Drosophila)
WIF WNT Inhibiting Factor (WNT-inhibierender Faktor)
WISP WNT1-inducible Signaling Pathway (WNT1-induzierbarer Signalweg)
XP Xeroderma pigmentosum
YAC Yeast artificial Chromosome

1 Einführung

Zusammenfassung

Krebserkrankungen sind nach Herz-Kreislauf-Erkrankungen die häufigste Todesursache in den westlichen Industrieländern. Da ihre Häufigkeit mit dem Alter zunimmt und die Lebenserwartung weltweit wächst, ist die Krebserkrankung ein gesundheitspolitisches und soziales Problem ersten Ranges. Aufgrund des unvorhersehbaren und oft langen Verlaufs kann die Erkrankung aber auch eine große Belastung für den Kranken und seine Angehörigen bedeuten. Im Kampf gegen den Krebs wurden vor allem in den letzten drei Jahrzehnten große Fortschritte erzielt, die ganz entscheidend darauf beruhen, dass man die molekularen Grundlagen der Krebserkrankung besser versteht. Patientinnen mit Mammakarzinom oder Patienten mit chronisch myeloischer Leukämie profitieren bereits von den Erkenntnissen der molekularen Onkologie. Die Kombination von Früherkennung und Frühtherapie verspricht für die Zukunft besondere Erfolge. Durch die gezielte Eliminierung von Tumorstammzellen könnte zudem eine neue Dimension in der Diagnose und Therapie von Krebs eröffnet werden.

1.1 Krebs – eine Volkskrankheit

Krebs ist nach Herz-Kreislauf-Erkrankungen die häufigste Todesursache in den westlichen Industrieländern. Im Jahr 2004 erkrankten in Deutschland 436 500 Menschen an Krebs, 206 000 (47,2 %) starben an der Krankheit (Robert Koch-Institut, 2008). In den letzten Jahrzehnten nahm die Sterblichkeit an Herz-Kreislauf-Erkrankungen deutlicher ab als die Sterblichkeit an Tumorerkrankungen (Abb. 1.**1**). Wenn dieser Trend anhält, wird Krebs in etwa 15 bis 20 Jahren die häufigste Todesursache in Deutschland sein.

Das Risiko einer Tumorerkrankung nimmt mit zunehmendem Alter exponentiell zu (Abb. 1.**2**). Das Durchschnittsalter aller Krebspatienten beträgt etwa 70 Jahre. Aufgrund der steigenden Lebenserwartung und des Rückgangs von Infektionskrankheiten wird weltweit mit einem deutlichen Anstieg der Krebsinzidenz und Krebsmortalität gerechnet.

Krebs ist wegen des oft langen und manchmal auch schweren Verlaufs eine besonders gefürchtete Erkrankung, und die Diagnose „Krebs" wird in der Bevölkerung noch immer als bedrohlich und vielfach auch letal angesehen. Dabei wurden in den letzten Jahren bei der Bekämpfung von Krebserkrankungen Fortschritte erzielt. Wie in Abb. 1.**3** gezeigt, sinkt in Deutschland seit 1995 die Krebssterblichkeit. Wenn man die Inzidenz von Krebserkrankungen der Mortalität gegenüberstellt, wird allerdings deutlich, dass sich die Mortalität für verschiedene Tumorarten erheblich unterscheidet (Abb. 1.**4**) (www-dep.iarc.fr/GLOBOCAN). Für Brustkrebs liegt die Überlebensrate in Europa bei 79,0 % und in den USA bei 90,1 %. Im Gegensatz dazu sind die Überlebensraten von Patienten mit Lungen- und Pankreaskarzinomen noch immer sehr gering (Verdecchia et al. 2007).

1.2 Krebs – Begriffsbestimmung

Im allgemeinen Sprachgebrauch bezeichnet Krebs eine Krankheit, die von einem Tumor (lat. tumor: Schwellung) verursacht wird. „Tumor" ist ein unscharfer Begriff. Nach medizinischer Definition ist ein Tumor jede Art von Schwellung, unabhängig von ihrer Ursache, also z. B. auch eine Schwellung, die durch Entzündung hervorgerufen wird. Hier wird unter Tumor eine Neubildung oder Neoplasie (lat. neoplasia) von Körpergewebe durch dereguliertes Zellwachstum verstanden, die gutartig (lat. benignus) oder bösartig (lat. malignus) sein kann. Die Weltgesundheitsorganisation (WHO) definiert Krebs als „…jede Neubildung in Form eines spontanen, autonomen und irreversiblen Überschusswachstums von körpereigenem Gewebe." Ein Tumor entwickelt sich also aus bereits vorhandenem körpereigenem Gewebe. Jeder Tumor besteht, genau wie gesundes Gewebe, aus einzelnen Zellen, deren Eigenschaften sich allerdings von jenen gesunder Zellen unterscheiden. Da Tumoren

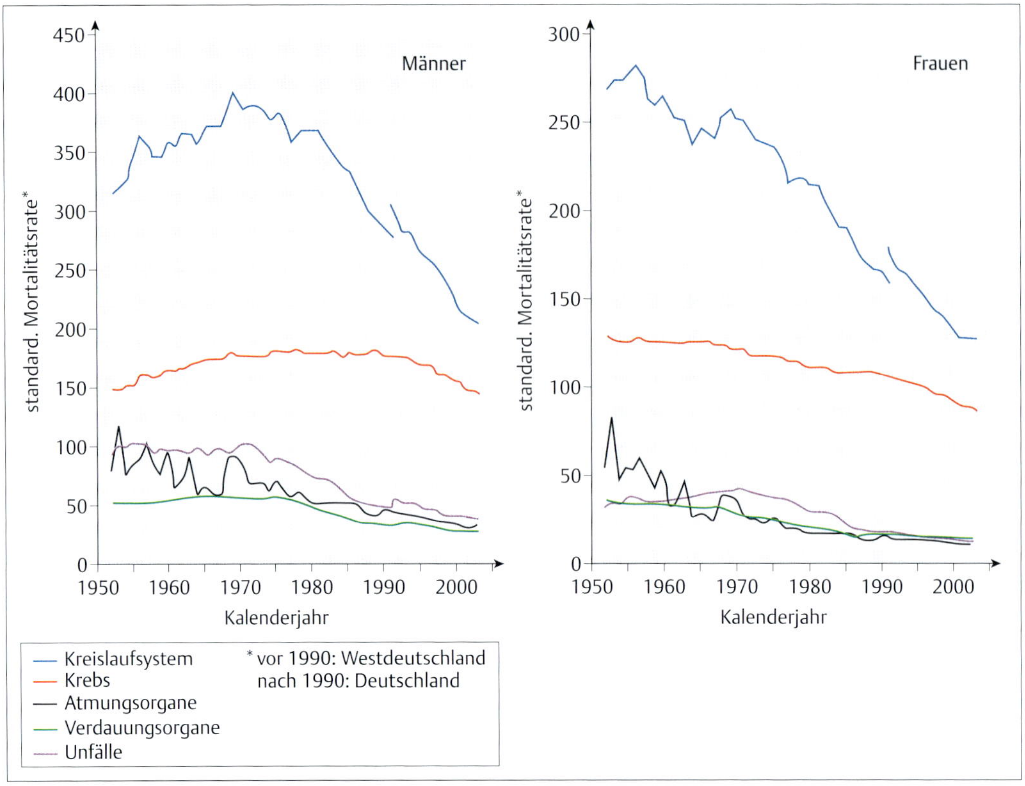

Abb. 1.**1** Zeitlicher Verlauf der wichtigsten Todesursachen in Deutschland (Quelle: www.rki.de).

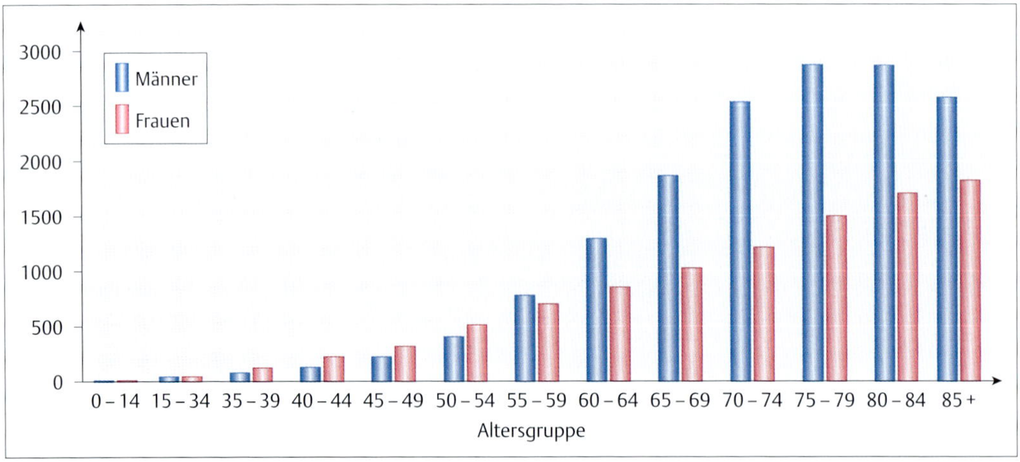

Abb. 1.**2** Schätzung der altersspezifischen Inzidenz an Krebserkrankungen in Deutschland im Jahr 2004 (Quelle: RKI 2008).

im Laufe des Lebens aus ursprünglich gesundem Gewebe neu entstehen, muss mindestens eine gesunde Zelle in eine Tumorzelle übergegangen sein. Ein solcher Übergang, die sogenannte **Transformation**, ist Voraussetzung für die Tumorentstehung.

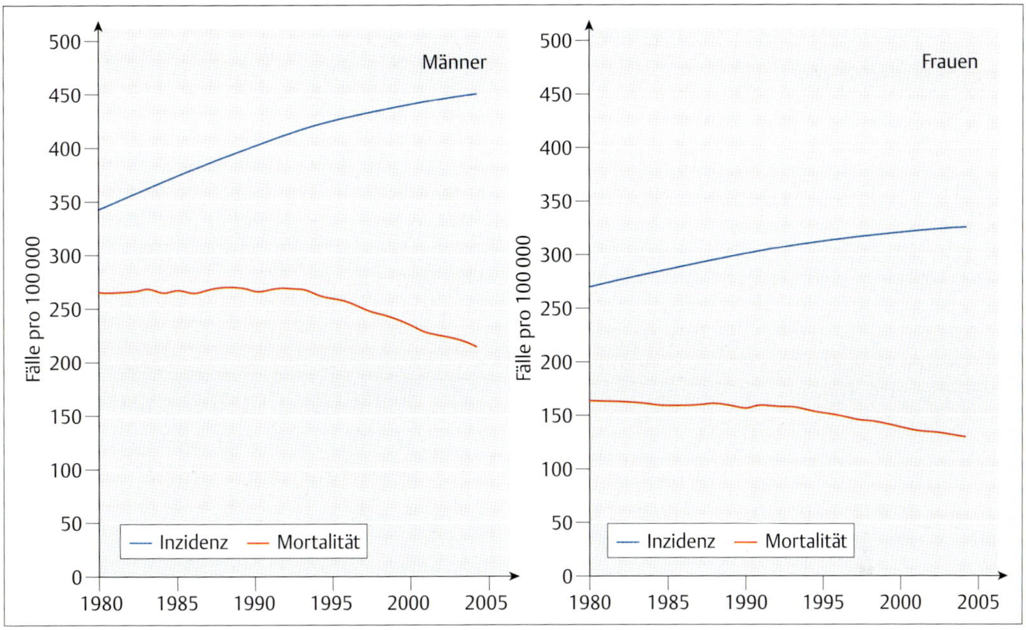

Abb. 1.**3** Altersstandardisierte Inzidenz und Mortalität an Krebserkrankungen in Deutschland 1980–2004. Der stärkere Abfall der Mortalität bei Männern ist auf die Diagnose früher Stadien des Prostatakarzinoms aufgrund von Screening-Untersuchungen zurückzuführen (Quelle: RKI 2008).

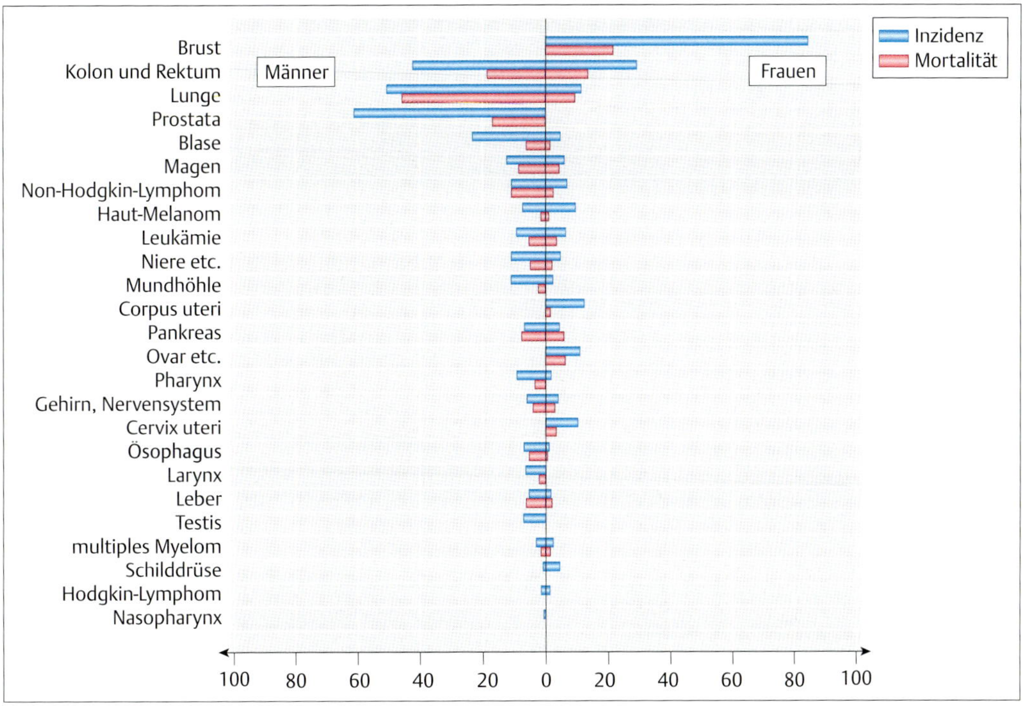

Abb. 1.**4** Bösartige Erkrankungen in Westeuropa: Inzidenz und Mortalität (altersstandardisierter Anteil pro 100 000) (Quelle: www-dep.iarc.fr/GLOBOCAN).

1.3 Geschichte der molekularen Onkologie

Die medizinische Fachrichtung, die sich mit der Krankheit Krebs befasst, bezeichnet man als Onkologie (griech. onkos: Anschwellung; logos: Lehre). Molekulare Onkologie ist eine Forschungsrichtung, die sich mit den molekularen Grundlagen der Krebserkrankung befasst. Man geht davon aus, dass neue und wirkungsvolle Diagnose- und Therapieverfahren entwickelt werden können, wenn die molekularen Grundlagen von Krebserkrankungen verstanden sind. Damit ergibt sich das in Abb. 1.**5** dargestellte „Dreieck gegen Krebs".

Die früheste bekannte schriftliche Erwähnung der Krankheit Krebs stammt aus dem Jahr 1600 v. Chr. aus Ägypten. Wahrscheinlich waren es Hippokrates (460–375 v. Chr.) und andere altgriechische Ärzte, die den Begriff Krebs (griech. karkinos; lat. cancer) prägten. Damit bezeichneten sie einen oberflächlich feststellbaren, in benachbarte Organe infiltrierenden und einwachsenden Tumor. Der griechische Arzt Galen (129–199 n. Chr.), neben Hippokrates der bedeutendste europäische Arzt der Antike, leitete die Bezeichnung „Krebs" von den Blutgefäßen ab, die aus verschiedenen Richtungen auf einen Tumor zulaufen und ihn versorgen und die Ähnlichkeit mit Krebsbeinen und -scheren zeigen. Die Krankheit ist in dieser Zeit bereits unter der Bezeichnung „Krebs" allgemein bekannt: Im neuen Testament warnt Paulus vor ketzerischen Widersachern, deren Worte „um sich fressen wie der Krebs" (2. Timotheusbrief, 2:17).

Die eigentliche Geschichte der molekularen Onkologie beginnt im 19. Jahrhundert. Im Jahr 1850 wies Johannes Peter Müller mikroskopisch nach, dass Tumoren aus einzelnen Zellen bestehen. Zu Beginn des 20. Jahrhunderts entdeckte der Würzburger Biologe Theodor Boveri in seinen mikroskopischen Studien nicht nur die Chromosomen, sondern erkannte auch, dass sich Chromosomen in Normal- und Tumorzellen unterscheiden können. Boveri vermutete bereits, dass Veränderungen der Chromosomen die Ursache für Krebs sind. In Tab. 1.**1** sind wichtige Stationen der molekularen Onkologie seit den Entdeckungen von Johannes Peter Müller und Theodor Boveri aufgezeigt.

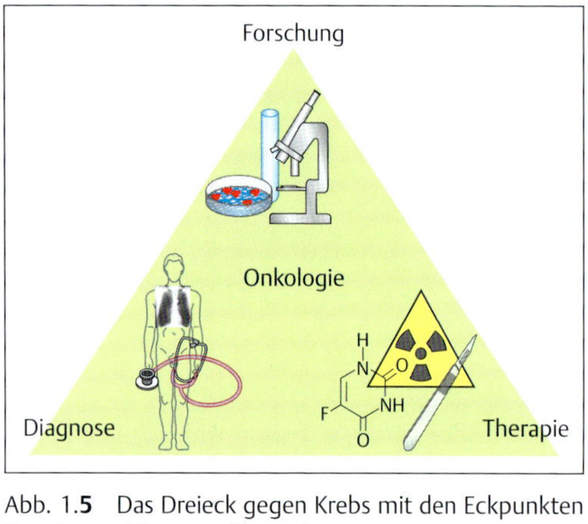

Abb. 1.**5** Das Dreieck gegen Krebs mit den Eckpunkten Forschung, Diagnose, Therapie.

1.4 Beiträge der molekularen Onkologie zur Diagnose und Therapie von Krebs

Die Fortschritte bei der Krebsbekämpfung können nicht auf eine einzelne Ursache zurückgeführt werden. Die Qualität der Gesundheitsversorgung wie Ausbildung des Gesundheitspersonals, evidenzbasierte Leitlinien und Investitionen in das Gesundheitswesen spielen eine wichtige Rolle. Zumindest für Brustkrebs ist jedoch belegt, dass die Fortschritte hauptsächlich auf Screening-Programmen und neuen therapeutischen Optionen beruhen, die auf Erkenntnissen der molekularen Onkologie aufbauen (Berry et al. 2005).

Für fast alle Tumorarten gilt, dass Frühstadien mit größerem Erfolg behandelt werden können als fortgeschrittene Stadien. Dies wird durch die Erfolge des Screenings auf Zervixkarzinome eindrucksvoll belegt (Abb. 1.**6**). Die Rate an kolorektalen Karzinomen lässt sich ebenfalls durch Screening-Untersuchungen wie Sigmoidoskopie oder Koloskopie drastisch senken. Allerdings besteht mit steigender Sensitivität von Früherkennungsmaßnahmen auch die Gefahr einer Überdiagnostik bzw. im Einzelfall einer unnötigen, mit Nebenwirkungen behafteten Therapie. Das „Lebenszeitrisiko" für die Diagnose eines Prostatakarzinoms beträgt beispielsweise 16,7 %, während das Risiko nur 3–4 % beträgt, an einem Prostatakarzinom zu sterben. Für viele Männer gilt demnach, dass das resezierte Prostatakarzinom nicht lebensbedrohlich war (Thompson et al. 2004).

Neben den Maßnahmen zur Früherkennung beruhen neuere Erfolge in der Krebsbekämpfung ganz wesentlich auf der Kenntnis der molekularen Grundlagen von Krebserkrankungen. Brustkrebs ist ein Beispiel dafür, wie Früherkennung und molekular-basierte Therapie ineinander greifen können.

Tabelle 1.1 Meilensteine der molekularen Onkologie.

Jahr	Entdeckung oder Entwicklung
1850	Johannes Peter Müller weist im Mikroskop nach, dass ein Tumor aus einzelnen Zellen besteht.
1876	Tumoren wurden durch Transplantation von Tumorbruchstücken von einem Hund auf einen anderen Hund übertragen.
1905	Theodor Boveri entdeckt chromosomale Veränderungen in Tumoren.
1908	Vilhel Ellermann und Oluf Bang zeigen, dass Leukämien zwischen Hühnern durch zellfreies Lysat übertragbar sind.
1911	Peyton Rous überträgt Sarkome zwischen Hühnern durch filtrierten Extrakt. Das Rous-Sarkom-Virus wurde später nach ihm benannt.
1915	Tumoren sind durch Steinkohleteer induzierbar.
1927	Joseph Muller erkennt die mutagene Wirkung energiereicher Strahlung.
1936	John Bittner beschreibt das Maus-Mammary-Tumor-Virus (MMTV).
1940er	Die Mutagenität von Senfgas wird erkannt.
1950er	Es gelingt erstmals, kultivierte Zellen durch Serum aus Hühnern mit Sarkomen zu transformieren.
1954	Peter Armitage und Richard Doll leiten aus Altersinzidenzkurven ab, dass mehr als ein irreversibles Ereignis für die Transformation normaler Zellen nötig ist.
1960	Peter Nowell und David Hungerford beschreiben bei chronisch-myeloischer Leukämie mit dem Philadelphia-Chromosom erstmals eine regelmäßige Chromosomenanomalie.
1965	Bruce Ames belegt den Zusammenhang zwischen Mutagenität und Karzinogenität.
1970er	John Varmus und John Michael Bishop zeigen, dass krebsauslösende virale Gene homolog zu körpereigenen Genen sind.
1971	Nach dem Postulat von Alfred Knudson sind mindestens zwei Ereignisse für die Krebsentstehung notwendig, eines davon kann vererbt sein (Two-Hit-Modell).
1979	Nach den Untersuchungen von Bert Vogelstein handelt es sich bei *TP53* um ein Tumorsuppressorgen.
1982	Mit *HRAS* wird das erste Proto-Onkogen sequenziert.
1990	Eric Fearon und Bert Vogelstein postulieren für die Adenom-Karzinom-Sequenz kolorektaler Karzinome eine genetische Grundlage.
1997	Erste therapeutische Anwendung eines Antikörpers bei nodulär-histiozytären Lymphomen (NHL) (Rituxan gegen CD20-Zelloberflächenantigen).
1998	Es wird ein therapeutischer Antikörper gegen Brustkrebs entwickelt (Herceptin gegen HER2/NEU-Rezeptor).
1999	Ein gezielt entwickelter kleinmolekularer Hemmer der Abl-Kinase (Imatinib) zeigt Wirkung gegen chronisch-myeloische Leukämie.
2004	Avastatin, ein VEGF-Antikörper, wird für die antiangiogene Therapie kolorektaler Karzinome zugelassen.
2007	genomweite Mutationsanalyse von kolorektalen und Mammakarzinomen

Trastuzumab (Herceptin) ist ein Antikörper, der gegen eine Zielstruktur auf Mammakarzinomzellen gerichtet ist. Erste klinische Studien an Patientinnen mit fortgeschrittenen Mammakarzinomen, auf deren Tumoren die Zielstruktur vorhanden war, zeigten nur mäßigen Erfolg. Die Ansprechraten lagen zwischen 11 und 25 %. Erst mit dem Einsatz des Antikörpers als adjuvante Therapie in früheren Stadien invasiv wachsender Tumoren konnten beachtliche Ansprechraten erzielt werden. Durch Kombination mit einem Zytostatikum wurde die krankheitsfreie Überlebensrate um bis zu 51 % gesteigert und das Todesrisiko um bis zu 41 % gesenkt (Hudis 2007).

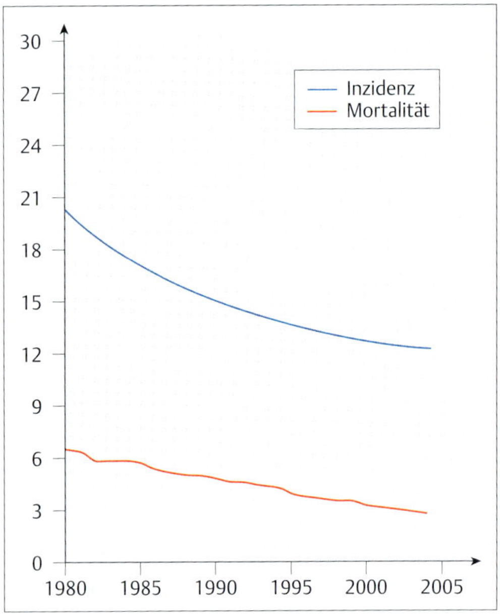

Abb. 1.**6** Inzidenz und Mortalität an Gebärmutterhalskrebs seit 1980 (Quelle: RKI 2008).

Ein zweites Beispiel belegt ebenfalls die Erfolge einer molekular-basierten Krebstherapie, zeigt aber gleichzeitig aktuelle Grenzen auf (Milojkovic u. Apperley 2008). Die chronisch-myeloische Leukämie ist regelmäßig mit einer chromosomalen Aberration, dem sogenannten Philadelphia-Chromosom, vergesellschaftet. Als Folge dieser Aberration fusioniert das *ABL1*-Gen, das für die Tyrosinkinase Abl kodiert, mit einem zweiten Gen. Das Produkt dieses Fusionsgens besitzt eine verstärkte Kinaseaktivität. Mit Wirkstoffen, die die Abl-Kinase hemmen, wurden bei Patienten mit chronisch-myeloischer Leukämie spektakuläre Erfolge erzielt. Bei Patienten, die eine Therapieresistenz entwickelten, konnten auf der Basis von Strukturanalysen die Funktion der mutierten Aminosäuren erkannt und alternative Hemmstoffe entwickelt werden. Das Fusionsgen, das die Leukämiezellen kennzeichnet, ist nicht nur die Grundlage neuer Therapieverfahren, sondern hat auch die Entwicklung hochempfindlicher und spezifischer Diagnoseverfahren ermöglicht. Mithilfe dieser Verfahren können wenige Tumorzellen unter Millionen normaler Zellen in Knochenmark und peripherem Blut nachgewiesen werden. Allerdings zeigen diese Verfahren auch die Grenzen der neuen Therapieoptionen auf. Es gelingt nämlich nicht, die Tumorzellen vollkommen zu eliminieren. Dies wird darauf zurückgeführt, dass Stammzellen, die die Leukämiezellen nachliefern, durch Kinasehemmer nicht getroffen werden. Die Frage, ob und in welchem Ausmaß sogenannte Tumorstammzellen das Wachstum von Tumoren unterhalten und die Resistenz gegen eine Tumortherapie erklären, ist ein zentrales aktuelles Thema der molekularen Onkologie.

Neben der direkten Attacke gegen Tumorzellen sind neue Therapieansätze auch gegen Zellen der Tumorumgebung gerichtet, die das Tumorwachstum unterstützen und unterhalten. Prominente Beispiele sind

- Hemmstoffe der Angiogenese, die in Kombination mit Zytostatika für die Tumortherapie zugelassen sind,
- Entzündungshemmer, für die eine therapeutische Wirksamkeit bei einigen Tumorerkrankungen belegt ist.

Die molekulare Onkologie hat bereits bemerkenswerte Erfolge bei der Diagnose und Therapie bösartiger Erkrankungen ermöglicht. Allerdings wurden die Erkenntnisse, die diesen Erfolgen zugrunde liegen, in einer Zeit gewonnen, in der eine systemweite Analyse der Bestandteile einer Zelle nicht möglich war. Dies hat sich inzwischen geändert. Es liegen bereits erste Ergebnisse zur genomweiten Mutationsanalyse in kolorektalen Karzinomen, Mamma- und Pankreaskarzinomen sowie in Glioblastomen vor. Diese Studien haben eine extreme Heterogenität der genetischen Veränderungen zutage gefördert. Zudem ist die Mehrzahl der Gene nur in einem relativ geringen Anteil der Tumoren mutiert. Zumindest bei der Mehrzahl der Karzinome kann man davon ausgehen, dass jeder Tumor eine eigenständige molekulare Handschrift trägt.

> Trotz der großen Heterogenität sind die Aussichten auf weitere Fortschritte in der molekularen Diagnose und Therapie von Tumoren nicht unbegründet. In Tumoren lassen sich nämlich verschiedene Signalwege abgrenzen, die nicht selten unerwartet linear verlaufen. Es besteht die berechtigte Hoffnung, dass das Tumorwachstum durch die Beeinflussung solcher Signalwege gehemmt werden kann.

Tumorzellen können auch von der Aktivität eines einzelnen Signalwegs abhängig werden. In solchen Fällen genügt es, diesen einen Signalweg gezielt abzuschalten, um die Tumorzelle zu vernichten. Dies kann die Grundlage einer nebenwirkungsarmen und effektiven Therapie sein.

Literatur

Berry DA, Cronin KA, Plevritis SK et al. Effect of screening and adjuvant therapy on mortality from breast cancer. N Engl J Med 2005; 353: 1784–1792

Hudis CA. Trastuzumab – mechanism of action and use in clinical practice. N Engl J Med 2007; 357: 39–51

Milojkovic D, Apperley J. State-of-the-art in the treatment of chronic myeloid leukaemia. Curr Opin Oncol 2008; 20: 112–121

Robert-Koch-Institut (RKI). Krebs in Deutschland 2003–2004. Häufigkeiten und Trends. 6. überarb. Aufl. Berlin: Robert Koch-Institut; 2008

Thompson IM, Pauler DK, Goodman PJ et al. Prevalence of prostate cancer among men with a prostate-specific antigen level < or = 4.0 ng per milliliter. N Engl J Med 2004; 350: 2239–2246

Verdecchia A, Francisci S, Brenner H et al. Recent cancer survival in Europe: a 2000–02 period analysis of EUROCARE-4 data. Lancet Oncol 2007; 8: 784–796

2 Definition und Eigenschaften von Tumoren

Zusammenfassung

Ein bösartiger Tumor wächst invasiv und besiedelt andere Organe, er metastasiert. Mehr als 90 % der Patienten mit bösartigen Tumoren versterben an den Folgen der Metastasierung. Doch welches sind die eigentlichen bösartigen Zellen, wie entstehen sie, wie erkennt man sie, und wie kann man sie bekämpfen? Diese Fragen stehen im Zentrum dieses Kapitels. Von erblichen Tumorerkrankungen und aus der Einwirkung karzinogener Einflüsse weiß man, dass zwischen dem initialen Auslöser und der klinisch fassbaren Krebserkrankung Jahre bis Jahrzehnte vergehen können. Was passiert in der Zwischenzeit? Altersinzidenzkurven sprechen dafür, dass mehrere Ereignisse erforderlich sind, bis aus einer einzelnen Zelle ein Tumor entsteht. Es gibt zwei Modelle, die diese langjährige Entwicklung eines Tumors beschreiben:

- Das **klonale Evolutionsmodell** lehnt sich an die Evolutionstheorie von Darwin an. Nach diesem Modell erwirbt eine Köperzelle durch eine zufällige Veränderung des Genoms einen Wachstums- und Überlebensvorteil. Der Zellklon expandiert. Eine Zelle dieses Klons wird durch ein zweites zufälliges Ereignis getroffen, das der Zelle wiederum einen Vorteil verschafft usw.
- Das **Modell der Tumorstammzelle** besagt, dass Tumoren durch die schrittweise Veränderung von Stammzellen entstehen. Diese Vorstellung ist eng mit der Frage verknüpft, welche Zellen den Tumor unterhalten und in der Lage sind, Metastasen auszubilden. Das stochastische Modell besagt, dass fortgeschrittenere Tumorstadien und Metastasen von der großen Mehrheit der Tumorzellen ausgehen können. Nach dem Modell der Tumorstammzelle sind es hingegen nur wenige Zellen, die den Tumor unterhalten. Daher sind auch nur wenige Zellen eines Primärtumors in der Lage, Metastasen auszubilden.

Das Tumormodell hat bedeutende Auswirkungen auf Ansätze zu Tumordiagnose und Tumortherapie.

2.1 Begriffsbestimmung und Klassifikation

> Die Begriffe **Neoplasie** (Neubildung) und **Tumor** (Schwellung) werden im Allgemeinen synonym verwendet. Man versteht darunter die abnorme Vergrößerung eines Gewebes, die durch autonome, progressive und überschießende Zellteilung und/oder einen verminderten Untergang körpereigener Zellen entsteht.

Karzinome sind Tumoren, die von Epithelien ausgehen, **Sarkome** (griech. sarka: Fleisch) sind mesodermalen Ursprungs. Beide Tumorarten bilden primär einen Zellverband und werden daher als **solide** Tumoren bezeichnet. Leukämien sind Neoplasien des hämatopoetischen Systems, die primär als nicht solide Tumoren wachsen. Die Pathogenese solider und nicht solider Tumoren umfasst gemeinsame Schritte, solide Tumoren durchlaufen jedoch auf dem Weg zum vollen malignen Phänotyp zusätzliche Stadien, die u. a. mit dem Verlust des Kontakts der Zellen miteinander und zu umgebenden Strukturen sowie der Invasion des Bindegewebes und von Blut- und Lymphgefäßen zusammenhängen.

In der histopathologischen Klassifikation von Tumoren wird das Herkunftsgewebe der Tumoren (engl. typing), die Reife von Zellen und Geweben (engl. grading) und die Ausbreitung der Tumoren (engl. staging) beurteilt. Das **Typing** solider Tumoren beruht darauf, dass Tumoren dem Ausgangsgewebe ähneln. Im **Grading** wird beurteilt, in welchem Ausmaß die ursprüngliche Struktur des Gewebes beibehalten wird. Die Tatsache, dass die Gewebsstruktur vieler Tumoren derjenigen des Ursprungsgewebes ähnelt, spricht dafür, dass die Mechanismen der Histogenese zwar gestört sind, im Prinzip aber noch funktionieren. Tumoren wären demnach als aberrante Gewebe oder Organe aufzufassen.

2.2 Unterschiede zwischen Normal- und Tumorgewebe

Ziel der molekularen Onkologie ist es, die molekularen Grundlagen der Eigenschaften von Tumorzellen und Tumoren aufzuklären, um die klinische Diagnostik zu verbessern und neue Ansätze für eine wirkungsvolle Therapie zu entwickeln.

Wesentliche Eigenschaften von Tumorzellen und Tumoren sind (Hanahan u. Weinberg 2000):

- keine oder geringe organspezifische Funktionen
- Unabhängigkeit von externen Wachstumssignalen
- Unempfindlichkeit gegenüber Signalen, die Wachstum hemmen oder Zelltod fördern
- unbegrenztes Wachstumspotenzial bei ausreichender Versorgung mit Energie und Sauerstoff
- mangelnde Fähigkeit zum programmierten Zelltod (Apoptose)
- Versorgung mit Blut durch Ausbildung neuer Blutgefäße (Angiogenese)
- Invasion in benachbarte Gewebe
- Fähigkeit zur Metastasierung

2.3 In-vitro-Eigenschaften transformierter Zellen

> Den Übergang einer gesunden Zelle in eine Tumorzelle bezeichnet man als **Transformation** (lat. Übergang).

Experimentell kann die Transformation einer Zelle durch Überführung eines oder mehrerer Gene in die Zelle, durch Infektion mit Viren oder durch die Einwirkung karzinogener Substanzen induziert werden. Gesunde Zellen sind außerhalb des Organismus nur begrenzt lebensfähig. Sie benötigen besondere Wachstumsfaktoren, teilen sich nur wenige Male oder gar nicht und sterben nach wenigen Wochen ab. Der Begriff Transformation bezeichnete ursprünglich den Übergang einer normalen Zelle mit begrenzter Lebensdauer in eine Zelle mit unbegrenzter Lebensdauer im Zellkulturexperiment. Bei der Transformation verliert die gesunde Normalzelle also wichtige Merkmale, die sie von der Tumorzelle unterscheiden.

Mit wenigen Ausnahmen benötigen Zellen für ihr Wachstum in Zellkultur einen festen Untergrund (Substrat), gewöhnlich den Boden einer Kulturschale oder eine bindegewebige Matrix. Die Zellen sind bedeckt von Kulturmedium, das Nährstoffe und Wachstumsfaktoren enthält. Wenn eine einzellige Schicht (Monolayer) z. B. von Fibroblasten konfluent wird, kommt es zum Wachstumsstillstand durch die sogenannte Dichtehemmung oder Kontaktinhibition. Wichtige In-vitro-Kriterien für den malignen Phänotyp sind substratunabhängiges Wachstum z. B. in weichem Agar oder in Methylzellulose sowie eine fehlende Kontaktinhibition, die sich in einem ungeordneten mehrschichtigen Wachstum äußert. Schließlich benötigen transformierte Zellen weniger Wachstumsfaktoren im Kulturmedium als normale Zellen und zeigen eine verzögerte oder fehlende Alterung (immortalisierte Zellen). Wichtigster Unterschied ist die Tumorigenität: Transformierte Zellen können nach Injektion in ein Versuchstier zu einem Tumor heranwachsen. In Tab. 2.**1** sind die Eigenschaften normaler und transformierter Zellen gegenübergestellt.

Tabelle 2.**1** Unterschiede zwischen normalen und transformierten Zellen.

normale Zelle	transformierte Zelle
Wachstum in Einzelzellschicht	mehrschichtiges Wachstum
Wachstum nur auf geeigneter Oberfläche	substratunabhängiges Wachstum
Kontaktinhibition	Wachstum auch bei direktem Kontakt zu anderen Zellen
begrenzte Lebenszeit	unbegrenztes Wachstum (Immortalisierung)
Wachstum nur in Gegenwart von speziellen Wachstumsfaktoren	verringerter Bedarf an Wachstumsfaktoren
kein Tumor nach Injektion in geeignete Empfängertiere	Entwicklung von Tumoren nach Injektion in geeignete Empfängertiere (Tumorigenität)

2.4 Regulation der Zellzahl durch Zellteilung, Differenzierung und Apoptose

Tumoren sind durch eine progressive Zunahme der Zellzahl gekennzeichnet, der eine erhöhte Zellteilungsrate und/oder ein verminderter Untergang von Zellen zugrunde liegen können. Im Tumor ist der Anteil sich teilender Zellen, die sogenannte Wachstumsfraktion, in der Regel größer als im Normalgewebe. Auf dem Weg von einer Zellteilung zur nächsten Teilung durchläuft die Zelle bestimmte Phasen des Zellzyklus (Abb. 2.**1**). Die **Mitose** (**M**) bezeichnet die Teilung einer Körperzelle. Die Phase zwischen zwei Mitosen ist die **Interphase**. Im Verlauf der Interphase kommt es in der **S-Phase** (S für Synthese) zur Verdopplung des Chromosomensatzes. Vor der S-Phase liegt die **G_1-Phase** (G von engl. gap), nach der S-Phase folgt die **G_2-Phase**. Die entscheidende Phase für die Regulation von Proliferation und Differenzierung durch externe Faktoren ist die G_1-Phase des Zellzyklus. Aus dieser Phase kann die Zelle in Phasen der Differenzierung eintreten. Solange sich differenzierende Zellen noch in den Zellzyklus zurückkehren können, befinden sie sich in der sogenannten **G_0-Phase**. Zellen, die sich in dieser Phase befinden, werden auch als **Progenitorzellen** bezeichnet. Aus der G_0-Phase treten die Zellen schließlich in terminale Differenzierungsphasen (**G_T**) ein, in denen eine Zellteilung nicht mehr möglich ist. Terminal differenzierte Zellen wie z. B. neuronale Zellen können lebenslänglich im Organismus verbleiben. In regenerierenden Geweben wie im Blut oder in Epithelien ist die Lebensdauer der terminal differenzierten Zellen hingegen begrenzt.

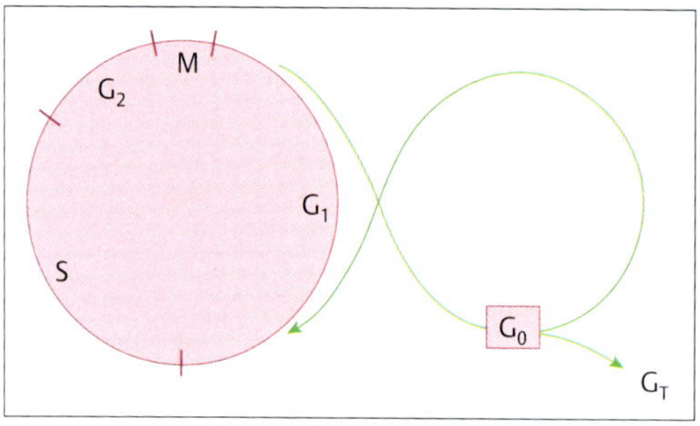

Abb. 2.**1** Zellzyklus und Differenzierung. Zellen, die den Zellzyklus durchlaufen, bilden die Wachstumsfraktion. Zellen in der G_0-Phase können den Zellzyklus erneut durchlaufen, Zellen in terminalen Differenzierungsstadien (G_T) hingegen nicht.

> Die Zellzahl wird nicht nur durch die Zellteilung, sondern auch durch kontrollierten Untergang von Zellen reguliert. Der regulierte Zelltod wird als **Apoptose** (griech. Niedergang) bezeichnet. Hierunter versteht man den Tod differenzierter, funktionsunfähiger, überflüssiger oder schädlicher Zellen, so z. B. bei der Regeneration von Epithelien, im Verlauf der B- und T-Zell-Differenzierung oder bei der Involution der Thymusdrüse (siehe Kap. 7, S. 183).

Normalerweise unterliegen Zellteilung, Differenzierung und Apoptose genauen homöostatischen Kontrollmechanismen. Im neoplastischen Gewebe ist die Homöostase zuungunsten von Differenzierung und programmiertem Zelltod in Richtung Proliferation verschoben und/oder der programmierte Untergang von Zellen blockiert. Dies hat einen Anstieg der Zellzahl zur Folge (Abb. 2.**2**).

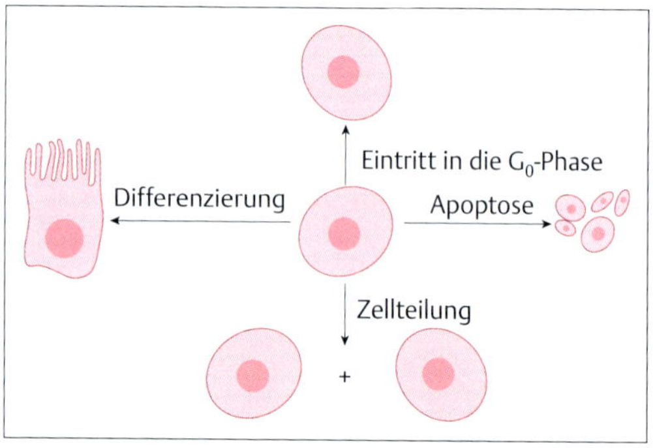

Abb. 2.**2** Regulation der Zellzahl durch Zellteilung, Differenzierung und Apoptose.

2.5 Bösartige Tumoren

Bösartige Tumoren überwinden die normalen Gewebsbarrieren, dringen in das umgebende Gewebe ein und siedeln sich in entfernten Organen ab, sie metastasieren. Die große Mehrzahl der Tumorpatienten verstirbt an den Folgen der **Metastasierung**. Da es sich bei mehr als 90 % aller bösartigen Tumoren um Karzinome handelt, sollen die Merkmale der Bösartigkeit oder Malignität am Beispiel eines

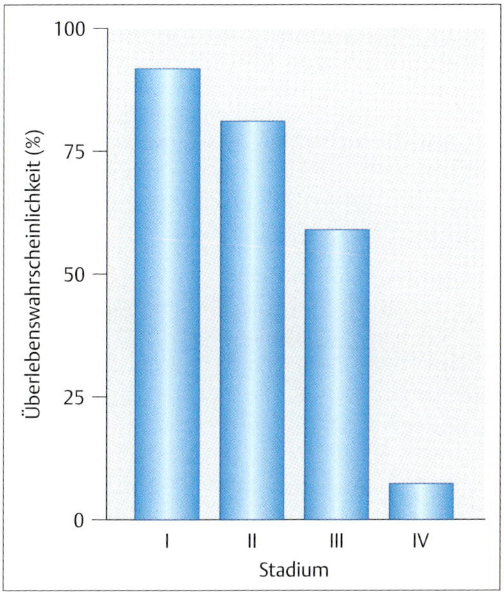

Abb. 2.**3** Überlebenswahrscheinlichkeit von Patienten mit kolorektalem Karzinom 60 Monate nach Diagnose der Erkrankung. Stadium I und II: keine Lymphknotenmetastasen, keine Fernmetastasen; Stadium III: Lymphknotenmetastasen, keine Fernmetastasen; Stadium IV: Fernmetastasen (Quelle: Schmoll u. Arnold 2006).

Karzinoms erläutert werden. Der Tumor, der in einem normalen Epithel entstanden ist, wird als **Primärtumor** bezeichnet. Epithelien sind vom unterliegenden Gewebe durch spezielle bindegewebige Strukturen, im Falle der Haut der Basalmembran oder im Falle des Dickdarms der Muscularis mucosae, getrennt. Solange diese trennenden Membranen nicht durchbrochen sind, kann der Tumor keinen Anschluss an Blut- oder Lymphgefäße finden. Wenn das **Grading** der Zellen demjenigen von Karzinomen entspricht, handelt es sich um ein **Carcinoma-in-situ** (CIS). Erst wenn die trennende Membran durchbrochen ist, erfüllt der Tumor die Kriterien eines Karzinoms (Infiltration und Metastasierung). Da Lymphgefäße im Gewebe offen enden oder große Poren besitzen, dringen Tumorzellen häufig in Lymphspalten und Lymphgefäße ein und besiedeln Lymphknoten im Abflussgebiet des betreffenden Gewebes, die sogenannten **regionären Lymphknoten** (engl. sentinel lymph nodes). Sind die Lymphknoten befallen, sinkt die Überlebensrate von Tumorpatienten deutlich (Abb. 2.**3**). Tumorzellen, die sich aus den Lymphknoten lösen, gelangen über den Ductus thoracicus oder rechten Lymphgang in die Blutbahn. Tumorzellen des Primärtumors können aber auch direkt in Blutgefäße eindringen und so ihren Weg in die Blutbahn finden.

Sobald die Tumorzelle den Epithelverband verlassen hat, kommt sie in Kontakt mit einer Umgebung, zu der sie normalerweise keinen Zugang hat. Sie wird von der Umgebung beeinflusst und beeinflusst ihrerseits die Umgebung. Die Kommunikation der Tumorzelle mit ihrer Umgebung ist von zentraler Bedeutung für das Verständnis der Ausbreitung bösartiger Tumoren (siehe Kap. 10, S. 326).

2.6 Klonale Entstehung von Tumoren

Tumoren sind in der Regel klonalen Ursprungs, d. h. sie entstehen aus einer einzelnen Zelle. Die Monoklonalität von Tumoren zeigt sich z. B. beim Plasmozytom, einem Tumor der Plasmazellen. Mit wenigen Ausnahmen haben Zellen eines Plasmozytoms die Eigenschaft normaler Plasmazellen zur Produktion von Immunglobulinen beibehalten. Bei Patienten mit Plasmozytom zeigt sich in der Elektrophorese der Serumproteine im Bereich der γ-Globulinfraktion ein schmalbasiger Gipfel (Abb. 2.**4**). Dieser wird durch ein strukturell einheitliches γ-Globulin hervorgerufen, das von dem maligne entarteten Plasmazellklon gebildet wird. Die Produktion eines solchen einheitlichen Antikörpermoleküls wird daher als **monoklonale Gammopathie** bezeichnet.

Dass auch solide Tumoren klonalen Ursprungs sind, wurde im kolorektalen Karzinom durch die Analyse von X-Chromosomen bewiesen (Fearon et al. 1987) (Abb. 2.**5**). Bei der Frau ist in jeder Körperzelle jeweils ein X-Chromosom durch Methylierung inaktiviert. Ob es sich hierbei um das von der Mutter ererbte (maternale) oder vom Vater ererbte (paternale) X-Chromosom handelt, variiert von Zelle zu Zelle, so auch im normalen Kolonepithel. In den Zellen eines Kolonkarzinoms ist jedoch immer entweder das väterliche oder das mütterliche X-Chromosom inaktiviert. Dies zeigt, dass der Tumor seinen Ursprung von einer einzelnen Zelle genommen hat.

2.7 Ursprungszelle von Tumoren

Viele Befunde sprechen dafür, dass die meisten Tumoren von einer **Gewebsstammzelle** ausgehen. Für viele Tumorarten ist belegt, dass die ersten schädigenden Ereignisse Körperzellen Jahre bis Jahr-

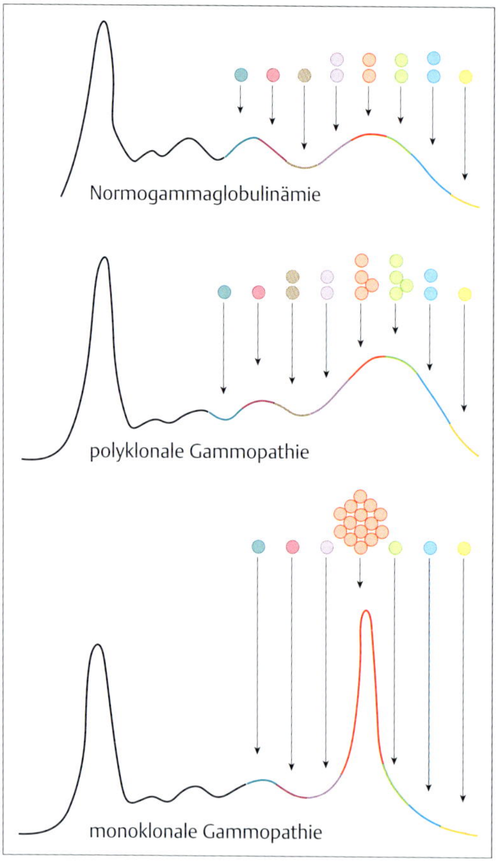

◀ Abb. 2.**4** Monoklonaler Ursprung von Tumoren. In der Serumeiweißelektrophorese stellen sich die Gammaglobuline normalerweise als breite Fraktion dar, da Antikörper von vielen verschiedenen Plasmazellklonen gebildet werden. Das Plasmozytom ist ein monoklonaler Tumor. Die dadurch verursachte monoklonale Gammopathie äußert sich in der Elektrophorese als schmalbasiger Gipfel.

zehnte vor Ausbruch des Tumors treffen. So kann zum Beispiel eine Sonnenexposition im frühen Kindesalter mit verursachend für das maligne Melanom des Erwachsenenalters sein (Becker u. Wahrendorf 1998). Der klonale Ursprung des Tumors setzt damit voraus, dass die Ausgangszelle des Tumors, die den schädigenden Einflüssen ausgesetzt war, über Jahrzehnte im Organismus verblieben ist. Dies trifft in der Haut und in anderen regenerierenden Organen nur auf Gewebsstammzellen zu, wohingegen die Nachkommen der Gewebsstammzellen altern, absterben und permanent ersetzt werden.

Gewebsstammzellen des Erwachsenen teilen sich unter normalen Bedingungen asymmetrisch, d. h. nur eine der beiden resultierenden Tochterzellen bleibt als Stammzelle erhalten. Die zweite Tochterzelle durchläuft hingegen in der sogenannten Transitzone eine Reihe von Zellteilungen, bis dann verschiedene Differenzierungsstufen bis hin zur terminalen Differenzierung erreicht werden (Reya et al. 2001) (Abb. 2.**6**). Gewebsstammzellen können

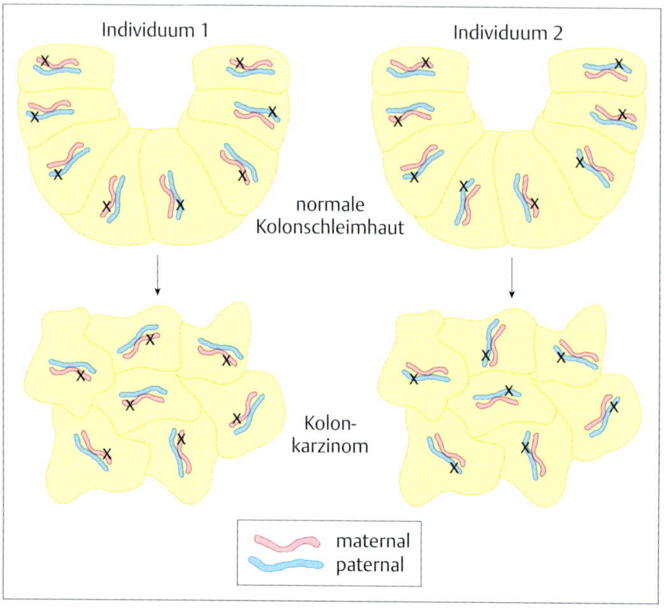

Abb. 2.**5** Monoklonaler Ursprung von Tumoren. In Zellen normaler Kolonschleimhaut von Frauen ist die Inaktivierung des maternalen oder paternalen X-Chromosoms zufällig. In Kolonkarzinomen ist immer entweder das väterliche (Individuum 2) oder das mütterliche (Individuum 1) X-Chromosom inaktiviert (Quelle: Fearon et al. 1987).

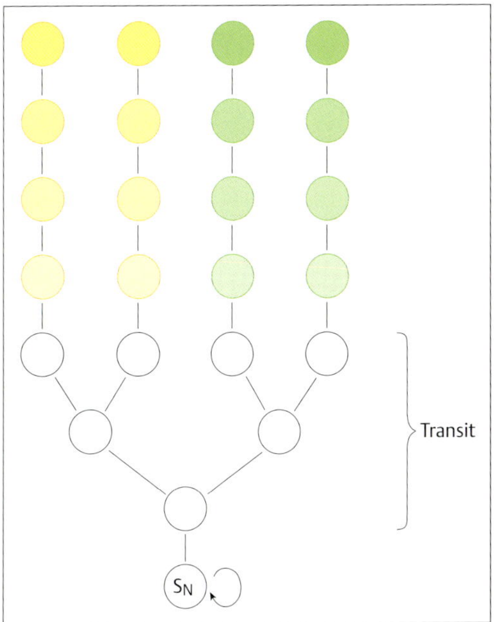

Abb. 2.6 Selbsterneuerung und Differenzierungswege der somatischen Stammzelle.

zu verschiedenen Linien differenzieren; man spricht dann von **pluripotenten Stammzellen** (Moore u. Lemischka 2006; Siminovitch et al. 1963). Im Verlauf der Blutbildung entstehen aus der pluripotenten Stammzelle z. B. zunächst lymphatische oder myeloische Progenitorzellen, die sich dann in weitere Differenzierungslinien aufspalten. Stammzellen des Dünndarms differenzieren in absorptive Enterozyten, Siegelringzellen, enteroendokrine oder Paneth-Zellen.

Die **asymmetrische Teilung der Gewebsstammzelle** setzt Unterschiede in der Polarität der Zelle voraus. Man unterscheidet intrinsische und extrinsische Determinanten der Zellpolarität.

- **Intrinsische Faktoren** sind beispielsweise zellmembranständige Regulatoren der Zellpolarität oder ungleich verteilte zytoplasmatische Faktoren, die die Differenzierungsrichtung (engl. cell fate) einer der beiden Tochterzellen bestimmen.
- Zu den **extrinsischen Determinanten** der Zellpolarität zählen direkte Zellkontakte mit umgebenden Zellen und Gewebsstrukturen sowie lösliche Faktoren (Morrison u. Kimble 2006).

Die Umgebung der Stammzelle, die deren asymmetrische Teilung reguliert, wird als **Nische** bezeichnet. Als Beispiel mag wiederum die hämatopoetische Stammzelle gelten. Im Verlauf der Transplantation hämatopoetischer Stammzellen finden diese im Knochenmark ihre Nische (Yin u. Li 2006). Nach Ansiedlung der Stammzellen in der Nische wird der Pool von Stamm- und Progenitorzellen so reguliert, dass eine normale Zahl an Blutzellen garantiert ist. Die Tatsache, dass der Stammzellpool aufgefüllt wird, zeigt, dass sich Stammzellen unter bestimmten Bedingungen auch symmetrisch teilen können.

Nicht in jedem Gewebe ist die Fähigkeit zur Selbsterneuerung und Regeneration des Gewebes auf wenige Zellen beschränkt. So sind einzelne B- und T-Lymphozyten in der Lage, sich nach entsprechenden Reizen zu teilen (klonale Expansion). Bisher gibt es nur für Tumoren der Blutzellen konkrete Beweise, dass die hämatopoetische Stammzelle die Ursprungszelle ist. Für andere Tumoren wird diese Hypothese aus der Isolierung sogenannter tumorinitiierender Zellen oder Tumorstammzellen abgeleitet.

2.8 Tumorstammzelle

Wie in vielen Bereichen der molekularen Onkologie spielten Tumoren des hämatopoetischen Systems auch bei der Analyse von Zellpopulationen der Tumoren eine Vorreiterrolle. Dies hängt vor allem damit zusammen, dass die Zellen des Blutsystems keinen Zellverband bilden und daher einer Zellkultivierung und direkten zellbiologischen Analyse einfacher zugänglich sind als solide Tumoren.

Die akute myeloische Leukämie (AML) ist eine klonale Tumorerkrankung, bei der unreife Zellen der myeloischen Reihe, sogenannte Myeloblasten, im Knochenmark und im peripheren Blut akkumulieren. Obwohl diese Zellpopulation morphologisch homogen erscheint, ist sie nach biologischen Kriterien heterogen. Nur ein kleiner Anteil der Zellen proliferiert in vivo. Zudem sind nur wenige Zellen in der Lage, in Zellkultur zu Kolonien auszuwachsen, die durch klonales Wachstum einzelner Tumorzellen entstehen. Diese Befunde deuten darauf hin, dass bei akuten Leukämien trotz der offensichtlichen Unreife der Zellen eine Hierarchie der Zellen existiert, und dass, ähnlich wie in der normalen Hämatopoese, die Leukämiezellen von wenigen Ursprungszellen nachgeliefert werden. Diese hypothetischen Ursprungszellen werden als leukämische Stammzellen bezeichnet (Reya et al. 2001; Wang u. Dick 2005).

Zur Erklärung der funktionellen Heterogenität der Tumorzellen bei Leukämien, aber auch bei an-

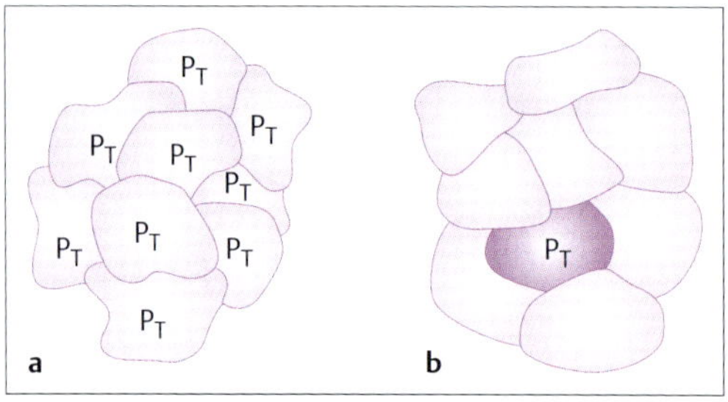

Abb. 2.**7** Hypothesen der Tumorentstehung. **a** Stochastische Theorie: Jede Tumorzelle hat das Potenzial, nach Transplantation mit einer geringen, aber definierten Wahrscheinlichkeit (P) zu einem Tumor (T) auszuwachsen. **b** Theorie der Tumorstammzelle: Wenige Tumorzellen haben das Potenzial, zu einem Tumor auszuwachsen. Die anderen Tumorzellen haben dieses Potenzial nicht.

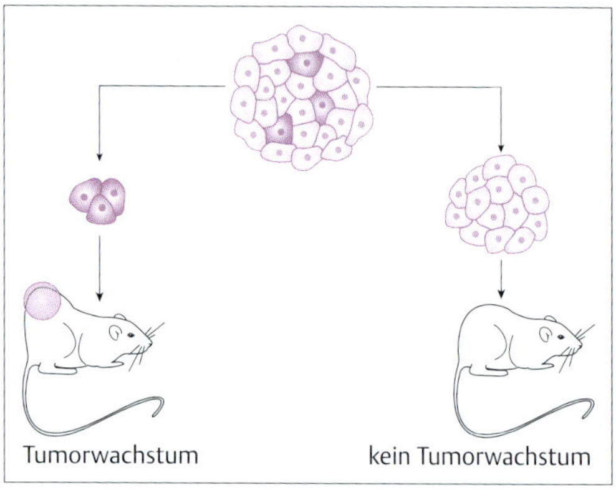

Abb. 2.**8** Theorie der Tumorstammzelle. Ein Tumor enthält einige wenige Stammzellen (dunkelviolett), die die übrigen Tumorzellen (hellviolett) nachliefern. Nur wenn die Tumorstammzellen in einen geeigneten Wirt transplantiert werden, wächst ein Tumor an.

deren Tumorerkrankungen, gibt es zwei unterschiedliche Hypothesen (Abb. 2.**7**):

- Die sogenannte **stochastische Hypothese** geht davon aus, dass die Prozesse der Selbsterneuerung gegenüber der Differenzierung in einzelne Zellen einer Population dem Zufall unterliegen. Nach dieser Hypothese hat jede Tumorzelle eine geringe, aber gleich hohe Wahrscheinlichkeit zu proliferieren und demnach das Potenzial, sich wie eine Stammzelle zu verhalten.
- Im Gegensatz dazu geht die **Stammzellhypothese** davon aus, dass in einem Tumor verschiedene Klassen von Tumorzellen vorkommen, die sich im Potenzial von Selbsterneuerung, Proliferation und Differenzierung unterscheiden.

Wir werden später sehen, dass es für die Therapie von Tumoren von großer Bedeutung ist, welche dieser beiden Hypothesen zutrifft. Nach der stochastischen Theorie wären Tumorzellen relativ homogen, und die molekularen Veränderungen der Tumorzellen würden das Verhalten aller Tumorzellen determinieren. Therapeutische Ansätze, die gegen bestimmte molekulare Veränderungen gerichtet sind, würden demnach alle oder zumindest die Mehrzahl der Zellen eines Tumors treffen. Im Gegensatz dazu ist die Tumorstammzelle biologisch und funktionell von den übrigen Tumorzellen verschieden. Molekulare Veränderungen könnten demnach erst in Stadien wirksam werden, die der asymmetrischen Teilung der Stammzelle nachgeordnet sind. So könnten z. B. proliferierende Zellen in der Transitzone getroffen werden, nicht hingegen die ruhende Tumorstammzelle. Der therapierte Tumor entspräche einem Baum, der an seiner Basis abgesägt würde, ohne aber die Wurzel zu entfernen.

Um zu testen, ob die stochastische Theorie oder die Theorie der Tumorstammzelle für menschliche Tumoren zutrifft, wurden Tumorzellen in Mäuse transplantiert, die kein funktionsfähiges Immunsystem besitzen, in sogenannte SCID-Mäuse (SCID: Severe combined Immunodeficiency) (Lapidot et al. 1994). Dabei konnte nur eine geringe Anzahl der Tumorzellen zu einem Tumor heranwachsen. Diese Tumorzellen ließen sich über Marker der Zelloberfläche von den übrigen Zellen unterscheiden und von diesen trennen. Demnach lässt sich aus Tumoren eine Fraktion von Zellen isolieren, die sich bei der Entstehung von Tumoren selbst erneuern und asymmetrisch teilen (Abb. 2.**8**). Dies wird allgemein als Beleg für die Existenz von Tumorstammzellen oder tumorinitiierenden Zellen angesehen. Inzwischen wurden solche Zellen auch aus soliden menschlichen Tumoren wie Mammakarzinomen und Glioblastomen isoliert (Al-Hajj et al. 2003; Singh et al. 2004).

Die Hypothese, dass Tumorstammzellen die Masse der Tumorzellen nachliefern, ist nicht gleichbedeutend mit der Hypothese, dass die Tumorstammzellen aus Gewebsstammzellen entstehen. Gewebsstammzellen verfügen über die Eigenschaft der Selbsterneuerung. Diese Eigenschaft bleibt in der Tumorstammzelle erhalten. Unter normalen Bedingungen besitzen die aus einer Stammzelle entstehenden Progenitorzellen diese Eigenschaft nicht. Im Verlauf der Entstehung von Tumoren können die Progenitorzellen jedoch so verändert wer-

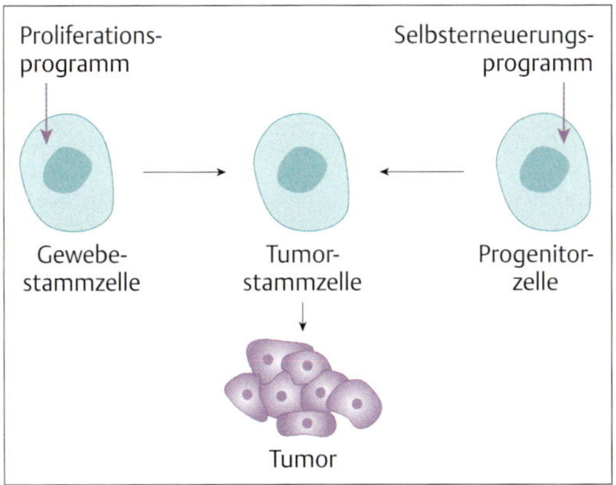

Abb. 2.**9** Wege zur Tumorstammzelle.

den, dass das Programm der Selbsterneuerung reaktiviert wird (Abb. 2.**9**). Auch der klonale Ursprung von Tumoren ist nicht gleichbedeutend mit der Entstehung von Tumoren aus Gewebsstammzellen. Dies trifft z. B. auf Tumoren des lymphatischen Systems zu, die zwar klonal, aber nicht aus Gewebsstammzellen entstehen.

2.9 Mehrstufige Entwicklung eines Tumors

Wie zuvor erläutert, entstehen Tumoren aus ursprünglich gesunden Zellen. Gewebeveränderungen, die bei Vorsorgeuntersuchungen gefunden wurden, belegen, dass sich viele bösartige Tumoren aus normalen Zellen über zunächst noch nicht maligne Vorstufen entwickeln. Die Entwicklung eines Karzinoms über nicht maligne Vorstufen ist bei solchen Tumoren besonders gut dokumentiert, für die es Vorsorgeuntersuchungen gibt.

- Beim Zervixkarzinom gelten dysplastische Veränderungen als erste nachweisbare Vorstufe eines Karzinoms. In Dysplasien sind Einzelzellen verändert und die Gewebsstruktur ist gestört. Im weiteren Verlauf kann ein lokal begrenztes CIS (Carcinoma in situ) entstehen, aus dem sich ein invasiv wachsendes und metastasierendes Karzinom entwickeln kann. Die mehrstufige Tumorentwicklung ist von herausragender Bedeutung für die Prävention, z. B. des Zervixkarzinoms. Werden bei der mikroskopischen Analyse atypische Zellen innerhalb der von der Zervix abgestrichenen Zellpopulation identifiziert und die Vorstufe eines Karzinoms durch eine anschließende Gewebsuntersuchung bestätigt, kann eine intraepitheliale Neoplasie (CIN) bzw. ein CIS in den meisten Fällen vollständig entfernt werden.
- Auch für das kolorektale Karzinom sind gutartige Vorstufen bekannt, die bei einer präventiven Dickdarmspiegelung reseziert werden können (Abb. 2.**10**). Nach Entfernung solcher Tumorvorstufen ist das Auftreten eines Karzinoms im Verlauf der nächsten zehn Jahre äußerst unwahrscheinlich. Diese Beobachtung hat bereits konkrete Auswirkungen auf Maßnahmen zur Prävention des kolorektalen Karzinoms gefunden: Nach einer Dickdarmspiegelung mit negativem Befund kann für einen Zeitraum von bis zu zehn Jahren auf eine weitere Spiegelung verzichtet werden (Schmiegel et al. 2005).

Schritten von den ersten zellulären Atypien bis zum invasiv wachsenden Karzinom liegen diskrete molekulare Ereignisse zugrunde, die in den Ursprungszellen eines Tumors über Jahre bis Jahrzehnte akkumulieren. Dies zeigt sich u. a. bei dem zuvor erwähnten Melanom. Die erste Läsion, die zur Entstehung eines malignen Melanoms im Erwachsenenalter führen kann, nämlich die Schädigung der Haut durch Sonneneinstrahlung, tritt bereits im frühen Kindesalter auf (Becker u. Wahrendorf 1998).

Tumoren mit genetischer Disposition belegen, dass mindestens zwei molekulare Ereignisse für das Entstehen eines Tumors erforderlich sind:

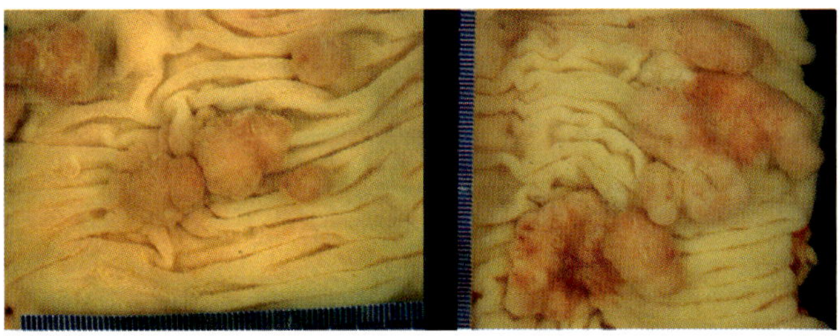

Abb. 2.**10** Unterschiedliche Stadien eines Kolonkarzinoms. Links: frühes Stadium. Mehrere kleine, räumlich begrenzte Adenome (Polypen). Rechts: große Tumoren mit makroskopisch sichtbaren Entzündungszeichen (rötlich) und Anzeichen von Nekrosen (eingesackt). (Bilder mit freundlicher Genehmigung von Cornelius Kuhnen, Institut für Pathologie am Clemenshospital Münster.)

- Das erste Ereignis wird über die Keimbahn an alle Körperzellen weitergegeben.
- Das zweite Ereignis trifft die Ursprungszelle des Tumors.

Der Progression des Tumors zur Malignität liegen dann weitere Ereignisse zugrunde (Balmain et al. 2003).

2.10 Klonale Evolution von Tumoren

Das Konzept der klonalen Evolution eines Tumors wurde von Nowell entwickelt (Nowell 1976) und basiert auf den Grundprinzipien der klassischen Evolutionstheorie, die Charles Darwin Mitte des 19. Jahrhunderts formulierte, um die Entstehung der verschiedenen biologischen Arten zu erklären. Danach beruht die Entstehung einer neuen Art auf drei Einzelschritten:

- zufällige Mutation
- gerichtete Selektion
- zumindest vorübergehende räumliche Isolierung

Angewandt auf die Tumorentstehung besagt dieses Konzept, dass die Ursprungszelle von Tumoren durch ein initiales Ereignis im Vergleich zu den benachbarten Zellen einen Wachstumsvorteil erhält. Dies führt dazu, dass die Einzelzelle zu einem Klon identischer Zellen expandiert, wenn die Kontrollmechanismen des Wirts dies zulassen. Eine Zelle dieses Klons wird durch ein zweites Ereignis getroffen, wodurch sich wiederum ein Wachstumsvorteil ergibt. Diese Sequenz wiederholt sich, bis eine Zelle schließlich zu einem Tumor auswächst, der den Kontrollmechanismen des Wirts weitgehend entzogen ist. In diesem Modell der klonalen Evolution wird die Zelle eines expandierenden Klons zufällig von einem Ereignis getroffen; welche dies sein wird, kann nicht vorhergesagt werden (stochastisches

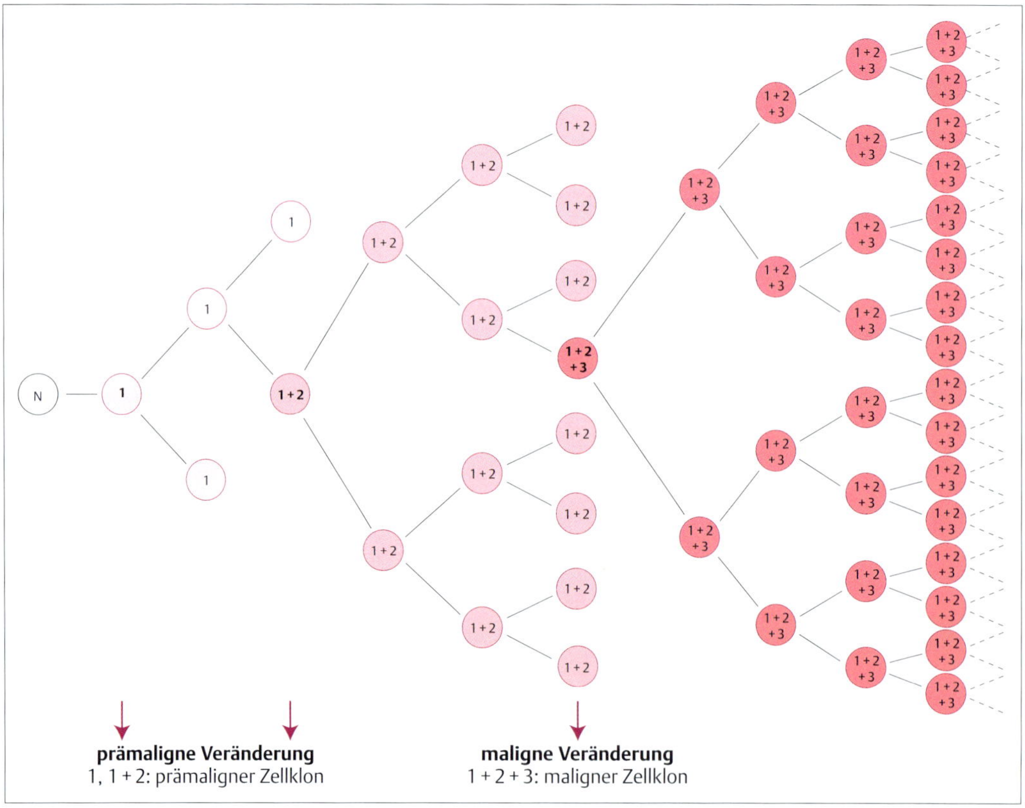

Abb. 2.**11** Modell der klonalen Evolution von Tumoren. Die Zahlen stehen für Ereignisse, die der betreffenden Zelle und dem daraus entstehenden Zellklon einen Wachstumsvorteil verschaffen.

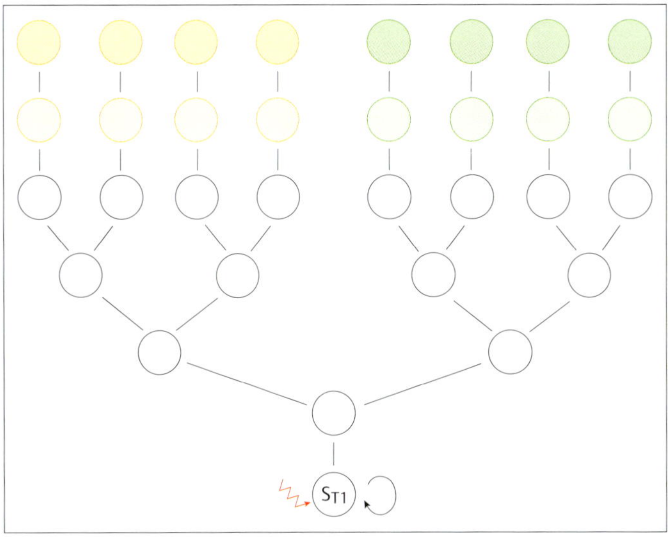

Abb. 2.**12** Selbsterneuerung und Differenzierungswege der Tumorstammzelle. Durch eine zusätzliche Teilungsstufe in der Transitzone ist die Zellzahl erhöht. Die Zellen erreichen nicht die gleiche Differenzierungsstufe wie unter Normalbedingungen (vgl. Abb. 2.**6**).

Modell). Das Ereignis kann der betreffenden Zelle einen Wachstumsvorteil verschaffen (Abb. 2.**11**). Unter limitierenden Umweltbedingungen (z. B. Mangel an Sauerstoff und Nährstoffen) können sich die „stärkeren" Zellklone gegen die „schwächeren" Zellklone durchsetzen (Merlo et al. 2006). Ob eine Mutation von Vor- oder Nachteil für die Zelle ist, entscheiden also die Bedingungen im umgebenden Gewebe. Hier werden die Parallelen zu Darwins Selektionstheorie deutlich, wonach sich diejenigen biologischen Arten durchsetzen, die aufgrund von genetischen Veränderungen am besten an die äußeren Umweltbedingungen angepasst sind.

Neben Mutation und Selektion ist die zeitweise räumliche Isolierung die dritte Voraussetzung der biologischen Evolution. Diese Voraussetzung ist bei Tumoren weniger evident. Unter der Annahme, dass Tumorzellen durch Immunzellen eliminiert werden können, wäre eine Abgrenzung z. B. durch eine Kapsel zum Schutz der Tumorzellen hilfreich. Tumorzellen können sich auch von ihrer Umgebung isolieren, indem sie spezielle Kommunikationssysteme entwickeln, die sich von denjenigen der umgebenden Gewebe unterscheiden. Bei solchen Systemen kann es sich beispielsweise um lösliche Faktoren handeln, die auf Tumorzellen, nicht aber auf die umgebenden normalen Zellen wirken.

Unter der Annahme, dass es sich bei der Ursprungszelle eines Tumors um eine Gewebsstammzelle handelt und dass die Tumorstammzelle aus dieser Zelle entsteht, ergibt sich ein modifiziertes Modell der klonalen Evolution. Nach diesem Konzept wird die Ursprungszelle des Tumors, nämlich die somatische Stammzelle, von einem Ereignis getroffen, das in den nachfolgenden Zellpopulationen das Gleichgewicht zwischen Proliferation, Differenzierung und Apoptose so verschiebt, dass eine erhöhte Zellzahl resultiert (Abb. 2.**12**). Dies geht in der Regel mit einem veränderten, unreiferen Phänotyp des Gewebes einher. Die Tumorstammzelle wird in der Folge von weiteren Ereignissen getroffen, die schließlich in der Progression zu einem bösartigen Tumor münden, der invasiv wächst und Metastasen in regionären Lymphknoten und entfernten Organen absiedelt (Abb. 2.**13**). Viele Befunde sprechen dafür, dass zumindest in frühen Stadien der Tumorentwicklung das Konzept der klonalen Evolution der Tumorstammzelle zutrifft. In späteren Tumorstadien, wie z. B. im Blastenschub bei chronisch myeloischer Leukämie (CML), kann die klonale Evolution auch auf Ebene der Progenitorzellen stattfinden.

Wenn Gewebe regenerieren, wird eine erhöhte Zahl an Gewebsstammzellen benötigt. In diesen Fällen teilen sich Stammzellen symmetrisch, d. h. aus einer Stammzelle entstehen zwei neue Stammzellen. Man geht davon aus, dass sich auch im Verlauf der Tumorentwicklung Tumorstammzellen symmetrisch teilen können. Werden die verschiedenen Stammzellen eines Tumors dann durch unterschiedliche Ereignisse getroffen, so resultieren heterogene Populationen mit divergenten Eigenschaften mit einem unterschiedlichen Potenzial zum invasiven Wachstum und zur Metastasenbildung.

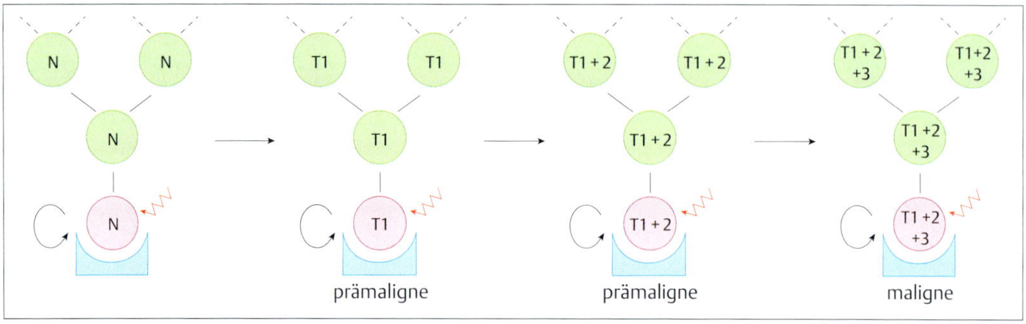

Abb. 2.**13** Klonale Evolution der Tumorstammzelle. Die Konsequenzen für Zellzahl und Differenzierung sind nicht dargestellt. Die Zahlen beziehen sich auf Ereignisse, die in zeitlicher Folge auftreten und die gemeinsam die maligne Entartung herbeiführen. Die blaue Form unterhalb der Stammzelle symbolisiert die Stammzellnische.

Literatur

Al-Hajj M, Wicha MS, Benito-Hernandez A et al. Prospective identification of tumorigenic breast cancer cells. Proc Natl Acad Sci USA 2003; 100: 3983–3988

Balmain A, Gray J, Ponder B. The genetics and genomics of cancer. Nat Genet 2003; 33 (Suppl): 238–244

Becker N, Wahrendorf J. Krebsatlas der Bundesrepublik Deutschland. 2. Aufl. Berlin, Heidelberg, New York: Springer; 1998

Fearon ER, Hamilton SR, Vogelstein B. Clonal analysis of human colorectal tumors. Science 1987; 238: 193–197

Hanahan D, Weinberg RA. The hallmarks of cancer. Cell 2000; 100: 57–70

Lapidot T, Sirard C, Vormoor J et al. A cell initiating human acute myeloid leukaemia after transplantation into SCID mice. Nature 1994; 367: 645–648

Merlo LM, Pepper JW, Reid BJ et al. Cancer as an evolutionary and ecological process. Nat Rev Cancer 2006; 6: 924–935

Moore KA, Lemischka IR. Stem cells and their niches. Science 2006; 311: 1880–1885

Morrison SJ, Kimble J. Asymmetric and symmetric stem-cell divisions in development and cancer. Nature 2006; 441: 1068–1074

Nowell PC. The clonal evolution of tumor cell populations. Science 1976; 194: 23–28

Reya T, Morrison SJ, Clarke MF et al. Stem cells, cancer, and cancer stem cells. Nature 2001; 414: 105–111

Schmiegel W, Pox C, Adler G et al. (S3-guideline conference "Colorectal Cancer" 2004). Dtsch Med Wochenschr 2005; 130 (Suppl) 1: S5–53

Schmoll H-J, Arnold D. Kolorektales Karzinom. In: Schmoll H-J, Höffken K, Possinger K, eds. Kompendium Internistische Onkologie. 4. Aufl. Heidelberg: Springer; 2006: 3787–3937

Siminovitch L, McCulloch EA, Till JE. The distribution of colony-forming cells among spleen colonies. J Cell Physiol 1963; 62: 327–336

Singh SK, Hawkins C, Clarke ID et al. Identification of human brain tumour initiating cells. Nature 2004; 432: 396–401

Wang JC, Dick JE. Cancer stem cells: lessons from leukemia. Trends Cell Biol 2005; 15: 494–501

Yin T, Li L. The stem cell niches in bone. J Clin Invest 2006; 116: 1195–1201

3 Methoden der molekularen Onkologie

Da Krebs eine sehr komplexe Erkrankung des Menschen ist, hofft man, durch die umfassende Analyse von Krebszellen und Tumoren die molekularen Vorgänge bei der Entstehung dieser Erkrankung besser zu begreifen und neue Verfahren zur Diagnose und Therapie zu entwickeln. Die parallele Analytik zellulärer Bestandteile hat in Verbindung mit bioinformatischen Ansätzen die Krebsforschung der letzten Jahre zunehmend geprägt. In der Folge werden einige zentrale methodische Ansätze zur Analyse von Krebszellen und Tumoren erläutert.

3.1 Onkogenomik

"Tumours contain the genetic history of their development, but this history may be difficult to decipher." (Pinkel u. Albertson 2005)

Zusammenfassung

Veränderungen des Genoms sind die Hauptursache von Krebs. Die Fortschritte der molekularen Onkologie sind daher eng verknüpft mit methodischen Fortschritten auf den Gebieten der Genetik und Molekularbiologie. Somatische Mutationen sind Mutationen, die nach dem Zygotenstadium aufgetreten sind. Es gibt grundsätzlich zwei Ansätze, somatische genetische Veränderungen zu identifizieren, die der Entstehung und Progression von Tumoren zugrunde liegen:

- Im ersten Ansatz werden Tumorgene aufgrund phänotypischer Veränderungen von Zellen oder Organismen identifiziert. Beispiele sind die Infektion von Zellen und Organismen mit Retroviren.
- Im zweiten Ansatz wird das Genom von Tumorzellen mit dem Genom normaler Zellen verglichen. Der Vergleich der genetischen Information von normalen mit der von Tumorzellen erfolgt inzwischen genomweit. Dies betrifft sowohl die mikroskopische und submikroskopische Veränderung von Chromosomen als auch die DNA-Sequenz.

Mutationen, die bereits in der Zygote vorhanden sind, werden als **Keimbahnmutationen** bezeichnet. In der Keimbahn mutierte Gene können das Risiko erhöhen, an einem Tumor zu erkranken. Solche Gene wurden durch Kopplungsanalysen und Assoziationsstudien identifiziert. Um die Funktion von Tumorgenen zu verstehen, können die Gene in Zellen und in Tiermodellen exprimiert und gezielt verändert werden.

Viele Eigenschaften von Tumoren sind genetisch fixiert. Für manche Tumorarten gilt zudem, dass genetische Veränderungen das Erkrankungsrisiko erhöhen. Methoden der Genetik und Molekulargenetik haben daher in der Vergangenheit wichtige Beiträge dazu geleistet, die molekularen Grundlagen aufzuklären, die den Eigenschaften von Tumorzellen zugrunde liegen.

Veränderungen der genetischen Information werden als **Mutationen** bezeichnet. Bei der Analyse von Mutationen ist grundsätzlich zu unterscheiden, ob die Veränderungen in Keimzellen und damit bereits in der befruchteten Eizelle (Zygote) vorhanden sind (**Keimbahnmutationen**), oder ob sie erst nach dem Zygotenstadium aufgetreten sind (**somatische Mutationen**). Gene, die zur Entstehung des malignen Phänotyps beitragen, werden als **Tumorgene** bezeichnet. Wie in Kap. 5 (siehe S. 77) ausgeführt, können Mutationen Gene aktivieren oder inaktivieren. Gene, die nach Aktivierung den malignen Phänotyp fördern, werden als **Onkogene** bezeichnet. Bei Genen, deren Funktionsverlust die Entstehung bzw. Progression von Tumoren fördert, handelt es sich um **Tumorsuppressorgene**.

Methoden zum Nachweis von Genen, die einer genetischen Disposition für Tumorerkrankungen zugrunde liegen, unterscheiden sich im Prinzip nicht vom Nachweis anderer genetisch bedingter Erkrankungen. Manche Tumorgene können sowohl in der Keimbahn mutiert sein als auch durch somatische Mutationen verändert werden. Andere Gene sind in der Regel nicht von somatischen Mutationen betroffen. Mit wenigen Ausnahmen führen tumorrelevante Keimbahnmutationen zur Inaktivierung von Tumorgenen.

Zum Nachweis somatischer genetischer Veränderungen, die einen kausalen Bezug zur Entstehung und/oder Progression von Tumoren haben, lassen sich prinzipiell direkte oder indirekte Methoden unterscheiden.

- **Direkte Methoden** beruhen darauf, dass die genetischen Veränderungen unmittelbar mit einer phänotypischen bzw. funktionellen Veränderung einhergehen. Zu diesen Ansätzen gehört beispielsweise die erfolgreiche Anwendung von Retroviren, die in Nagern und Vögeln Tumoren induzieren.
- Bei den **indirekten Methoden** werden die Genome von Tumorzellen und Normalzellen miteinander verglichen. Da die Veränderungen des Tumorgenoms in der Regel sehr komplex sind, stellt sich das Problem, kausale Veränderungen von nicht kausalen Veränderungen und genetischen Varianten zu unterscheiden. Folgende Befunde sprechen für einen kausalen Bezug zwischen Mutation und Tumorentstehung:
  - Im Verlauf des Tumorwachstums können Mutationen im gesamten Genom der Tumorzelle auftreten. Wenn Gene überzufällig häufig von Mutationen betroffen sind, spricht dies für einen kausalen Zusammenhang zwischen Genmutation und malignem Phänotyp. Solche Mutationen werden im Englischen als **„driver mutations"** bezeichnet und von Mutationen ohne kausalen Bezug zum malignen Phänotyp (**„passenger mutations"**) abgegrenzt (Greenman et al. 2007).
  - Die Mutation verändert die Funktion des kodierten Proteins.
  - Die genetische Veränderung ist regelmäßig mit einer bestimmten Tumorart vergesellschaftet.
  - Die Mutation geht regelmäßig mit fortgeschritteneren Tumorstadien einher. Dies spricht dafür, dass die Veränderung die Tumorprogression beeinflusst.
  - Manche Gene kodieren Proteine, über deren Funktion bereits Informationen vorliegen. Wenn die Funktion eines bekannten Proteins die Eigenschaften einer Tumorzelle beeinflussen könnte, ist ein kausaler Bezug möglich.
  - Wenn die Funktion des kodierten Proteins unbekannt ist, können Informationen über die Funktion ähnlicher Proteine oder ähnlicher Proteindomänen weiterhelfen. In der „Gene Ontology Database" werden Proteine danach unterschieden, zu welcher zellulären Komponente sie zählen, welchen biologischen Prozess sie beeinflussen und welche molekulare Funktion sie ausüben (www.geneontology.org).
  - Ein mutiertes Tumorprotein mit unbekannter Funktion kann in einem biochemischen Pfad liegen, dessen Bedeutung für die maligne Transformation erwiesen ist.

3.1.1 Onkogene Retroviren

Die Forschung über Retroviren hat der molekularen Onkologie entscheidende Impulse gegeben. Bereits 1908 isolierten Ellermann und Bang aus Blut von einem an Leukämie erkrankten Huhn einen Extrakt, der Leukämie in einem zweiten Huhn verursachte. Francis Peyton Rous konnte 1911 gezielt ein Myosarkom in einem Huhn erzeugen, indem er es mit dem Extrakt aus dem Sarkom eines bereits erkrankten Huhns infizierte. Da der Extrakt auch nach Filtrieren mit einem sehr feinen Filter infektiös blieb, vermutete Rous, dass in diesem Extrakt ein infektiöses und krebsauslösendes Agens, wahrscheinlich ein Virus, vorhanden sein müsse. Diese Ergebnisse stießen bis in die 1950er-Jahre auf wenig Interesse, weil man glaubte, dass Viren bei der Krebsentstehung in Säugetieren und beim Menschen keine Rolle spielen. 1951 wurde ein Virus entdeckt, das Leukämien in Mäusen verursacht. Im weiteren Verlauf wurden immer mehr Viren beschrieben, die Krebs auslösen können. Im Jahr 1970 wurde das virale Enzym **Reverse Transkriptase** entdeckt. Nun konnte man erklären, wie sich Retroviren, z. B. das Rous-Sarcoma-Virus, über eine intermediäre DNA-Form in das Genom integrieren können. Im selben Jahr postulierten Peter Duesberg, Peter Vogt und Steve Martin, dass das Rous-Sarcoma-Virus ein Gen enthält, das Zellen transformiert (Duesberg u. Vogt 1970). Das transformierende Gen wurde in der Folge von Michael Bishop, Harold Varmus und Mitarbeitern identifiziert und in seiner Struktur aufgeklärt (Weiss et al. 1977). Diese Entdeckung wurde 1989 mit dem Nobelpreis für Medizin ausgezeichnet.

> Die Erkenntnis, dass virale Onkogene zu zellulären Genen im Genom von mehrzelligen Organismen homolog sind, führte Ende der 70er-Jahre des 20. Jahrhunderts zur Entdeckung der zellulären **Proto-Onkogene**. Diese Gene haben entscheidend zum Verständnis der molekularen Vorgänge bei der Tumorentstehung beigetragen. Heute helfen Tumorviren bei der Aufklärung molekularer Mechanismen der Tumorentstehung und dienen als Werkzeuge für einen gezielten Gentransfer in der experimentellen Forschung und in der Gentherapie.

Vermehrungszyklus eines Retrovirus

Die genetische Information von Retroviren ist in Form eines RNA-Genoms gespeichert. Der Replikationszyklus erfolgt über die Synthese einer doppelsträngigen DNA unter Katalyse der Reversen Transkriptase, der Integration der DNA in das Wirtsgenom, der Transkription retroviraler Gene und schließlich der Proteinsynthese mit Verpackung von zwei RNA-Kopien. Die Reverse Transkriptase katalysiert nicht nur die Überschreibung der RNA in einen cDNA-Einzelstrang; sie besitzt auch DNA-Polymerase-Aktivität und ermöglicht so die Synthese des zweiten DNA-Strangs.

Bedeutsam für das Verständnis der Wirkung onkogener Retroviren ist die Tatsache, dass die Integration der Virus-DNA in das Genom des Wirts für die Replikation erforderlich ist. Retroviren mit den beschriebenen genetischen Merkmalen lassen sich im Genom völlig gesunder Tiere (hauptsächlich Geflügel und Nagetiere) nachweisen. Mithilfe molekulargenetischer Untersuchungen lässt sich zeigen, dass die Integration in das Genom des Wirts zufällig erfolgt, d. h. es gibt keine bevorzugten Integrationsorte. Die Infektion der Tiere kann mit einer lang dauernden Virämie ohne nachweisbares Tumorwachstum verbunden sein. Die Inzidenz der nach einer solchen Latenzperiode auftretenden Tumoren lässt sich nicht vorhersagen und liegt zwischen sporadisch und annähernd 100 % (Uren et al. 2005).

Merkmale onkogener Retroviren

Unter den onkogenen Retroviren lassen sich akut und chronisch transformierende Formen unterscheiden. In Tab. 3.1 sind einige charakteristische Eigenschaften von chronisch und akut transformierenden Retroviren aufgeführt. Bei chronisch transformierenden Retroviren ist die Latenzperiode zwischen Infektion und Transformation lang, in vitro findet keine Transformation statt, und im Virusgenom sind keine Onkogene vorhanden. Diese Viren können nur über indirekte Mechanismen einen Tumor verursachen. Akut transformierende Retroviren induzieren hingegen kurz nach der Infektion Tumoren, Zellen werden auch in vitro transformiert, die Struktur des Genoms ist bis auf wenige Ausnahmen defekt, und im Virusgenom sind Onkogene nachweisbar.

In Abb. 3.1 sind das Genom eines chronischen Retrovirus und das in die DNA integrierte Provirus dargestellt. Die R-Segmente enthalten repetitive Sequenzen, U5 und U3 stehen für RNA-Segmente, die

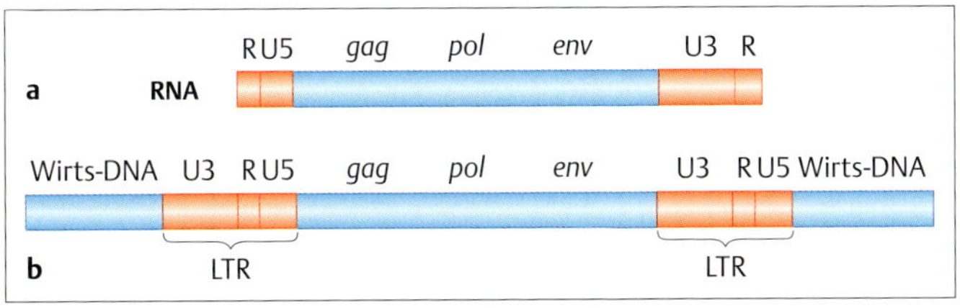

Abb. 3.1 Genom eines freien chronisch transformierenden Retrovirus (**a**) und des in die Wirts-DNA integrierten Provirus (**b**). R: repetitive Sequenzen; U: spezielle 5'- und 3'-Regionen („unique"); LTR: „long terminal repeat" mit Promotor- und Enhancer-Sequenzen; *gag*, *pol*, *env*: retrovirale Gene.

Tabelle 3.**1** Eigenschaften chronisch und akut transformierender Retroviren.

	chronisch	akut
Latenzperiode zwischen Infektion und Transformation	lang	kurz
Transformation von Zellen in vitro	nein	ja
Struktur des Genoms	komplett	defekt
Anwesenheit von Onkogenen	nein	ja

typisch (engl. unique) für die jeweiligen Enden der RNA sind. Die Sequenz eines Retrovirus enthält drei bis vier „Gene", die durch RNA-Spleißen, Suppression von Stopp-Codons, Rasterverschiebung und posttranslatorische Prozessierung für die Synthese von deutlich mehr Proteinen kodieren. Zu diesen Proteinen gehören z. B. Reverse Transkriptase und Endonuklease (pol-„Gen"; pol: Polymerase), interne Strukturproteine des Virion-Cores (gag-„Gen"; gag: Group specific Antigen) und Komponenten der Virus-Hülle (env-„Gen"; env: Envelope). Bei der reversen Transkription der Virus-RNA findet durch RNA-Spleißen und Rasterverschiebung eine Umgruppierung der flankierenden retroviralen Sequenzen statt. In der integrierten DNA des Provirus befinden sich daher am 5'- und 3'-Ende der kodierenden Sequenzen zwei identische repetitive Nukleotidsequenzen (Long Terminal Repeat, LTR), die aus jeweils einem U3-, R- und U5-Element bestehen. Im U3-Segment jedes LTR liegt ein Promotor. Der stromaufwärts liegende Promotor steuert die Transkription des Provirus, der rechte Promotor kann unter bestimmten Umständen auf zelluläre Sequenzen am 3'-Ende wirken. Weiterhin können im LTR Enhancer-Elemente vorkommen, die die Aktivität weiter entfernter Gene beeinflussen können.

Identifizierung von Onkogenen durch chronisch transformierende Retroviren

Die Integration der Proviren chronisch transformierender Retroviren in die DNA des Wirts findet an zufälligen Positionen statt. Tumoren, die sich nach einer langen Latenzperiode zwischen Infektion und Transformation bilden, sind jedoch monoklonal, d. h. der Tumor entwickelte sich aus einer einzelnen transformierten Zelle. In der transformierten Zelle ist die Integration des Retrovirus auf einen einzelnen Genort beschränkt. Hieraus folgt, dass es im Genom des Wirts einige Gene geben muss, deren Dysregulation zur Transformation der Zellen führt. Im Verlauf der Virusinfektion, die in der Regel mit einer Virämie einhergeht, integrieren Proviren in immer neue Genloci. Irgendwann sind zufällig auch solche Gene betroffen, die das Entstehen von Tumoren begünstigen. Die relative Seltenheit solcher „Tumorgene" erklärt die lange Latenzperiode.

Grundsätzlich können Tumoren durch Ausschaltung oder durch Aktivierung von Genen induziert werden. Für die Aktivierung eines Gens reicht die Integration in einen allelen Locus aus, während die Ausschaltung eines Gens die Integration in beide allele Loci voraussetzt. Letztere Möglichkeit ist unwahrscheinlich. In der Tat konnte man zeigen, dass durch Integration von Retroviren transformierende Gene den physiologischen Regulationsmechanismen des Wirts entzogen werden: Die Gene sind im falschen Gewebe bzw. zum falschen Zeitpunkt aktiv oder werden überexprimiert und tragen so zur Transformation der Zellen bei. Zelluläre Gene, die durch Dysregulation die maligne Transformation aktiv unterstützen können, werden als **Proto-Onkogene** bezeichnet. Auf molekularer Ebene beruht die verstärkte bzw. ungeregelte Transkription des Proto-Onkogens auf der Wirkung regulatorischer Sequenzen im LTR des Retrovirus, die die Transkription der Virus-DNA steuern. Wenn dieser Promotor zufällig in der Nähe eines zelleigenen Proto-Onkogens integriert wird, wird auch dieses Gen verstärkt exprimiert. Abb. 3.**2** zeigt als Beispiel den Mechanismus, über den das ALV (Avian Leukemia Virus) die Transkription des *MYC*-Proto-Onkogens aktiviert (Cooper 1990; Uren et al. 2005).

Ein weiteres Beispiel für die Insertionsmutagenese ist die Induktion von Brustkrebs bei Mäusen durch MMTV (Mouse mammary Tumor Virus), das in der Nähe des Gens *Wnt1* integriert (siehe Kap. 8, S. 200). Die MMTV-Integration führt zur Überexpression des *Wnt1*-Gens, das den Wnt-Signalweg aktiviert und die Zellteilung stimuliert.

Es ist nicht immer einfach zu entscheiden, ob die Integration eines Retrovirus im Bereich eines Gens zufällig erfolgt ist oder ob ein kausaler Zusammenhang zwischen Integration, Genaktivität und Tumorentstehung besteht. Wenn in einem bestimmten Genlocus in verschiedenen Tumoren multiple Integrationsereignisse beobachtet werden (Common Integration Sites, CIS), ist eine kausale Beziehung zur Tumorentstehung wahrscheinlich. Viele Positionen der Virusintegration sind allerdings selten und erscheinen daher eher zufällig (Random Integration Sites, RIS). Bei zufällig erscheinenden Integrationen kann eine kausale Beziehung dann angenommen werden, wenn die Genprodukte in einem biochemischen Weg liegen, in dem bereits andere Onkogenprodukte gefunden wurden (Theodorou et al. 2007). Über die systematische, bioinformatisch unterstützte Analyse der Integrationsorte von Retroviren wurde eine Reihe von Genen identifiziert, die in menschlichen Tumoren mutiert sind und/oder deren Transkription in menschlichen Tumoren verändert ist. Eine aktuelle Übersicht über Integrationsorte von Retroviren und die beteiligten Gene findet sich unter http://rtcgd.abcc.ncifcrf.gov.

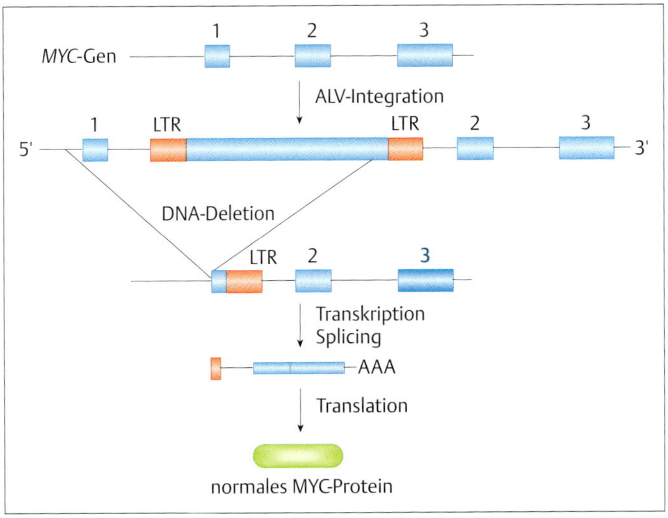

Abb. 3.**2** Aktivierung des *MYC*-Gens durch Integration des chronisch-transformierenden ALV-Retrovirus. In Lymphomen des Huhns liegt der ALV-Integrationsort am häufigsten zwischen dem nicht translatierten ersten *MYC*-Exon und dem translatierten zweiten *MYC*-Exon. Nach der Integration wird der 5' gelegene Anteil des Provirus in der Regel deletiert. Die Transkription wird vom Promotor im 3'-LTR gesteuert.

Die Insertionsmutagenese ist die Hauptursache für die unvorhersehbaren Nebenwirkungen bei der Gentherapie mit retroviralen Vektoren. Im Jahr 2000 wurden in Frankreich Kinder mit erblicher Immundefizienz mit einem modifizierten MLV-Retrovirus infiziert, um das fehlende Gen in die Immunzellen zu bringen. Zwei von sieben Kindern entwickelten eine T-Zell-Leukämie, nachdem sich bei diesen Patienten das Provirus in der Nähe des zellulären Proto-Onkogens *LMO2* integriert hatte (Bester et al. 2006).

In Tab. 3.**2** sind einige Gene aufgeführt, für die eine Aktivierung nach retroviraler Integration belegt ist. Die Sterne bezeichnen Gene, die auch in bestimmten Tumorarten des Menschen häufig mutiert sind. In menschlichen Tumoren werden diese Gene jedoch über andere Mechanismen als eine retrovirale Integration aktiviert.

Identifizierung von Onkogenen in akut transformierenden Retroviren

Aus Tumoren vorwiegend von Vögeln (Hühnern), Nagern und Katzen wurden vereinzelt Virusisolate gewonnen, die zusätzlich zu den genetischen Elementen der zuvor beschriebenen chronisch transformierenden Retroviren ein oder gelegentlich auch weitere Gene enthielten. Diese Gene ersetzen bis auf wenige Ausnahmen Teile der retroviralen Sequenzen und sind für die akut transformierende Wirkung verantwortlich. Sie werden daher als virale Onkogene (v-*onc*) bezeichnet (Abb. 3.**3**). Diese Retroviren mit integrierten Onkogenen wirken in vitro und in vivo akut transformierend.

Einige Virusisolate wurden nach Infektion von Tieren mit chronisch transformierenden Retroviren gewonnen. So wurde z. B. eine Ratte mit dem chronisch transformierenden Retrovirus „Moloney murine Leukemia Virus" infiziert. Aus einem nach längerer Latenzperiode entstandenen soliden Tumor wurde ein akut transformierendes Virus, das „Harvey murine Sarcoma Virus" isoliert, das im Vergleich zu dem ursprünglichen Virus zusätzliche DNA-Sequenzen akquiriert hatte. Wie sich später herausstellte, stammten diese Sequenzen aus dem Genom des Wirts.

Man stellt sich die Bildung eines viralen Onkogens aus einem zellulären Vorläufer-Gen so vor, dass bei einer früheren Infektion ein zelluläres Gen mehr oder weniger zufällig in das virale Genom eingebaut wurde. Im Laufe der folgenden Infektions- und Replikationszyklen wurde aus dem harmlosen zellulären Gen durch Mutation(en) das tumorauslösende virale Onkogen. Musterbeispiel ist das virale Onkogen v-Ki-*ras2* aus dem Rattensarkomvirus. Dieses virale Gen ist homolog zum zellulären *Kras*-Gen der gesunden Zelle, trägt aber eine Mutation in Codon 61. Als man das virale v-Ki-

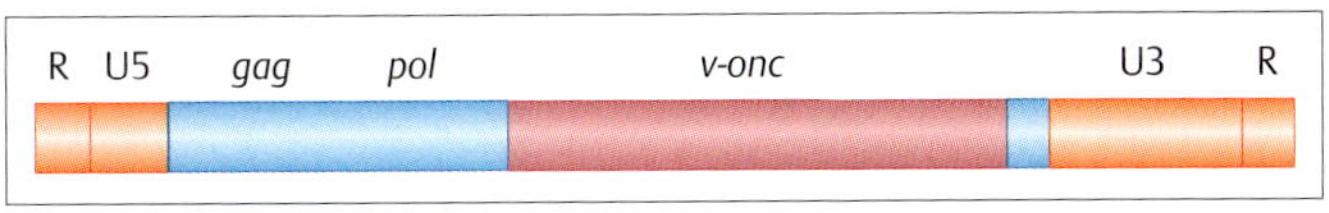

Abb. 3.**3** Genom eines akut transformierenden Retrovirus. Ein Teil der retroviralen Gene ist durch ein Onkogen (*v-onc*) ersetzt.

Tabelle 3.2 Integration der Provirus-DNA chronisch transformierender Retroviren in das Genom von Tumoren und Tumorzelllinien.

Gen	integriertes Provirus	Tumorzelle, Tumorgewebe
*EGFR**	Vogel-Leukämie-Virus	erythroide Tumoren
*HRAS**	Vogel-Leukämie-Virus	Nephroblastom
*KRAS**	Friend-Maus-Leukämie-Virus	Knochenmarkszellinie
MOS	A-Partikel	Plasmozytome
MYB	Maus-Leukämie-Virus	myeloische Leukämie u. plasmazelluläre Lymphosarkome
*MYC**	Vogel-Leukämie-Virus	Bursa-Lymphome
	Maus- u. Katzen-Leukämie-Virus	T-Zell-Lymphome
CSF1	Maus-Leukämie-Virus	Monozyten-Tumor
IL2	Gibbon-Leukämie-Virus	Leukämiezelllinie
IL3	A-Partikel	myelomonozytäre Zelllinie (Maus)
EVI1	Maus-Leukämie-Virus	myeloische Leukämie
FGF3 (INT-2)	Maus-Mammatumor-Virus	Mammakarzinome
FGF4 (HST-1)	Maus-Mammatumor-Virus	Mammakarzinome
NOTCH4	Maus-Mammatumor-Virus	Mammakarzinome
LCK	Maus-Leukämie-Virus	T-Zell-Lymphome
PIM1	Maus-Leukämie-Virus	T-Zell-Lymphome
WNT1	Maus-Mammatumor-Virus	Mammakarzinome
WNT3	Maus-Mammatumor-Virus	Mammakarzinome

Die mit Stern gekennzeichneten Gene sind in bestimmten Tumorentitäten des Menschen relativ häufig mutiert. Da es sich bei den Versuchstieren sowohl um Vögel als auch Mäuse handelt, erfolgen die Genbezeichnungen einheitlich in Großbuchstaben. CSF: Colony stimulating Factor; FGF: Fibroblast Growth Factor; IL: Interleukin.

ras2 entdeckte, hielt man dieses Gen für ein Onkogen, das ausschließlich in Viren vorkommt. Erst einige Jahre später identifizierte man das zelluläre, nicht mutierte homologe Gen. Den endgültigen Beweis für die Homologie von viralen Onkogenen mit zellulären Genen lieferte die gezielte genetische Veränderung des v-*src*-Gens (v-src: virus-sarcoma) im Geflügelvirus RSV. Das v-*src*-Gen unterscheidet sich nur in den letzten zwölf Codons vom zellulären *SRC*-Gen. Wenn man das v-*src*-Gen zum zellulären Gen mutiert, entsteht ein Virus, das latent in das Genom eingebaut wird, aber die Zelle nicht transformiert und keinen Tumor auslöst. Dieses Ergebnis zeigt, dass es in der gesunden Zelle Gene geben muss, die nach Mutation genau wie die entsprechenden viralen Onkogene zur Tumorbildung führen können. Das nicht mutierte zelluläre Gen, das dem viralen Onkogen entspricht, wurde als Proto-Onkogen oder zelluläres Onkogen (c-*onc*) bezeichnet. Beim Menschen können Proto-Onkogene, aber auch andere zelluläre Gene, die keinen Bezug zu Retroviren haben, durch Mutationen aktiviert werden. Nachfolgend wird der Begriff „Proto-Onkogen" für zelluläre Gene verwendet, für die belegt ist, dass sie durch Mutationen aktiviert werden und das Tumorgeschehen aktiv beeinflussen können. Mit dem Begriff „Onkogen" wird das aktivierte Gen bezeichnet.

Da die viralen Onkogene im Allgemeinen essenzielle Teile des retroviralen Genoms ersetzen, sind akut transformierende Retroviren in der Regel nicht replikationsfähig. Sie sind unter natürlichen Bedingungen nicht infektiös und sind auch nicht als Proviren in der Keimbahn integriert. Die Akquisition der Wirtssequenzen hat für das Fortbestehen des akut transformierenden Retrovirus keinerlei Vorteil. Bei akut transformierenden Retroviren handelt es sich um Laborartefakte, die für die Genese menschlicher Tumoren keine Bedeutung besitzen.

Tabelle 3.**3** Onkogene akut transformierender Retroviren.

Onkogen	Quelle des Isolats	Prototyp des Virusstamms
*ABL1**	Nager (Maus)	Abelson murine Leukemia Virus (AbMuLV)
CRK	Vogel (Huhn)	Avian Sarcoma Virus CT10 (ASV-CT10)
THRA	Vogel (Huhn)	Avian Erythroblastosis Virus (AEV)
EGFR (ERBB*)*	Vogel (Huhn)	Avian Erythroblastosis Virus (AEV)
FES	Katze (Hauskatze)	Snyder-Theilen feline Sarcoma Virus (ST-FeSV)
FGR	Katze (Hauskatze)	Gardner-Rashheed feline Sarcoma Virus (GR-FeSV)
CSF1R	Katze (Hauskatze)	McDonough feline Sarcoma Virus (SM-FeSV)
FOS	Nager (Maus)	FBJ murine Osteosarcoma Virus (FBJ-MuSV)
JUN	Vogel (Huhn)	ASV-17 Avian Sarcoma Virus (ASV-17)
*KIT**	Katze (Hauskatze)	Hardy-Zuckerman 4 feline Sarcoma Virus (HZ4-FeSV)
RAF1	Vogel (Huhn)	Mill Hill 2 Avian Carcinoma Virus (MH2)
MOS	Nager (Maus)	Moloney murine Sarcoma Virus (MMSV)
MYB	Vogel (Huhn)	Avian Myeloblastosis Virus (AMV)
*MYC**	Vogel (Huhn)	MC29 Avian Myelocytomatosis Virus (AMCV, MC29)
*PI3KX**	Vogel (Huhn)	Avian Sarcoma Virus 16
AKT1	Nager (Maus)	AKT8 murine Lymphoma Virus
RAF1	Nager (Maus)	3611 murine Sarcoma Virus (MuSV 3611)
*HRAS**	Nager (Ratte)	Harvey murine Sarcoma Virus (H-MuSV)
*KRAS**	Nager (Ratte)	Kirsten murine Sarcoma Virus (K-MuSV)
REL	Vogel (Truthahn)	Avian Reticuloendotheliosis Virus (REV-T)
ROS1	Vogel (Truthahn)	Rochester URII Avian Sarcoma Virus (ASV UR2)
SIS (PDGFB)	Primat (Affe)	Simian Sarcoma Virus (SSV)
SKI	Vogel (Huhn)	SKV 770 Avian Virus
SRC	Vogel (Huhn)	Rous Sarcoma Virus (RSV)
YES1	Vogel (Huhn)	Y73 Avian Sarcoma Virus (ASV Y73)

Die mit Stern gekennzeichneten Gene sind in bestimmten Tumorentitäten des Menschen relativ häufig mutiert. Da es sich bei den Versuchstieren sowohl um Vögel als auch Mäuse handelt, erfolgen die Genbezeichnungen einheitlich in Großbuchstaben. PI3KX: Isoenzym der PI3-Kinase, nicht spezifiziert.

Die Viren sind jedoch wertvolle Lieferanten von Genen mit onkogenem Potenzial (Tab. 3.**3**).

3.1.2 Gentransfer

Nachweis von Onkogenen

Bestimmte murine Fibroblasten wie z. B. NIH3T3-Fibroblasten lassen sich durch Aufnahme menschlicher Tumor-DNA transformieren. In Zellkultur äußert sich die Transformation im Verlust der Kontaktinhibition und einem Wachstum ohne Kontakt zur Zellkulturschale (substratunabhängiges Wachstum). In einem Monolayer sind transformierte Zellen als haufenartige Kolonien zu erkennen, sogenannte **Foci** (Abb. 3.**4**). Die DNA von etwa 20 % aller menschlichen Tumoren ist im beschriebenen Gentransfersystem positiv. Auch die DNA normaler

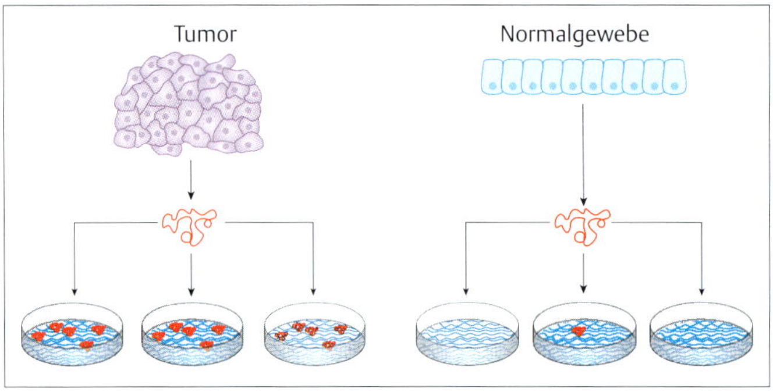

Abb. 3.**4** Transformation von Fibroblasten durch nackte Tumor-DNA. Die Transfektion von DNA aus menschlichen Tumoren (z. B. aus kolorektalen Karzinomen) induziert in NIH3T3-Fibroblasten transformierte Foci (rot) über 100-mal häufiger als DNA aus Normalgewebe.

humaner Zellen wirkt transformierend, die Transformationseffizienz ist jedoch mindestens 100-fach geringer.

Durch Transfer kurzer DNA-Abschnitte und einzelner Gene gelang erstmals der Nachweis transformierender humaner Gene (Krontiris u. Cooper 1981). In etwa 80 % der Tumor-DNA-Proben handelte es sich um transformierende Gene einer einzigen Familie, nämlich der *RAS*-Familie (*HRAS* und *KRAS*). Ein weiteres Gen, das in humanen Tumorzellen aktiviert wurde, konnte ebenfalls im Transfektionsassay identifiziert werden. Es handelt sich hierbei um ein ursprünglich als *TRK* bezeichnetes Gen. Dieses Gen kodiert ein Fusionsprotein, das aus einem Teil des NGF-Rezeptors (NGF: Nerve Growth Factor) und dem Dimerisierungsmotiv von Tropomyosin besteht. Die Abkürzung bezieht sich auf die fusionierten Proteinanteile (TRK: Tropomyosin Rezeptorkinase).

Neben Onkogenen, die bereits in der Tumorzelle mutiert sind, wurden im beschriebenen Transfektionsassay auch transformierende Gene identifiziert, die erst im Verlauf des Gentransfers aktiviert wurden. Als Aktivierungsmechanismen wurde die Entstehung von Hybridgenen mit der Synthese rekombinanter Fusionsproteine, oder aber eine aberrante Genexpression beschrieben. Von den auf diese Weise identifizierten Onkogenen ist das *RET*-Onkogen zu einem hohen Prozentsatz von Schilddrüsenkarzinomen rearrangiert (RET: Rearranged during Transfection). Bei der familiären Krebsprädisposition MEN2A (Multiple endokrine Neoplasie vom Typ 2A) sowie beim familiären medullären Schilddrüsenkarzinom finden sich in einem hohen Prozentsatz Keimbahnmutationen des *RET*-Onkogens. Andere im Verlauf des Gentransfers aktivierte Gene spielen eine wichtige Rolle im Rahmen der Wachstumsregulation, so z. B. Gene, die für Wachstumsfaktoren der FGF-Familie (FGF-4 und FGF-5; FGF: Fibroblast Growth Factor) oder die im Zentrum der Wachstumsregulation stehende RAF-Kinase kodieren. Einige dieser zellulären Proto-Onkogene (*RAF1* und *ROS1*) sind homolog zu retroviralen Onkogenen.

Bei den mittels Gentransfer identifizierten Tumorgenen handelt es sich definitionsgemäß um dominante Onkogene. Wichtige durch diesen experimentellen Ansatz identifizierte Onkogene sind in Tab. 3.**4** wiedergegeben. Für die menschliche Karzinogenese relevante Gene sind mit einem Stern gekennzeichnet.

Tabelle 3.**4** Nachweis humaner Onkogene durch Gentransfer.

Gen	Aktivierungsmechanismus
Aktivierung in vivo	
*HRAS**, *KRAS**	Punktmutationen
NTRK1	rekombinantes Fusionsprotein
Aktivierung durch Gentransfer	
*RET**, *ROS1*, *RAF1*	rekombinante Fusionsproteine
FGF4, *FGF5*	aberrante Genexpression

Die mit Stern gekennzeichneten Gene sind in bestimmten Tumorentitäten des Menschen relativ häufig mutiert.

Nachweis von Tumorsuppressorgenen durch Transfektion

Tumorsuppressorgene sind Gene, die durch Funktionsverlust zur Entstehung und Progression von Tumoren beitragen. Dass Zellen auch durch den Verlust von Genen transformiert werden können, wurde zuerst durch die Analyse von Zellhybriden gezeigt. Man überführte ganze Chromosomen oder Chromosomen-Bruchstücke in Tumorzellen und analysierte dann deren tumorigenes Potenzial. Hintergrund war die Beobachtung, dass somatische

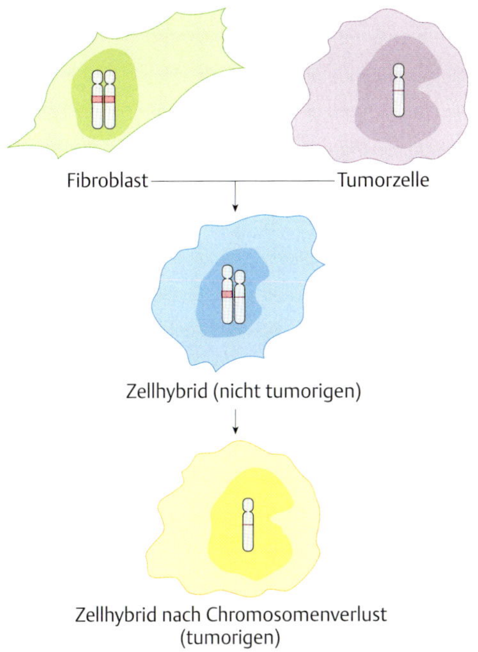

Abb. 3.**5** Hinweis auf Tumorsuppressorgene durch Zell-Zell-Hybridisierung.

Zellhybride aus Tumor- und Normalzellen zwar in vitro noch Zeichen der Transformation aufwiesen, in vivo jedoch keine Tumoren mehr ausbildeten. Im klassischen Experiment wurden HeLa-Zellen – das sind epitheliale menschliche Tumorzellen – mit normalen menschlichen Fibroblasten in Zellkultur verschmolzen. Dabei entstanden Zellen, die im Gegensatz zu den ursprünglichen HeLa-Zellen nach Transplantation in immundefiziente Tiere nicht mehr zu Tumoren auswuchsen. Wurden solche Hybridzellen weiter kultiviert, entstanden im Verlauf der In-vitro-Kultur Zellklone, die die tumorigene Eigenschaft auch in vivo wiedererlangten. Grund ist die chromosomale Instabilität dieser Zellen, die zum Verlust bestimmter Chromosomen führt (Abb. 3.**5**). Diese experimentellen Befunde sprechen dafür, dass die normale Zelle Gene enthält, die die Tumorigenität transformierter Zellen unterdrücken und dass nach Verlust dieser Gene die Zelle Eigenschaften einer Tumorzelle erlangt. Die vermuteten Gene wurden daher **Tumorsuppressorgene** genannt (Stanbridge 1990). Die meisten Tumorsuppressorgene üben physiologische Funktionen, z. B. bei der Zellteilung aus; ihre primäre Funktion ist es nicht, das Tumorwachstum zu verhindern. Dies zeigt sich auch darin, dass der vollständige Funktionsverlust der kodierten Proteine oft nicht mit dem Leben vereinbar ist.

3.1.3 Chromosomenanomalien

Zytogenetik

Unter Anwendung zytogenetischer Methoden lassen sich in menschlichen Tumoren – insbesondere in Leukämien, Lymphomen und Sarkomen – charakteristische Chromosomenanomalien nachweisen.

> Sind Chromosomenanomalien häufig mit einem bestimmten Tumortyp vergesellschaftet, so geht man davon aus, dass sie für die Entstehung des Tumors eine kausale Bedeutung besitzen (**primäre Anomalien**). Im Verlauf des Tumorwachstums wird das Genom zunehmend instabil. Dies kann weitere Chromosomenanomalien nach sich ziehen, die zur Progression des Tumorwachstums beitragen (**sekundäre Anomalien**). Die chromosomale Ausstattung einer Zelle wird als **Karyotyp** bezeichnet.

Chromosomen, die in der Metaphase der Mitose fixiert und angefärbt werden, weisen eine charakteristische Bänderung mit alternierenden dunklen und hellen Banden auf. Das gebräuchlichste Bänderungsverfahren ist die sogenannte GTG-Bänderung, die durch Behandlung der fixierten Chromosomen mit Trypsin und dem Giemsa-Farbstoff entsteht. Zur besseren Darstellung werden die Chromosomen der Größe nach geordnet, wobei das längste Chromosom als Chromosom 1 bezeichnet wird. Um Veränderungen in Muster, Länge oder Anzahl der Chromosomen festzustellen, wird das **Karyogramm** dann mit demjenigen einer gesunden Zelle verglichen. Dabei werden die einzelnen Banden entsprechend der Nomenklatur des ISCN (International System for Cytogenetic Nomenclature) mit Buchstaben und Ziffern bezeichnet. Beispiele für Karyogramme mit GTG-Bänderung findet man z. B. unter http://homepage.mac.com/wildlifeweb/cyto/human/.

Als Beispiel ist in Abb. 3.**6** Chromosom 7 dargestellt. Zur Lokalisation einer Bande wird zunächst das Chromosom angegeben, im menschlichen Chromosomensatz also Nummer 1–22, X und Y. Danach folgt die Bezeichnung des Chromosomen-

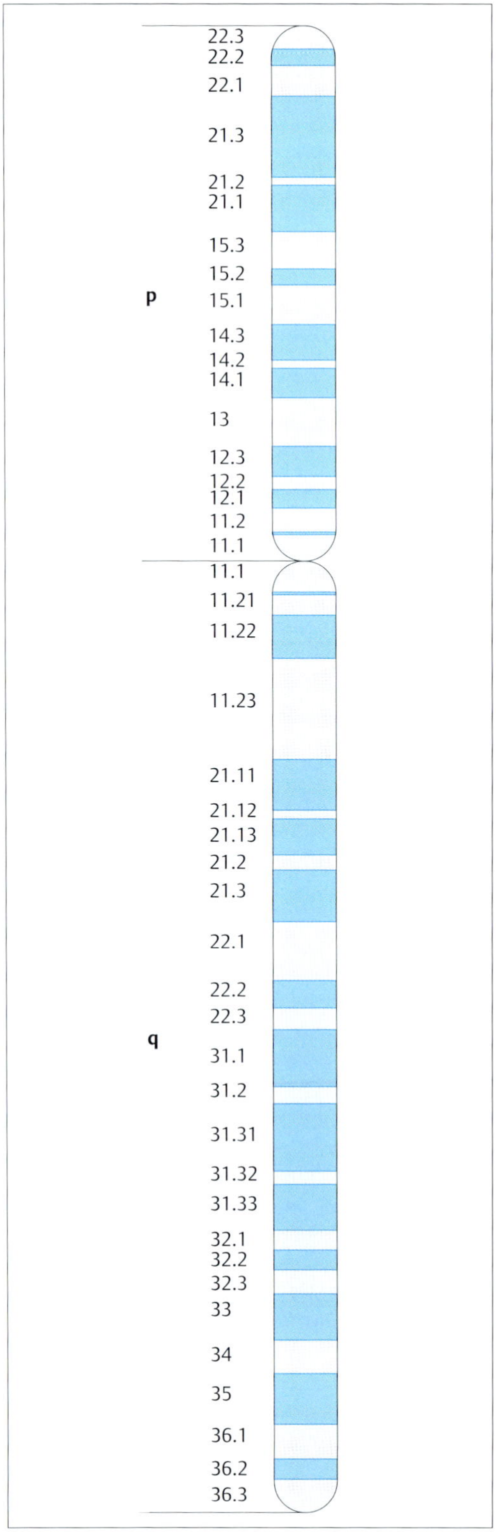

◄ Abb. 3.**6** Hochaufgelöstes Bandenmuster von Chromosom 7.

arms: „p“ für den kurzen Arm, „q“ für den langen Arm. Hierauf folgt eine Ziffer, die sich auf eine bestimmte Region auf dem betreffenden Chromosom bezieht; Regionen werden vom Centromer in Richtung des distalen Endes des Chromosoms in aufsteigender Reihenfolge nummeriert. Die Ziffer der Bande folgt zum Schluss. Die Bezeichnung 7q36 bezeichnet demnach die distale Bande auf dem langen Arm von Chromosom 7. Mit hochauflösenden Techniken lassen sich innerhalb einiger Banden Subbanden unterscheiden, die durch einen Punkt mit nachfolgender Ziffer differenziert werden (z. B. 7q36.3).

In manchen Tumoren findet man charakteristischerweise den Verlust eines Chromosoms, der mit einem Minus, oder ein zusätzliches Chromosom, das mit einem Plus bezeichnet wird (z. B. –4 oder +5 bei einigen Formen akuter Leukämien). Unter den primären Anomalien sind Chromosomenbrüche jedoch häufiger als Veränderungen der Chromosomenzahl. Solche Brüche können zum Austausch von Chromosomenabschnitten führen, die als **Translokation** bezeichnet und mit „t“ abgekürzt werden. In Abb. 3.**7** ist das Musterbeispiel einer reziproken Translokation zwischen den Chromosomen 9 und 22 dargestellt, die regelmäßig bei chronisch myeloischer Leukämie (CML) und einem Teil akuter lymphatischer Leukämien (ALL) nachweisbar ist. Die Bruchstelle betrifft auf Chromosom 9 die Bande q34, auf Chromosom 22 die Bande q11. Entsprechend wird die Translokation als t(9;22)(q34;q11) bezeichnet. Dabei entsteht aus Chromosom 22 das Philadelphia-Chromosom (Ph[1]). Durch

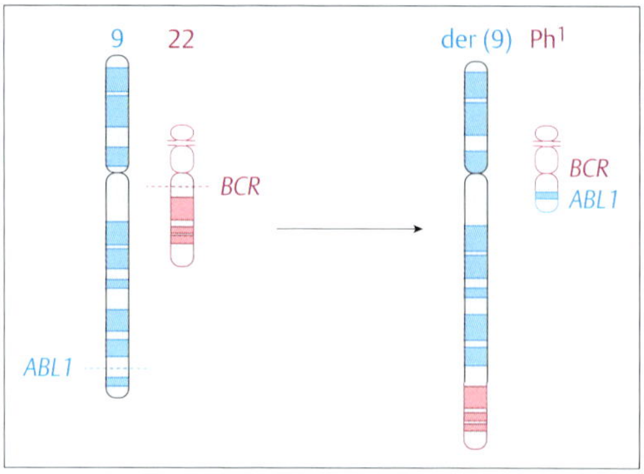

Abb. 3.**7** Die Translokation t(9;22)(q34;q11) bei chronisch myeloischer Leukämie führt zur Entstehung des Philadelphia-Chromosoms (Ph[1]).

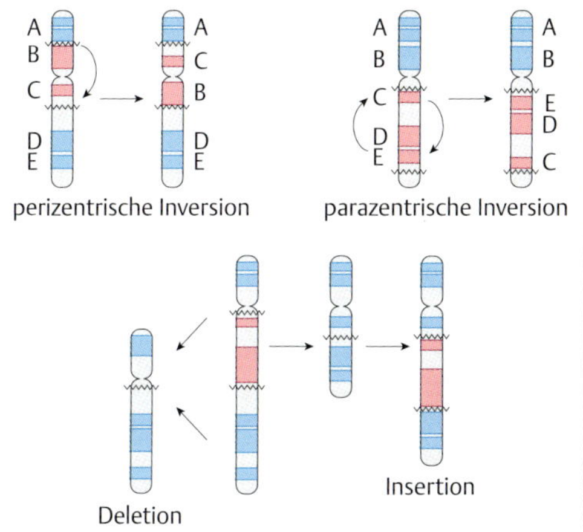

Abb. 3.**8** Chromosomenanomalien (große Buchstaben sollen Inversionen veranschaulichen).

die Translokation fusioniert die 5'-Region des Gens *BCR* (Breakpoint Cluster Region) von Chromosom 22 (Region q11) mit der 3'-Region des Proto-Onkogens *ABL1* (abgeleitet vom Mäuse-Leukämievirus „Abelson", das ein homologes Gen überträgt) von Chromosom 9 (Region q34).

Bei **Deletionen** (del) geht ein Abschnitt des Chromosoms verloren. **Inversion** (inv) bedeutet, dass sich ein Chromosomenabschnitt in einem Chromosom um 180° gedreht hat. Ist das Centromer Teil des invertierten Chromosomenabschnitts, spricht man von einer **perizentrischen Inversion**, ist das Centromer nicht beteiligt, handelt es sich um eine **parazentrische Inversion** (Abb. 3.**8**).

Der Karyotyp del(5)(q13;q32), der häufig in Darmtumoren gefunden wird, steht für den Verlust der Region zwischen den Banden 13 und 32 auf dem langen Arm (q) des Chromosoms 5. Die Inversion inv(16)(p13;q22) ist die häufigste Aberration in eosinophilen Granulozyten bei AML (akuter myeloischer Leukämie) und bezeichnet die Inversion der Region zwischen der Bande 13 des kurzen Arms (p) und 22 des langen Arms (q) des Chromosoms 16.

Als Folge von Chromosomen-Rearrangements können Gene verloren gehen (Deletion), sie können in einer anderen Umgebung verstärkt oder zum falschen Zeitpunkt exprimiert werden oder mit anderen Genen fusionieren und entsprechende Fusionsproteine kodieren. Die molekulare Analyse von Chromosomenanomalien hat der Krebsforschung wichtige neue Impulse gegeben. In Tab. 3.**5** sind Tumorgene aufgeführt, die in der Folge von Chromosomen-Rearrangements identifiziert wurden.

Tabelle 3.**5** Tumorgene an Bruchstellen von Chromosomen.

Gen	Rearrangement	Erkrankung
Rearrangements, kodierende Sequenz exprimiert und nicht verändert		
BCL2	t(14;18)(q32;q21)	follikuläres Lymphom
CCND1	t(11;14)(q13;q32)	CLL
	inv11(p15;q13)	Nebenschilddrüsenadenom
TLX1	t(10;14)(q24;q11)	T-ALL
IL3	t(5;14)(q31;q32)	Prä-B-ALL
LYL1	t(7;19)(q35;p13)	T-ALL
MYC	t(8;14)(q24;q32)	Burkitt-Lymphom
	(2;8)(p12;q24)	
	t(8;22)(q24;q11)	
	t(8;14)(q24;q11)	T-ALL
TAL1	t(1;14)(p32;q11)	T-ALL
	del (1)(p32)	
Rearrangements, Hybridgene		
ATF1-EWSR1	t(12;22)(q13;q12)	Malignom der Weichteile
BCR-ABL	t(9;22)(q34;q11)	CML, B-ALL
FLI1-EWSR1	t(11;22)(q24;q12)	Ewing-Sarkom
PML-RARA	t(15;17)(q21;q11-22)	PML
RET-PTC1	inv(10)(q11.2;q21)	papilläres Schilddrüsenkarzinom
Deletionen		
APC	del(5)(q15-22)	familiäre adenomatöse Polyposis Coli
RB1	del(13)(q14.11)	Retinoblastom
WT1	del(11)(p13)	Wilms-Tumor

ALL: akute lymphatische Leukämie; CLL: chronisch lymphatische Leukämie; CML: chronisch myeloische Leukämie; NHL: Non-Hodgkin-Lymphom; PML: promyelozytäre Leukämie.

Durch Analyse des Bandenmusters von Metaphasen-Chromosomen können gelegentlich in Tumorchromosomen sogenannte homogen gefärbte Re-

Tabelle 3.**6** In menschlichen Tumoren amplifizierte Onkogene.

Gen	Locus	Tumor
AKT2	19q13	Ovarialkarzinom
CCND1 (Cyclin D1)	11q13	Nasopharynx-, Ösophagus-, Mamma-, Leberkarzinom
CCKNE1	19q12	Magenkarzinom
CDK4	12q14	Sarkom
EGFR	7p12	Nasopharynxkarzinom, Glioblastom
ERBB2	17q11	Mamma-, Ovarialkarzinom
FGFR1	8p12	Mammakarzinom
FGFR2	10q25	Mammakarzinom
HRAS	11p15	kolorektales Karzinom
KRAS	12p13	kolorektales Karzinom, Magenkarzinom
MDM2	12q14	Sarkom
MYC	8q22	Mamma-, Ovarial-, Lungen (kleinzellig)-, Nasopharynx-, Ösophagus-, Zervix-karzinom
MYCN	2p24	Neuroblastom
ESR1	6q25.1	Mammakarzinom

gionen (Homogeneously stained Regions, HSR) nachgewiesen werden. Diese Regionen kommen durch Amplifikation von Gensequenzen zustande. Als Folge solcher Amplifikationen können auch kleine chromosomenähnliche Strukturen ohne Centromere entstehen, die als **DMs** (engl. double minute chromosomes: doppelt winzige Chromosomen) bezeichnet werden. DMs, die wie echte Chromosomen aus Chromatin (DNA und Histonen) bestehen, werden auch in der S-Phase im Zellkern repliziert. Allerdings besteht die DM-DNA im Gegensatz zur DNA echter Chromosomen aus zirkulärer DNA von nur wenigen Millionen Basen Länge ohne Centromer und ohne Telomer. Chromosomale Amplifikationen und DMs sind in Leukämien und Lymphomen selten, dagegen in soliden Tumoren fast immer zu finden. DMs entstehen sehr häufig nach einer Zytostatikatherapie, und tragen fast ausschließlich Proto-Onkogene und Gene, die für Zytostatikaresistenz verantwortlich sind. Beispielsweise kann es im Verlauf der Zytostatikatherapie mit dem Folsäure-Antagonisten Methotrexat zur Amplifikation des Gens *DHFR* (Dihydrofolat-Reduktase) kommen. Die resultierende erhöhte Menge bzw. Aktivität an Dihydrofolat-Reduktase bewirkt eine Resistenz der Zelle gegen Methotrexat. Eine weitere häufige Aberration nach Zytostatikabehandlung ist die Amplifikation des Gens *ABCB1* (*MDR1*; MDR: Multidrug Resistance), das das P-Glykoprotein kodiert. Das P-Glykoprotein verhindert die Anreicherung von Zytostatika in der Zelle. In vielen Tumoren wurden jedoch auch unabhängig von einer Therapie Genamplifikationen beobachtet. In solchen Fällen ist anzunehmen, dass die amplifizierten Gene ursächlich den malignen Phänotyp beeinflussen. In Tab. 3.**6** sind Gene aufgeführt, deren Amplifikation in menschlichen Tumoren nachgewiesen wurde. Einige dieser Gene wurden auch als Onkogene akut oder chronisch transformierender Retroviren identifiziert.

Fluoreszenz-in-situ-Hybridisierung (FISH)

Die bisher beschriebenen Chromosomen-Rearrangements wurden durch Analyse der Bänderung von Metaphasen-Chromosomen identifiziert. Durch Einführung der FISH wurden die Möglichkeiten der Chromosomenanalyse wesentlich erweitert.

Vorgehensweise. Das Prinzip dieser Technik beruht auf der Hybridisierung von DNA-Abschnitten (Sonden) mit komplementären chromosomalen Sequenzen, deren chromosomale Lokalisation bekannt ist. Die Sonden können direkt mit Fluoreszenzfarbstoffen markiert werden. Häufiger verwendet man Digoxigenin- oder Biotin-markierte Sonden, die mithilfe von Fluorochrom-markierten anti-Digoxigenin- bzw. anti-Biotin-Antikörpern sichtbar gemacht werden. Mittels FISH ist es heute möglich, Aberrationen zu detektieren, die kürzer als 100 Basen sind. Damit verwischen die Grenzen zwischen mikroskopisch detektierbaren Aberrationen und molekulargenetisch detektierbaren Sequenzmutationen. Als Sonden kommen Plasmide, Phagen, Cosmide, YACs (Yeast artificial Chromosomes) oder ganze, mittels Durchflusssortierung gewonnene Chromosomen infrage. Je größer die Sonde, desto größer ist die chromosomale Region, die hinsichtlich möglicher Alterationen untersucht werden kann. Geeignete Sonden können über verschiedene Quellen – z. B. BACPAC Ressources Center (http://bacpac.chori.org) oder ImaGenes (www.imagenes-bio.de) – bezogen werden. Der besondere Vorteil der FISH-Methode liegt darin, dass Chromosomenanomalien von Tumorzellen nicht nur in der Metaphase, sondern auch in der Interphase sowohl in frischen als auch in Formalin-

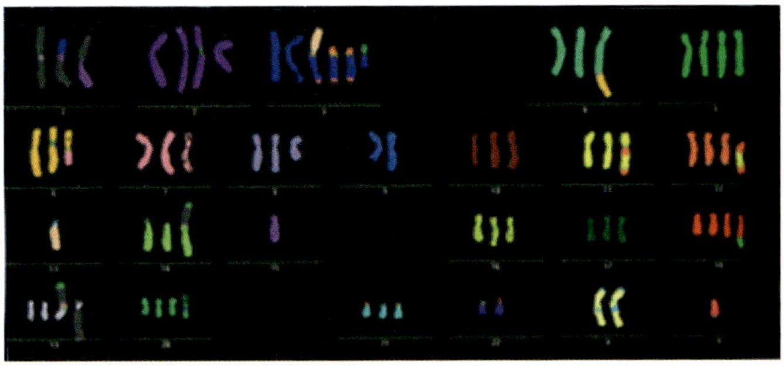

Abb. 3.**9** 24-Farben-Karyotypisierung eines kleinzelligen Bronchialkarzinoms. Man erkennt zahlreiche strukturelle und numerische Aberrationen, die für solide Tumoren typisch sind (Quelle: Murken, Grimm u. Holinski-Feder 2006).

fixierten Gewebeproben analysiert werden können. So wird die FISH-Technik in der Routinediagnose zum Nachweis der Amplifikation des *HER2/NEU*-Gens in Mammakarzinomen eingesetzt (siehe Kap. 5, S. 87).

Für die Fluoreszenzmarkierung der DNA-Sonden steht inzwischen eine Reihe von Fluoreszenzfarbstoffen zur Verfügung, die sich hinsichtlich der Wellenlänge des anregenden und emittierten Lichts unterscheiden. Entsprechend markierte Sonden machen es möglich, jedes Chromosom mit einem unterschiedlichen Farbton zu markieren. Gebräuchliche 24-Farben-Karyotypisierungsverfahren sind die M-FISH- oder SKY-FISH-Verfahren (M: Multiplex; SKY: Spectral Karyotyping). In Abb. 3.**9** ist der Chromosomensatz eines kleinzelligen Bronchialkarzinoms gezeigt, der über das SKY-FISH-Verfahren angefärbt wurde.

Eine Kombination des umfangreichen Katalogs tumorassoziierter chromosomaler Aberrationen von Felix Mitelman (http://cgap.nci.nih.gov/Chromosomes/Mitelman) und der SKY/M-FISH&CGH-Datenbank des National Cancer Institute (NCI) und des National Center of Biotechnology Information der USA sowie der Datenbank „Recurrent Aberrations in Cancer" des NCI findet man unter www.ncbi.nlm.nih.gov/sites/entrez?db=cancerchromosomes.

3.1.4 Genpolymorphismen und Haplotypen

Definition und Nachweismethoden

Sowohl für den Nachweis somatischer genetischer Veränderungen als auch für den Nachweis von Genen, die für Tumorerkrankungen disponieren, spielen Genpolymorphismen und Haplotypen eine zentrale Rolle. Um die im Folgenden dargestellten methodischen Ansätze verstehen zu können, werden diese Begriffe erläutert. Für eine ausführliche Darstellung wird auf Lehrbücher der Humangenetik verwiesen.

> Unter einem **DNA-Polymorphismus** versteht man das Auftreten unterschiedlicher Basensequenzen auf homologen allelen Loci in einer größeren Häufigkeit, als dies alleine durch Mutationen zu erwarten wäre.

In praxi gilt ein genetischer Locus als polymorph, wenn das seltenste Allel in einer Häufigkeit von mindestens 1 % aller Allele (Anteil heterozygoter Träger: 2 %) vorkommt (Botstein u. Risch 2003). Der Einsatz von Polymorphismen zum Nachweis von Veränderungen alleler Genloci ist nur dann praktikabel, wenn sie in einem hinreichend großen Teil der Bevölkerung vertreten sind. Praktisch verwertbar sind Polymorphismen noch bis zu einer Häufigkeit von 5 %. Polymorphismen, die in der Bevölkerung häufig vertreten sind, bezeichnet man deshalb als „informativ". Fehlen hingegen polymorphe Marker an einem Locus oder sind sie auf beiden Allelen gleich, bezeichnet man sie als „nicht informativ".

Single Nucleotide Polymorphism (SNP). Hierbei handelt es sich um die einfachsten und häufigsten DNA-Polymorphismen, die durch zwei alternative Nukleotide in einer definierten Position der beiden Allele gekennzeichnet sind. SNPs, die mehr als 90 % aller genetischen Variationen im menschlichen Genom ausmachen, sind im Genom unterschiedlich verteilt. Zwei Drittel aller SNPs sind durch den Austausch von Cytosin durch Thymin gekennzeichnet. Ursache ist die häufige Methylierung des Cytosins zu 5-Methylcytosin, das nach spontaner Deaminierung zu Thymin werden kann. Aufgrund ihres häufigen Auftretens, ihrer hohen Variabilität und ihrer schnellen und einfachen Detektierbarkeit sind SNPs äußerst wertvoll für die Analyse genetischer Veränderungen.

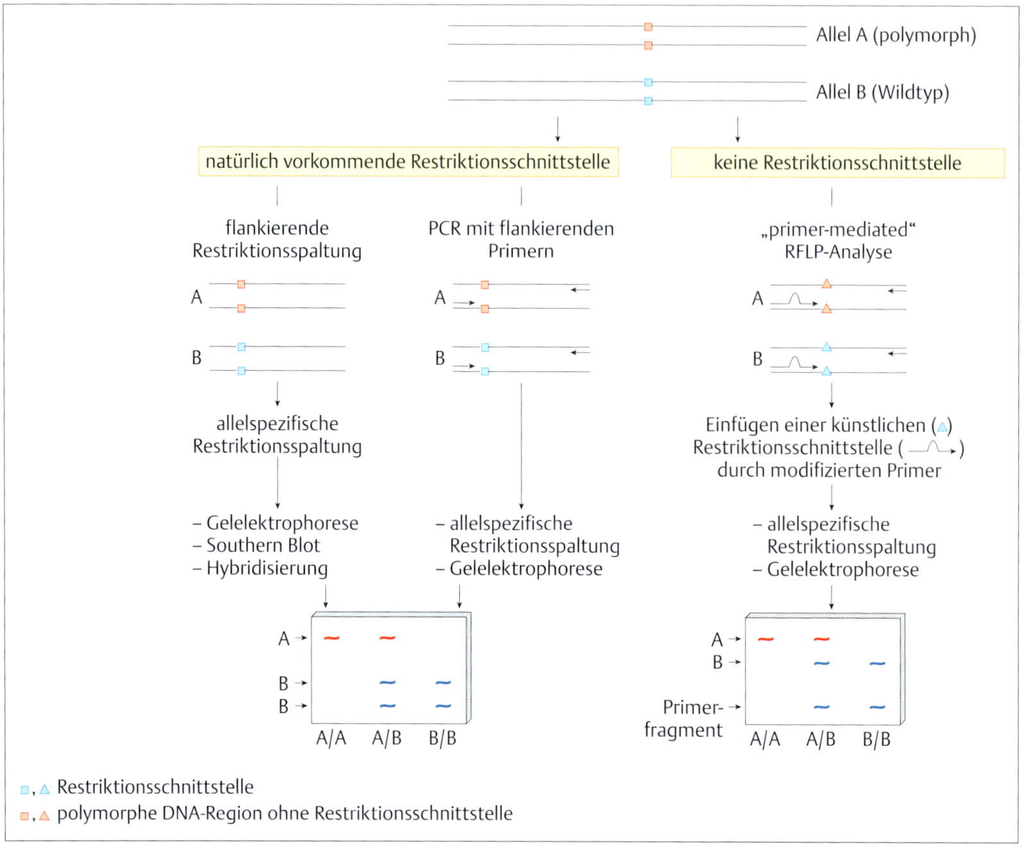

Abb. 3.**10** Prinzip der RFLP-Analyse.

Die ersten Polymorphismen, die einer direkten Analyse zugänglich waren, waren die **Restriktions-Fragment-Längen-Polymorphismen (RFLPs).** Ein RFLP wird verursacht durch eine Sequenzveränderung in einem der beiden Allele, die zur Veränderung einer Schnittstelle einer Restriktionsendonuklease führt. Nach einer solchen Sequenzveränderung führt die Restriktionsspaltung der beiden Allele zu Fragmenten unterschiedlicher Größe. Wenn kein Restriktionsenzym zur Verfügung steht, das die Sequenz erkennt, in der sich die Sequenzvariante befindet, kann durch In-vitro-Mutagenese einer Fehlpaarung im PCR-Primer eine künstliche Restriktionsstelle und so ein induzierter RFLP generiert werden (Abb. 3.**10**).

Eine weitere einfache und generell verwendbare Methode zum Nachweis einzelner Basenunterschiede in allelen Loci besteht in der Hybridisierung mit komplementären kurzen Oligonukleotiden (16–20 Basen). Unter geeigneten Bedingungen hybridisiert das Oligonukleotid nur dann, wenn die Basensequenz vollständig komplementär ist (**Allelspezifische Oligonukleotidhybridisierung, ASO**) (Abb. 3.**11**). Auf DNA-Arrays sind multiple Oligonukleotide immobilisiert, die die gesamte Sequenz eines oder mehrerer Gene abdecken. Dadurch ist es möglich, potenziell alle SNPs eines Gens parallel nachzuweisen (Fan et al. 2006; Wang et al. 1998).

Variable Number of Tandem Repeats (VNTR). Zur Unterscheidung verschiedener Allele sind auch repetitive tandemartige DNA-Sequenzen variabler Größe (VNTRs) geeignet. Dieser Polymorphismus beruht nicht auf unterschiedlichen Sequenzen der Allele, sondern auf der unterschiedlichen Anzahl der Wiederholungen der repetitiven Sequenz. Sogenannte hypervariable **Minisatelliten** bestehen aus kurzen repetitiven Einheiten, die sich mehr als 1000-mal wiederholen. Die „repeats" von Minisatelliten haben eine Kernsequenz aus ungefähr zehn Basen gemeinsam. Für die genetische Kartie-

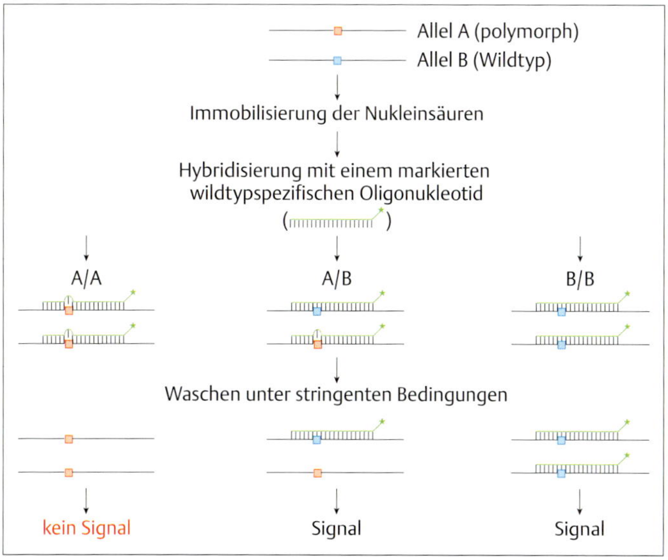

Abb. 3.**11** Prinzip der allelspezifischen Hybridisierung. In einem SNP-Array sind Oligonukleotide immobilisiert, die den Nachweis von Millionen von Basenaustauschen ermöglichen.

rung haben Minisatelliten den Nachteil, dass sie in der subtelomeren Region von Chromosomen konzentriert sind. Im Gegensatz dazu sind die kleineren **Mikrosatelliten** über das gesamte Genom verteilt. Mikrosatelliten, die meistens aus $(CA)_n$-Repeats bestehen, machen mehr als 1 % der DNA aus. Ein weiterer methodischer Vorteil von Mikrosatelliten gegenüber den größeren Minisatelliten besteht darin, dass sie sich mittels Polymerase-Kettenreaktion (PCR) amplifizieren lassen (Abb. 3.**12**). Unter Verwendung von Mikrosatelliten wurde eine „genetische Karte" des menschlichen Genoms erstellt, die etwa alle 0,7 centiMorgan (cM) einen Marker aufweist (Dib et al. 1996). Ein centiMorgan ist das Maß für eine Wahrscheinlichkeit von etwa 1 %, dass die beiden Loci im Verlauf der Meiose durch Rekombination getrennt werden. 1cM entspricht im Mittel etwa einer Megabase. Abb. 3.**13** zeigt die auf Mikrosatelliten beruhende Kopplungskarte (Linkage Map) von einem Teil von Chromosom 1.

Bedeutung des Haplotyps

Wenn zwei DNA-Polymorphismen auf verschiedenen Chromosomen liegen, werden sie unabhängig voneinander vererbt. Wenn die Polymorphismen hingegen auf demselben Chromosom liegen, würde man erwarten, dass sie immer zusammen segregieren. Dies ist aber nicht der Fall, da die Polymorphismen in der Meiose durch Crossing over voneinander getrennt (rekombiniert) werden können. Je dichter die Polymorphismen auf einem

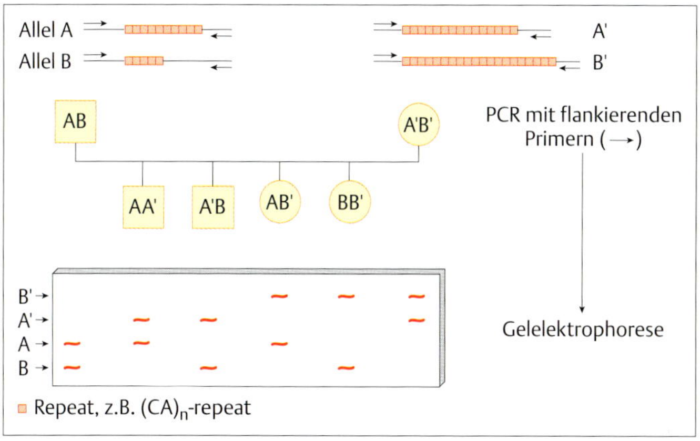

Abb. 3.**12** Prinzip des Nachweises von Mikrosatelliten durch PCR und Gelelektrophorese der Amplifikationsprodukte.

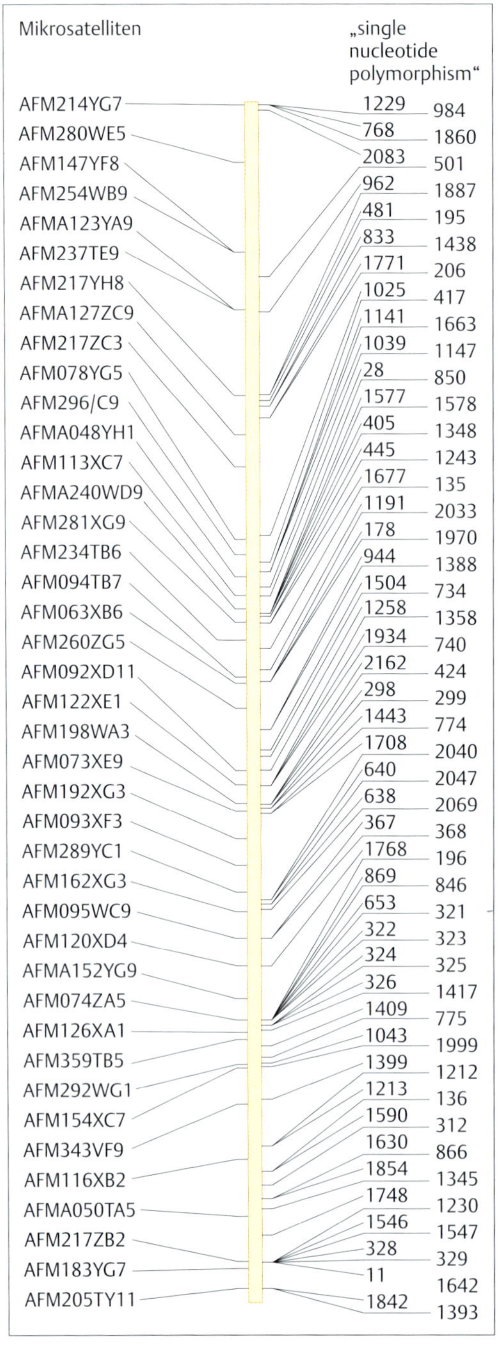

Abb. 3.**13** Kartierung von Mikrosatelliten und SNPs (Single Nucleotide Polymorphisms) auf einem Abschnitt von Chromosom 1.

Chromosom nebeneinander liegen, desto unwahrscheinlicher ist es, dass eine Trennung stattfindet.

Bei der Analyse von Stammbäumen zeigt sich daher, dass Gruppen von Allelen, die auf demselben kurzen Chromosomenabschnitt liegen, gemeinsam vererbt werden. Die gemeinsam vererbten Allele von eng gekoppelten Genorten oder Sequenzvarianten bilden einen **Haplotyp**. Zwischen polymorphen DNA-Markern, die im Verlauf der Evolution nicht voneinander getrennt wurden, besteht ein Kopplungsungleichgewicht (engl. linkage disequilibrium). Da Haplotypen für das Auffinden von Krankheitsgenen von überragender Bedeutung sind, hat sich nach Abschluss des humanen Genomprojekts ein internationales Konsortium gebildet, um SNPs genomweit zu kartieren (The International HapMap Consortium, www.hapmap.org). Inzwischen wurden mehr als 3,1 Millionen SNPs in 270 Individuen aus vier geografisch und ethnisch verschiedenen Populationen typisiert (Frazer et al. 2007). Die Haplotyp-Karte (Haplotype Map) hat eine SNP-Dichte von etwa einem SNP pro Kilobase.

Ein wichtiges Maß für das Kopplungsungleichgewicht zwischen zwei SNPs ist das Quadrat des Korrelationskoeffizienten (r^2) zwischen den Polymorphismen:

- r^2 ist 1, wenn die beiden SNPs auf demselben Zweig der Genealogie entstanden sind und in der Folge nicht durch Rekombination getrennt wurden.
- Der Wert ist kleiner als 1, wenn der SNP in verschiedenen genealogischen Zweigen entstanden ist, oder wenn eine initial hohe Korrelation durch Rekombination unterbrochen wurde.

Nach Schätzung des HapMap-Konsortiums kann mit der aktuellen Haplotyp-Karte eine unbekannte Variation (Frequenz des selteneren Allels ≥0,05) mit einem durchschnittlichen Wert für r^2 von ≥0,9 detektiert werden. Diese hohe Dichte von SNPs ist insbesondere für den Erfolg von Assoziationsstudien bedeutend.

3.1.5 Molekulargenetischer Nachweis von Gengewinn und Genverlust

CNV und allele Imbalance

Durch Anwendung zytogenetischer Methoden lassen sich im Chromosomensatz von Tumorzellen sowohl Gewinne als auch Verluste von Chromosomen und Chromosomenabschnitten nachweisen. Wie später dargestellt, kann sowohl der Verlust als auch der Zugewinn von Genen, die in diesen Chromosomenabschnitten liegen, den malignen Phänotyp beeinflussen. Nicht nur für das Genom von Tumoren, sondern auch für das normale humane Genom gilt, dass sich die Kopienzahl bestimmter Gene von Genom zu Genom unterscheiden kann. Die Variabilität der DNA-Kopienzahl wird mit **CNV** (Copy Number Variation) bezeichnet, womit im Folgenden eine variable DNA-Kopienzahl benannt wird. Die Zahl der Kopien eines Gens bzw. DNA-Abschnitts kann sich auch zwischen den allelen Chromosomen unterscheiden. In diesem Fall spricht man von einem allelen Ungleichgewicht („Imbalance"). Eine spezielle Form der **allelen Imbalance** ist der Verlust der Heterozygotie (Loss of Heterozygosity, LOH). Während sich die CNV auf den Vergleich der Genome unterschiedlicher Individuen bezieht, gründet sich der Nachweis einer allelen Imbalance auf den Vergleich von Allelen innerhalb eines einzelnen Genoms. Es gibt methodische Ansätze, die eine Quantifizierung von Genen erlauben, ohne dass Allele unterschieden werden. Andere Ansätze basieren primär auf dem Vergleich von Allelen. Für das Verständnis der unterschiedlichen Ansätze ist es wichtig, die Bedeutung der Begriffe allele Imbalance und CNV zu kennen (Dutt u. Beroukhim 2007).

Verlust der Heterozygotie (LOH)

Im Rahmen des Nachweises alleler Imbalancen wurden bzw. werden polymorphe DNA-Sequenzen vornehmlich zum Nachweis des Verlusts der Heterozygotie (LOH) in der Tumor-DNA eingesetzt. Der LOH ist insbesondere bei erblichen Tumorerkrankungen von Bedeutung, bei denen ein alleles Gen bereits in der Keimbahn inaktiviert ist. LOH wies aber auch erstmals auf den Verlust des Tumorsuppressorgens *TP53* hin (Baker et al. 1990; Vogelstein et al. 1989). Für den LOH-Nachweis wird klassischerweise der Genotyp der Tumor-DNA mit dem Genotyp der DNA normaler Zellen (z. B. Lymphozyten-DNA bei Tumoren außerhalb des Lymphsystems) desselben Individuums verglichen. Man kann jedoch einen LOH auch auf Basis statistischer Analysen ohne den paarweisen Vergleich mit normaler DNA nachweisen. Wenn ein ungewöhnlich häufiger homozygoter Verlust von SNPs in Folge vorkommt, spricht dies für einen LOH. In Abb. 3.**14** sind die Ergebnisse der LOH-Analyse einer Tumor-DNA mit und ohne vergleichende Analyse der normalen DNA dargestellt (Carter 2007; Dutt u. Beroukhim 2007).

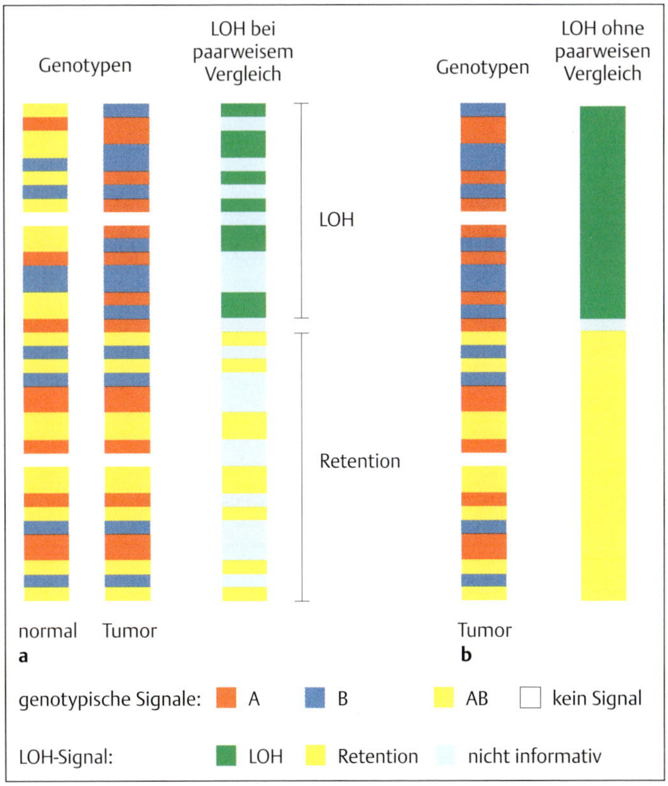

Abb. 3.**14** Prinzip des Nachweises eines Heterozygotie-Verlusts (LOH) durch SNP-Array mit und ohne paarweisen Vergleich. Jeder SNP ist durch eine horizontale Linie gekennzeichnet. (**a**) Vergleich mit normaler DNA. Wenn sich heterozygote Loci der Normal-DNA in der Tumor-DNA homozygot darstellen, ist dies im paarweisen Vergleich mit grüner Färbung angezeigt. (**b**) Nachweis des LOH durch statistische Analyse konsekutiver homozygoter SNPs (Quelle: Dutt u. Beroukhim 2007).

Comparative Genomic Hybridization (CGH)

Um den Zugewinn oder Verlust bestimmter DNA-Abschnitte in Tumoren ohne den Vergleich alleler Loci zu untersuchen, wurde die Methode der **vergleichenden genomischen Hybridisierung** (Comparative Genomic Hybridization, CGH) entwickelt (Kallioniemi et al. 1992). Diese Methode beruht darauf, dass die DNA aus einem Tumor mit einer Referenz-DNA um die Bindung an bestimmte DNA-Abschnitte konkurriert.

Vorgehensweise. Die DNA aus der zu testenden Tumorprobe und einer Referenzprobe aus Normalgewebe desselben Patienten wird mit unterschiedlichen Fluoreszenzfarbstoffen markiert (z. B. Tumor-DNA grün und Normal-DNA rot) und anschließend in einem Ansatz vereinigt. In der zuerst beschriebenen Variante der Methode wird der vereinigte Ansatz mit Metaphasen-Chromosomen inkubiert. Wenn im Tumor der Abschnitt eines bestimmten Chromosoms verloren gegangen ist, fehlt die betreffende DNA im Ansatz. Der entsprechende Abschnitt des Test-Chromosoms wird sich demnach rot färben. Umgekehrt wird in einem bestimmten Abschnitt des Test-Chromosoms grün dominieren, wenn im betreffenden Abschnitt des Tumorchromosoms eine Genregion amplifiziert ist.

In einer Weiterentwicklung der Methode wurden die Metaphasen-Chromosomen durch DNA-Abschnitte oder Oligonukleotide ersetzt, die auf festen Trägern immobilisiert wurden. Dieser methodische Ansatz wird als **Array-CGH** bezeichnet. Die Test- und Proben-DNA werden wiederum mit unterschiedlichen Fluoreszenzfarbstoffen, in der Regel rot und grün, markiert. Da die immobilisierten DNA-Fragmente bestimmten Regionen der Chromosomen zugeordnet werden können, ist es auch bei der Array-CGH möglich, DNA-Gewinne und -Verluste entlang bestimmter Chromosomen darzustellen. Abgeleitet von der Chromosomen-CGH wurden zunächst große genomische Fragmente immobilisiert, z. B. BAC-Klone (BAC: Bacterial artificial Chromosome). Wenn diese Klone das gesamte Genom abdecken, spricht man von **Tiling-Arrays** („Fliesenbelag"-Arrays). Die immobilisierten DNA-Fragmente können auch mittels PCR gewonnen oder chemisch synthetisiert werden. Repetitive DNA-Sequenzen, die über das gesamte Genom verstreut vorkommen, können die CGH stören. Wenn

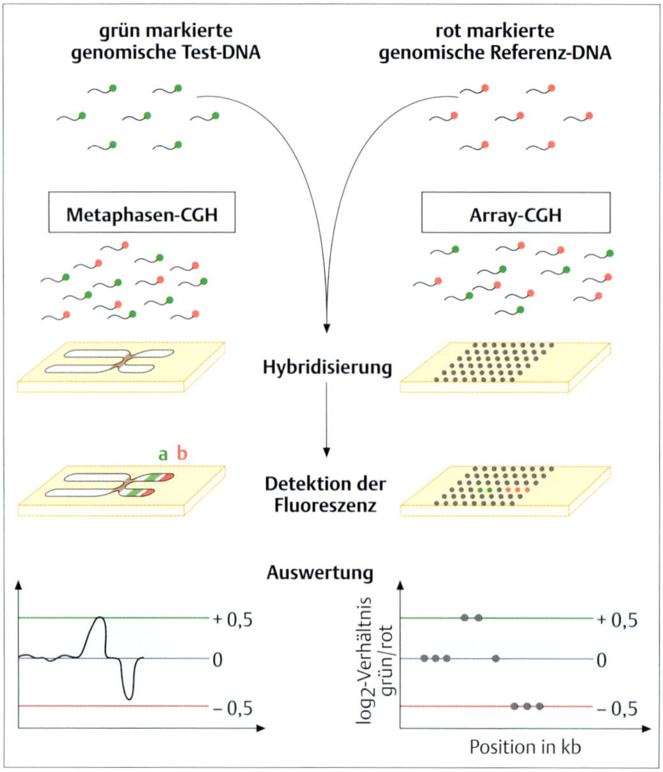

Abb. 3.**15** Prinzip der vergleichenden genomischen Hybridisierung (CGH). Als Ziel-DNA für die Hybridisierung von Test- und Referenz-DNA-Sonden dienen entweder Metaphasen-Chromosomen (links) oder DNA-Arrays (rechts). Auf der Y-Achse ist das Verhältnis von grüner zu roter Fluoreszenz logarithmisch aufgetragen. Die X-Achse der Array-CGH gibt die Position der auf dem Objektträger fixierten DNA-Fragmente im jeweiligen Chromosom in kb an. Region a ist in der Test-DNA im Vergleich zur Referenz-DNA überrepräsentiert, Region b ist unterrepräsentiert (Quelle: Murken, Grimm u. Holinski-Feder 2006).

zum Ansatz eine unmarkierte DNA hinzugefügt wird, die überwiegend aus repetitiven Sequenzen besteht, wird der störende Einfluss repetitiver Sequenzen vermindert. Das Ergebnis ist allerdings eindeutiger, wenn repetitive Sequenzen in den immobilisierten DNA-Fragmenten nicht vorkommen (Speicher u. Carter 2005).

In Abb. 3.**15** sind die Prinzipien der CGH mit Metaphasen-Chromosomen und der Array-CGH dargestellt.

Paralleler Nachweis von LOH und variabler Kopienzahl

Der LOH ist nicht gleichbedeutend mit einer variablen Kopienzahl (CNV). Wenn z. B. ein LOH mit der Duplikation eines Gens einhergeht, ist die Gesamtzahl der Kopien unverändert. Umgekehrt kann bei einem hyperploiden Chromosomensatz ein Chromosom verloren gehen. In diesem Fall ist die Kopienzahl vermindert, die Heterozygotie bleibt dennoch erhalten.

SNP-Arrays wurden ursprünglich entwickelt, um die aktuelle Base in einem SNP zu bestimmen. Es wurde aber schnell klar, dass solche Arrays auch zum Nachweis einer variablen Kopienzahl geeignet sind. Um das Genom mit einer möglichst hohen Auflösung zu analysieren, wurden zusätzlich zu den Oligonukleotiden, die einen SNP erkennen, weitere Oligonukleotide außerhalb der Regionen von SNPs immobilisiert. Diese Arrays ermöglichen sowohl die Analyse alleler Imbalancen als auch variabler Kopienzahlen. Zur Bestimmung der CNV wird die absolute Kopienzahl in der Testprobe mit der Kopienzahl einer Referenzprobe eines anderen Individuums oder einer Gruppe von Individuen verglichen. Eine Konkurrenz zwischen Tumor- und Referenz-DNA um die Bindungsstellen des immobilisierten Oligonukleotids findet in diesem methodischen Ansatz also nicht statt (Carter 2007).

Wenn in einem DNA-Segment mit abweichender Kopienzahl mehrere Gene vorkommen, kann durch FISH nachgewiesen werden, welches bzw. welche der Gene in einer höheren bzw. niedrigeren Kopienzahl vorkommen. Es ist davon auszugehen, dass die veränderte Kopienzahl eines Gens nur dann pathophysiologisch relevant ist, wenn die Konzentration des Genprodukts gleichsinnig verändert ist. Eine erhöhte oder verminderte Kopienzahl geht jedoch nicht regelmäßig mit einer entsprechenden Veränderung der mRNA- und Proteinexpression einher. Um die Kopienzahl eines Gens der Expression gegenüberzustellen, werden CGH- und mRNA-Expressionsarrays parallel durchgeführt und Kopienzahl und Expressionsdaten miteinander korreliert (Stranger et al. 2007).

3.1.6 Tumorgene familiärer Krebssyndrome

"An important lesson has been that ‚simple' mendelian inheritance is often not so simple." (Botstein u. Risch 2003)

In manchen Familien treten Tumoren gehäuft auf. Dies spricht dafür, dass es eine erbliche genetische Disposition für Tumorerkrankungen gibt. Bei manchen Tumorerkrankungen folgt der Erbgang den Mendel'schen Regeln, bei der großen Mehrzahl dieser Tumorerkrankungen ist der Erbgang autosomal-dominant. Zwillings- und Familienuntersuchungen belegen jedoch auch, dass es eine familiäre Disposition für Tumorerkrankungen gibt, die auf einem kleinen Beitrag mehrerer einzelner Allele beruhen, und deren Vererbung nicht den Mendel'schen Regeln folgt. Auf eine Disposition zu Tumorerkrankungen wird in Kap. 5 (siehe S. 77) ausführlich eingegangen. Hier sollen methodische Ansätze dargestellt werden, die die Identifizierung der entsprechenden Gene ermöglichen.

Kopplungsanalysen

Viele Gene familiärer Krebssyndrome, deren Erbgang den Mendel'schen Regeln unterliegt, wurden über **positionale Klonierung** identifiziert (Botstein u. Risch 2003). Die positionale Klonierung eines Krankheitsgens beginnt mit einer Kopplungsanalyse. Die Genome der Familien, in denen die Krankheit in mehreren Generationen vorkommt, werden unter Anwendung polymorpher DNA-Marker analysiert. Wenn ein oder mehrere polymorphe Marker bei erkrankten, nicht aber bei gesunden Familienmitgliedern nachweisbar sind, spricht dies dafür, dass der bzw. die Marker in der Nähe des Krankheitsgens liegen. Um die Position des Krankheitsgens näher einzugrenzen, werden die gleichen Patienten- und Kontrollproben erneut analysiert, und zwar mit Markern, die die Region des potentiellen Krankheitsgens in dichteren Abständen abdecken. Die Auflösung, mit der die polymorphen DNA-Marker das Krankheitsgen markieren, hängt von der Zahl der Meiosen ab, in deren Verlauf Neurekombinationen durch Crossing over stattfinden konnten – je mehr Crossing overs seit der Mutation des Krankheitsgens, desto geringer muss der Abstand zwischen Marker und Krankheitsgen sein. Die im Bereich des Polymorphismus bzw. der Polymorphismen liegenden Gene werden in der Folge sequenziert. Werden dabei Genmutationen detektiert, spricht dies dafür, dass es sich um das Krankheitsgen handelt. Gelegentlich hat bei der Priorisierung der zu sequenzierenden Gene die mögliche Funktion des Proteins weitergeholfen. Häufiger wurden jedoch erst nach Klonierung des Gens die Funktion des kodierten Proteins und die pathobiochemische Basis des Krankheitsbildes aufgeklärt. Der Erfolg von Kopplungsanalyse und positionaler Klonierung ist an verschiedene Randbedingungen geknüpft:

- Wichtigste Voraussetzung ist die **eindeutige Zuordnung zwischen Phänotyp der Erkrankung und Genotyp**. Dies ist bei Tumorerkrankungen nicht so einfach, da Tumoren mit genetischer Disposition und spontane Tumoren nicht oder nur schwer voneinander unterscheidbar sein können. Manchmal hilft eine Präzisierung des Phänotyps weiter, wie z. B. bei der Klonierung des *BRCA1*-Brustkrebs-Gens. Bei der Analyse der Daten fiel auf, dass die Signifikanz der Kopplung deutlich zunahm, wenn nur die Gruppe der jüngeren Patientinnen berücksichtigt wurde.
- Von großer Bedeutung ist auch eine **hohe Penetranz** des Krankheitsgens. Penetranz benennt die Wahrscheinlichkeit, mit der sich ein Gendefekt in Krankheitszeichen manifestiert. Manche Krebserkrankungen werden zwar nach den Mendel'schen Regeln vererbt, werden aber durch mehr als ein einziges Krankheitsgen hervorgerufen. Eine solche genetische Heterogenität limitiert ebenfalls die Erfolgschancen einer Kopplungsanalyse.

In Tab. 4.**9** in Kap. 4 (siehe S. 75) sind familiäre Krebssyndrome und die entsprechenden Krankheitsgene aufgeführt.

Assoziationsstudien

"The gene mutations studied by Mendel, and those more recently discovered by positional cloning, are those with large effects and strong genotype – phenotype correlations. They are effectively the ‚low-hanging fruit' that are easy to harvest. Now, however, we are left with the great majority of the fruit at the top of the tree with no obvious way to reach it." (Risch 2000)

Bei der Mehrzahl der Tumoren, für die eine familiäre Disposition nachgewiesen wurde, addiert sich der Beitrag einzelner verschiedener Gene, die für sich alleine das Erkrankungsrisiko nur geringfügig erhöhen. Solche Erkrankungen werden allgemein als polygen oder komplex bezeichnet. In der Vergangenheit hat sich gezeigt, dass Kopplungsanalysen nicht geeignet sind, Krankheitsallele zu erkennen, die nur ein geringes Erkrankungsrisiko beinhalten.

Eine methodische Alternative zu Kopplungsanalysen sind Assoziationsstudien, in denen die Häufigkeit einer genetischen Variante in erkrankten Individuen mit der Häufigkeit in Individuen ohne Erkrankung verglichen wird (engl. case – control studies). Wenn sich die Häufigkeit der Variante in erkrankten und nicht erkrankten Individuen unterscheidet, spricht dies für eine allele Assoziation. Genvarianten können eine kodierende Gensequenz betreffen oder auch Sequenzen, die die Gene regulieren. Für solche Genvarianten kann ein kausaler Bezug zur Empfänglichkeit (Suszeptibilität) für eine Erkrankung bestehen. In der Vergangenheit wurden bevorzugt variante Gene in Assoziationsstudien eingeschlossen, deren Genprodukte mit einer gewissen Wahrscheinlichkeit das maligne Geschehen beeinflussten (Kandidatengene). Andere DNA-Polymorphismen befinden sich im Kopplungsungleichgewicht mit der Variante, die einen Einfluss auf die Krankheitssuszeptibilität hat. Es ist die Stärke des HapMap-Projekts und der in der Folge entwickelten SNP-Arrays, solche Polymorphismen bzw. Haplotypen zu typisieren.

In der Vergangenheit wurden viele Assoziationsstudien veröffentlicht, die sich in der Folge mit anderen Patienten- und Kontrollgruppen nicht reproduzieren ließen. Eine Ursache für fehlerhafte Assoziationsstudien kann darin liegen, dass eine Population genetisch unterschiedliche Untergruppen enthält und dass eine allele Variante und ein bestimmter Phänotyp in einer Untergruppe nur zufällig gemeinsam vorkommen. Ein einfaches Beispiel (aus einem anderen Bereich) hierfür ist die in der Bucht von San Francisco gefundene Assoziation zwischen dem *HLA-A1*-Allel und der Fähigkeit mit Stäbchen zu essen. Diese Korrelation hat natürlich keinen kausalen biologischen Hintergrund, sondern ist auf die höhere Häufigkeit des *HLA-A1*-Allels in der chinesischen Bevölkerungsgruppe zurückzuführen. Um Fehler bei der Interpretation von Assoziationsstudien zu vermeiden, ist es auch wichtig, dass eine ausreichend große Zahl an Erkrankten und nicht erkrankten Kontrollpersonen untersucht wird. Schließlich erfordert die große Zahl an polymorphen Markern, die getestet werden, besondere statistische Verfahren.

In Kap. 5 (siehe S. 106) wird auf Gene eingegangen, die über Assoziationsstudien identifiziert wurden.

3.1.7 Sequenzierung des Tumorzellgenoms

Klassische Sequenzierung nach Sanger

Die DNA-Sequenzierung liefert eine genaue Information über die Abfolge der Basen in einem DNA-Abschnitt. Für die klassische Sequenzierung wird die DNA in vitro enzymatisch repliziert. Bei dieser Reaktion wird ein kleiner Anteil jedes der vier verschiedenen Nukleotide in einer modifizierten und fluoreszenzmarkierten Dideoxy-Form zugegeben, die eine Verlängerung nicht erlaubt (Abb. 3.**16**). Wenn nun beispielsweise das Dideoxyderivat des Thyminnukleotids mit einem roten Fluoreszenzfarbstoff markiert ist, enden alle rot markierten Fragmente mit Thymin. Nach gelelektrophoretischer Auftrennung der Fragmente und spektroskopischer Analyse der Farben der Fragmente kann sowohl auf die Größe als auch auf die Sequenz rückgeschlossen werden. Mit einem modernen Sequenziergerät lassen sich auf diese Weise bis zu 500 000 Basen pro Tag sequenzieren.

Neue Sequenziermethoden

Seit wenigen Jahren stehen Methoden zur Verfügung, die die Sequenzierung von mehreren Millionen Basen in wenigen Stunden ermöglichen. Diese Methoden waren bei Drucklegung noch so neu, dass weder alle Details der zugrunde liegenden Technologien noch die Zuverlässigkeit im Vergleich zu klassischen Sequenziermethoden abschließend eingeschätzt werden konnten (Mardis 2008).

Pyrosequenzierung

Das Pyrosequenziersystem der Firma Roche beruht auf der Sequenzierung von DNA, die vor der Reaktion in ungefähr 400 Basen langen Einzelstrangfragmenten auf Polymerbeads immobilisiert wird. Nach Amplifikation und Anlagerung von Starter-Molekülen wird verfolgt, wie die DNA-Polymerase nacheinander einzelne Nukleotide an den wachsenden DNA-Strang anhängt. Der Einbau eines bestimmten Nukleotids wird von einem gekoppelten Enzymsystem unter Beteiligung des Luziferin/Luziferase-Systems in ein Lichtsignal übersetzt und detektiert. Eine Stärke der Pyrosequenzierung ist die Möglichkeit der quantitativen Auswertung von Signalen. Beispielsweise erhält man ein zur Nukleotidanzahl proportional stärkeres Signal, wenn mehrere glei-

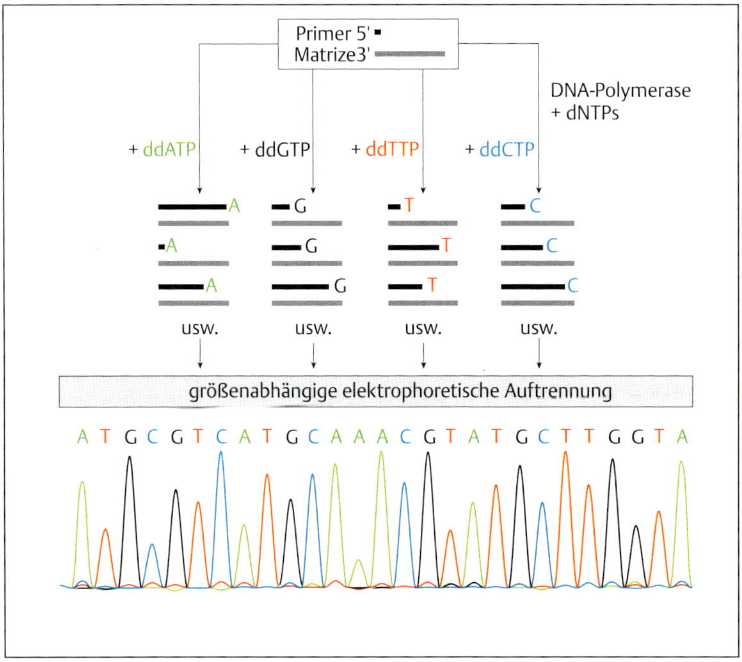

Abb. 3.**16** DNA-Sequenzierung. Die DNA wird in Gegenwart von fluoreszenzmarkierten Dideoxynukleotiden repliziert. Die entstandenen Fragmente sind entsprechend ihrem endständigen Nukleotid gefärbt. Die anschließende elektrophoretische Trennung liefert die Information über die Fragmentgröße, während die Farbe des Fragments den Rückschluss auf die Base an dieser Position zulässt.

che Nukleotide hintereinander eingebaut werden. In einem Lauf über sieben Stunden können auf diese Weise ungefähr 100 Millionen Basen sequenziert werden. Das Prinzip der Pyrosequenzierung ist im Internet unter folgender Adresse dargestellt: www.454.com/enabling-technology/products-solutions/system-benefits.asp.

Sequenzierung durch Synthese

Das System SBS (Sequencing by Synthesis) der Firma Illumina beginnt mit der Ligation von Adaptern an die Enden von Fragmenten der zu sequenzierenden DNA. Mithilfe der Adapter werden die Fragmente an die Innenseite einer Durchflusszelle immobilisiert und mittels PCR amplifiziert, sodass sich zwischen den Fragmenten doppelsträngige Brücken bilden. Diese werden einseitig wieder von der Oberfläche abgelöst, bevor die Sequenzierreaktion dann durch sequenzielle Zugabe der Nukleotide, der fluoreszenzmarkierten Dideoxynukleotide und der Polymerase gestartet wird. Direkt nach jedem Schritt werden die nicht eingebauten Nukleotide wieder entfernt. Das eingebaute Nukleotid wird bei jedem Schritt anhand des Fluoreszenzsignals identifiziert. Dieses System liefert in einem Durchgang innerhalb von vier Tagen die Sequenz von bis zu 1,3 Milliarden Basen. Das Prinzip der SBS-Methode ist im Internet unter folgender Adresse dargestellt: www.illumina.com/pages.ilmn?ID=203.

SOLiD-Sequenzierung

Die SOLiD-Strategie (SOLiD: Sequencing by Oligo Ligation and Detection) der Firma Applied Biosystems beruht auf der Hybridisierung von fluoreszenzmarkierten Oktameren an immobilisierte Fragmente des DNA-Strangs und deren anschließender Ligation. Die verwendeten Oktamere unterscheiden sich in der Art der Markierung und in der Sequenz der Positionen 4 und 5 voneinander. In jeder der fünf aufeinander folgenden Runden wird ein Startprimer eingesetzt, der jeweils um eine Base kürzer ist als in der vorhergehenden Runde. Durch kombinatorische Auswertung der Reihenfolge der gebundenen und ligierten Oktamere können so überlappende Informationen gewonnen werden über die gesamte Sequenz des immobilisierten Fragments. Auf diese Weise ist innerhalb eines Laufs über fünf Tage die Sequenzierung von bis zu 3 Milliarden Basen möglich. Der Ablauf dieser Methode ist schematisch dargestellt unter http://marketing.appliedbiosystems.com/images/Product/Solid_Knowledge/flash/102207/solid.html.

Sequenzierung durch Mikroarrays

Der qualitative Nachweis der DNA-Bindung an ein spezifisches Oligonukleotid kann zur Detektion einer bestimmten Sequenz und damit zum Mutationsnachweis verwendet werden. Der große Vorteil von Mikroarrays ist, dass mehrere Sequenzen und damit mehrere Mutationen parallel identifiziert werden können. Auf diese Weise können beispielsweise Mutationen im *TP53*-Gen nachgewiesen werden, das von allen Tumorgenen des Menschen am häufigsten verändert ist (Abb. 3.**17**). Die Evaluation eines Mikroarrays zur Analyse von 1464 möglichen Sequenzmutationen im *TP53*-Gen in einer retrospektiven Studie zeigte eine Sensitivi-

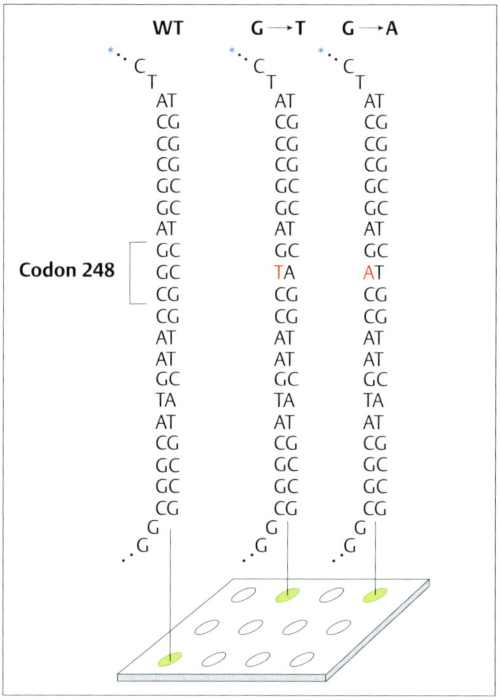

Abb. 3.**17** Prinzip des Sequenzier-Chips am Beispiel einer *TP53*-Sequenz. Auf dem Array sind verschiedene Oligonukleotide immobilisiert, die jeweils komplementär zur Wildtypsequenz oder einer möglichen Mutation sind. Die Zielsequenz wird unter Verwendung eines markierten Primers amplifiziert und auf dem Array hybridisiert. Das Amplifikationsprodukt hybridisiert ausschließlich mit der vollständig komplementären Sequenz. Nur der entsprechende Spot zeigt bei der Auswertung ein Signal. Aus der Position des Signals auf dem Array kann dann auf die Mutation geschlossen werden.

tät von 84% und eine Spezifität von 86%. Auf die Technologie des Mikroarrays wird noch näher eingegangen.

Auswertung der Daten

Sequenzierzentren des amerikanischen NIH (National Institute of Health) kündigten an, die menschlichen Genome von mindestens 100 Individuen innerhalb der nächsten zwei Jahre zu sequenzieren. Dazu kommen die Sequenzierdaten aus anderen Laboratorien, sodass die Gesamtzahl der Sequenzen in den nächsten Jahren exponentiell ansteigen wird. Allein die Speicherung und Auswertung dieser Datenfülle ist eine große Herausforderung. Außerdem bergen die neuen Hochdurchsatzmethoden spezifische Probleme, mit denen herkömmliche bioinformatische Werkzeuge, die für Daten aus Sanger-Sequenzierungen entwickelt wurden, überfordert sind. Die neuen hochparallelen Sequenziermethoden liefern nämlich nur Sequenzen einzelner kurzer Fragmente von 35 Basen bis maximal 400 Basen Länge.

Zukünftige Software muss also nicht nur mit riesigen Datenmengen aus weltweit vernetzten Speichern umgehen können, sondern auch Millionen von Sequenzfragmenten zusammensetzen, deren genomische Positionen bestimmen und dabei Überlappungen und Fehler erkennen und korrigieren können (Pop u. Salzberg 2008). Eine einfache Möglichkeit, Sequenzfragmente zu einem kompletten Genom zu kombinieren, ist der Abgleich mit einem bekannten Genom. Falls kein Genom derselben oder einer ähnlichen Spezies verfügbar ist, können die Fragmente auch direkt zusammengesetzt werden. Die kürzlich entwickelten Programme SSAKE, VCAKE und SHARCGS hängen partiell überlappende Fragmente aneinander, sodass nach und nach eine zusammenhängende Sequenz entsteht. Aufgrund der geringen Länge, der hohen Anzahl und der vielen Kombinationsmöglichkeiten der Fragmente dauert die Berechnung eines bakteriellen Genoms bis zu zehn Stunden. Dagegen dauert die Berechnung auf der Basis von bis zu 600 Basen langen Fragmenten aus einer Sanger-Sequenzierung nur wenige Minuten.

Beispiele zur Sequenzierung des Tumorgenoms

Mit den heute zur Verfügung stehenden Methoden ist die Sequenzierung aller tumorrelevanten Gene und sogar des gesamten Genoms jedes einzelnen diagnostizierten Tumors prinzipiell möglich. So könnten nicht nur alle Mutationen in jedem Tumor detektiert, sondern auch alle potenziellen Tumorsuppressorgene, Proto-Onkogene und veränderten Signalwege identifiziert werden. Unter der realistischen Annahme, dass kein Tumorgenom mit einem anderen Tumorgenom identisch ist, könnten die neuen Sequenziermethoden perspektivisch für die Sequenzierung der Tumorgenome einzelner Patienten eingesetzt werden. Auf der Basis der erhaltenen Daten könnte eine hochspezifische Therapie und eine gezielte Nachsorge jedes einzelnen Patienten möglich werden. Bei Drucklegung waren die in der RefSeq-Datenbank annotierten Gene in Mamma- und Pankreaskarzinomen, in kolorektalen Karzinomen und in Glioblastomen sequenziert (Jones et al. 2008; Parsons et al. 2008; Sjoblom et al. 2006; Wood et al. 2007). Die meisten der mutierten Gene kodieren für Transkriptionsfaktoren, Zelladhäsionsproteine und signalübertragende Proteine (Lin et al. 2007).

3.1.8 Funktionelle Genomik

Genetische Manipulation von Zellen

> Onkogene beeinflussen den malignen Phänotyp durch Funktionsgewinn, Tumorsuppressorgene hingegen durch Funktionsverlust. Um die unterschiedlichen Wirkungen von Tumorgenen in Zellen und Organismen untersuchen zu können, benötigt man methodische Ansätze, die es ermöglichen, Gene bzw. Genprodukte funktionell zu aktivieren oder zu inaktivieren.

Um die Eigenschaften von humanen und tierischen Zellen zu manipulieren, können exogene Gene in Zellen eingebracht und dort auch exprimiert werden. Die Gene können Proteine kodieren, die mit einer neuen zusätzlichen Funktion verbunden sind. Alternativ können auch Gene exprimiert werden, deren Produkte eine vorhandene Funktion hemmen. Gene können auch kleine RNA-Moleküle kodieren, die den Abbau kodierender RNA-Moleküle bewirken (Small inhibitory RNAs, siRNAs, und deren Vorstufen). Es ist auch möglich, durch homologe Rekombination Gene auszuschalten oder durch veränderte Gene zu ersetzen (Strachan u. Read 2005).

Methoden. Es gibt verschiedene Methoden, um Gene in tierische Zellen einzubringen:

- Eine Übertragung der Gene mithilfe von Viren wird als **Transduktion** bezeichnet.
- Unter **Transfektion** versteht man die direkte Aufnahme nackter DNA.
- Bei der Übertragung von Genen in tierische Eizellen, Zygoten und embryonale Stammzellen wird die DNA auch häufig mit einer Kanüle in den Zellkern injiziert (**Mikroinjektion**).

Oft bezweckt man mit der Übertragung eines Gens in eine Zelle die Bildung eines Proteins, das die Eigenschaften der Zelle beeinflusst. Ein solches Gen wird auch als **Transgen** bezeichnet. Die ersten Onkogene wurden entdeckt, indem fragmentierte nackte Tumor-DNA nach Calcium-Phosphat-Präzipitation in Empfängerzellen eingebracht wurde. Diese Zellen wurden durch die Transfektion transformiert. Nach Fraktionierung und Charakterisierung der Fragmente konnten die verantwortlichen Gene identifiziert werden. Um sicherzugehen, dass das eingeschleuste Gen auch zur Produktion des gewünschten Proteins führt, wird das Gen allerdings in der Regel in ein bakterielles Plasmid kloniert, das einen geeigneten Promotor enthält. Wenn das Gen nur temporär in der Wirtszelle verbleibt, spricht man von einer **transienten Transfektion**. Bei einem geringen Anteil der Zellen wird das Plasmid in die DNA integriert (**stabile Transfektion**). Um die wenigen Zellen herauszufiltern, die stabil transfiziert sind, wird in das Plasmid ein selektierbares Markergen integriert. Häufig wird das *neo*-Gen von *E. coli* verwendet, das eine Neomycin-Phosphotransferase kodiert. Dieses Enzym inaktiviert das Aminoglykosid-Antibiotikum G-418, das die nicht transfizierten Zellen abtötet. Wenn Gene in die Zygote von Versuchstieren – in der Regel von Mäusen – injiziert werden, können transgene Tiere generiert werden, in denen jede Körperzelle das Transgen enthält.

Die Wahl eines geeigneten Promotors hängt vom experimentellen Ziel ab:

- Wenn man an einer konstitutiven, starken Expression interessiert ist, wählt man Viruspromotoren, die Gene in möglichst vielen verschiedenen Zelltypen exprimieren.
- In transgenen Tieren werden dagegen auch häufig Promotoren verwendet, die nur in bestimmten Geweben aktiv sind.
- Durch Verwendung induzierbarer Promotoren kann man die Expression von Transgenen sowohl in Zellkultur als auch in transgenen Tieren kontrollieren.

Am gebräuchlichsten ist ein System, das sich die Tatsache zunutze macht, dass Elemente des bakteriellen Transposons Tn-10, das Resistenz gegen Tetracyclin vermittelt, die Expression eukaryonter Gene regulieren kann. Für die Anwendung in Säugerzellen wurde das Tetracyclin-Repressorprotein (tetR) durch Fusion mit einer transkriptionellen Aktivatordomäne des Herpes-simplex-Virus so verändert, dass es die Transkription aktiviert. Für eine konstitutive Aktivierung der Transkription wird das kodierende Gen unter Kontrolle des CMV-Promotors (CMV: Cytomegalievirus) gebracht. In Abwesenheit von Tetracyclin aktiviert der chimäre Tetracyclin-Transaktivator (tTa) die Genexpression durch Bindung an Multimere der natürlichen DNA-Bindungsstelle (tetO), die stromaufwärts von einem minimalen Promotor liegen. In Anwesenheit von Doxycyclin, einem Tetracyclin-Derivat, ändert das tTa-Protein seine Konformation und bindet nicht an die tetO-Bindungsstellen, das Gen wird abgeschaltet (Tet off) (Abb. 3.**18**). Im weiteren Verlauf wurde auch eine tTa-Mutante entwickelt, die tetO-Sequenzen nur in Anwesenheit von Doxycyclin bindet (Tet on) (Saez et al. 1997).

Um zu untersuchen, wie sich der Verlust einer Genfunktion auf den malignen Phänotyp auswirkt, lassen sich Gene bzw. Genprodukte auf verschiedene Weise inaktivieren. In der Vergangenheit wurden Gene häufig so verändert, dass sie Proteine

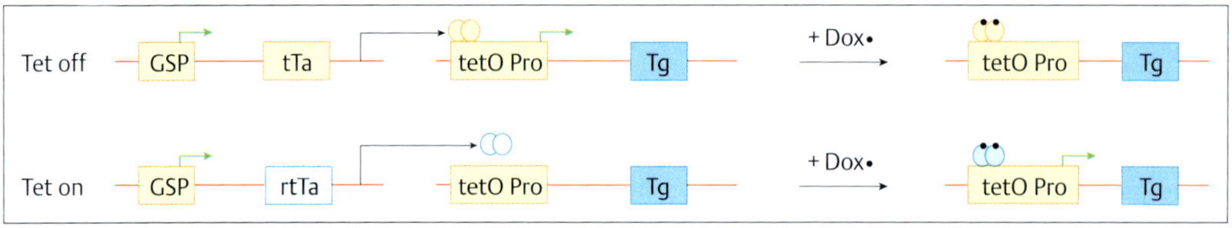

Abb. 3.**18** Tetracyclin-induzierbare Transgene. Das zunächst entwickelte Tetracyclin-Aktivator-Protein (tTa) bindet in Abwesenheit von Doxycyclin an tetO-Sequenzen und aktiviert die Transkription des Transgens. Doxycyclin hemmt die Aktivität von tTa (Tet off). Das reverse Tetracyclin-Aktivator-Protein (rtTa) ist nur in Anwesenheit von Doxycyclin aktiv (Tet on). GSP: gewebsspezifischer Promotor (Quelle: Frese u. Tuveson 2007).

kodierten, die mit der Funktion normaler Proteine interferierten – so kodierten die Gene beispielsweise funktionsunfähige Monomere, die die Funktion von Dimeren (Rezeptoren, Transkriptionsfaktoren) hemmten. Die Transgene können auch durch RNA-Interferenz den Abbau kodierender RNA-Moleküle bewirken. In die Zelle werden Vektoren eingeführt, die für eine kurze RNA-Haarnadelstruktur (Short Hairpin RNA, shRNA) kodieren. Die shRNA wird in der Zelle zu einer kleinen doppelsträngigen RNA prozessiert (siRNA). Über einen komplexen Prozess hybridisiert einer der beiden RNA-Stränge mit der zellulären RNA-Zielsequenz, die in der Folge abgebaut wird (Dorsett u. Tuschl 2004). Auf den genauen Wirkungsmechanismus der RNA-Interferenz wird im Zusammenhang mit der Wirkung von micro-RNAs (miRNAs) in Kap. 6 (siehe S. 165) eingegangen. Inzwischen stehen Bibliotheken von shRNAs zur Verfügung, mit deren Hilfe eine genomweite Inaktivierung von Genfunktionen möglich ist (Root et al. 2006).

In-vitro-Modelle

Wenn für ein bestimmtes Gen bzw. Genprodukt ein kausaler Bezug zum malignen Phänotyp vermutet wird, muss die Hypothese in einem geeigneten experimentellen System bewiesen werden. In der Vergangenheit wurden zunächst kultivierte Zellen als Indikatoren genutzt. Die In-vitro-Eigenschaften transformierter Zellen wurden in Kap. 2.3 (siehe S. 9) dargestellt.

Um die Auswirkung von Tumorgenen auf die invasiven Wachstumseigenschaften von Tumorzellen zu untersuchen, kann die Invasion von Tumorzellen in parenchymatöse Organfragmente sowie in natürliche und rekonstituierte Membranen beurteilt werden. Als Organfragmente kommen z. B. Gewebsstücke des embryonalen Hühnerherzens infrage. Natürliche Membranen sind die Chorioallantoismembran des Hühnerembryos und die intakte humane Amnionmembran. Um die Interaktion von Tumorzellen mit den Bestandteilen des Bindegewebes auf molekularer Ebene zu charakterisieren, wurden bindegewebige Matrizes hergestellt, in die die Tumorzellen in vitro eindringen. Hierauf wird in Kap. 10 (siehe S. 347) eingegangen.

In-vivo-Modelle

Die konsekutiven Schritte der Tumorentwicklung von der Tumorentstehung bis zur Absiedlung von Metastasen lassen sich nur in In-vivo-Modellen untersuchen. Unter den verschiedenen Versuchstieren hat sich für diesen Zweck die Maus besonders bewährt:

- Aufgrund der geringen Körpergröße können viele Tiere gehalten werden.
- Die Maus vermehrt sich unter Laborbedingungen.
- Ihre Lebensspanne ist mit drei Jahren kurz.
- Das Genom ist vollständig sequenziert.
- Es gibt viele verschiedene Inzuchtstämme.

Für die Tumorforschung sind darüber hinaus noch zwei weitere Eigenschaften besonders hervorzuheben. Es wurden Mäuse mit einer gestörten Immunabwehr gezüchtet, in die Tumorzellen oder auch ganze Tumoren anderer Tiere oder des Menschen transplantiert werden können. Weiterhin ist es möglich, in der Keimbahn der Maus Gene an- und abzuschalten und so Tumoren zu induzieren und die Eigenschaften von Tumor und Wirt zu manipulieren (Frese u. Tuveson 2007; Sharpless u. Depinho 2006; Talmadge et al. 2007).

Karzinogeninduzierte Tumoren

Tumoren können in Versuchstieren durch chemische oder physikalische Karzinogene induziert werden. In manchen Situationen entsteht ein Tumor erst dann, wenn nach dem mutagenen Karzinogen (**Initiation**) ein weiterer Reiz gesetzt wird, der häufig mit einer Entzündungsreaktion einhergeht (**Promotion**). Um die Rolle eines bestimmten Gens bei der Tumorentstehung zu analysieren, kann ein Versuchstier mit einer definierten Veränderung in diesem Gen mit einem Karzinogen behandelt werden. Die rasierte Mäusehaut war lange Zeit das Standardmodell zur experimentellen Testung und Einstufung potenziell karzinogener (kanzerogener, krebsauslösender) Substanzen. Das Modell beruht auf der experimentellen Beobachtung, dass sich Tumoren der Mäusehaut nach Behandlung mit karzinogenen Substanzen nur dann bilden, wenn diese Substanzen in bestimmter Reihenfolge appliziert werden. Ein Beispiel: Wird die Haut einmal mit Dimethylnitrosamin (DMNA) behandelt, entsteht kein Tumor. Behandelt man die Haut aber nach einmaliger DMNA-Applikation mehrmals mit dem Phorbolester TPA (12-O-Tetradecanoylphorbol-13-acetat),

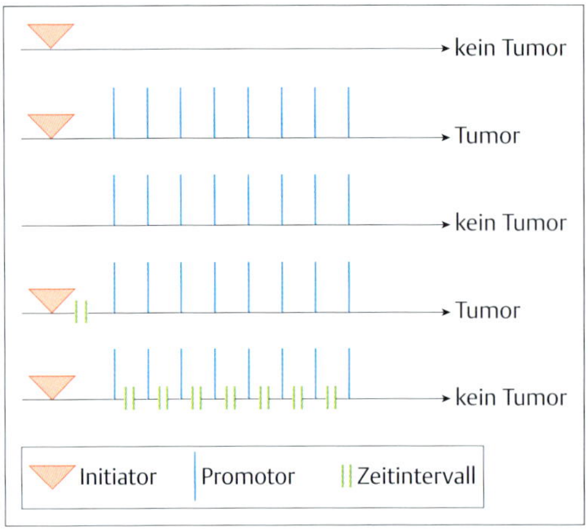

Abb. 3.**19** Zweistufen-Tumormodell der Mäusehaut. Zur Induktion eines Tumors muss die Haut zunächst mit einem Karzinogen (Initiator) und anschließend mehrmals in definierten Zeitabständen mit einem Promotor behandelt werden.

entsteht ein Tumor. Dabei spielt es keine Rolle, ob die TPA-Behandlung unmittelbar oder einige Zeit nach der DMNA-Behandlung stattfindet. Anscheinend ist der durch DMNA ausgelöste Effekt irreversibel. Die TPA-Behandlung ohne vorherige DMNA-Behandlung reicht allerdings nicht aus, um einen Tumor zu verursachen. Führt man die Behandlung in umgekehrter Reihenfolge durch, also zuerst TPA- und dann DMNA-Behandlung, entsteht kein Tumor. Entsprechend dieser Reihenfolge wurde das durch DMNA ausgelöste Ereignis Initiation, der durch TPA ausgelöste Vorgang Promotion genannt (Abb. 3.**19**).

Transplantationsmodelle

Ein Transplantat, das von einer Spezies auf eine andere übertragen wird, wird als **Xenotransplantat** bezeichnet. Um die Abstoßung eines Xenotransplantats zu verhindern, müssen die immunologischen Mechanismen, die zur Transplantatabstoßung führen, außer Kraft gesetzt sein. Für die Untersuchung menschlicher Tumoren sind sogenannte SCID-Mäuse (SCID: Severe combined Immunodeficiency) geeignet, bei denen das Immunsystem durch einen Defekt der V(D)J-Rekombinase weitgehend ausgeschaltet ist. In *Pfp*$^{-/-}$/*Rag2*$^{-/-}$-Mäusen sind zusätzlich noch die NK-Zellen (NK: Natural Killer) funktionell inaktiviert.

Als Transplantate kommen Anteile eines (Primär-)Tumors oder Zelllinien infrage. Die funktionellen Eigenschaften der Zellen einer Zelllinie können durch Aktivierung oder Inaktivierung von Genen manipuliert werden. Die Eigenschaften der Tumoren wie z. B. das Potenzial zur Metastasierung oder das Ansprechen auf Medikamente werden entscheidend durch den Ort der Transplantation bestimmt. Bei einer **ektopen Transplantation** entspricht die Lokalisation des Tumors nicht dem ursprünglichen Entstehungsort. Dies trifft z. B. auf subkutan transplantierte Karzinome zu. Es reflektiert die biologische Situation eher, wenn der Tumor in dasjenige Gewebe transplantiert wird, das dem Ursprungsgewebe entspricht. Eine solche Transplantation wird als **orthotop** bezeichnet.

Zur Induktion einer hämatogenen Fernmetastasierung im Tiermodell werden die Tumorzellen entweder lokal implantiert oder intravenös injiziert. Hierbei wird die Metastasierung eines Primärtumors nach lokaler Inokulation von Tumorzellen als **spontane Metastasierung**, die Absiedlung von Metastasen nach intravenöser Injektion der Tumorzellen als **experimentelle Metastasierung** bezeichnet. Der Ort der Implantation kann die Ausbildung von Fernmetastasen beeinflussen. Um etwa eine Lymphknotenmetastasierung zu erreichen, muss ein Tumor an solchen Stellen implantiert werden, an denen die Tumorzellen ausreichenden Anschluss an die Lymphdrainage haben, so etwa durch Implantation von Tumorzellen in das Fußkissen von Versuchstieren.

Modelle genetisch veränderter Mäuse

Unter den In-vivo-Tumormodellen reflektieren Modelle genetisch modifizierter Mäuse die pathophysiologischen und molekularen Eigenschaften von Tumoren des Menschen am besten (Frese u. Tuveson 2007; Sharpless u. Depinho 2006; Talmadge et al. 2007). Die generelle Strategie zur Erzeugung genetisch veränderter Mäuse umfasst mehrere Einzelschritte:

- Gewinnung toti- oder pluripotenter embryonaler Stammzellen (ES)
- gezielte genetische Veränderung der ES
- Implantation in scheinschwangere Tiere
- Entwicklung zu vollständigen Organismen

Inaktivierung von Genen in der Keimbahn

Aus Blastozysten (frühes Embryonalstadium) werden Stammzellen entnommen und in einer Zellkulturschale vermehrt. Nun wird ein DNA-Vektor mit dem betreffenden Gen in inaktivierter Form durch

Mikroinjektion in die Stammzellen gebracht. Der Austausch zwischen den DNA-Abschnitten der genomischen DNA und der Vektor-DNA erfolgt durch homologe Rekombination. Dabei lagern sich die Abschnitte des eingebrachten DNA-Fragments an die homologe Region des Mäuseerbgutes an und werden rekombiniert.

Der Sequenz, die in das Erbgut rekombiniert werden soll, wird noch ein positiver Marker – meistens das Neomycinresistenz-Gen – angehängt. Dadurch wachsen nach der Rekombination nur diejenigen Zellen in Gegenwart des Antibiotikums G-418 weiter, die das neo^r-Gen in die DNA eingebaut haben. Um die Rekombination an der richtigen Stelle im Genom zu erreichen, wird das Thymidinkinase-Gen des Herpes-Simplex-Virus (HSV-tk) verwendet. Bei einer anschließenden Behandlung mit der Substanz Ganciclovir wird ein Produkt gebildet, das die Replikation und damit die Zellteilung verhindert. Falls die Rekombination des gewünschten Inserts aber den HSV-tk-Leserahmen zerstört hat, überleben die Zellen die Behandlung mit Ganciclovir. Es werden also nur Zellen mit Neomycin-Resistenz und ohne Ganciclovir-Sensitivität vermehrt (Abb. 3.**20**).

Die rekombinanten Stammzellen werden in eine Blastozyste gebracht, die wiederum einer scheinschwangeren Empfängermaus eingepflanzt wird. In dieser Leihmutter entwickeln sich dann gemischtzellige Tiere (Chimären), in denen das Gen in einigen Zellen ausgeschaltet ist. Durch Inzucht-Kreuzungen dieser Tiere erhält man dann genetisch veränderte Tiere, bei denen eines der beiden Allele des gewünschten Gens verändert bzw. ausgeschaltet ist (Abb. 3.**21**).

Induktion von Tumoren in Mäusen durch gezielte genetische Keimbahnveränderungen

Es gibt grundsätzlich zwei unterschiedliche Ansätze, Tumoren durch genetische Veränderungen zu induzieren.

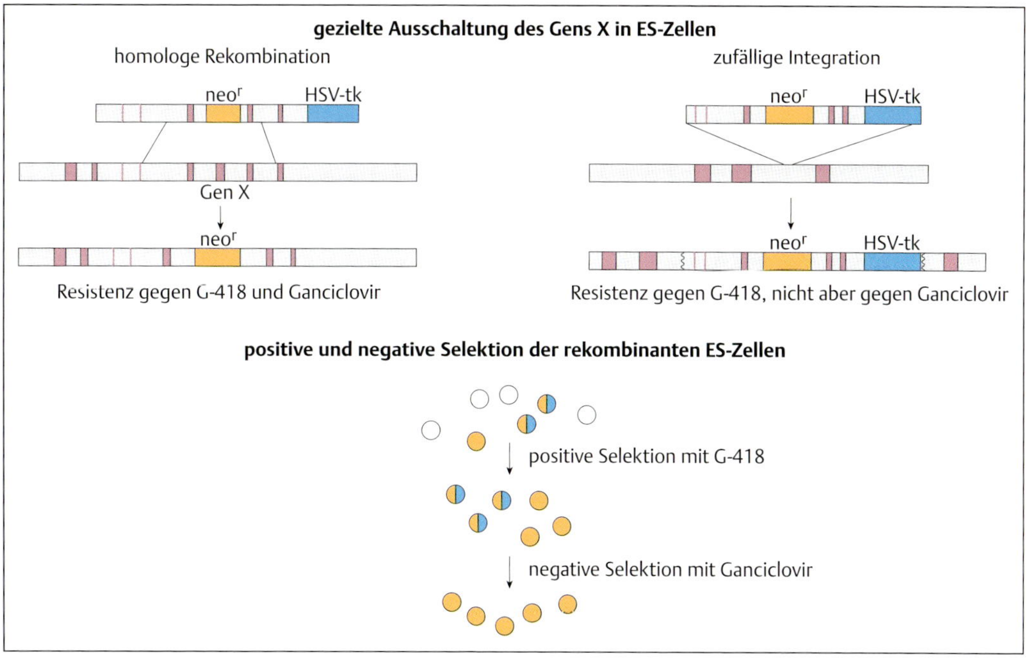

Abb. 3.**20** Prinzip der gezielten Unterbrechung eines Gens X (Gen-Knockout) in embryonalen Stammzellen. Der Vektor, mit dessen Hilfe das Gen X durch homologe Rekombination ausgeschaltet werden soll, enthält ein Neomycin/G-418-Resistenz-Gen (neo^r) und das Thymidin-Kinase-Gen des Herpes-Simplex-Virus (HSV-tk). Durch homologe Rekombination (links) wird das neo^r-Gen in das Zielgen eingebaut, das HSV-tk-Gen geht verloren. Viel häufiger als eine gezielte homologe Rekombination ist eine zufällige Integration des Vektors in das Genom. In diesem Fall bleiben neo^r und HSV-tk-Gen erhalten. In der großen Mehrzahl der Zellen findet keine Integration des Vektors in das Genom statt. Diese Zellen werden durch das Neomycin-ähnliche Antibiotikum G-418 eliminiert. In einem zweiten Schritt werden die Zellen mit Ganciclovir behandelt. Die Thymidin-Kinase des HSV überführt Ganciclovir in ein Monophosphat, das in der Zelle weiter phosphoryliert wird und als Triphosphat die DNA-Synthese hemmt (Quelle: Mansour et al. 1988).

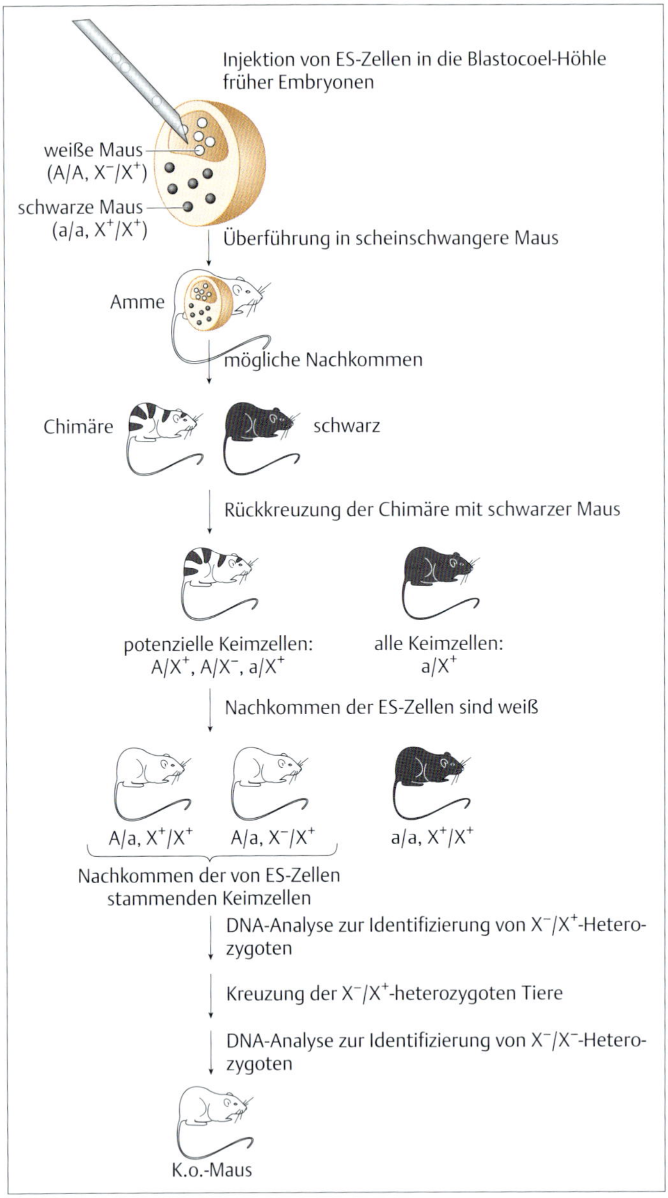

Abb. 3.**21** Herstellung einer K. o.-Maus aus einer embryonalen Stammzelle (ES), in der ein Allel eines Gens X durch homologe Rekombination ausgeschaltet wurde. Die ES-Zelle stammt aus einer Maus, die dominant für das Marker-Gen „weißes Fell“ (A) ist. Die ES-Zellen werden in das Blastocoel der Blastocyste einer Maus überführt, die homozygot ist für das rezessive Allel „schwarze Farbe“ (a). Die Blastocyste wird einer scheinschwangeren Maus implantiert. Bei den Mäusen mit schwarz-weißem Fell handelt es sich um Chimären mit Zellen, die sich aus den ES-Zellen entwickelt haben. Die chimären Mäuse werden dann in die schwarzen Mäuse zurückgekreuzt. Weiße Nachkommen produzieren Keimzellen mit Genen der ES-Zellen. Durch Analyse der DNA aus der Schwanzspitze können weiße Tiere identifiziert werden, die bezüglich des ausgeschalteten Gens heterozygot sind (X^-/X^+). Durch Kreuzung dieser Mäuse erhält man homozygote X^-/X^--K. o.-Mäuse (Quelle: Capecchi 1989).

1. In **transgenen, genetisch veränderten Mäusen** werden Onkogene oder Tumorsuppressorgene unter der Kontrolle ektoper Promotor- bzw. Enhancer-Elemente exprimiert. In der einfachsten Form wird eine cDNA unter der Kontrolle eines Promotor-Elements in den Pronukleus von Oozyten injiziert. Der Promotor wird in der Regel so gewählt, dass der Gewebetropismus begrenzt ist, d. h. das Gen wird nur in einem oder in wenigen Geweben exprimiert. Durch das Transgen können auch Virusproteine kodiert werden, die die Produkte von Tumorsuppressorgenen inaktivieren (z. B. das große T-Antigen des SV40-Virus). Wenn man das Transgen mit dem tetO-System verbindet, kann das Gen in vivo über Fütterung von Doxycyclin an- oder abgeschaltet werden.
   In Kap. 10 werden in unterschiedlichen Zusammenhängen Befunde dargestellt, die im *Rip1-Tag2*-Modell der β-Zell-Karzinogenese des Pankreas erhoben wurden (Hanahan 1985). In diesem Modell steht das Gen, das das große T-Antigen

des SV40-Virus kodiert (*Tag*), unter der Kontrolle des Insulin-Gen-Promotors der Ratte (*Rip*). Die nachgestellten Ziffern beziehen sich auf experimentelle Details. Aufgrund der Gewebsspezifität des Insulinpromotors wird das Transgen ausschließlich in den β-Zellen des Pankreas exprimiert. Die Tumorentwicklung in den β-Zellen vollzieht sich in drei Phasen:

- In jungen Mäusen sind die Inseln normal groß, allerdings ist die Zahl der α- und δ-Zellen der Inseln deutlich vermindert.
- In der zweiten Phase werden die Inseln hyperplastisch.
- In der dritten Phase sprossen in einige wenige der hyperplastischen Inseln Blutgefäße ein (engl. angiogenic switch). Aus diesen Inseln entwickeln sich in der Folge solide Tumoren (Folkman et al. 1989).

2. In **endogenen, genetisch modifizierten Mausmodellen** wird entweder ein endogenes Tumorsuppressorgen gezielt ausgeschaltet oder aber ein tumorinduzierendes Gen wird unter die Kontrolle eines endogenen Promotors gestellt. Im ersteren Fall handelt es sich um „Knock-out"-Modelle, im zweiten Fall um „Knock-in"-Modelle. Eine besonders flexible Methode zur Ausschaltung von Genen ist die Übertragung des positionsspezifischen Cre-*lox*P-Rekombinationssystems des Bakteriophagen P1 auf eukaryonte Zellen (Abb. 3.**22**). Die Rekombinase Cre (engl. causes recombination) vermittelt normalerweise die Rekombination zwischen den beiden *lox*P-Sequenzen. Über homologe Rekombination wird in ES-Zellen ein Gen von zwei *lox*P-Sequenzen flankiert. Unter Verwendung dieser ES-Zellen werden Mäuse mit dem „gefloxten" Gen gezüchtet. Parallel werden transgene Mäuse generiert, bei denen die Cre-Rekombinase unter der Kontrolle eines gewebsspezifischen Promotors steht, der auch durch das Tetracyclin-System regulierbar sein kann (Abb. 3.**23**). Um das von den *lox*P-Sequenzen flankierte Gen in einem bestimmten Gewebe auszuschalten, werden die entsprechenden Cre-Mäuse eingekreuzt. Durch Fütterung von Tetracyclin kann dann die Cre-Rekombinase in dem gewünschten Gewebe exprimiert werden. In Folge kommt es dann in dem betreffenden Gewebe zur selektiven Deletion des Gens, das von den *lox*P-Sequenzen flankiert wird. Die Methode, ein Gen gewebsspezifisch und induzierbar auszuschalten, wird als **konditionaler Knock-out** bezeichnet.

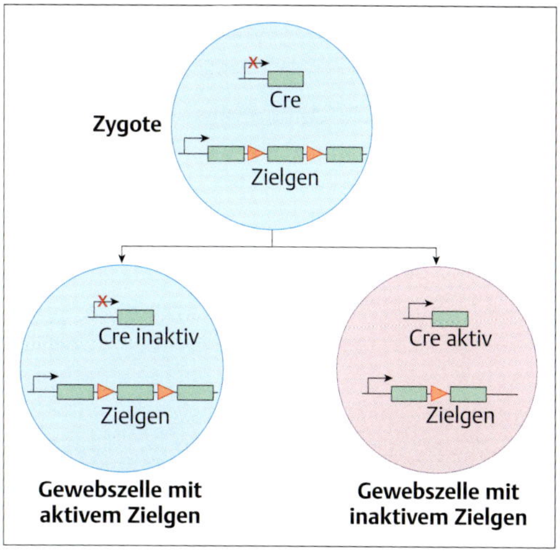

Abb. 3.**23** Zelltyp- oder linienspezifischer Knock-out durch das Cre/*lox*P-System. *lox*P-Sequenzen sind mit roten Dreiecken symbolisiert. Die Cre-Rekombinase ist nur in denjenigen Zellen wirksam, in denen sie exprimiert wird. Dies wird durch entsprechende Promotoren gesteuert (Quelle: Lobe u. Nagy 1998).

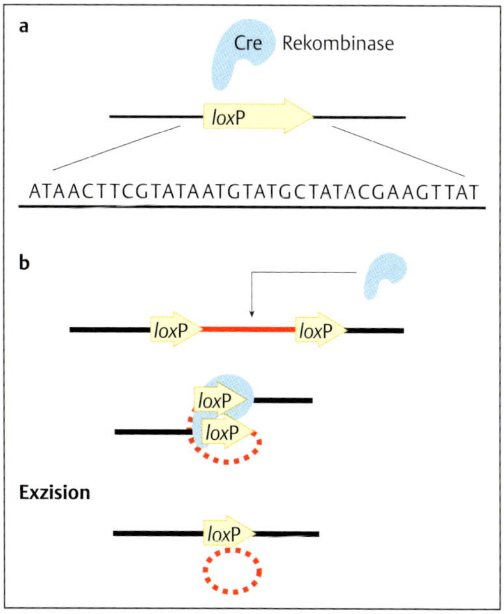

Abb. 3.**22** Ortsspezifische Cre/*lox*P-Rekombination. **a** Die Cre-Rekombinase erkennt eine 34 bp lange Konsensussequenz (*lox*P) und katalysiert die Rekombination zwischen zwei *lox*P-Orten. **b** Wenn die beiden *lox*P-Sequenzen auf demselben DNA-Strang in derselben Orientierung vorhanden sind, wird die dazwischen liegende Sequenz deletiert (Quelle: Lobe u. Nagy 1998).

Modulation der Eigenschaften von Tumorzellen durch genetische Veränderungen

Die zuvor genannten Ansätze dienen dazu, in Mäusen über die Beeinflussung von Onkogenen und Tumorsuppressorgenen Tumoren zu induzieren. Durch weitere genetische Veränderungen können die Eigenschaften der entstehenden Tumoren, insbesondere Tumorprogression und Metastasierung, beeinflusst werden. Dies geschieht in der Regel so, dass genetisch modifizierte Mauslinien in die die Tumoren entwickelnde Mauslinien eingekreuzt werden. So kann z. B. die gezielte Ausschaltung eines Adhäsionsmoleküls invasives Wachstum und Metastasierung der induzierten Tumoren verstärken. Auf solche Modelle wird in den folgenden Kapiteln häufig Bezug genommen.

Nachweis neuer Tumorgene in Mausmodellen

In Mausmodellen, in denen ein Tumorgen in der Keimbahn verändert ist, sind in der Regel auch noch weitere genetische und epigenetische Veränderungen für die Entstehung und Progression der Tumoren erforderlich. Durch Nachweis dieser Veränderungen wurden Tumorgene entdeckt, die auch in menschlichen Tumoren verändert sind. Dieser Ansatz wird auch als **speziesübergreifende Onkogenomik** („Cross-Species Oncogenomics") bezeichnet (Peeper u. Berns 2006).

Modifikation der Wirtszellen

Die bisher aufgeführten genetischen Manipulationen wirken sich direkt auf die Tumorzellen aus. Die Tumorprogression kann aber auch durch die genetischen Veränderungen von Nichttumorzellen des Wirts beeinflusst werden. Diese Ansätze beziehen sich sowohl auf Transplantationsmodelle als auch auf die Induktion von Tumoren durch genetische Manipulation. Wenn beispielsweise die Eigenschaften von Endothelzellen verändert werden, kann dies Tumorangiogenese und Metastasierung beeinflussen. Auch solche Modelle werden in den folgenden Kapiteln vorgestellt.

3.2 Jenseits des Tumorgenoms

Zusammenfassung

Um neue Ansätze zur Diagnose und Therapie von Krebs zu finden, versucht man, die Tumorzelle oberhalb des Genoms umfassend zu charakterisieren. Die Sequenzierung des kompletten Humangenoms schuf die Voraussetzung für die umfassende Charakterisierung der durch die DNA kodierten Biomoleküle, nämlich der RNA und der Proteine. Die Gesamtheit der Proteine einer Zelle oder eines Zellkompartiments wird in Anlehnung an den Begriff Genom als **Proteom** bezeichnet, die Gesamtheit der kodierten RNA-Moleküle wird **Transkriptom** genannt. Das Suffix -om wurde in der Folge für weitere Ebenen der zellulären Regulation bzw. für weitere Klassen biologischer Moleküle verwendet (z. B. **Epigenom** für die Gesamtheit der epigenetisch regulierten Gene, **Metabolom** für die Gesamtheit der Moleküle im Metabolismus). Die methodischen Ansätze, die zur umfassenden Charakterisierung der Biomoleküle auf den verschiedenen Ebenen zellulärer Regulation eingesetzt werden, wurden in Anlehnung an den Begriff **Genomics** mit dem Suffix -omics belegt, also Epigenomics, Transcriptomics, **Proteomics**. Unter **Epigenomics** versteht man methodische Ansätze, vererbbare Ursachen für eine Fehlregulation der DNA nachzuweisen. Hierzu zählt die Methylierung von Cytosinresten. **Transcriptomics** bezeichnet den parallelen Nachweis transkribierter RNA. Hierbei kann es sich um mRNA oder microRNA handeln.
DNA-Arrays sind die wichtigsten Werkzeuge zur Charakterisierung des Transkriptoms. Massenspektrometrische Methoden ermöglichen die Identifizierung von Proteinen und den Nachweis posttranslationaler Veränderungen – auf diese Weise können in Tumoren diagnostisch und therapeutisch relevante Muster und Pfade erkannt werden. Mithilfe moderner analytischer Verfahren lassen sich die Bestandteile einer Zelle umfassend identifizieren und quantifizieren. Es ist somit beispielsweise möglich, die Auswirkungen einer Genmutation auf die transkribierten mRNAs, die kodierten Proteine und Proteinmodifikationen (wie etwa auf die Proteinphosphorylierung) parallel zu analysieren. Um die Flut der Daten in einen sinnvollen Zusammenhang zu stellen, wurden spezielle Werkzeuge der Informatik entwickelt und die

Disziplin der **Bioinformatik** geschaffen. Für den Ansatz, biologische Systeme in ihrer Gesamtheit zu analysieren und zu verstehen, wurde der Begriff **Systembiologie** geprägt.

3.2.1 Nachweis der DNA-Methylierung

Nach nicht erfolgter Reparatur und Etablierung im Genom ist eine Mutation irreversibel. Von der irreversiblen Mutation muss die reversible Modifikation des Genoms unterschieden werden. Diese hat im Gegensatz zur Mutation keinen Einfluss auf die Sequenz oder die Basenzusammensetzung der DNA, weshalb sie auch als epigenetische Veränderung (griech. epi: nach, zusätzlich, jenseits) bezeichnet wird.

Die häufigsten epigenetischen Veränderungen sind die Methylierung der DNA und die posttranslationale Modifikation von Histonproteinen. Hier werden Methoden zum Nachweis von 5-Methylcytosin dargestellt.

Bisulfit-Sequenzierung. Die Behandlung eines Cytosins mit Natriumbisulfit führt zur Bildung von Cytosin-Sulfonat, was nach Deaminierung und alkalischer Desulfonierung in Uracil überführt wird (Frommer et al. 1992). Dagegen hat die Behandlung von Methyl-Cytosin keinen Effekt (Abb. 3.**24**).

Auf diese Weise können also nicht methylierte Cytosinreste innerhalb eines DNA-Abschnitts schnell und selektiv in Uracilreste überführt werden, während methylierte Cytosinreste unverändert bleiben. Die Analyse Bisulfit-behandelter DNA erfolgt nach PCR, die unter methylierungsspezifischen oder unter nicht methylierungsspezifischen Bedingungen durchgeführt werden kann.

In der PCR wird Methylcytosin als Cytosin amplifiziert, und Uracil als Thymin. Positionen, in denen in der nicht-behandelten DNA Cytosin und in der behandelten DNA Thymin detektiert wird, sind methyliert. In einer Abwandlung dieser Methode werden die PCR-Primer so gewählt, dass sie mit CpG-reichen Sequenzen hybridisieren (Herman et al. 1996). Die Sequenz der Primer ist entweder komplementär zur nicht modifizierten Sequenz oder zur Sequenz nach Bisulfit-Behandlung (Abb. 3.**25**). Diese Methode ist empfindlich und wurde an formalinfixiertes Gewebe adaptiert. Sie ist allerdings für eine genomweite Analyse nicht geeignet.

Behandlung der DNA mit methylierungssensitiven Restriktionsendonukleasen. Diese Vorgehensweise stellt eine Alternative zur Bisulfit-Sequenzierung dar. Es werden Nukleasen verwendet, deren Erken-

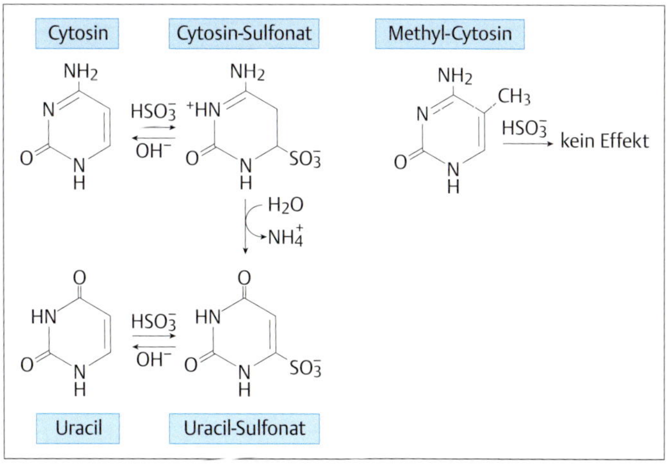

Abb. 3.**24** Prinzip der Natriumbisulfit-Methode zum Nachweis einer DNA-Methylierung. Die Behandlung von Cytosin mit Natrium-Bisulfit führt zur Bildung von Uracil (links). Die Behandlung von Methyl-Cytosin mit Natriumbisulfit hat hingegen keinen Effekt.

	methyliert	nicht methyliert
	5'–ACGTGACGAATCGACT–3'	5'–ACGTGACGAATCGACT–3'
	↓ Bisulfit-Behandlung	↓
	5'–ACGTGACGAATCGAUT–3'	5'–AUGTGAUGAATUGAUT–3'
Primer	3'–TGCACTGCTTAGCTAA–5'	3'–T G CACT G CTTA G CTAA–5'

Abb. 3.**25** Methylierungsspezifische PCR. Methylierte Cytosinreste sind rot markiert. Die Primer werden in CpG-reiche Regionen gelegt. Die Sequenz des Primers wird so gewählt, dass er zu Cytosinresten in CpG-Dinukleotiden komplementär ist. Nach Bisulfit-Behandlung wird nur der methylierte Strang amplifiziert.

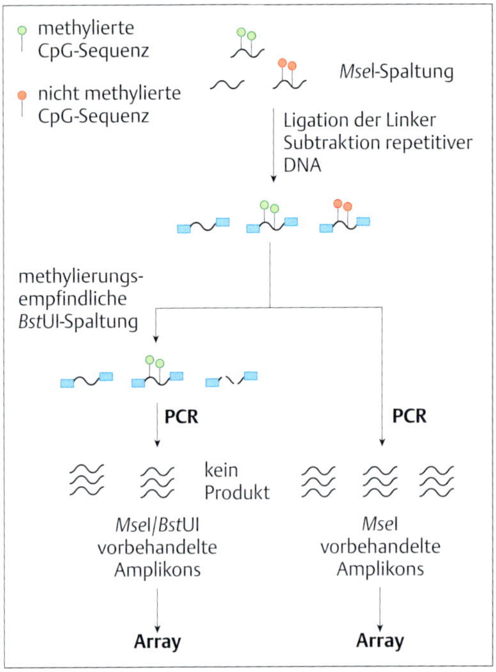

Abb. 3.**26** Differenzielle Methylierungshybridisierung (DMH). Die DNA wird mit dem Restriktionsenzym *Mse*I geschnitten, das relativ kurze DNA-Fragmente generiert. An die Enden der Fragmente werden DNA-Sequenzen („Linker") für die spätere PCR-Amplifikation ligiert. Die Hälfte des Ansatzes wird mit der methylierungsempfindlichen Endonuklease *Bst*UI behandelt, deren Erkennungssequenz (CGCG) häufig in CpG-Inseln vorkommt. Genomische Fragmente mit nicht methylierten *Bst*UI-Erkennungssequenzen werden geschnitten und können daher nicht amplifiziert werden. Die amplifizierten Fragmente (Amplikons) werden in einem genomischen DNA-Array nachgewiesen (Quelle: Huang et al. 1999).

nungssequenz im Bereich von CpG-Sequenzen liegt. Die Schnittstelle der *Not*I-Endonuklease liegt z. B. zwischen einem Cytosin und einem Guanin in der Sequenz 5'-GC GGCCGC-3'. Das Enzym schneidet nur die nicht methylierte Sequenz. Nach Spaltung der DNA können die Enden radioaktiv oder auch mit einem Fluoreszenzfarbstoff markiert werden (Costello et al. 2000). Eine hohe Empfindlichkeit dieses methodischen Ansatzes kann dadurch erreicht werden, dass nach Spaltung der DNA mit einer methylierungsunempfindlichen Restriktionsendonuklease an die Schnittstellen der Fragmente Linker für eine nachfolgende PCR gebunden werden (Differential Methylation Hybridisation, DMH). Die Fragmente werden dann mit einer methylierungsempfindlichen Endonuklease behandelt und anschließend amplifiziert. Die nicht methylierten Fragmente werden – im Gegensatz zu den methylierten Fragmenten – durch das Enzym verdaut. In einem Kontrollansatz erfolgt die Amplifikation ohne Vorbehandlung mit dem methylierungsempfindlichen Enzym. Die Fragmente werden mittels DNA-Array nachgewiesen. Methylierte DNA-Sequenzen ergeben nur im Kontrollansatz ein Signal (Huang et al. 1999) (Abb. 3.**26**).

Einsatz spezifischer Antikörper. Eine weitere Methode macht sich Antikörper zunutze, die spezifisch an 5-Methylcytosin binden. Nach Fragmentierung der DNA werden methylcytosinhaltige DNA-Fragmente präzipitiert. Die Fragmente der Probe werden mit einem Fluoreszenzfarbstoff, Fragmente einer Kontroll-DNA mit einem andersfarbigen Fluoreszenzfarbstoff markiert. Die Fragmente werden dann mit einem DNA-Array hybridisiert (Abb. 3.**27**). Wenn ein Array verwendet wird, der

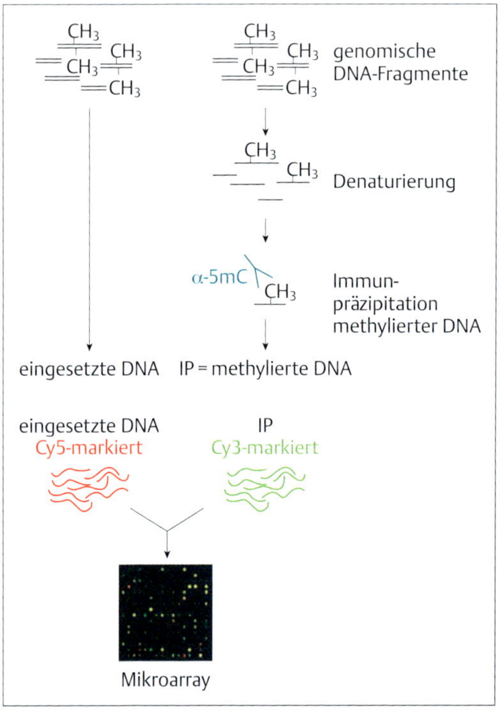

Abb. 3.**27** Methylierungsanalyse durch DNA-Immunpräzipitation (MeDIP). Denaturierte und fragmentierte genomische DNA wird mit einem Antikörper gegen 5-Methylcytosin (α-5mC) inkubiert. Methylierte DNA wird durch Immunpräzipitation isoliert. Die Ausgangs-DNA und die immunpräzipitierte DNA werden mit Fluoreszenzfarbstoffen unterschiedlicher Farbe markiert, vereinigt und auf einem genomischen DNA-Array inkubiert. Die mit Cy3-markierten methylierten Sequenzen zeigen im Grünkanal eine stärkere Fluoreszenz (Quellen: Weber et al. 2005).

das gesamte Genom abdeckt (engl. whole genome tiling array), können Fragmente, in denen Cytosinreste im Gegensatz zur Kontroll-DNA methyliert sind, genomweit detektiert werden (Weber et al. 2005).

3.2.2 PCR (qualitativ und quantitativ)

> Mittels **Polymerase-Kettenreaktion** (Polymerase Chain Reaction, PCR) können geringste DNA- und RNA- Mengen exponentiell vermehrt (amplifiziert) und so einer Analyse zugänglich gemacht werden. Die PCR beruht auf der zyklischen Wiederholung der Replikation eines DNA-Fragments, wobei die Grenzen des Fragments durch die zugegebenen Starter-Oligonukleotide (Primer) definiert werden.

Die Anzahl der Anwendungen der qualitativen PCR in der molekularen Onkologie ist nahezu unbegrenzt. Musterbeispiele sind die PCR als Teil der Methylierungsanalyse und die diagnostische PCR zum Nachweis residualer Resterkrankungen bei Leukämien.

Eine wichtige Weiterentwicklung stellt die Real Time quantitative PCR (RTq-PCR) dar (Abb. 3.**28**). Dabei wird die Bildung des Amplifikationsprodukts in Echtzeit verfolgt. Aus der Kinetik der Neubildung der Kopien kann auf die Konzentration des Musterstrangs (engl. template) rückgeschlossen werden. In einer häufig angewandten Form der RTq-PCR wird ein FRET-Signal (FRET: Fluoreszenz-Resonanz-Energie-Transfer) detektiert. Dieses entsteht bei der gemeinsamen Bindung zweier unterschiedlich markierter Oligonukleotide, die der Reaktion zugesetzt werden, an die neu gebildeten Kopien. Da die Signalstärke von der Anzahl der gebundenen Oligonukleotide und damit von der Anzahl der gebildeten Kopien abhängt, lässt sich die Bildung der Kopien direkt quantitativ verfolgen. Dabei kann aus der Geschwindigkeit der Neubildung auf die Anzahl der ursprünglichen Template-Moleküle geschlossen werden. Durch parallele Analyse zweier polymorpher Allele eignet sich diese Methode auch zum LOH-Nachweis. Dabei zeigt eine unterschiedliche Bildungsgeschwindigkeit der Allele den Verlust eines Allels. Ein alternativer methodischer Ansatz ist in Abb. 3.**28** dargestellt.

3.2.3 Mikroarrays

Ein Mikroarray ist eine Matrix von wenigen Quadratzentimetern Größe, die mehrere tausend parallele Einzelanalysen ermöglicht. Grundprinzip ist der Nachweis der Bindung von DNA, RNA oder Protein einer Probe an Oligonukleotide oder an Proteine, die auf der Matrix immobilisiert sind.

Analyse der differenziellen Genexpression

Der quantitative Nachweis der RNA-Bindung an einen DNA-Mikroarray dient der Analyse der relativen Genexpression. Durch Analyse des gesamten

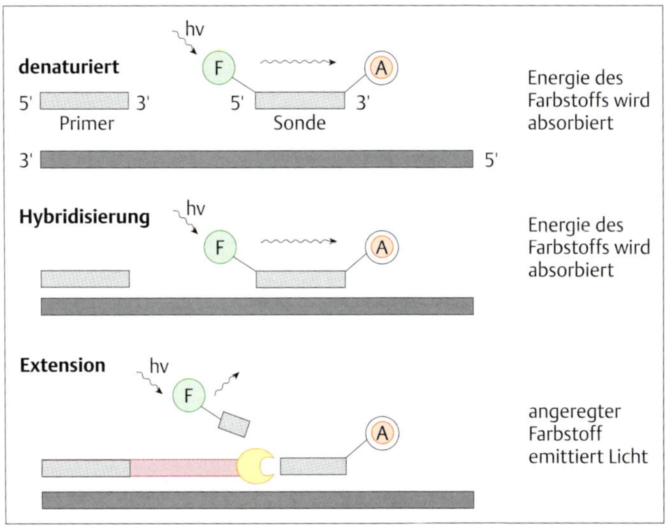

Abb. 3.**28** Quantifizierung der PCR mithilfe einer FRET-Sonde (FRET: Fluorescence (Förster) Resonance Energy Transfer). An die Sonde ist ein Fluoreszenzfarbstoff (F, grün) und ein Akzeptor (A, braun) gekoppelt. Durch die räumliche Nähe wird die Energie des angeregten Farbstoffs auf den Akzeptor übertragen, eine Fluoreszenz kommt nicht zustande. Mit dem DNA-Fragment, das amplifiziert werden soll, hybridisiert sowohl ein Primer als auch weiter in 3'-Richtung die Sonde. Die für die Elongation des Primers verwendete *Taq*-Polymerase baut den Primer ab. Hierdurch wird die räumliche Nähe zwischen Farbstoff und Akzeptor aufgehoben und der angeregte Fluoreszenzfarbstoff emittiert Licht.

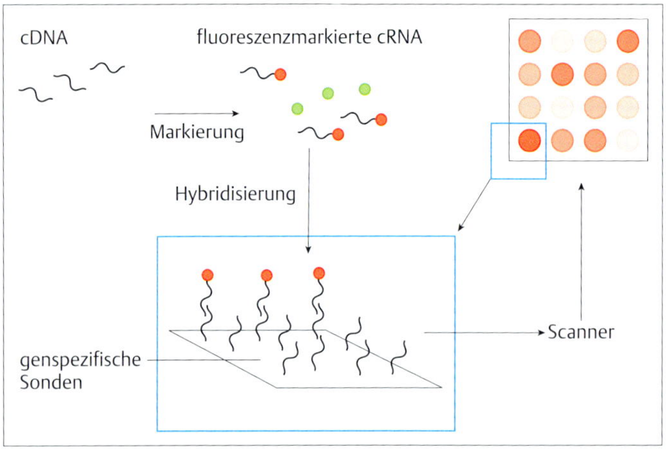

Abb. 3.**29** Analyse der Genexpression mittels DNA-Mikroarray. cDNA wird in cRNA überführt, die mit einem Fluoreszenzfarbstoff markiert ist. Die RNA-Fragmente binden auf dem Array an immobilisierte komplementäre Oligonukleotide. Die Signalstärke zeigt die relative Anzahl der gebundenen Moleküle und damit das Ausmaß der Expression an. Da die Sequenz der immobilisierten DNA bekannt ist, lässt sich die gebundene cRNA einem bestimmten Gen zuordnen.

Genexpressionsmusters und der Korrelation dieses Musters mit demjenigen anderer Tumoren gelang eine bessere Klassifizierung von Tumoren und eine Verbesserung der prognostischen Vorhersagen (Abb. 3.**29**).

ChIP-auf-Chip-Array

Ziel der Chromatin-Immunopräzipitation (ChIP) ist die Identifikation von regulatorischen DNA-Sequenzen (Abb. 3.**30**).

Vorgehensweise.

- Die zu einem Zeitpunkt bestehenden Protein-DNA-Bindungen werden durch Inkubation des zellulären Chromatins mit Formaldehyd fixiert.
- Anschließend wird das Chromatin mit Ultraschall oder durch Inkubation mit Mikrococcus-Nuklease in Stücke von einigen 100 bp Länge zerlegt.
- Dann werden die DNA-Stücke, die mit dem Protein assoziiert sind, mit einem Antikörper gebunden, der spezifisch gegen das DNA-bindende Protein gerichtet ist.
- Der Antikörper-Protein-DNA-Komplex wird über eine antikörperbindende Matrix präzipitiert.
- Nun werden die Bindungen zwischen der DNA und dem gebundenen Protein gelöst.

Um die Sequenzen der jeweiligen DNA-Stücke zu identifizieren, können unterschiedliche Methoden eingesetzt werden. Kennt man den ungefähren Bindungsort des betreffenden Proteins im Genom, kann man entsprechende Primer herstellen und mittels PCR die vermutete DNA-Region amplifizieren und analysieren. Sollen alle Bindungsstellen des Proteins im gesamten Genom identifiziert werden, können die Fragmente mittels Mikroarray analysiert werden. In diesem Fall spricht man von einem ChIP-on-chip-Experiment. Dazu werden die Fragmente mit einem Fluoreszenzfarbstoff markiert und auf einen DNA-Mikroarray hybridisiert, auf dem das gesamte Genom in Form von Oligonukleotiden immobilisiert ist. Die unbekannten DNA-Fragmente binden dabei an die komplementären Oligonukleotide und emittieren ein Fluoreszenzsignal. Da die Sequenzen an allen Positionen des Mikroarrays bekannt sind, kann dann aus den Positionen der Signale auf die Sequenzen der gebundenen Fragmente geschlossen werden. Mit den neu entwickelten hochparallelen DNA-Sequenziermethoden können die gebundenen DNA-Fragmente auch sequenziert werden.

3.2.4 Proteomics

Identifizierung und Quantifizierung von Proteinen

> Unter einem **Proteom** versteht man die Gesamtzahl an Proteinen, die in einer Zelle, einem Zellkompartiment, einem Gewebe oder einer Körperflüssigkeit vorhanden sind. Prinzipiell kann ein Proteom qualitativ oder quantitativ erfasst werden.

In der Proteomanalyse ist die **Massenspektrometrie** die dominierende Technologie (de Hoog u. Mann 2004):

- Über die Fragmentierung und Sequenzierung von Peptiden kann durch Vergleich mit Informationen aus Datenbanken die Identität eines Proteins in Anwesenheit vieler weiterer Proteine gesichert werden.

- Unter bestimmten Bedingungen ist es auch möglich, Proteine mittels Massenspektrometrie zu quantifizieren.
- Die Massenspektrometrie ist ferner geeignet, posttranslationale Modifikationen wie Phosphorylierung und Glykosylierung zu erfassen.
- Mittels Massenspektrometrie lassen sich auch Proteininteraktionen nachweisen.

Eine Alternative oder Ergänzung zur Massenspektrometrie ist die parallele Verwendung von Antikörpern im Chip-Format. Anstelle von Antikörpern können auch Protein-Interaktionsdomänen angewandt werden. Schließlich können immobilisierte Proteine auf Protein-Chips dazu verwendet werden, Proteinliganden, insbesondere Antikörper, nachzuweisen (Kingsmore 2006).

Im Vergleich zur Transkriptomanalyse hat der Nachweis von Proteinen und Proteinmodifikationen aus biologischer und klinischer Sicht einige Vorteile. Zudem lassen sich durch proteomische Techniken Fragestellungen beantworten, die über

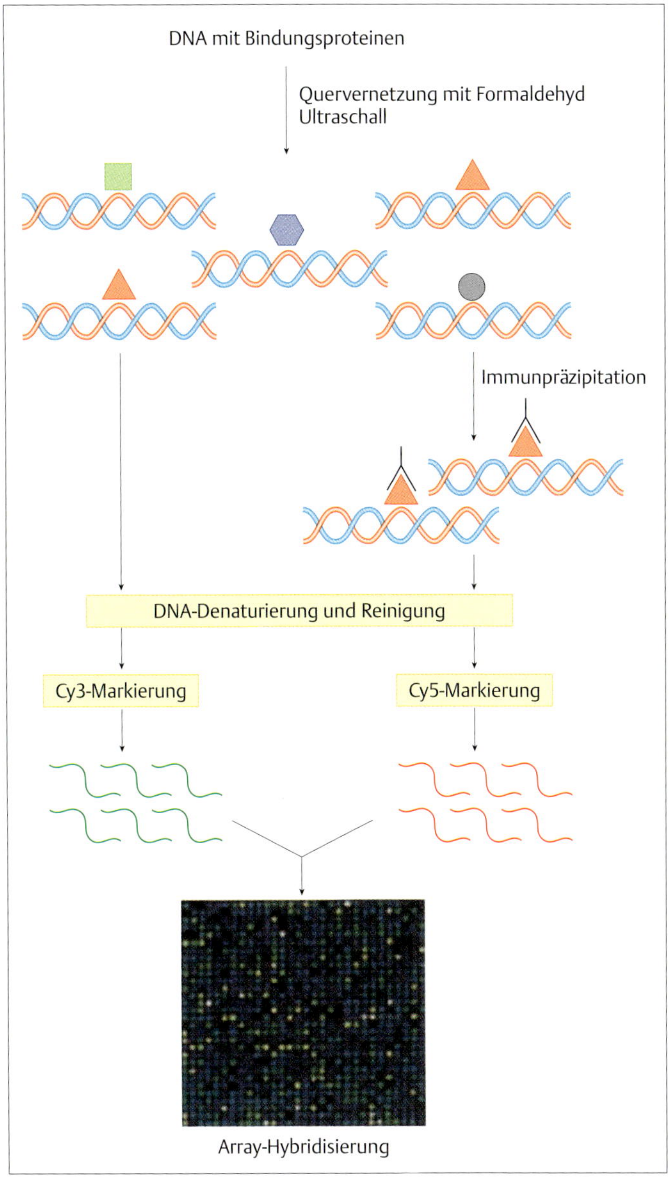

Abb. 3.**30** Prinzip der ChIP-on-Chip-Methode. Die DNA wird isoliert und mit Formaldehyd behandelt. Hierdurch werden Bindungsproteine und DNA vernetzt. Die DNA wird anschließend durch physikalische Methoden, z. B. durch Ultraschall, fragmentiert. Die Proteine und die mit ihnen assoziierten DNA-Fragmente werden mithilfe spezifischer Antikörper immunpräzipitiert und dadurch von den anderen DNA-Fragmenten separiert. Ausgangs-DNA und immunpräzipitierte DNA werden denaturiert, gereinigt und mit unterschiedlichen Farbstoffen (hier: grün bzw. rot) markiert. Die Proben werden vereinigt und auf einen DNA-Array hybridisiert. Die Farbintensität wird im entsprechenden Farbkanal ausgewertet. Mit neuen Sequenziertechniken ist auch eine parallele Sequenzierung der Fragmente möglich (Quelle: Kim u. Ren 2006).

mRNA-Arrays nicht bearbeitet werden können (Cox u. Mann 2007; de Hoog u. Mann 2004):

- Die Korrelation zwischen mRNA-Expression und Proteinkonzentration ist unvollkommen. Bei geringer Halbwertszeit zellulärer Proteine überwiegt das mRNA-Signal, während sich für Membranproteine oft ein umgekehrter Zusammenhang zeigt.
- Proteine lassen sich im Gegensatz zur mRNA vielen unterschiedlichen zellulären Kompartimenten zuordnen.
- Die Aktivität von Enzymen wie Kinasen, Phosphatasen oder Proteinasen ist über mRNA-Analyse nicht zu erfassen.
- Posttranslationale Modifikationen von Einzelproteinen sind nur durch Methoden der Proteomanalyse nachzuweisen.
- Auch der Nachweis von Proteininteraktionen erfordert proteomische Techniken.
- In Körperflüssigkeiten wie Plasma, Pankreassaft, Sperma oder Brustdrüsen-Exprimat kommen nur Proteine als Krankheitsmarker infrage.
- Die Wirkung von Proteinasen im extrazellulären Raum lässt sich ebenfalls nur über Proteinanalyse verfolgen.
- Für den Nachweis von Antikörpern gegen Bestandteile des Tumorgewebes sind entsprechende Antigenpräparationen erforderlich.

Vergleichbar mit der Analyse des Transkriptoms gibt es auch bei der Proteomanalyse eine Vielzahl präanalytischer und analytischer Fehlermöglichkeiten. Um Fehler zu vermeiden und die Vergleichbarkeit proteomischer Studien zu verbessern, wurden entsprechende Standards formuliert (MIAPE, Minimum Information about a Proteomics Experiment) (Taylor et al. 2007).

Phosphoproteomics

Die Analyse des Phosphoproteoms ist ein Beispiel für einen systembiologischen Ansatz zur Analyse posttranslationaler Modifikationen von Proteinen. Wie später ausgeführt, spielt insbesondere die Phosphorylierung von Proteinen an Tyrosinresten eine herausragende Rolle in der Regulation von Wachstum und Differenzierung, und die Tyrosinphosphorylierung ist eine wichtige Zielstruktur neuer molekularer Therapieverfahren. Da die Phosphorylierung von Proteinen komplex reguliert wird und raschen Änderungen unterworfen ist, sind präanalytische Gesichtspunkte ähnlich bedeutend wie bei der Analyse von Transkriptom und Proteom.

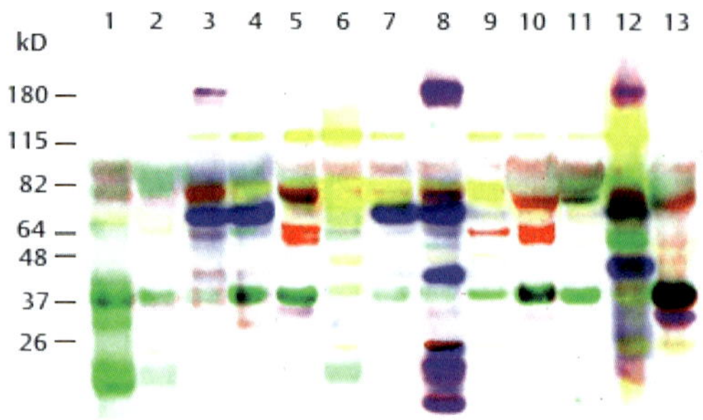

Abb. 3.**31** Signalprofile in humanen Mammakarzinomen. Zum Nachweis aktivierter, tyrosinphosphorylierter Signalproteine wurden Tumorzellextrakte (Spuren 1–13) mittels 1D-Gelelektrophorese aufgetrennt, auf Membranen übertragen und mit fünf unterschiedlichen SH2-Domänen (SH2: src Homology Region 2) inkubiert. Die in Abhängigkeit von der eingesetzten SH2-Domäne beobachteten Chemilumineszenzsignale wurden in silico in Farbmuster umgewandelt und in einer Abbildung zusammengefasst (CRK-SH2: gelb, GRB2-SH2: rot; PI3K-SH2: grün; SHP2-SH2: blau; SHC-SH2: violett).

Insbesondere müssen Phosphatasen während der Aufarbeitung der Proteine gehemmt werden.

Um Phosphoproteine für die weitere Analytik anzureichern, bedient man sich bestimmter Reagenzien, die Phosphotyrosinreste spezifisch binden. Es gibt Phosphotyrosin-Antikörper, die ein breites Spektrum unterschiedlicher Proteine binden, die an Tyrosinresten phosphoryliert sind. In der Zelle werden Phosphotyrosinreste von Proteinmodulen, sogenannten SH2-Domänen (SH2: src Homology Region 2) gebunden. Die SH2-Domänen erkennen Phosphotyrosinreste in spezifischen Aminosäuresequenz-Zusammenhängen und können so zwischen verschiedenen tyrosinphosphorylierten Proteinen unterscheiden. Über die Bindung dieser Module ist es möglich, in soliden Tumoren und Leukämien diagnostisch relevante Muster tyrosinphosphorylierter Proteine zu unterscheiden (Machida et al. 2003) (Abb. 3.**31**).

Um die phosphorylierten Proteine zu identifizieren, bedient man sich massenspektrometrischer Methoden (de Hoog u. Mann 2004). Da der Anteil der Proteine, die an Tyrosinresten phosphoryliert sind, weniger als 1 % aller phosphorylierten Proteine der Zelle ausmacht, sind für die Identifizierung von Tyrosin-phosphorylierten Proteinen auch bei Anwendung hochempfindlicher Methoden relativ große Gewebemengen erforderlich.

3.3 Interpretation komplexer Datensätze

"The way to deal with the problem of big data is to beat it senseless with other big data." (John Quackenbush, zit. in Eisenstein 2006)

Unabhängig davon, ob Datensätze aus der Analyse des Epigenoms, des Transkriptoms, des Proteoms oder posttranslationaler Veränderungen resultieren, sind die methodischen Ansätze und Probleme bei der Interpretation komplexer Datensätze ähnlich. Da in diesem Zusammenhang die umfangreichsten Erfahrungen mit der Genexpressionsanalyse gemacht wurden, wird der Schwerpunkt im Folgenden auf die Transkriptomanalyse gelegt.

Eine zentrale Voraussetzung für die Analyse von Biomolekülen ist die Beachtung präanalytischer Randbedingungen. Präanalytische Probleme können auf biologische Ursachen oder auf die Stabilität der Analyte zurückzuführen sein. Solide Tumoren bestehen aus den eigentlichen Tumorzellen und den sogenannten akzessorischen Zellen, wie z. B. Fibroblasten und Leukozyten. Wenn Aussagen über Tumorzellen gemacht werden sollen, müssen Tumorzellen von akzessorischen Zellen getrennt werden. In Gewebsproben wird dies häufig durch eine Mikrodissektion der Tumorzellen erreicht. Bei der Trennung der Tumorzellen von Nichttumorzellen ist zu bedenken, dass jede Manipulation lebender Zellen mit einer Veränderung der Expression von mRNA und Proteinen einhergehen kann. Ein weiterer wichtiger Einfluss auf die Genexpression und die Proteinstabilität bei der experimentellen Manipulation und Analyse von Tumoren geht von der Gewebshypoxie aus, die direkte Folge der Unterbrechung der Blutzufuhr ist.

In Mikroarray-Untersuchungen werden die Signalintensitäten gefiltert und normalisiert, bevor die eigentliche Analyse der Daten durchgeführt wird. Filter- und Normalisierungsmethoden können die nachfolgende Interpretation der Daten beeinflussen.

Ein großes Problem von DNA-Mikroarray-Studien ist die fehlende Vergleichbarkeit. Es wurden daher Standards formuliert, um die Vergleichbarkeit von Studien zu verbessern (Minimum Information about a Microarray Experiment, MIAME). Viele wissenschaftliche Zeitschriften publizieren nur noch solche Studien, in denen die Standards eingehalten werden (Brazma et al. 2001). Expressionsprofile, die in der GEO-Datenbank (GEO: Gene Expression Omnibus) des NCBI niedergelegt werden, müssen den MIAME-Kriterien entsprechen. Vergleichbare Standards wurden auch für Proteom-Analysen formuliert (Minimum Information about a Proteomics Experiment, MIAPE) (Taylor et al. 2007).

Grundsätzlich kann man zwei Fragestellungen unterscheiden, unter denen komplexe Datensätze ausgewertet werden können:

- Zum einen kann man daran interessiert sein, ob die Daten klinische Aussagen zur Klassifikation von Tumoren zulassen. In diesem Fall ist man primär nicht an der Funktion der RNAs oder der kodierten Proteine interessiert. Hier stehen die Analyse des gesamten Transkriptoms und die Korrelation mit Tumorstadien, Prognose oder Therapieempfindlichkeit im Vordergrund.
- Zum anderen kann nach der Funktion der Transkripte oder der kodierten Proteine gefragt werden. Hier dient die Transkriptomanalyse vor allem dazu, neue Proteine oder Signalwege zu finden, die in den betreffenden Tumoren eine Rolle spielen.

3.3.1 Klassifikation von Tumoren

Die Analyse des Transkriptoms (und [Phospho-] Proteoms) der Tumoren von Patienten kann unterschiedlichen Zielen dienen:

- Man kann Tumoren mit Normalgewebe oder verschiedene Tumorstadien untereinander vergleichen, um Signale zu finden, die die verschiedenen Klassen unterscheiden.
- Man kann auch versuchen, Untergruppen von Tumoren zu differenzieren, die mit bisherigen Methoden nicht unterscheidbar waren. Zur Klassifizierung können einzelne Transkripte ([Phospho-]Proteine) oder Expressionsmuster herangezogen werden. Expressionsmuster wurden auch mit der Prognose der Patienten und der Chemotherapieempfindlichkeit der Tumoren korreliert.

Datensätze können auf verschiedene Weise zur Klassifikation von Tumoren beitragen:

- Die Datensätze können zunächst ohne Kenntnis der Diagnosen geordnet werden (nicht supervidiert). Anschließend wird überprüft, ob die gruppierten Daten die klinische Situation widerspiegeln, und ob eventuell auf Basis der zusätzlichen Informationen neue, klinisch relevante Gruppen von Patienten unterschieden werden können.

- Die andere Strategie geht von etablierten Diagnosen aus (supervidiert). In diesem Fall werden diejenigen Transkripte gesucht, die eine optimale Unterscheidung der verschiedenen Diagnosegruppen erlauben und zukünftig in anderen Patientengruppen für diesen Zweck eingesetzt werden können. Für Therapieentscheidungen wird zunehmend danach gefragt, ob RNAs oder die kodierten Proteine bestimmten biochemischen Pfaden zugeordnet werden können.

Ansätze zur Interpretation von Datensätzen. Hierbei muss unterschieden werden, ob Datensätze z. B. von verschiedenen Tumoren verglichen werden sollen, oder ob Ordnungsprinzipien innerhalb eines einzelnen Datensatzes, etwa des Transkriptoms eines Tumors, gesucht werden. Beim Vergleich verschiedener Tumoren muss man nicht-supervidierte von supervidierten Ansätzen unterscheiden:

- In **nicht-supervidierten** Ansätzen wird versucht, die Daten aus verschiedenen Tumoren unabhängig von der Kenntnis klinischer Daten zu klassifizieren. Dies geschieht über eine sogenannte **Cluster-Analyse**; man sagt auch, die experimentellen Daten werden „geclustert". Ganz allgemein dient die Cluster-Analyse dem Ziel, eine Menge an Items – im Fall der Transkriptionsanalyse von RNAs – so zu unterteilen, dass ähnliche Items in dasselbe Cluster fallen, während unähnliche Items in andere Cluster fallen (D'Haeseleer 2005). Eine häufig angewandte Methode ist die hierarchische Cluster-Methode, deren Prinzip in Abb. 3.**32b** anhand von zwei Datensätzen gezeigt wird. Die Farbskalen auf Ordinate und Abszisse beziehen sich auf die Stärke der Expression in den beiden Experimenten (rot: starke Expression; grün: keine bzw. schwache Expression), die Punkte im Diagramm beschreiben die Stärke der Expression in Experiment 1 und Experiment 2. Die Punkte mit dem geringsten Abstand zueinander werden zunächst zusammengefasst, im nächsten Schritt werden die Untergruppen mit dem geringsten Abstand zusammengefasst usw. Die Hierarchie der Untergruppen wird in Form eines sogenannten **Dendrogramms** dargestellt (Abb. 3.**32b** rechts). Zwei gebräuchliche Methoden, den Abstand zwischen Punkten bzw. Gruppen zu messen, sind die Euklidische Distanz und der Korrelationskoeffizient nach Pearson. In die Euklidische Distanz gehen quantitative Unterschiede in der Expressionsstärke ein, in den Korrelationskoeffizienten nicht. Die ver-

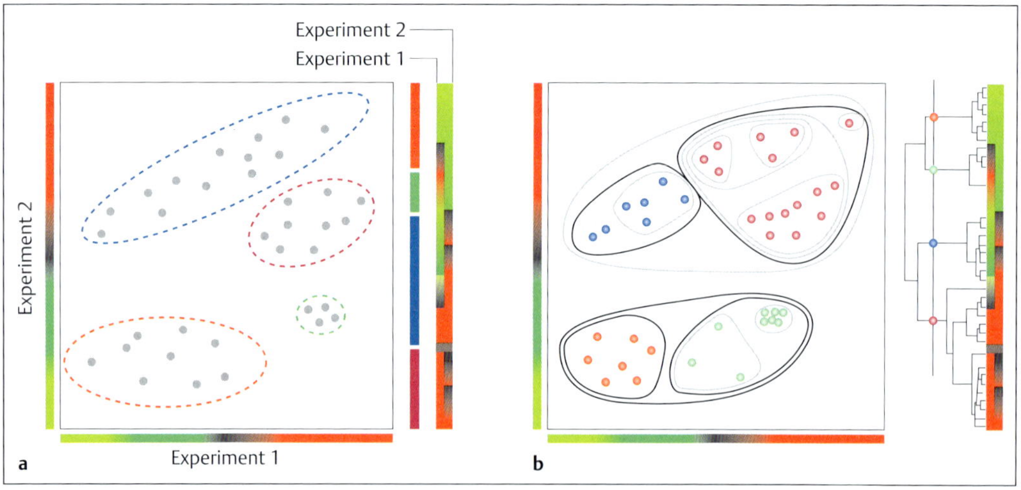

Abb. 3.**32** Beispiel einer einfachen Cluster-Analyse mit 40 Genen, deren Transkripte unter zwei unterschiedlichen Bedingungen gemessen wurden.
a Der Datensatz enthält vier Cluster verschiedener Größe, Form und Zahl an Genen. **a** links: Jeder Punkt repräsentiert die Expressionswerte eines Gens unter zwei verschiedenen experimentellen Bedingungen. Den Clustern wurde die Euklidische Distanz zugrunde gelegt, die dem Abstand gerader Verbindungslinien zwischen den Punkten entspricht. **a** rechts: Der rechte Balken zeigt die Standarddarstellung der Daten in roten und grünen Farben. Der linke Balken stellt die Zuordnung der Gene zu den gefundenen Clustern farbig dar.
b Hierarchisches Clustering. Die Farbe der Punkte zeigt vier verschiedene Cluster an. Auf der linken Seite sind einige Super- und Subcluster eingekreist, in der rechten, in der Literatur üblichen Dendrogramm-Darstellung sind die vier Cluster durch farbige Punkte markiert (D'Haeseleer 2005).

schiedenen Ansätze zum hierarchischen Clustern unterscheiden sich vor allem hinsichtlich der Art, wie die Abstände zueinander in Beziehung gesetzt werden (Kopplungsfunktion). Neben dem hierarchischen Clustering werden auch Methoden der Partitionierung angewandt, in denen die Cluster nicht in eine hierarchische Beziehung zueinander gesetzt werden (Abb. 3.**32a**) (D'Haeseleer 2005).

- Im Rahmen eines **supervidierten Ansatzes** sucht man nach Klassifikationsmerkmalen (engl. classifiers), die klinische Vorhersagen wie z. B. Therapieantwort oder Prognose erlauben (Abb. 3.**33**). Es werden Expressionsmuster gesucht, die ein-

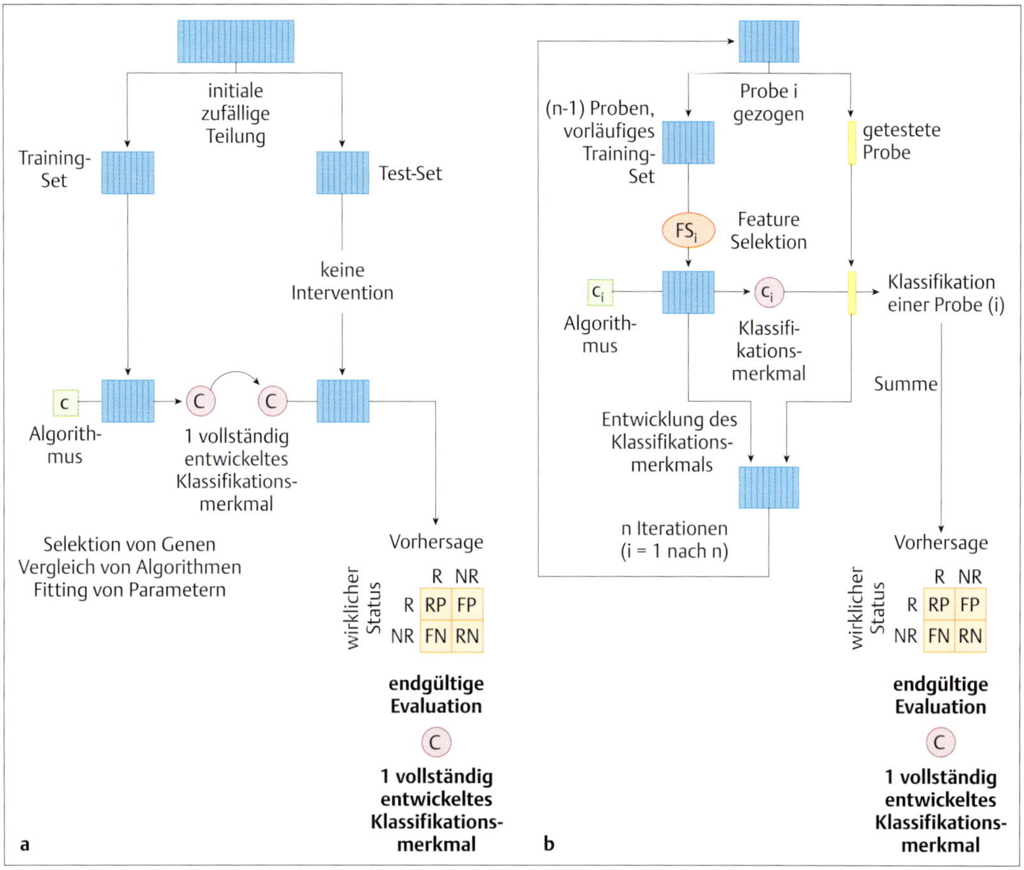

Abb. 3.**33** Entwicklung und Validierung von Klassifikationsmerkmalen. Das Klassifikationsmerkmal betrifft ein Ergebnis mit zwei Alternativen (z. B. Ansprechen oder Nichtansprechen auf eine Therapie). Das Endergebnis besteht aus zwei Teilen – einer Kontingenztabelle mit den Ergebnissen der Validation und dem endgültig parametrisierten Klassifikationsmerkmal, das für die zukünftige Prädiktion eingesetzt werden soll. Im Falle von Expressionsarrays ist das Klassifikationsmerkmal ein Expressionsmuster. **a** Verfahren der geteilten Probe. Der Datensatz wird zufällig in ein Training- und ein Test-Set geteilt. Das Klassifikationsmerkmal wird im Training-Set entwickelt. Wenn das Klassifikationsmerkmal vollständig spezifiziert ist, wird die Validität im Test-Set überprüft. Wichtig ist, dass Training-Set und Validations-Set völlig unabhängig voneinander gehandhabt werden. **b** Leave-one-out-Kreuzvalidierungsverfahren. Aus dem initialen Datensatz mit n Proben wird eine Probe gezogen, sodass ein Training-Set mit (n-1) Proben und eine Test-Probe resultieren. Im Training-Set werden Gene selektiert, die das Ergebnis am besten treffen (FS: Feature Selektion). Die Expressionswerte dieser selektierten Gene werden für die Parametrisierung des Klassifikationsalgorithmus verwendet (c im Quadrat: Klassifikationsalgorithmus vor der Parametrisierung; c im Kreis: parametrisiertes Klassifikationsmerkmal). Das parametrisierte Klassifikationsmerkmal wird dann dazu benutzt, die zuvor gezogene Probe als ja oder nein (z. B. Ansprechen oder Nichtansprechen auf eine Therapie) zu klassifizieren. Diese Schritte werden n-mal iteriert, bis jede Probe einmal gezogen und getestet wurde. Das Subskript i zeigt an, dass die selektierten Gene (Feature Selektion, Fs_i) oder die Parameter des Klassifikationsmerkmals (C_i) bei jeder Iteration der Kreuzvalidierung verschieden sind (R: richtig; NR: nicht richtig; RP: richtig positiv; FP: falsch positiv; FN: falsch negativ; RN: richtig negativ) (Quelle: Dupuy u. Simon 2007).

zelne Patientengruppen am besten voneinander unterscheiden. Es gibt verschiedene Algorithmen, mit deren Hilfe optimale gruppenspezifische Expressionsmuster gefunden werden können. Die klassifizierenden Expressionsmuster werden in einer Untergruppe der Patientengruppe (Training-Set) entwickelt, und dann im anderen Teil der Patientengruppe validiert (Test-Set). Zentrale Bedingung eines supervidierten Ansatzes ist es, dass die Patienten im Training- und Test-Set verschieden sind. Diese Forderung kann am einfachsten dadurch erfüllt werden, dass die Patientengruppen nach Zufallsprinzipien in einen Training-Set und in einen Test-Set geteilt werden (engl. split-sample procedure). Der Test-Set kann auch über einen iterativen Ansatz schrittweise aus einer Patientengruppe gezogen werden (engl. leave-one-out cross-validation procedure).

Um optimale gruppenspezifische Expressionsmuster zu finden, kommen verschiedene Algorithmen in Betracht (z. B. Entscheidungsbäume und neuronale Netzwerke). Die Validität des supervidierten Ansatzes hängt entscheidend von der Genauigkeit und Zuverlässigkeit der klinischen Daten ab, die der Einteilung der Patientengruppen zugrunde gelegt werden (Dupuy u. Simon 2007; Quackenbush 2006).

3.3.2 Signaturen und Pathways

Die bisher beschriebenen Ansätze zur Entwicklung und Analyse diagnostisch oder prognostisch relevanter Expressionsmuster sind rein deskriptiv und basieren nicht auf Vorabinformationen. Transkriptomische und proteomische Daten werden aber auch eingesetzt, um sogenannte Signaturen zu finden, die auf funktionellen Zusammenhängen beruhen. Das Auffinden von Signaturen dient folgenden Zielen:

- Die Schärfe der Unterscheidung verschiedener Patientengruppe wird erhöht.
- Signaturen können auf aktive biochemische Pfade hinweisen.
- Signaturen können therapeutische Entscheidungen beeinflussen.
- Signaturen können helfen, die Ursachen von Tumorentstehung und Tumorprogression zu identifizieren.

Verschiedene Datenbanken enthalten umfangreiche Informationen zu biologischen Pfaden. Hierbei kann es sich beispielsweise um metabolische Pfade, biosynthetische Wege oder intrazelluläre Signalwege zur Verarbeitung extrazellulärer Signale handeln. Es gibt verschiedene öffentliche und private Ressourcen mit einer Vielzahl grafisch dargestellter Wege (z. B. KEGG, Kyoto Encyclopedia of Genes and Genomes: www.genome.jp/kegg; BioCarta: www.biocarta.com). Für die Darstellung und Auswertung von Daten aus Expressionsarrays sind GenMAPP (Gene Microarray Pathway Profiler: www.genmapp.org; Salomonis et al. 2007) und GSEA (Gene Set Enrichment Analysis: www.broad.mit.edu/gsea; Subramanian et al. 2005) besonders geeignet.

Signaturen können auch experimentell ermittelt werden, bevor sie dann in den Tumoren von Patienten analysiert werden. So können in kultivierten Zellen Expressionsmuster durch extrazelluläre Signale, mutierte Gene oder pharmakologische Wirkstoffe induziert werden. Wenn ähnliche Profile in Patiententumoren gefunden werden, kann unter gewissen Umständen auf die molekulare Basis der Profile geschlossen werden. Die Expressionsmuster von Zelllinien sind allerdings mit den Expressionsmustern solider Tumoren nur eingeschränkt vergleichbar. Man hat daher Expressionsmuster in Tumoren aus Mäusen untersucht, die auf dem Boden definierter genetischer Veränderungen entstanden waren. In menschlichen Tumoren gingen ähnliche Expressionsmuster mit vergleichbaren genetischen Veränderungen einher (Sweet-Cordero et al. 2005). Über Ansätze der Chromatin-Immunpräzipitation (ChIP) wurden den Bindungsstellen von Transkriptionsfaktoren die entsprechenden Gene zugeordnet (http://mapper.chip.org). Wenn oft auch nicht bewiesen werden kann, dass die Bindung der Faktoren an cis-regulatorische Elemente mit einer tatsächlichen Regulation der Gene in vivo übereinstimmt, so lassen Expressionsmuster doch gewisse Rückschlüsse auf transkriptionelle Netzwerke zu (Rhodes u. Chinnaiyan 2005).

Oft ist man an der Aktivität eines bestimmten Pfades in verschiedenen Tumoren interessiert oder man möchte wissen, wie sich ein bestimmtes Protein, die kodierende mRNA oder miRNAs auf Pfade in verschiedenen Tumoren auswirken können. In diesen Fällen ist die Durchführung der betreffenden Expressionsanalysen nicht unbedingt notwendig. In Datenbanken sind inzwischen Tausende von **Transkriptomprofilen** aus Tumoren und Zelllinien abrufbar (z. B. www.oncomine.org; www.ncbi.nlm.nih.gov/geo).

3.3.3 caCORE – übergreifende Infrastruktur für Onkoinformatik

Über methodische Ansätze der Systembiologie werden auf verschiedenen Ebenen vom Genom bis zum Metabolom und zu posttranslationalen Modifikationen große Datenmengen generiert, die teilweise in öffentlichen Datenbanken zugänglich sind. Um diese Daten zu integrieren, ist eine bioinformatische Infrastruktur erforderlich, die die Strukturierung, Verknüpfung und Interpretation der Daten erlaubt. Typische Fragen sind beispielsweise, ob Expressionsmuster mit der Prognose der Patienten korrelieren oder ob ein Verlust der Heterozygotie an bestimmten Genorten Rückschlüsse zur Wirksamkeit oder Unwirksamkeit von Medikamenten erlaubt. Das NCICB (National Cancer Institute Center for Bioinformatics) der USA hat mit dem caCORE (Cancer common ontologic Representation Environment) eine solche Architektur entwickelt. Wichtige Komponenten dieser Umgebung sind ein Kit für Software-Entwicklung und ein Werkzeug für die semantische Integration. Um die eigentlichen Daten geordnet sowie mit standardisiertem Vokabular und semantischen Metadaten versehen zu speichern, wurde der eigentliche Kern dieser Plattform – Primary Technology Stack – geschaffen, der u. a. die objektbasierten Datenbanken stellt. In Ergänzung stehen für Entwickler auf dieser Plattform Absicherungsstrategien zur Verfügung, um z. B. Schnittstellen für Nutzer zu schaffen. Ein Kit zur Entwicklung der Software ist unter http://ncicb.nci.nih.gov/infrastructure/cacoresdk abrufbar (Komatsoulis et al. 2008).

Literatur

Baker SJ, Markowitz S, Fearon ER et al. Suppression of human colorectal carcinoma cell growth by wild-type p53. Science 1990; 249: 912–915

Bester AC, Schwartz M, Schmidt M et al. Fragile sites are preferential targets for integrations of MLV vectors in gene therapy. Gene Ther 2006; 13: 1057–1059

Botstein D, Risch N. Discovering genotypes underlying human phenotypes: past successes for mendelian disease, future approaches for complex disease. Nat Genet 2003; 33 (Suppl): 228–237

Brazma A, Hingamp P, Quackenbush J et al. Minimum information about a microarray experiment (MIAME)-toward standards for microarray data. Nat Genet 2001; 29: 365–371

Capecchi MR. The new mouse genetics: altering the genome by gene targeting. Trends Genet 1989; 5: 70–76

Carter NP. Methods and strategies for analyzing copy number variation using DNA microarrays. Nat Genet 2007; 39: S16–21

Cooper GM. Oncogenes. Boston: Jones and Bartlett; 1990

Costello JF, Fruhwald MC, Smiraglia DJ et al. Aberrant CpG-island methylation has non-random and tumour-type-specific patterns. Nat Genet 2000; 24: 132–138

Cox J, Mann M. Is proteomics the new genomics? Cell 2007; 130: 395–398

de Hoog CL, Mann M. Proteomics. Annu Rev Genomics Hum Genet 2004; 5: 267–293

D'Haeseleer P. How does gene expression clustering work? Nat Biotechnol 2005; 23: 1499–1501

Dib C, Faure S, Fizames C et al. A comprehensive genetic map of the human genome based on 5,264 microsatellites. Nature 1996; 380: 152–154

Dorsett Y, Tuschl T. siRNAs: applications in functional genomics and potential as therapeutics. Nat Rev Drug Discov 2004; 3: 318–329

Duesberg PH, Vogt PK. Differences between the ribonucleic acids of transforming and nontransforming avian tumor viruses. Proc Natl Acad Sci USA 1970; 67: 1673–1680

Dupuy A, Simon RM. Critical review of published microarray studies for cancer outcome and guidelines on statistical analysis and reporting. J Natl Cancer Inst 2007; 99: 147–157

Dutt A, Beroukhim R. Single nucleotide polymorphism array analysis of cancer. Curr Opin Oncol 2007; 19: 43–49

Eisenstein M. Microarrays: quality control. Nature 2006; 442: 1067–1070

Fan JB, Chee MS, Gunderson KL. Highly parallel genomic assays. Nat Rev Genet 2006; 7: 632–644

Folkman J, Watson K, Ingber D et al. Induction of angiogenesis during the transition from hyperplasia to neoplasia. Nature 1989; 339: 58–61

Frazer KA, Ballinger DG, Cox DR et al. A second generation human haplotype map of over 3.1 million SNPs. Nature 2007; 449: 851–861

Frese KK, Tuveson DA. Maximizing mouse cancer models. Nat Rev Cancer 2007; 7: 645–658

Frommer M, McDonald LE, Millar DS, et al. A genomic sequencing protocol that yields a positive display of 5-methylcytosine residues in individual DNA strands. Proc Natl Acad Sci USA 1992; 89: 1827–1831

Greenman C, Stephens P, Smith R et al. Patterns of somatic mutation in human cancer genomes. Nature 2007; 446: 153–158

Hanahan D. Heritable formation of pancreatic beta-cell tumours in transgenic mice expressing recombinant insulin/simian virus 40 oncogenes. Nature 1985; 315: 115–122

Herman JG, Graff JR, Myohanen S, Nelkin BD, Baylin SB. Methylation-specific PCR: a novel PCR assay for methylation status of CpG islands. Proc Natl Acad Sci USA 1996; 93: 9821–9826

Huang TH, Perry MR, Laux DE. Methylation profiling of CpG islands in human breast cancer cells. Hum Mol Genet 1999; 8: 459–470

Jones S, Zhang X, Parsons DW et al. Core signaling pathways in human pancreatic cancers revealed by global genomic analyses. Science 2008; 321: 1801–1806

Kallioniemi A, Kallioniemi OP, Sudar D et al. Comparative genomic hybridization for molecular cytogenetic analysis of solid tumors. Science 1992; 258: 818–821
Kim TH, Ren B. Genome-wide analysis of protein-DNA interactions. Annu Rev Genomics Hum Genet 2006; 7: 81–102
Kingsmore SF. Multiplexed protein measurement: technologies and applications of protein and antibody arrays. Nat Rev Drug Discov 2006; 5: 310–320
Komatsoulis GA, Warzel DB, Hartel FW et al. caCORE version 3: Implementation of a model driven, service-oriented architecture for semantic interoperability. J Biomed Inform 2008; 41: 106–123
Krontiris TG, Cooper GM. Transforming activity of human tumor DNAs. Proc Natl Acad Sci USA 1981; 78: 1181–1184
Lin J, Gan CM, Zhang X et al. A multidimensional analysis of genes mutated in breast and colorectal cancers. Genome Res 2007; 17: 1304–1318
Lobe CG, Nagy A. Conditional genome alteration in mice. Bioessays 1998; 20: 200–208
Machida K, Mayer BJ, Nollau P. Profiling the global tyrosine phosphorylation state. Mol Cell Proteomics 2003; 2: 215–233
Mansour SL, Thomas KR, Capecchi MR. Disruption of the proto-oncogene int-2 in mouse embryo-derived stem cells: a general strategy for targeting mutations to non-selectable genes. Nature 1988; 336: 348–352
Mardis ER. The impact of next-generation sequencing technology on genetics. Trends Genet 2008; 24: 133–141
Murken M, Grimm T, Holinski-Feder E. Taschenlehrbuch Humangenetik. Stuttgart, New York: Thieme; 2006
Parsons DW, Jones S, Zhang X et al. An integrated genomic analysis of human glioblastoma multiforme. Science 2008; 321: 1807–1812
Peeper D, Berns A. Cross-species oncogenomics in cancer gene identification. Cell 2006; 125: 1230–1233
Pinkel D, Albertson DG. Array comparative genomic hybridization and its applications in cancer. Nat Genet 2005; 37 (Suppl): S11–17
Pop M, Salzberg SL. Bioinformatics challenges of new sequencing technology. Trends Genet 2008; 24: 142–149
Quackenbush J. Microarray analysis and tumor classification. N Engl J Med 2006; 354: 2463–2472
Rhodes DR, Chinnaiyan AM. Integrative analysis of the cancer transcriptome. Nat Genet 2005; 37 (Suppl): S31–37
Risch NJ. Searching for genetic determinants in the new millennium. Nature 2000; 405: 847–856
Root DE, Hacohen N, Hahn WC et al. Genome-scale loss-of-function screening with a lentiviral RNAi library. Nat Methods 2006; 3: 715–719
Saez E, No D, West A et al. Inducible gene expression in mammalian cells and transgenic mice. Curr Opin Biotechnol 1997; 8: 608–616
Salomonis N, Hanspers K, Zambon AC et al. GenMAPP 2: new features and resources for pathway analysis. BMC Bioinformatics 2007; 8: 217
Sharpless NE, Depinho RA. The mighty mouse: genetically engineered mouse models in cancer drug development. Nat Rev Drug Discov 2006; 5: 741–754
Sjoblom T, Jones S, Wood LD et al. The consensus coding sequences of human breast and colorectal cancers. Science 2006; 314: 268–274
Speicher MR, Carter NP. The new cytogenetics: blurring the boundaries with molecular biology. Nat Rev Genet 2005; 6: 782–792
Stanbridge EJ. Human tumor suppressor genes. Annu Rev Genet 1990; 24: 615–657
Strachan T, Read A. Molekulare Humangenetik. München: Elsevier – Spektrum Akademischer Verlag; 2005
Stranger BE, Forrest MS, Dunning M et al. Relative impact of nucleotide and copy number variation on gene expression phenotypes. Science 2007; 315: 848–853
Subramanian A, Tamayo P, Mootha VK et al. Gene set enrichment analysis: a knowledge-based approach for interpreting genome-wide expression profiles. Proc Natl Acad Sci USA 2005; 102: 15545–15550
Sweet-Cordero A, Mukherjee S, Subramanian A et al. An oncogenic KRAS2 expression signature identified by cross-species gene-expression analysis. Nat Genet 2005; 37: 48–55
Talmadge JE, Singh RK, Fidler IJ et al. Murine models to evaluate novel and conventional therapeutic strategies for cancer. Am J Pathol 2007; 170: 793–804
Taylor CF, Paton NW, Lilley KS et al. The minimum information about a proteomics experiment (MIAPE). Nat Biotechnol 2007; 25: 887–893
Theodorou V, Kimm MA, Boer M et al. MMTV insertional mutagenesis identifies genes, gene families and pathways involved in mammary cancer. Nat Genet 2007; 39: 759–769
Uren AG, Kool J, Berns A, van Lohuizen M. Retroviral insertional mutagenesis: past, present and future. Oncogene 2005; 24: 7656–7672
Vogelstein B, Fearon ER, Kern SE et al. Allelotype of colorectal carcinomas. Science 1989; 244: 207–211
Wang DG, Fan JB, Siao CJ et al. Large-scale identification, mapping, and genotyping of single-nucleotide polymorphisms in the human genome. Science 1998; 280: 1077–1082
Weber M, Davies JJ, Wittig D et al. Chromosome-wide and promoter-specific analyses identify sites of differential DNA methylation in normal and transformed human cells. Nat Genet 2005; 37: 853–862
Weiss SR, Varmus HE, Bishop JM. The size and genetic composition of virus-specific RNAs in the cytoplasm of cells producing avian sarcoma-leukosis viruses. Cell 1977; 12: 983–992
Wood LD, Parsons DW, Jones S et al. The genomic landscapes of human breast and colorectal cancers. Science 2007; 318: 1108–1113

4 Ursachen der Tumorentstehung

Zusammenfassung

Wer nach den Ursachen von Krebs fragt, muss zuerst nach den Ursachen von Mutationen fragen, die Krebs verursachen:

- Viele Mutationen entstehen spontan, d. h. eine äußere Ursache ist nicht ersichtlich. Spontane Veränderungen der DNA können auf Fehler der DNA-Polymerasen oder auf den Verlust von DNA-Basen zurückzuführen sein.
- Die DNA kann auch durch Sauerstoffradikale geschädigt werden, die unter physiologischen Bedingungen in der Zelle entstehen.
- Chemische und physikalische Karzinogene sind wichtige und häufig auch vermeidbare äußere Ursachen von Krebs. Die aus epidemiologischer Sicht bedeutendsten chemischen Karzinogene sind Bestandteile des Tabakrauchs. UV-Strahlung ist das wichtigste physikalische Karzinogen.
- Biologische Karzinogene spielen weltweit eine bedeutende Rolle. Bestimmte Stämme von Polyomaviren können Zervixkarzinome und andere anogenitale Tumoren verursachen. Die Immunisierung gegen diese Stämme ist das erste Beispiel für eine erfolgreiche Impfung gegen eine häufig vorkommende Krebsart.

4.1 Genetische Theorie der Tumorentstehung

Verschiedene Befunde sprechen dafür, dass Tumoren durch genetische Veränderungen entstehen:

- Tumoren wachsen in der Regel klonal, d. h. sie entstehen aus einer einzelnen maligne entarteten Zelle. Dies bedeutet, dass die Eigenschaften der Malignität von der Mutter- auf die Tochterzellen vererbt werden und somit genetisch oder epigenetisch fixiert sein müssen. Bereits 1908 erkannte der Würzburger Biologe Theodor Boveri, dass sich die mikroskopisch sichtbaren Chromosomen in soliden Tumoren und Normalgewebe unterscheiden. Auch der regelmäßige Nachweis bestimmter Chromosomenveränderungen wie z. B. der Austausch von Chromosomenabschnitten bei Leukämien spricht dafür, dass Veränderungen auf DNA-Ebene für das Tumorwachstum verantwortlich sind.
- Weiterhin besteht eine enge Korrelation zwischen der Wirkung karzinogener Umwelteinflüsse – wie z. B. Strahlung oder chemischer Substanzen – und deren mutagener Wirkung auf die DNA.

Der Beweis, dass Veränderungen der DNA ursächlich an der Entstehung des malignen Phänotyps beteiligt sind, wurde durch Übertragung von isolierter DNA in kultivierte Zellen erbracht (Shih et al. 1981) (siehe Kap. 3, Abb. 3.4). Als Empfängerzellen dienten Fibroblasten der NIH3T3-Zelllinie der Maus, die bereits einige Eigenschaften transformierter Zellen besitzen (z. B. fehlende Alterung in der Zellkultur), allerdings abhängig von einem festen Untergrund (Substrat) und kontaktinhibiert wachsen. Nach Transfer der DNA aus menschlichen Tumorzellen wie z. B. aus Kolonkarzinomen in die Empfängerfibroblasten verloren einige Klone die Kontaktinhibition und wuchsen substratunabhängig in weichem Agar; Kontroll-DNA aus Normalzellen übte einen solchen transformierenden Effekt mit deutlich geringerer Häufigkeit aus. Der Verlust der Kontaktinhibition und das substratunabhängige Wachstum werden in der Zellkultur als Zeichen der Transformation von Fibroblasten und Epithelzellen gewertet.

> Die Ursache für den Übergang von einer Normal- in eine Tumorzelle sind unphysiologische und ungerichtete Veränderungen der DNA, die als **Mutationen** (lat. mutatio: Veränderung) bezeichnet werden. Eine Mutation ist eine dauerhafte Veränderung der Nukleotidsequenz, -reihenfolge oder -zusammensetzung der DNA.

Mutationen können zum kompletten Verlust, zur Veränderung der Aktivität oder Menge eines Proteins in der Zelle führen.

Mutationen können auch microRNAs aktivieren oder inaktivieren; allerdings wurde bisher keine DNA-Mutation gefunden, die zu einer mutierten ribosomalen RNA oder mutierten transfer-RNA führt und kausal an der Tumorentstehung beteiligt ist.

Die Charakterisierung von Mutationen hat entscheidend zum Verständnis der Ursachen menschlicher Tumoren beigetragen. Um die Entstehung spezifischer genetischer Veränderungen in Tumorgenen zu verstehen, sollen hier zunächst die allgemeinen Ursachen für Veränderungen der DNA bzw. der DNA-Sequenz und die daraus resultierenden funktionellen Konsequenzen dargestellt werden.

4.1.1 Normale Mutationsraten der DNA

Die DNA ist in vivo durch eine außerordentliche Konstanz der Basenzusammensetzung gekennzeichnet. Für den Austausch einzelner Basen liegt die Fehlerrate bei nur einem Basenaustausch pro 10^9 Basen pro Zellgeneration. Dies bedeutet, dass in einem mittelgroßen Protein von 400 Aminosäuren ohne Selektionsdruck durch Zufall alle 200 000 Jahre eine Aminosäure ausgetauscht wird. Unter rein thermodynamischen Gesichtspunkten würde man aufgrund spontaner, durch zufällige Kollisionen mit gelösten Molekülen bedingter Reaktionen strukturelle Veränderungen erheblich häufiger erwarten. Die außergewöhnliche Konstanz der DNA-Sequenz beruht darauf, dass fast alle Mutationen schnell und effektiv repariert werden können. Die hohe Effektivität der Reparatur wird durch die Komplementarität der Einzelstränge ermöglicht. Modifizierte Basen eines DNA-Strangs können ohne Informationsverlust entfernt werden, da der komplementäre DNA-Strang die erforderliche Information zum Einbau der korrekten Basen in den geschädigten Strang speichert. Aufgrund dieser hohen Konservierung der DNA-Sequenz wurde bezweifelt, dass Krebs alleine durch Akkumulation zufälliger somatischer Mutationen erklärt werden kann. Es wurde postuliert, dass primär Mechanismen ausgeschaltet werden müssen, die die Konstanz der DNA-Zusammensetzung garantieren.

4.1.2 Mutationsformen

Mutationen können nach verschiedenen Kriterien eingeteilt werden (Tab. 4.1). Hinsichtlich Ausmaß und Ort unterscheidet man

- Genommutationen (Veränderung der Chromosomenzahl),
- Chromosomenmutationen (Veränderung der Chromosomenstruktur),
- Mutationen in repetitiven DNA-Sequenzen,
- Gen- oder Sequenzmutationen.

Tabelle 4.**1** Kriterien zur Einteilung von Mutationen.

Kriterium	Beispiel
Ursache	endogen (intrazellulär), exogen (extrazellulär) spontan (DNA), induziert (außerhalb DNA)
Vererbbarkeit	Keimbahn, vererbt, somatisch
Ebene	DNA, Protein
Ausmaß der Sequenzveränderung	Genom, Chromosom, DNA-Sequenz
Art des Basenaustauschs	Transition (Purin-Purin oder Pyrimidin-Pyrimidin), Transversion (Purin-Pyrimidin oder Pyrimidin-Purin)
betroffene Region	Gen, Promotor, Mikrosatellit u. a.
Art der Sequenzveränderung	Deletion, Inversion, Insertion, Translokation u. a.
chemische Reaktion	Apurinierung, Deaminierung, Doppelstrangbruch
Auswirkung im Phänotyp	neutral, silent (still), funktionell
Allel	heterozygot, "loss-of heterozygosity" (LOH)
Ausmaß der Ausprägung im Phäntotyp	dominant, rezessiv, gain of function (GOF), loss of function (LOF)
Ebene der Detektierbarkeit	mikroskopisch, molekular

Weiterhin ist grundsätzlich zu unterscheiden, ob die DNA-Veränderungen

- in Keimzellen und damit bereits in der befruchteten Eizelle (Zygote) vorhanden sind (**Keimbahnmutationen**),
- erst nach dem Zygotenstadium aufgetreten sind (**somatische Mutationen**).

Knapp 80 % der Tumorgene werden ausschließlich durch somatische Mutationen verändert, 10 % durch Keimbahnmutationen und 10 % sowohl durch Keimbahn- als auch somatische Mutationen.

Ferner können Mutationen nach ihren Auswirkungen auf die Expression eines Gens eingeteilt werden. Mutationen, die die Expression beeinflussen, liegen meist in regulatorischen Sequenzen, so z. B. in Promotorbereichen der Gene.

- Eine Mutation, die generell zu einem veränderten Expressionsmuster führt, heißt **neomorphe Mutation**.
- Die **hypomorphe Mutation** hemmt die Expression und senkt damit die Menge des Genprodukts.
- Die **hypermorphe Mutation** aktiviert die Expression und erhöht so die Menge des Genprodukts.

Schließlich ist die Auswirkung einer Mutation von Bedeutung. Sie kann

- zu einem **Funktionsgewinn** (engl. gain of function, GOF) oder
- zu einem **Funktionsverlust** (engl. loss of function, LOF) führen.

Eine neutrale Mutation ist phänotypisch nachweisbar, aber ohne funktionelle Konsequenz. Eine stille Mutation hat keine Auswirkung auf den Phänotyp.

Unter einer **Punktmutation** versteht man den Austausch einer Base gegen eine andere Base. Der Austausch eines Pyrimidin-Rests gegen einen anderen Pyrimidin-Rest oder eines Purin-Rests gegen einen anderen Purin-Rest wird als **Transition**, der Austausch eines Pyrimidin-Rests gegen einen Purin-Rest oder umgekehrt als **Transversion** bezeichnet. Den Verlust einer oder mehrerer Basen nennt man **Deletion**, den zusätzlichen Einbau **Insertion**. Unter einer **Duplikation** versteht man die Verdopplung eines Gens oder kodierender Sequenzen eines Gens. Bei einer **Amplifikation** sind multiple Kopien eines Gens hintereinander geschaltet.

Mutationen können auch ganze Chromosomen oder Abschnitte von Chromosomen betreffen. Chromosomen-Mutationen wurden bereits im vorherigen Kapitel erläutert.

4.2 Spontane Veränderungen der DNA

Für spontan auftretende Mutationen der DNA ist keine äußere Ursache bekannt. Ursachen der Mutation können in der DNA selbst liegen oder durch Produkte des Zellstoffwechsels induziert werden (Tab. 4.**2**).

4.2.1 Punktmutationen

Die DNA-Replikation erfolgt beim Menschen unter Mitwirkung eines Multi-Enzym-Komplexes, der verschiedene DNA-Polymerasen enthält. Die Polymerasen unterscheiden sich z. B. aufgrund unterschiedlicher Exonuklease-Aktivität bezüglich ihrer Fehlerrate voneinander. Die Fehlerraten (Anteil falsch eingebauter Basen) liegen je nach Polymerase zwischen 1:2000 und 1:10 000. Die Tetranukleotidsequenz TGGA ist in der Nähe von Punktmutationen überdurchschnittlich häufig vertreten. Man nimmt an, dass diese Sequenz die DNA-Polymerisierung durch die DNA-Polymerase α unterbricht und auf diese Weise Basenfehlpaarungen zustande kommen. Die häufigsten durch Polymerasefehler verursachten Punktmutationen sind G:C→A:T- und A:T→G:C-Transitionen sowie G:C→T:A-Transversionen (Greenblatt et al. 1994).

Wie aufgrund der Gesetze der Thermodynamik zu erwarten, ist die Struktur der DNA nicht stabil, sondern wird durch spontane Reaktionen permanent verändert. In jeder Zelle gehen laufend Purinbasen durch Spaltung der N-Glykosyl-Bindung an Desoxyribose verloren. Auf diese Weise entstehen

Tabelle 4.**2** Spontane Mutationen: Ursachen und potenziell betroffene Zellen.

Ausgehend von	Ursache	potenzielle Zielzellen
DNA	chemische Instabilität der DNA	alle
	Fehler bei der Replikation	teilungsfähige Zellen
	Fehler bei der Chromosomensegregation	teilungsfähige Zellen
	Fehler bei somatischer Rekombination	B- und T-Lymphozyten
Zellstoffwechsel	Entzündung (Sauerstoffradikale)	Entzündungszellen
	Zellalterung (Sauerstoffradikale)	alternde Zellen

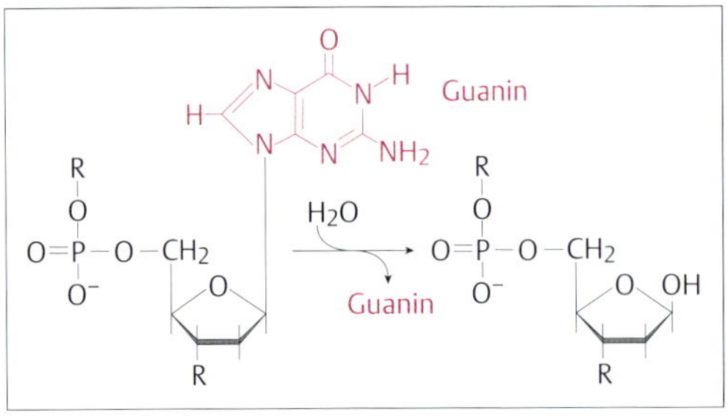

Abb. 4.1 Depurinierung durch spontane Hydrolyse. Die sogenannten „abasic sites“ werden durch Endonukleasen entfernt.

sogenannte „abasic sites“, die durch Endonukleasen abgespalten werden (Abb. 4.1). Unter Anwendung empfindlicher Sonden für die Aldehydgruppen von „abasic sites“ wurde deren Zahl auf 10 000 pro menschliche Zelle pro Tag veranschlagt (Schärer 2003). Etwa 500 Cytosinreste werden pro Tag und Genom durch spontane Deaminierung in Uracil umgewandelt. Unter normalen Bedingungen wird Uracil durch DNA-Glykosylasen entfernt. Dieser DNA-Reparaturmechanismus greift jedoch nicht, wenn Cytosin in methylierter Form vorliegt (5-Methyl-Cytosin). Durch Deaminierung von 5-Methyl-Cytosin entsteht Thymin, eine normale Base der DNA (Abb. 4.2). Im Genom von Eukaryonten kommt 5-Methyl-Cytosin hauptsächlich in CpG-Dinukleotiden vor. Wird 5-Methyl-Cytosin im sense-Strang durch Thymin ersetzt, resultiert eine C-T-Transition. Ist der Antisense-Strang betroffen, paart sich Thymin mit Adenin. Auf diese Weise ergibt sich eine G-A-Transition. C-T- und G-A-Transitionen in CpG-Dinukleotid-Sequenzen sind die häufigsten Punktmutationen, die in menschlichen Genen gefunden werden (Antonarakis et al. 2001).

Punktmutationen können in kodierenden und nicht kodierenden Sequenzabschnitten der DNA liegen.

Punktmutationen in kodierenden Sequenzen. Aufgrund der Degeneration des genetischen Codes kann der Basenaustausch ohne Veränderung der Aminosäuresequenz des kodierten Proteins geschehen (**Silent Mutation**), es kann ein Aminosäureaustausch resultieren (**Missense**) oder ein Stopp-Codon generiert werden (**Nonsense**) (Abb. 4.5). Ein Stopp-Codon bewirkt einen vorzeitigen Translationsstopp und so die Synthese eines unvollständigen (trunkierten) Proteins. Mutationen in Tumorsuppressorgenen sind häufig Frameshift-Mutationen, die dazu führen, dass die Translation der mRNA früher oder später in ein Stopp-Codon läuft und abbricht. Die funktionellen Auswirkungen eines Aminosäureaustauschs im kodierten Protein hängen von der Art und Lokalisation des Austauschs ab. Sind die Aminosäuren bezüglich ihrer chemischen Eigenschaften wie Hydrophobizität und Ladung ähnlich, spricht man von einem konservativen Austausch, im anderen Fall von einem nicht konservativen Austausch.

Punktmutationen außerhalb kodierender Sequenzen. Diese Mutationen können die Transkription, Struktur und Stabilität der mRNA sowie die Translation beeinflussen. Punktmutationen in der Promotorregion (z. B. der TATA-Box) oder in anderen regulatorischen Sequenzen haben in der Regel eine verminderte Transkriptionsrate zur Folge.

Punktmutationen können ferner mit mRNA-Spleißmechanismen interferieren (Abb. 4.3). Mutationen innerhalb und außerhalb von kodierenden Sequenzen der mRNA können Auswirkungen auf die Stabilität der RNA haben. Weiterhin kann die Translation durch Mutationen in Initiations- und Terminationscodons gestört werden.

4.2.2 Deletionen

Deletionen von wenigen Basen finden sich bevorzugt in repetitiven DNA-Sequenzen. Repetitive DNA-Sequenzen können tandemartig angeordnet sein, oder es handelt sich um eine einfache Wiederholung identischer Basen. Deletionen in tandemartigen repetitiven Sequenzen können auf den in Abb. 4.4 dargestellten Mechanismus zurückzuführen sein. Im Verlauf der DNA-Replikation liegt die DNA an der Replikationsgabel einzelsträngig vor. In dieser Situation können sich repetitive DNA-Sequenzen gegeneinander verschieben. Dadurch bildet sich eine einzelsträngige DNA-Schleife (**Loop**).

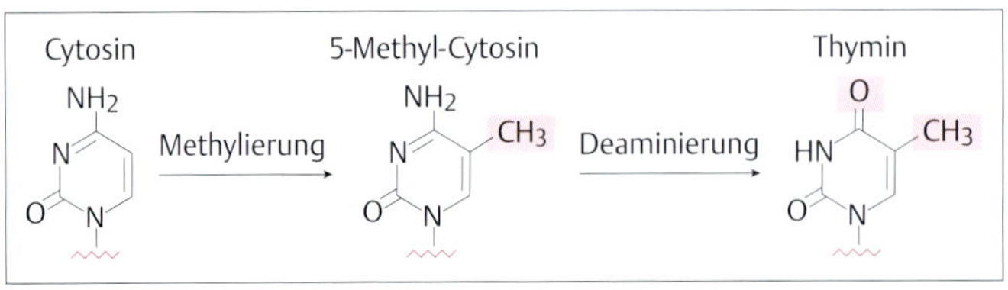

Abb. 4.2 Entstehung von Thymin durch Deaminierung von 5-Methyl-Cytosin. Da es sich bei Thymin um eine normale Base der DNA handelt, kann sie durch DNA-Reparaturenzyme nicht erkannt werden.

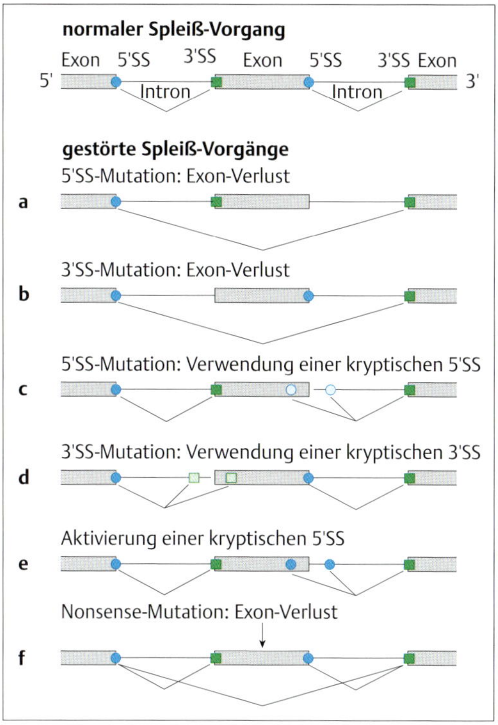

Abb. 4.**3** Gestörtes mRNA-Spleißen durch Punktmutationen in Spleißstellen (engl. splice sites, SS) und durch Verwendung oder Aktivierung kryptischer Spleißstellen. Mutationen in Donor (●)- oder Akzeptor (■)-Sequenzen haben einen Verlust von Exons (engl. exon skipping) (**A**, **B**) oder die Verwendung kryptischer Spleißstellen (**C**, **D**) zur Folge. Bei Verwendung kryptischer Spleißstellen (●, ■) resultiert ein Verlust oder Zugewinn kodierender Sequenzen. Durch Punktmutationen können auch neue Spleißstellen geschaffen werden (**E**). Bei einer Nonsense-Mutation in einer kodierenden Sequenz kann es ebenfalls zu einem Exonverlust kommen (**F**).

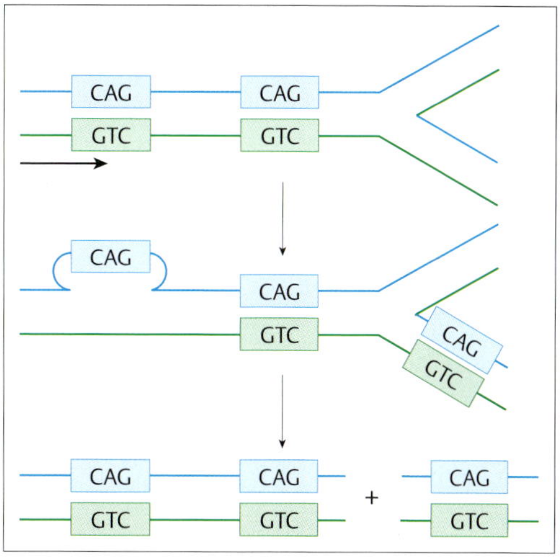

Abb. 4.**4** Modell zur Entstehung von Deletionen durch Verschiebung repetitiver DNA-Sequenzen während der DNA-Replikation. Da die DNA an der Replikationsgabel einzelsträngig vorliegt, wird eine Verschiebung repetitiver DNA-Sequenzen begünstigt. Im Beispiel verschiebt sich der grüne Strang nach rechts. Nach Exzision der DNA-Schleife (Loop) (Mitte) ist in einem der beiden neu synthetisierten DNA-Doppelstränge eine repetitive Einheit (Repeat) deletiert.

Werden die ungepaarten Basen durch DNA-Reparaturenzyme entfernt, ergibt sich in einem der beiden Doppelstränge eine Deletion. Folgen in der DNA identische Basen aufeinander, besteht ebenfalls die Gefahr, dass die komplementären DNA-Stränge gegeneinander verrutschen (**Slippage**). Dies kann neben Deletionen auch Insertionen zur Folge haben.

Eine Deletion von drei Basen führt zum Verlust einer Aminosäure im kodierten Protein. Werden in einer kodierenden Sequenz weniger oder mehr als drei bzw. dem Vielfachen von drei Basen deletiert, resultiert eine Verschiebung des Leserahmens (**Frameshift**), die in der Regel zu einem vorzeitigen Translationsstopp an einem durch die Rasterverschiebung generierten Stopp-Codon führt. In Abb. 4.**5** sind die Auswirkungen von DNA-Sequenzmutationen auf die Aminosäuresequenz und das kodierte Protein gezeigt.

Größere Deletionen können auf eine homologe ungleiche Rekombination oder eine illegitime Rekombination zurückzuführen sein. Unter homologer Rekombination versteht man die im Verlauf der Meiose auftretende Rekombination zwischen identischen oder sehr ähnlichen DNA-Sequenzen der beiden homologen Chromosomen. Beispiel für eine homologe Rekombination ist der Chromatid-Austausch im Verlauf der ersten meiotischen Zellteilung. Im Gegensatz dazu werden bei einer homologen ungleichen Rekombination homologe Sequenzen ausgetauscht, die nicht an gleicher Position auf korrespondierenden Allelen liegen. Bei solchen Sequenzen kann es sich um Genabschnitte handeln, die durch Duplikation entstanden sind und sich von der Ausgangssequenz nur geringfügig unterscheiden, oder aber um homologe repetitive DNA-Sequenzen wie z. B. *Alu*-Sequenzen. *Alu*-Elemente sind etwa 300 bp lang und bestehen aus zwei ähnlichen, 120–150 bp langen Abschnitten, die durch eine kurze A-reiche Region getrennt sind. Das menschliche Genom enthält etwa 10^6 *Alu*-Elemente.

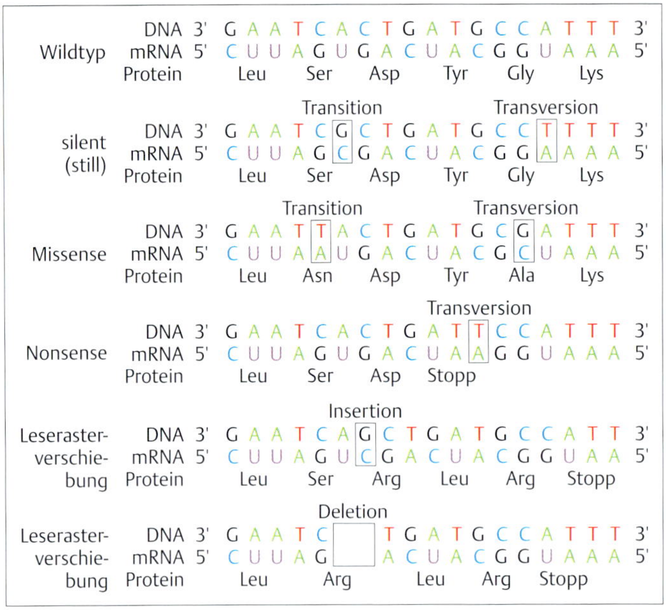

Abb. 4.**5** Auswirkungen von Sequenzmutationen auf die Aminosäuresequenz.

Ausführliche Übersichten über die Entstehung von Mutationen im menschlichen Genom finden sich bei Antonarakis et al. 2001 sowie Strachan u. Read 2005.

4.2.3 Mutagenese durch reaktive Sauerstoffspezies

Reaktive Sauerstoffspezies (Reactive Oxygen Species, ROS) umfassen verschiedene chemische Verbindungen wie Superoxid-Anionen ($\bullet O_2^-$), Hydroxyl-Radikale ($\bullet OH$) und Wasserstoffperoxid (H_2O_2). Einige dieser Verbindungen, so z.B. Superoxid- und Hydroxyl-Radikale, sind äußerst instabil, während andere wie Wasserstoffperoxid frei diffusibel und langlebiger sind. Reaktive Sauerstoffspezies können entweder innerhalb der Zelle gebildet werden oder von außerhalb auf die Zelle einwirken. Die aktuelle Konzentration reaktiver Sauerstoffspezies in der Zelle hängt von der endogenen Synthese bzw. der exogenen Zufuhr einerseits und von der Eliminierung der Verbindungen andererseits ab. Eine erhöhte Konzentration reaktiver Sauerstoffspezies in der Zelle wird als **oxidativer Stress** bezeichnet (Finkel u. Holbrook 2000).

Durch Radiolyse von Wasser entstehen Hydroxyl-Radikale, die z.T. für die mutagene Wirkung ionisierender Strahlen verantwortlich sind. Eine wichtige zelluläre Quelle von Superoxid-Anionen sind NADPH-Oxidasen, die zuerst in neutrophilen Granulozyten beschrieben wurden, die aber auch außerhalb des phagozytären Systems vorkommen. Für bestimmte Enzyme dieser Familie wie die MOX1-Oxidase ist belegt, dass sie Zellen transformieren können. Hauptentstehungsorte reaktiver Sauerstoffspezies sind Mitochondrien. Die wichtigste Station in der Atmungskette, in der Superoxid-Radikale gebildet werden, ist der Komplex III (Ubiquinon-Cytochrom-c-Reduktase). Im Komplex III entsteht das Semiquinon-Anion ($\bullet Q^-$), ein Intermediärprodukt bei der Regeneration von Coenzym Q. $\bullet Q^-$ kann Elektronen auf molekularen Sauerstoff übertragen und auf diese Weise Superoxid-Radikale bilden (Abb. 4.**6**). Über den geschilderten Mechanismus hängt die Bildung reaktiver Sauerstoffspezies mit der metabolischen Rate zusammen. Um potenzielle Schäden durch reaktive Sauerstoffspezies zu verhindern, gibt es verschiede antioxidative Abwehrsysteme, zu denen Superoxid-Dismutase (SOD), Katalase und Glutathion Peroxidase gehören. SOD vermittelt die Umwandlung von Superoxid in Wasserstoffperoxid, das von Katalase und Glutathion-Peroxidase in Wasser umgesetzt wird.

Man nimmt an, dass Sauerstoffradikale eine der bedeutendsten intrinsischen Ursachen für Mutationen der DNA darstellen. Es sind mehr als 100 verschiedene oxidative Mutationen der DNA bekannt. Durch Oxidation von Basen entstehen 5,6-Dihydroxy-5,6-Dihydrothymin-Dimer-Isomere, die auch unter der Sammelbezeichnung „Thyminglycol" zu-

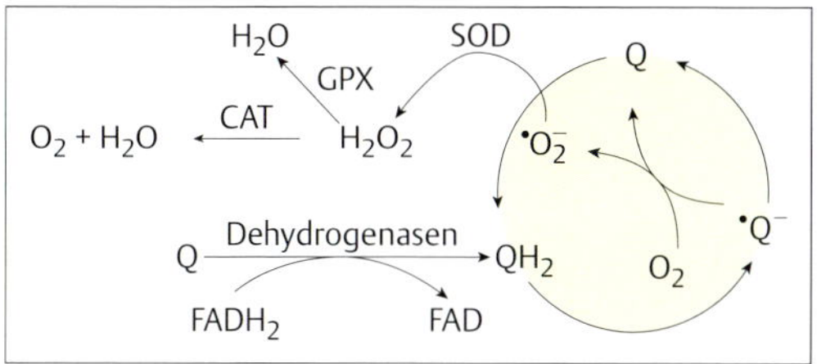

Abb. 4.**6** Die Wasserstoffatome von $FADH_2$ (aus dem Citratcyclus und dem Fettsäureabbau) werden von den entsprechenden FAD-abhängigen Dehydrogenasen (Succinatdehydrogenase (Komplex II) und Acyl-CoA-Dehydrogenase) an Coenzym Q (Ubiquinon) abgegeben. Die reduzierte Form (QH_2) von Coenzym Q wird im Q-Zyklus in zwei sequenziellen Schritten oxidiert. Das instabile Intermediärprodukt $\bullet Q^-$ kann ein Elektron auf molekularen Sauerstoff übertragen. Superoxiddismutase (SOD) katalysiert dann die Synthese von Wasserstoffperoxid (H_2O_2). Aus H_2O_2 entsteht unter Beteiligung der Enzyme Glutathionperoxidase (GPX) oder Katalase (CAT) Wasser bzw. Wasser und Sauerstoff (Quelle: Finkel u. Holbrook 2000).

sammengefasst werden, ferner 8-Oxoguanin und Formamidopyrimidin (Abb. 4.**7**). Thyminglycol und Formamidopyrimidin blockieren die DNA-Replikation, 8-Oxoguanin kann einen Basenaustausch bewirken. Durch oxidative Einwirkungen auf die DNA können ferner Basen entfernt werden und sogenannte „AP-Sites" (AP: Apurinic) entstehen. Schließlich kann die Desoxyribose zerstört werden. Hierdurch entstehen DNA-Strangbrüche (Demple u. Harrison 1994; Schärer 2003).

4.3 Mutagene und Karzinogene

Mutationen können spontan entstehen oder induziert werden. Mutagene Einflüsse, oder kurz Mutagene, können **endogenen** (z. B. Sauerstoffradikale) oder **exogenen Ursprungs** sein. Exogene Mutagene können in **physikalische** (energiereiche Strahlung), **chemische** (z. B. DNA bindende Moleküle) und **biologische** (z. B. Viren) **Mutagene** eingeteilt werden.

Viele, aber nicht alle Mutagene verursachen Krebs. Einflüsse, die unter definierten experimentellen Bedingungen Krebs verursachen, heißen **Karzinogene** oder **Kanzerogene**.

Die meisten Karzinogene wirken mutagen und führen zu Veränderungen der DNA (Tab. 4.**3**). Karzinogene, die keine nachweisbaren Veränderungen der DNA bewirken, werden als epigenetische Karzinogene bezeichnet. Es ist zu beachten, dass nicht alle Karzinogene mutagen und nicht alle Mutagene karzinogen wirken. Da Mutationen in Tumorgenen durch Karzinogene verursacht sein können, wird nachfolgend der Wirkungsmechanismus mutagener Karzinogene dargestellt.

In Abb. 4.**8** sind Veränderungen der DNA durch Karzinogene zusammengefasst. Die Mechanismen, die zu diesen Veränderungen führen, werden nachfolgend erläutert.

Modifikation	Ursache	Eigenschaften
Thyminglykol 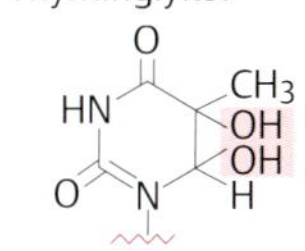	– Hydroxyl-Radikal; ionisierende und UV-Strahlung	replikativer Block; mutagen (?)
8-Oxoguanin 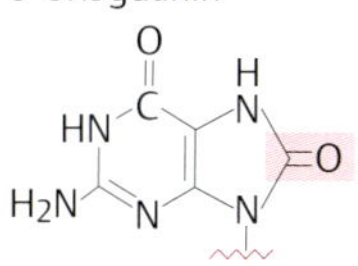	– Hydroxyl-Radikal; ionisierende Strahlung; monomolekularer Sauerstoff	Fehlkodierung; mutagen
Formamidopyrimidin 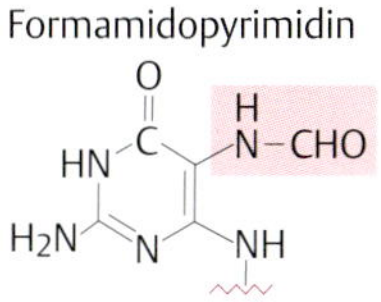	– Hydroxyl-Radikal; ionisierende Strahlung	replikativer Block; zytotoxisch (?)

Abb. 4.**7** Oxidative Veränderungen von DNA-Basen. Die Modifikationen sind rot unterlegt.

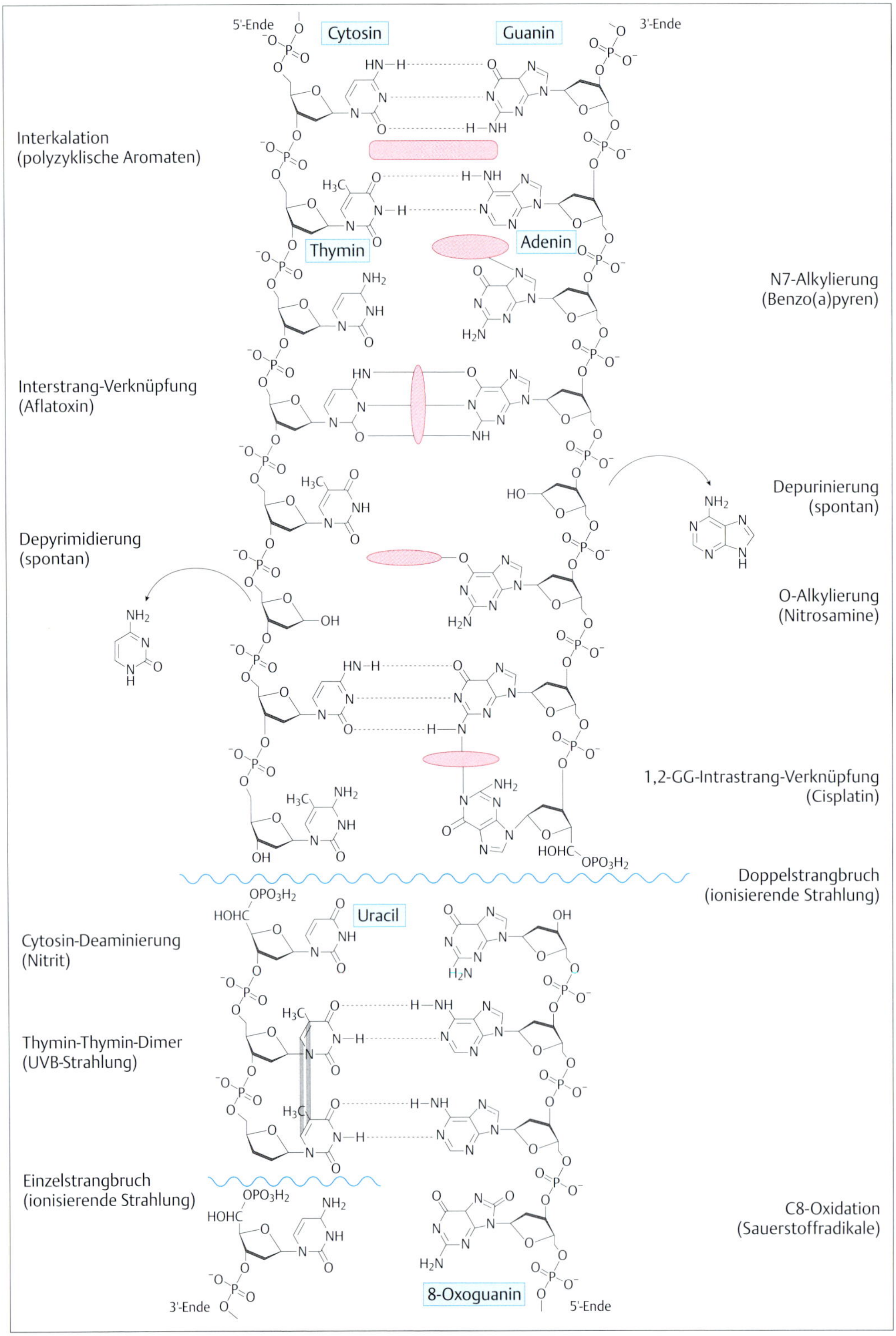

Abb. 4.**8** Auswirkungen von mutagenen Agenzien auf die Struktur der DNA.

Tabelle 4.**3** Auswirkung von kanzerogenen Mutagenen auf die DNA.

Unterteilung	Beispiel	Auswirkung auf die DNA
Entzündungsmetabolit	O^{2-}	Guanin-Oxidation
Stoffwechselmetabolit	Nitrosamin	Alkylierung
physikalisch	γ-Strahlung	Strangbruch
	UV-Strahlung	Pyrimidin-Dimerisierung
chemisch	Aflatoxin	Alkylierung
	Vinylchlorid	Alkylierung
biologisch	Human Papilloma Virus (HPV)	Insertionen, weitere Mutationen

4.3.1 Chemische Karzinogene

Ein direkter Hinweis auf die Bedeutung chemischer Mutagene für die Genese menschlicher Tumoren ergibt sich aus epidemiologischen Untersuchungen. In Tab. 4.**4** sind Tumoren des Menschen aufgeführt, für die eine Beteiligung chemischer Mutagene an der Karzinogenese als gesichert angesehen werden kann. Die wichtigsten chemischen Mutagene sind

- Basenanaloga (z. B. Zytostatika wie Fluoruracil),
- alkylierende Substanzen (Pilzgifte wie Aflatoxine),
- polyzyklische Kohlenwasserstoffe (Verbrennungsprodukte wie Benzo(a)pyren),
- DNA-interkalierende Substanzen (z. B. metallorganische Verbindungen wie Cisplatin),
- DNA Crosslinker (z. B. Senfgas).

Heute sind mehr als 700 Einzelsubstanzen mit karzinogener und mutagener Wirkung bekannt, die u. a. auf Listen der Berufsgenossenschaften veröffentlicht werden (www.hvbg.de/d/bia/fac/kmr/). In Abb. 4.**9** sind Beispiele für synthetische und natürlich vorkommende karzinogene Mutagene gezeigt. Abb. 4.**10** gibt die Angriffspunkte wichtiger chemischer Mutagene am Puringerüst wieder.

Da chemische Mutagene definierte Basenveränderungen in der DNA induzieren können, lassen sich aus der Art der Mutationen in Tumorgenen indirekt Rückschlüsse auf eine Beteiligung chemischer Mutagene an der Tumorentstehung ziehen. Hierauf wird in Kapitel 5 eingegangen.

Die meisten chemischen Mutagene, mit Ausnahme einiger alkylierender und acylierender Verbindungen, wirken nicht direkt mutagen. Erst die Umsetzung des Moleküls im Sekundär- oder Fremdstoffmetabolismus macht aus nicht reaktiven Molekülen Mutagene. Das aufgenommene Prokarzinogen wird über das proximale Karzinogen zum endgültigen oder ultimativen Karzinogen metabolisiert.

Musterbeispiele für **Prokarzinogene**, die im Sekundärmetabolismus zu ultimativen Karzinogenen umgesetzt werden, sind polyaromatische Kohlenwasserstoffe, wie Benzo(a)pyren und Aflatoxin.

Metabolismus von Benzo(a)pyren. Das Prokarzinogen Benzo(a)pyren ist Bestandteil von Rauch und Gasen, die bei der Verbrennung von organischen

Tabelle 4.**4** Mutagene Karzinogene des Menschen.

Karzinogen	karzinogene(r) Inhaltsstoff(e)	Tumorlokalisation
Tabakrauch	polyzyklische aromatische Kohlenwasserstoffe; Nitrosamine	Mund, Pharynx, Larynx, Ösophagus, Lunge, Blase
Schimmelpilz	Aflatoxine	Leber
Ruß	polyzyklische aromatische Kohlenwasserstoffe	Skrotum (Karzinom bei Schornsteinfegern)
Anilinfarben	aromatische Amine	Blase (Karzinom bei Arbeitern in Anilinfarbenwerken)

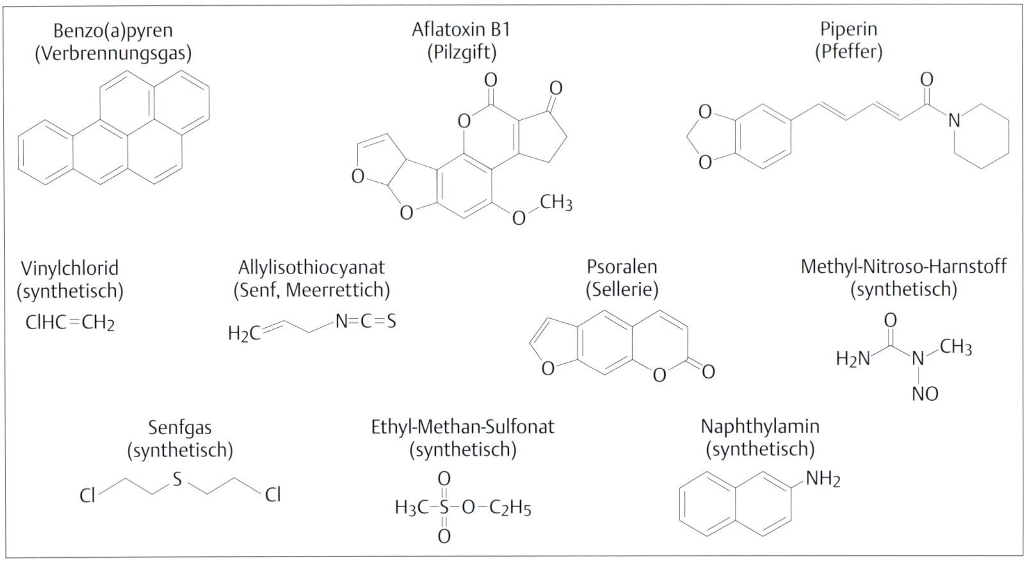

Abb. 4.**9** Beispiele für synthetische und natürlich vorkommende chemische Mutagene.

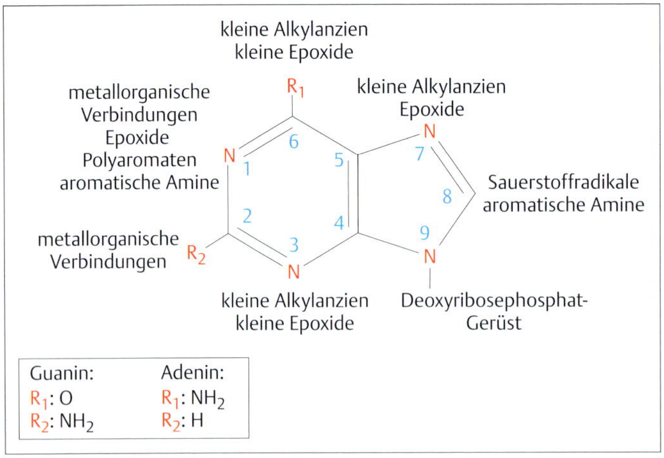

Abb. 4.**10** Angriffspunkte chemischer Mutagene am Puringerüst.

Verbindungen entstehen (Abb. 4.**11**). Im Rahmen der sogenannten Phase I des Sekundärstoffwechsels wird Benzo(a)pyren mehrfach oxidiert. Nach zweifacher Oxidation entsteht das ultimative Karzinogen BPDE (Benzo(a)pyren-7,8-dihydrodiol-9,10-Epoxid). BPDE kann in Phase II an hydrophile Substanzen wie etwa Glutathion gekoppelt werden. Das wasserlösliche glutathionkonjugierte BPDE wird dann mit dem Urin ausgeschieden. Im Gegensatz zu Benzo(a)pyren selbst, das wie auch die meisten anderen polyzyklischen Aromaten nicht mutagen ist, ist das BPDE ein hochreaktives Molekül, das als ultimatives Karzinogen des Benzo(a)pyrens gilt. Wenn BPDE nicht mit einem hydrophilen Molekül konjugiert und ausgeschieden wird, kann es kovalent an DNA binden, bevorzugt an den Amino-Stickstoff (N7) des Guanins. Alkyliertes Guanin kann keine Wasserstoffbrücken mehr mit Cytosin bilden, sondern paart mit Adenin. Nach der nächsten Replikation entsteht ein T:A-Paar statt des ursprünglichen G:C-Paares.

Metabolismus von Aflatoxin. Der analoge Mechanismus wird bei der Mutagenese durch das Schimmelpilzgift Aflatoxin beschritten. Nach Epoxidierung bindet das ultimative Karzinogen Aflatoxin-Epoxid an N7 von Guanin. Das alkylierte Guanin paart sich mit Adenin, wobei in der nächsten Replikation anstelle des Guanins Thymin eingebaut wird.

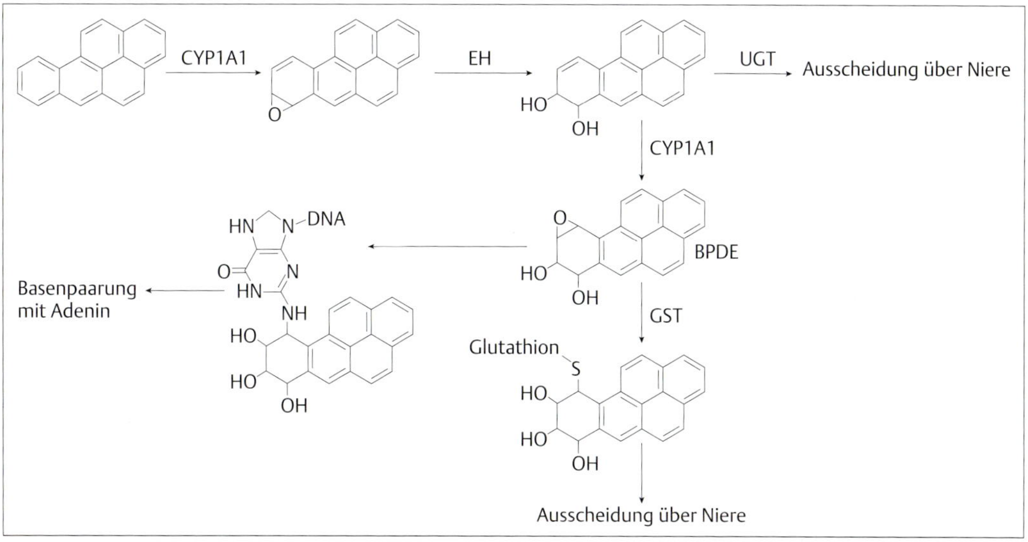

Abb. 4.**11** Metabolismus von Benzo(a)pyren. In Phase I wird das Molekül mehrmals oxidiert und das entstehende Epoxid hydrolysiert. BPDE (Benzo(a)pyren-7,8-dihydrodiol-9,10-Epoxid) kann dann mit Glutathion konjugiert und ausgeschieden werden. Das hochreaktive BPDE kann aber auch an N7 eines Guaninrests binden. CYP1A1: Cytochrom P4501A1; EH: Epoxidhydrolase; UGT: UDP-Glucuronyltransferase; GST: Glutathion-S-Transferase.

Die beschriebenen Mechanismen werden durch Ergebnisse der Mutationsanalyse von Lungentumoren von Rauchern und aflatoxininduzierten Lebertumoren gestützt, die fast ausschließlich G- nach T-Transversionen in Position 249 des *TP53*-Gens tragen.

Die häufigsten Mutationen, die durch alkylierende Substanzen wie N-Methyl-N-Nitrosoharnstoff hervorgerufen werden, sind G:C→A:T-Transitionen. Alkylierende Karzinogene können kleine DNA-Addukte wie z. B. O^6-Methylguanin verursachen. Da durch die Addukte die Wasserstoffbrücken-Bindungen verändert werden, kommt es zur Fehlpaarung von O^6-Methylguanin mit Thymin (Abb. 4.**12**). Große DNA-Addukte können eine Basenpaarung ganz verhindern und so zu einem Kettenabbruch führen.

4.3.2 Physikalische Karzinogene

Physikalische Karzinogene sind alle Formen energiereicher Strahlung. Sie umfassen sowohl ionisierende als auch nicht ionisierende Strahlung (Tab. 4.**5**).

Tabelle 4.**5** Wichtige Quellen und Vorkommen/Einsatzbereiche energiereicher Strahlung.

Quelle	Strahlung	Vorkommen
^{222}Radon	α	ubiquitär
^{90}Strontium	β	Radiotherapie
^{123}Iod, ^{131}Iod	γ	Radiodiagnose
Röntgengerät	Röntgen	Diagnose
Sonne	UV-B	ubiquitär

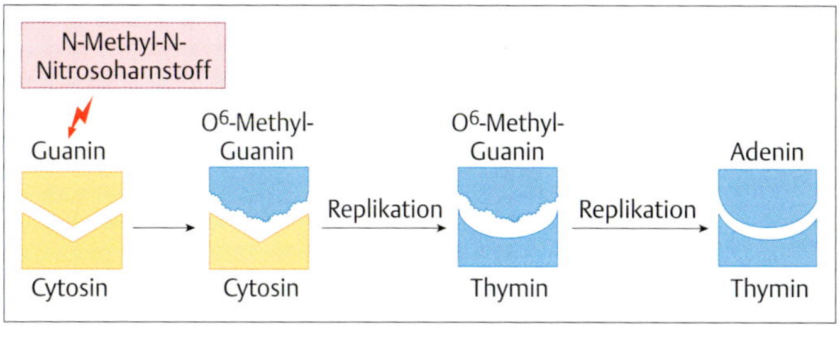

Abb. 4.**12** Schematische Darstellung der durch N-Methyl-N-Nitrosoharnstoff verursachten G:C→A:T-Transition.

Wirkung energiereicher Strahlung. Über die tatsächliche Wirkung entscheiden Energie, Absorption und Eindringtiefe der Strahlung in den Körper. α-Strahlung ist nicht karzinogen, da sie energiearm ist und von den obersten Hautschichten absorbiert wird. Dagegen haben radioaktive Substanzen, die α-Strahlen aussenden, wie etwa Plutonium oder Radon, großes karzinogenes Potenzial, sobald sie in den Körper gelangen. Die wichtigsten nicht natürlichen Quellen ionisierender Strahlung sind Röntgenstrahlung und Isotope, die zu diagnostischen und therapeutischen Zwecken in der Medizin eingesetzt werden. Die wichtigsten natürlichen Strahlungsquellen sind radioaktive Isotope wie das Edelgas Radon und feste Isotope in bestimmten Gesteinsschichten, die auch in vielen Mineralquellen vorkommen, wie das Erdalkali-Metall Radium. Radon ist verantwortlich für ungefähr 10% aller Lungentumoren und ist damit neben Zigarettenrauch die häufigste Ursache für Lungenkrebs (Krewski et al. 2006). Sowohl Radium als auch Radon sind natürliche Zerfallsprodukte des Urans. Einige gesicherte Beispiele für menschlichen Strahlenkrebs sind in Tab. 4.**6** zusammengefasst.

Ionisierende Strahlen können Biomoleküle nicht nur direkt, sondern auch über die Radiolyse von Wasser schädigen. Bei der Radiolyse verliert das Wassermolekül ein Elektron. Die frei werdenden Elektronen gehen eine elektrostatische Interaktion mit Wassermolekülen ein, die als Dipol wirken. So entstehen „hydratisierte Elektronen (e^-aq)", die sich in vielen Aspekten wie freie Radikale verhalten. Das nach Verlust eines Elektrons entstandene H_2O^+-Ion zerfällt in ein Proton (H^+) und ein reaktionsfähiges Hydroxylradikal (•OH).

Die Radiolyse von Wasser lässt sich somit durch die folgende Reaktionsgleichung beschreiben:

$$H_2O \rightarrow H_2O^+ + e^- \rightarrow H^+ + \bullet OH + (e^-aq)$$

Das Hydroxylradikal schädigt die DNA über die zuvor beschriebenen Mechanismen.

UV-Licht. Die am meisten verbreitete mutagene Strahlungsform, die nicht von radioaktiven Isotopen stammt, ist das UV-Licht. In höher gelegenen und äquatornahen Regionen sowie in Regionen mit nur unzureichender Ozonschicht (südliches Australien) ist die UV-B-Strahlung sogar das stärkste und gefährlichste Mutagen. Die Zerstörung der Ozonschicht als wichtigster UV-Schutzschild durch halogenierte Kohlenwasserstoffe zeigt, wie Eingriffe des Menschen in die Natur das Krebsrisiko erhöhen können. Häufigste direkte Wirkung von UV-Strahlung ist die Dimerisierung zweier benachbarter Thyminreste, die allerdings zu einem großen Prozentsatz repariert wird und nur selten zur endgültigen Mutation führt. Häufigste endgültige UV-induzierte Mutationen sind Dimere des Cytosins, die von Reparatursystemen selten erkannt werden (Abb. 4.**13**). UV-Strahlung erhöht das Risiko für drei verschiedene Tumorarten der Haut, nämlich Basaliome, Plattenepithelkarzinome und Melanome.

Tabelle 4.**6** Strahlungsbedingte Tumoren des Menschen.

exponierte Personen	Art der Strahlung	Tumoren
ionisierende Strahlung		
Uranminen-Arbeiter	α-Teilchen, Radongas	Lungenkarzinom
Maler(innen) von Ziffernblättern	α-Teilchen aus Radium 226 und Radium 228	Knochensarkom
Patienten mit ankylosierender Spondylitis	Röntgenstrahlung	Leukämien>andere Tumoren
Einwohner von Hiroshima und Nagasaki nach Atombombenexplosion	α-Teilchen, γ-Strahlen (Neutronen?)	Leukämien>multiples Myelom> Kolonkarzinom>Blasenkarzinom
Kinder in Weißrussland und der Ukraine nach Katastrophe von Tschernobyl	γ-Strahlen	Schilddrüsenkarzinom
UV-Licht		
hellhäutige Personen nach Sonnenlichtexposition	UV-B-Strahlung (280–320 nm)	Basaliom>Plattenepithelkarzinom >Melanom

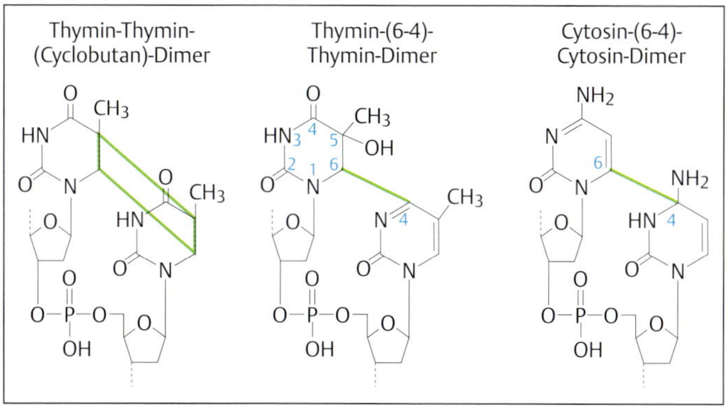

Abb. 4.**13** Die drei wichtigsten Pyrimidin-Dimere, die durch UV-Bestrahlung von DNA entstehen. Am häufigsten entsteht das Cyclobutan-Dimer, am seltensten das C-(6-4)-C-Dimer. Das C-(6-4)-C-Dimer führt allerdings am häufigsten zu bleibenden DNA-Schäden. Cyclobutan (links) und die unter UV-Licht neu geknüpften Bindungen sind grün hervorgehoben. Das Desoxyribosephosphat-Rückgrat der DNA ist angedeutet.

4.3.3 Biologische Karzinogene

Schätzungsweise 20 % aller weltweiten Krebsfälle werden durch Infektionen bzw. biologische Karzinogene verursacht (Hausen 2006). Biologische Karzinogene umfassen mutagene Viren, die ein transformierendes Gen stabil in das Genom integrieren (HPV 16), indirekt wirkende Viren (Hepatitis-B-Virus, HBV), Bakterien (*Helicobacter pylori*) und Parasiten (*Schistosoma haematobium*). Innerhalb der Gruppe der Tumoren, die durch Infektionen verursacht werden, steht weltweit bei Männern das durch *Helicobacter pylori* verursachte Magenkarzinom mit 47 %, bei Frauen das durch HPV verursachte Zervixkarzinom mit 51 % an erster Stelle. Die relativen Häufigkeiten in den einzelnen geografischen Regionen sind sehr unterschiedlich. Während in Regionen Afrikas südlich der Sahara und in einigen ostasiatischen Gebieten der Anteil der durch Infektionen verursachten Tumoren bis zu 40 % beträgt, liegt er in Europa und Nordamerika nur bei ungefähr 10 %.

Viren. Sie sind für die molekularbiologische Krebsforschung von herausragender Bedeutung (siehe Kap. 3, S. 20). Auch wenn viele Viren bekannt sind, die bei Nagetieren und Vögeln karzinogen wirken, ist eine kausale Bedeutung von Viren für Entstehung oder Progression maligner Tumoren beim Menschen bisher nur für wenige Tumorarten belegt. In Tab. 4.**7** sind Viren aufgeführt, die das Risiko erhöhen, an Tumoren zu erkranken. Für manche Viren wie z. B. bestimmte Typen des humanen Papillomavirus (**HPV**) und das humane T-Zell-Leukämie-Virus-1 (**HTLV-1**) ist eine kausale Beziehung zwischen der Infektion von Zellen durch das Virusgenom und der Tumorentstehung gesichert. Papillomaviren sind ursächlich an der Entstehung anogenitaler Tumoren, insbesondere des Zervixkarzinoms, beteiligt. Von den mehr als 60 bisher bekannten Papillomavirus-Stämmen kommen hauptsächlich zwei, nämlich die Virustypen 16 und 18, als Ursache für Zervixkarzinome infrage; andere Subtypen, wie HPV 6 und 11, verursachen gutartige Warzen (Papillome) der Haut und der Schleimhaut. Wahrscheinlich kommen mehr als die Hälfte aller Menschen in ihrem Leben mindestens einmal mit HPV in Kontakt, von denen aber nur wenige erkranken. Man nimmt an, dass Tumoren durch die wiederholte Infektion mit verschiedenen Virussubtypen ausgelöst werden. Da HPV Typ 16 und 18 über Jahre auch in prämalignen Läsionen der Zervix

Tabelle 4.**7** Virusinfektionen, die das Risiko von Tumorerkrankungen beim Menschen erhöhen.

Familie/ Klassifikation	**Virus**	**maligner Tumor**
Hepadnavirus	Hepatitis-B-Virus (HBV)	hepatozelluläres Karzinom
Papovavirus	humanes Papillomavirus (HPV), Typ 16, 18	Zervix-, Vulva-, Penis-, Perianal- und Analkarzinom
Herpesvirus	Epstein-Barr-Virus (EBV), humanes Herpesvirus-8 (HHV-8)	Burkitt-Lymphom, Nasopharynxkarzinom, Kaposi-Sarkom
Onkovirus, Typ C	HTLV-1	adulte T-Zell-Leukämie
Lentivirus	HIV-1	Burkitt-Lymphom

nachweisbar sein können, müssen zusätzliche Faktoren für die Krebsentstehung postuliert werden.

Das wichtigste **Retrovirus**, das Krebs bei Menschen auslöst, ist das **HTLV-1**. HTLV-1-Infektionen erhöhen das Risiko, an T-Zell-Lymphomen bzw. T-Zell-Leukämien zu erkranken. Die Endemiegebiete dieser Erkrankungen sind Südjapan, die Karibik und Gegenden in Zentralafrika. Die Latenzperiode zwischen Virusinfektion und Erkrankung beträgt mehrere Jahrzehnte. In der Regel finden sich bei den betroffenen Patienten zahlreiche HTLV-1-infizierte Zellen mit unterschiedlichen Orten der Virusintegration in die DNA. Im Genom der Tumorzellen ist der Ort der Virusintegration jedoch identisch, sodass ein klonaler Ursprung der Tumorzellen angenommen werden muss.

Auf welche Weise die restlichen in Tab. 4.7 aufgeführten Viren das Risiko für Tumorerkrankungen erhöhen, ist teilweise noch ungeklärt. Hepatitis-B-Viren bewirken über eine Entzündungsreaktion und den Untergang des Gewebes eine verstärkte Leberzell-Regeneration. Die Infektion mit dem Epstein-Barr-Virus (EBV) ist ebenfalls mit einer erhöhten Proliferationsrate verbunden. Da eine erhöhte Zellteilungsrate mit einer höheren Rate somatischer Mutationen einhergeht, könnte auf diese Weise die Mutationshäufigkeit indirekt erhöht sein. Die bei Entzündungsreaktionen entstehenden Sauerstoffradikale könnten ebenfalls zu genetischen Veränderungen führen. Bei HIV-1-Infektionen ist die Häufigkeit von Non-Hodgkin-Lymphomen aufgrund der Immundefizienz und nicht durch die direkte Infektion der Tumorzellen erhöht. Mehr als die Hälfte der Lymphome sind mit EBV und bestimmten Translokationen assoziiert. Die Ätiologie des Kaposi-Sarkoms ist auf eine Koinfektion mit einem Herpesvirus, dem humanen Herpesvirus-8 (HHV-8), zurückzuführen. HHV-8 ist dem EBV und dem Herpesvirus saimiri verwandt.

Prävention

Schutzimpfung gegen HPV

Epidemiologische Studien zeigen, dass die Mehrfachinfektion von Epithelzellen der Zervix mit humanen Papillomaviren (HPV) der Subtypen 16 und 18 Karzinome verursachen kann. Weltweit werden HP-Viren für die Entstehung von ca. 500 000 Karzinomen verantwortlich gemacht, mehr als die Hälfte der Fälle verlaufen tödlich. Der deutsche Wissenschaftler Harald zur Hausen hat entscheidend dazu beigetragen, die ursächliche Bedeutung von HP-Viren für die Karzinogenese zu erkennen. Für seine wissenschaftlichen Beiträge wurde ihm im Jahr 2008 der Nobelpreis für Physiologie oder Medizin verliehen. Ihm und seinen Mitarbeitern ist es auch gelungen, einen präventiven Impfstoff gegen die Viren zu entwickeln. Der Impfstoff (Gardasil) enthält das rekombinant hergestellte Protein L1 der HPV-Typen 6 und 11, die 90 % der genitalen Warzen verursachen, sowie der Typen 16 und 18, die an der Entstehung von knapp 70 % der Plattenepithelkarzinome und über 80 % der Adenokarzinome der Zervix beteiligt sind. Erste Studien zeigten, dass der Impfstoff genitale Warzen und intraepitheliale Neoplasien der Zervix verhindern kann. Die HPV-Vakzine ist somit das erste Beispiel dafür, dass eine häufige Krebsart durch eine Impfung verhindert werden kann (Pallecaros u. Vonau 2007; zur Hausen 2006a, 2006b). Seit Anfang 2007 empfiehlt die Ständige Impfkommission am Robert-Koch-Institut (STIKO) daher die Impfung aller Mädchen im Alter zwischen 12 und 17 Jahren gegen HPV 16 und HPV 18 (www.rki.de).Da HPV vor allem über Sexualkontakte übertragen wird, muss das langfristige Ziel die Immunisierung aller Jugendlichen sein, um die Anzahl der Infizierten und damit die Anzahl der Zervixkarzinomfälle signifikant zu senken.

Schutzimpfung gegen HBV

Ein weiteres Beispiel für die Immunprävention von Krebs ist die Schutzimpfung gegen HBV. Es gibt Modellrechnungen, die zeigen, dass man Hepatitis B und damit mehr als die Hälfte aller Leberkarzinome durch weltweite Impfkampagnen ausrotten könnte. Nachdem in Deutschland die STIKO über viele Jahre die HBV-Impfung nur Risikopersonen (Drogenabhängige, Pflegepersonal, Ärzte) empfohlen hatte, wurde die Empfehlung inzwischen auf die Impfung aller Kleinkinder bis zum vollendeten 2. Lebensjahr und aller nicht geimpften Jugendlichen ausgedehnt.

4.4 Genetische Disposition

Mehr als 200 Erkrankungen, die nach den Mendel'schen Regeln vererbt werden, gehen mit Tumorerkrankungen, oft in Kombination mit anderen Symptomen, einher. Hereditäre, nach den Mendel'schen Regeln vererbte Tumorerkrankungen machen 1–2 % aller Krebserkrankungen aus; der Erbgang ent-

Tabelle 4.**8** Hinweise auf erbliche Disposition für Tumoren.

Familie	zwei oder mehr Verwandte ersten Grades mit demselben Tumor
	zwei oder mehr Verwandte mit seltenen Tumoren
	evtl. drei oder mehr Tumoren in typischer Assoziation (z. B. Mamma und Ovar)
Patient	multiple Tumoren in einem Organ oder in typischer Assoziation
	Assoziation von Tumoren mit anderen genetischen Auffälligkeiten oder kongenitalen Defekten
	Tumoren an ungewöhnlichem Ort oder in frühen Lebensjahren

Tabelle 4.**9** Familiäre Krebssyndrome.

Syndrom	primärer Tumor	assoziierte Tumoren und andere Symptome	Gen(e)
familiäres Retinoblastom	Retinoblastom	Osteosarkom	*RB1*
Li-Fraumeni-Syndrom	Sarkome, Mammakarzinom	Hirntumoren, Leukämie	*TP53*
familiäre adenomatöse Polyposis coli	kolorektales Karzinom	kolorektales Adenom, Tumoren des Magens und Duodenums, CHRPE, Osteome der Mandibula und Desmoidtumoren, Medulloblastome	*APC*
hereditäres nichtpolypöses kolorektales Karzinom (HNPCC)	kolorektales Karzinom	Endometrium-, Magen-, Ovarial-, Pankreas-, Gallengangs- und Nierenkarzinome	*MSH2, MLH1, PMS1, PMS2*
juvenile Polyposis coli	hamartöse Polypen, Adenome, Adenokarzinome		*PTEN,SMAD4*
Neurofibromatose Typ 1	Neurofibrome	Neurofibrosarkome, AML, Hirntumoren	*NF1*
Neurofibromatose Typ 2	Akustikus-Neurinome, Meningeome	Gliome, Ependymome	*NF2*
Wilms-Tumor	Wilms-Tumor	WAGR	*WT1*
familiäres Mammakarzinom 1	Mammakarzinom	Ovarialkarzinom	*BRCA1*
familiäres Mammakarzinom 2	Mammakarzinom	Ovarialkarzinom, Mammakarzinom des Mannes, Pankreaskarzinom	*BRCA2*
hereditäres papilläres Nierenkarzinom	papilläres Nierenkarzinom	andere Karzinome (?)	*MET*
familiäres Melanom	Melanom	Pankreaskarzinom, dysplastische Naevi	*CDKN2A*
multiple endokrine Neoplasie Typ 1 (MEN1)	Inselzelltumor des Pankreas	Hyperplasie der Nebenschilddrüse, Hypophysenadenome	*MEN1*
multiple endokrine Neoplasie Typ 2 (MEN2), Typ 2A	medulläres Schilddrüsenkarzinom	Phäochromozytom, Hyperplasie der Nebenschilddrüse	*RET*
multiple endokrine Neoplasie Typ 2 (MEN2), Typ 2B	medulläres Schilddrüsenkarzinom	Phäochromozytom, Schleimhauthamartome	*RET*

Tabelle 4.**10** Familiäre Krebssyndrome. (Fortsetzung)

Syndrom	primärer Tumor	assoziierte Tumoren und andere Symptome	Gen(e)
Ataxia teleangiectasia	Lymphom	zerebrale Ataxie, Immundefizienz	*ATM*
Bloom-Syndrom	solide Tumoren	Immundefizienz	*BLM*
Xeroderma pigmentosum	Hautkrebs	abnorme Pigmentierung, Hypogonadismus	*XPA, ERCC3, XPC, ERCC2, PDB1, ERCC4, ERCC5*

AML: akute myeloische Leukämie; CHRPE: kongenitale Hypertrophie des Retina-Pigmentepithels; WAGR: Wilms-Tumor, Aniridie, Genital- und Harnwegsdefekte, mentale Retardierung.

spricht in der Regel einer autosomal-dominanten Erkrankung mit hoher Penetranz. Beispiele für häufige erbliche Tumoren, die autosomal-dominant vererbt werden, sind das hereditäre Mamma- und Ovarialkarzinom sowie das hereditäre nicht polypöse Kolonkarzinom (Hereditary non-Polyposis colorectal Cancer, HNPCC) (siehe Kap. 5, S. 103 u. 116). Neben einer überzufälligen Häufigkeit bestimmter Tumoren in der Verwandtschaft eines Patienten spricht auch das Vorkommen multipler Tumoren oder eine typische Assoziation bestimmter Tumoren, so z. B. von Mamma- und Ovarialkarzinomen, für eine erbliche Komponente (Tab. 4.**8**). In Tab. 4.**9** sind familiäre Krebssyndrome aufgeführt. Bei der großen Mehrzahl der autosomal-dominant vererbten Tumordispositiongene handelt es sich um Tumorsuppressorgene.

Bei manchen Tumorerkrankungen beobachtet man eine familiäre Häufung, ohne dass ein den Mendel'schen Regeln entsprechender Erbgang erkennbar ist. In jüngster Zeit wurden einige der disponierenden Gene über genomweite Assoziationsstudien identifiziert (siehe Kap. 5, S. 106).

Literatur

Antonarakis SE, Krawczak M, Cooper DN. The nature and mechanism of human gene mutation. In: Scriver CR, Beaudet AL, Sly WS, Valle D, eds. The metabolic and molecular bases of inherited disease. New York: McGraw-Hill; 2001: 343–377

Demple B, Harrison L. Repair of oxidative damage to DNA: enzymology and biology. Annu Rev Biochem 1994; 63: 915–948

Finkel T, Holbrook NJ. Oxidants, oxidative stress and the biology of ageing. Nature 2000; 408: 239–247

Greenblatt MS, Bennett WP, Hollstein M et al. Mutations in the p53 tumor suppressor gene: clues to cancer etiology and molecular pathogenesis. Cancer Res 1994; 54: 4855–4878

Krewski D, Lubin JH, Zielinski JM et al. A combined analysis of North American case-control studies of residential radon and lung cancer. J Toxicol Environ Health A 2006; 69: 533–597

Pallecaros A, Vonau B. Human papilloma virus vaccine–more than a vaccine. Curr Opin Obstet Gynecol 2007; 19: 541–546

Schärer OD. Chemistry and biology of DNA repair. Angew Chem Int Ed Engl 2003; 42: 2946–2974

Shih C, Padhy LC, Murray M et al. Transforming genes of carcinomas and neuroblastomas introduced into mouse fibroblasts. Nature 1981; 290: 261–264

Strachan T, Read AR. Molekulare Humangenetik. 3. Aufl. Heidelberg: Spektrum Akademischer Verlag; 2005

Zur Hausen H. Infections causing human cancer. Weinheim: Wiley – VCH; 2006a

Zur Hausen H. Perspectives of contemporary papillomavirus research. Vaccine 2006b; 24, 3 (Suppl): iii–iv

5 Mechanismen der Tumorentstehung

5.1 Tumorgene – Begriffsbestimmung

"Cancer biology has not kept up with cancer molecular genetics and new biological systems are needed to separate wheat from chaff." (Vogelstein u. Kinzler 2004)

Zusammenfassung

Die Entstehung und Progression von Tumoren wird durch Tumorgene vorangetrieben. Wenn Gene auf Basis ihrer transformierenden Wirkung identifiziert wurden, ist ihre Einordnung als Tumorgen unproblematisch. Wenn es jedoch zunächst nur die Basensequenz ist, die das Gen der Tumorzelle von demjenigen der normalen Zelle unterscheidet, kann die Einstufung als Tumorgen schwierig sein. In diesem Fall kann das mutierte Gen in dem entarteten Zellklon nämlich lediglich „mitgeschleppt" werden (engl. **passenger mutation**), ursächlich wirken dagegen die Mutationen anderer Gene (engl. **driver mutation**). Wenn ein mutiertes Gen das Tumorgeschehen aktiv beeinflusst, handelt es sich um ein **Onkogen**, das entsprechende nicht mutierte zelluläre Gen wird als **Proto-Onkogen** bezeichnet. Ein Gen, das durch Funktionsverlust Tumorwachstum fördert, ist ein **Tumorsuppressorgen**. Manche Tumorgene sind bereits in der Keimbahn verändert. In diesem Fall disponiert das veränderte Gen für eine Tumorerkrankung (**Tumordispositionsgen**). Die Sequenzierung aller annotierten Gene in menschlichen Tumoren ergab eine große Zahl und Heterogenität an Mutationen und mutierten Genen. Nur wenige Tumorgene sind in einem hohen Prozentsatz an Tumoren mutiert. Man kann davon ausgehen, dass es kein Karzinom gibt, dessen Mutationsspektrum mit demjenigen eines anderen Karzinoms identisch ist. Aus klinischer Sicht hat die Anzahl und Heterogenität von Tumorgenen vor allem zwei Konsequenzen:

- Die Zuverlässigkeit, mit der die Veränderung eines Tumorgens eine Vorhersage erlaubt, ob und wann ein Tumor entsteht, ist variabel und hängt vom jeweiligen Tumorgen und von der Konstellation der mutierten Tumorgene ab. Wenn Keimbahnmutationen mit einer hohen Penetranz der Tumorerkrankung verbunden sind, können aus dem Mutationsnachweis klinische Konsequenzen gezogen werden.
- Um zuverlässige Aussagen zur Prognose und Therapieempfindlichkeit machen zu können, empfiehlt es sich, die Genprodukte nach funktionellen Gesichtspunkten in Gruppen bzw. Pfade zu unterteilen.

Krebs ist eine Erkrankung, die durch Veränderungen des Genoms verursacht wird. In Kap. 3 (S. 19) wurden Methoden beschrieben, um Gene zu erkennen, die das maligne Geschehen steuern. Im Folgenden werden Mechanismen erläutert, die der Aktivierung von Onkogenen oder der Inaktivierung von Tumorsuppressorgenen zugrunde liegen. Der Schwerpunkt wird auf Gene gelegt, die in bestimmten Tumorarten oder auch in Tumoren insgesamt besonders häufig mutiert sind. Bevor auf einzelne Tumorgene eingegangen wird, soll zunächst geklärt werden, was ein Tumorgen ist und wie und woran man es erkennt. Am Ende des Kapitels wird dann das Zusammenwirken von Tumorgenen im Verlauf der Entwicklung bösartiger Erkrankungen diskutiert.

5.1.1 Definition eines Tumorgens

Tumorgene sind Gene, die ursächlich an der Entstehung und/oder Progression von Tumoren beteiligt sind. Diese Definition beinhaltet, dass es kein Gen gibt, das alleine – ohne die Mitwirkung anderer Gene – Krebs verursacht; eine Krebserkrankung entsteht also durch das Zusammenwirken von Tumorgenen. Bei der Definition eines Gens als Tumorgen muss sichergestellt sein, dass das Gen kausal zur malignen Entartung beiträgt.

Die große Mehrzahl der Tumorgene kodiert Proteine. Die von Tumorgenen kodierten Proteine werden als **Tumorproteine** bezeichnet. Manche Tumorgene kodieren auch RNA-Moleküle, die die Stabilität von mRNAs und die Translation beeinflussen. Wenn das Produkt eines Tumorgens den malignen Prozess aktiv beeinflusst, handelt es sich um ein Onkogen. Tumorsuppressorgene tragen hingegen durch Verlust oder Verringerung der Funktion zum malignen Geschehen bei. Eine Untergruppe der Tumorsuppressorgene beeinflusst die Stabilität des Genoms. Solche Gene wurden auch als Stabilitätsgene oder **Caretaker** bezeichnet (Kinzler u. Vogelstein 1996). Der Verlust eines Caretaker-Gens fördert also nicht direkt den malignen Prozess, sondern erhöht die Instabilität des Genoms und damit die Anzahl der DNA-Mutationen.

Tumorgene weisen Mutationen auf, die Struktur, Aktivität oder Regulation der Genprodukte beeinflussen. Grundsätzlich ist zu unterscheiden, ob ein Gen bereits in der befruchteten Eizelle mutiert ist oder ob die Veränderung erst nach dem Zygotenstadium aufgetreten ist. Im ersten Fall spricht man von einer **Keimbahnmutation**, im zweiten Fall von einer **somatischen Mutationen**.

5.1.2 Erkennung eines Tumorgens

Die experimentellen Methoden, mit deren Hilfe Tumorgene identifiziert werden können, wurden in Kap. 3 (S. 19) dargestellt. Um als potenzielles Tumorgen zu gelten, müssen kodierende oder regulatorische Sequenzen des Gens in Tumorzellen Mutationen aufweisen, die Struktur, Aktivität oder Regulation des Genprodukts beeinflussen. Unabhängig davon, auf welchem Weg ein Gen zum Kandidaten für ein Tumorgen wurde, ist der Nachweis einer funktionell wirksamen Mutation für die Definition eines Tumorgens erforderlich.

Wenn ein Gen in einer oder mehreren Tumorarten regelmäßig mutiert ist, liegt es nahe, dass es sich um ein Tumorgen handelt. Die Beurteilung wird schwieriger, wenn ein Gen nur selten von Mutationen betroffen ist. Wenn es sich im Fall somatischer Mutationen um einen einzelnen Basenaustausch handelt, muss durch Vergleich mit Normalgewebe desselben Patienten ausgeschlossen werden, dass es sich um einen harmlosen Genpolymorphismus handelt. Anschließend muss sichergestellt werden, dass man es nicht mit einer sogenannten „passenger"- oder „by-stander"-Mutation zu tun hat. Dies ist eine Mutation, die selbst keinen Einfluss auf den malignen Phänotyp einer Zelle ausübt, die aufgrund anderer genomischer Veränderungen zu einer Tumorzelle geworden ist. Im Verlauf der Expansion des betroffenen Zellklons wird die Mutation „mitgeschleppt". Zur Einschätzung, ob einem einzelnen Basenaustausch in einem bestimmten Gen eine kausale Bedeutung zukommt oder nicht, wird häufig der Anteil synonymer und nicht synonymer Mutationen ermittelt. Nicht synonyme Mutationen verändern Sequenz und Funktion des kodierten Proteins, synonyme Mutationen hingegen nicht. Dem Ansatz liegt die Annahme zugrunde, dass die Selektion eines Zellklons durch nicht synonyme Mutationen hervorgerufen wird. Wenn für ein Tumorgen der Quotient aus nicht synonymen zu synonymen Mutationen höher ist, als dem Zufall entspricht, spricht dies für eine positive Selektion.

Probleme, den aktuellen Status eines Gens als Tumorgen zu beurteilen, ergeben sich auch dann, wenn in Tumoren Reparatursysteme ausfallen und in der Folge eine Vielzahl von Genen mutiert ist. In diesen Fällen ist es oft unmöglich, **Passenger-Mutationen** von den eigentlich kausalen, sogenannten **Driver-Mutationen** zu unterscheiden. Es gibt ferner Bereiche im Genom, die häufiger als andere Bereiche von Mutationen betroffen sind. In solchen als fragile Bereiche (engl.: fragile sites) bezeichneten Stellen treten chromosomale Rearrangements häufiger auf als in anderen Bereichen des Genoms. Gene, die in diesen Bereichen liegen, mutieren mit erhöhter Häufigkeit – unabhängig davon, ob sie eine kausale Rolle bei der Tumorentstehung spielen oder nicht. Schließlich können Keimbahnmutationen nur ein geringes zusätzliches Risiko für Tumoren beinhalten. Auch in diesen Fällen ist eine Einordnung als Tumorgen schwierig (Futreal et al. 2004).

Tumorgene beeinflussen den Phänotyp der Tumorzelle. Um sicherzugehen, dass ein Gen die Kriterien eines Tumorgens erfüllt, ist es immer sinnvoll, die Funktion in geeigneten biologischen Systemen abzusichern. Auf die Möglichkeiten der funktionellen Genomik wurde in Kap. 3 (S. 41) eingegangen.

5.2 Onkogene

Onkogene sind Gene, die durch Mutationen aktiviert wurden und auf diese Weise die Entstehung und Progression von Tumoren aktiv unterstützen. Die entsprechenden zellulären Gene werden als **Proto-Onkogene** bezeichnet. **Tumorsuppressorgene** sind Gene, deren Verlust den malignen Phänotyp fördert. In Tab. 5.**1** sind die Eigenschaften von Onko-

Tabelle 5.1 Eigenschaften von Proto-Onkogenen und Tumorsuppressorgenen.

	Proto-Onkogen	Tumorsuppressorgen
homologes Gen in Tumorvirus	ja	nein
chromosomale Veränderung	Amplifikation, Rearrangement	Deletion, Rearrangement
Punktmutation	häufig an ausgewählten Positionen („hot spots“)	an vielen verschiedenen Positionen
Herkunft der Mutation	somatisch, selten Keimbahn	Keimbahn, somatisch
betroffene Allele	monoallelisch	bei wenigen Genen mono-, meist biallelisch
Methylierung des Promotors	Hypomethylierung (selten)	Hypermethylierung (häufig)
Wirkung des mutierten Gens auf den Phänotyp	dominant	dominant-negativ oder rezessiv
Wirkung des mutierten Gens	induziert/beschleunigt Tumorbildung	induziert/beschleunigt Tumorbildung
Effekt der experimentellen Transfektion in kultivierten Zellen	Transformation	evtl. Rücktransformation
Wirkung der Mutation auf Genprodukt	Gain of function (GOF)	Loss of function (LOF)
Aktivität des Proteins in Tumorzellen	verstärkt; an falschem Ort bzw. zum falschen Zeitpunkt aktiv	vermindert
häufigste Funktion des Proteins in Normalzellen	Förderung von Proliferation und Apoptose	Hemmung von Proliferation und Apoptose

genen und Tumorsuppressorgenen gegenübergestellt. Auf die Eigenschaften von Tumorsuppressorgenen wird später in diesem Kapitel eingegangen.

Aus dem Befund, dass es zu vielen viralen Onkogenen zelluläre homologe Gene gibt, erwuchs die Frage, wie es sein kann, dass gesunde Zellen Gene enthalten, die Krebs verursachen.

- Die erste nahe liegende Erklärung ist, dass die zellulären Proto-Onkogene nicht exprimiert werden. Diese Vermutung konnte durch Detektion der entsprechenden Sequenzen auf RNA-Ebene widerlegt werden.
- Die zweite Möglichkeit ist, dass die exprimierte Menge eines zellulären Proto-Onkogens in der gesunden Zelle nicht zur Tumorentstehung ausreicht. Nur die erhöhte Expression desselben Gens z. B. nach Virusinfektion führt zum Tumor. Tatsächlich beruht darauf die Wirkung einiger Tumorviren. Die erhöhte Expression des zellulären Gens kann beispielsweise hervorgerufen werden durch die Integration eines viralen Promotors in der Nähe eines zellulären Proto-Onkogens.
- Die dritte mögliche Erklärung für die Existenz zellulärer Proto-Onkogene ist, dass es subtile, aber substanzielle Unterschiede zwischen viralen Onkogenen und zellulären Proto-Onkogenen gibt. Diese Unterschiede sind der Grund für die bekannten fatalen Wirkungen der meisten viralen Onkogene.

Aber was passiert, wenn ein zelluläres Proto-Onkogen unabhängig von einer Virusinfektion mutiert? Kann es durch Mutation oder Überexpression auch zu einem Onkogen, also zu einem tumorauslösenden Gen werden? Die Antworten auf diese Fragen bilden eine Grundlage der molekularen Onkologie. Sie zeigen, dass die unmittelbaren Ursachen für einen Tumor nicht außerhalb der Zelle zu suchen sind, sondern in der Zelle selbst. Die Mutation eines zellulären Proto-Onkogens ist eine Hauptursache für den Übergang einer normalen Zelle in eine Tumorzelle. Für die Mehrzahl der Proto-Onkogene ist kein virales Onkogen bekannt. In der gesunden Zelle übernehmen Proto-Onkoproteine in der Regel Funktionen, die den Zellzyklus oder die Zellteilung aktivieren. Durch eine Mutation mit einem dominanten Phänotyp kann diese Funktion (über-)aktiviert werden. Proto-Onkogene sind damit funktionelle Gegenspieler der Tumorsuppressorgene. Heute sind mehr als 200 Proto-Onkogene bekannt, deren Funktionen in der normalen Zelle inzwischen gut verstanden sind. So können Proto-Onkogene auf jeder Ebene eines zellteilungsaktivierenden Signalwegs lokalisiert sein. Beispiele sind Wachstumsfaktoren (PDGF), Wachstumsfaktorrezeptoren und Rezeptortyrosinkinasen (EGF-Rezeptor), Nichtrezeptor-Tyrosinkinasen (Abl), Serin-/Threoninkinasen (Raf), Kinaseaktivatoren (Cyclin D1), G-Proteine oder GTPasen (Ras) und nukleäre Transkriptionsfaktoren (Myc). Die zellulären Funktionen der wichtigsten Proto-Onkoproteine werden im biochemischen Zusammenhang in den Kapiteln 6–8 beschrieben. In diesem Kapitel werden die genetischen Mechanismen dargestellt, die zur Aktivierung von Proto-Onkogenen führen.

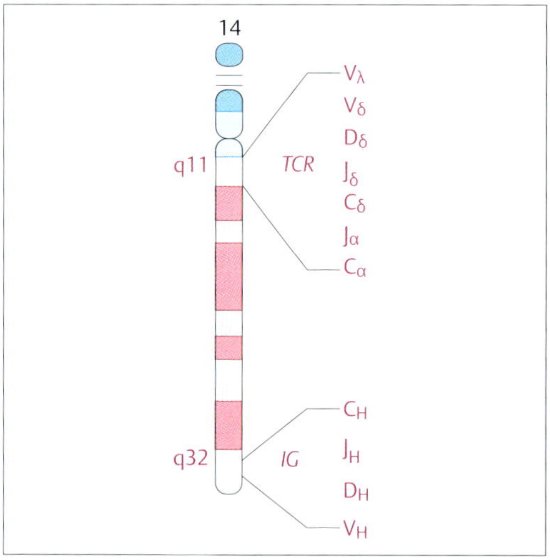

Abb. 5.**1** T-Zell-Rezeptor- und Immunglobulin-Gene auf Chromosom 14.

5.2.1 Mechanismen der Dysregulation von Proto-Onkogenen

Ursachen von Genrearrangements und ihre Bedeutung für die Karzinogenese

Wie in Kap. 3 (S. 27) erläutert, ist der Nachweis chromosomaler Aberrationen aus technischen Gründen in hämatopoetischen Tumoren einfacher als in soliden Tumoren. Daher sind in Tumoren des hämatopoetischen Systems mehr Rearrangements bekannt und auf molekularer Ebene charakterisiert als in soliden Tumoren.

Chromosomale Translokationen und Deletionen können das Tumorwachstum auf unterschiedliche Weise beeinflussen. Gene, deren kodierende Sequenzen nicht verändert sind, können als Folge des Rearrangements unter dem Einfluss regulatorischer Sequenzen anderer Gene verstärkt oder auf andere Weise inadäquat exprimiert werden. Häufig kommt es jedoch auch zur Fusion von Genen, die dann für eine Hybrid-mRNA und entsprechende Fusionsproteine kodieren können. Die Fusionsproteine weisen veränderte funktionelle Eigenschaften auf und beeinflussen auf diese Weise den malignen Phänotyp (Futreal et al. 2004).

Bei lymphatischen Leukämien sind in Translokationen und anderen Rearrangements besonders oft Chromosom 14 und 7 involviert. Ursache für die häufige Beteiligung dieser Chromosomen ist die Tatsache, dass im Verlauf der Differenzierung von B-Lymphozyten die *IG*-Gene (IG: Immunglobulin) und im Verlauf der T-Zellreifung die *TR*-Gene (TR: T-Zellrezeptor) rearrangiert werden. Auf Chromosom 14 sind die *TRA@*-und *TRD@*-Gene sowie die *IG*-Schwerkettengene betroffen (Abb. 5.**1**), auf Chromosom 7 das *TRB@*-Gen. Da *IG*- und *TCR*-Gene (TCR: T-Cell Receptor) die einzigen Gene sind, die im Verlauf der Differenzierung unter physiologischen Bedingungen rearrangiert werden, ist es nicht verwunderlich, dass hier eine besondere Prädilektionsstelle für Translokationen liegt. In Abb. 5.**2** ist das Rearrangement eines *IG*-Schwerkettengens (**a**) und eines *TCB@*-Gens (**b**) schematisch dargestellt. Bei lymphatischen Leukämien und Lymphomen liegen die chromosomalen Bruchstellen im Allgemeinen in den D- oder J-Regionen (D: Diversity; J: Joining), die im Verlauf der Differenzierung rekombiniert werden. Bei sporadischen Burkitt-Lymphomen können auch die sogenannten S-Regionen (S: Switch) betroffen sein, in denen normalerweise die für konstante Regionen der Immunglobuline kodierenden Exons rekombinieren.

Gene, die in *IG*- und *TCR*-Loci transloziert werden, kodieren im Allgemeinen intakte Proteine. Die Transkription der Gene wird durch die Veränderung regulatorischer Sequenzen permanent aktiviert und so der normalen Kontrolle entzogen (Abb. 5.**3a**). Translokationen und andere Rearrangements, an denen *IG*- und *TCR*-Gene nicht beteiligt sind, führen mit wenigen Ausnahmen zur Fusion von Genen, die über eine Hybrid-mRNA für Fusionsproteine kodieren. Durch Fusion unterschiedlicher funktioneller Domänen erwerben diese tumorspezifischen Proteine neue, für die maligne Transformation bedeutende Eigenschaften. Diejeni-

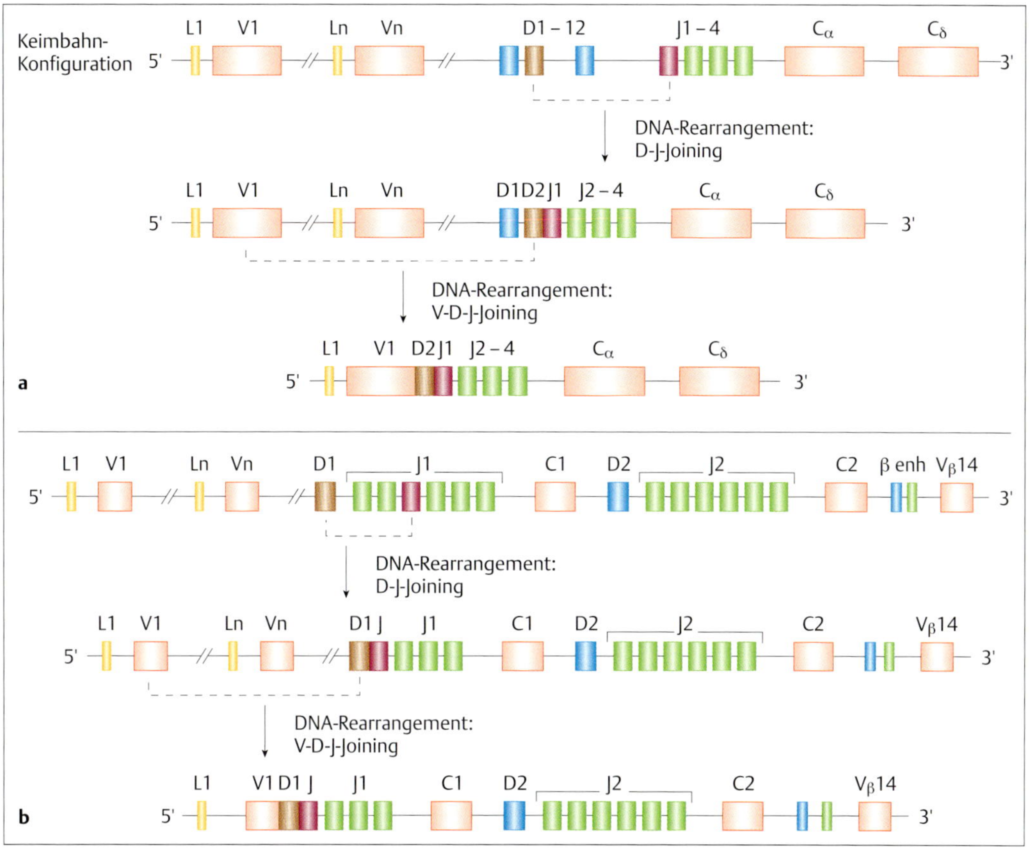

Abb. 5.**2** **a** DNA-Rearrangement des IGμ-Schwerkettengens der Maus. **b** DNA-Rearrangement des T-Zell-Rezeptor-β-Gens der Maus. D-J- und V-D-J-Joining laufen beim Menschen im Prinzip gleich ab. D: Diversity; J: Joining; V: Variable.

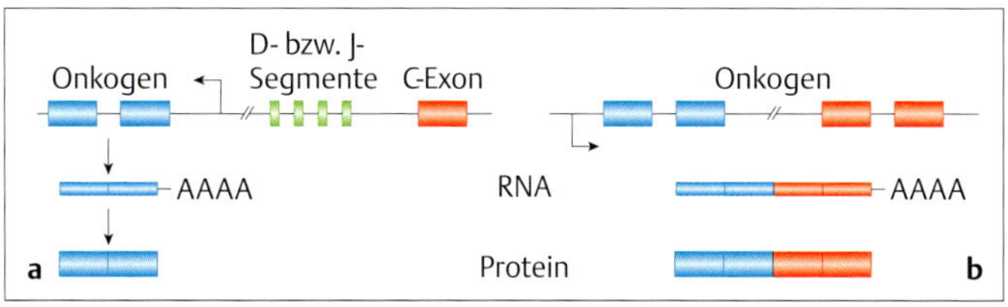

Abb. 5.**3** Konsequenzen chromosomaler Translokationen und Inversionen. **a** Das intakte Onkogen wird im Verlauf des V-D-J-Joining in die *IG*- oder *TCR*-Loci verbracht und dort transkriptionell aktiviert. Im dargestellten Beispiel bleibt der Promotor des Onkogens (abgeknickter Pfeil) intakt. Das translatierte Protein ist in der Regel unverändert. **b** Zwei Gene fusionieren zu einem Hybridgen. Im dargestellten Beispiel steuert der Promotor des 5' gelegenen Genabschnitts die Transkription. Das Hybridgen kodiert für ein Fusionsprotein (nach Rabbitts 1994).

gen Genbereiche, die ihre normalen regulatorischen Elemente verloren haben, geraten zudem unter den Einfluss fremder regulatorischer Sequenzen (Abb. 5.**3b**).

Im Folgenden werden tumorassoziierte DNA-Rearrangements beschrieben, die in bestimmten Tumorarten besonders häufig vorkommen, für das Verständnis von Rearrangements exemplarische Bedeutung besitzen oder zur Detektion von Leukämiezellen eingesetzt werden. Die überwiegende Zahl der rearrangierten Gene kodiert Proteine, die Strukturmotive von Transkriptionsfaktoren aufweisen. Insbesondere für Fusionsproteine gilt, dass das Rearrangement in engem Zusammenhang mit der Funktion des kodierten Proteins gesehen werden muss. Einige wichtige Rearrangements, die die Expression von Transkriptionsfaktoren betreffen, werden daher im nächsten Kapitel näher erläutert.

Translokation des *MYC*-Gens bei Burkitt-Lymphomen

Burkitt-Lymphome sind maligne Erkrankungen von Lymphozyten der B-Zelllinie. Man unterscheidet eine endemische von einer sporadischen Form. Die Inzidenz der endemischen Form beträgt in Äquatorialafrika 1:10 000; das Lymphom ist fast immer mit dem Epstein-Barr-Virus (EBV) vergesellschaftet. In Europa und den Vereinigten Staaten kommen vor allem die sogenannten spontanen Formen des Burkitt-Lymphoms vor, die allerdings sehr selten sind; EBV ist bei diesen Formen in der Regel nicht nachweisbar. Immundefiziente AIDS-Patienten erkranken allerdings gehäuft an Burkitt-Lymphomen in Assoziation mit EBV.

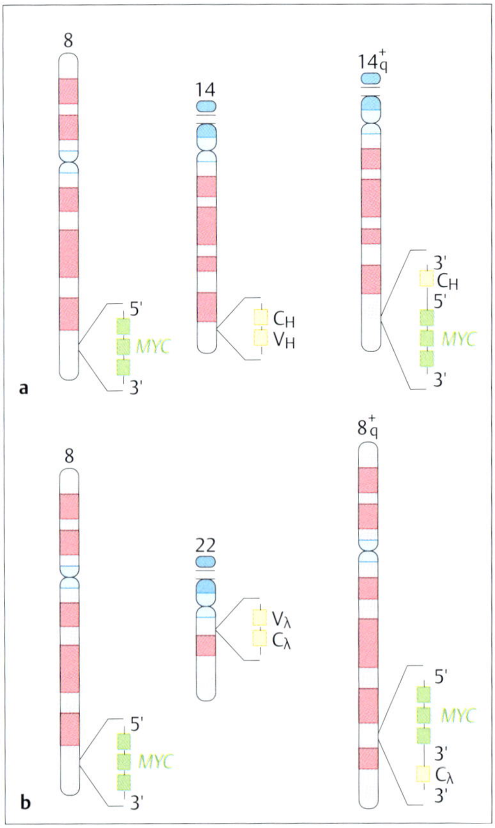

Abb. 5.**4** **a** Translokation des *MYC*-Gens von Chromosom 8 in ein *IG*-Schwerkettengen auf Chromosom 14 bei Patienten mit Burkitt-Lymphom. **b** Translokation von Teilen eines IG_λ-Gens von Chromosom 22 in die Nachbarschaft des *MYC*-Gens auf Chromosom 8 im Rahmen der Translokationsvariante t(8;22) beim Burkitt-Lymphom.

In allen Burkitt-Lymphomen findet man Translokationen, die Chromosom 8 betreffen. In der großen Mehrzahl der Patienten ist die Translokation durch einen reziproken Austausch zwischen den distalen Enden der langen Arme von Chromosom 8 und 14 gekennzeichnet. In seltenen Varianten wird das distale Ende von Chromosom 8 mit Abschnitten auf Chromosom 2 oder 22 ausgetauscht (Rabbitts 1994).

Die Bruchstelle auf Chromosom 8 befindet sich regelmäßig im oder in der Nähe des *MYC*-Gens (Abb. 5.**4**). In den „Partnerchromosomen" liegen die Bruchstellen in den *IG*-Loci, und zwar im *IG*-Schwerkettenlocus auf Chromosom 14 (*IGH@*) (Abb. 5.**4a**) oder im *IG*-Leichtkettenlocus auf Chromosom 2 (*IGK@*) bzw. Chromosom 22 (*IGL@*) (Abb. 5.**4b**). Die Regelmäßigkeit, mit der *MYC*- und *IG*-Loci an den Translokationen beim Burkitt-Lymphom beteiligt sind, weist auf eine kausale Bedeutung für das Tumorwachstum hin und lässt Rückschlüsse auf die molekularen Mechanismen der Translokationen zu.

Die Translokationen des *MYC*-Gens in verschiedenen Burkitt-Lymphomen sind durch eine große Variabilität gekennzeichnet, haben aber folgende Gemeinsamkeiten:

- Es sind immer die *IG*-Loci betroffen.
- Die Transkription des *MYC*-Gens ist stets dysreguliert.
- Die Bruchstelle liegt innerhalb der *IG*-Gene.
- Bei t(8;14)-Translokationen sind die Gene „Kopf zu Kopf" orientiert. Dies schließt aus, dass die Transkription des rearrangierten *MYC*-Gens durch die *IG*-Promotoren gesteuert wird.

In Abb. 5.**5** sind einige Möglichkeiten dargestellt, die zur Dysregulation der *MYC*-Expression führen können. Beim endemischen Burkitt-Lymphom mit t (8;14) liegt der Eμ-Enhancer in 5'-Richtung des translozierten *MYC*-Gens (Abb. 5.**5b**). Ein Transgen aus dem Eμ-Enhancer und *MYC*-Sequenzen induziert in Mäusen B-Zell-Tumoren. Dies spricht dafür, dass der Eμ-Enhancer die Transkription aktivieren könnte. Bei den meisten sporadischen Bur-

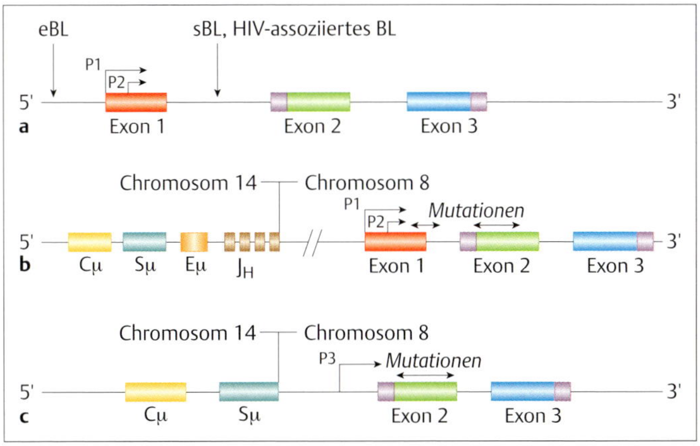

Abb. 5.**5** Fusionsgene nach t(8;14) beim endemischen (eBL) und sporadischen (sBL) bzw. HIV-Infektions-assoziierten (HIV-BL) Burkitt-Lymphom. **a** Organisation des *MYC*-Gens mit eingezeichneten Bruchstellen. **b** Prototypisches *MYC-IGH*-Fusionsgen beim endemischen Burkitt-Lymphom. Der Bruch im *IGH@*-Locus tritt während des Versuchs der V(D)J-Rekombination auf. Der IGHμ-Enhancer liegt 5' des *MYC*-Gens. Die Transkription startet von den normalen *MYC*-Promotoren. In den *MYC*-Sequenzen, die die Transkription negativ beeinflussen, sind häufig Mutationen nachweisbar. **c** Prototypisches *MYC-IGH*-Gen beim sporadischen Burkitt-Lymphom. Der Bruch im *IGH*-Gen tritt beim Versuch des Ig-Klassen-Switchs auf. Die Translokation führt zum Verlust der *MYC*-Promotoren und der negativ regulatorischen Elemente in Exon 1. Die Transkription startet von einem kryptischen Promotor (P3). Im negativ regulatorischen Bereich von Exon 2 sind Mutationen nachweisbar (Quelle: Hecht u. Aster 2000).

kitt-Lymphomen befindet sich der Eμ-Enhancer allerdings nicht in *cis*-Position des *MYC*-Gens (Abb. 5.**5c**). In diesem Fall müssen andere regulatorische Sequenzen wie z.B. der Eα-Enhancer die Transkription steuern. Bei dieser Translokation gehen negative regulatorische Sequenzen in Exon 1 und den *MYC*-Promotoren verloren. Dies könnte die Transkription weiter steigern, die in diesem Fall von einem kryptischen Promotor ausgeht. Bei den varianten Translokationen liegen in 3'-Richtung des *MYC*-Gens Enhancer-Sequenzen der Leichtkettenloci, die die Transkription von den normalen *MYC*-Promotoren aktivieren.

Die Expression des *MYC*-Gens wird durch Deletionen und/oder Mutationen in negativ regulatorischen Sequenzen weiter verstärkt. Exon 1 des *MYC*-Gens wird nicht transkribiert und wirkt als negativer Regulator der Transkription. Beim sporadischen Burkitt-Lymphom werden die negativ regulatorischen Sequenzen deletiert. Dies trifft auf das endemische Burkitt-Lymphom nicht zu. In diesem Fall finden sich im Bereich von Exon 1 und Intron 1 häufig Mutationen (Hecht u. Aster 2000).

Rearrangements des *TAL1*-Gens

Veränderungen des *TAL1*-Gens (TAL1: T Cell acute Leukemia 1; alternative Bezeichnung SCL: Stem Cell Line) werden bei Patienten mit akuter T-Zell-Leukämie beobachtet. Bei einem geringen Anteil der Patienten (etwa 3%) findet sich die Translokation t(1;14)(p32;q11), durch die das *TAL1*-Gen von seiner normalen Position auf Chromosom 1 in das *TCR*-Gen auf Chromosom 14 transloziert wird. Die kodierenden Sequenzen des *TAL1*-Gens sind hierbei erhalten, sodass das Genprodukt in seiner Struktur unverändert bleibt. Bei etwa einem Viertel der Patienten mit akuter T-Zell-Leukämie sind das *TAL1*-Gen und der sogenannte *SIL*-Locus (SIL: SCL interrupting Locus) an einer Rekombination beteiligt, die mit einer Deletion einhergeht. Als Folge dieser Deletion gerät das *TAL1*-Gen, dessen kodierende Sequenzen nicht verändert sind, unter den Einfluss des *SIL*-Promotors. Die restlichen Sequenzen des *SIL*-Gens werden bis auf das erste nicht kodierende Exon deletiert (Abb. 5.**6**). Der Mechanismus der Deletion ist von besonderem Interesse, da Rekombinationen von *IG*-Genen und *TCR*-Genen imitiert werden. Die Rekombination der *IG*- und *TCR*-Gene wird durch flankierende Heptamer-Nonamer-Sequenzen (Rekombinations-Signalsequenzen, RSS) unter Mitwirkung des V(D)J-Rekombinase-Enzymkomplexes gesteuert. Eine RSS-Sequenz befindet sich in 3'-Richtung des ersten nicht kodierenden *SIL*-Exons, im Bereich des *TAL1*-Gens wurden verschiedene RSS gefunden. Wie im Verlauf der Rekombination von *IG*- und *TCR*-Genen finden sich im Fusionsbereich zufällige Nukleotidinsertionen, palindromische Nukleotide in nicht getrimmten flankierenden Bereichen sowie Deletionen von Nukleotiden der flankierenden Segmente. Die Nukleotidsequenz in den Rekombinationsorten ist daher bei jedem Patienten verschieden (Breit et al. 1993; van Dongen et al. 1999).

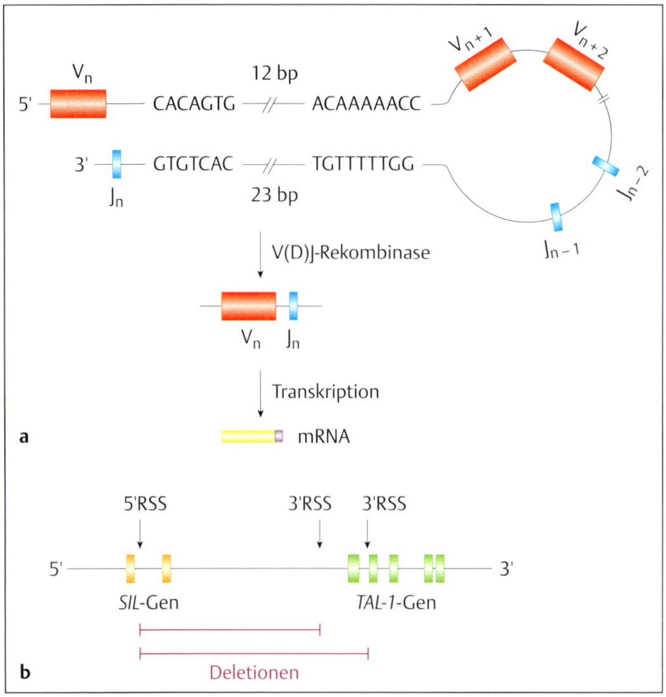

Abb. 5.**6** Heptamer-Nonamer-Rekombinations-Signalsequenzen (RSS) führen zur Deletion des *SIL*-Gens auf Chromosom 1. **a** Heptamer-Nonamer-Sequenzen bilden die Basis einer Schleife, die V- und J-Segmente enthält, die durch die V(D)J-Rekombinase entfernt werden. Das Beispiel bezieht sich auf ein *IG*-Leichtkettengen. **b** RSS-Sequenzen imitieren Rekombinationssequenzen des *TRD@*-Locus. Die Rekombinase entfernt alle kodierenden Sequenzen des *SIL*-Gens (das erste Exon ist nicht kodierend). Die regulatorischen Sequenzen des *SIL*-Gens bleiben erhalten.

5.2.2 Hybridgene und Fusionsproteine

BCR-ABL1

Nowell und Hungerford aus Philadelphia beschrieben 1960 erstmals eine regelhaft auftretende Chromosomenanomalie in einem menschlichen Tumor, nämlich eine Anomalie des Chromosoms 22, das als Philadelphia-Chromosom (Ph^1) bezeichnet wird. Das Ph^1-Chromosom kommt durch eine reziproke Translokation zwischen Chromosom 9 und 22 zustande, die bei allen Patienten mit chronischer myeloischer Leukämie (CML) in den Tumorzellen nachweisbar ist (Nowell u. Hungerford 1960). Da in Ph^1-positiven Tumoren alle Tumorzellen die Chromosomenanomalie aufweisen, ging man davon aus, dass sie ursächlich mit dem Krankheitsgeschehen zusammenhängt. Neben CML lässt sich das Ph^1-Chromosom auch bei akuten lymphatischen Leukämien (ALL) von Kindern (in etwa 6 % der Fälle) und Erwachsenen (in etwa 20–25 % der Fälle) nachweisen.

1982 wurde ein zelluläres Onkogen auf Chromosom 9q34 kartiert, der Bruchstelle von Chromosom 9 bei der CML (de Klein et al. 1982). Das Gen entspricht dem murinen Onkogen des Abelson-Maus-Leukämie-Virus (v-*abl*). Das akut transformierende Retrovirus wurde aus einer steroidbehandelten Maus isoliert, die mit dem CML-Retrovirus der Maus infiziert worden war. Es handelt sich hier somit um einen der seltenen spektakulären Bezüge zwischen einem retroviralen Onkogen und einem zellulären Onkogen des Menschen.

Im Rahmen der Translokation wird das *ABL1*-Proto-Onkogen von Chromosom 9 auf Chromosom 22 übertragen (Abb. 5.**7**). Da bei CML zunächst nur eng umschriebene Bruchstellen auf Chromosom 22 gefunden wurden, wurde der Ort, in den das *ABL1*-Onkogen integriert war, als Breakpoint Cluster Region (BCR) bezeichnet. Exons mit offenem Leserahmen ließen den Schluss zu, dass die *BCR*-Region Teil eines Gens ist, das daher als *BCR*-Gen bezeichnet wird. Durch die Analyse weiterer CML- und ALL- Fälle wurde in der Folge deutlich, dass die Integrationsstellen des *ABL1*-Gens auch flankierende Exons der 5 kb umfassenden ursprünglichen *BCR*-Region betrafen. Der Bereich der Bruchstellen im Bereich der Exons 10–13 des *BCR*-Gens wird daher Major Breakpoint Region genannt. Durch diese Bezeichnung wird die Genregion von einer zweiten Region unterschieden, der sogenannten Minor Breakpoint Region, in die das *ABL1*-Gen bei ALL integriert wird. Es handelt sich hierbei um das erste Intron des *BCR*-Gens. Das *ABL1*-Gen besteht insgesamt aus elf Exons. Von den beiden ersten

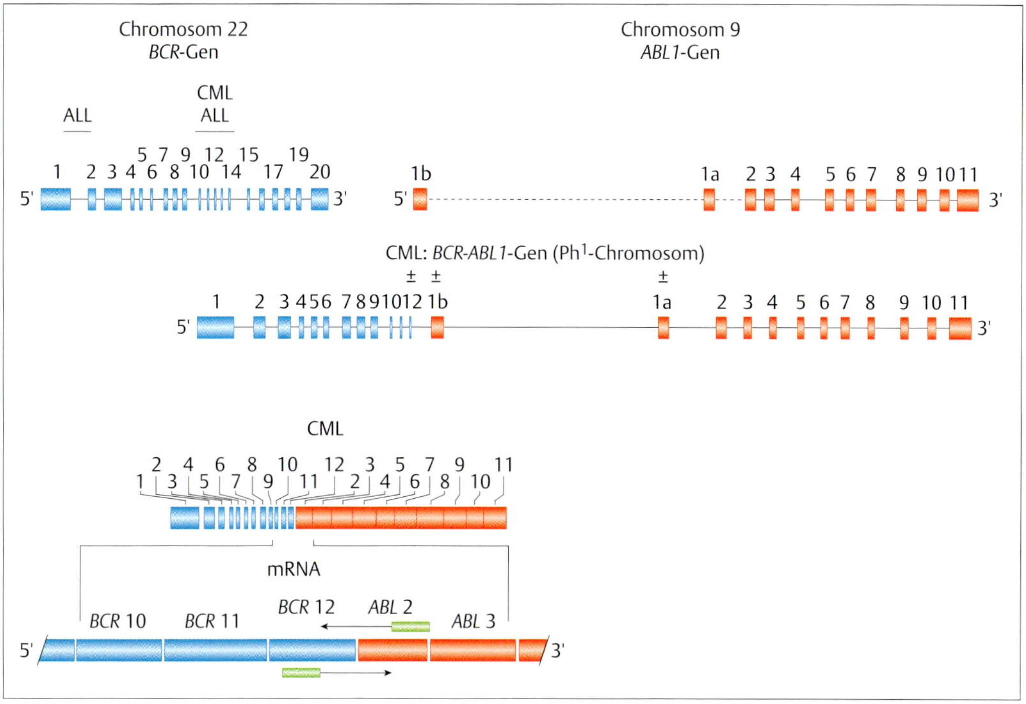

Abb. 5.**7** Organisation der *BCR*- und *ABL1*-Gene und schematische Darstellung der Translokation bei CML. *BCR*-Exons (BCR: Breakpoint Cluster Region) sind blau und *ABL1*-Exons rot dargestellt. Die gestrichelte Linie im *ABL1*-Gen entspricht dem DNA-Segment, in dem die DNA bricht. Die Bruchstellen des *BCR*-Gens sind durch Linien oberhalb des Gens dargestellt und den verschiedenen Leukämieformen zugeordnet. Während die Bruchstellen im *ABL1*-Gen in einem Bereich von >200 kb liegen können, grenzen bei CML in der kodierten mRNA immer *BCR*-Exon 12 und *ABL1*-Exon 2 aneinander. Dies macht es möglich, *BCR*- und *ABL1*-Sequenzen im Bereich der Bruchstelle mit spezifischen Primern (grüne Balken) durch RT-PCR zu amplifizieren und residuale Leukämiezellen spezifisch nachzuweisen (Quelle: Kurzrock et al. 1988).

Exons wird alternativ nur eines in Proteinsequenzen umgesetzt (alternativer Exon-Gebrauch). Die Bruchstellen im *ABL1*-Gen umfassen einen großen Bereich, der von dem am weitesten in 5'-Richtung gelegenen Exon 1b bis zum Intron zwischen Exon 1a und 2 reicht. Dies bedeutet, dass bei manchen Translokationen das zweite der beiden ersten Exons primär transkribiert wird. Im Verlauf der RNA-Spleißung wird die entsprechende Sequenz jedoch entfernt. Folglich sind bei allen Translokationen die *BCR*-Sequenzen in der mRNA mit dem zweiten Exon des *ABL1*-Gens fusioniert. In 5'-Richtung des trunkierten *ABL1*-Transkripts befinden sich Sequenzen, die Exons im Bereich der Major Breakpoint Region oder aber dem ersten Exon des *BCR*-Gens entsprechen (Kurzrock et al. 1988).

Obwohl die Bruchstellen auf DNA-Ebene variabel sind, resultieren aus den *BCR-ABL1*-Translokationen aufgrund der Prozessierung der primären Transkripte nur drei verschiedene mRNAs, die nach Amplifikation durch PCR für den diagnostischen Nachweis residualer Leukämiezellen geeignet sind.

Als Folge der Translokationen entstehen Fusionsproteine, die entsprechend ihrer Molekulargewichte mit p185, p210 und p230 bezeichnet werden. p185 ist mit 20–30 % der ALL-Fälle assoziiert; p210 ist das Produkt des *BCR-ABL1*-Transkripts bei CML. Nach einer Empfehlung der WHO definiert die *BCR-ABL1*-Translokation diese Leukämieform (Jaffe et al. 2001). Das dritte Fusionsprotein wird nur in seltenen Fällen chronischer Neutrophilenleukämie gefunden (Advani u. Pendergast 2002).

Tiermodell

Die pathogenetische Bedeutung der *BCR-ABL1*-Translokation wird durch transgene Mausmodelle belegt. Die Art der durch ein Transgen induzierten Erkrankung richtet sich nach dem Transgen sowie der Promotorkontrolle und damit auch der Zellen, in denen das Transgen exprimiert wird. Dasjenige Modell, das der CML des Menschen am nächsten kommt, ist die induzierbare Expression in hämatopoetischen Stammzellen. Die Mäuse entwickeln eine Erkrankung, die der chronischen Phase der CML gleicht. Dies ist ein experimenteller Beleg dafür, dass es sich bei der CML um eine Stammzellerkrankung handelt (Koschmieder et al. 2005).

Diagnostische Anwendungen

Wie in Kap. 8 (S. 222) ausgeführt, besitzt das *BCR-ABL*-Fusionsprotein Tyrosinkinaseaktivität, die durch Medikamente wie Imatinib gehemmt werden kann. Dies bewirkt einen Untergang von Leukämiezellen durch Apoptose. Um den Effekt der Therapie zu überwachen, wurde eine quantitative PCR-Methode entwickelt, in der die beiden Primer den Fusionsort von *BCR*- und *ABL1*-Gen überbrücken (Abb. 5.**7**). Der Nachweis eines PCR-Produkts ist leukämiespezifisch, da die Translokation in normalen hämatopoetischen Zellen nicht vorkommt. Leukämiezellen können im Knochenmark und im peripheren Blut nachgewiesen werden. Tyrosinkinasehemmer induzieren häufig eine komplette hämatologische und zytogenetische Remission, d. h. die Suche nach Leukämiezellen mit optischen oder zytogenetischen Methoden ist negativ. Mithilfe der quantitativen *BCR-ABL1*-PCR konnte allerdings gezeigt werden, dass eine vollständige Elimination *BCR-ABL1*-positiver Zellen nicht gelingt. Dies wurde so gedeutet, dass die leukämischen Stammzellen durch die Therapie nicht oder nicht vollständig getroffen werden (Deininger et al. 2005).

Aktivierung des *RET*-Onkogens durch Inversionen und Translokationen

In einem variablen Anteil papillärer Schilddrüsenkarzinome finden sich Rearrangements des *RET*-Gens. Das Gen wurde in Transfektionsversuchen als chimäres Onkogen entdeckt, dessen Rekombination durch den Vorgang der Transfektion verursacht worden war (siehe Kap. 3, S. 25). Hierauf bezieht sich die Bezeichnung *RET* (Rearranged during Transfection). Das *RET*-Gen ist auf dem langen Arm von Chromosom 10 (10q11.2) lokalisiert.

In papillären Schilddrüsenkarzinomen wurden verschiedene Rearrangements gefunden, in denen Teile des *RET*-Gens mit verschiedenen anderen Genen fusionieren. Die Hybridgene kodieren entsprechende Fusionsproteine, die stets Anteile von *RET* und variable Fusionspartner enthalten. Die Gene, mit denen *RET* fusioniert, werden als *PTC*-Gene (PTC: Papillary thyroid Cancer) bezeichnet und mit nachgestellten Ziffern unterschieden. Den Rearrangements des *RET*-Gens liegen am häufigsten parazentrische Inversionen in Chromosom 10 zugrunde. Die entsprechenden Fusionsgene werden als *RET-PTC1* (inv(10)(q11.2;q21)) und *RET-PTC3* (inv(10)(q11.2;q11.2)) bezeichnet (Abb. 5.**8**). Andere Rearrangements kommen durch Translokationen zustande. Den Fusionspartnern des *RET*-Gens ist gemeinsam, dass sie Dimerisierungsmotive besitzen. Durch Dimerisierung wird die RET-Tyrosinkinase aktiviert (Ciampi u. Nikiforov 2007; Jhiang 2000).

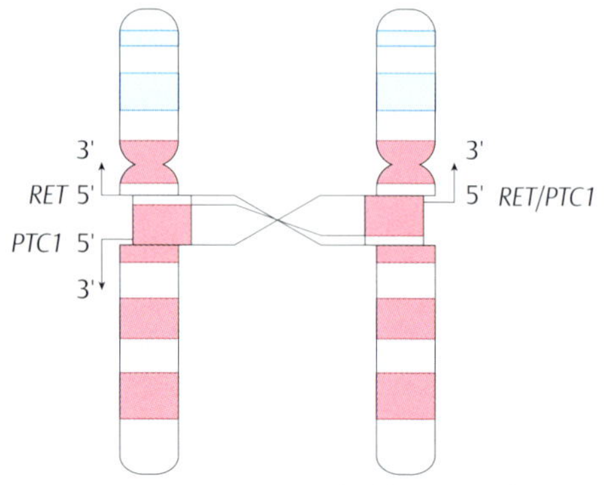

Abb. 5.**8** Schematische Darstellung der parazentrischen Inversion des Chromosomenabschnitts 10q , die der Entstehung des *RET/PTC1*-Fusionsgens zugrunde liegt (Quelle: Pierotti et al. 1992).

Zwei Jahre nach der Reaktorkatastrophe von Tschernobyl stieg in der Umgebung des Reaktors die Häufigkeit papillärer Schilddrüsenkarzinome bei Kindern und Jugendlichen sprunghaft an. In mehr als 60 % dieser Karzinome wurden Rearrangements des *RET*-Onkogens beobachtet. Die Häufigkeit von Rearrangements des *RET*-Gens als Folge der γ-Strahlung inkorporierter Iod-Isotope deckt sich mit der Beobachtung, dass Rearrangements des *RET*-Gens auch in vitro durch Bestrahlung von Zelllinien und in vivo durch Bestrahlung transplantierter Tumoren in Mäusen ausgelöst werden können (Jhiang 2000).

Tiermodell

Die kausale Bedeutung der *RET-PTC1*-Translokation für die Genese von Schilddrüsenkarzinomen wird durch transgene Mausmodelle bestätigt. Ein *RET/PTC1*-Transgen unter Kontrolle eines *TG*-Promotors (TG: Thyreoglobulin-Gen) verursachte Schilddrüsenkarzinome, die dem papillären Differenzierungstyp des Menschen vergleichbar sind (Santoro et al. 1996).

5.2.3 Aktivierung von Proto-Onkogenen durch Amplifikation

Zur Drucklegung waren im Cancer Genome Project des Sanger Instituts sieben Proto-Onkogene aufgeführt, die durch Amplifikation aktiviert werden können (www.sanger.ac.uk/genetics/CGP/Census). Es ist davon auszugehen, dass diese Zahl in Zukunft steigen wird, da mit SNP/CNV-Arrays Werkzeuge zur Verfügung stehen, mit denen auch kleinere amplifizierte Genabschnitte erkannt werden können. Die nachfolgend dargestellten amplifizierten Onkogene sind für Diagnose, Therapie und/oder pathogenetische Mechanismen von besonderem Interesse.

EGFR (ERBB)

Das *EGFR* (*ERBB*)-Gen wurde ursprünglich als Onkogen eines akut transformierenden Retrovirus, des Erythroblastose-Virus, identifiziert. Das Gen kodiert für den Rezeptor des epidermalen Wachstumsfaktors (Epidermal Growth Factor, EGF). Das *EGFR*-Gen ist in etwa 50 % fortgeschrittener menschlicher Glioblastome (Stadium IV) amplifiziert (Ekstrand et al. 1991). Quantitativ spielt die Aktivierung des *EGFR*-Gens durch Deletionen, Insertionen und Punktmutationen beim Lungenkarzinom eine größere Rolle; hierauf wird später eingegangen. Das *EGFR*-Gen ist Mitglied einer Familie verwandter Gene, zu der auch das *ERBB2*-Onkogen gehört.

ERBB2 (HER2/NEU)

Das Onkogen *HER2/NEU* (*ERBB2*) ist Mitglied der *EGFR*-Genfamilie. Das Genprodukt wird wahlweise mit c-erbB2, HER2 (Human epidermal Growth Factor Receptor 2) oder NEU (von Neuroblastoma) bezeichnet. In der Literatur hat sich die Benennung HER2/NEU eingebürgert. HER2/NEU ist ein sogenannter „Orphan"-Rezeptor mit Tyrosinkinasefunktion. Für Orphan (Waisen)-Rezeptoren sind keine Liganden bekannt. Das *HER2/NEU*-Gen ist in etwa 20 % der Mammakarzinome des Menschen amplifiziert. In Tumoren mit *HER2/NEU*-Amplifikation ist das Genprodukt verstärkt exprimiert. Amplifikation und erhöhte Expression sind mit einer schlechten Prognose verbunden, wenn auf eine molekulare Therapie verzichtet wird.

Diagnostik und Therapie

Trastuzumab (Herceptin) ist das Fragment eines monoklonalen Antikörpers, der gegen das Genprodukt des *HER2/NEU*-Gens gerichtet ist. Der Antikörper hat sich in der Therapie des Mammakarzinoms als wirksam erwiesen und ist für diese Anwendung in Deutschland und den USA zugelassen. Wenn der Antikörper in frühen Stadien von Mammakarzinomen gegeben wird, kann das Risiko für eine Metastasierung auf bis zu 50 % gesenkt werden. Der Antikörper ist nur dann wirksam, wenn das Gen amplifiziert ist und als Folge der kodierte Zellmembranrezeptor verstärkt exprimiert wird.

Für Herceptin werden verschiedene Wirkungsweisen diskutiert:

- Herceptin verhindert die Dimerisierung der Tyrosinkinase-Monomere und damit die Weiterleitung von zellteilungsaktivierenden Signalen ins Zellinnere.
- HER2/NEU wird nach Bindung des Antikörpers internalisiert, der Rezeptorbesatz auf der Zelloberfläche ist vermindert.
- Zellen des nicht klonalen Immunsystems zerstören nach Bindung an die konstante Region des Antikörpers die Tumorzelle.
- Herceptin ergänzt die Wirkung vieler Zytostatika, wie etwa die von Taxol. Taxol verzögert den Eintritt in die Mitose und führt zu DNA-Mutationen und Chromosomenstrangbrüchen, indem es das Mikrotubuli-Zytoskelett stabilisiert. Da Herceptin ebenfalls den Eintritt in den Zellzyklus hemmt, potenzieren sich die Wirkungen der beiden Therapeutika.

Um die Wirksamkeit der Therapie abzusichern, wurden von verschiedenen Fachgesellschaften Leitlinien bzw. Richtlinien publiziert, die dem Nachweis einer Amplifikation des Gens im Gewebe von Mammakarzinomen zugrunde gelegt werden sollen. Die Leitlinien der ASCO (American

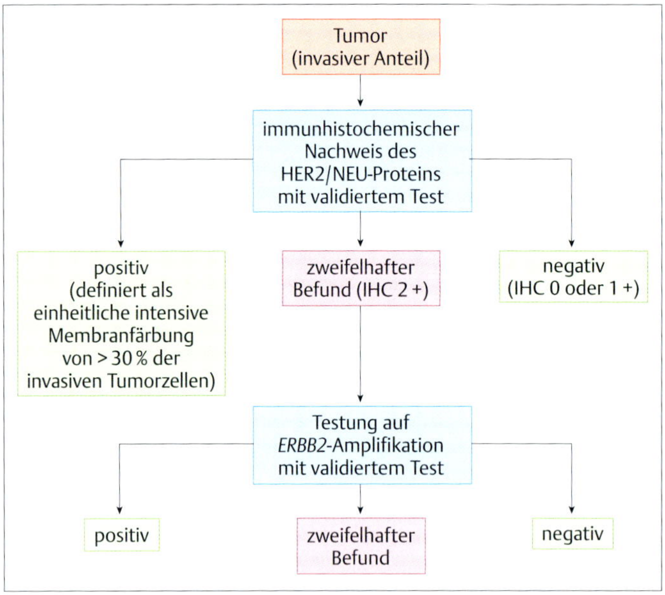

Abb. 5.**9** Algorithmus zum Nachweis des HER2/NEU-Proteins (Produkt des *ERBB2*-Gens) in Gewebsschnitten entsprechend den Richtlinien der ASCO (American Society of clinical Oncology) und des CAP (College of American Pathologists). IHC: Immunhistochemie (Quelle: Wolff et al. 2007).

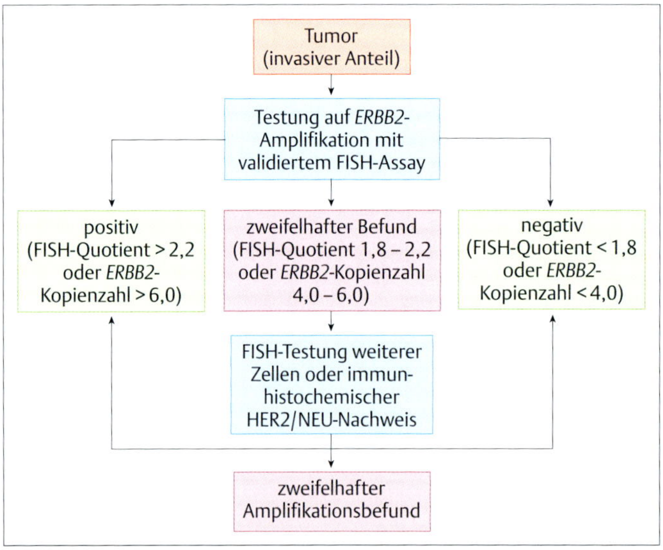

Abb. 5.**10** Algorithmus zum Nachweis einer *ERBB2* (*HER2/NEU*)-Amplifikation in Gewebsschnitten entsprechend den Richtlinien der ASCO (American Society of Clinical Oncology) und des CAP(College of American Pathologists). FISH: Fluoreszenz-in-situ-Hybridisierung (Quelle: Wolff et al. 2007).

Society of Clinical Oncology) und des CAP (College of American Pathologists) sind in Abb. 5.**9** und Abb. 5.**10** wiedergegeben. Nach diesen Empfehlungen gibt es zwei methodische Wege, eine Amplifikation des *ERBB2*-Gens abzusichern:

- Einmal kann als Eingangstest das kodierte HER2-Protein immunhistochemisch nachgewiesen werden. Der Nachweis des Proteins in mehr als 30 % der Tumorzellen im Gewebsschnitt gilt als Indikation für eine Antikörpertherapie. Wenn die Färbung geringer ausfällt, wird der Nachweis der Amplifikation mittels FISH (Fluoreszenz-in-situ-Hybridisierung) angeschlossen.
- Alternativ kann primär ein FISH-Test durchgeführt werden. Das Ergebnis wird als positiv bewertet, wenn durchschnittlich mehr als sechs Kopien des *HER2/NEU*-Gens pro Zellkern nachgewiesen werden oder wenn der Quotient zwischen den mit einer *HER2/NEU*-Sonde und einer Kontrollsonde (*CEP17*) erzielten Ergebnissen über 2,2 liegt. Die *CEP17*-Sonde ist eine

Sonde für das Centromer des Chromosoms, auf dem sich auch das *HER2/NEU*-Gen befindet (Wolff et al. 2007).

MYC

Für drei Gene der *MYC*-Familie wurden in menschlichen Tumoren Amplifikationen beschrieben: *MYC* (das zelluläre Homolog des retroviralen Onkogens), *MYCN* und *MYCL1*. *MYCN* und *MYCL1* sind häufig in Tumoren ektodermalen Ursprungs wie z. B. in Neuroblastomen (*MYCN*) und kleinzelligen Lungenkarzinomen (*MYCL1*) amplifiziert. Bei Neuroblastomen korreliert die Zahl der Kopien des *MYCN*-Gens mit Tumorstadium und Prognose (Schwab 2004).

MDM2

Das *MDM2*-Gen wurde in einer spontan transformierten Mutante einer murinen Fibroblasten-Zelllinie identifiziert. Das Gen kodiert ein Protein, das p53 inaktiviert. Amplifikationen des *MDM2*-Gens finden sich in etwa einem Drittel verschiedener menschlicher Knochen- und Weichteilsarkome (Oliner et al. 1992).

5.2.4 Aktivierung von Proto-Onkogenen durch Punktmutationen

Quantitativ spielt die Aktivierung von Proto-Onkogenen durch Missense-Mutationen die größte Rolle. Dies hängt vermutlich damit zusammen, dass zumindest in soliden Tumoren eine Aktivierung von Proto-Onkogenen durch Aminosäureaustausch in der kodierenden Sequenz wahrscheinlicher ist als die Veränderung der Regulation oder Struktur durch Gen-Rearrangements. Eine Aktivierung der von Proto-Onkogenen kodierten Proteine kann nur gezielt erfolgen, d. h. die Anzahl der Positionen, die sogenannten **Hot Spots**, an denen Proto-Onkogene mutieren, ist begrenzt. Wie später dargestellt, trifft dies auf klassische Tumorsuppressorproteine nicht zu. Diese können durch Punktmutationen und Deletionen an vielen unterschiedlichen Positionen sowie durch weitere Mechanismen inaktiviert werden.

RAS-Gene

Mutierte *RAS*-Gene wurden ursprünglich durch Transfektion von NIH3T3-Fibroblasten mit menschlicher Tumor-DNA entdeckt. Zwei *RAS*-Gene sind zu

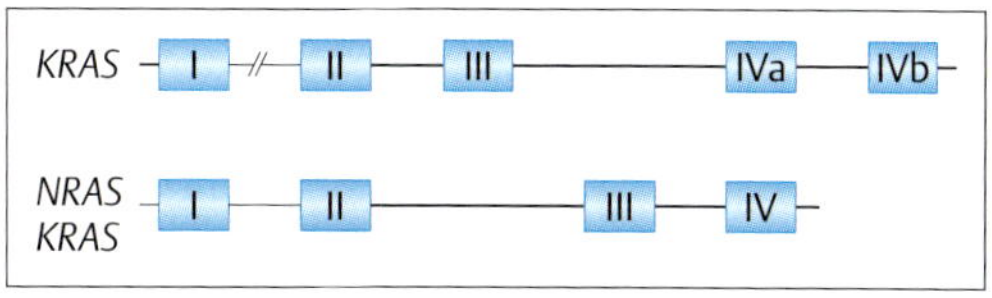

Abb. 5.**11** Genomische Organisation von Genen der *RAS*-Familie.

retroviralen Onkogenen homolog. Die zellulären Gene werden daher nach den entsprechenden retroviralen Onkogenen bezeichnet (*H*(arvey)*RAS* und *K*(irsten)*RAS*). Das dritte Onkogen der *RAS*-Familie wurde aufgrund seiner Homologie zu den vorgenannten Genen zunächst in Neuroblastomen entdeckt und wird daher als *NRAS* bezeichnet. *KRAS* und *NRAS* besitzen vier Exons, *KRAS* weist zwei alternative vierte Exons auf (Exons IVA und IVB), sodass zwei Produkte des *KRAS*-Gens vorkommen (Abb. 5.**11**).

RAS-Gene gehören zu denjenigen Genen, die in menschlichen Tumoren am häufigsten mutiert

Tabelle 5.**2** Mutationen von *RAS*-Genen in menschlichen Tumoren (Quelle: Bos 1988).

Gen	Codon	Mutation	Aminosäure-Austausch
HRAS	12	GGC-GTC GGC-GAC	gly-val gly-asp
	61	CAG-AAG CAG-GGC	gln-lys gln-leu
KRAS	12	GGT-CGT GGT-AGT GGT-TGT GGT-GAT GGT-GTT GGT-GCT	gly-arg gly-ser gly-cys gly-asp gly-val gly-ala
	13	GGC-GAC	gly-asp
	61	CAA-CAT CAA-CAC CAA-CTA	gln-his gln-his gln-leu
NRAS	12	GGT-AGT GGT-GTT GGT-GAT	gly-ser gly-val gly-asp
	13	GGT-CGT GGT-GTT GGT-GAT	gly-arg gly-val gly-asp
	61	CAA-CGA CAA-CAT CAA-CTA CAA-AAA	glu-arg glu-his glu-leu glu-lys

Tabelle 5.**3** Häufigkeit von *RAS*-Mutationen in menschlichen Tumoren (Quelle: Bos 1989)

Tumor	Häufigkeit von Mutationen [%]
Pankreaskarzinom	>75
Schilddrüsenkarzinom (follikulär und undifferenziert)	>50
kolorektales Karzinom	>40
multiples Myelom	ca. 30
Lungen-Adenokarzinom	ca. 25
akute myeloische Leukämie	ca. 30

sind. Die Mutationen betreffen sowohl solide als auch hämatopoetische Tumoren. Bei den Mutationen handelt es sich ausschließlich um Punktmutationen im 12., 13. oder 61. Codon (Tab. 5.**2**). *RAS*-Mutationen finden sich am häufigsten in Pankreas-, Schilddrüsen- und kolorektalen Karzinomen (Bos 1988, 1989) (Tab. 5.**3**). In anderen Tumorarten wie z. B. in Mammakarzinomen spielen *RAS*-Mutationen keine Rolle. Die durch *RAS*-Gene kodierten Proteine befinden sich an zentraler Position im MAPK-Signalweg, einem zentralen Signalweg zur Steuerung von Proliferation und Differenzierung (siehe Kap. 8, S. 227).

Tiermodelle

In Tiermodellen werden *RAS*-Gene reproduzierbar und teilweise in hoher Frequenz durch chemische Karzinogene mutiert (Tab. 5.**4**). Bei denjenigen Karzinogenen, deren Wirkungsmechanismus aufgeklärt ist, stimmt die Art des Basenaustauschs in *RAS*-Genen mit dem Wirkungsmechanismus des jeweiligen Karzinogens überein.

In mit N-Methyl-N-Nitroso-Harnstoff (MNH) induzierten Mammakarzinomen fanden sich z. B. regelmäßig G-A-Transitionen in der mittleren Position des 12. Codons des *HRAS*-Gens (GGA). Die G-A-Transition resultiert aus der Fehlkodierung durch O^6-Methylguanin, einem der durch die methylierende Wirkung von MNH entstandenen Addukte. Die Induktion von Hautkarzinomen der Maus durch DMBA (Dimethyl-benz(a)anthrazen) in Verbindung mit Phorbolestern ist ein weiteres Beispiel für eine gezielte Induktion von Punktmutationen durch chemische Karzinogene. DMBA bewirkt eine A-T-Transition in der zweiten Base des 61. Codons. Wie Benzo(a)pyren wirkt DMBA über hochreaktive Epoxide. Bei Induktion muriner Leberkarzinome mit N-Hydroxy-2-Acetyl-Aminofluorid wurden regelmäßig C-A-Transversionen in der ersten Base von Codon 61 beobachtet. Dies stimmt mit der Wirkung verwandter Karzinogene überein, die G:C–T:A-Transversionen bewirken. Diese experimentellen Daten zeigen, dass mutagene Karzinogene direkt auf zelluläre *RAS*-Gene einwirken. Die hohe Selektivität und Spezifität der induzierten Mutationen hängt mit dem Wirkungsmechanismus des jeweiligen Karzinogens, mit dem onkogenen Potenzial von Basenposition und Basenaustausch sowie möglicherweise auch mit der Fehlerrate von DNA-Reparaturmechanismen zusammen (Barbacid 1987).

Es wurden viele Mausmodelle entwickelt, in denen die onkogene Wirkung mutierter *Ras*-Allele in vivo belegt wurde. In einem dieser Modelle wurde das *Kras*-Gen mit einer Mutation in Codon 12 (Austausch von Glycin gegen Aspartat (G12D) im kodierten Protein) unter Kontrolle von Doxycyclin in Lungenzellen (Typ II Pneumozyten) exprimiert (Fisher et al. 2001) (Abb. 5.**12**). Zwei Monate nach der Induktion wuchsen in der Lunge

Tabelle 5.**4** Spezifische Mutationen von *HRAS*-Onkogenen in chemisch induzierten, experimentellen Tumoren (Quelle: Barbacid 1987).

Spezies	Tumorart	Karzinogen	Punktmutation	Codon	Häufigkeit [%]
Ratte	Mammakarzinom	N-Methyl-N-Nitroso-Harnstoff	$G^{35} \rightarrow A$	12	100
		Dimethyl-benz(a)anthrazen	$A^{182,183} \rightarrow N$	61	100
Maus	Hautpapillom, Hautkarzinom	Dimethyl-benz(a)anthrazen	$A^{182} \rightarrow T$	61	89
Maus	Hepatokarzinom	N-Hydroxy-2-Acetyl-Aminofluorid	$C^{181} \rightarrow A$	61	100
		Vinyl-Carbamat	$A^{182} \rightarrow T$	61	86

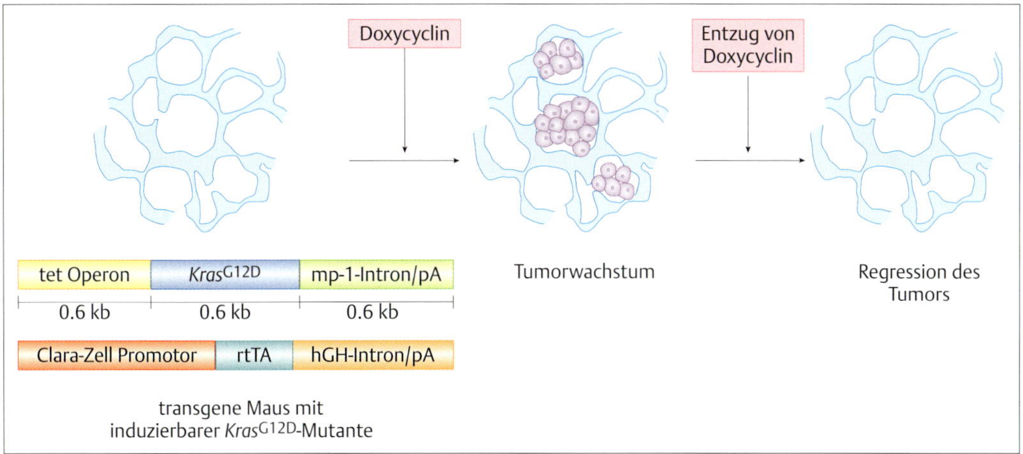

Abb. 5.**12** Abhängigkeit eines Tumors von der Aktivität eines mutierten *Kras*-Gens („oncogene addiction"). Es wurde ein bitransgenes Mausmodell generiert, in dem ein reverser Tetracyclin-Transaktivator (rtTA) unter der Kontrolle eines Promotors stand, der das rtTA-Gen in Lungenepithelzellen aktivierte. In Anwesenheit von Doxycyclin wird ein mutiertes *Kras*-Gen über die Bindung von rtTA an das *tet*-Operon transkribiert. Dies führte zum Wachstum von Adenomen und Adenokarzinomen in der Lunge. Nach Entzug des Doxycyclins kam es innerhalb von drei Tagen zu einer Regression der Tumoren, nach einem Monat waren die Tumoren nicht mehr nachweisbar (Quelle: Daten von Fisher et al. 2001).

Adenome und Adenokarzinome, die in das umgebende Gewebe invadierten. Ein Befund war in diesem Modell von zentraler Bedeutung: Wenn die Induktion des mutierten Transgens durch Entzug von Doxycyclin beendet wurde, kam es zu einer Regression der Adenome und Karzinome durch Apoptose der Tumorzellen. Dies zeigt, dass das aktive Onkogen nicht nur eine hinreichende, sondern eine notwendige Bedingung für das Tumorwachstum sein kann. Die Tatsache, dass Wachstum und Vitalität eines Tumors von der Aktivität eines Onkogens abhängen, wird im Englischen als „oncogene addiction" (Onkogen-Abhängigkeit) bezeichnet. Die **Onkogen-Abhängigkeit** von Tumoren hat wichtige therapeutische Implikationen: Selbst bei ansonsten großer genomischer Heterogenität kann die Ausschaltung eines einzigen Gens den Untergang des Tumors auslösen.

Aus den verschiedenen Tiermodellen zur Karzinogenese durch mutierte *Ras*-Allele lässt sich noch eine zweite Lehre ziehen: In manchen Tiermodellen reicht das mutierte *Ras*-Allel zur Induktion von Tumoren aus. In anderen Tiermodellen, so z. B. bei der Induktion von Melanomen, muss erst ein anderes Tumorgen verändert sein, bevor mutierte *Ras*-Allele Tumoren induzieren können. Schließlich wurde in verschiedenen Modellen gezeigt, dass bei Kooperation von zwei Tumorgenen, so z. B. von *Ras* und *Myc*, mehr Tumoren entstehen und dass das Tumorwachstum früher einsetzt. Die Kooperation von Tumorgenen wurde in diesen Modellen zuerst belegt (Janssen et al. 2005).

Diagnostik

Im Allgemeinen sind *RAS*-Mutationen bereits in Frühstadien von Tumoren vorhanden (z. B. in annähernd der Hälfte größerer villöser Adenome des Kolons). Daher und aus rein praktischen Gründen bietet sich das *RAS*-Gen als diagnostischer Parameter in der molekularen Frühdiagnose an (Cairns u. Sidransky 1999). Das Gen ist kurz, Anzahl und Positionen der möglichen Mutationen sind begrenzt und die Mutationsrate ist hoch. Mutationen lassen sich sensitiv und spezifisch durch mutationsspezifische PCR nachweisen. Tatsächlich gelang der Nachweis von *KRAS*-Mutationen im Stuhl von Kolon- und Pankreastumorpatienten und im Sputum von Lungentumorpatienten. In allen Fällen konnten dieselben Mutationen anschließend auch in den chirurgisch entfernten Tumoren detektiert werden. Wie in Kapitel 8 erläutert, liegt das RAS-Protein im Signalweg des EGF-Rezeptors. Bei Patienten mit kolorektalen Karzinomen sind Inhibitoren des EGF-

Rezeptors wirkungslos, wenn das *KRAS*-Gen mutiert ist. Vor einer Therapie mit EGF-Rezeptor-Hemmern wird daher eine Mutationsanalyse des *KRAS*-Gens empfohlen.

PIK3CA

Wie später ausgeführt, stehen Phosphatidylinositol-3-Kinasen (PI3Ks) im Zentrum der Onkogenese. Enzyme dieser Familie sind Knotenpunkte in der Signalübertragung, in die Signale einfließen und aus denen Signale weiter verteilt werden. Die Aktivierung eines PI3-Kinase-Gens durch ein chronisches Retrovirus war der erste Hinweis auf eine mögliche Bedeutung von Genen dieser Familie für die Tumorentstehung. Durch systematische Sequenzierung von Genen, die für PI3-Kinasen kodieren, wurden im *PIK3CA*-Gen häufig Missense-Mutationen nachgewiesen. Das *PIK3CA*-Gen kodiert die katalytische Untereinheit eines PI3-Kinase-Isoenzyms. In Tab. 5.**5** sind die Häufigkeiten von Mutationen im *PIK3CA*-Gen in verschiedenen Tumoren des Menschen aufgeführt. Das *PIK3CA*-Gen gehört zu denjenigen Genen, die in Tumoren des Menschen am häufigsten mutiert sind. *PIK3CA*-Gene mit Mutationen, die in menschlichen Tumoren vorkommen, wirken transformierend (Karakas et al. 2006).

BRAF

Die Familie von *RAF*-Genen umfasst drei Mitglieder: *RAF1*, *ARAF* und *BRAF*. Die Gene kodieren Serin-/Threoninkinasen, die im MAPK-Signalweg unterhalb der RAS-Proteine liegen (siehe Kap. 8, S. 200). Auf eine mögliche Bedeutung von *RAF*-Genen für die Onkogenese wies zuerst die Aktivierung des Orthologen des *RAF1*-Gens durch retrovirale Insertion hin. In humanen Tumoren finden sich somatische Mutationen des *BRAF*-Gens vor allem bei Patienten mit Melanomen (ungefähr 60 % der Fälle) und papillären Schilddrüsenkarzinomen (etwa 45 % der Fälle). Die Mutationen führen überwiegend zu einem Austausch von Glutamat gegen Valin in Position 600 des Genprodukts (V600E), der eine ungefähr 500-fach erhöhte konstitutive Kinaseaktivität bewirkt. Transgene Mäuse, die die V600E-Mutante spezifisch in der Schilddrüse exprimieren, entwickeln papilläre Schilddrüsenkarzinome mit hoher Penetranz (Ciampi u. Nikiforov 2007).

Die Epidemiologie der *BRAF*-Mutation beim Melanom zeigt, dass der kausale Bezug zwischen Umwelteinfluss und Karzinogenese komplex sein kann. Melanome können an Hautregionen entstehen, die chronischer Sonneneinstrahlung ausgesetzt sind (wie im Gesicht), oder aber an Körperstellen, die Episoden intensiver UV-Belastung ausgesetzt sind (etwa am Oberkörper). Bei Melanomen, die an den Fußsohlen oder in inneren Organen entstehen, spielt die Sonneneinstrahlung keine Rolle. Interessanterweise finden sich *BRAF*-Mutationen ganz überwiegend in Melanomen, die durch kurzfristige und intensive Sonneneinstrahlung hervorgerufen werden, nicht hingegen in Tumoren, die durch chronische Sonnenbelastung entstehen. Voraussetzung für die V600E-Mutation im BRAF-Protein ist eine Mutation des kodierenden Codons von GTG zu GAG – eine Mutation, die nicht typisch für direkte Mutagenese durch UV-Strahlen ist. Diese Zusammenhänge sprechen dafür, dass durch intensive Sonneneinstrahlung und den dadurch hervorgerufenen Sonnenbrand Entzündungsreaktionen ausgelöst werden, die sekundär zum Austausch einer Aminosäure im BRAF-Protein führen. Dass sich die Tumoren oft erst mehr als 20 Jahren nach Sonnenexposition entwickeln, zeigt, dass diese Mutation alleine für eine Tumorentstehung nicht ausreicht, sondern dass weitere mutagene Ereignisse erforderlich sind (Dhomen u. Marais 2007).

Tabelle 5.**5** Mutationen des *PIK3CA*-Gens in Tumoren des Menschen (Quelle: Karakas et al. 2006).

Tumorart	Anteil an Mutationen [%]
hepatozelluläres Karzinom	36
Mammakarzinom	26
kolorektales Karzinom	25
Ovarialkarzinom	9
Magenkarzinom	7
Hirntumoren	6
Lungenkarzinom	2

5.2.5 *ERBB:* somatische Aktivierung eines Onkogens durch Punktmutationen, Deletionen und Insertionen

Das *ERBB*-Gen kodiert für den EGF-Rezeptor, eine Rezeptor-Tyrosinkinase, die in der Kontrolle von Proliferation und Differenzierung eine überragende

Rolle spielt und auf die in Kap. 8 ausführlich eingegangen wird. Aus verschiedenen Gründen sind Mutationen im *ERBB*-Gen beim Lungenkarzinom von besonderem Interesse:

- Es handelt sich um eines der wenigen Onkogene, das nicht nur durch Punktmutationen, sondern auch durch Deletionen und Insertionen in kodierenden Sequenzen aktiviert werden kann.
- Die Mutationen zeigen eine ungewöhnliche Abhängigkeit von Geschlecht, Ethnizität und (fehlenden) Umweltfaktoren.
- Die therapeutische Wirksamkeit kleinmolekularer Tyrosinkinasehemmer hängt von den Mutationen im EGF-Rezeptor ab.

Mutationen des *ERBB*-Gens findet man besonders häufig in nicht kleinzelligen Lungenkarzinomen (Non-small Cell Lung Cancer, NSCLC), und zwar bevorzugt in Adenokarzinomen, die in ungefähr 30 % betroffen sind. In Karzinomen anderer Histologie sind *ERBB*-Mutationen selten. *ERBB*-Mutationen sind besonders häufig bei ostasiatischen weiblichen Patienten, die nie geraucht haben. Tabakrauch enthält starke Karzinogene, die typische Mutationen induzieren. Dass bei Nichtrauchern andere Mutationen in den Vordergrund treten, ist nicht überraschend. Warum allerdings Geschlecht und Ethnizität das Mutationsmuster in dieser Weise bestimmen, ist nicht bekannt.

Wie auch bei anderen Onkogenen sind die Mutationen im *ERBB*-Gen gut definiert (Abb. 5.**13**). Die häufigsten Mutationen sind umschriebene Deletionen in Exon 19, die den Leserahmen nicht verändern, sowie eine einzelne Punktmutation in Exon 21, die zu einem Austausch von Leucin gegen Arginin in Position 858 des kodierten Proteins führt (L858R). Zwei weitere Mutationen findet man in jeweils etwa 5 % der Tumoren, und zwar eine Punktmutation in Exon 18 (G719X) und eine Insertion in Exon 20. Etwa drei Viertel der Patienten mit NSCLC, die Mutationen im *ERBB*-Gen aufweisen, sprechen auf die Therapie mit kleinmolekularen Tyrosinkinasehemmern an (Kumar et al. 2008; Shigematsu u. Gazdar 2006).

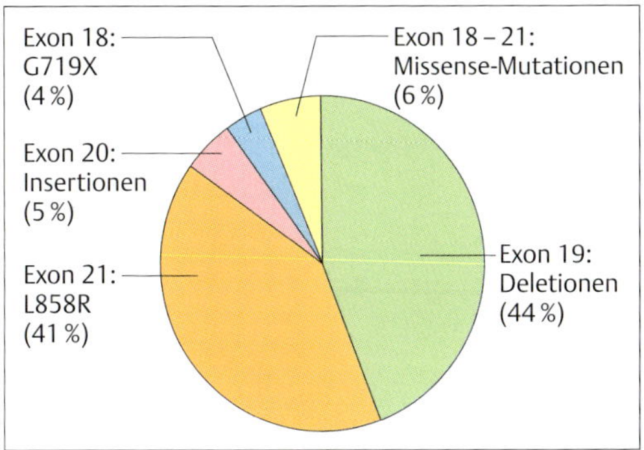

Abb. 5.**13** Mutationen des *ERBB*-Gens in Lungenkarzinomen. Die Mutationen werden hauptsächlich in Adenokarzinomen von Frauen aus Ostasien ohne Tabakrauch-Exposition gefunden (Quelle: Shigematsu u. Gazdar 2006).

5.2.6 Tumor-Dispositionsgene mit aktivierenden Mutationen

RET – dominantes Dispositionsgen

Das *RET*-Gen zählt zu den wenigen hereditären Tumorgenen, die durch aktivierende Mutationen verändert sind. Das *RET*-Gen ist bei autosomal-dominant vererbten familiären Tumorsyndromen mutiert, die durch medulläre Schilddrüsenkarzinome, zum Teil in Kombination mit anderen ektodermalen Tumoren, charakterisiert sind. Das medulläre Schilddrüsenkarzinom ist ein Karzinom der calcitoninsezernierenden C-Zellen der Schilddrüse. Bei der erblichen Krebsdisposition MEN2A (multiple endokrine Neoplasie vom Typ 2A) finden sich neben Tumoren der C-Zellen auch Phäochromozytome (Tumoren des Nebennierenmarks) und eine Hyperplasie der Nebenschilddrüsen. MEN2B, die aggressivste MEN-2-Form, ist durch medulläre Schilddrüsenkarzinome in Kombination mit Ganglioneuromen der Schleimhäute gekennzeichnet. Das familiäre medulläre Schilddrüsenkarzinom (Familiar medullary thyroid Carcinoma, FMTC) tritt ohne Assoziation mit anderen Tumoren auf. Die MEN ist insgesamt eine seltene Erkrankung (Prävalenz von 2,5 pro 100 000 Neugeborene). Der Nachweis von *RET*-Mutationen ist bei dieser Patientengruppe jedoch bedeutend, da sich aus den Mutationen therapeutische Konsequenzen ergeben.

Bei den genannten Tumorsyndromen ist das *RET*-Gen in mehr als 90 % der Fälle mutiert. Es handelt sich ausschließlich um Punktmutationen, die zu einem Aminosäureaustausch im kodierten Protein führen. In Abb. 5.**14** sind die mutierten Codons den verschiedenen MEN-Formen zugeordnet. Es besteht eine deutliche Korrelation zwischen Genotyp und Phänotyp (Tab. 5.**6**). Bei MEN2B ist in 95 % der Fälle Codon 918 betroffen.

Transgene Mäuse mit einer Mutation im *RET*-Gen, die einer bei MEN2A und FMTC gefundenen Mutation entsprach, entwickelten multifokale und bilaterale medulläre Schilddrüsenkarzinome. Dies

Tabelle 5.**6** RET-Mutationen: Risiken für medulläres Schilddrüsenkarzinom (Quelle: Kouvaraki et al. 2005).

Risiko	hoch (Gruppe 1)	höher (Gruppe 2)	am höchsten (Gruppe 3)
mutiertes Codon	609, 768, 790, 791, 804, 891	611, 618, 620, 634	883, 918
klinischer Subtyp (prozentualer Anteil in jeweiliger Risikogruppe)	MEN2A (11 %) FMTC (33 %) nicht klassifiziert (56 %)	MEN2A (68 %) FMTC (14 %) nicht klassifiziert (18 %)	MEN2B (100 %)

FMTC: Familial medullary thyroid Carcinoma; MEN: multiple endokrine Neoplasie.

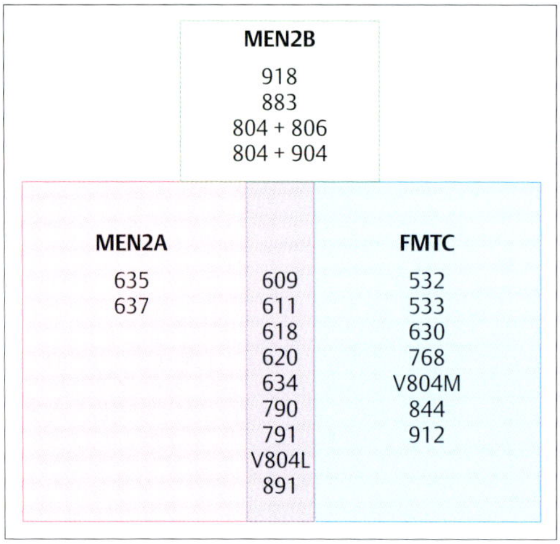

Abb. 5.**14** Korrelation zwischen Mutationen in Codons des *RET*-Gens und dem Phänotyp von Erkrankungen mit erblichem medullärem Schilddrüsenkarzinom. Bei Mutationen in Codon 791 wurde bislang noch kein Phäochromocytom beobachtet (Quelle: Kouvaraki et al. 2005).

belegt die kausale Bedeutung von *RET*-Mutationen für die Entstehung dieser Erkrankungen (Michiels et al. 1997).

Diagnose und Therapie

Da *RET*-Mutationen mit einem hohen Risiko für medulläre Schilddrüsenkarzinome einhergehen, ist bei Personen aus MEN-Familien der Nachweis von *RET*-Mutationen indiziert. Da bei bis zu 6 % der Patienten mit sogenanntem sporadischem medullärem Schilddrüsenkarzinom ebenfalls *RET*-Mutationen in der Keimbahn nachgewiesen wurden, sollte auch bei diesen Patienten nach *RET*-Mutationen gefahndet werden. Auf diese Weise können weitere Familienmitglieder mit einem Risiko für medulläre Schilddrüsenkarzinome entdeckt werden. Der prädiktive Nutzen der *RET*-Mutationsanalyse bei symptomatischen und verwandten asymptomatischen Personen ist unbestritten; die Mutationsanalyse ist daher Bestandteil von Richtlinien verschiedener Fachgesellschaften.

Patienten mit einem erblich erhöhten Risiko für medulläre Schilddrüsenkarzinome kann präventiv die Schilddrüse entfernt werden. Das Schilddrüsenhormon Thyroxin muss dann medikamentös lebenslang substituiert werden. Der Zeitpunkt, zu dem eine Resektion der Schilddrüse empfohlen wird, hängt vom Krankheitsrisiko ab, mit dem Mutationen in den verschiedenen Codons verbunden sind. In Tab. 5.**6** sind die Mutationen in drei Risikogruppen eingeteilt. Für Patienten der Gruppe 1 kann die chirurgische Intervention erst dann erfolgen, wenn der Calcitonin-Test pathologisch ausfällt (Calcitonin ist das Hormon der C-Zellen der Schilddrüse). Bei Patienten der Risikogruppe 2 sollte die Thyreoidektomie vor dem 6. Lebensjahr erfolgen, bei Patienten der Risikogruppe 3 bereits in den ersten Lebensmonaten (Kouvaraki et al. 2005).

Weitere dominante Dispositionsgene

Neben *RET* wurden weitere Gene beschrieben, die bei familiären Krebssyndromen aktiviert sind. So ist das *MET*-Onkogen bei hereditärem papillärem Nierenkarzinom und das *CDK4*-Gen bei familiärem Melanom mutiert (www.sanger.ac.uk/genetics/CGP).

5.3 *TP53*-Gen

Mithilfe von DNA-Polymorphismen ließ sich in kolorektalen-, Mamma- und kleinzelligen Lungenkarzinomen in mehr als 50 % der Fälle ein Verlust der Heterozygotie auf dem kurzen Arm von Chromosom 17 nachweisen. Durch weitere Feinkartierung wurden die Defekte einem Gen zugewiesen, das bereits zuvor in Zusammenhang mit der Wirkung von DNA-Tumorviren Interesse gefunden hatte. Das Gen kodiert das Phosphoprotein p53, das als zelluläres Bindungsprotein des SV40-Tumorvirus entdeckt wurde. p53 ist ein Transkriptionsfaktor, der als Tetramer an die DNA bindet und die Transkription von Genen mit entsprechenden Erkennungssequenzen aktiviert. Das humane Gen, das für p53 kodiert, wird mit *TP53*, das homologe Gen der Maus mit *Trp53* bezeichnet.

Die Mehrzahl der bisher analysierten Tumoren zeigt den monoallelischen Verlust des *TP53*-Gens. Die Konzentration des Genprodukts ist, anders als für ein „klassisches" Tumorsuppressorgen zu erwarten, in vielen Tumoren erhöht. Dieser Befund ist darauf zurückzuführen, dass das verbleibende *TP53*-Allel in der Regel mutiert ist und so dem Genprodukt eine verlängerte Halbwertszeit verleiht. Mutationen eines *TP53*-Allels gehen im Allgemeinen der Deletion des zweiten Allels voraus. In manchen Tumoren, so z. B. in Knochen- und Weichteilsarkomen sowie im Blastenschub bei CML, werden aber auch Deletionen beider Allele gefunden. Bei den Mutationen des *TP53*-Gens handelt es sich fast ausschließlich um Punktmutationen, die in einem weiten Bereich des Gens vorkommen und gewöhnlich phylogenetisch gut konservierte, d. h. funktionell bedeutsame Regionen des Genprodukts betreffen (Prives 1994) (Abb. 5.**15**). 90 % der Mutationen liegen in den Exons 4–8, etwa 75 % der Mutationen bewirken den Austausch einer Aminosäure (Missense-Mutationen). Insgesamt sind in Tumoren des Menschen die Codons 175, 245, 248, 249, 273 und 282 besonders häufig betroffen (engl. mutational hot spots). Die meisten Mutationen führen dazu, dass p53 nicht mehr an die Erkennungssequenzen in der DNA bindet (Hainaut u. Hollstein 2000).

Das **Li-Fraumeni-Syndrom** ist eine seltene, autosomal-dominant vererbte Erkrankung, bei der bis zum Alter von 45 Jahren Weichteil- und Knochensarkome, Mammakarzinome, Hirntumoren und Karzinome der Nebennierenrinde auftreten. In 70 % der Familien mit diesem Syndrom wurden Keimbahnmutationen in einem Allel des *TP53*-Gens nachgewiesen (Olivier et al. 2003).

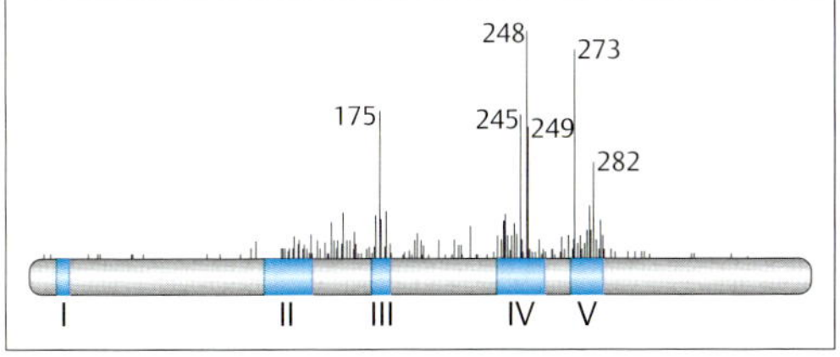

Abb. 5.**15** Mutationen im p53-Protein. I–V bezeichnen im Verlauf der Evolution konservierte Regionen. Die Zahlen beziehen sich auf besonders häufig mutierte Aminosäurereste.

p53-Datenbank. Die „International Agency for Research on Cancer" der WHO hat eine p53-Datenbank etabliert (www-p53.iarc.fr), in der mehr als 20 000 Mutationen des *TP53*-Gens aufgeführt sind. Die Suchroutinen der Datenbank ermöglichen es, Art und Häufigkeit von p53-Mutationen für eine bestimmte Tumorentität und Differenzierung aufzulisten oder umgekehrt eine bestimmte Mutation den entsprechenden Tumoren und der Prävalenz der Mutation zuzuordnen. Die Recherche kann sich auf somatische oder Keimbahnmutationen beschränken oder alle Mutationen berücksichtigen. Hilfreich ist auch eine Zusammenstellung der bisher erzeugten Mausmodelle, in denen die Rolle des *TP53*-Gens alleine oder im Zusammenhang mit anderen Genen analysiert wurde (Olivier et al. 2002; Petitjean et al. 2007).

Art und Häufigkeit der Mutationen. Mutationen im *TP53*-Gen finden sich bei etwa 40–45 % aller menschlichen Tumoren (Abb. 5.**16**). Das Gen ist damit das am häufigsten mutierte Tumorgen. Art und Häufigkeit der Mutationen unterscheiden sich in verschiedenen Tumorarten (Abb. 5.**17**). In menschlichen Tumoren dominieren Transitionen an CpG-Dinukleotiden. CpG-Dinukleotide sind durch eine hohe Mutationsrate gekennzeichnet, die auf die Methylierung des Cytosins in 5′-Position zurückzuführen ist. Aus der spontanen Deaminierung des Methylcytosins kann eine G:C zu A:T-Transition resultieren. Diese Art der Mutation beruht auf der chemischen Instabilität des Methylcytosins und entsteht spontan, d. h. sie wird nicht durch Karzinogene induziert (s. Kap. 4.2.1). 90 % der CpG-Transitionen befinden sich an den zuvor genannten besonders häufig mutierten Positionen. CpG-Transitionen dominieren insbesondere in kolorektalen Karzinomen, in Adenokarzinomen des Ösophagus und des Magens sowie in Hirntumoren.

In anderen Tumoren (z. B. in Lungenkarzinomen) überwiegen G:C zu T:A-Transversionen. Solche Mutationen werden typischerweise nach Karzinogenexposition beobachtet. Hierfür spricht auch, dass in der Regel der nicht transkribierte DNA-Strang betroffen ist. Dies ist auf eine weniger effiziente Reparatur des nicht transkribierten Strangs zurückzuführen. In Lungenkarzinomen sind die Codons 157, 248 und 273 besonders häufig mutiert, außerhalb von Lungenkarzinomen ist Codon 157 nur selten

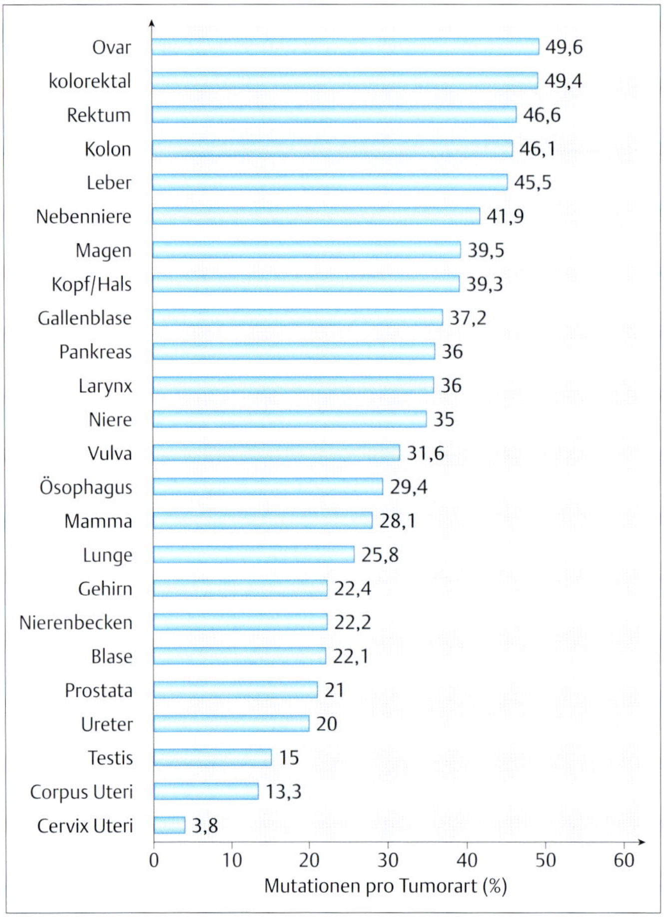

Abb. 5.**16** Häufigkeit von Mutationen des *TP53*-Gens bei verschiedenen Tumoren des Menschen (Quelle: www-p53.iarc.fr).

betroffen. Eines der wichtigsten Karzinogene im Tabakrauch ist Benzo(a)pyren. Die Substanz wird in vivo zum ultimalen reaktiven Karzinogen, einem reaktiven Epoxid, metabolisiert (siehe Kap. 4, S. 70). Um zu überprüfen, ob das typische Mutationsmuster in Lungenkarzinomen auf die mutagene Wirkung von Benzo(a)pyren zurückzuführen ist, wurden kultivierte menschliche Zellen mit BPDE (Benzo(a)pyren-7,8-dihydrodiol-9,10-Epoxid) behandelt. Es wurden selektive Addukte zwischen BPDE und Guaninresten in Codon 157, 248 und 273 gefunden, also in denjenigen Codons, die den „hot spots" in Lungenkarzinomen entsprechen (Denissenko et al. 1996). Dieses Beispiel zeigt, dass durch die Analyse von Mutationen in Tumorgenen wichtige Rückschlüsse auf die verursachenden Karzinogene gezogen werden können. In Regionen mit besonders hoher Inzidenz an Leberzellkarzinomen (Qidong, China; Mozambique) wird eine G:C zu T: A-Transversion beobachtet, die ganz überwiegend nur die dritte Base von Exon 249 betrifft. Die hohe Inzidenz der Leberzellkarzinome wird auf das Schimmelpilztoxin Aflatoxin B1 zurückgeführt. Mit Ausnahme von Melanomen sind *TP53*-Mutationen in Karzinomen der Haut häufig. Über die Hälfte der Mutationen sind C- zu T-Transitionen inklusive CC- zu TT-Transitionen, die in anderen Tumorarten nur sehr selten vorkommen. Diese Tandem-Mutation ist die Folge von Cyclobutan-Pyrimidindimeren, die durch UV-Bestrahlung induziert werden.

Bemerkenswert ist, dass die Mutation des *TP53*-Gens nicht an zufälligen Positionen stattfindet. Der Befund, dass bestimmte Codons in Tumorgenen besonders häufig mutiert sind, kann auf zwei Ursachen beruhen:

- Zum einen können Basen in bestimmten Positionen aufgrund von strukturellen Ungleichheiten des Chromatins besonders anfällig gegen Mutationen sein.

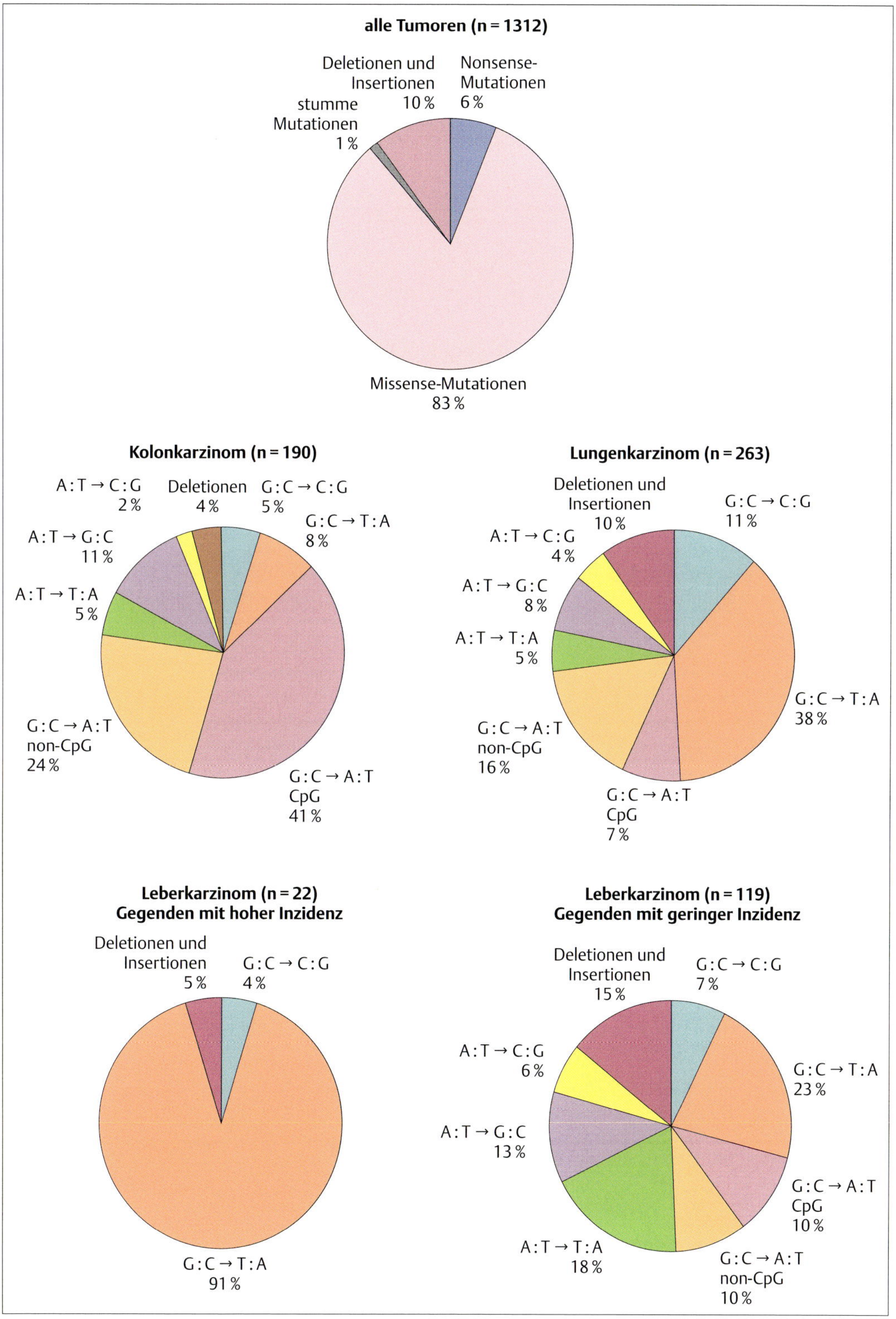

Abb. 5.**17** Mutationen des *TP53*-Gens in verschiedenen menschlichen Tumoren (Quelle: Harris u. Hollstein 1993).

- Zum anderen kann das spezifisch mutierte Genprodukt der Tumorzelle aufgrund funktioneller Veränderungen einen Wachstumsvorteil verschaffen.

Die Hot Spots in Lungenkarzinomen sprechen dafür, dass Karzinogene mit bestimmten Basen bevorzugt Addukte bilden, dass also die Selektion der Hot Spots bereits auf der Ebene der Bindung des Karzinogens an die DNA stattfindet. Andererseits ist es essenziell, dass die Veränderung einer Base auch zu einem Aminosäureaustausch führt. In dem zuvor beschriebenen Experiment, in dem humane Zellen mit BPDE behandelt worden waren, waren auch in Codon 267 mit der Sequenz CGG in der dritten Base häufig Addukte nachweisbar. Bei einem Austausch dieser Base handelt es sich jedoch um eine stumme Mutation, die nicht zu einem Aminosäureaustausch führt und deshalb keinen Wachstumsvorteil bedingen kann. Eine Veränderung von Codon 267 ist daher in Lungenkarzinomen äußerst selten (Denissenko et al. 1996).

Zeitpunkt des Auftretens von Mutationen. Je nach Tumorart können Mutationen des *TP53*-Gens bereits in frühen oder erst in späteren Tumorstadien auftreten. In Mamma-, Bronchial-, Magen- und Zervixkarzinomen sowie in Karzinomen des Kopf- und Halsbereichs sind *TP53*-Mutationen mit frühen Tumorstadien assoziiert. In Fällen, in denen die Analyse möglich war, wurden die Mutationen bzw. eine durch Mutationen hervorgerufene Akkumulation des p53-Proteins in Tumoren gefunden, die die Basalmembran noch nicht durchdrungen hatten. In anderen Tumoren wie z. B. Hirntumoren sowie Schilddrüsen- und Ovarialkarzinomen finden sich *TP53*-Mutationen eher in fortgeschrittenen Tumorstadien. In der Adenom-Karzinom-Sequenz der spontanen kolorektalen Karzinogenese treten *TP53*-Mutationen in der Regel erst spät auf, nämlich am Übergang von späten Adenomen zu Karzinomen. Bei der chronisch-entzündlichen Darmerkrankung Colitis ulcerosa, die als Präkanzerose gilt, sind *TP53*-Mutationen hingegen bereits in dysplastischen Läsionen nachweisbar. In denjenigen Tumoren, in denen *TP53* erst in fortgeschrittenen Tumorstadien mutiert ist, sind die Mutationen im Allgemeinen als prognostisch ungünstiges Zeichen zu werten (Hainaut u. Hollstein 2000).

Tiermodelle

Die Bedeutung von p53 für die Tumorentstehung wird durch Versuche mit transgenen Mäusen und Mäusen mit Funktionsverlustmutanten (K. o.-Mäuse) belegt. Verschiedene p53-Mausmodelle sind unter www-p53.iarc.fr gelistet. In der Maus wird das für p53 kodierende Gen mit *Trp53* bezeichnet. In etwa einem Drittel der Mäuse, die große Mengen eines mutierten *Trp53*-Transgens exprimierten, bildeten sich Tumoren, vor allem Adenokarzinome der Lunge, Osteosarkome und Lymphome (Lavigueur et al. 1989). Wie später erläutert, inaktiviert das Produkt des mutierten Transgens die Produkte der *Trp53*-Wildtyp-Allele. Je nach genetischem Hintergrund weisen Mäuse, in deren Keimbahn beide *Trp53*-Allele ausgeschaltet worden waren, im Verlauf der Embryonalentwicklung Störungen des Zentralnervensystems auf. Die Mehrzahl der Tiere ist nach der Geburt jedoch bis auf eine verminderte Fertilität zunächst unauffällig. p53 ist somit für Entwicklung und Überleben nicht essenziell. In homozygoten *Trp53*-Knock-out-Mäusen entwickeln sich jedoch bald Tumoren, im Alter von zehn Monaten sind in der Regel alle Tiere mit *Trp53*$^{-/-}$-Genotyp von Tumoren befallen (Donehower 1996) (Abb. 5.**18**). Unter den Tumoren dominieren Lymphome und Sarkome, Karzinome treten hingegen selten auf. Auch bei heterozygoten Tieren (*Trp53*$^{+/-}$) entstehen Tumoren, allerdings in späterem Alter und in geringerer Häufigkeit. Interessanterweise dominieren hier unter den Tumorarten nicht Lymphome, sondern Osteosarkome und Weichteilsarkome. Diese Ergebnisse beweisen, dass p53 die Funktion eines Tumorsuppressors ausübt. Da beim Menschen *TP53*-Mutationen überwiegend in Karzinomen und weniger in Lymphomen und Osteosarkomen

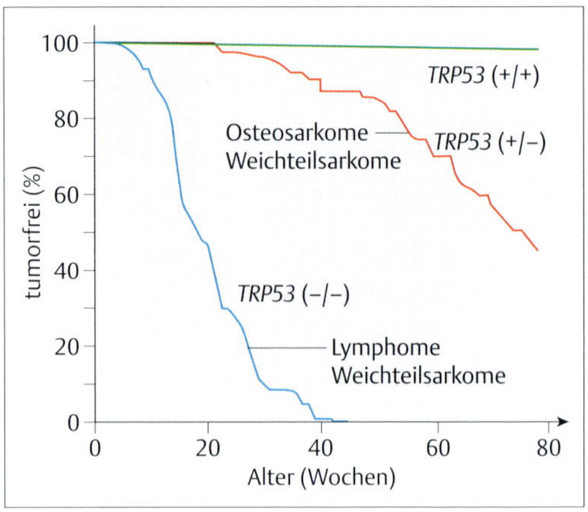

Abb. 5.**18** Art und Inzidenz von Tumoren in p53-defizienten Mäusen (Quelle: Donehower 1996).

gefunden werden, ist das Modell der *Trp53*$^{-/-}$-Keimbahnmutanten nicht unmittelbar auf spontane menschliche Tumoren übertragbar. Das Spektrum der bei heterozygoten Tieren gefundenen Tumoren ähnelt jedoch demjenigen von Patienten mit Li-Fraumeni-Syndrom, bei denen Weichteilsarkome den häufigsten Tumortyp ausmachen.

Die Funktion des p53-Tumorproteins ist in vielen Tumoren des Menschen in unterschiedlichen Phasen der Tumorentwicklung inaktiviert. In diesem Zusammenhang stellt sich die Frage, ob p53 nur in einer bestimmten Phase der Tumorentwicklung ausgeschaltet werden muss, oder ob der Verlust der p53-Funktion für das Tumorwachstum dauerhaft erforderlich ist. Um diese Frage zu beantworten, wurden Mausmodelle entwickelt, in denen das *Trp53*-Gen erst ab- und dann wieder angeschaltet werden konnte. In einem dieser Modelle wurde vor das *Trp53*-Gen eine von lox-Sequenzen flankierte Stopp-Kassette kloniert, die durch eine induzierbare Cre-Rekombinase entfernt werden konnte. In Abwesenheit von p53 entwickelten sich Lymphome und Sarkome. Wurde in den Tumoren die Expression von p53 reaktiviert, kam es in einigen Tieren zu einer vollständigen Regression der Tumoren (Abb. 5.**19**). Wachstum und Progression mancher Tumoren sind also mit der Anwesenheit von aktivem p53 nicht vereinbar (Ventura et al. 2007).

Es wurde eine Vielzahl weiterer Tiermodelle entwickelt, in denen die Bedeutung des *Trp53*-Gens, häufig im Zusammenhang mit anderen Genen, untersucht wurde. Ein Tiermodell, in dem das Tumorspektrum dem Spektrum humaner Tumoren mit spontanen p53-Mutationen entspricht, ist ein *Trp53*$^{+/-}$-Modell, in dem die Telomerase ausgeschaltet wurde. Auf dieses Modell wird später eingegangen.

Diagnose

In verschiedenen Studien wurde gezeigt, dass Mutationen in funktionell wichtigen Bereichen von p53 mit einer schlechten Prognose der Patienten korrelieren. In einer großen Studie wurden Patientinnen mit Mammakarzinomen untersucht, deren Einstufung aufgrund der histologischen Klassifikation und anderer Parameter auf eine gute Prognose schließen ließ. Die Lymphknoten waren metastasenfrei, die Tumoren waren Östrogenrezeptor- oder Progesteronrezepor-positiv. Exons 5–8 des *TP53*-Gens wurden auf mögliche Mutationen untersucht. Wie in Abb. 5.**20** dargestellt, ist die Überlebenszeit der Patientinnen ohne *TP53*-Mutationen deutlich länger als bei jenen mit Mutation. In einer multivariaten Analyse wurde der *TP53*-Mutationsstatus als unabhängiger Prognosefaktor identifiziert (Olivier et al. 2006).

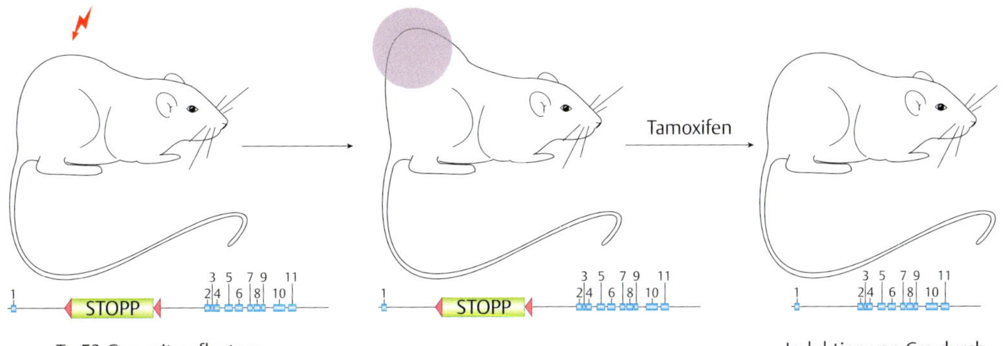

Abb. 5.**19** Regression von Tumoren durch Aktivierung von p53. Das *Trp53*-Gen in der Keimbahn enthielt ein Stopp-Codon zwischen 1. und 2. Exon, das von *lox*-Sequenzen (rote Dreiecke) flankiert war. Durch Kreuzung wurden Tiere gewonnen, in denen die *Cre*-Rekombinase durch Tamoxifen-Gabe induziert werden konnte. p53-defiziente homozygote Mäuse entwickelten nach Bestrahlung Lymphome und Sarkome. Wenn durch tamoxifenvermittelte Induktion von *Cre* das Stopp-Codon entfernt und p53 synthetisiert wurde, kam es zur Regression der Tumoren (Quelle: Ventura et al. 2007).

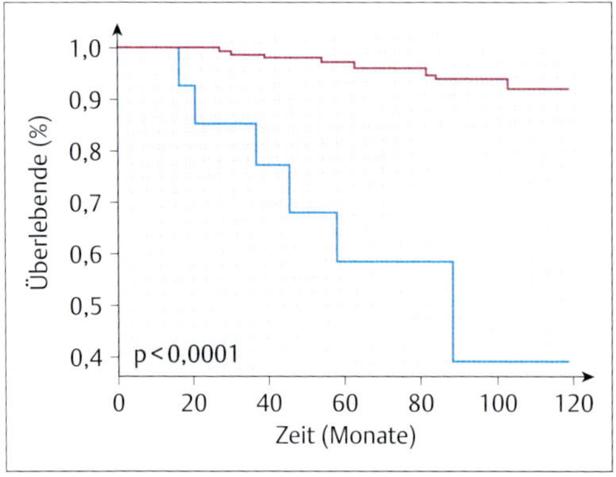

Abb. 5.**20** Überlebenskurven von Patientinnen mit Mammakarzinom mit guter Prognose entsprechend Tumordifferenzierung (Grad<3), Größe (<5cm), Lymphknotenstatus (neg.) und Hormonstatus (Östrogen- oder Progesteronrezeptor-positiv). Rote Linie: keine *TP53*-Mutationen in Exons 5–8; blaue Linie: Mutationen in *TP53*-Exons 5–8 (Quelle: Olivier et al. 2006).

In Tierversuchen korreliert der *Trp53*-Mutationsstatus mit dem Erfolg einer Zytostatikatherapie. In der Klinik spielt der *TP53*-Mutationsstatus allerdings für Therapieentscheidungen bisher keine Rolle.

5.4 Tumorsuppressorgene

5.4.1 Retinoblastom-Gen (*RB1*) – das erste klassische Tumorsuppressorgen

Retinoblastome entstehen aus Zellen der embryonalen Retina und treten bei Kindern mit einer Inzidenz von 1:20 000 auf. Bei etwa 40 % der Kinder mit Retinoblastom ist eine genetische Disposition vorhanden, der Erbgang ist autosomal-dominant mit hoher Penetranz (etwa 70 % der erblich belasteten Kinder entwickeln ein Retinoblastom). Bei entsprechender genetischer Disposition treten die Tumoren häufig bilateral im frühen Kindesalter auf. Bei fehlender Disposition entsteht ein Retinoblastom hingegen in der Regel erst im Erwachsenenalter und nur in einem Auge.

Theorie der „zwei Ereignisse". Auf der Basis dieser Zusammenhänge formulierte der amerikanische Arzt Alfred G. Knudson die Theorie der „zwei Ereignisse" (**Two Hits**) (Knudson 1971). Grundlage der Theorie waren Ergebnisse der Analyse von Stammbäumen und der statistischen Wahrscheinlichkeit des Auftretens des Retinoblastoms. Knudson erkannte, dass es sich bei den Tumoren um eine vererbte Form und eine nicht vererbte (sporadische) Form derselben Krebsart handelt. Auf der Basis der Stammbäume der betroffenen Kinder erkannte Knudson, dass die erbliche Form bei Kindern auf den vererbten Verlust eines Allels eines Gens zurückzuführen ist, das die Tumorbildung verhindert (Abb. 5.**21**). Die Zwei-Treffer-Theorie besagt, dass zwei unabhängige Mutationen auf zwei allelen Loci für die maligne Entartung der Retinazellen erforderlich sind. Bei der hereditären Form des Retinoblastoms ist die Mutation eines Allels bereits in der Keimbahn vorhanden. Eine somatische Mutation des zweiten Allels in einer Retinazelle führt zur Entstehung des Tumors. Bei Formen ohne genetische Disposition müssen hingegen beide Allele somatisch mutiert sein. Diese Theorie erklärt auch, warum bei bilateralen Tumoren immer eine genetische Disposition vorhanden ist, bei unilateralen hingegen nur in 15 % der Fälle. Bei bilateralen Tumoren ohne genetische Disposition müsste das Gen in jedem Auge von zwei, also von insgesamt vier unab-

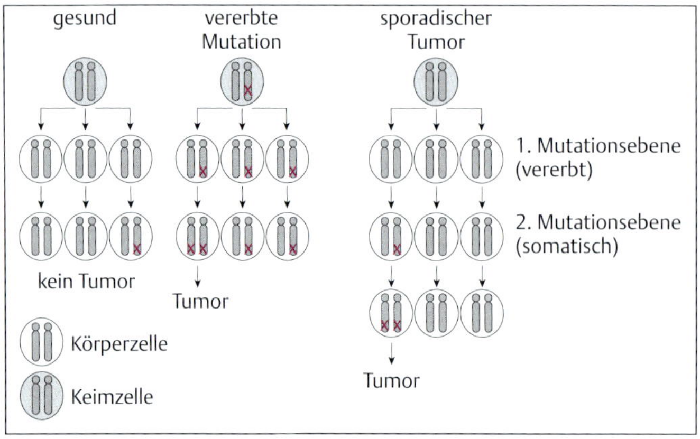

Abb. 5.**21** Two-Hits-Modell der Retinoblastomentstehung von Alfred G. Knudson. Nur wenn beide Allele mutiert sind, entsteht ein Tumor. Wird der Patient bereits mit einem monoallelischen Verlust geboren, ist das Krebsrisiko groß, da bereits eine Mutation für den vollständigen Verlust der Rb-Funktion ausreicht. Die Wahrscheinlichkeit ist hingegen gering, dass beide Allele durch somatische Mutationen inaktiviert werden (2. Mutationsebene).

hängigen, somatischen Mutationen getroffen werden. Dieser Fall ist äußerst unwahrscheinlich. Nachdem in den 1980er-Jahren das verantwortliche Gen identifiziert und charakterisiert wurde, wurde diese Hypothese auf molekularer Ebene bestätigt.

Das auf Chromosom 13q14 gelegene Gen, dessen Verlust oder Inaktivierung für die Entstehung von Retinoblastomen verantwortlich ist, wird als *RB1*-Gen bezeichnet (Friend et al. 1987). *RB1* ist Mitglied der Retinoblastom-Genfamilie. Obwohl heterozygote *Rb1*$^{+/-}$-Mäuse Tumoren der Hypophyse, nicht jedoch Retinoblastome entwickeln, ist der Mechanismus, über den das zweite Allel im Tumor inaktiviert wird, mit Retinoblastomen des Menschen vergleichbar (Hu et al. 1994). Die Hypophysentumoren besitzen kein intaktes *Rb1*-Allel mehr. Das zweite Allel wurde durch Verlust des Chromosoms oder des Chromosomenabschnitts (LOH) deletiert. Warum das zweite Allel fast niemals durch Punktmutationen inaktiviert wurde, wird klar, wenn man bedenkt, dass die Wahrscheinlichkeit eines LOH mit 10^{-4} pro Zellgeneration sehr viel größer ist als die Wahrscheinlichkeit einer Punktmutation. Mäuse, in denen beide Kopien des *Rb1*-Gens in der Keimbahn ausgeschaltet wurden, sterben in der Embryonalphase.

Auch in allen bisher untersuchten menschlichen Retinoblastomen sind beide Allele des *RB1*-Gens funktionsunfähig. Zu den somatischen Mutationen, durch die das zweite *RB1*-Gen ausgeschaltet werden kann, zählen nicht nur der LOH durch Verlust des gesamten Chromosoms, illegitime Rekombinationen und Deletionen im *RB1*-Locus, sondern

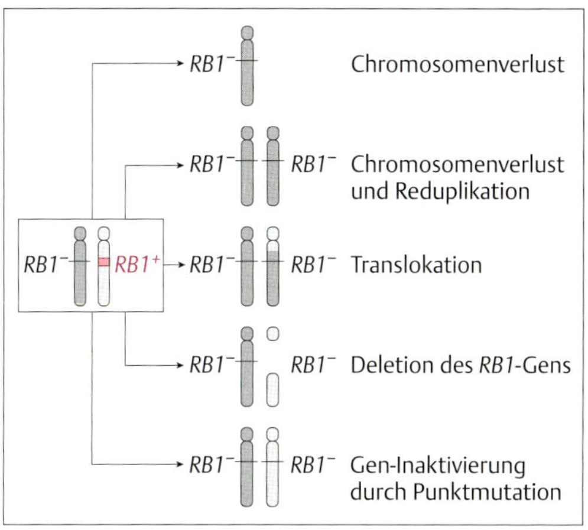

Abb. 5.**22** Mechanismen der somatischen Inaktivierung des zweiten *RB1*-Allels bei Retinoblastomen mit Keimbahnmutationen.

auch Punktmutationen, durch die ein Stopp-Codon eingebaut oder die Prozessierung der RNA gestört wird (Abb. 5.**22**). Weiterhin kann die Expression des Gens durch Mutationen und Hypermethylierung in der Promotorregion gehemmt sein.

Das Retinoblastom-Gen wird ubiquitär exprimiert. Im Retinoblastom ist das Produkt des Retinoblastom-Gens, das Phosphoprotein p105-Rb, nicht nachweisbar oder funktionell inaktiv. Eine Deletion von *RB1*-Genen bzw. eine fehlende oder verminderte Expression des Genprodukts wurde außer beim Retinoblastom auch in Weichteil- und Knochensarkomen, im kleinzelligen Lungenkarzinom und in Blasenkarzinomen in mehr als einem Drittel der untersuchten Tumoren gefunden. Punktmutationen im *RB1*-Gen werden auch in fortgeschrittenen Stadien anderer Tumoren, so z. B. von Mammakarzinomen, gefunden.

5.4.2 Gen der familiären adenomatösen Polyposis coli (*APC*)

Die familiäre adenomatöse Polyposis coli (FAP) ist eine seltene autosomal-dominante Erkrankung mit einer Penetranz von ungefähr 90 %. Die Erkrankung ist durch das Auftreten multipler kolorektaler Polypen im jugendlichen Alter gekennzeichnet. Aufgrund der Tendenz zur malignen Entartung entwickeln 80 % der Patienten bis zum Alter von 40 Jahren kolorektale Karzinome. Unter Anwendung von Kopplungsanalysen und zytogenetischen Methoden wurde der verantwortliche Genlocus auf Chromosom 5q21 kartiert und in der Folge das *APC*-Gen (APC: adenomatöse Polyposis coli) identifiziert (Groden et al. 1991; Joslyn et al. 1991).

Es wurden verschiedene phänotypische Varianten der FAP beschrieben, die zusätzlich zu den Manifestationen im Kolon weitere Merkmale aufweisen. Die häufigste Variante ist das **Gardner-Syndrom**, das durch Weichteiltumoren, Osteome, Veränderungen der Zähne und Hypertrophien der Retina, sogenannte CHRPEs (engl.: congenital hypertrophy of the retinal pigment epithelium), gekennzeichnet ist.

Art und Häufigkeit der Mutationen des *APC*-Gens. Hierzu fanden Untersuchungen in der Keimbahn von FAP-Familien, in kolorektalen Tumoren von FAP-Patienten sowie in spontanen kolorektalen Karzinomen statt (Rustgi 2007). Unter den Keimbahnmutationen dominieren Deletionen und Nonsense-Mutationen, die zu einer Rasterverschiebung

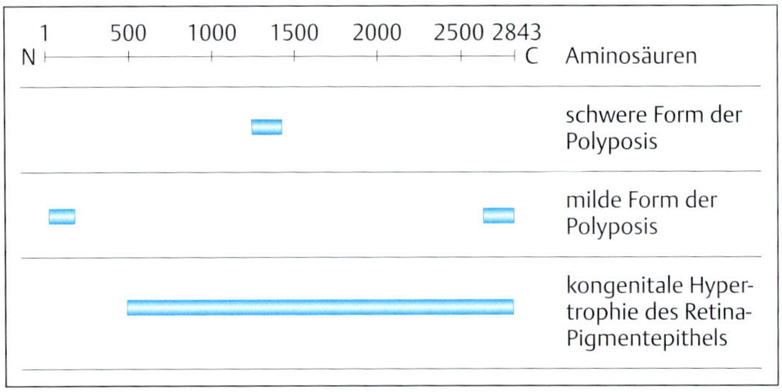

Abb. 5.**23** Korrelation zwischen der Position von *APC*-Mutationen und verschiedenen Phänotypen.

und einem vorzeitigen Translationsstopp führen. Mehr als 90 % der Mutationen haben die Synthese eines trunkierten APC-Proteins zur Folge. Bei Patienten mit FAP sind bestimmte genetische Veränderungen des *APC*-Gens mit unterschiedlichen phänotypischen Ausprägungen assoziiert. Mutationen, die einen Translationsstopp im Bereich der 157 N-terminalen Aminosäuren des APC-Proteins bewirken, führen zu einer milden Ausprägung des Krankheitsbilds mit einer geringen Anzahl von Polypen. Patienten mit CHRPEs tragen Mutationen distal von Exon 9. Trunkierende Mutationen zwischen Codon 1403 und 1578 dagegen korrelieren mit Desmoidtumoren und Läsionen der Mandibula (Rustgi 2007) (Abb. 5.**23**). Andererseits können identische Mutationen auch zu unterschiedlichen Phänotypen führen. Bei identischen Keimbahnmutationen entwickeln manche Patienten ein Gardner-Syndrom, andere hingegen nicht. Dieser und andere Befunde sprechen dafür, dass die Ausprägung des Phänotyps durch andere, sogenannte „Modifier"-Gene mitbestimmt wird.

Mehr als 70 % aller sporadischen kolorektalen Karzinome weisen Mutationen im *APC*-Gen auf, überwiegend Frameshift- und Nonsense-Mutationen. Keimbahn- und somatische Mutationen sind über einen weiten Bereich des *APC*-Gens verstreut. Etwa 90 % der Mutationen liegen in der ersten Hälfte des kodierenden Genabschnitts. Die Analyse von Keimbahnmutationen in amerikanischen und japanischen FAP-Familien ergab, dass Deletionen und Insertionen überwiegend Exon 15 betrafen, während Punktmutationen keine besondere Präferenz für dieses Exon zeigten (Miyaki et al. 1994). 60–80 % der somatischen Mutationen liegen in einem relativ kleinen Bereich des Gens zwischen Codon 1280 und 1500 (Abb. 5.**24**).

Die Häufigkeit von Mutationen des *APC*-Gens in sporadischen Adenomen und Karzinomen ist vergleichbar. Selbst in Adenomen mit einem Durchmesser von weniger als 1 cm und mit geringer Dysplasie sind APC-Mutationen in einer Häufigkeit nachweisbar, die derjenigen von Karzinomen entspricht (Miyaki et al. 1994; Powell et al. 1992). Im Vergleich dazu sind Mutationen von *RAS*-Genen in solch frühen Tumorstadien selten und Mutationen des *TP53*-Gens in der Regel gar nicht vorhanden. Dies bedeutet, dass Mutationen des *APC*-Gens im Rahmen der kolorektalen Karzinogenese im Verlauf der Adenom-Karzinom-Sequenz sehr früh und vor Mutationen der *RAS*- und *TP53*-Gene auftreten. Die Häufigkeit von Mutationen und deren frühes Auftreten in der kolorektalen Karzinogenese sind der Grund dafür, dass das *APC*-Gen als **Gatekeeper** (Pförtner) der kolorektalen Karzinogenese bezeich-

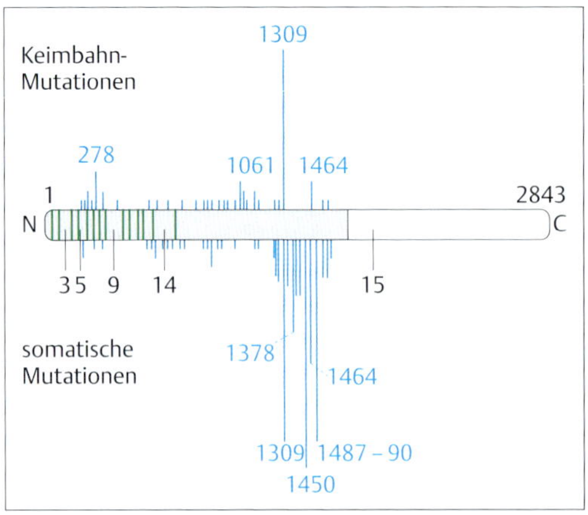

Abb. 5.**24** Keimbahn- und somatische Mutationen des *APC*-Genprodukts bei FAP-Patienten und Patienten mit sporadischen kolorektalen Karzinomen. Die blauen Zahlen bezeichnen besonders häufig mutierte Aminosäurepositionen. Die grünen Linien grenzen Exons ab. Der grau unterlegte Bereich wurde auf Mutationen untersucht (Quelle Miyaki et al. 1994).

net wurde (Kinzler u. Vogelstein 1996). Sehr wahrscheinlich ist die *APC*-Mutation die Ursache für den Übergang einer normalen Darmepithelzelle in eine schnell proliferierende dysplastische Zelle. Damit ist die Inaktivierung des *APC*-Gens möglicherweise erstes und auslösendes Ereignis bei der Entstehung eines Kolonkarzinoms. Neben kolorektalen Karzinomen wurden Mutationen des *APC*-Gens in Magen-, Pankreas- und hepatozellulären Karzinomen nachgewiesen.

Tiermodelle

Es wurden verschiedene Mausmodelle mit Mutationen im *Apc*-Gen entwickelt, die die FAP ganz oder teilweise rekapitulierten. Das bekannteste Modell resultierte bereits vor der Klonierung des *Apc*-Gens aus der experimentellen Behandlung einer Maus mit einer mutagenen Substanz, die zur Stopp-Mutation in Codon 850 des *Apc*-Gens in den Keimzellen dieser Maus führte. Mutationen in derselben Region wurden auch bei vielen FAP-Patienten gefunden. Nachkommen der behandelten Maus zeigten multiple intestinale Neoplasien (Min), wonach Mäuse dieses Stamms auch Min-Mäuse genannt werden. Min-Tumoren treten zwar im Dünndarm der Maus auf, ähneln aber histologisch und genetisch den Dickdarmpolypen von FAP-Patienten. Min-Mäuse leben selten länger als drei Monate. Mäuseembryonen mit biallelischer Mutation des *Apc*-Gens in der Keimbahn sind nicht lebensfähig. Nach Kreuzung der Min-Maus mit einem anderen Maus-Stamm und der Suche nach Nachkommen mit verändertem Phänotyp wurde eine Linie mit deutlich weniger Tumoren identifiziert (Dietrich et al. 1993). Als Ursache wurde der chromosomale Locus Mom-1 (Modifier of Min-1) gefunden. Auf diesem Locus liegt das Gen für die Gruppe IIA sekretorische Phospholipase A2 (*Pla2g2a*), das in Min-Mäusen eine inaktivierende Mutation trägt. Tatsächlich zeigte eine transgene Min-Maus mit erhöhter Expression des nativen *Pla2g2a*-Gens einen im Vergleich zur Min-Maus abgeschwächten Phänotyp, was die Rolle dieses Enzyms bestätigte (Cormier et al. 1997). Ursache für die wichtige Rolle der kodierten Phospholipase A2 könnte sein, dass das Enzym Phospholipide hydrolysiert und Hauptlieferant für Arachidonsäure, das Substrat der Cyclooxygenase-2, ist. Tatsächlich können sowohl der FAP-Phänotyp als auch der Phänotyp der Min-Maus durch Cox-2-Inhibitoren abgeschwächt werden (siehe Kap. 8, S. 277).

Es wurden weitere Mausmodelle mit Mutationen im *Apc*-Gen entwickelt. In einem dieser Modelle ist das Apc-Protein ab Aminosäure 716 trunkiert ($Apc^{\Delta 716}$). Homozygotie dieses Allels ist embryonal letal. Auch beim Menschen wurde bisher keine homozygote APC-Keimbahnmutation beobachtet, was zeigt, dass mindestens ein intaktes Allel des *APC*-Gens für die embryonale Entwicklung notwendig ist. In heterozygoten Mäusen treten multiple intestinale Mikroadenome auf. In diesem Mausmodell wurde die Bedeutung von Entzündungsreaktionen für die Entstehung der Mikroadenome gezeigt (Rustgi 2007).

5.4.3 Brustkrebs-Dispositionsgene mit hoher und mittlerer Penetranz

Familienanalysen ergaben, dass bei ungefähr 5–10 % der Patientinnen mit Brustkrebs eine erbliche Disposition besteht. Besonders ausgeprägt ist diese bei Patientinnen, deren Tumoren in jungem Alter auftreten oder wenn beide Brustdrüsen betroffen sind. Eine Disposition für Mammakarzinome kann auch mit einer Disposition für Ovarialkarzinome und gelegentlich für andere Tumoren einhergehen.

Durch Kopplungsanalysen wurden in Familien, in denen Brustkrebs gehäuft und in jugendlichem Alter auftrat, ein Dispositionsgen Chromosom 17q21 und ein zweites Dispositionsgen Chromosom 13q12-13 zugeordnet (siehe Kap. 4, S. 75). Die Gene werden mit *BRCA1* und *BRCA2* (engl. breast cancer-1/2) bezeichnet (Miki et al. 1994; Wooster et al. 1995). Die Häufigkeiten von Mutationen in den *BRCA1*- oder *BRCA2*-Genen in der allgemeinen Bevölkerung wird in Großbritannien auf 1:1000 geschätzt. Dies entspricht etwa 15–20 % aller Patientinnen mit erhöhtem Risiko für Brustkrebs (Turnbull u. Rahman 2008).

In den *BRCA1*- und *BRCA2*-Genen wurde eine Vielzahl von Mutationen nachgewiesen, wobei die Daten überwiegend aus Familien mit gehäuftem Auftreten von Mamma- bzw. Ovarialkarzinomen stammen (Abb. 5.**25**). Die Mutationen sind über die gesamte Region der kodierenden Sequenzen verstreut. In besonderen ethnischen Gruppen sind einige Mutationen aufgrund von Gründereffekten häufiger als in der Gesamtbevölkerung, so z. B. *BRCA1*_185delAG, *BRCA1*_5382insC und *BRCA2*_6174delT bei Ashkenasy-Juden. Die meisten Mutationen kommen jedoch mit ähnlicher Häufig-

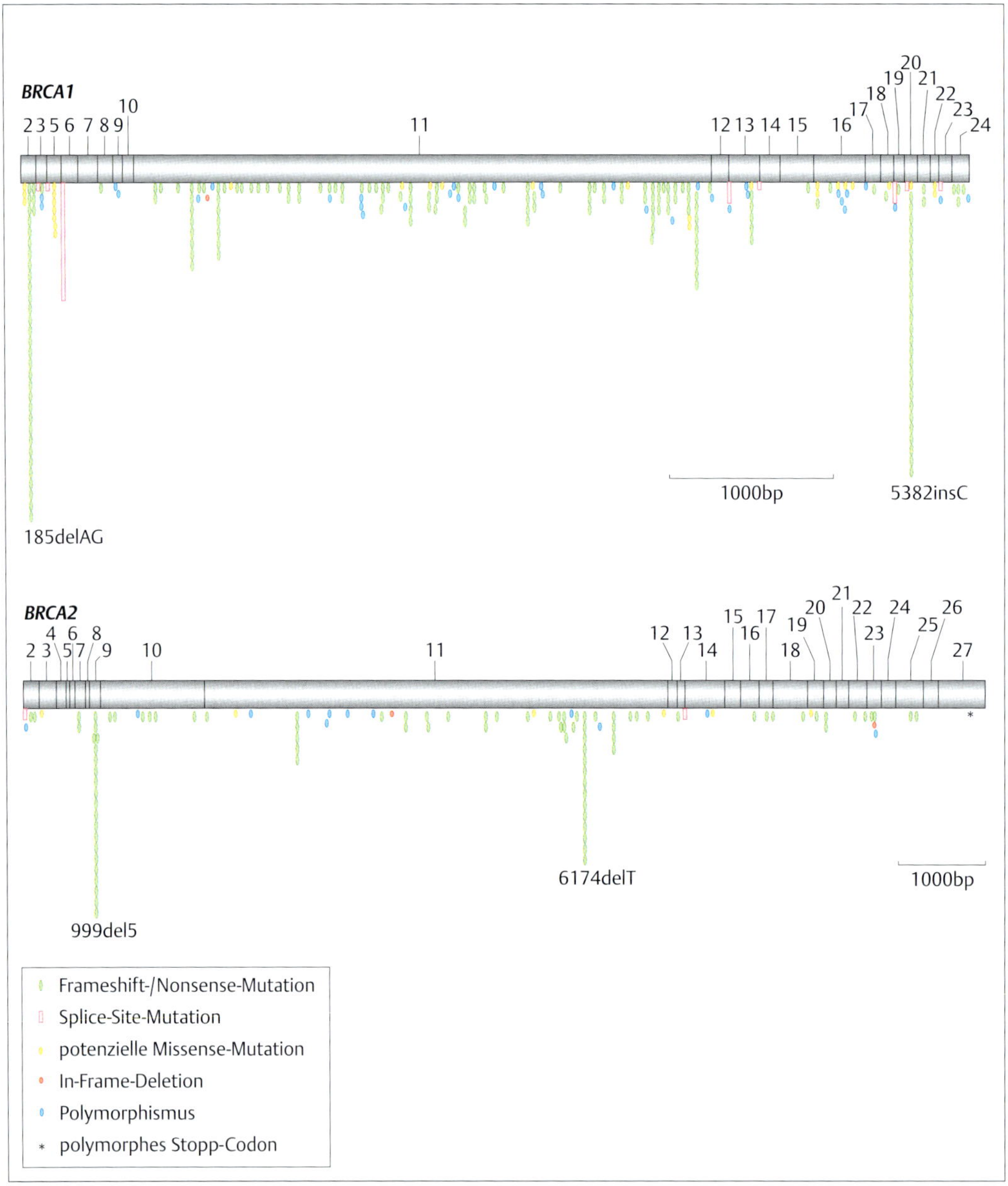

Abb. 5.**25** Mutationen in den *BRCA1*- und *BRCA2*-Tumorgenen. Die Zahlen beziehen sich auf die Exons der Gene. (Quelle: Gayther u. Ponder 1997).

keit vor. Viele Mutationen wurden nur in einer einzigen Familie beobachtet. Die häufigsten Mutationen sind Frameshift-Mutationen, gefolgt von Nonsense- und Missense-Mutationen sowie Mutationen von Spleiß-Signalsequenzen. Knapp 90 % der Mutationen gehen mit einer Verkürzung (**Trunkierung**) oder der vollständigen Abwesenheit des kodierten Proteins einher. In diesen Fällen ist die kausale Beziehung zwischen dem Funktionsverlust der BRCA-Proteine und der Karzinogenese eindeutig. Die pathogenetische Relevanz von Missense-Mutationen ist hingegen schwerer zu beurteilen. Es wurden auch große genomische Rearrangements mit Duplikationen oder Deletionen von einem oder mehreren Exons beschrieben. Die Häufigkeit solcher Mutationen wurde zu Beginn unterschätzt, da sie durch traditionelle Nachweisverfahren nicht erfasst wurden. Den aktuellen Stand der Analysen der Gene *BRCA1* und *BRCA2* und weiterer Brustkrebsgene findet man unter http://research.nhgri.nih.gov/bic/.

Frauen mit einer vererbten Mutation im *BRCA1*- oder *BRCA2*-Gen haben im Vergleich zu Frauen ohne genetische Disposition ein ungefähr zehnfach höheres Risiko, an Brustkrebs zu erkranken. Bei Frauen aus Familien mit Mutationen im *BRCA1*- oder *BRCA2*-Gen beträgt das Risiko, bis zum 50. Lebensjahr an einem Mammakarzinom zu erkranken etwa 50 %, bis zum 75. Lebensjahr 80–90 %. In populationsbasierten Studien von Brustkrebsfällen ohne Berücksichtigung einer Familiengeschichte sind die Risiken geringer und liegen durchschnittlich bei 65 % für *BRCA1* und 45 % für *BRCA2* (Fackenthal u. Olopade 2007).

Mutationen in den *BRCA*-Genen korrelieren auch mit einem erhöhten Risiko für Ovarialkarzinome. Hierbei besteht eine direkte Beziehung zwischen Genotyp und Phänotyp. Das Risiko für Ovarialkarzinome ist höher, wenn die Mutationen in der zentralen Region der beiden Gene liegen. Im *BRCA1*-Gen wird die Region durch die Nukleotide 2401 und 4191 begrenzt, im *BRCA2*-Gen von den Nukleotiden 3035 und 6629.

Über einen Kandidatengen-Ansatz wurden vier weitere Brustkrebs-Dispositionsgene entdeckt. Wie später dargestellt, sind die Genprodukte *CHEK2*, *ATM*, *BRIP1* und *PALB2* wie auch die Produkte der *BRCA1*- und *BRCA2*-Gene an der Reparatur von DNA-Doppelstrangbrüchen beteiligt. Mutationen in diesen Genen sind selten und verleihen ein zwei- bis vierfach erhöhtes Brustkrebsrisiko (Turnbull u. Rahman 2008).

Prädispositionsdiagnostik des Mammakarzinoms

Nach den aktuellen S3-Richtlinien der Deutschen Krebsgesellschaft, der Deutschen Krebshilfe und der Deutschen Gesellschaft für Senologie gelten für die Beratung hinsichtlich der genetischen Tumorrisikosituation und der eventuell nachfolgenden molekulargenetischen Untersuchung folgende Kriterien:

Frauen von Familien werden beraten bzw. untersucht, in denen

- mindestens zwei erstgradig verwandte Frauen der Familie von Brust- und/oder Eierstockkrebs betroffen sind, wobei mindestens eine Frau zum Zeitpunkt der Erkrankung unter 50 Jahre alt war,
- eine Frau der Familie von einseitigem Brustkrebs betroffen ist, wobei die Erkrankung im Alter von 30 Jahren oder früher auftrat,
- eine Frau der Familie von beidseitigem Brustkrebs betroffen ist, wobei die Erkrankung im Alter von 40 Jahren oder früher auftrat,
- eine Frau der Familie von Eierstockkrebs betroffen ist, wobei die Erkrankung im Alter von 40 Jahren oder früher auftrat,
- ein männlicher Verwandter an Brustkrebs erkrankt ist.

Eine große australische Studie ergab, dass 5 % der Patientinnen mit Mammakarzinomen im Alter von 40 Jahren oder jünger Mutationen im *BRCA1*- oder *BRCA2*-Gen aufwiesen (Hopper et al. 1999). Bemerkenswerterweise wiesen die meisten dieser Patientinnen keine positive Familiengeschichte zu Brustkrebs auf. In nicht selektierten Gruppen von Patientinnen mit Mammakarzinom liegt die Häufigkeit von Mutationen des *BRCA1*- oder *BRCA2*-Gens zwischen 1 und 4 %. Diese Zahlen bedeuten, dass es außerhalb familiärer Belastungen eine wahrscheinlich größere Gruppe von Frauen gibt, die von einem Mutationsnachweis in den *BRCA*-Genen profitieren könnten. Allerdings wäre ein Populationsscreening von Frauen auf Mutationen in Brustkrebsgenen mit den zurzeit verfügbaren Technologien aus Kostengründen nicht zu rechtfertigen.

Vor einer genetischen Familienuntersuchung sollte in Betracht gezogen werden, dass die Detektion einer *BRCA*-Mutation eine asymptomatische Patientin vor schwerwiegende Konflikte stellen kann. Außer der präventiven Mastektomie steht zurzeit keine sichere Möglichkeit der Krankheitsprävention bei Patientinnen mit *BRCA1*- oder *BRCA2*-Mutation zur Verfügung.

5.4.4 Weitere hereditäre Tumorsuppressorgene

In Tab. 4.9 (Kap. 4) sind Gene familiärer Krebssyndrome aufgeführt. Mit Ausnahme der Onkogene *RET*, *MET* und *CDK4*, die durch Mutationen aktiviert werden, werden alle anderen Gene durch Mutationen oder Gendeletionen inaktiviert.

Einige der aufgeführten Gene sind auch in spontanen Tumoren in einem hohen Prozentsatz inaktiviert. Eines dieser Gene ist das *DPC4/SMAD4*-Gen, das in etwa 50% der spontanen Pankreas- und Magenkarzinome und in ungefähr 15% der kolorektalen Karzinome verändert ist. Es überwiegen Deletionen des gesamten Gens. Es wurden auch Punktmutationen und kleinere Deletionen beschrieben, die meistens zu einem vorzeitigen Translationsstopp führen (Hahn et al. 1996).

Keimbahnmutationen des *INK4a*-Gens (*CDKN2A, p16*) finden sich bei einem Teil der familiären Melanome (Pho et al. 2006). Das Gen ist in spontanen Tumoren häufig durch Gendeletionen, Punktmutationen oder durch Methylierung des Promotors inaktiviert (Sharpless u. DePinho 1999).

5.5 Nachweis von Suszeptibilitätsloci durch Assoziationsstudien

"The emergence of comprehensive high-density maps of single nucleotide polymorphisms (SNPs) and affordable genotyping platforms has allowed the graduation of association studies from the limitations of preconceived notions of candidacy to the agnosticism of the genome-wide approach." (Turnbull u. Rahman 2008)

In Kap. 3 (S. 38) wurde das Prinzip von Assoziationsstudien erläutert. Bevor die Möglichkeit bestand, auf der Basis von SNPs (Single Nucleotide Polymorphisms) Assoziationsstudien genomweit durchzuführen, wurde überwiegend die Assoziation von Polymorphismen in Kandidatengenen mit bestimmten Tumorerkrankungen überprüft. Auf diese Weise wurden z.B. bei Patientinnen mit Mammakarzinom Varianten in DNA-Reparaturgenen gefunden. Die Häufigkeit dieser und anderer Varianten ist allerdings gering.

Im Jahr 2007 wurden die Ergebnisse einer genomweiten Assoziationsstudie an 4398 Patientinnen mit Mammakarzinom veröffentlicht (Easton et al. 2007). In dieser Studie wurden fünf Loci identifiziert, die mit einem erhöhten Risiko für Brustkrebs korrelieren. In vier der fünf Loci befanden sich plausible Kandidatengene: *FGFR2, MAPK3K1, LSP1* und *TNRC9*. Das *FGFR2*-Gen (FGFR: Fibroblast Growth Factor Receptor) kodiert einen Wachstumsfaktorrezeptor und das *MAPK3K1*-Gen ein Enzym, das im MAP-Kinase-Signalweg von Rezeptoren für Wachstumsfaktoren liegt. Auf die Bedeutung der entsprechenden Signalwege wird in Kap. 8 (S. 227) eingegangen. Das *LSP1*-Gen (LSP: Lymphocyte specific Protein 1) kodiert ein Protein, das an das Zytoskelettprotein Aktin bindet. Die zentrale Bedeutung des Aktins für Motilität und invasives Wachstum wird in Kap. 9 u. 10 (S. 287 u. 338) erläutert. *TNRC9* kodiert ein Protein der HMG-Proteinfamilie (HMG: High Mobility Group), das die Transkription beeinflusst (s. Kap. 6, S. 159).

Tabelle 5.**7** Kandidatengene in Loci, die mit Suszeptibilität für Prostatakarzinom assoziiert sind.

Gen	(vemutete) Funktion des Genprodukts	Zitation
HNF1B	Transkriptionsfaktor (Homöodomäne)	1
CTBP2	transkriptioneller Repressor	1
JAZF1	transkriptioneller Repressor, Fusionspartner des *SUZ12*-Gens in Endometriumkarzinomen	1
CPNE3	Assoziation mit Innenseite der Zellmembran; Regulation von Integrinen(?)	1
IL16	Cytokin	1
CDH13	Cadherin 13, Zelladhäsion	1
MSMB	Seminalprotein	1, 2
LMTK2	intrazellulärer Transport	2
KLK3	Kallikrein-Proteinase	2

1: Thomas et al. 2008; 2: Eeles et al. 2008.

Im Jahr 2008 erschienen mehrere Arbeiten, in denen über Suszeptibilitätsloci in Prostatakarzinomen berichtet wurde. Die Gene dieser Loci und die bekannte oder vermutete Funktion der Genprodukte sind in Tab. 5.**7** aufgeführt.

5.6 Stufenmodell der Karzinogenese

Tumoren sind klonalen Ursprungs. Dies bedeutet, dass eine ursprünglich gesunde Zelle auf dem Weg zur malignen Entartung genetische Veränderungen akquiriert, die in ihrer Summe den malignen Phänotyp verursachen. Den sich in diesem Zusammenhang ergebenden Fragen wird im Folgenden nachgegangen.

5.6.1 Anzahl der Tumorgene

Im Cancer Genome Project des Wellcome Trust Sanger Institute werden Tumorgene katalogisiert, für die eine kausale Bedeutung für Entstehung und Progression von Tumoren des Menschen belegt ist (www.sanger.ac.uk/genetics/CGP/Census/). Zur Zeit der Drucklegung waren 367 Gene aufgelistet. Allerdings waren Gene, die in den nachfolgend kommentierten Studien der Wissenschaftler um Bert Vogelstein nachgewiesen worden waren, noch nicht integriert. Wenn diese Gene mit berücksichtigt werden, gibt es mindestens 500 Gene, die an der Entstehung und/oder Progression menschlicher Tumoren ursächlich beteiligt sind.

Bei Drucklegung lagen die Ergebnisse von Studien vor, in denen die in der RefSeq-Datenbank niedergelegten kodierenden DNA-Sequenzen genomweit in kolorektalen Karzinomen, in Pankreas- und Mammakarzinomen sowie in Glioblastomen sequenziert worden waren (Jones et al. 2008; Parsons et al. 2008; Wood et al. 2007). Zudem wurden vor allem in Pankreaskarzinomen Gene hinsichtlich Amplifikationen und Deletionen untersucht. Die Zahl der mutierten Tumorgene war in kolorektalen und in Mammakarzinomen größer als in Pankreaskarzinomen und in Glioblastomen. Zudem wiesen Mammakarzinome ein deutlich anderes Spektrum an Mutationen und an mutierten Genen auf als die übrigen Tumorarten. Die nachfolgende Diskussion zur Zahl der mutagenen Ereignisse und der Zahl der mutierten Gene, die für die Tumorentstehung erforderlich sind, bezieht sich daher schwerpunktmäßig auf die an Mammakarzinomen und kolorektalen Karzinomen erhobenen Befunde. Von den 18 191 Genen, die in den insgesamt elf kolorektalen und elf Mammakarzinomen sequenziert worden waren, wiesen 1718 (9,4 %) mindestens eine nicht synonyme Mutation auf. Allerdings handelte es sich bei den meisten Mutationen um Passenger-Mutationen. Nach Ausschluss der Gene mit Passenger-Mutationen blieben 280 Gene übrig, die die Kriterien von Kandidaten-Tumorgenen erfüllten. Die 280 Gene waren zwischen Mamma- und kolorektalen Karzinomen gleichmäßig verteilt. Die Funktionen der meisten der identifizierten Gene sind noch unbekannt; der Einstufung als Tumorgen liegen vielmehr statistische Kriterien zugrunde. Nur wenige Gene waren in einem hohen Prozentsatz der untersuchten Tumoren mutiert. Die meisten Gene wiesen in weniger als 5 % der Tumoren Mutationen auf.

Es ist bemerkenswert, dass sich das Spektrum der mutierten Gene zwischen Mammakarzinomen und kolorektalen Karzinomen nur geringfügig überlappte, während in kolorektalen und Pankreaskarzinomen, aber auch in Glioblastomen, häufig dieselben Gene mutiert waren. Aufgrund dieser Befunde war bei Drucklegung nicht abzuschätzen, ob sich die Zahl an Tumorgenen des Menschen durch genomweite Mutationsanalyse beispielsweise von Bronchial- und Prostatakarzinomen wesentlich erhöhen wird.

5.6.2 Erforderliche Anzahl mutierter Tumorgene für die Entstehung des malignen Phänotyps

Das **Modell der klonalen Entwicklung von Tumoren** geht davon aus, dass ein (mutagenes) Ereignis die Expansion eines Zellklons bewirkt. In einer der Zellen dieses Klons findet ein zweites Ereignis statt, was wiederum zur Expansion eines Klons führt und so fort. Im Verlauf der Entwicklung einer Tumorzelle akkumulieren somit Veränderungen des Genoms. Jedes mutagene Ereignis, das zur Expansion eines Klons führt, geht mit einem phänotypisch unterscheidbaren Stadium auf dem Weg zum Karzinom einher.

Als Beispiel für ein Progressionsmodell ist in Abb. 5.**26** die Mehrstufen-Karzinogenese des kolorektalen Karzinoms dargestellt (Fearon u. Vogelstein 1990).

Allerdings lassen sich die Prinzipien der Progression und das daraus abgeleitete Mehrstufenmodell nicht auf alle Tumoren übertragen. Von vielen Tumortypen sind entweder keine gutartigen Formen als mögliche Vorstufen bekannt (wie beim Neuroblastom) oder es ist noch unklar, ob und wie die bekannte gutartige Form in den bösartigen Tumor übergehen kann, wie im Fall des Lipoms und des Liposarkoms. Dennoch ist dieses Modell eine wichtige Grundlage für unser heutiges Verständnis der Tumorentstehung und -progression.

Kultivierte Hühnerzellen können bereits durch eine einzige genetische Veränderung, nämlich die Infektion mit dem Rous-Sarcoma-Virus, in Tumorzellen überführt werden. Primäre Nagerzellen lassen sich in Zellkultur durch die Transfektion mit den beiden sich komplementierenden Onkogenen *Ras* und *Myc* transformieren. In der lebenden Maus entsteht allerdings nur dann ein Tumor, wenn zusätzlich noch weitere genetische Veränderungen stattfinden. Die Transformation menschlicher Mammaepithelzellen in Zellkultur gelang durch Expression von drei Tumorproteinen und die Aktivierung der damit verbundenen Pfade (Elenbaas et al. 2001):

1 2 3 4 5 6 7 8 9 10

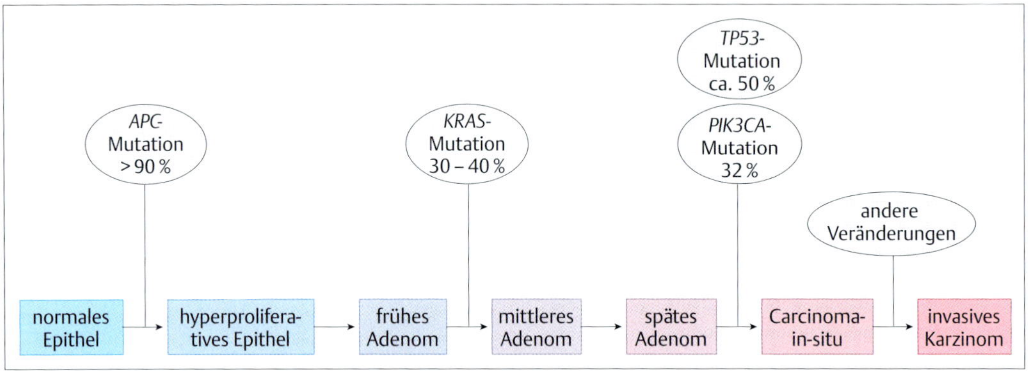

Abb. 5.**26** Progressionsmodell der kolorektalen Karzinogenese mit Prozentangaben der Mutationsraten (Quelle: Fearon u. Vogelstein 1990, ergänzt um Daten von Samuels et al. 2004).

- Durch Expression des großen T-Antigens des SV40-Virus wurde das p53/Rb-Netzwerk inaktiviert.
- Durch Expression eines Ras-Proteins wurden Ras-abhängige Signalwege aktiviert.
- Durch Expression des *hTERT*-Gens (Telomerase) wurde die replikative Zellalterung gehemmt.

Da das große T-Antigen des SV40-Virus neben dem p53/Rb-Netzwerk noch weitere Signalwege beeinflusst, beweist dieses Experiment allerdings nicht, dass für die Transformation einer menschlichen Zelle nur drei Tumorgene mutiert sein müssen.

Einen indirekten Hinweis auf die Beteiligung mehrerer mutagener Ereignisse an der Entstehung menschlicher Tumoren liefern Altersinzidenzkurven. Die Inzidenz der meisten soliden Tumoren wie Magen- und Kolonkarzinome steigt mit dem Lebensalter exponentiell an (Becker u. Wahrendorf 1998) (Abb. 1.2, Kap. 1). Wenn nur eine Mutation für die Tumorbildung ausreichen würde, müsste sich die Erkrankungswahrscheinlichkeit gleichmäßig und linear mit dem Lebensalter erhöhen. Nach verschiedenen Interpretationen der Altersinzidenzkurven wurden zwischen zwei (Armitage u. Doll 1957) und acht (Armitage u. Doll 1954) notwendige Mutationen für Karzinome z. B. des Ösophagus, Magens, Kolorektums und Pankreas postuliert. Der exponentielle Anstieg zeigt außerdem, dass wenige Mutationen, die sich in den ersten Jahren in unseren Zellen ansammeln, keine Wirkung haben. Erst ab einer bestimmten Mutationsanzahl, entsprechend ab einem bestimmten Lebensalter, steigt das Erkrankungsrisiko drastisch an. Den zweiten Hinweis lieferte die statistische Auswertung von Verlaufsdaten der Tumorprogression und des Tumorwachstums. Dabei analysierte man die DNA sehr früher und sehr später Tumorstadien. Diese Analysen zeigten, dass wahrscheinlich vier bis sechs genetische Ereignisse notwendig sind, um einen Tumor manifest und klinisch relevant werden zu lassen. Diese rein kinetischen Betrachtungsweisen beruhen auf der Annahme, dass jedes genetische Ereignis gleich wahrscheinlich und unabhängig von allen anderen Ereignissen ist. Gegen diese Annahme spricht die genetische Instabilität, also der schnelle Anstieg der Mutationsanzahl nach Inaktivierung eines Stabilitätsgens.

Durch die systematische Sequenzierung der Gene von kolorektalen und Mammakarzinomen wurde die Zahl der Mutationen in einem gegebenen Tumor objektiviert (Sjoblom et al. 2006; Wood et al. 2007). In einem Tumor lassen sich etwa 80 Mutationen nachweisen, die die Aminosäuresequenz des kodierten Proteins verändern. Nach Ausschluss von Passenger-Mutationen bleiben in kolorektalen Karzinomen im Durchschnitt 15 Mutationen und in Mammakarzinomen 14 Mutationen, die mit großer Wahrscheinlichkeit ursächlich an der Entstehung und/oder Progression maligner Tumoren beteiligt sind. Diese Zahl genomischer Veränderungen ist damit größer als aufgrund statistischer Betrachtungen vorausgesagt wurde.

Die Zahlen, die für die soliden Mamma- und kolorektale Karzinome ermittelt wurden, sind wahrscheinlich nicht auf Leukämien und Lymphome übertragbar. Man geht davon aus, dass in Leukämien und Lymphomen weniger genomische Veränderungen für den voll entwickelten malignen Phänotyp erforderlich sind.

Neben der Zahl der Mutationen spielt auch deren Reihenfolge eine wichtige Rolle. Für das sporadische

Tabelle 5.**8** *APC*- und *KRAS*-Mutationen in nicht malignen kolorektalen Läsionen (Quelle: Jen et al. 1994).

Läsion	Anteil *APC*-Mutationen [%]	Anteil *KRAS*-Mutationen [%]
hyperplastische Polypen	0	22
dysplastische Polypen	82	25
nicht dysplastische aberrante Crypten-Foci (ACFs)	0	100

Kolonkarzinom gilt beispielsweise, dass das Gatekeeper-Gen *APC* oder funktionell verwandte Gene mutiert sein müssen, damit weitere Genmutationen für die Ausbildung des malignen Phänotyps relevant werden können. *APC*-Mutationen sind eng mit dysplastischen Veränderungen der Schleimhaut assoziiert, die als Vorstufe maligner Tumoren gelten. Im Gegensatz dazu fanden sich *KRAS*-Mutationen erstaunlich häufig in nicht dysplastischen Läsionen, die nicht als Vorstufen maligner Tumoren gelten (Tab. 5.**8**) (Jen et al. 1994). Die Reihenfolge, in der Tumorgene verändert werden, spielt für die maligne Progression somit eine wichtige Rolle.

5.6.3 Zeitraum der Akkumulation von Mutationen in einem Tumor

Der Zeitraum, in dem die in einem fortgeschrittenen Karzinom vorhandenen Mutationen akkumulieren, hängt von verschiedenen Variablen ab (Beerenwinkel et al. 2007):

- Zellzahl: Je mehr Zellen vorhanden sind, in denen eine Mutation die Entstehung eines Karzinoms fördern kann, desto größer ist die Wahrscheinlichkeit, dass dieses Ereignis in einer dieser Zellen stattfindet. Dies wird durch die familiäre adenomatöse Polyposis coli (FAP) belegt, in der multiple (oft mehrere Hundert), zunächst gutartige Adenome im jungen Erwachsenenalter auftreten. Das Risiko, dass eines dieser Adenome zum Karzinom entartet, ist im Vergleich zum Risiko der gesunden Schleimhaut deutlich erhöht. Im Alter von durchschnittlich 42 Jahren wird bei FAP-Patienten ein Karzinom diagnostiziert. Zu diesem Zeitpunkt sind allerdings die meisten Adenome (noch) nicht entartet. Es ist also nicht eine besondere Eigenschaft eines einzelnen Adenoms, sondern vielmehr die hohe Anzahl der Adenome insgesamt, die das Risiko für eine maligne Entartung erhöht.
  Die Wahrscheinlichkeit, mit der ein mutagenes Ereignis zur Expansion eines Zellklons führen kann, hängt davon ab, ob die betroffenen Zellen in der Lage sind, das maligne Geschehen zu erhalten und voranzutreiben. Hier spielt das Modell, welches der Tumorentstehung zugrunde gelegt wird, eine wichtige Rolle. Die Wahrscheinlichkeit ist größer, wenn in einer bestimmten Phase der Tumorentwicklung die meisten Zellen das Potenzial besitzen, nach einer Mutation zu expandieren. Legt man hingegen das Tumorstammzellmodell zugrunde, ist die Zahl der Zellen, die nach einem mutagenen Ereignis überhaupt in der Lage sind, das Tumorwachstum zu unterhalten, relativ gering.
- Mutationsrate: Je höher die Mutationsrate in einem Tumor, desto kürzer ist die Zeit, in der die für die maligne Entartung erforderlichen Mutationen akkumulieren können. Patienten mit hereditärem nicht polypösem kolorektalem Karzinom (Hereditary non-Polyposis colorectal Cancer, HNPCC) haben einen Defekt in einem DNA-Reparatursystem, der zu einer deutlich erhöhten Mutationsrate führt. Auch bei diesen Patienten wird Kolonkrebs durchschnittlich im Alter von 42 Jahren diagnostiziert. Dies belegt, dass die Mutationsrate die Länge des Zeitraums beeinflusst, in dem die am malignen Phänotyp ursächlich beteiligten Mutationen akkumulieren.
- Selektionsvorteil: Berücksichtigt man die Modelle der klonalen Expansion und der Tumorevolution, so ist das Ausmaß des Selektionsvorteils, den eine bestimmte Mutation einem Zellklon verleiht, von Bedeutung. Je größer der Selektionsvorteil, desto mehr Zellen stehen in einem gegebenen Zeitraum für die nächste Mutation und damit auch für die nächste Stufe der klonalen Expansion zur Verfügung. In einem mathematischen Modell ergab sich ein Zeitraum von 5–15 Jahren für den Übergang eines Adenoms von 10^7 Zellen in ein Karzinom, in dem 20 von 100 möglichen Genen eine Mutation erwerben. Hierbei wurde ein konstanter durchschnittlicher Selektionsvorteil von 1 % pro Mutation angenommen (Beerenwinkel et al. 2007). Dieses für kolorektale Karzinome entwickelte Modell kann nicht ohne Überprüfung auf andere Tumoren übertragen werden. Insbesondere bei der Genese frühkindlicher Leukämien unterscheiden sich die Bedeutung einzelner Mutationen und deren

zeitliche Abfolge grundlegend von soliden Tumoren des Erwachsenen.

5.6.4 Sortierung von Tumorgenen

Ein wichtiges Ziel der molekularen Onkologie ist es, aus den genetischen Veränderungen eines Tumors Vorhersagen für Prognose und Therapie abzuleiten. In kolorektalen Karzinomen und in Mammakarzinomen wurden jeweils 140 Tumorgene beschrieben, die mit hoher Wahrscheinlichkeit die Entwicklung des malignen Phänotyps ursächlich beeinflussen können. In einem individuellen Kolonkarzinom sind durchschnittlich 15 und in einem individuellen Mammakarzinom durchschnittlich 14 dieser Gene mutiert. Wenn auch einige Gene wie z. B. *TP53* in der Mehrzahl der Tumoren mutiert sind, so werden sich in einem bestimmten Tumor praktisch nie identische Mutationskombinationen finden. Es stellt sich somit die Frage, ob und wie diese genetischen Veränderungen in einem Tumor sinnvoll geordnet werden können (Jones et al. 2008; Lin et al. 2007).

Kriterium zur Sortierung: Funktionen der kodierten RNAs und Proteine. Viele Proteine sind in Prozesse zur Erkennung von DNA-Mutationen, zur Verarbeitung von Signalen oder zur Synthese oder zum Abbau von Metaboliten involviert. In diesen Abläufen lassen sich nicht selten Pfade oder Wege unterscheiden, in denen die einzelnen Komponenten in einer linearen Abfolge hintereinander geschaltet sind. Wenn durch Mutation eines Proteins ein solcher Pfad aktiviert oder inaktiviert wird, findet man in diesem Pfad in der Regel keine zweite Komponente, die von Mutationen betroffen ist. Für die Karzinogenese ist demnach die Beeinflussung des Pfades insgesamt und weniger die der Einzelkomponenten entscheidend. Da die Störung eines Pfades in der Regel Prognose und Therapieempfindlichkeit beeinflusst, können Unübersichtlichkeit und Heterogenität genetischer Veränderungen durch die Zuordnung von Tumorproteinen zu bestimmten Pfaden reduziert werden. In der großen Mehrzahl der Pankreaskarzinome lassen sich beispielsweise die mutierten Tumorproteine zwölf verschiedenen Pfaden zuordnen (Jones et al. 2008). Im weiteren Verlauf dieses Buches werden Pfade erläutert, die verschiedene Eigenschaften von Tumorzellen beeinflussen. Dazu gehören die Regulation von genomischer Stabilität, von Proliferation, Zellüberleben, Zellalterung, Motilität und Invasion sowie die Versorgung der Tumorzellen mit Sauerstoff und Nährstoffen.

Nicht alle Tumorproteine lassen sich in linear strukturierte Abläufe einordnen. Insbesondere Tumorgene, die für Regulatoren der Transkription kodieren, können verschiedene Abläufe parallel beeinflussen. Hierauf wird in Kap. 6 (S. 170) eingegangen.

5.7 DNA-Reparatursysteme und genomische Stabilität

Zusammenfassung

Die Stabilität des Genoms wird durch eine Reihe von Überwachungsmechanismen garantiert; fallen diese aus, ist das Risiko für eine Tumorerkrankung erhöht. Die häufigsten Tumoren, die durch eine monogene Erkrankung hervorgerufen werden, sind HNPCC und hereditäres Mammakarzinom. In beiden Fällen sind Gene betroffen, die genomische Stabilität kontrollieren. Bei HNPCC sind Gene des Mismatch-Reparatursystems mutiert. Beim hereditären Mammakarzinom sind Gene verändert, deren Produkte an der Reparatur von DNA-Strangbrüchen durch homologe Rekombination beteiligt sind. Die Replikationsgabel der DNA ist für Strangbrüche besonders anfällig. Dies gilt auch für spontane Tumoren. In Abwesenheit des Enzyms Telomerase werden Chromosomenenden (Telomere) mit jeder Zellteilung kürzer. Normalerweise geht von verkürzten Telomeren ein wirkungsvoller Tumorsuppressionsmechanismus aus. Wenn allerdings p53 als Signalüberträger verkürzter Telomere ausfällt, können verkürzte Telomere genomische Instabilität und Tumoren auslösen.

Für die Entwicklung und den Erhalt des Organismus ist entscheidend, dass bei der Zellteilung die genetische Information ohne Fehler von der Mutterzelle auf die Tochterzellen übertragen wird. Von vergleichbarer Bedeutung sind Vorkehrungen, die ungerichtete Veränderungen der Erbinformation durch externe oder interne Einflüsse ausschließen oder rückgängig machen. Im Verlauf der Teilung einer Körperzelle gibt es verschiedene Checkpunkte, an denen überprüft wird, ob die vorangegangenen Prozesse ordnungsgemäß abgelaufen sind (siehe Kap. 7, S. 177). Wird ein Fehler erkannt, dann wird der Zellzyklus gestoppt, um die Reparatur der Defekte zu ermöglichen und so die Weitergabe einer fehlerhaften Information zu verhindern.

Falls die Reparatur des Fehlers nicht möglich ist oder die Reparatur fehlerhaft verlief, gibt es die Möglichkeit, die Zellen durch Apoptose zu eliminieren. Im Englischen werden die Reaktionen auf eine Schädigung der DNA als „DNA-damage response pathways" (DDR-pathways) bezeichnet.

Wird ein genomischer Schaden nicht erkannt oder gelingt es nicht, eine Zelle mit einem identifizierten genomischen Schaden auszuschalten, wird der genetische Defekt auf die Tochterzellen übertragen.

Diesen scheinbar einfachen Abläufen liegen komplexe Regulationsmechanismen zugrunde. Ein genomischer Schaden wird durch einen Sensor erkannt. Der Sensor aktiviert seinerseits Signalwege in Richtung Reparatur, Zellzykluskontrolle und eventuell Apoptose. Durch die Signalwege werden die entsprechenden Effektorsysteme aktiviert. Im Verlauf oder nach abgeschlossener Reparatur muss wiederum durch einen Sensor deren korrektes Ergebnis überprüft werden. Vom Sensor verlaufen Signalwege in Richtung zu Effektoren, die bei korrekter Reparatur die Pause im Zellzyklus beenden bzw. bei erfolgloser oder fehlerhafter Korrektur Apoptose oder Seneszenz auslösen (Abb. 5.**27**).

Durch den Defekt in einem Gen, das eine der an diesem System beteiligten Komponenten kodiert, wirkt sich der entsprechende Fehler bei jeder Zellteilung aus. Dies führt dazu, dass die Fehlerursache und die hierdurch bewirkten genetischen Veränderungen jeweils von einer auf die nächste Zellgeneration übertragen werden. Dies äußert sich in einer zunehmenden Instabilität der genetischen Information.

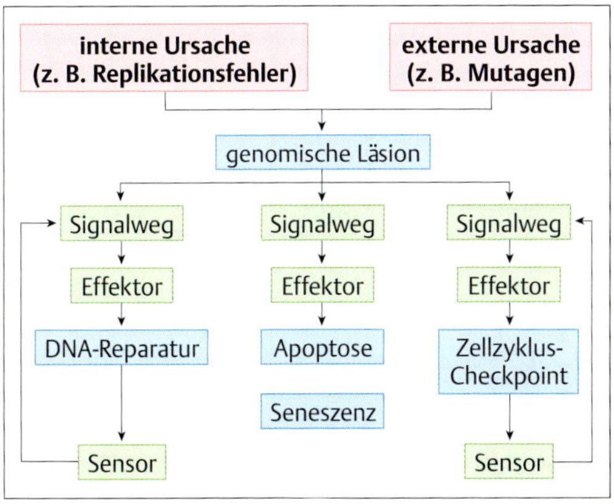

Abb. 5.**27** Schematische Darstellung interaktiver Prozesse, durch deren Störung genetische Instabilität verursacht werden kann.

Je nach betroffener Komponente in den Systemen zur DNA-Schadenserkennung und -reparatur kann sich der Defekt in unterschiedlicher Weise bemerkbar machen. In menschlichen Tumoren ist die chromosomale Instabilität am häufigsten, die sich in Veränderungen des Chromosomensatzes (Aneuploidie), Translokationen und Deletionen sowie Amplifikationen und gelegentlich aberranten Chromosomenstrukturen äußert. Ausdruck der selteneren sogenannten Mikrosatelliten-Instabilität sind diskretere Veränderungen der DNA wie Punktmutationen, Deletionen und Insertionen (Schärer 2003).

Trotz der Vielzahl endogener und exogener Einflüsse, die die DNA modifizieren, ist die Basenzusammensetzung der DNA in vivo normalerweise außerordentlich konstant. Diese Konstanz wird durch DNA-Mutationserkennungs- und Reparaturmechanismen garantiert. Störungen in diesen Mechanismen sind mit einer erhöhten Mutationsrate verbunden und können das Krebsrisiko drastisch erhöhen. Im Folgenden werden die wichtigsten DNA-Reparatursysteme beschrieben und auf Störungen der Systeme im Rahmen der menschlichen Karzinogenese hingewiesen.

5.7.1 Basen-Exzisionssystem

Das Basen-Exzisionssystem besteht aus einer Reihe spezifischer monofunktioneller Glycosylasen, die definierte modifizierte Basen wie z. B. Uracil, Hypoxanthin, Formamidopyrimidin sowie 3-Methyladenin und 7-Methylguanin erkennen und von der Desoxyribose abspalten. Ein gut charakterisiertes Enzym dieses Reparatursystems ist die Uracil-DNA-Glycosylase. DNA-Glycosylasen erkennen und entfernen fehlerhafte Basen, auch wenn sie nur minimale Veränderungen von Basenpaarung und horizontaler Stapelung der Basen (engl. stacking) bewirken. Der abasische Zucker wird in einem zweiten Schritt durch sogenannte AP-Endonukleasen entfernt. Diese Endonukleasen sind auch für die Entfernung von Zuckern nach spontanem Verlust von Purinbasen verantwortlich. Die Bezeichnung AP (engl. apurinic oder apyrimidic) bezieht sich auf diese Aktivität.

Im Gegensatz zu 7-Methylguanin ist O^6-Methylguanin mutagen und zytotoxisch. Da diese Base sehr häufig durch Einwirkung endogener Sauerstoffradikale entsteht, hat sich für die Entfernung dieser Läsion ein eigenständiges Reparatursystem entwickelt.

Bemerkenswerterweise wurden Veränderungen von Enzymen des Basen-Exzisionssystems als Ursachen menschlicher Tumoren bisher nicht beschrieben (Schärer 2003).

5.7.2 Mismatch-Reparatursystem (MRS)

Erkennung und Reparatur von Basenfehlpaarungen durch das MRS

> Das MRS verhindert die Entstehung von Mutationen aus Basenfehlpaarungen und kleineren nicht gepaarten DNA-Schleifen (engl. loops) sowie die Rekombination nicht homologer DNA-Stränge (Modrich 2006; Rustgi 2007).

Die Mechanismen des MRS wurden zuerst in dem Bakterium *E. coli* und dem Hefestamm *Saccharomyces cerevisiae* aufgeklärt. Die Prinzipien des ersten Schritts, nämlich der Erkennung von Fehlpaarungen und ungepaarten Loops, sind beim Menschen ähnlich wie in diesen Spezies. Dagegen scheint es im weiteren Ablauf des Reparatursystems deutliche Unterschiede zwischen den Spezies zu geben. Die Bezeichnung der beteiligten Proteinkomponenten ist komplex und wird auf homologe Proteine von *E. coli* und Hefe zurückgeführt. Um das Verständnis des Reparatursystems und der Nomenklatur zu erleichtern, wird zunächst das MRS von *E. coli* dargestellt.

MRS von E. coli. Voraussetzung für die Funktion des MRS ist die Methylierung einer Adenin-Base in dem Sequenzmotiv d(GATC) in einem der beiden DNA-Stränge (hemimethylierte DNA) (Abb. 5.**28**). Da unmittelbar nach der Replikation der neue DNA-Strang noch nicht methyliert ist, kann dieser Strang durch das MRS erkannt und, falls erforderlich, auch korrigiert werden. Die Entfernung zwischen dem für die Erkennung der Mutation notwendigen Methylrest und der zu reparierenden Base kann bis zu einer Kilobase betragen, ohne dass die Reparatureffizienz beeinträchtigt wird. Da bei *E. coli* die Hemimethylierung der DNA für die Funktion des Systems essenziell ist, wird es als „methyl-gesteuertes" MRS bezeichnet.

Das Reparatursystem besteht aus den folgenden Proteinen: MutS, MutH, MutL, DNA-Helicase II, SSB (Single Strand binding Protein), Exonuklease VII (eine auch als RecJ bezeichnete 5'-3'-Exonuklease), Exonuklease I (3'-5'-Exonuklease), DNA-Polymerase III und DNA-Ligase. Erster Schritt bei der Reparatur einer fehlgepaarten Base oder einer kleinen Insertion ist die Bindung des MutS-Proteins an den Ort der Mutation. Das MutS-Protein bindet an alle nach den Watson-Crick-Regeln möglichen Basenfehlpaarungen, wobei die Bindungsaffinität mit der Reparatureffizienz korreliert. Das MutH-Protein bindet an den methylierten Adenin-Rest im d(GATC)-Motiv. MutH assoziiert mit MutS und dirigiert MutL und weitere Proteine in den „Reparatur-Komplex". Hierdurch wird die latente Endonukleaseaktivität des MutH-Proteins aktiviert und der nicht methylierte DNA-Strang auf der 5'-Seite des G-Restes in der d(GATC)-Sequenz geschnitten. Voraussetzung für die DNA-Inzision ist die Lage der Methylgruppe in 5'-Richtung der Basenfehlpaarung. Die DNA wird jedoch auch geschnitten, wenn die Methylgruppe in der entgegengesetzten Richtung der Fehlpaarung liegt. In diesem Fall erfolgt die Inzision durch die Exonuklease I. Im weiteren Verlauf entwindet die Helicase II von der Inzision ausgehend die DNA-Helix. Je nach Lage der Methylgruppe wird der nicht methylierte DNA-Strang in

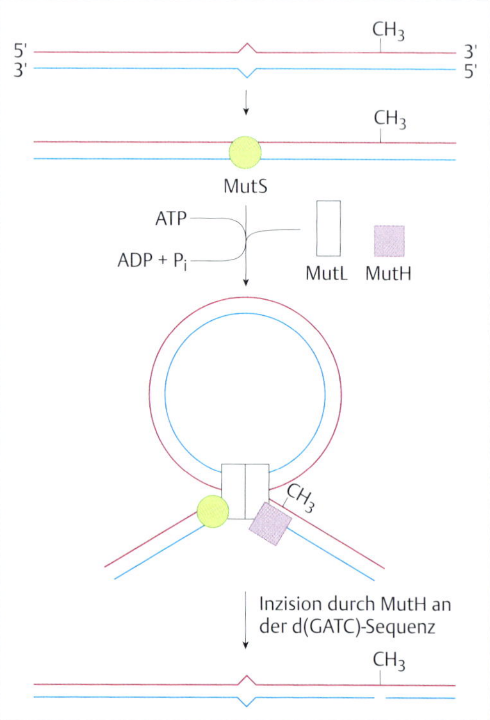

Abb. 5.**28** Schematische Darstellung zur Funktion der MutS-, MutL- und MutH-Proteine des Mismatch-Reparatursystems in *E.coli* (Quelle: Modrich et al. 1991).

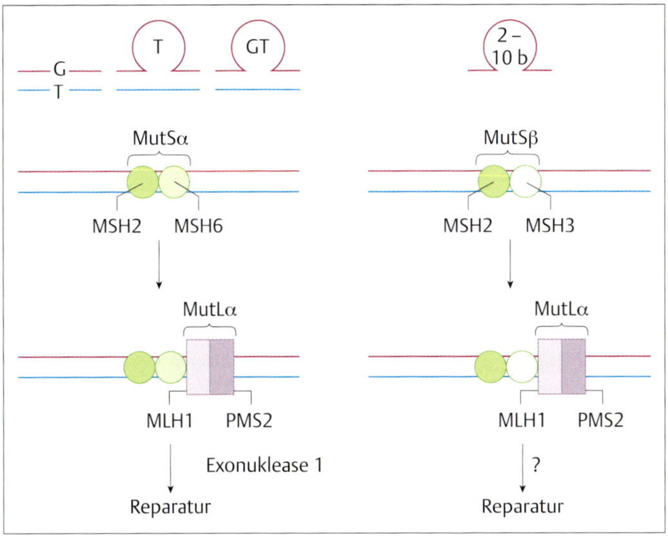

Abb. 5.**29** Mismatch-Reparatursystem beim Menschen. Das MSH2/MSH6-Heterodimer (MutSα) bindet bevorzugt Fehlpaarungen einzelner Basen sowie Loops von 1–2 Basen. Loops aus 2–10 Basen werden eher vom MSH2/MSH3-Heterodimer (MutSβ) gebunden. Sowohl MutSα als auch MutSβ binden das MLH1/PMS2-Heterodimer (MutLα).

Richtung der fehlgepaarten Base durch die 5'-3'-Exonuklease (Exonuklease VII) oder die 3'-5'-Exonuklease (Exonuklease I) abgebaut. Die fehlgepaarte Base wird dabei entfernt. Der komplementäre Strang wird durch SSB-Proteine vor dem Abbau geschützt. Die entstandene Lücke wird durch die DNA-Polymerase III aufgefüllt und der neu synthetisierte Strang mit dem verbliebenen Strang durch eine DNA-Ligase verbunden (Modrich 1991).

MRS von Säugern. In Säugerzellen gibt es mindestens drei Proteine, die an der primären Erkennung von Basenfehlpaarungen und kleinen ungepaarten DNA-Loops von bis zu vier Basen beteiligt sind: MSH2, MSH3 und MSH6 (Abb. 5.**29**). Die Abkürzungen leiten sich von der Bezeichnung „MutS Homolog" ab. Zurzeit ist noch unklar, welches Signal in Säugerzellen der Hemimethylierung bei *E. coli* entspricht. Es ist jedoch gesichert, dass die Proteine an eine DNA-Heteroduplex binden, wenn der zu reparierende DNA-Strang in Nachbarschaft der Fehlpaarung einen Schnitt aufweist. Wie und nach welchen Regeln dieser Schnitt erfolgt, ist ebenfalls noch offen.

Die drei genannten Proteine lagern sich zu zwei verschiedenen Heterodimeren zusammen. Der als MutSα bezeichnete Komplex besteht aus MSH2 und MSH6, der als MutSβ bezeichnete Komplex aus MSH2 und MSH3. Das MutSα-Dimer, das 80–90 % der Gesamtmenge des zellulären MSH2 enthält, bindet bevorzugt an Basenfehlpaarungen und kurze Loops von 1–2 bp, es kann jedoch auch größere Insertionen bzw. Deletionen erkennen, allerdings mit geringerer Affinität. MutSβ erkennt Loops von 2–10 Nukleotiden, einzelne Basenfehlpaarungen werden nur schwach gebunden. Während *E. coli* nur ein *MutL*-Gen besitzt, gibt es beim Menschen mindestens 16 Gene, die MutL-ähnliche Proteine kodieren (Abb. 5.**30**). Hierbei handelt es sich um MLH1, PMS1–8 und PMSR1–7. Die Bezeichnung MLH steht für „MutL homolog". PMS leitet sich von einem Hefeprotein ab, das mit MLH1 ein Heterodimer bildet (Post meiotic Segregation increased Protein), PMSR ist schließlich die Abkürzung für PMS-related. Nach der primären Erkennung der DNA-Heteroduplex durch die MutSα- und MutSβ-

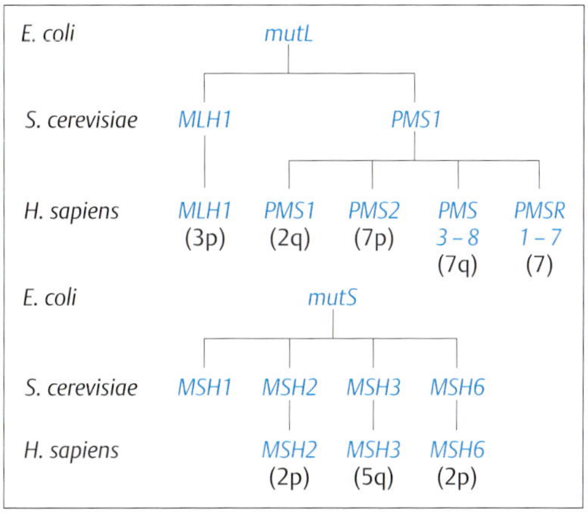

Abb. 5.**30** Mitglieder der *MutS*- und *MutL*-Familien von Mismatch-Reparaturgenen bei *E.coli*, Hefen und beim Menschen. Die chromosomale Lokalisation der Gene ist in Klammern angegeben.

Komplexe lagert sich an den jeweiligen Komplex ein Heterodimer aus MLH1 und PMS2 an (MutLα). Für den in geringer Konzentration vorkommenden MLH1-MLH3-Komplex wurde ebenfalls eine Beteiligung an der Mismatch-Reparatur beschrieben. Wie Rekonstitutionsexperimente ergaben, wird das MRS durch Antikörper gegen das DNA-Einzelstrang-bindende Protein RPA (Replication Protein A) gehemmt. RPA ist an verschiedenen DNA-Reparatursystemen beteiligt und schützt u. a. den DNA-Einzelstrang vor Abbau durch Endonukleasen. In menschlichen Zellen wurde mit der Exonuklease 1 (Exo 1) eine Nuklease identifiziert, die für die Reparatur von Fehlpaarungen einzelner Basen und Ein-Basen-Insertionen/Deletionen erforderlich ist. Ob und wenn ja, welche weiteren Exonukleasen an der Reparatur beteiligt sind, ist noch nicht bekannt (Modrich 2006).

Tiermodelle

In der Keimbahn von Mäusen wurden verschiedene Komponenten des MRS durch gezielte Ausschaltung der kodierenden Gene deletiert. Die entsprechenden Phänotypen sind in Tab. 5.**9** dargestellt.

Tabelle 5.**9** Phänotypen von Mäusen nach gezielter homozygoter Ausschaltung von Genen des Mismatch-Reparatursystems (Quelle: Edelmann u. Edelmann 2004).

Gen	Phänotyp
Msh2	reduzierte Lebensspanne, T-Zell-Lymphome, Adenome und Karzinome des Darms mit hoher MSI
Msh3	niedrige Inzidenz spät auftretender gastrointestinaler Tumoren mit mäßiger bis hoher MSI
Msh6	reduzierte Lebensspanne, gastrointestinale Tumoren, B- und T-Zell-Lymphome, keine MSI
Mlh1	wie Msh2
Pms2	Lymphome, Sarkome, keine Tumoren des Gastrointestinaltrakts

MSI: Mikrosatelliten-Instabilität.

Instabilität repetitiver DNA-Sequenzen

In Tumoren von Patienten mit HNPCC lassen sich durch PCR oder unter Verwendung entsprechender Gensonden regelmäßig multiple Mutationen einfacher repetitiver DNA-Sequenzen nachweisen (Peltomaki u. de la Chapelle 1997). Diese kurzen, nicht kodierenden DNA-Sequenzmotive werden in Analogie zu Minisatelliten-DNA, die aus langen repetitiven Abschnitten besteht, als Mikrosatelliten (MS oder SSR: Simple Sequence Repeats) bezeichnet. Oftmals konzentrieren sich viele Wiederholungen eines kurzen Sequenzmotivs am selben Locus. Die wiederholte Sequenz in einem MS ist sehr einfach. Sie besteht aus 2–4 Nukleotiden und kann 10- bis 100-mal wiederholt auftreten, wie etwa der häufige Mikrosatellit $(TAG)_{25}$. Mikrosatelliten sind die häufigste Form repetitiver DNA. Die Mikrosatelliten in HNPCC-Tumoren können sowohl verlängert (expandiert) als auch verkürzt (kontrahiert) sein (Abb. 5.**31**). Die Mutationen sind nicht auf einen Genlocus beschränkt, sondern über das gesamte Genom verstreut. Dieser Befund spricht dafür, dass die DNA der Tumorzellen während der Replikation eine erhöhte Mutationsrate aufweist. Die Instabilität einfacher repetitiver Sequenzen ist somit als Phänotyp eines basalen genetischen Defekts zu deuten, der auch als „Mutator-Phänotyp" bezeichnet wird. Tumoren mit einer Instabilität von Mikrosatelliten werden als MIN^+ gekennzeichnet. Beim HNPCC beruht die Instabilität der Mikrosatelliten auf Defekten im DNA-MRS. Neben HNPCC weisen auch spontane Tumoren gelegentlich einen MIN^+-Phänotyp auf, bei kolorektalen Karzinomen beträgt die Häufigkeit immerhin 15 %. Bei einem Teil dieser Tumoren konnten ebenfalls Defekte im MRS nachgewiesen werden.

Die veränderte Länge repetitiver DNA-Sequenzen in MIN^+-Zellen kommt wahrscheinlich dadurch zustande, dass sich im Verlauf der Replikation der neu synthetisierte gegen den abgelesenen DNA-Strang im Bereich von DNA-Repeats verschiebt. In einem neu gebildeten DNA-Strang, der in 5'-Richtung zurückrutscht, resultiert eine Insertion; bewegt sich der Strang in 3'-Richtung, ergibt sich eine Deletion (Abb. 5.**32**). Die nicht gepaarten DNA-Basen werden normalerweise durch das MRS entfernt. Ist dies nicht der Fall, resultieren Expansionen und Kontraktionen der tandemartig angeordneten DNA-Repeats.

Expansionen und Kontraktionen repetitiver DNA-Sequenzen können auch durch ungleiches Crossing over oder durch ungleichen Austausch zwischen Schwester-Chromatiden entstehen. Da sich diese Vorgänge bevorzugt in der ersten meiotischen Zellteilung und damit bei der Keimzellbildung abspielen, ist noch offen, welche Bedeutung

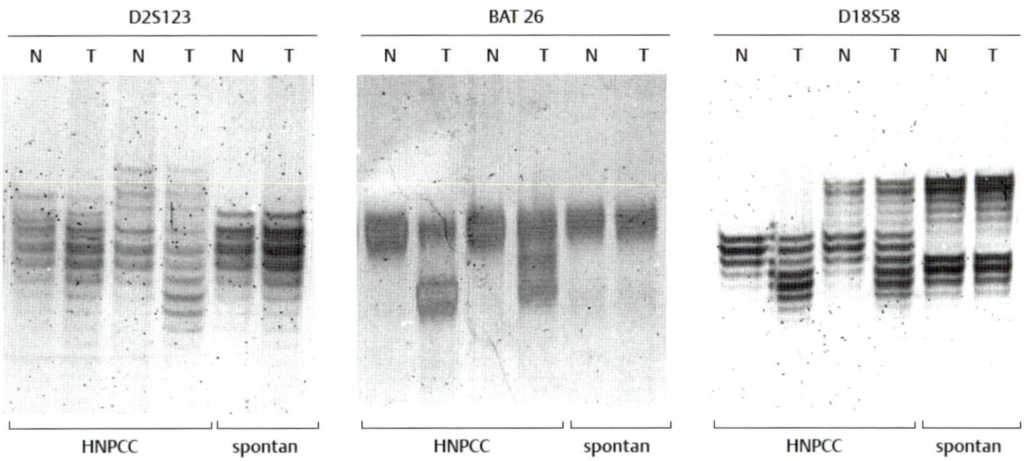

Abb. 5.**31** Instabilität von Mikrosatelliten in Tumoren von Patienten mit hereditärem nicht polypösem kolorektalem Karzinom (HNPCC). Die Bezeichnungen über den Elektropherogrammen beziehen sich auf die mittels PCR amplifizierten Mikrosatelliten-Sequenzen.

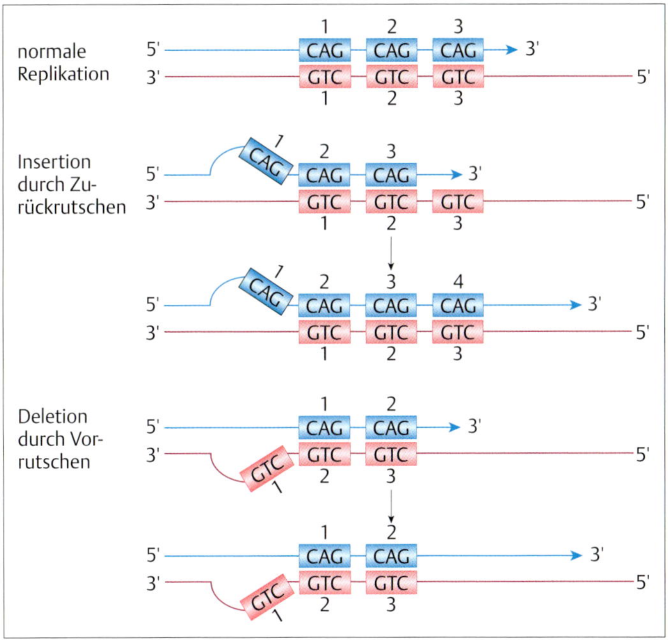

Abb. 5.**32** Modell zur Entstehung von Insertionen und Deletionen in repetitiven DNA-Sequenzen durch Verschiebung des neu synthetisierten DNA-Strangs gegen den abgelesenen DNA-Strang.

dieser Mechanismus für somatische Mutationen repetitiver DNA-Sequenzen in Tumoren hat.

In MIN^{+}-Tumoren können repetitive DNA-Sequenzen in kodierenden oder regulatorischen Sequenzen von Genen verändert sein. Hierdurch kommt es in der Regel zur Inaktivierung des Genprodukts. Einerseits kann es sich um Gene handeln, die auch in Tumoren ohne Mikrosatelliten-Instabilität inaktiviert sein können. So fanden sich beispielsweise im *APC*-Gen eines Patienten mit einem MIN^{+}-Tumor insgesamt sechs Mutationen, wobei dreimal ein Exon betroffen war. Im *TP53*-Gen wurden in drei Exons und in einem Intron Mutationen nachgewiesen. In einem anderen MIN^{+}-Tumor waren drei Exons und ein Intron des *APC*-Gens mutiert (Lazar et al. 1994). Andererseits können auch Gene betroffen sein, die in MIN^{-}-Tumoren nicht verändert sind. In 90 % der MIN^{+}-Tumoren finden sich Mutationen im Gen des TGF-β-Rezeptors (TGF: Transforming Growth Factor), Typ II (*TGFBR2*-Gen) (Markowitz

Tabelle 5.**10** Mutationen in kodierenden Exons von Genen in Tumoren mit Mikrosatelliten-Instabilität. Die Mutationen führen durch Rasterverschiebungen zu einem vorzeitigen Translationsstopp (*Markowitz et al. 1995, Parsons et al. 1995; **Rampino et al. 1997).

Gen	normale Sequenz	Mutation	Häufigkeit [%]
*TGFBR2**	$(GT)_3$	$(GT)_4$	90
	$(A)_{10}$	$(A)_9$, $(A)_8$	
*BAX***	$(G)_8$	$(G)_7$, $(G)_9$	50

et al. 1995). Insertionen oder Deletionen in kodierenden repetitiven DNA-Sequenzen können zu Frameshift-Mutationen führen (Tab. 5.**10**). Weiterhin kann durch eine Veränderung von Mikrosatelliten die RNA destabilisiert werden. Durch die Mutationen wird die proliferationshemmende Wirkung von TGF-β aufgehoben (siehe Kap. 8, S. 200).

Das Protein BAX ist an der Auslösung der Apoptose beteiligt. Im dritten Exon des *BAX*-Gens liegen acht Guaninreste hintereinander. In mehr als 50% der Tumoren mit Mikrosatelliten-Instabilität ist diese Sequenz durch Insertion oder Deletion eines Guaninrests verändert, was eine Rasterverschiebung und den vorzeitigen Translationsstopp zur Folge hat (Rampino et al. 1997) (Tab. 5.**10**).

Mutationen von Genen des MRS bei Patienten mit HNPCC

Das HNPCC oder **Lynch-Syndrom** ist eine autosomal-dominante Erkrankung mit einer Penetranz von mehr als 90%. Wie auch bei anderen Tumoren, für die eine erbliche Disposition besteht, ist HNPCC durch multiple Tumoren gekennzeichnet, die im Verlauf mehrerer Generationen in frühem Lebensalter auftreten. Die meisten Kolonkarzinome sind im proximalen Kolon lokalisiert. Außer Kolonkarzinomen sind auch Karzinome des Endometriums, des Magens, der Gallengänge, des Pankreas und des Ovars bei HNPCC-Patienten überdurchschnittlich häufig anzutreffen. Für die klinische Diagnose eines HNPCC müssen die sogenannten **Amsterdam-Kriterien II** erfüllt sein (Vasen et al. 1999):

- Mindestens drei Verwandte mit kolorektalem Karzinom oder einem mit Lynch-Syndrom assoziierten Krebs: Endometrium, Dünndarm, Ureter, Nierenbecken.
- Ein Patient sollte Verwandter ersten Grades der beiden anderen Patienten sein.
- Mindestens zwei aufeinander folgende Generationen sollten betroffen sein.
- Mindestens ein Tumor sollte im Alter von <50 Jahren diagnostiziert worden sein.
- Eine FAP sollte ausgeschlossen sein.
- Die Tumordiagnose sollte histologisch gesichert sein.

Patienten mit HNPCC haben im Vergleich zur Normalbevölkerung ein ungefähr siebenfach erhöhtes Risiko, an einem kolorektalen Karzinom zu erkranken. Beim HNPCC handelt es sich um eines der häufigsten Tumordispositionssyndrome (Rustgi 2007; Vasen et al. 2007).

Bei HNPCC-Patienten sind Gene, die Proteine des MRS kodieren, durch Mutationen inaktiviert. Nach dem Two-Hits-Modell von Knudson ist ein Allel in der Keimbahn und das zweite Allel im Tumor ausgeschaltet. Bei mehr als 90% der HNPCC-Patienten ist eines der folgenden Gene mutiert: *MSH2*, *MLH1*, *MSH6*, *PMS2*. Die Tatsache, dass hierbei die *MSH2*- und *MLH1*-Gene am häufigsten betroffen sind, unterstreicht die zentrale Funktion der kodierten Proteine. Wie bei der Mehrzahl der Tumorsuppressorgene führen die Mutationen zur Inaktivierung des Genprodukts. Es dominieren Rasterverschiebungen, Nonsense- und Splice-Site-Mutationen. Ein direkter Zusammenhang zwischen Genotyp und klinischem Phänotyp wurde bisher nicht gefunden.

Diagnostik

Mikrosatelliten-Instabilität (MSI) lässt sich in der DNA des Tumorgewebes mittels PCR nachweisen. Vom National Cancer Institute der USA wurde die Analyse von fünf Mikrosatelliten empfohlen (Thibodeau et al. 1998). Wenn zwei oder mehr dieser Marker Mikrosatelliten-Instabilität aufweisen, wird der Tumor als MSI-H (MSI-high) eingestuft. Ein instabiler Marker bedeutet die Kategorie MSI-L (MSI-low), die Kategorie MSS (MS-stable) trifft zu, wenn keiner der Loci instabil ist. Eine MSI findet sich in mehr als 90% von HNPCC-Tumoren und in ungefähr 15% der spontanen kolorektalen Karzinome; sie ist ein wichtiges Kriterium der revidierten Bethesda-Leitlinien (s. u.) zur Diagnose des HNPCC.

Traditionell wurden der Diagnose eines Lynch-Syndroms die Amsterdam-Kriterien zugrunde gelegt, die 1999 neu gefasst wurden (Vasen et al. 1999). Der Einbezug der MSI in die Definition des Lynch-Syndroms hat die diagnostische Empfindlichkeit eines Mutationsnachweises deutlich erhöht. Der Mikrosatelliten-Nachweis wurde daher in den sogenannten **Bethesda-Leitlinien** berücksichtigt (Umar et al. 2004):

- Diagnose eines kolorektalen Karzinoms bei einem Patienten im Alter von <50 Jahren
- Vorhandensein synchroner oder metachroner kolorektaler oder anderer HNPCC-assoziierter Tumoren (Kolorektum, Endometrium, Magen, Ovar, Pankreas, Ureter und Nierenbecken, Gallengänge, Dünndarm, Gehirn, Adenome oder Keratoakanthoma der Talgdrüsen), unabhängig vom Alter
- kolorektales Karzinom mit MSI-H-Phänotyp bei einem Patienten von <60 Jahren
- Patient mit kolorektalem Karzinom und einem Verwandten ersten Grades mit einem Lynch-Syndrom-typischen Tumor, einer der Tumoren im Alter von <50 Jahren diagnostiziert
- Patient mit kolorektalem Karzinom mit zwei oder mehr Verwandten ersten oder zweiten Grades mit einem Lynch-Syndrom-typischen Tumor, unabhängig vom Alter

Während bei Patienten, die den Amsterdam-II-Kriterien entsprachen, der Mutationsnachweis in 41 % gelang, betrug die Sensitivität bei Berücksichtigung der revidierten Bethesda-Richtlinien 89 %. Neben einer MSI können auch die Expressionsprodukte potenziell mutierter Gene des MRS mittels Immunhistochemie nachgewiesen werden. Wenn eine bestimmte Komponente des Systems nicht nachweisbar ist, sollte zuerst nach Mutationen in dem betreffenden Gen gefahndet werden (Vasen et al. 2007).

5.7.3 Nukleotid-Exzisions-Reparatursystem (NER-System)

Erkennung und Reparatur von DNA-Läsionen durch das NER-System

Das NER-System ist primär ein Abwehrsystem gegen den karzinogenen Effekt der ultravioletten Strahlung des Sonnenlichts. Das System repariert Mutationen, die zu einer Veränderung der helikalen Struktur der DNA führen. Der modifizierte DNA-Strang wird als ein Fragment von 24–32 Nukleotiden entfernt (Hoeijmakers 2001; Schärer 2003).

Das NER-System ist das einzige DNA-Reparatursystem, das große DNA-Addukte entfernen kann, so etwa die durch UV-Bestrahlung verursachten Cyclobutan-Pyrimidin-Dimere, Benzo(a)pyren-Guanin-Addukte sowie die im Rahmen der Zytostatikatherapie entstehenden Thymin-Psolaren- und Guanin-Cisplatin-Addukte. Es werden jedoch auch andere Läsionen wie methylierte und fehlgepaarte Basen entfernt.

Das NER-System des Menschen umfasst Produkte von etwa 30 Genen. Wesentliche Komponenten des Systems wurden unter Verwendung gereinigter Proteine und Proteinkomplexe in Rekonstitutionsversuchen charakterisiert. Die Proteine XP-A bis XP-G wurden auf der Basis genetischer Defekte bei Xeroderma pigmentosum nachgewiesen. Die Funktion von essenziellen Komponenten des NER-Systems ist in Abb. 5.**33** beschrieben.

Im NER-System lassen sich zwei verschiedene Wege unterscheiden:

- Voraussetzung für den ersten Weg ist die Transkription (transkriptionsgekoppelte Reparatur). Durch Verbindung von Transkription und Reparatur wird eine schnelle und effiziente Korrektur von Mutationen im transkribierten DNA-Strang gewährleistet und auf diese Weise die Synthese mutierter Proteine verhindert.
- Über den zweiten, langsameren Weg wird der nicht transkribierte DNA-Strang repariert (globale genomische Reparatur).

Mutationen im NER-System bei Patienten mit Xeroderma pigmentosum

Xeroderma pigmentosum (XP) ist eine seltene autosomal-rezessiv vererbte Erkrankung mit einer Inzidenz von etwa 1:250 000. Patienten entwickeln früh Tumoren an UV-Licht-exponierten Hautarealen. Unter den Hauttumoren dominieren Basalzell- und Plattenepithelkarzinome. Einige Formen des XP gehen mit progressiven, degenerativen neurologischen Erkrankungen einher. Bei XP-Patienten akkumulieren in der DNA durch UV-Licht induzierte Mutationen. Durch Absorption von UV-Licht entstehen verschiedene Pyrimidin-Derivate. Bei dem quantitativ dominierenden Derivat handelt es sich um ein Cyclobutan-Pyrimidin-Dimer, das durch kovalente Verknüpfung zwischen den Positionen 5 und 6 von Pyrimidinresten desselben DNA-Strangs entsteht (Abb. 4.13, Kap. 4). Die Akkumulation dieser und anderer Mutationen beruht auf Defekten in Genen des NER-Systems. Gene des NER-Systems sind auch bei zwei weiteren genetischen Erkrankungen verändert, die jedoch nicht mit einer erhöhten Disposition zu Hauttumoren einhergehen. Hierbei handelt es sich um das **Cockayne-Syndrom**

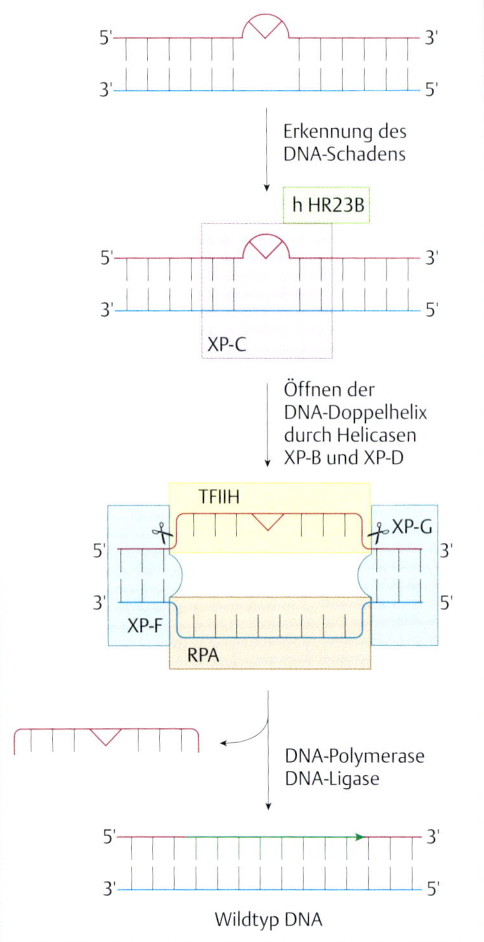

Abb. 5.**33** Nukleotid-Exzisions-Reparatursystem.
Eine DNA-Veränderung, z. B. ein Pyrimidin-Dimer, die zu einer lokalen Distorsion der DNA führt, wird durch einen Komplex aus den Proteinen XP-C und hHR23B erkannt. Der Komplex rekrutiert den Transkriptionsfaktor TFIIH, einen Multiproteinkomplex, der u. a. die DNA-Helicasen XP-B und XP-D enthält. Die Helicasen öffnen den DNA-Strang im Bereich der Läsion. RPA (Replication Protein A) bindet an den nicht geschädigten Einzelstrang und stabilisiert die intermediäre Struktur. Die Exzision des DNA-Fragments erfolgt auf der 3'-Seite der Läsion durch die XP-G-Nuklease und auf der 5'-Seite durch eine Nuklease, die als Heterodimer aus den Proteinen XP-F und ERCC1 (ERCC: Excision Repair Cross Complementing) vorliegt. Nach Entfernung des geschädigten DNA-Fragments wird die Lücke durch die DNA-Polymerasen δ und/oder ε aufgefüllt. Der neu gebildete DNA-Strang wird mittels einer DNA-Ligase mit den verbliebenen Strangenden verknüpft.

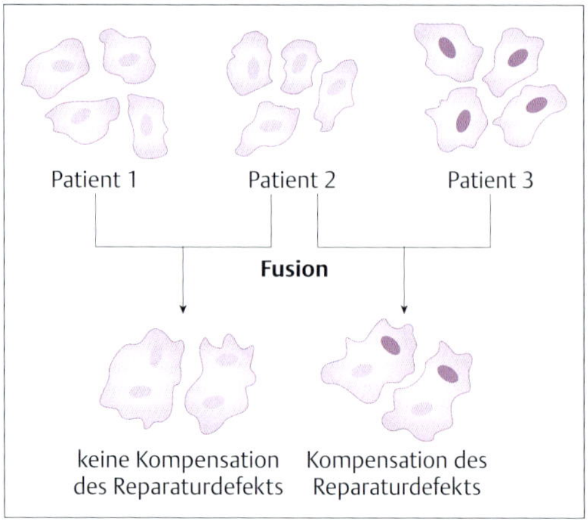

Abb. 5.**34** Nachweis von genetischen Komplementierungsgruppen bei Xeroderma pigmentosum. Alle drei Patienten haben einen Defekt des Nukleotid-Exzisions-Reparatursystems. In Hybriden von Fibroblasten der Patienten 1 und 2 wird der Defekt nicht kompensiert, in Patienten 1 und 2 ist somit dasselbe Gen betroffen. In Hybriden aus Fibroblasten der Patienten 2 und 3 wird der Defekt hingegen kompensiert. Das defekte Gen in Patient 3 ist von demjenigen verschieden, das in Patient 1 und 2 mutiert ist.

und die **Trichothiodystrophie** (Hoeijmakers 2001; Schärer 2003).

Die genetischen Defekte bei XP-Patienten wurden zunächst durch Fusion von Zellen verschiedener Patienten charakterisiert. Dabei wird analysiert, ob nach Fusion von Zellen eines Patienten mit Zellen eines anderen Patienten der DNA-Defekt kompensiert wird oder nicht (Abb. 5.**34**). Die Bezeichnung der Gene und die Funktionen der kodierten Proteine gehen aus Tab. 5.**11** hervor.

Tabelle 5.**11** Funktion der Produkte von Genen, die bei Patienten mit Xeroderma pigmentosum inaktiviert sind.

Gen	Protein	Funktion
XPA	XP-A	Sensor für DNA-Läsionen
ERCC3	XP-B	DNA-Helicase
XPC	XP-C	Stabilisierung des Sensor- und Reparaturkomplexes (?)
ERCC2	XP-D	DNA-Helicase
DDB1	XP-E	?
ERCC4	XP-F	Untereinheit der Endonuklease für die 5'-Seite der Läsion
ERCC5	XP-G	Endonuklease für die 3'-Seite der Läsion

5.7.4 Erkennung und Reparatur von DNA-Doppelstrangbrüchen durch homologe Rekombination

> DNA-Doppelstrangbrüche sind eine besondere Bedrohung für die genomische Stabilität, da die verlorene Sequenzinformation nicht vom komplementären Strang rekonstruiert werden kann.

DNA-Doppelstrangbrüche (DSBs) können u. a. durch ionisierende Strahlen, reaktive Sauerstoffverbindungen, DNA-Endonukleasen und Hemmstoffe der Topoisomerase verursacht werden. Als Folge von DNA-Doppelstrangbrüchen können chromosomale Rearrangements wie Translokationen und Deletionen entstehen. Unter physiologischen Bedingungen treten DNA-Doppelstrangbrüche bei der Rekombination von Genen auf, die Immunglobuline und T-Zell-Rezeptoren kodieren. Wie in Kap. 5.2.1 beschrieben, handelt es sich hierbei um einen Prozess, der zu chromosomalen Rearrangements und in deren Folge zu akuten lymphatischen Leukämien führen kann (Wyman u. Kanaar 2006).

Reparatur von DNA-Schäden durch homologe Rekombination

Außerhalb des lymphatischen Systems treten DNA-Doppelstrangbrüche außer durch extreme Einflüsse (etwa durch massive Strahlenexposition) vor allem bei Replikation der DNA in der S-Phase des Zellzyklus auf. Während der DNA-Replikation trennen sich die beiden DNA-Stränge voneinander, um als Matrize für den neu zu synthetisierenden DNA-Strang zu dienen. An der Replikationsgabel liegen die DNA-Stränge als Einzelstränge vor und sind deshalb besonders vulnerabel. Die Schädigung eines Einzelstrangs kann dazu führen, dass die Neusynthese des DNA-Strangs am Ort der Schädigung des Matrizenstrangs stoppt. Ein Stopp der Replikation kann verschiedene Folgen haben:

- Im Verlauf verschiedener DNA-Reparaturprozesse wie Basenexzision, NER und Mismatch-Reparatur wird das Phosphodiester-Gerüst gespalten. Wenn die Replikationsgabel auf eine Lücke im Matrizenstrang stößt, entsteht ein DNA-Doppelstrangbruch. Falls dieser Bruch nicht sofort repariert wird, kollabiert die Replikationsgabel und die Replikation stoppt.
- Die Synthese kann jenseits der Schädigung durch einen Primer neu gestartet werden. In diesem Fall entsteht eine Lücke im Tochterstrang (Daughter Strand Gap, DSG) (Nagaraju u. Scully 2007).

Im Verlauf der S-Phase des Zellzyklus verdoppelt sich die DNA und es entstehen zwei Schwesterchromatiden. Jedes der Schwesterchromatiden enthält eine vollständige Doppelhelix und ist identisch zum anderen Chromatid. Wenn die DNA in einem Chromatid so geschädigt ist, dass die Sequenz nicht mehr anhand des komplementären DNA-Strangs der Doppelhelix rekonstruiert werden kann, besteht die Möglichkeit, den komplementären Strang im Schwesterchromatid für eine fehlerfreie Reparatur zu nutzen. Die Paarung des DNA-Einzelstrangs eines Chromatids mit dem komplementären DNA-Einzelstrang des Schwesterchromatids wird als **homologe Rekombination** bezeichnet. Da sich die beiden Tochter-Helices an der Replikationsgabel in unmittelbarer Nähe befinden, bietet sich in dieser Situation eine DNA-Reparatur über homologe Rekombination besonders an. Diese Art der DNA-Reparatur wird auch als **Schwesterchromatid-Rekombination** (SCR) bezeichnet.

In Abb. 5.**35** sind die verschiedenen Modelle zur DNA-Reparatur und Wiederherstellung der Replikationsgabel mittels homologer Rekombination dargestellt.

Als Antwort auf Schädigungen der DNA werden komplexe zelluläre Reaktionen hervorgerufen, sogenannte DNA-Damage Response Pathways. Wie in der Einleitung zu diesem Kapitel dargestellt, wird durch die DNA-Schädigung ein Signal ausgelöst, das durch Sensoren erkannt wird. Nachdem die Sensoren das Signal erkannt haben, wird dieses durch Überträger an Effektoren weitergegeben. Die Funktionen von Komponenten auf diesem Weg können sich teilweise überlappen, d. h. Sensoren können auch an der Signalübertragung beteiligt sein, und Überträger können als Effektoren wirken.

Erkennung von DNA-Doppelstrangbrüchen

Bevor der Ablauf der Erkennung und Reparatur von DNA-Doppelstrangbrüchen im Zusammenhang dargestellt wird, werden im Folgenden einige wichtige Proteine und Proteinkomplexe vorgestellt, die an diesen Prozessen beteiligt sind. Viele der Proteine wurden zuerst in Hefen nachgewiesen, in denen durch radioaktive Bestrahlung Doppelstrangbrüche induziert worden waren. Die Abkür-

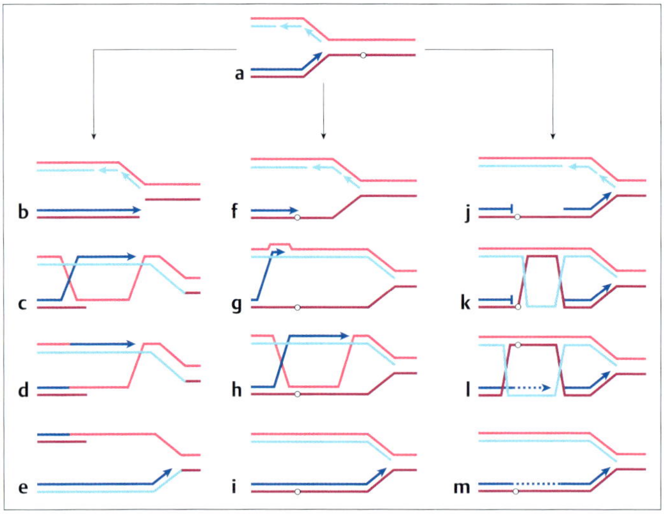

Abb. 5.**35** DNA-Reparatur durch homologe Rekombination (Quelle: Wyman u. Kanaar 2006; Nagaraju u. Scully 2007).

a Schematische Darstellung der Replikationsgabel mit einer vor der Replikationsgabel gelegenen DNA-Schädigung (Kreis). In den Abbildungen stellen die Linien die DNA-Stränge dar, wobei das heller gefärbte Paar das Schwesterchromatid des dunkler gefärbten Paars symbolisiert. Die Pfeilspitzen entsprechen dem 3'-Ende der DNA. Die Synthese des Leitstrangs der DNA erfolgt kontinuierlich, der Folgestrang geht von RNA-Primern aus, die zu DNA-Fragmenten verlängert werden (Okazaki-Fragmente). **b** Wenn die Schädigung der DNA zu einer Unterbrechung des DNA-Strangs geführt hat, kommt es in einem der beiden Doppelstränge zu einem Doppelstrangbruch. **c** Nach Prozessierung der DNA-Enden invadiert einer der beiden Stränge die DNA des Schwesterchromatids, hybridisiert mit dem komplementären DNA-Strang und wird verlängert. Die Überkreuzung der beiden DNA-Stränge wird als „holiday junction" bezeichnet. **d** Die Holiday Junction wird aufgelöst. **e** Die Abbildung entspricht **d** und zeigt, dass die Replikationsgabel wiederhergestellt ist. **f** Der Leitstrang ist am Ort der DNA-Schädigung blockiert, die Replikationsgabel ist damit funktionsunfähig. **g** Der blockierte Leitstrang invadiert das Schwesterchromatid. Die damit verbundene Struktur wird als „D-loop" bezeichnet. **h** Der komplementäre Strang des Schwesterchromatids dient dem Leitstrang für seine Verlängerung als Matrize. Es entsteht eine Holiday Junction, die sich in Richtung Replikationsgabel verschiebt („branch migration"). **i** Über eine intermediäre Struktur wird die Replikationsgabel wiederhergestellt. **j** Die DNA-Synthese wird stromabwärts der Läsion über die Neusynthese eines Primers fortgesetzt. Es resultiert eine Doppelstranglücke. **k** Es kommt zu einem DNA-Strangaustausch zwischen den Schwesterchromatiden. **l** Durch Branch Migration wird die DNA-Läsion zum Schwesterchromatid verschoben. Damit ist die Blockade des ehemaligen Leitstrangs aufgehoben. **m** Nach Auflösung der Holiday Junctions ist die Replikationsgabel wiederhergestellt.

zung RAD (engl. radiation) bezieht sich auf diesen experimentellen Ansatz. Unter den vielen an der Erkennung und Reparatur von DNA-Doppelstrangbrüchen beteiligten Komponenten sollen nur solche beschrieben werden, die für das Verständnis der grundlegenden Mechanismen und deren Veränderung in malignen Prozessen Voraussetzung sind (Kastan u. Bartek 2004; Su 2006).

Drei Proteinkinasen mit Homologien zu PI3-Kinasen spielen bei der Reparatur von Doppelstrangbrüchen eine zentrale Rolle (PI3-Kinase-like Kinases, PIKK):

- Die ATM-Kinase ist das Produkt des Tumorgens eines hereditären Krebssyndroms, der später beschriebenen Ataxia telangiectasia (ATM: Ataxia telangiectasia mutated).
- Die Bezeichnung der zweiten Kinase bezieht sich auf die Ähnlichkeit zu ATM und zu einem an der DNA-Reparatur beteiligten Hefeprotein (ATR: AT and Rad3 related). Die ATR-Kinase ist nur in einem Komplex mit einem weiteren Protein (ATRIP: ATR interacting Protein) aktiv.
- Bei der dritten Kinase handelt es sich um die DNA-PKcs-Kinase (cs: Catalytic Subunit), die allerdings nicht an der DNA-Reparatur durch homologe Rekombination, sondern durch nicht homologe End-zu-End-Verbindung beteiligt ist.

Außerdem wurden zwei weitere Kinasen zunächst in Hefemutanten entdeckt, bei denen Störungen der Checkpunkte im Zellzyklus nach Schädigung der DNA auffielen. Diese Kinasen werden entsprechend CHK1 (Checkpoint Kinase 1) und CHK2 genannt.

Ein Proteinkomplex, der sehr früh an die Enden von DNA-Doppelstrangbrüchen bindet, ist der sogenannte MRN-Komplex, dessen Bezeichnung sich aus den in der Hefe beteiligten Proteinen ableitet (Meiotic Recombination 11, Rad 50, Nbs1). Rad9p ist ein Hefeprotein, dem über die Untersuchung von Mutanten eine Checkpoint-Funktion zugewiesen werden konnte. Orthologe Proteine des Menschen sind 53BP1 (p53 binding Protein 1), BRCA1, MDC1 (Mediator of Damage Checkpoint 1) und TOPBP1 (Topoisomerase II binding Protein 1). Alle diese vier Mediatoren besitzen eine BRCT-Domäne (BRCT: BRCA1 carboxyl terminal). Sie sind verantwortlich für die Bildung charakteristischer Foci (Ionizing Radiation-induced Foci, IRIF) nach Schädigung der DNA durch ionisierende Strahlung. Ferner rekrutieren diese Proteine noch weitere Proteine zum Ort der DNA-Schädigung.

Folgen eines DNA-Doppelstrangbruchs. Ein Doppelstrangbruch der DNA bewirkt mindestens drei Antworten (Su 2006) (Abb. 5.**36**):

- Modifikation des Chromatins
- Bindung des MRN-Proteinkomplexes an die DNA
- Ausbildung von einzelsträngigen DNA-Enden

Ein DNA-Doppelstrangbruch hat drastische Auswirkungen auf die Struktur des Chromatingerüsts. Wenn Säugerzellen mit hypotonen Salzlösungen behandelt werden, dekondensiert das Chromatin. Die dadurch ausgelösten Vorgänge sind denjenigen nach DNA-Doppelstrangbrüchen vergleichbar. Die Dekondensation des Chromatins ist Ausgangspunkt für die Erkennung und Reparatur von DNA-Doppelstrangbrüchen. H2AX ist ein Histonprotein, das sehr früh nach Entstehung von DNA-Doppelstrangbrüchen phosphoryliert wird. Alle drei PIKKs können H2AX phosphorylieren, wobei ATM den größten Beitrag liefert. Die phosphorylierte Form wird als γ-H2AX bezeichnet. Nach Entstehung von Doppelstrangbrüchen durch ionisierende Bestrahlung zeigt sich für γ-H2AX eine fokale Lokalisation in IRIFs und eine Kolokalisation mit 53BP1, BRCA1 und MRN-Proteinen. IRIFs dehnen sich im weiteren Verlauf aus; man nimmt an, dass dies mit der Ausbreitung von γ-H2AX über Megabasen-große Chromosomendomänen zusammenhängt. Das zuvor genannte MDC1-Protein bindet über seine BRCT-Domäne an γ-H2AX und rekrutiert den MRN-Komplex, dessen NBS1-Komponente seinerseits ATM bindet und aktiviert. Durch diese positive Rückkopplung wird mehr H2AX phosphoryliert. Dieser Mechanismus erklärt zum einen die Aktivierung der ATM-Kinase an Orten eines DNA-Doppelstrangbruchs. Zum anderen ist die Ausbreitung des γ-H2AX-Histons die Ursache dafür, dass sich IRIFs nach der Bildung von Doppelstrangbrüchen durch ionisierende Bestrahlung vergrößern.

Für eine homologe Rekombination ist es erforderlich, dass das Ende eines Doppelstrangs zu einem einzelsträngigen Ende mit 3'-Hydroxyl-Überhang prozessiert wird. In Bakterien ist hierfür ein Proteinkomplex verantwortlich, der u. a. Proteine mit Helicase- und Nuklease-Aktivität enthält (RecBCD). Dieser Komplex rekrutiert auch das für die homologe Rekombination essenzielle RecA-Protein. Wie die Prozessierung in Säugerzellen genau abläuft, war bei Drucklegung noch nicht geklärt.

Prozessierung von einzelsträngiger DNA

Für die fehlerfreie DNA-Replikation sind intermediäre Einzelstränge an der Replikationsgabel kritisch. In vielen Situationen entsteht einzelsträngige DNA auch direkt durch eine DNA-Schädigung oder im Verlauf der Reparatur eines Schadens. An abnormale Einzelstränge, die z. B. nach Prozessierung der Enden von Doppelstrangbrüchen oder an einer gestoppten Replikationsgabel auftreten, bindet das bereits im Rahmen des MRS erwähnte RPA (Replication Protein A) (Abb. 5.**36**, rechte Seite). RPA bindet seinerseits ATRIP, das mit der ATR-Kinase assoziiert und diese aktiviert. ATR liegt an einzelsträngiger DNA als Komplex mit anderen Proteinen vor, die ihre Funktion speziell an der Replikationsgabel ausüben. Hierzu gehört ein Proteinkomplex, der entsprechend seiner Komponenten (RAD9-RAD1-HUS1) als 9-1-1-Komplex bezeichnet wird. Der Komplex umhüllt in Form einer Schelle (engl. clamp) geschädigte DNA. Rad17 ist Bestandteil eines Komplexes, der die DNA mit dem 9-1-1-Komplex belädt. Der 9-1-1-Komplex erleichtert die ATR-vermittelte Phosphorylierung und Aktivierung der CHD1-Kinase und auf diese Weise die Stabilisierung der Replikationsgabel. Während die Aktivität der ATM nach DNA-Schädigung durch Bestrahlung ansteigt, trifft dies auf die ATR nicht zu. Die Funktion der ATR wird vielmehr durch die spezifische Assoziation mit DNA-Einzelsträngen gesteuert. Die Bedeutung der ATR für den Schutz der Replikationsgabel erklärt, warum eine ATR-Defizienz im Gegensatz zu einer ATM-Defizienz nicht mit dem Leben vereinbar ist.

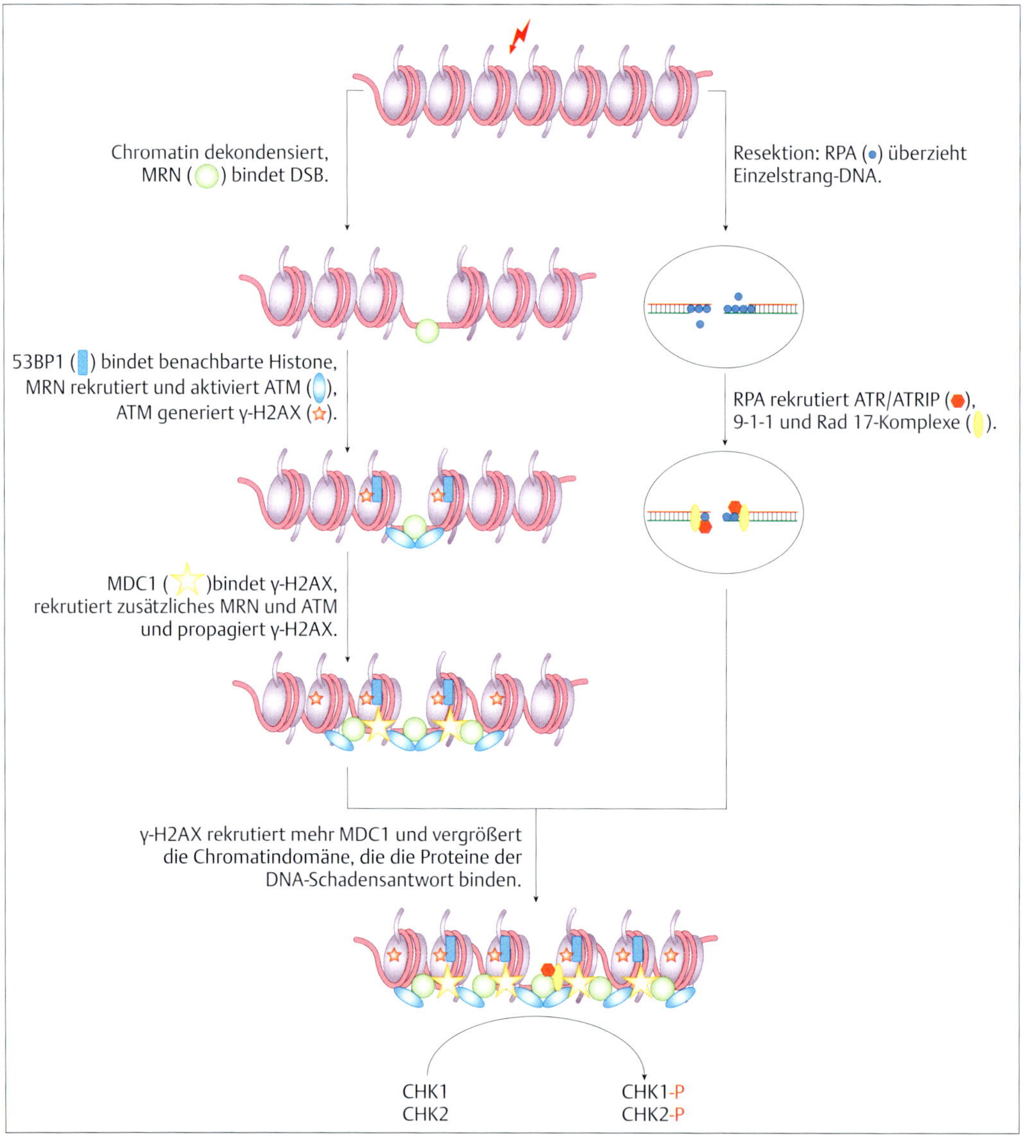

Abb. 5.**36** Modell zur Funktion von Sensoren eines DNA-Doppelstrangbruchs. Der Doppelstrangbruch hat mindestens drei Konsequenzen, die weitere Ereignisse auslösen: Dekondensation des Chromatins, Bindung von MRN-Proteinen und Bindung von RPA (Replication Protein A) an einzelsträngige DNA. Die nachgeschalteten Ereignisse sind durch die Ausbildung von Chromatindomänen mit modifizierten Histonen und die Aktivität von Sensoren und Überträgern der DNA-Schädigung sowie von Reparaturenzymen gekennzeichnet, die sich in sichtbaren nukleären Foci organisieren. Die Ausbildung der Foci ist wichtig für die korrekte Signalübertragung durch die Checkpoint-Kinasen CHK1 und CHK2 (Quelle: Su 2006).

Ablauf der homologen Rekombination

Im weiteren Verlauf entstehen aus den prozessierten DNA-Enden Nukleoproteinfilamente, eine für die homologe Rekombination entscheidende Struktur. Die wesentliche Komponente dieser Filamente ist die RAD51 Rekombinase, die die Rekombination mit dem komplementären Strang im Schwesterchromatid vermittelt. Dieses Protein entspricht dem RecA-Protein in *E. coli*, dessen Wirkung in Abb. 5.**37** dargestellt ist. RecA spielt eine zentrale Rolle bei der Invasion einer doppelsträngigen DNA durch eine homologe Einzelstrang-DNA im Rahmen der homologen Rekombination (Recombination). Da das Protein mehrere DNA-Bindungsstellen besitzt, kann es verschiedene DNA-Stränge in räumliche Nähe zueinander bringen. RecA-Monomere lagern sich an einer einzelsträngigen DNA zu einem Polymer zusammen. Die einzelsträngige DNA ist zu einem Strang einer doppelsträngigen DNA komplementär. Das RecA-Polymer bindet zunächst unspezifisch doppelsträngige DNA. Im nächsten Schritt kommt es dann zu einer zunächst instabilen spezifischen Paarung zwischen den komplementären Basen des Einzelstrangs und eines Strangs der doppelsträngigen DNA. Im weiteren Verlauf bildet sich eine stabile Heteroduplex aus.

Viele Untersuchungen belegen, dass die Aktivität von RAD51 in Säugerzellen durch BRCA2 kontrolliert wird. Da sich das BRCA2-Protein des Menschen nicht in reiner Form herstellen lässt, konnte die molekulare Funktion dieses Tumorsuppressorproteins nicht analysiert werden. Der Nachweis der Funktion gelang indirekt erst mithilfe des zu BRCA2 orthologen Pilzproteins Brh2. Brh2 erleichtert die Assoziation von RAD51 mit einzelsträngigen DNA-Enden, die im Verlauf der DNA-Reparatur aus doppelsträngigen DNA-Bruchstellen generiert wurden (Yang et al. 2005).

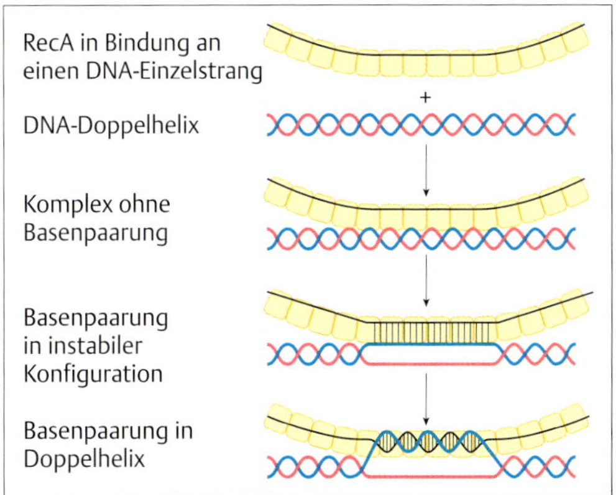

Abb. 5.**37** Bedeutung von RecA für die Basenpaarung zwischen einem DNA-Einzelstrang und dem komplementären DNA-Strang einer Doppelhelix.

Signale zu p53

p53 ist der wesentliche Effektor einer DNA-Schädigung. Wie in Kap. 8 (S. 257) ausgeführt, reguliert p53 Zellzyklusarrest, Apoptose und Seneszenz (Alterung) geschädigter Zellen. Wenn p53 ausfällt, wird geschädigte DNA auf die Tochterzellen übertragen. Dies erklärt, warum p53 in menschlichen Tumoren so häufig durch Mutation inaktiviert und dadurch ausgeschaltet ist. An dieser Stelle sollen die Wege zur Aktivierung von p53 nach DNA-Schädigung durch Doppelstrangbrüche erläutert werden.

Eine Schädigung der DNA durch ionisierende Strahlung führt innerhalb von wenigen Minuten zu einem Anstieg der zellulären p53-Konzentrationen. Aktivität und zelluläre Konzentration von p53 werden durch das Mdm2-Protein (Mdm2: Murine double Minute 2) negativ reguliert. Mdm2 bindet an einen Bereich von p53, der mit der Transaktivierungsdomäne überlappt, und hemmt so die transkriptorische Aktivität von p53. Mdm2 vermittelt ferner die Proteolyse von p53 durch Proteinasen des Ubiquitin-Systems.

ATM phosphoryliert einen Serinrest an Position 15 von p53 und einen Serinrest an Position 395 von Mdm2. Die Checkpoint-Kinasen CHK1 und CHK2 phosphorylieren den Serinrest 20 von p53. Durch diese Modifikationen wird die Assoziation von p53 mit Mdm2 gehemmt, die zelluläre Konzentration von p53 steigt an. Nach Bindung von p53 an p53-Antwortelemente der DNA werden Gene transkribiert, deren Produkte den Zellzyklus hemmen, Seneszenz induzieren oder Apoptose auslösen (Su 2006).

Funktionen der Tumorsuppressorproteine BRCA1 und BRCA2

Aufbau der BRCA-Proteine. Das BRCA1-Protein, das aus 1863 Aminosäuren besteht, weist nur geringe Homologien mit anderen Proteinen auf. Es besitzt eine sogenannte „Ringfinger"-Domäne, die unspezifische Protein-Protein-Wechselwirkungen vermitteln kann. Sowohl das BRCA1-Protein als auch das 3418 Aminosäuren lange BRCA2-Protein besitzen eine Domäne, die mit Komponenten des Transkriptionsapparats interagiert (Transaktivierungsdomäne), und eine RAD51-Interaktionsdomäne.

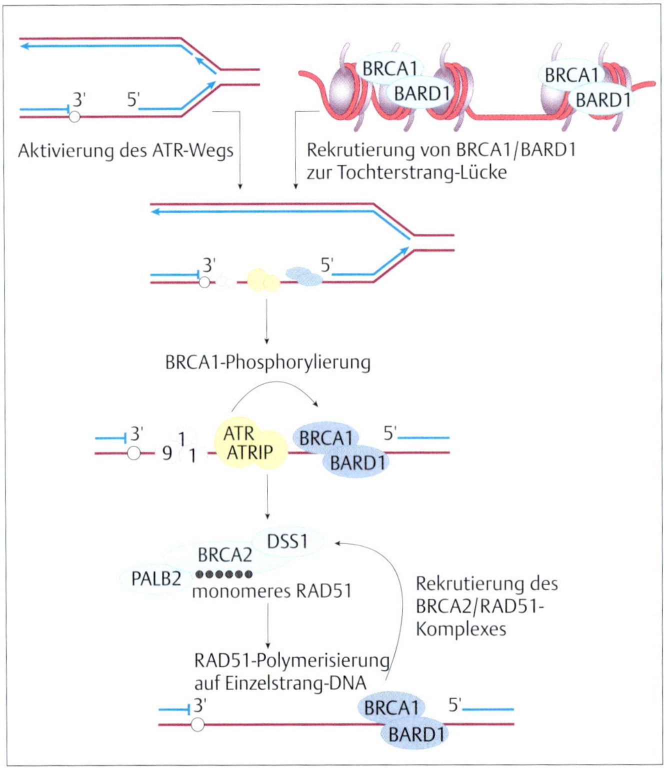

Abb. 5.**38** Modell zu den Funktionen von BRCA1 und BRCA2 bei der Reparatur von Lücken im DNA-Tochterstrang. Normalerweise reguliert das BRCA1/BARD-Dimer Chromatin und Transkription. Eine mit RPA überzogene Lücke im Folgestrang (RPA ist nicht gezeigt) rekrutiert ATR/ATRIP (gelb), den 9-1-1-Komplex (rosa) und BRCA1/BARD1. Nach Phosphorylierung von BRCA1 durch die aktivierte ATR-Kinase rekrutiert der BRCA1/BARD1-Komplex weitere Proteine der DNA-Schädigungsantwort (DNA Damage Response). Man nimmt an, dass der BRCA1/BARD1-Komplex den BRCA2/RAD51-Komplex (hellblau) für die homologe Rekombination rekrutiert. RAD51 ist durch dunkle Punkte symbolisiert. Der Ort der blockierten DNA-Polymerase ist durch einen Kreis gekennzeichnet (Quelle: Nagaraju u. Scully 2007).

Bis auf die Transaktivierungs- und RAD51-Interaktionsdomänen weisen die Proteine keine strukturelle Ähnlichkeit auf. Beide Proteine sind im Zellkern lokalisiert. Die Gene *BRCA1* und *BRCA2* werden am stärksten in Geweben exprimiert, in denen proliferierende Zellen den Weg der Differenzierung einschlagen. Im Epithel der Brustdrüse wird die Synthese der beiden Proteine beispielsweise während der Pubertät und der Schwangerschaft induziert. Die Expression des *BRCA2*-, nicht jedoch des *BRCA1*-Gens ist im Verlauf der Spermatogenese erhöht.

Kurz nach Entdeckung der beiden Proteine wurden Mausmodelle beschrieben, in denen das *BRCA1*- bzw. das *BRCA2*-Gen in der Keimbahn inaktiviert worden war. Heterozygote Tiere zeigen keine Disposition zu Tumoren der Brustdrüse oder anderer Organe. Tiere, in denen jeweils beide *BRCA1*- oder *BRCA2*-Allele ausgeschaltet wurden, sterben bereits zwischen dem 6. und 9. Tag der Embryonalentwicklung. Primäre Zellexplantate aus homozygoten *BRCA1*- bzw. *BRCA2*-mutierten Embryonen zeigen eine hohe Anzahl an Chromosomenbrüchen und chromosomalen Rearrangements. Da sich *BRCA1*- oder *BRCA2*-defiziente Zellen nicht kultivieren lassen, wurden die meisten Versuche zur zellulären Funktion der Proteine mit Zellen durchgeführt, die sogenannte hypomorphe *BRCA*-Allele besaßen. Ein hypomorphes Allel kann im Vergleich zu einem normalen Allel nur verringerte Mengen eines Produkts oder ein Produkt mit verringerter Aktivität exprimieren. Sowohl hypomorphe Mutationen des *BRCA1*-Gens als auch Mutationen des *BRCA2*-Gens reduzieren die Effizienz der homologen Rekombination nach DNA-Doppelstrangbrüchen.

Wichtige Hinweise zur Funktion der BRCA-Proteine wurden durch Behandlung von Zellen mit Hydroxyharnstoff in der S-Phase des Zellzyklus gewonnen. Hydroxyharnstoff hemmt die Ribonukleotidreduktase und verkleinert so den Desoxyribonukleotid-Pool in der S-Phase des Zellzyklus. Hierdurch stoppt die DNA-Synthese. Parallel zur Hemmung der DNA-Synthese beobachtet man die rasche Phosphorylierung des BRCA1-Proteins durch die ATR-Kinase. Diese Befunde weisen darauf hin, dass BRCA1 an Reparaturprozessen durch homologe Rekombination beteiligt ist, die sich im Bereich einer gestörten Replikationsgabel abspielen. In der Tat werden BRCA1 wie auch BRCA2, RAD51 und andere an der Rekombination beteiligte Proteine an Orten gefunden, an denen die Replikation blockiert ist. Auch die Effekte der Behandlung von *BRCA*-mutierten Zellen mit Hemmstoffen der poly(ADP-Ribose)Polymerase (PARP) sprechen dafür, dass BRCA1 und BRCA2 bei Störungen der Replikationsgabel eine Rolle spielen. Die Hemmung der PARP, die ein Kofaktor der Basen-Exzisions-DNA-Reparatur ist, sollte die Ligation von Lücken im DNA-Strang verzögern, die im Verlauf der Reparatur entstehen. Wenn der Leitstrang auf eine solche Lücke trifft, resultieren ein Doppelstrangbruch und ein Kollaps der Replikationsgabel. Ist der Folgestrang betroffen, muss die Replikationsgabel nicht notwendigerweise blockiert werden. BRCA-defiziente Zellen reagieren besonders empfindlich auf Behandlung mit PARP-Hemmstoffen. Für Patientinnen mit Mammakarzinomen auf dem Boden von BRCA1- oder BRCA2-Mutationen könnten PARP-Inhibitoren eine interessante therapeutische Option sein (Nagaraju u. Scully 2007).

Ein Modell für die Funktion von BRCA1 und BRCA2 bei der Reparatur von Lücken im DNA-Tochterstrang ist in Abb. 5.**38** beschrieben.

Dysregulation des Zellzyklus und die Antwort auf DNA-Schäden

Wie zuvor dargestellt, kommt es nach einem DNA-Doppelstrangbruch zur Phosphorylierung verschiedener Proteine wie des Histons H2AX, der Kinasen ATM und CHK2 und von p53. Mit entsprechenden Antikörpern ist es möglich, die phosphorylierten Formen dieser Proteine spezifisch im Gewebe nachzuweisen. Bei der Untersuchung von Tumoren zeigte sich eine hohe Phosphorylierungsrate bereits in frühen Tumorstadien. Die Phosphorylierung ist in frühen oberflächlichen Blasenkarzinomen des Stadiums Ta stark ausgeprägt und nimmt mit der Progression der Tumoren ab (Tab. 5.**12**). Auch in Mamma-, Kolon- und Lungenkarzinomen sind die phosphorylierten Proteine bereits in sehr frühen Tumorstadien nachweisbar. In Normalgewebe sind die Proteine nicht phosphoryliert.

Verschiedene Einflüsse können DNA-Schäden hervorrufen:

- Wenn die DNA durch Mutagene wie reaktive Sauerstoffverbindungen geschädigt wird, kann es bei der Replikation der DNA in der S-Phase zu Strangabbrüchen kommen.
- Ein anderer Weg wird beschritten, wenn bereits vor dem Auftreten von DNA-Strangbrüchen Onkogene aktiviert sind, die die Zellteilung stimulieren. Mutationen des *RAS*-Onkogens finden sich beispielsweise häufig in Zellen des Kolon und des Pankreas, ohne dass ein Karzinom vorhanden ist. In Hefezellen können Veränderungen in der Regulation des Zellzyklus die DNA-Replikation beeinträchtigen und zu DNA-Doppelstrangbrüchen führen. Da proliferationsfördernde Onkogene die Regulation des Zellzyklus beeinflussen, könnte eine Beziehung zwischen der Aktivität solcher Onkogene und der Entstehung von DNA-Doppelstrangbrüchen sowie der Auslösung einer Antwort auf DNA-Schäden bestehen (Halazonetis et al. 2008). In der Tat kann der durch Onkogene verursachte ungeregelte Eintritt kultivierter Zellen in die S-Phase des Zellzyklus zu DNA-Doppelstrangbrüchen führen. Dass dies auch für die In-vivo-Situation zutreffen kann, wurde in einem Transplantationsmodell gezeigt. Menschliche Haut wurde immundefi-

Tabelle 5.**12** Konstitutive Aktivierung des ATM-CHK2-p53-Wegs in Blasenkarzinomen des Menschen. Ergebnisse der immunhistochemischen Färbung des normalen Epithels (normal), früher oberflächlicher Läsionen (Ta), früher invasiver (T1) und weiter fortgeschrittener Stadien (T2–4). Die Phosphorylierung der Proteine an Threonin (pT) und Serin (pS) sowie die Phosphorylierung des H2AX-Histons (γ-H2AX) werden nur im Tumorgewebe beobachtet und sind in frühen Tumorstadien am ausgeprägtesten (Quelle: Bartkova et al. 2005).

	normal	Ta	T1	T2–4
CHK2	+	+++	++	++
pT-CHK2	–	+++	++	+
ATM	+	+	+	–
pS-ATM	–	++	++	–
pS-p53	–	+	++	+
γ-H2AX	–	+++	+++	+

–: keine Färbung; +: geringe Farbintensität; ++: mittlere Farbintensität; +++: starke Farbintensität

zienten Mäusen transplantiert. Wenn die Haut über einen gewissen Zeitraum mit proliferationsstimulierenden Substanzen behandelt wurde, zeigten sich einzelne nukleäre Foci, in denen 53BP1 und phosphorylierte H2AX- und CHK2-Proteine nachweisbar waren (Gorgoulis et al. 2005).

- Eine weitere Ursache für DNA-Schäden ist die Störung der DNA-Replikationsgabel, die durch die unphysiologische Stimulation der Proliferation verursacht wird. Wie zuvor dargestellt, assoziiert der ATR/ATRIP-Komplex mit der DNA-Replikationsgabel. In den meisten Foci von nicht bestrahlten kultivierten Tumorzellen kolokalisieren γ-H2AX und ATRIP. Nach Induktion von Doppelstrangbrüchen außerhalb der Replikationsgabel durch radioaktive Strahlung war eine solche Kolokalisation nicht nachweisbar (Gorgoulis et al. 2005).

5.7.5 Reparatur von DNA-Brüchen durch End-End-Verbindung

In der G_0/G_1-Phase des Zellzyklus steht für die Reparatur von DNA-Doppelstrangbrüchen kein Schwesterchromatid zur Verfügung, eine DNA-Reparatur mittels homologer Rekombination ist daher nicht möglich. In diesen Fällen werden die DNA-Enden direkt miteinander verbunden. Diese End-zu-End-Verbindung (**End Joining**) führt zu deutlich mehr Fehlern als die Reparatur mittels homologer Rekombination. Das V(D)J-Joining der IG- und T-Zell-rezeptor-Gene ist ein Beispiel für die Reparatur von DNA-Doppelstrangbrüchen unter physiologischen Bedingungen. Im Immunsystem ist die ungenaue Verbindung der DNA-Enden vorteilhaft, da sie die Vielfalt der hypervariablen Regionen von Antikörpern und T-Zell-Rezeptoren vergrößert. In der SCID-Maus (SCID: Severe combined Immunodeficiency) ist das V(D)J-Joining gestört. Die Tiere haben keine B- und T-Lymphozyten. Die Zellen von SCID-Mäusen sind empfindlich gegen Bestrahlung. Das Gen, das in SCID-Mäusen mutiert ist, kodiert die zuvor beschriebene DNA-PKcs.

Ablauf und beteiligte Proteine der End-zu-End-Reparatur hängen von der Beschaffenheit der DNA-Enden ab. Wenn die DNA-Enden nicht weiter prozessiert werden müssen, sind für die Reparatur lediglich die Kernkomponenten dieses Reparaturweges erforderlich: Ku70, Ku80, DNA-PKcs, XRCC4, XLF und DNA-Ligase IV (Abb. 5.**39**). Die Ku70- und Ku80-Proteine bilden ein Dimer, das mit hoher Affinität an DNA-Enden bindet. Das

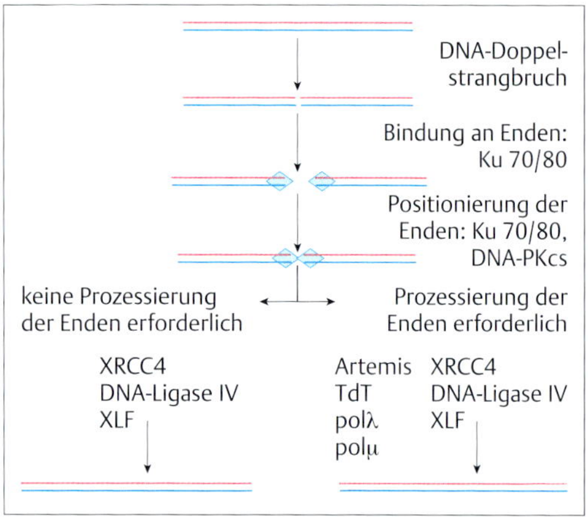

Abb. 5.**39** Reparatur von DNA-Doppelstrangbrüchen durch nicht homologe End-zu-End-Verbindung. Ein zweiendiger Doppelstrangbruch wie oben dargestellt kann beispielsweise durch ionisierende Strahlung entstehen. An die DNA-Enden binden Ku70/80-Heterodimere, die die DNA-PKcs-Kinase rekrutieren. Wenn keine weitere Prozessierung erforderlich ist, genügen die links dargestellten Komponenten für eine Verbindung der Enden. Eine Prozessierung erfordert weitere Komponenten wie die Nuklease Artemis und/oder die terminale Desoxynukleotidyl-Transferase (TdT), DNA-Polymerase λ und DNA-Polymerase μ. Die Ku-Heterodimere koordinieren die verschiedenen an der Reparatur beteiligten Komponenten (Quelle: Wyman u. Kanaar 2006).

Dimer bildet einen Ring, der das DNA-Ende umschließt. Die DNA-PKcs bindet an das Dimer und bewirkt eine Einwärtsbewegung des Ku-Rings, sodass weitere Proteine an das DNA-Ende binden können. Zum Abschluss der Reparatur werden die DNA-Stränge durch die DNA-Ligase IV verbunden. Man nimmt an, dass die Proteine XRCC4 und XLF dazu die DNA-Ligase stabilisieren.

DNA-Enden, die durch die Einwirkung von ionisierender Strahlung oder von genotoxischen Agenzien entstehen, sind häufig kein geeignetes Substrat für DNA-Ligasen, die 3'-Hydroxylgruppen und 5'-Phosphatgruppen benötigen. In diesen Fällen ist eine Prozessierung der DNA-Enden erforderlich, an der eine als „Artemis" bezeichnete Endonuklease und verschiedene DNA-Polymerasen beteiligt sind. Der Ablauf der Reparatur von DNA-Doppelstrangbrüchen durch End-zu-End-Verbindung ist in Abb. 5.**39** schematisch dargestellt (Wyman u. Kanaar 2006).

5.8 Telomere und Telomerase

5.8.1 Verkürzung der Telomere bei der Replikation

Im Verlauf der DNA-Replikation dienen an der Replikationsgabel beide Stränge der elterlichen DNA als Matrizen für die Synthese neuer DNA-Moleküle. Alle bekannten DNA-Polymerasen synthetisieren DNA nur von 5'- in 3'-Richtung; ferner können DNA-Polymerasen nur bereits vorhandene Polynukleotidketten (DNA oder RNA) verlängern. Da die DNA-Stränge antiparallel angeordnet sind, muss ein DNA-Tochterstrang in 5'- nach 3'-, der andere in 3'- nach 5'-Richtung verlaufen. Dies hat zur Folge, dass an der Replikationsgabel die Synthese nur eines Tochterstrangs kontinuierlich erfolgen kann (Leitstrang, engl. leading strand). Die Synthese des zweiten DNA-Strangs (Folgestrang, engl. lagging strand) geht dagegen von RNA-Primern mit einer Größe von 8–12bp aus, die zu diskreten DNA-Fragmenten, den sogenannten **Okazaki-Fragmenten**, verlängert werden. Die RNA-Primer werden in der Folge entfernt und abgebaut. Die Lücken zwischen den Okazaki-Fragmenten werden durch Verlängerung der Fragmente durch eine DNA-Polymerase in 3'-Richtung aufgefüllt. Da am Ende eines Chromosoms am 5'-Ende des Folgestrangs kein Polynukleotid zur Extension durch eine DNA-Polymerase zur Verfügung steht, verbleibt hier eine Lücke. So entsteht ein DNA-Doppelstrang mit einem überhängenden 3'-Ende des elterlichen DNA-Strangs (Abb. 5.**40**). Dies ist der Grund dafür, dass sich die Chromosomenenden mit jeder DNA-Replikation verkürzen.

Die DNA eines Chromosoms endet in **Telomeren**. Telomere sind essenziell für die Integrität von Chromosomen. Fehler im Aufbau der Telomere können eine Fusion mit anderen Chromosomen oder die Instabilität und den Verlust von Chromosomen zur Folge haben. Die DNA-Sequenz von Telomeren besteht aus repetitiven Einheiten von 5–8 Nukleotiden mit einem hohen Guaningehalt. Menschliche Telomere bestehen aus repetitiven TTAGGG-Einheiten, sind 5' zu 3' zum Chromosomenende hin orientiert und enden in einem G-reichen Einzelstrang. Die zuvor beschriebenen Mechanismen bewirken, dass die Telomer-DNA bei jeder Zellteilung verkürzt wird. Sinkt die Telomerlänge unter eine kritische Grenze, wird der zeitliche Abstand zwischen zwei Zellteilungen länger, schließlich stellen die Zellen die Teilung ganz ein. Dies sind typische Anzeichen der Zellalterung (**Seneszenz**). Das Stadium der Seneszenz wird je nach Zellart nach 50–60 Zellteilungen erreicht. Leonhard Hayflick beobachtete zuerst, dass diploide Fibroblasten nicht häufiger als etwa 50-mal subkultiviert werden können. Die Grenze der Zellteilung normaler diploider Zellen wird daher auch als **Hayflick-Limit** bezeichnet (Hayflick u. Moorhead 1961).

Eine auf 50–60 begrenzte Anzahl an Zellteilungen ist mit der Embryonalentwicklung nicht vereinbar. Ferner gibt es auch im erwachsenen Organismus Zellen, die sich permanent teilen können, wie z.B. Stammzellen regenerierender Gewebe. Falls ein kausaler Zusammenhang zwischen der

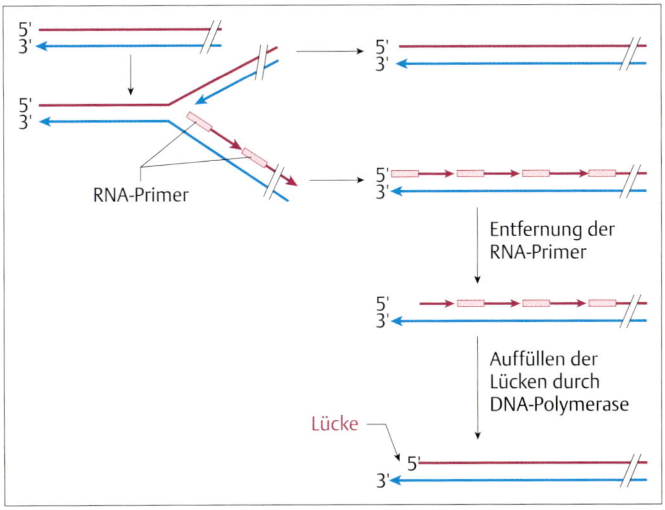

Abb. 5.**40** DNA-Replikation am Ende eines Chromosoms. Der obere (blaue) DNA-Strang kann bis zum Ende durchgehend verlängert werden. Der untere DNA-Strang (Folgestrang, rot) wird diskontinuierlich von RNA-Primern aus verlängert. Nach Entfernung der Primer werden die entstehenden Lücken durch eine DNA-Polymerase aufgefüllt. Am 5'-Ende des Folgestrangs verbleibt eine Lücke, da kein DNA-Fragment vorhanden ist, von dem eine Extension ausgehen könnte.

Verkürzung von Telomeren und der Zellalterung besteht, muss es einen Mechanismus geben, der einer Verkürzung der Telomere entgegenwirkt. In der Tat existiert ein Enzymkomplex, der die Telomere nach jeder Zellteilung verlängert. Dieser Enzymkomplex wird als **Telomerase** bezeichnet.

5.8.2 Telomerase

Die katalytische Untereinheit der Telomerase ist eine reverse Transkriptase, die einen DNA-Strang unter Verwendung einer RNA-Matrize herstellt. Der Telomerase-Enzymkomplex besitzt eine eigene RNA-Matrize, die zu den repetitiven DNA-Sequenzen der Telomere komplementär ist. Ein Abschnitt der komplementären RNA hybridisiert mit dem 3'-Ende der DNA. Die reverse Transkriptase-Untereinheit der Telomerase verlängert das 3'-Ende der Telomer-DNA unter Verwendung der ungepaarten Sequenzen der RNA als Matrize. Dieser Vorgang wird mehrfach wiederholt. Der komplementäre DNA-Strang kann unter Mitwirkung einer DNA-Polymerase aufgefüllt werden (Abb. 5.**41**). Aus diesem Mechanismus folgt, dass zwei Gene für die Synthese der Telomerase erforderlich sind. Ein Gen, *TERC*, kodiert die RNA-Matrize, das zweite Gen, *TERT*, kodiert die katalytische Untereinheit der reversen Transkriptase.

Das einzelsträngige 3'-Ende der Telomere kann den doppelsträngigen DNA-Trakt der Telomere invadieren und den homologen DNA-Strang verdrängen. Hierdurch entsteht am Ende der Chromosomen eine schleifenartige Struktur, die als **t-Loop** bezeichnet wird. Diese Struktur verhindert die Bildung eines freien DNA-Endes. Ein solches freies Ende würde von DNA-Reparatursystemen als Doppelstrangbruch erkannt werden und zur Aktivierung der zuvor beschriebenen Prozesse führen (Deng et al. 2008).

Die Telomere von Säugern assoziieren mit einem als **Shelterin** bezeichneten Komplex von sechs Proteinen: TRF1 (Telomeric Repeat-binding Factor 1) und TRF2, TIN2 (TRF1-interacting nuclear Factor 2), POT1 (Protection of Telomers 1), ACD (Adrenocortical Dysplasia Homolog) und TRF2IP (TRF2 interacting Protein) (Abb. 5.**42**). Telomere können ihre Funktion zum Schutz der Chromosomenenden durch progressive Verkürzung der Telomere und/

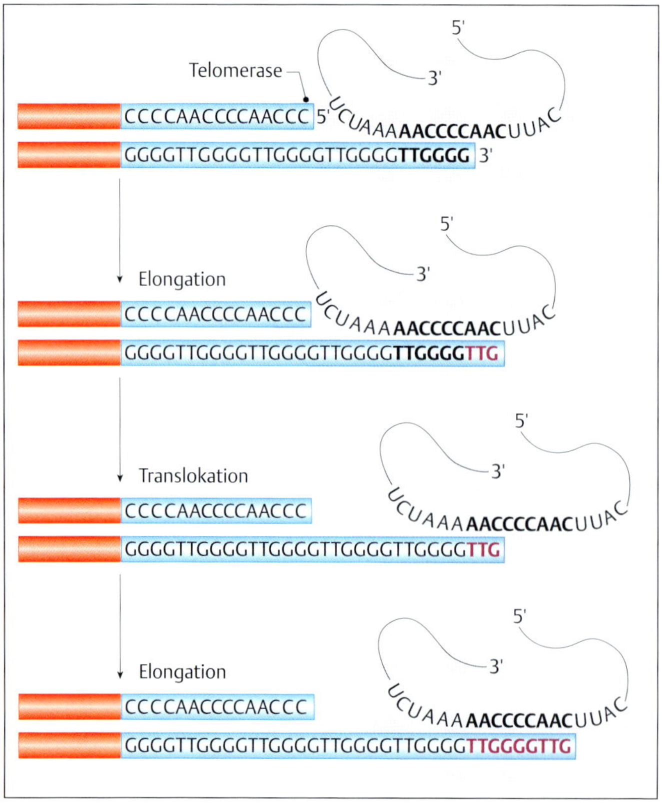

Abb. 5.**41** Verlängerung des 3'-Endes der Telomer-DNA durch den Telomerase-Enzym-Komplex. Teilsequenzen der Telomerase-RNA binden an komplementäre Basen am 3'-Ende der DNA. Der ungepaarte RNA-Abschnitt dient als Matrize für die DNA-Synthese. Der zweite DNA-Strang wird unter Mitwirkung einer DNA-Polymerase aufgefüllt.

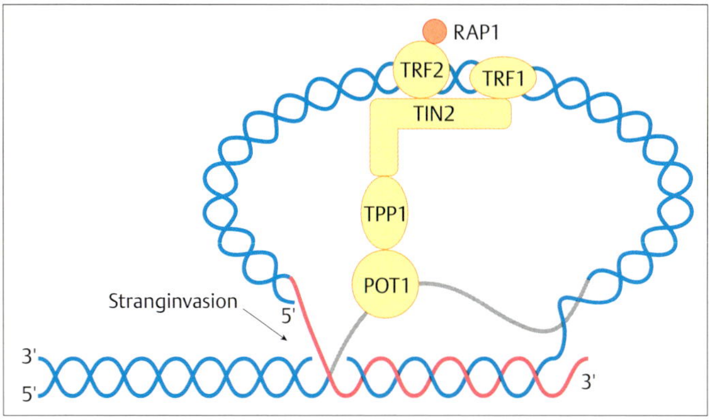

Abb. 5.**42** Aufbau von Telomeren. Telomere enden in einem einzelsträngigen 3'-Überhang, der den Doppelstrang invadiert und über einen sogenannten t-Loop das Chromosomenende schützt. An die Telomer-DNA bindet der Shelterin-Komplex, der aus sechs Proteinen besteht. Das TPP1-POT1-Heterodimer reguliert den Zugang der Telomerase zu ihrem Substrat (Quelle: Deng et al. 2008). TPP1: Tripeptidyl-Peptidase1; Rap1: Repressor/activator site-binding protein 1

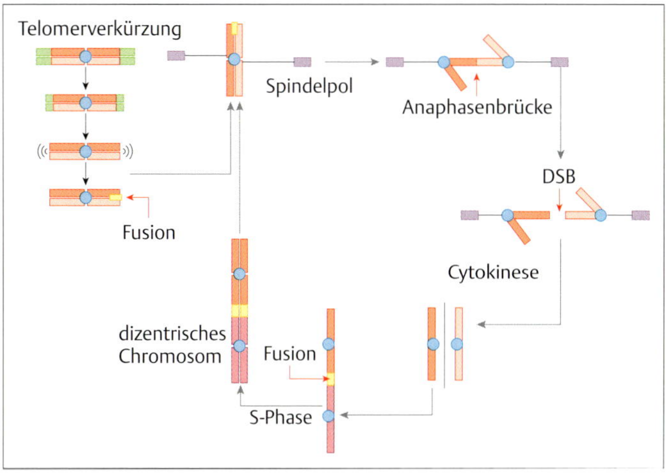

Abb. 5.**43** Zyklus aus Chromosomenfusion und Chromosomenbruch durch Verkürzung von Telomeren. Wenn sich Zellen in Abwesenheit von Telomerase teilen, erodieren die Chromosomenenden. Diese können durch End-zu-End-Verbindung fusionieren. Links oben ist die Ausbildung eines dizentrischen Chromosoms durch Fusion von zwei Schwesterchromatiden dargestellt. Das dizentrische Chromosom bricht in der Anaphase der Mitose, wenn es zu den beiden entgegen gesetzten Spindelpolen gezogen wird. Dies kann mit chromosomalen Rearrangements verbunden sein. DNA-Reparaturmechanismen können weitere Fusionen vermitteln. Hierdurch wird der Zyklus von Chromosomenbruch und Chromosomenfusion perpetuiert. DSB, Doppelstrangbruch (Quelle: Maser u. DePinho 2002).

oder den Verlust von Proteinen des Shelterin-Komplexes verlieren. Dies kann End-zu-End-Fusionen der Chromosomen zur Folge haben, die durch Reparaturwege der nicht homologen End-zu-End-Verbindungen oder der homologen Rekombination zustande kommen.

Sobald das Hayflick-Limit erreicht ist, werden Signalwege aktiviert, die die Zellteilung stoppen. Wie in Kap. 8 (S. 252) ausgeführt, handelt es sich um das p53/Rb-Netzwerk, das in Tumoren in der Regel gestört ist. Wenn diese Signalwege ausgeschaltet sind, teilen sich die Zellen weiter, bis sie das Stadium der sogenannten Zellkrise erreichen. In Abwesenheit von Telomerase erodieren die Enden der Chromosomen, und Chromosomen können unter Mitwirkung von DNA-Reparaturmechanismen fusionieren. Aufgrund der Fusion können in der Anaphase der Mitose die Schwesterchromatiden nicht voneinander getrennt werden, was zu Doppelstrangbrüchen und im weiteren Verlauf zur Bildung dizentrischer Chromosomen führen kann. Es entsteht somit ein Zyklus aus Brücke – Chromosomenfusion – DNA-Doppelstrangbruch (engl. bridge – fusion – breakage cycle) (Maser u. DePinho 2002) (Abb. 5.**43**). In Abwesenheit der Telomerase sterben die Zellen in der Zellkrise. Die Aktivierung der Telomerase in einzelnen Zellen kann dazu führen, dass diese Zellen mit ihrem aberranten Genom überleben und die Tumorbildung initiieren. Dass dies tatsächlich bei der Genese menschlicher Tumoren eine Rolle spielt, wurde in frühen Stadien von Mammakarzinomen nachgewiesen. Im Carcinoma-in-situ, nicht aber in hyperplastischen Gewebsbezirken, wird die Erosion von Telomeren und Anaphasenbrücken beobachtet (Chin et al. 2004) (Abb. 5.**44**).

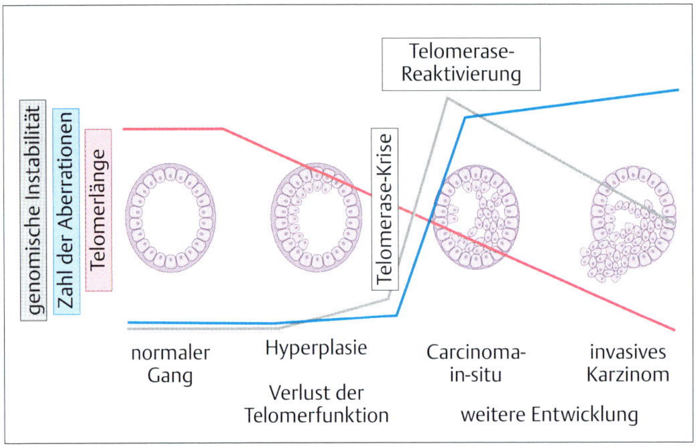

Abb. 5.**44** Telomerverkürzung und genomische Instabilität im Verlauf der Progression von Mammakarzinomen. Die deutlichsten Veränderungen finden zwischen der Stufe der Hyperplasie und dem Carcinoma-in-situ statt (Quelle: Chin et al. 2004).

Tiermodelle

Um die kausale Bedeutung der Telomerverkürzung für die Tumorentstehung zu analysieren, wurden Mäuse ohne TERC-Komponente generiert. Da Telomere in Mäusezellen relativ lang sind, zeigte sich erst in der 6. Generation ein Phänotyp. Die Apoptoserate in Geweben mit hoher Proliferationsrate wie Haut und Blut ist erhöht, die Funktion der Gewebe gestört. Die Verkürzung von Telomeren führt nicht zu einer erhöhten Tumorrate, im Gegenteil. Im Modell der chemischen Karzinogenese der Mäusehaut war die Zahl der Hauttumoren in Terc$^{-/-}$-Mäusen später Generationen 20-fach geringer als in Wildtypmäusen (Gonzalez-Suarez et al. 2000). In Kap. 5.4.2 wurde das Tumormodell der Apc^{min}-Maus beschrieben. Im Dünndarm dieser Mäuse wachsen zunächst benigne Mikroadenome und in späteren Stadien Makroadenome. In Terc$^{-/-}$;Apc^{min}-Tieren der 6. Generation bildeten sich ausschließlich Mikroadenome, aber keine Makroadenome. Diese und vergleichbare Befunde zeigen, dass erodierte Telomere in Anwesenheit von p53 als Tumorsuppressoren wirken.

Die Erosion von Telomeren und/oder der Verlust von Proteinen des Shelterin-Komplexes aktivieren den DNA-Doppelstrang-Reparaturmechanismus. Ein entscheidender Effektor dieses Reparaturweges ist p53. Wird p53 gehemmt, kehrt sich die Wirkung erodierter Telomere um. Sie aktivieren dann die Tumorbildung. Besonders bemerkenswert sind die Befunde an Terc$^{-/-}$-Mäusen später Generationen, die bezüglich des *Trp53*-Gens hemizygot waren (*Trp53*$^{+/-}$). In diesen Mäusen entsprachen die Tumoren häufigen Tumoren des Menschen: Karzinome der Brustdrüse, des Darms und der Haut. Im Gegensatz dazu entwickeln p53$^{-/-}$-Mäuse Lymphome und Sarkome, aber keine Karzinome (Artandi et al. 2000).

Literatur

Advani AS, Pendergast AM. Bcr-Abl variants: biological and clinical aspects. Leuk Res 2002; 26: 713–720

Armitage P, Doll R. The age distribution of cancer and a multi-stage theory of carcinogenesis. Br J Cancer 1954; 8: 1–12

Armitage P, Doll R. A two-stage theory of carcinogenesis in relation to the age distribution of human cancer. Br J Cancer 1957; 11: 161–169

Artandi SE, Chang S, Lee SL et al. Telomere dysfunction promotes non-reciprocal translocations and epithelial cancers in mice. Nature 2000; 406: 641–645

Barbacid M. ras genes. Annu Rev Biochem 1987; 56: 779–827

Bartkova J, Horejsi Z, Koed K et al. DNA damage response as a candidate anti-cancer barrier in early human tumorigenesis. Nature 2005; 434: 864–870

Becker N, Wahrendorf J. Krebsatlas der Bundesrepublik Deutschland. 2. Aufl. Berlin, Heidelberg, New York: Springer; 1998

Beerenwinkel N, Antal T, Dingli D et al. Genetic progression and the waiting time to cancer. PLoS Comput Biol 2007; 3: e225

Bos JL. The ras gene family and human carcinogenesis. Mutat Res 1988; 195: 255–271

Bos JL. ras oncogenes in human cancer: a review. Cancer Res 1989; 49: 4682–4689

Breit TM, Beishuizen A, Ludwig WD et al. tal-1 deletions in T-cell acute lymphoblastic leukemia as PCR target for detection of minimal residual disease. Leukemia 1993; 7: 2004–2011

Cairns P, Sidransky D. Molecular methods for the diagnosis of cancer. Biochim Biophys Acta 1999; 1423: C11–18

Chin K, de Solorzano CO, Knowles D et al. In situ analyses of genome instability in breast cancer. Nat Genet 2004; 36: 984–988

Ciampi R, Nikiforov YE. RET/PTC rearrangements and BRAF mutations in thyroid tumorigenesis. Endocrinology 2007; 148: 936–941

Cormier RT, Hong KH, Halberg RB et al. Secretory phospholipase Pla2g2a confers resistance to intestinal tumorigenesis. Nat Genet 1997; 17: 88–91

de Klein A, van Kessel AG, Grosveld G et al. A cellular oncogene is translocated to the Philadelphia chromosome in chronic myelocytic leukaemia. Nature 1982; 300: 765–767

Deininger M, Buchdunger E, Druker BJ. The development of imatinib as a therapeutic agent for chronic myeloid leukemia. Blood 2005; 105: 2640–2653

Deng Y, Chan SS, Chang S. Telomere dysfunction and tumour suppression: the senescence connection. Nat Rev Cancer 2008; 8: 450–458

Denissenko MF, Pao A, Tang M et al. Preferential formation of benzo[a]pyrene adducts at lung cancer mutational hotspots in P53. Science 1996; 274: 430–432

Dhomen N, Marais R. New insight into BRAF mutations in cancer. Curr Opin Genet Dev 2007; 17: 31–39

Dietrich WF, Lander ES, Smith JS et al. Genetic identification of Mom-1, a major modifier locus affecting Min-induced intestinal neoplasia in the mouse. Cell 1993; 75: 631–639

Donehower LA. The p53-deficient mouse: a model for basic and applied cancer studies. Semin Cancer Biol 1996; 7: 269–278

Easton DF, Pooley KA, Dunning AM et al. Genome-wide association study identifies novel breast cancer susceptibility loci. Nature 2007; 447: 1087–1093

Edelmann L, Edelmann W. Loss of DNA mismatch repair function and cancer predisposition in the mouse: animal models for human hereditary nonpolyposis colorectal cancer. Am J Med Genet C Semin Med Genet 2004; 129C: 91–99

Eeles RA, Kote-Jarai Z, Giles GG et al. Multiple newly identified loci associated with prostate cancer susceptibility. Nat Genet 2008; 40: 316–321

Ekstrand AJ, James CD, Cavenee WK et al. Genes for epidermal growth factor receptor, transforming growth factor alpha, and epidermal growth factor and their expression in human gliomas in vivo. Cancer Res 1991; 51: 2164–2172

Elenbaas B, Spirio L, Koerner F et al. Human breast cancer cells generated by oncogenic transformation of primary mammary epithelial cells. Genes Dev 2001; 15: 50–65

Fackenthal JD, Olopade OI. Breast cancer risk associated with BRCA1 and BRCA2 in diverse populations. Nat Rev Cancer 2007; 7: 937–948

Fearon ER, Vogelstein B. A genetic model for colorectal tumorigenesis. Cell 1990; 61: 759–767

Fisher GH, Wellen SL, Klimstra D et al. Induction and apoptotic regression of lung adenocarcinomas by regulation of a K-Ras transgene in the presence and absence of tumor suppressor genes. Genes Dev 2001; 15: 3249–3262

Friend SH, Horowitz JM, Gerber MR et al. Deletions of a DNA sequence in retinoblastomas and mesenchymal tumors: organization of the sequence and its encoded protein. Proc Natl Acad Sci USA 1987; 84: 9059–9063

Futreal PA, Coin L, Marshall M et al. A census of human cancer genes. Nat Rev Cancer 2004; 4: 177–183

Gayther SA, Ponder BA. Mutations of the BRCA1 and BRCA2 genes and the possibilities for predictive testing. Mol Med Today 1997; 3: 168–174

Gonzalez-Suarez E, Samper E, Flores JM et al. Telomerase-deficient mice with short telomeres are resistant to skin tumorigenesis. Nat Genet 2000; 26: 114–117

Gorgoulis VG, Vassiliou LV, Karakaidos P et al. Activation of the DNA damage checkpoint and genomic instability in human precancerous lesions. Nature 2005; 434: 907–913

Groden J, Thliveris A, Samowitz W et al. Identification and characterization of the familial adenomatous polyposis coli gene. Cell 1991; 66: 589–600

Hahn SA, Schutte M, Hoque AT et al. DPC4, a candidate tumor suppressor gene at human chromosome 18q21. 1. Science 1996; 271: 350–353

Hainaut P, Hollstein M. p53 and human cancer: the first ten thousand mutations. Adv Cancer Res 2000; 77: 81–137

Halazonetis TD, Gorgoulis VG, Bartek J. An oncogene-induced DNA damage model for cancer development. Science 2008; 319: 1352–1355

Harris CC, Hollstein M. Clinical implications of the p53 tumor-suppressor gene. N Engl J Med 1993; 329: 1318–1327

Hayflick L, Moorhead PS. The serial cultivation of human diploid cell strains. Exp Cell Res 1961; 25: 585–621

Hecht JL, Aster JC. Molecular biology of Burkitt's lymphoma. J Clin Oncol 2000; 18: 3707–3721

Hoeijmakers JH. Genome maintenance mechanisms for preventing cancer. Nature 2001; 411: 366–374

Hopper JL, Southey MC, Dite GS et al. Population-based estimate of the average age-specific cumulative risk of breast cancer for a defined set of protein-truncating mutations in BRCA1 and BRCA2. Australian Breast Cancer Family Study. Cancer Epidemiol Biomarkers Prev 1999; 8: 741–747

Hu N, Gutsmann A, Herbert DC et al. Heterozygous Rb-1 delta 20/+mice are predisposed to tumors of the pituitary gland with a nearly complete penetrance. Oncogene 1994; 9: 1021–1027

Jaffe ES, Harris NL, Stein H et al. Pathology and genetics of tumours of haematopoietic and lymphoid Tissues. Lyon: IARC Press; 2001

Janssen KP, Abal M, El Marjou F et al. Mouse models of K-ras-initiated carcinogenesis. Biochim Biophys Acta 2005; 1756: 145–154

Jen J, Powell SM, Papadopoulos N et al. Molecular determinants of dysplasia in colorectal lesions. Cancer Res 1994; 54: 5523–5526

Jhiang SM. The RET proto-oncogene in human cancers. Oncogene 2000; 19: 5590–5597

Jones S, Zhang X, Parsons DW et al. Core Signaling Pathways in Human Pancreatic Cancers Revealed by Global Genomic Analyses. Science 2008

Joslyn G, Carlson M, Thliveris A et al. Identification of deletion mutations and three new genes at the familial polyposis locus. Cell 1991; 66: 601–613

Karakas B, Bachman KE, Park BH. Mutation of the PIK3CA oncogene in human cancers. Br J Cancer 2006; 94: 455–459

Kastan MB, Bartek J. Cell-cycle checkpoints and cancer. Nature 2004; 432: 316–323

Kinzler KW, Vogelstein B. Lessons from hereditary colorectal cancer. Cell 1996; 87: 159–170

Knudson AG Jr. Mutation and cancer: statistical study of retinoblastoma. Proc Natl Acad Sci USA 1971; 68: 820–823

Koschmieder S, Gottgens B, Zhang P et al. Inducible chronic phase of myeloid leukemia with expansion of hematopoietic stem cells in a transgenic model of BCR-ABL leukemogenesis. Blood 2005; 105: 324–334

Kouvaraki MA, Shapiro SE, Perrier ND et al. RET protooncogene: a review and update of genotype-phenotype correlations in hereditary medullary thyroid cancer and associated endocrine tumors. Thyroid 2005; 15: 531–544

Kumar A, Petri ET, Halmos B, Boggon TJ. Structure and clinical relevance of the epidermal growth factor receptor in human cancer. J Clin Oncol 2008; 26: 1742–1751

Kurzrock R, Gutterman JU, Talpaz M. The molecular genetics of Philadelphia chromosome-positive leukemias. N Engl J Med 1988; 319: 990–998

Lavigueur A, Maltby V, Mock D et al. High incidence of lung, bone, and lymphoid tumors in transgenic mice overexpressing mutant alleles of the p53 oncogene. Mol Cell Biol 1989; 9: 3982–3991

Lazar V, Grandjouan S, Bognel C et al. Accumulation of multiple mutations in tumour suppressor genes during colorectal tumorigenesis in HNPCC patients. Hum Mol Genet 1994; 3: 2257–2260

Lin J, Gan CM, Zhang X et al. A multidimensional analysis of genes mutated in breast and colorectal cancers. Genome Res 2007; 17: 1304–1318

Markowitz S, Wang J, Myeroff L et al. Inactivation of the type II TGF-beta receptor in colon cancer cells with microsatellite instability. Science 1995; 268: 1336–1338

Maser RS, DePinho RA. Connecting chromosomes, crisis, and cancer. Science 2002; 297: 565–569

Michiels FM, Chappuis S, Caillou B et al. Development of medullary thyroid carcinoma in transgenic mice expressing the RET protooncogene altered by a multiple endocrine neoplasia type 2A mutation. Proc Natl Acad Sci USA 1997; 94: 3330–3335

Miki Y, Swensen J, Shattuck-Eidens D et al. A strong candidate for the breast and ovarian cancer susceptibility gene BRCA1. Science 1994; 266: 66–71

Miyaki M, Konishi M, Kikuchi-Yanoshita R et al. Characteristics of somatic mutation of the adenomatous polyposis coli gene in colorectal tumors. Cancer Res 1994; 54: 3011–3020

Modrich P. Mechanisms and biological effects of mismatch repair. Annu Rev Genet 1991; 25: 229–253

Modrich P. Mechanisms in eukaryotic mismatch repair. J Biol Chem 2006; 281: 30305–30309

Nagaraju G, Scully R. Minding the gap: the underground functions of BRCA1 and BRCA2 at stalled replication forks. DNA Repair (Amst) 2007; 6: 1018–1031

Nowell PC, Hungerford DA. Chromosome studies on normal and leukemic human leukocytes. J Natl Cancer Inst 1960; 25: 85–109

Oliner JD, Kinzler KW, Meltzer PS et al. Amplification of a gene encoding a p53-associated protein in human sarcomas. Nature 1992; 358: 80–83

Olivier M, Eeles R, Hollstein M et al. The IARC TP53 database: new online mutation analysis and recommendations to users. Hum Mutat 2002; 19: 607–614

Olivier M, Goldgar DE, Sodha N et al. Li-Fraumeni and related syndromes: correlation between tumor type, family structure, and TP53 genotype. Cancer Res 2003; 63: 6643–6650

Olivier M, Langerod A, Carrieri P et al. The clinical value of somatic TP53 gene mutations in 1,794 patients with breast cancer. Clin Cancer Res 2006; 12: 1157–1167

Parsons DW, Jones S, Zhang X et al. An integrated genomic Analysis of human glioblastoma multiforme. Science 2008; 321 : 1807–1812

Parsons R, Myeroff LL, Liu B et al. Microsatellite instability and mutations of the transforming growth factor beta type II receptor gene in colorectal cancer. Cancer Res 1995; 55: 5548–5550

Peltomaki P, de la Chapelle A. Mutations predisposing to hereditary nonpolyposis colorectal cancer. Adv Cancer Res 1997; 71: 93–119

Petitjean A, Mathe E, Kato S et al. Impact of mutant p53 functional properties on TP53 mutation patterns and tumor phenotype: lessons from recent developments in the IARC TP53 database. Hum Mutat 2007; 28: 622–629

Pho L, Grossman D, Leachman SA. Melanoma genetics: a review of genetic factors and clinical phenotypes in familial melanoma. Curr Opin Oncol 2006; 18: 173–179

Pierotti MA, Santoro M, Jenkins RB et al. Characterization of an inversion on the long arm of chromosome 10 juxtaposing D10S170 and RET and creating the oncogenic sequence RET/PTC. Proc Natl Acad Sci USA 1992; 89: 1616–1620

Powell SM, Zilz N, Beazer-Barclay Y et al. APC mutations occur early during colorectal tumorigenesis. Nature 1992; 359: 235–237

Prives C. How loops, beta sheets, and alpha helices help us to understand p53. Cell 1994; 78: 543–546

Rabbitts TH. Chromosomal translocations in human cancer. Nature 1994; 372: 143–149

Rampino N, Yamamoto H, Ionov Y et al. Somatic frameshift mutations in the BAX gene in colon cancers of the microsatellite mutator phenotype. Science 1997; 275: 967–969

Rustgi AK. The genetics of hereditary colon cancer. Genes Dev 2007; 21: 2525–2538

Santoro M, Chiappetta G, Cerrato A et al. Development of thyroid papillary carcinomas secondary to tissue-specific expression of the RET/PTC1 oncogene in transgenic mice. Oncogene 1996; 12: 1821–1826

Schärer OD. Chemistry and biology of DNA repair. Angew Chem Int Ed Engl 2003; 42: 2946–2974

Schwab M. MYCN in neuronal tumours. Cancer Lett 2004; 204: 179–187

Sharpless NE, DePinho RA. The INK4A/ARF locus and its two gene products. Curr Opin Genet Dev 1999; 9: 22–30

Shigematsu H, Gazdar AF. Somatic mutations of epidermal growth factor receptor signaling pathway in lung cancers. Int J Cancer 2006; 118: 257–262

Sjoblom T, Jones S, Wood LD, et al. The consensus coding sequences of human breast and colorectal cancers. Science 2006; 314: 268–274

Su TT. Cellular responses to DNA damage: one signal, multiple choices. Annu Rev Genet 2006; 40: 187–208

Thibodeau SN, French AJ, Cunningham JM, et al. Microsatellite instability in colorectal cancer: different mutator phenotypes and the principal involvement of hMLH1. Cancer Res 1998; 58: 1713–1718

Thomas G, Jacobs KB, Yeager M, et al. Multiple loci identified in a genome-wide association study of prostate cancer. Nat Genet 2008; 40: 310–315

Turnbull C, Rahman N. Genetic Predisposition to Breast Cancer: Past, Present, and Future. Annu Rev Genomics Hum Genet 2008; 9: 321–345

Umar A, Boland CR, Terdiman JP et al. Revised Bethesda Guidelines for hereditary nonpolyposis colorectal cancer (Lynch syndrome) and microsatellite instability. J Natl Cancer Inst 2004; 96: 261–268

van Dongen JJ, Macintyre EA, Gabert JA et al. Standardized RT-PCR analysis of fusion gene transcripts from chromosome aberrations in acute leukemia for detection of minimal residual disease. Report of the BIOMED-1 Concerted Action: investigation of minimal residual disease in acute leukemia. Leukemia 1999; 13: 1901–1928

Vasen HF, Moslein G, Alonso A et al. Guidelines for the clinical management of Lynch syndrome (hereditary non-polyposis cancer). J Med Genet 2007; 44: 353–362

Vasen HF, Watson P, Mecklin JP et al. New clinical criteria for hereditary nonpolyposis colorectal cancer (HNPCC, Lynch syndrome) proposed by the International Collaborative group on HNPCC. Gastroenterology 1999; 116: 1453–1456

Ventura A, Kirsch DG, McLaughlin ME et al. Restoration of p53 function leads to tumour regression in vivo. Nature 2007; 445: 661–665

Vogelstein B, Kinzler KW. Cancer genes and the pathways they control. Nat Med 2004; 10: 789–799

Wolff AC, Hammond ME, Schwartz JN et al. American Society of Clinical Oncology/College of American Pathologists guideline recommendations for human epidermal growth factor receptor 2 testing in breast cancer. J Clin Oncol 2007; 25: 118–145

Wood LD, Parsons DW, Jones S et al. The genomic landscapes of human breast and colorectal cancers. Science 2007; 318: 1108–1113

Wooster R, Bignell G, Lancaster J et al. Identification of the breast cancer susceptibility gene BRCA2. Nature 1995; 378: 789–792

Wyman C, Kanaar R. DNA double-strand break repair: all's well that ends well. Annu Rev Genet 2006; 40: 363–383

Yang H, Li Q, Fan J et al. The BRCA2 homologue Brh2 nucleates RAD51 filament formation at a dsDNA-ssDNA junction. Nature 2005; 433: 653–657

6 Transkription

"When gene expression goes awry, cellular processes are altered, a process that all too often leads to the development of cancer." (Lodish et al. 2008)

Zusammenfassung

In Tumoren ist die Transkription von Genen fehlreguliert. Dies kann verschiedene Ursachen haben:

- Mutationen können direkt Transkriptionsfaktoren betreffen („**bottom up**"). Hierdurch können Transkriptionsfaktoren ausgeschaltet werden, sie können am falschen Ort oder zum falschen Zeitpunkt aktiv sein, ihre Wirkung kann verstärkt sein oder Mutationen ändern ihre Funktion.
- Mutationen können auch microRNAs betreffen, die die Stabilität von mRNA bzw. die Translation von Proteinen verändern können.
- Da Signalwege der Zelle in den Transkriptionsapparat münden, haben Störungen von Signalwegen auch Veränderungen der Transkription zur Folge („**top down**").
- Gene können auch durch Methylierung von Cytosinresten in Promotoren abgeschaltet werden. Dies ist einer der Mechanismen, über den das zweite Allel eines Tumorsuppressorgens inaktiviert werden kann.
- Die Transkription wird entscheidend durch die Struktur des Chromatins beeinflusst.

Proteinkomplexe, die in embryonalen Stammzellen ganze Genregionen abschalten, sind auch in Tumor(stamm)zellen aktiv. Über DNA-Arrays kann die Genaktivität genomweit ermittelt werden. Man kann im Transkriptom Muster, Pfade und Signaturen abgrenzen, die Rückschlüsse auf Prognose und Therapieempfindlichkeit der Patienten erlauben. Methylierte Gensequenzen können nach chemischer Modifikation mittels PCR amplifiziert werden. Dies erlaubt den empfindlichen Nachweis von Tumorzellen in Körperflüssigkeiten und im Stuhl.

In transformierten Zellen ist die Transkription gestört. Die Transkription wird auf verschiedenen Ebenen reguliert, und Störungen auf jeder dieser Ebenen können zur Entartung von Zellen beitragen. Die Transkription aller eukaryonten Gene wird zunächst durch ein Ensemble cis-regulatorischer Sequenzmotive gesteuert, die in der Nähe der kodierenden Sequenz liegen. Die Information dieser DNA-Elemente wird von Proteinen abgelesen, die an spezifische DNA-Sequenzen binden. Diese Proteine werden als **Transkriptionsfaktoren** oder **Transkriptionsregulatoren** bezeichnet. Die Anwesenheit der Transkriptionsfaktoren an einem bestimmten Ort und zu einem bestimmten Zeitpunkt entscheidet in Kombination mit den jeweiligen regulatorischen DNA-Sequenzen darüber, welches Gen wann und wo transkribiert wird (Tuch et al. 2008).

In eukaryonten Zellen hängt die Transkription eines Gens nicht nur von der Sequenz regulatorischer DNA-Sequenzen und der Interaktion mit Transkriptionsfaktoren ab. Die Transkription wird auch entscheidend von der Konfiguration des Chromatins beeinflusst. Chromatin kann in einer offenen Form (**Euchromatin**) und einer geschlossenen Form (**Heterochromatin**) vorliegen. Nur Euchromatin ist transkriptionell aktiv. Im Verlauf der Mitose kondensiert das Chromatin zu Chromosomen. Die unterschiedlichen Erscheinungsformen zeigen, dass das Chromatin eine dynamische Struktur ist.

In regulatorischen DNA-Sequenzen können Regionen mit einem hohen Gehalt an Cytosin und Guanin vorkommen, sogenannte **CpG-Inseln**. Wenn die Cytosinreste in solchen CpG-Inseln methyliert sind, wird die Bindung von Transkriptionsfaktoren blockiert. Der Status des Chromatins und die Methylierung von CpG-Inseln hängen eng zusammen und können von einer Zelle auf die Tochterzellen übertragen werden. In einem solchen Fall spricht man von einer **epigenetischen Vererbung**.

RNA kann durch Paarung mit kleinen komplementären RNA-Molekülen destabilisiert oder gespalten werden. Insbesondere sogenannte **microRNAs** (**miRNAs**) spielen bei der Regulation der Genaktivität eine wichtige Rolle. miRNAs beeinflussen nicht nur mRNA-Stabilität und Translation, sondern sie sind auch eng in transkriptionelle Regelkreise eingebunden und werden daher in diesem Zusammenhang behandelt.

6.1 Regulation der Transkription

Die Transkription durch die RNA-Polymerase II wird über die Bindung von Proteinkomplexen an DNA-Kontrollelemente reguliert, die größtenteils stromaufwärts des 5'-Endes der kodierenden Sequenz liegen. Eine DNA-Sequenz, die spezifiziert, wo die RNA-Polymerase bindet und die Transkription eines Gens beginnt, heißt **Promotor**. Eine bedeutende Konsensussequenz der Promotorregion ist die **TATA-Box**, die mit Ausnahme sogenannter „Housekeeping"-Gene in den meisten Genen gefunden wird. Gezielte Mutationen im Bereich der TATA-Box verhindern den Start der Transkription. Die Aktivität von Promotoren mit und ohne TATA-Box kann durch 5'-benachbarte Kontrollelemente verstärkt werden. Die Kontrollelemente kommen in einer Vielzahl von Genen mit unterschiedlichen Expressionsmustern vor und spielen für die konstitutive Aktivierung der Gene eine wichtige Rolle. Dies zeigt sich auch darin, dass durch gezielte Mutagenese dieser Elemente die Transkription fast vollständig verhindert werden kann. Zu den konstitutiv aktivierenden Kontrollelementen gehören **SP1-Elemente** (**GC-Box**) und die **CCAAT-Box**. Beide Kontrollelemente regulieren zahlreiche Gene. In Tab. 6.**1** sind einige Kontrollelemente in Promotorregionen von Genen wiedergegeben, die durch die RNA-Polymerase II transkribiert werden.

Tabelle 6.**1** DNA-Kontrollelemente in Promotoren der RNA-Polymerase II.

Modul	Konsensussequenz	Faktor
TATA-Box	TATAAAA	TFIID
CCAAT-Box	TGTGGCTNNNAGCCAA	CTF
SP1-Box	GGGCGG	SP1
AP2-Box	CCCCAGGC	AP2

Weitere DNA-Elemente, die zusätzlich zu den vorgenannten Elementen im Promotor liegen können, kommen nur in bestimmten Geweben und Zellen vor. Diese Elemente steuern die Transkription induzierbarer oder gewebsspezifischer Gene.

In Abb. 6.**1** ist die Anordnung von regulatorischen Kontrollelementen im Promotor des *HSPA4*-Gens, das für ein Hitzeschockprotein kodiert, beispielhaft dargestellt.

Eine typische Eigenschaft eukaryonter Gene ist das Vorkommen von DNA-Sequenzen, die trotz großer Entfernung vom Promotor (>200 bp) die Transkription beeinflussen können. Solche Elemente werden als **Enhancer** bzw. **Silencer** bezeichnet. Die Elemente können in Introns oder auch in 3'- bzw. 5'-Richtung einer kodierenden Sequenz liegen, die Orientierung der Basensequenz relativ zum Transkriptionsstart ist ebenfalls variabel. Manche Enhancer sind in allen Geweben aktiv, andere beeinflussen die Genexpression nur in bestimmten Geweben oder Zellen.

6.2 Strukturmotive von Transkriptionsfaktoren

Initiationskomplex. Unter den drei eukaryonten RNA-Polymerasen transkribiert nur die RNA-Polymerase II Gene, die für Proteine kodieren. Die RNA-Polymerase II ist Bestandteil des basalen Transkriptionskomplexes, zu dem zusätzlich noch weitere basale oder generelle Transkriptionsfaktoren gehören, die unter der Bezeichnung **TFII** (Transkriptionsfaktor II) zusammengefasst und mit Großbuchstaben weiter differenziert werden. Der Komplex von generellen Proteinfaktoren mit der Polymerase II, der für eine basale Transkription erforderlich ist, wird auch als Initiationskomplex bezeichnet. Der „minimale Initiationskomplex" besteht aus den Faktoren TFIID, TFIIB, TFIIF und der RNA-Polymerase II. TFIID enthält neben weiteren Proteinen TBP, das eigentliche TATA-Box-bindende

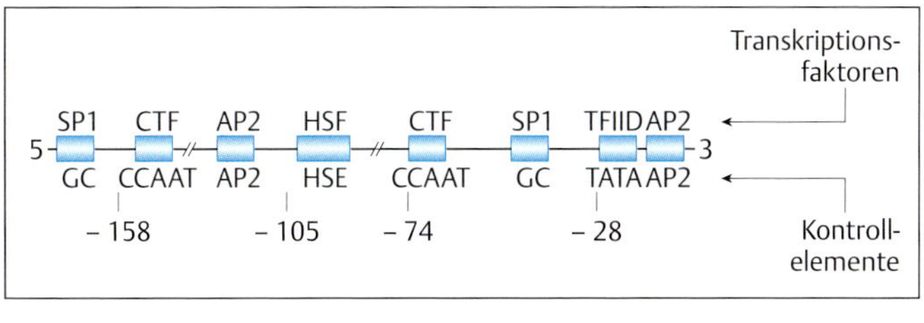

Abb. 6.**1** Kontrollelemente der Transkription im Promotor des menschlichen *HSPA4*-Gens. Die an die Kontrollelemente bindenden Faktoren sind in der oberen Zeile angegeben (Quelle: Latchman 1995).

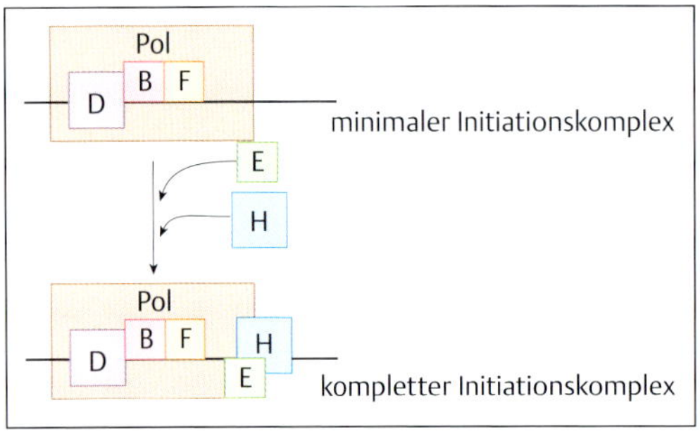

Abb. 6.**2** Modell des Transkriptions-Initiationskomplexes. Pol: RNA-Polymerase II. Die mit Buchstaben bezeichneten Proteine gehören zur Gruppe der TFII-Faktoren (z. B. TFIID, TFIIB etc.).

Protein (TBP: TATA-box binding Protein). Aus dem DNA-gebundenen minimalen Initiationskomplex entsteht durch Anlagerung der Faktoren TFIIE und TFIIH der vollständige Initiationskomplex (Latchman 2007; Sims et al. 2004) (Abb. 6.**2**).

Der Initiationskomplex alleine erreicht nur ein geringes basales Transkriptionsniveau. Für eine effektive Transkription sind Transkriptionsfaktoren erforderlich, die an DNA-Motive in 5'-Richtung der TATA-Box oder an weiter entfernte Enhancer-Elemente binden und die Stabilität bzw. Aktivität des basalen Transkriptionskomplexes fördern. Andere an die DNA gebundene Proteine hemmen die Transkription. Man schätzt, dass das menschliche Genom für ungefähr 200 verschiedene Transkriptionsfaktoren kodiert. Manche Transkriptionsfaktoren bilden Heterodimere, die je nach Zusammensetzung an unterschiedliche DNA-Sequenzen binden. Die Transkription kann ferner davon abhängen, dass Transkriptionsfaktoren, die an benachbarte DNA-Sequenzmotive binden, miteinander kommunizieren. Die Anzahl der Kombinationsmöglichkeiten verschiedener regulatorischer DNA-Motive mit verschiedenen Transkriptionsfaktoren ist nahezu unbegrenzt. Wahrscheinlich wird kein menschliches Gen über identische Kombinationen reguliert.

Fehlregulation des Transkriptoms. Die mit DNA-Arrays erzielten Ergebnisse belegen, dass die Gesamtheit der transkribierten RNAs (Transkriptom) in menschlichen Tumoren einer tief greifenden Fehlregulation unterliegt. Wegen der hohen Komplexität transkriptioneller Netzwerke ist es oft nicht möglich, die Ursachen der Fehlregulation zu identifizieren. Prinzipiell kann die Regulation „bottom up" oder „top down" verändert sein:

- Beispiel für eine Bottom-up-Störung wäre die Mutation eines Gens, das für einen Transkriptionsfaktor kodiert.
- Die Aktivierung einer Signalkaskade durch einen veränderten Zellmembranrezeptor wäre ein Beispiel für eine Top-down-Störung der Transkription.

Um die Prinzipien der transkriptionellen Fehlregulation in Tumorzellen darzustellen, werden in diesem Kapitel zunächst die Strukturmotive von Transkriptionsfaktoren vorgestellt, die in Tumoren mutiert sein können. Da die Wirkung von Transkriptionsfaktoren eng mit dem Zustand des Chromatins zusammenhängt, werden dann die Prinzipien der Regulation des Chromatins erläutert. Im weiteren Verlauf wird auf solche Transkriptionsfaktoren eingegangen, deren kodierende Gene in Tumoren mutiert sind. Anschließend wird die Wirkung regulatorischer RNA-Moleküle dargestellt. Es folgt die Diskussion transkriptioneller Netzwerke. Zum Abschluss werden diagnostische und therapeutische Anwendungen erläutert.

6.2.1 Homöodomän-Proteine

Homöotische Gene sind zentrale Kontrollgene, die die Morphogenese im Verlauf der Embryonalentwicklung und die somatische Differenzierung von Stammzellen regulieren. Homöotische Gene des Menschen besitzen ein 180 bp langes Sequenzmotiv, das zu der sogenannten **Homöobox** homolog ist, die zuerst in der Fruchtfliege (*Drosophila melanogaster*) beschrieben wurde. Die Homöobox kommt in allen mehrzelligen Organismen vom Schwamm bis zum Menschen vor. Diese strukturelle Konservierung im Verlauf der Evolution belegt die Bedeutung der Homöobox für die Organisation vielzelliger Organismen.

Die Homöobox kodiert für ein Proteinmotiv, das aus drei (manchmal vier) Helices besteht. Helix 1 und 2, die durch ein Hexapeptid miteinander verbunden sind, liegen antiparallel zueinander in einem annähernd rechten Winkel auf Helix 3. Helix 3 fügt sich in die große Furche der DNA ein und ermöglicht so die Erkennung einer spezifischen Basensequenz. Helix 2 und 3 sind durch eine β-Schleife (engl. β-turn) miteinander verbunden. Das Motiv aus Helix 2, β-Schleife und Helix 3 wird als **HTH-Motiv** (HTH: Helix-Turn-Helix) bezeichnet (Hirsch u. Aggarwal 1995; Latchman 2007) (Abb. 6.**3**).

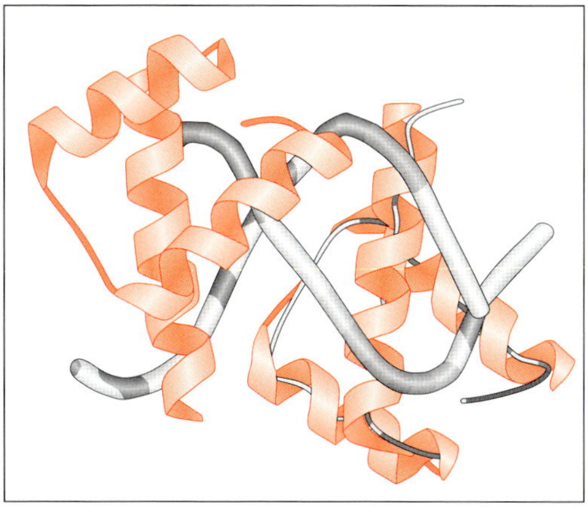

Abb. 6.**3** Tandemartige Interaktion der Homöodomänen des Transkriptionsfaktors eve mit der DNA. Die Erkennungshelix der beiden Homöodomänen liegt in der großen Furche der DNA. Die Erkennungshelix wird durch die beiden anderen Helices stabilisiert (Quelle: Hirsch u. Aggarwal 1995).

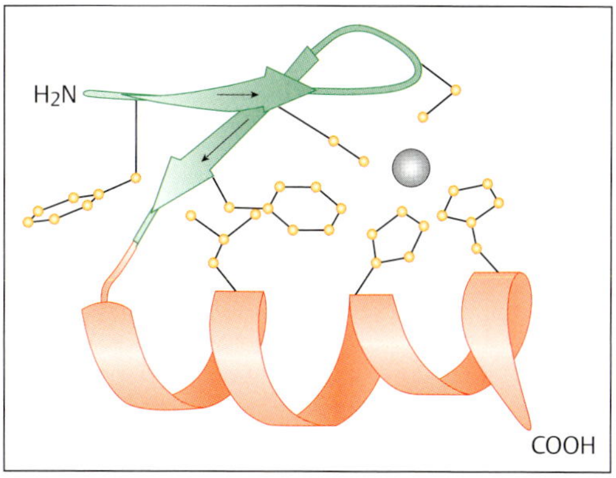

Abb. 6.**4** Diagramm des ββα-Motivs vom zweiten Finger des Zif268-Transkriptionsfaktors. Zwei antiparallele β-Faltblätter (Pfeile oben) bilden mit einer benachbarten α-Helix (unten) eine kompakte Struktur. Zink (Kugel) koordiniert die Struktur über konservierte Histidin- und Cysteinreste (Quelle: Wolfe et al. 2000). Zif: Zinkfingerprotein

6.2.2 Zinkfinger-Motive

Aufgrund von Unterschieden in Struktur und Mechanismus der DNA-Bindung lassen sich zwei unterschiedliche Zinkfinger-Motive unterscheiden:

- Im **„Zwei-Cystein-Zwei-Histidin"-Zinkfinger-Motiv** koordinieren zwei invariante Histidin- und zwei invariante Cysteinreste ein Zinkion (Wolfe et al. 2000). Die Konsensussequenz eines einzelnen Fingers lautet (Phe/Tyr)-X-Cys-X_{2-5}-Cys-X_3-(Phe/Tyr)-X_5-ψ-X_2-His-X_{3-5}-His
  In der dargestellten Sequenz steht X für eine beliebige Aminosäure und ψ für eine hydrophobe Aminosäure. Die beiden Cysteinreste liegen in zwei antiparallelen β-Faltblättern, die beiden Histidinreste in einer α-helikalen Struktur. Funktion des Zinkions ist es, die Assoziation der beiden antiparallelen β-Faltblätter miteinander und deren Assoziation mit der α-Helix zu stabilisieren (Wolfe et al. 2000) (Abb. 6.**4**). Die α-Helix liegt in der großen Furche der DNA. In Transkriptionsfaktoren kommen immer mehrere Kopien dieses Zinkfinger-Motivs vor. Der Transkriptionsfaktor SP1 enthält beispielsweise drei, der Faktor TDF 13 Kopien des Motivs. Man nimmt an, dass die jeweiligen Zinkfinger in benachbarten großen Furchen der DNA liegen.
- Das **„Vier-Cystein-Zinkfinger-Motiv"** ist das typische DNA-Bindungsmotiv nukleärer Hormonrezeptoren. Es unterscheidet sich formal vom vorherigen Motiv dadurch, dass vier Cysteinreste in der Konfiguration eines Tetraeders an das Zinkatom binden (Claessens u. Gewirth 2004; Moehren et al. 2004) (Abb. 6.**5**). Die Konsensussequenz des Vier-Cystein-Motivs lautet Cys-X_2-Cys-X_{13}-Cys-X_2-Cys.
  Prominenteste Beispiele für Transkriptionsfaktoren mit diesem Motiv sind die Rezeptoren der Steroidhormon-Schilddrüsenhormon-Retinsäure-Familie. In jedem Rezeptor finden sich jeweils zwei Zinkfinger. Die beiden Zinkfinger bilden eine einheitliche Struktur von zwei um 90° gegeneinander verdrehten α-Helices, wobei die Zinkatome die Struktur stabilisieren. Transkriptionsfaktoren der Steroidhormon-Rezeptorfamilie binden als Dimere an palindromische Erken-

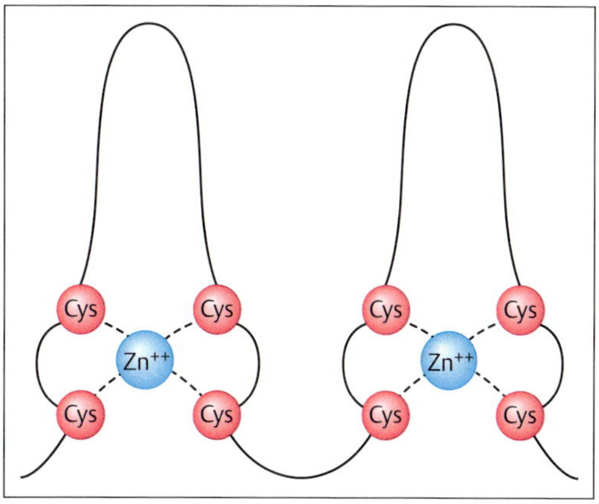

Abb. 6.**5** Schematische Struktur des Cys_4-Zinkfinger-Motivs.

nungssequenzen der DNA. Für die Assoziation der beiden Rezeptormonomere ist eine Region zwischen den beiden α-Helices verantwortlich.

6.2.3 Leucin-Zipper, Helix-Loop-Helix und basische DNA-Bindungsdomänen

Leucin-Zipper. Eine große Gruppe von Transkriptionsfaktoren trägt Leucinreste an konservierten Positionen. Die Leucinreste sind Bestandteil einer α-Helix, wobei sich in jeder zweiten Drehung der Helix auf der gleichen Seite ein konservierter Leucinrest befindet. Die langen Seitenketten der Leucinreste ragen aus der Helix heraus und assoziieren über hydrophobe Wechselwirkungen mit den Leucinresten einer anderen Helix. Durch diese reißverschlussartige Verbindung (engl. zipper) können sich zwei monomere Proteine zu einem Homo- oder Heterodimer zusammenlagern (Abb. 6.**6**). Die beiden parallel angeordneten α-Helices sind umeinander gewunden und bilden so ein **„coiled coil"**-Motiv, wie es auch in Faserproteinen (beispielsweise in Keratinen) gefunden wird. Das Motiv wird im Folgenden mit ZIP abgekürzt. Das Leucin-Zipper-Motiv ist zwar essenziell für die DNA-Bindung, es assoziiert selbst jedoch nicht mit der DNA. Die DNA-Bindung geschieht vielmehr durch eine dem Leucin-Zipper benachbarte basische DNA-Bindungsdomäne. Der Leucin-Zipper vermittelt somit die Assoziation der Monomere, wodurch eine korrekte Positionierung der beiden basischen DNA-Bindungsdomänen in dem dimeren Molekül ermöglicht wird.

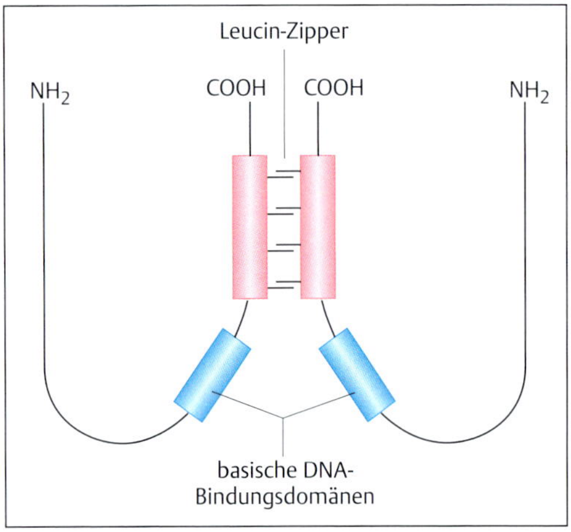

Abb. 6.**6** Assoziation der Monomere von Transkriptionsfaktoren mit basischen DNA-Bindungsdomänen über Leucin-Zipper.

Helix-Loop-Helix (HLH). Neben dem Leucin-Zipper kann eine Dimerisierung von Transkriptionsfaktoren auch durch das HLH-Motiv vermittelt werden. Dieses Motiv ist nicht mit dem zuvor beschriebenen HTH-Motiv von Homöodomän-Proteinen zu verwechseln. Das HLH-Motiv ist durch zwei kurze am-

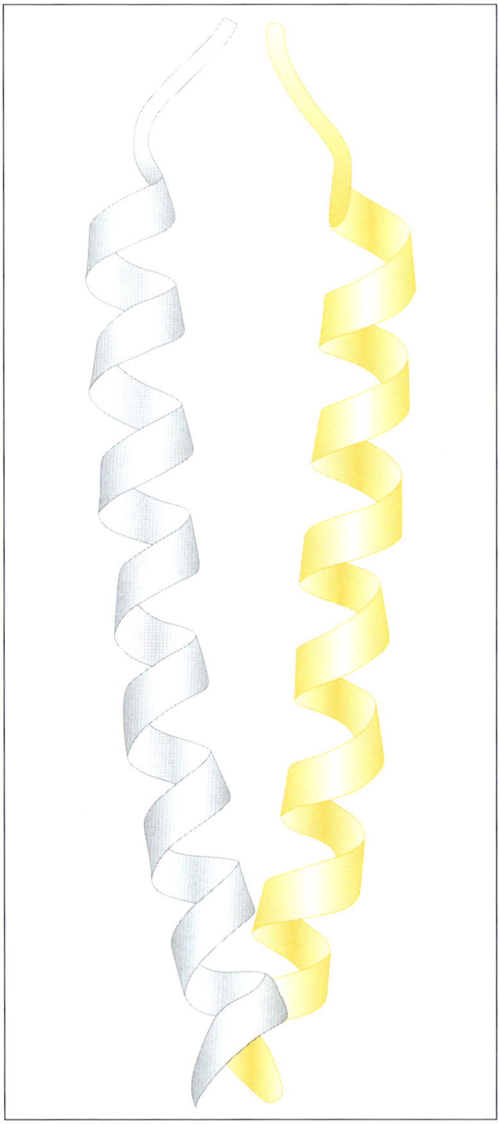

Abb. 6.**7** Bänder (engl. ribbon)-Diagramm des MYC-MAX-Leucin-Zippers. Die Bänder stellen das Grundgerüst von MYC (grau) und MAX (gelb) dar (Quelle: Lavigne et al. 1998).

phipathische Helices gekennzeichnet, die in jeder dritten oder vierten Position eine hydrophobe Aminosäure aufweisen (Lavigne et al. 1998). Die spezifische DNA-Bindung geschieht über basische Domänen, die zu denjenigen von Faktoren mit Leucin-Zipper homolog sind. In Abb. 6.**7** ist das Bänder-Diagramm des Heterodimers der beiden Transkriptionsfaktoren MYC und MAX dargestellt.

Transkriptionsfaktoren mit basischen DNA-Erkennungsmotiven sind nur als Dimere aktiv. Aus der Dimerisierung verschiedener Untereinheiten ergeben sich komplexe Regulationsmöglichkeiten.

In den nachfolgenden Abkürzungen wird die basische DNA-Bindungsdomäne mit einem kleinen „**b**" bezeichnet und den Abkürzungen für die Dimerisierungsmotive vorangestellt (bZIP, bHLH).

6.2.4 Weitere Strukturmotive von Transkriptionsfaktoren

Neben den beschriebenen gibt es weitere Transkriptionsfaktoren, deren Struktur keines der vorgenannten Motive aufweist. Prominentes Beispiel ist p53, dessen DNA-Bindungsmotive bisher in keinem anderen Protein gefunden wurden. Das cysteinreiche LIM-Motiv weist eine Zinkfinger-ähnliche Struktur auf. Die Bezeichnung „LIM" leitet sich von den Faktoren ab, in denen dieses Motiv zuerst beschrieben wurde (LIN-11, ISL1, MEC-3). Einige Faktoren enthalten ein DNA-Bindungsmotiv, das erstmals im *Drosophila*-Protein „Forkhead" gefunden wurde. Ein weiteres Motiv findet sich in ETS- und weiteren Transkriptionsfaktoren. Ein Motiv, das in Fusionsproteinen vorkommt, ist das sogenannte „AT-hook"-Motiv. AT-hooks sind Sequenzmotive, die die sequenzunabhängige Bindung von Proteinen an die kleine Furche der DNA vermitteln. AT-hook-Motive wurden zuerst in HMG-Proteinen (HMG: High Mobility Group) beschrieben, die an der Modellierung des Chromatins beteiligt sind (Fusco u. Fedele 2007). Schließlich gibt es noch andere Faktoren wie beispielsweise AP2 und CAAT-bindende Faktoren mit einer Struktur, die keinem der vorgenannten Motive ähnelt (Latchman 2007).

6.2.5 Transkriptionsregulierende Domänen von Transkriptionsfaktoren

Für die DNA-Bindung der Transkriptionsfaktoren sind DNA-Bindungsdomänen und bei Dimeren oder Oligomeren entsprechende Oligomerisierungsdomänen Voraussetzung. Für die Beeinflussung der Transkription ist zusätzlich die Interaktion der Faktoren mit Bestandteilen des Transkriptionsapparats erforderlich. Die Interaktion kann direkt über Bindung an die RNA-Polymerase II oder indirekt über andere Transkriptionsfaktoren des Transkriptionskomplexes erfolgen. Es ist auch eine indirekte Interaktion über weitere Proteinfaktoren möglich, die nicht an DNA binden. Diese Proteinfaktoren besitzen Domänen, die die Transkription positiv (Koaktivatoren) oder negativ (Korepressoren) beeinflussen können. **Koaktivatoren** und **Korepressoren** regulieren über direkte oder indirekte Modifikation von Histonen die Struktur des Chromatins und damit auch die Transkription.

6.3 Chromatin

Die Transkription von Genen hängt nicht nur von Sequenzmotiven der DNA, sondern auch von der Struktur des Chromatins und der Methylierung von Cytosinen ab. Wenn Modifikationen des Chromatins bzw. das Methylierungsmuster der DNA von der Mutter- auf die Tochterzellen übertragen werden, spricht man von **epigenetischer Vererbung**. Der Begriff **Epigenetik** bezeichnet auch in einem weniger engen Zusammenhang Modifikationen von Chromatin und DNA, die sich auf die Transkription auswirken.

6.3.1 Struktur des Chromatins

Unter bestimmten experimentellen Bedingungen lässt sich Chromatin so aufbrechen, dass die Struktur im Elektronenmikroskop wie eine Kette aufgereihter Perlen erscheint. Die Perlen entsprechen hierbei der kleinsten Struktureinheit des Chromatins, den **Nukleosomen**. In der Kette sind Nukleosomen durch den DNA-Doppelstrang verbunden. Nukleosomen bestehen aus den Histonproteinen H2A, H2B, H3 und H4 sowie doppelsträngiger DNA. Jeweils zwei der **Histone** H2A, H2B, H3 und H4 lagern sich zu einem oktameren Komplex zusammen, um den sich die DNA in einer Länge von 150 bp windet (Abb. 6.**8**). Im Chromatin lagert sich diese Grundstruktur zu einer Struktur höherer Ordnung zusammen.

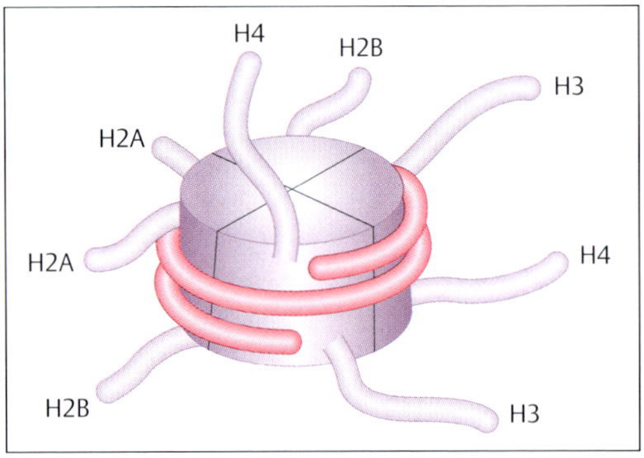

Abb. 6.**8** N-terminale Enden der Histone des Nukleosomenkerns.

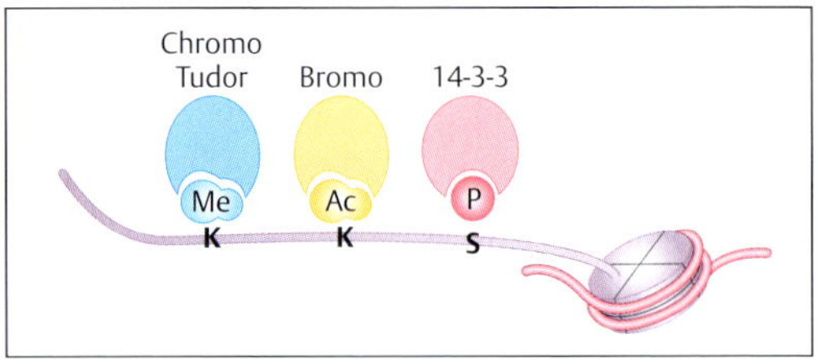

Abb. 6.**10** Proteindomänen, die an Histonmodifikationen binden. Me: Methylrest; Ac: Acetylrest; P: Phosphatrest (Quelle: Kouzarides 2007)

6.3.2 Histone

Aufbau. Histone bestehen aus einem globulären Anteil, der für die Assoziation mit der DNA und die Organisation des oktameren Komplexes verantwortlich ist. Der N-terminale Anteil ist unstrukturiert und ragt aus der kompakten Nukleosomenstruktur heraus. An diesem Teil der Histone finden ausgiebige posttranslationale Modifikationen statt (Abb. 6.**9**), die interne Chromatinkontake unterbrechen oder Nichthistonproteine rekrutieren (Kouzarides 2007) (Abb. 6.**10**). Die posttranslationalen Modifikationen und assoziierte Proteine beeinflussen die Struktur des Chromatins und damit fundamentale Prozesse wie Transkription, DNA-Reparatur und DNA-Replikation. In Tab. 6.**2** sind diese Funktionen den unterschiedlichen posttranslationalen Modifikationen der Histone zugeordnet.

Phosphorylierungen an Serin- und Threoninresten. Diese Phosphorylierungen spielen vor allem bei DNA-Reparaturprozessen und bei der Kondensation des Chromatins zu Chromosomen eine wichtige Rolle. Im Zentrum dieser Prozesse stehen Faktoren, die die Nukleosomen remodellieren (Nucleosome remodelling Factors, NURFs). Über die Beeinflussung der Transkription durch Histonphosphorylierung ist wenig bekannt. Phosphoserinreste binden 14-3-3-Proteine, die in der Signaltransduktion von Rezeptoren der Zellmembran wichtige Funktionen ausüben. Möglicherweise wirken diese Proteine über die Bindung an Chromatin direkt auf die Genaktivität (Bernstein et al. 2007).

Acetylierung und Methylierung. Für die Entstehung und Progression maligner Tumoren sind Acetylierung und Methylierung der Histone von besonderer Bedeutung. Durch Acetylierung von Lysinresten wird die positive Ladung der basischen Lysinreste neutralisiert. Hierdurch wird das Chromatin entfaltet, und die Transkription wird aktiviert. Die Entfernung von Acetylresten führt umgekehrt zur Kompaktierung des Chromatins und bewirkt eine Repression der Transkription. Die Acetylierung wird von Histon-Acetyltransferasen (HATs), die Deacetylierung von Histon-Deacetylasen (HDACs) katalysiert. In beiden Enzymklassen gehören die betreffenden Enzyme drei unterschiedlichen Familien an (Kouzarides 2007).

In Histonen können Lysin- und Argininreste methyliert sein, die bis zu drei Methylreste tragen können (Tab. 6.**2**). Die Methylierung von Lysinresten spielt bei der Regulation von Stammzelleigenschaften und der initialen Entscheidung über Differenzierungswege (engl. fate decisions) eine wichtige Rolle. Bestimmte Histone sind an spezifischen Ly-

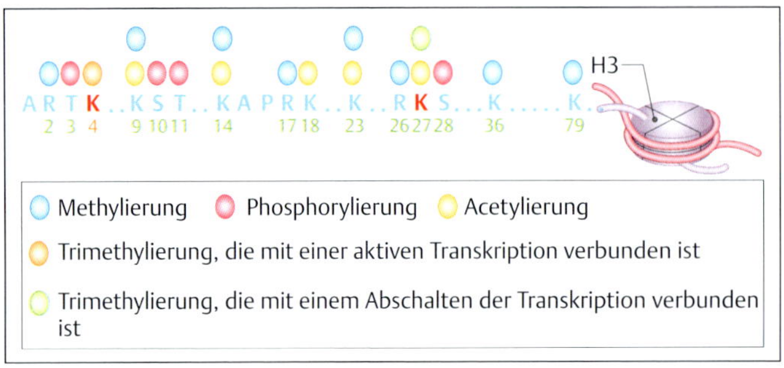

Abb. 6.**9** Modifikationen von Aminosäuren der N-terminalen Enden von Histon 3 (Quelle: Bernstein et al. 2007).

Tabelle 6.**2** Histon-Modifikationen (Quelle: Kouzarides 2007).

Chromatinmodifikationen	modifizierte Aminosäuren	regulierte Funktionen
Acetylierung	**K**-ac	Transkription, Reparatur, Replikation, Kondensation
Methylierung (Lysin)	**K**-me1 **K**-me2 **K**-me3	Transkription, Reparatur
Methylierung (Arginin)	**R**-me1 **R**-me2a **R**-me2s	Transkription
Phosphorylierung	**S**-ph **T**-ph	Transkription, Reparatur, Kondensation
Ubiquitinierung	**K**-ub	Transkription , Reparatur
Sumoylierung	**K**-su	Transkription
ADP-Ribosylierung	**E**-ar	Transkription
Deiminierung	**R>Cit**	Transkription
Prolin-Isomerisierung	**P-cis>P-trans**	Transkription

a: asymmetrisch; s: symmetrisch; K: Lysin; R: Arginin; S: Serin; T: Threonin; E: Glutamat; P: Prolin.

sinresten methyliert. Sie werden durch die Ziffer des Histons, die Position des Lysinrests im jeweiligen Histon und die Zahl der Methylgruppen bezeichnet. Im Allgemeinen gehen bestimmte Markierungen mit der Aktivierung und andere Markierungen mit der Repression der Transkription einher. Den Monomethylierungen H2BK5me1, H3K9me1, H3K27me1, H3K79me1 und H4K20me1 wird eine fördernde Wirkung auf die Transkription zugeschrieben. Trimethylierungen von Lysinresten des Histons 3 wirken in Position 4 fördernd und in den Positionen 9, 27 und 79 hemmend auf die Transkription (Barski et al. 2007). In Abb. 6.**11** ist die Wirkung von Trimethylierungen des Histons 3 in den Positionen 4 und 27 wiedergegeben.

Rolle der Proteinkomplexe PcG und TrxG bei der Transkription. Die Beeinflussung der Transkription erfolgt über Proteinkomplexe, die von den methylierten Lysinresten rekrutiert werden. Für die Regulation embryonaler, aber auch somatischer Stammzellen sind die Proteine der **Polycombgruppe** (PcG) und der **Trithoraxgruppe** (TrxG) besonders wichtig. Die Bezeichnung Polycomb bezieht sich auf die ersten Mutationen von Proteinen dieser Gruppe, die in *D. melanogaster* beobachtet wurden.

- Proteine der PcG sind essenziell für die Embryonalentwicklung und die Vermehrung von Stammzellen. PcG-Proteine wirken als Transkriptionsrepressoren. Viele der durch die PcG-Proteine reprimierten Gene bestimmen in frühen Phasen der Differenzierung das Schicksal der Zellen im Sinne früher Differenzierungsentscheidungen (engl. cell fate). In menschlichen embryonalen Stammzellen blockieren PcG-Proteine z.B. Transkriptionsfaktoren der HOX-Gruppe, die die Körperachse und die Entwicklung aller drei Keimblätter regulieren, oder der TBX-Familie, die Gastrulation, Organentwicklung und die Ausbildung der Gliedmaßen steuern. Im Verlauf der Differenzierung der embryonalen Stammzelle wird die Blockierung aufgehoben, die Gene werden transkribiert (Lee et al. 2006). In Säugerzellen sind vier Komplexe aus Proteinen der PcG gut charakterisiert, die als PRC 1–4 (PRC: Polycomb repressive Complex) bezeichnet werden. Die PRC-Komplexe 2–4 ent-

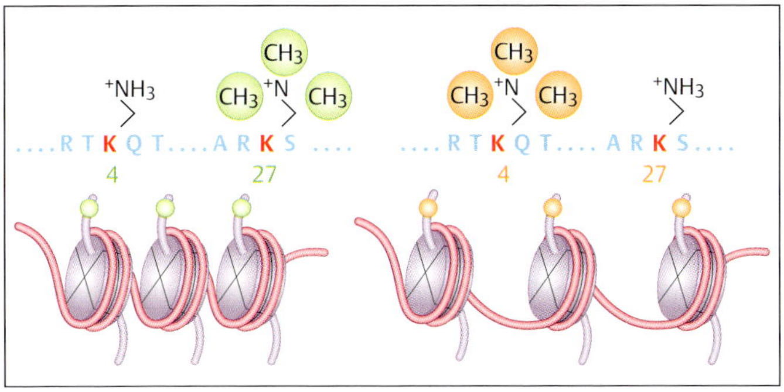

Abb. 6.**11** Methylierung von Histon 3, Chromatinstruktur und Transkription. Die Trimethylierung eines Lysinrests in Position 27 von Histon 3 ist mit einer kondensierten Chromatinstruktur und einer Repression der Transkription verbunden. Umgekehrt geht die Trimethylierung des Lysinrests in Position 4 mit einer offenen Chromatinstruktur und einer aktiven Transkription einher (Quelle: Bernstein et al. 2007).

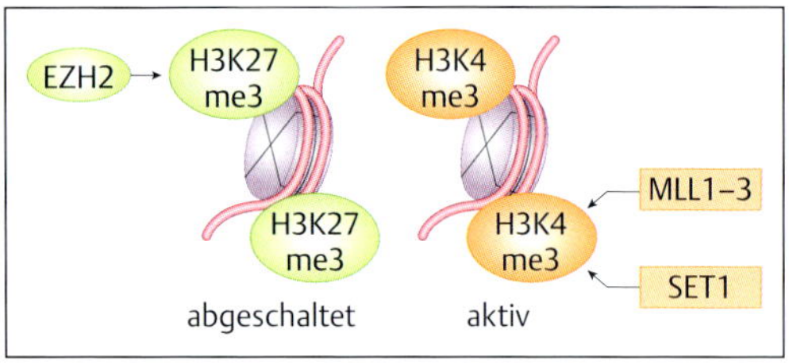

Abb. 6.**12** Wirkung von Proteinen der Polycomb- und Trithoraxgruppen (PcG und TrxG). Die Methyltransferase der PcG (EZH2) und die Methyltransferasen der TrxG (MLL1-3, SET1) deponieren Histonmarkierungen, die komplementäre Rollen bei Abschaltung (Silencing) und Aktivierung von Zielstrukturen des Chromatins spielen (Quelle: Schuettenhuber et al. 2007).

halten das katalytisch aktive Protein EZH2, das den Lysinrest an Position 27 des Histons 3 trimethyliert und so die H3K27me3-Markierung herstellt (Abb. 6.**12**). Für diese Aktivität sind zwei weitere Proteine, SUZ12 und EED, erforderlich. Teil des PRC4-Komplexes ist die Histon-Deacetylase SIRT1; der PRC1-Komplex enthält das eigentliche Pc-Protein (Pc: Polycomb), das über eine Chromodomäne an die Histonmarkierung H3K27me3 bindet (Abb. 6.**13**). Die Bindung des PRC1-Komplexes führt zur Kompaktierung des Chromatins und zur Hemmung der Transkription. Wie später beschrieben wird, sind Stammzelleigenschaften von Tumorzellen eng mit der Funktion von Proteinen der PcG verbunden.

- Proteine der TrxG sind Gegenspieler der PcG-Proteine. Während PcG-Proteine HOX-Gene abschalten, wird deren Transkription durch den Trx-Komplex aktiviert (Abb. 6.**12**). MLL1, ein in Leukämien häufig mutiertes Protein, ist das menschliche Homolog des Trx-Proteins. MLL1 ist eine Histon-Methyltransferase, die den Lysinrest an Position 4 von Histon 3 methyliert. Die H3K4me3-Markierung ist typisch für aktive Promotoren (Schuettengruber et al. 2007).

Die Modifikation von Histonen und damit auch der Aktivitätszustand des Chromatins können von der Mutterzelle auf die Tochterzellen übertragen werden. Man nimmt an, dass die modifizierten Nukleosomen zufällig auf die beiden Tochterstränge der DNA verteilt werden. Durch die Histon-Markierungen werden enzymatisch aktive Proteinkomplexe rekrutiert, die die neu hinzugekommenen Histone entsprechend den von der Mutterzelle übernommenen Markierungen modifizieren. Die durch die Pc-Proteine vermittelte Repression kann sehr stabil sein, in Vertebraten bis zu 100 Jahre und in einer amerikanischen Kiefernart sogar bis zu 2000 Jahre. Dennoch ist die Repression nicht unumkehrbar. Im Jahr 2007 konnten zwei Histon-H3K27-Demethylasen identifiziert werden (UTX und JMJD3) (Abb. 6.**14**). Die Existenz dieser Enzyme ist nur schwer mit einer dauerhaften epigenetischen Vererbung zu vereinbaren. Man hat daher vorgeschlagen, dass das epigenetische „Gedächtnis" ein bi- oder multistabiles System ist. Ein solches System kann unter identischen externen Bedingungen in zwei oder mehr unterschiedlichen Zuständen vorkommen. Ein multistabiles System kann in einem neu erworbenen Zustand verbleiben, auch wenn die äußere Ursache für diesen Zustand nicht mehr vorhanden ist (Swigut u. Wysocka 2007). Diese Fähigkeit wird als **Hysterese** (altgriech., Defizienz) bezeichnet.

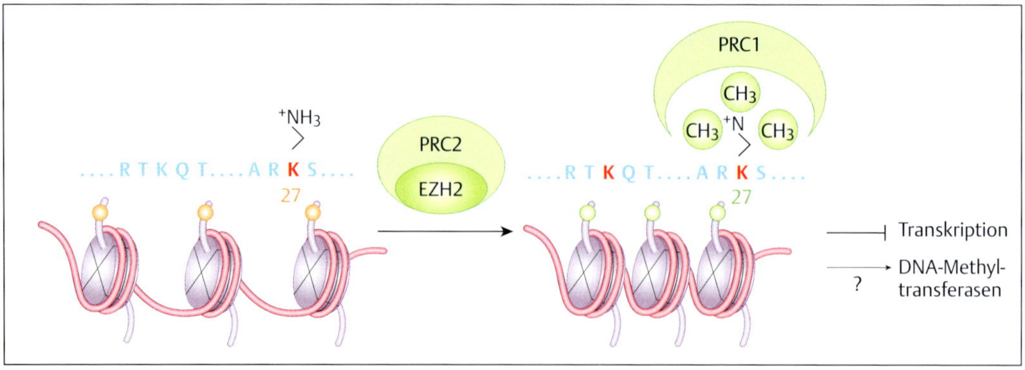

Abb. 6.**13** EZH2, die katalytisch aktive Komponente des PRC2-Komplexes, trimethyliert im Histon 3 den Lysinrest in Position 27. An den trimethylierten Lysinrest bindet der PRC1-Komplex. Dies geht mit einer Kompaktierung des Chromatins und einer Hemmung der Transkription einher. In Tumoren sind Promotoren von Genen, die durch den PRC1-Komplex reprimiert sind, häufig auch methyliert (Quelle: Bernstein et al. 2007).

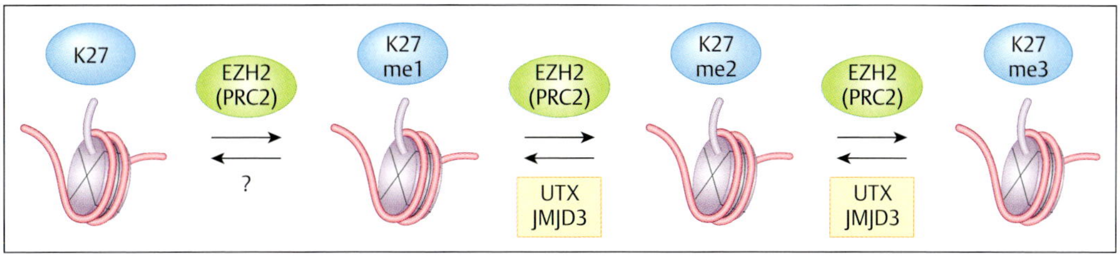

Abb. 6.**14** Demethylierung der H3K27me3-Markierung durch UTX- und JMJD3-Demethylasen. Der enzymatische Bestandteil des Polycomb-Komplexes EZH2 katalysiert die Mono-, Di- und Trimethylierung des Lysinrests in Position 27 von Histon 3 (H3K27). UTX und JMJD3 sind spezifische Di- und Tri-Demethylasen (Quelle: Swigut u. Wysocka 2007).

Koaktivatoren und Korepressoren. Histon-Acetylasen, -Deacetylasen, -Methyltransferasen, -Demethylasen sowie DNA-Methyltransferasen sind Bestandteile großer Proteinkomplexe, die mit Transkriptionsfaktoren assoziieren. Die Assoziation und Aktivität der Proteine wird über Koaktivatoren und Korepressoren reguliert, von denen einige auch selbst enzymatische Aktivität besitzen.

- Wichtige Koaktivatoren sind die Multidomän-Proteine CBP (CREB binding Protein) und p300. CBP ist ein typisches Beispiel für einen Koaktivator mit vielfältigen Interaktionen und Aktivitäten. Das Protein, selbst eine Histon-Acetylase, bindet an Transkriptionsfaktoren sowie an andere Histon-Acetylasen und Koaktivatoren.
- Korepressoren wie SIN3A und SIN3B oder Proteine des nukleären Remodellierungs-Deacetylase-Komplexes (NuRD) rekrutieren Histon-Deacetylasen an den Ort der Bindung. NCOR1 ist ein Beispiel für einen Korepressor nukleärer Rezeptoren aus der Familie der Steroid-Schilddrüsenhormon-Retinsäure-Rezeptoren.

Die Chromatinstruktur wird auch durch Chromatin-Remodellierungskomplexe moduliert, die zuerst in Hefezellen unter der Bezeichnung SWI/SNF beschrieben wurden. Die Proteinkomplexe lösen vorübergehend die Interaktionen zwischen DNA und Histonen und ermöglichen so die Bindung von Transkriptionsfaktoren. Im Menschen kodiert das *SMARCA1*-Gen das Protein eines Komplexes, der dem SWI/SNF-Komplex der Hefe entspricht. Die Bezeichnung SMARCA steht für „SWI/SNF related, Matrix associated, Actin dependent Regulator of Chromatin, Subfamily A".

6.4 DNA-Methylierung

In der DNA von Säugerzellen können Cytosinreste in 5-Position methyliert sein. Die Methylierung wird durch eine Familie von drei Enzymen, den DNA-Methyltransferasen (DNMTs), katalysiert, Donor der Methylgruppe ist S-Adenosyl-Methionin (Abb. 6.**15**). Cytosin-Basen werden nur dann methyliert, wenn sie 5' zu einem Guanosin in einem CpG-Dinu-

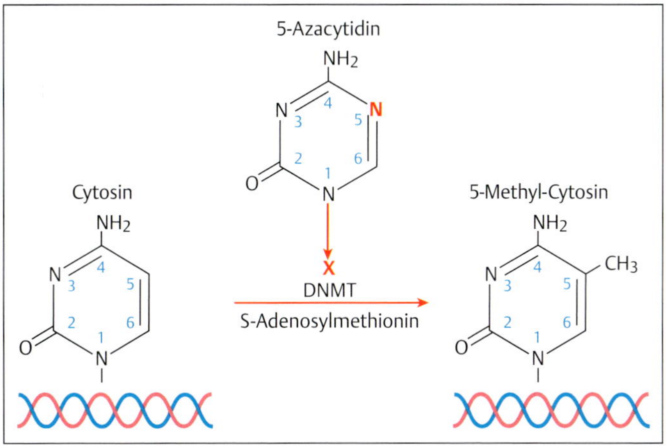

Abb. 6.**15** Methylierung von Cytosin in CpG-Inseln. Cytosin wird durch DNA-Methyltransferasen (DNMTs) in 5-Position methyliert. Das humane Genom kodiert für drei DNA-Methyltransferasen. Die -CH3-Gruppe wird von S-Adenosylmethionin auf Cytosin übertragen. 5-Azacytidin und daraus abgeleitete Verbindungen hemmen die Reaktion (Quelle: Herman u. Baylin 2003).

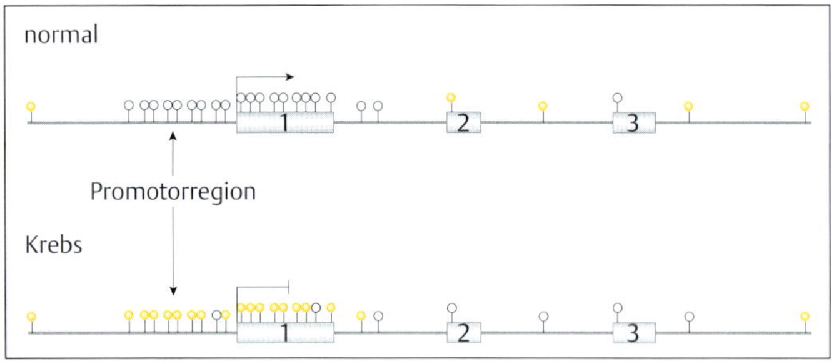

Abb. 6.**16** Unterschiede im DNA-Methylierungsmuster zwischen normalen Zellen und Tumorzellen. Genomweit ist die DNA in Tumorzellen hypomethyliert. In etwa der Hälfte der menschlichen Gene finden sich in der Promotorregion CpG-Inseln. Wenn die Cytosinreste in diesen Regionen methyliert sind, wird das Gen abgeschaltet. Falls der Ausfall des Gens die Tumorentwicklung fördert, handelt es sich um ein Tumorsuppressorgen. Gelbe Kugeln symbolisieren die Methylierung (Quelle: Herman u. Baylin 2003).

kleotid lokalisiert sind. Bezogen auf das gesamte Genom sind CpG-Dinukleotide unterrepräsentiert. Dies ist wahrscheinlich darauf zurückzuführen, dass durch Deaminierung von 5-Methyl-Cytosin die Base Thymin entsteht (siehe Kap. 4, S. 64). Es kommen im Genom allerdings kleinere Regionen von 0,5–4 kb Länge vor, die reich an CpG-Dinukleotiden sind. Diese Regionen werden auch **CpG-Inseln** (engl. CpG Islands) genannt. Im menschlichen Genom liegen die meisten CpG-Inseln proximal von Promotorregionen von etwa der Hälfte der Gene. In normalen Zellen sind die Cytosinreste in diesen Bereichen nicht methyliert, bis auf wenige Ausnahmen. Bei der Frau sind im inaktivierten X-Chromosom viele CpG-Inseln methyliert. Dies führt zur Hemmung der Transkription der entsprechenden Gene (engl. silencing). Methylierung von CpG-Inseln ist auch verantwortlich für die spezifische Inaktivierung alleler Gene, die entweder vom Vater oder von der Mutter vererbt wurden. Dieses Phänomen wird als **Imprinting** bezeichnet. Die Methylierung von Cytosinen außerhalb von CpG-Inseln kann die unerwünschte Transkription von repetitiven DNA-Sequenzen und inserierten viralen Sequenzen verhindern. Im Genom von Tumorzellen ist die Methylierung der DNA insgesamt vermindert. Einzelne CpG-Inseln in Promotorregionen des Tumorgenoms sind hingegen häufig methyliert (Jones u. Baylin 2002) (Abb. 6.**16**).

Der Abschaltung der Transkription durch die methylierten Promotorsequenzen können verschiedene Mechanismen zugrunde liegen. Durch Methylierung kann die Erkennungssequenz für Transkriptionsfaktoren verändert und damit auch deren Bindung an die DNA unterbunden werden. Eine andere Möglichkeit besteht darin, dass methylierte Cytosinreste mit speziellen Bindungsproteinen interagieren (MBPs, Methyl-Cytosin binding Proteins). MBPs verhindern die Bindung von Transkriptionsfaktoren, die die Transkription normalerweise regulieren. Zudem können sie Korepressoren rekrutieren und auf diese Weise das Gen abschalten (Jones u. Baylin 2002).

Die Methylierung der DNA wird von der Mutter- auf die beiden Tochterzellen übertragen. Dies wird durch die DNA-Methyltransferase 1 vermittelt, die hemimethylierte CpG-Dinukleotide erkennt und den neu synthetisierten DNA-Strang an den entsprechenden Positionen methyliert (Bernstein et al. 2007).

6.5 Struktur- und Funktionsveränderungen von Transkriptionsfaktoren in Tumoren

Gene, die für Transkriptionsfaktoren kodieren, sind in menschlichen Tumoren häufig mutiert. Die Art der Mutation unterscheidet sich je nach Tumorart. In Leukämien, Lymphomen und Sarkomen dominieren Translokationen. In Tab. 6.**3** und Tab. 6.**4** sind die häufigsten chromosomalen Rearrangements von Transkriptionsfaktorgenen bei akuten myeloischen und lymphatischen Leukämien wiedergegeben. In soliden Tumoren wurden bislang vor allem Punkmutationen beschrieben. Allerdings ist es in soliden Tumoren experimentell schwierig, unter den vielen chromosomalen Rearrangements solche zu identifizieren, die bei der Tumorbildung eine Rolle spielen. Möglicherweise sind aus diesem Grund bisher nur wenige kausal wirkende Translokationen in soliden Tumoren bekannt.

Tabelle 6.**3** Kontrollgene der Transkription, die bei akuten myeloischen Leukämien rearrangiert sind.

Rearrangement	Gen(e)	DNA-Bindungsmotiv*
t(8;21)(q22;q22)	*RUNX1-RUNX1T1*	„Runt"-Homologie (RUNX1)
inv(16)(p13;q22)	*CBFB-MYHII*	Interaktion von CBFβ mit RUNX1
t(15;17)(q21;q21)	*PML-RARA*	Zinkfinger (RARα)
t(11;17)(q23;q21)	*PLZF-RARA*	Zinkfinger (RARα)
t(5;17)(q32;q12)	*NPM-RARA*	Zinkfinger (RARα)
t(16;21)(p11;q22)	*FUS-ERG*	ETS-ähnlich (ERG)
t(12;22)(p13;q11)	*ETV6-MN1*	ETS-ähnlich (ETV6)

* Zuordnung des DNA-Bindungsmotivs in Klammern.

Tabelle 6.**4** Kontrollgene der Transkription, die bei akuten lymphatischen Leukämien und Burkitt-Lymphomen rearrangiert sind.

Erkrankung	Rearrangement	Gen(e)	genomische Veränderung	Strukturmotiv*
B-Zell-ALL, Burkitt-Lymphom	t(8;14)(q24;q32)	*MYC*	Integration in IGH@-Locus	bHLHZIP
	t(2;8)(p12;q24)	*MYC*	Integration in IGK@-Locus	bHLHZIP
	t(8;22)(q24;q11)	*MYC*	Integration in IGL@-Locus	bHLHZIP
B-Vorläufer-ALL	t(1;19)(q23;p13)	*TCF3-PBX1*	Genfusion	Homöodomäne (PBX1)
	t(17;19)(q22;p13)	*TCF3-HLF*	Genfusion	bZIP (HLF)
	t(12;21)(p13;q22)	*ETV6-RUNX1*	Genfusion	„Runt"-Homologie (AML1)
	dic(9;12)(p13;p13)	*PAX5-ETV6*	Genfusion	„paired box" (PAX5), bHLH, ETS-ähnlich (ETV6)
		PAX5	Deletionen	„paired box" (PAX5)
B-Zell-NHL	t(9;14)(p13;q32)	*PAX5*	Integration in IGH@-Locus	„paired box"
T-Zell-ALL	t(18;14)(q24;q11)	*MYC*	Integration in TRA@-Locus	bHLHZIP
	t(1;14)(p32;q11)	*TAL1*	Integration in TRA@/TRD@-Locus	bHLH
	t(11;14)(p13;q11)	*LMO2*	Integration in TRA@/TRD@-Locus	cysteinreich
	t(7;11)(q35;p13)	*LMO2*	Integration in TRB@-Locus	cysteinreich
	t(10;14)(q24;q11)	*TLX1*	Integration in TRA@/TRD@-Locus	Homöodomäne
	t(7;10)(q35;q24)	*TLX1*	Integration in TRB@-Locus	Homöodomäne

ALL: akute lymphatische Leukämie; bHLH: basische Region+Helix-Loop-Helix-Motiv; bHLHZIP: bHLH+Leucin-Zipper (ZIP)-Motiv; NHL: Non-Hodgkin-Lymphom

* Zuordnung des Strukturmotivs zum Fusionspartner in Klammern (Quelle: Look 1998).

6.5.1 Retinsäurerezeptor-Fusionsproteine bei akuter promyelozytärer Leukämie (APL, FAB M3)

Die natürlich vorkommenden Retinsäureisomere 13-*cis*-Retinsäure und all-trans-Retinsäure (All-trans retinoic Acid, ATRA) beeinflussen Prozesse der Morphogenese und Differenzierung. Im Verlauf der Embryonalentwicklung kann Retinsäure alle morphogenetischen Stufen der Extremitätenentwicklung von Vertebraten aktivieren; im Rahmen der Blutbildung fördert Retinsäure die Differenzierung von myeloischen Zelllinien und myeloischen Progenitorzellen. Die Wirkung von Retinsäure wird über die Retinsäurerezeptoren α, β und γ (RARα, RARβ, RARγ) vermittelt, die zur Familie der Steroid-Schilddrüsenhormon-Rezeptoren gehören. RARs bilden Heterodimere mit den Retinoid-Rezeptoren RXRα, RXRβ und RXRγ. All-*trans*-Retinsäure bindet nur an RARs, während das Isomer 9-*cis*-Retinsäure auch an RXRs bindet. In Abwesenheit von Liganden reprimieren Retinsäurerezeptoren über die Bindung an Retinsäure-Antwortelemente (Retinoic Acid Response Elements, RARE) der DNA die Transkription. Die Hemmung der Transkription wird durch verschiedene Proteinkomplexe vermittelt bzw. verstärkt. Für RARα ist die Assoziation mit dem nukleären Korepressor NCoR und einer Histon-Deacetylase nachgewiesen. In Anwesenheit von Retinsäure dissoziiert dieser Komplex, es werden Histon-Acetylasen gebunden, und das Chromatin dekondensiert (Di Croce 2005). Dies geht mit einer Bindung der H3K27-Demethylase UTX an die entsprechenden Promotoren einher.

Akute promyelozytäre Leukämien (APL; M3 nach der French-American-British-Nomenklatur=FAB) sind durch Akkumulation hämatopoetischer Vorläuferzellen gekennzeichnet, deren weitere Differenzierung auf der Ebene der Promyelozyten blockiert ist. Bei dieser Leukämieform findet man Translokationen, bei denen häufig das für den Retinsäurerezeptor-α kodierende *RARA*-Gen auf Chromosom 17q betroffen ist. Bei den Translokationspartnern des *RARA*-Gens handelt es sich um die Gene *PML*, *PLZF*, *NUMA*, *NPM* oder *STAT5B*. In mehr als 95 % der Fälle wird die reziproke Translokation t(15;17) gefunden, bei der es zur Fusion von Teilen des *RARA*-Gens mit Sequenzen des auf Chromosom 15q21 kartierten *PML*-Gens (PML: Promyelozytäre Leukämie) kommt. Als Folge dieser Translokation entstehen zwei verschiedene Fusionsproteine, nämlich PML-RARα und RARα-PML. Im PML-RARα-Fusionsprotein sind funktionell wichtige Domänen der beiden Proteine vereint. Von PML sind Zinkfinger- und Leucin-Zipper-Domänen, von RARα sowohl DNA- als auch Ligandenbindungsdomäne im Fusionsprotein erhalten. PML ist der Namensgeber für Substrukturen des Zellkerns, die als „PML-oncogenic Domains (PODs)" oder „nuclear bodies" bezeichnet werden (Zelent et al. 2001).

Der onkogenen Wirkung des PML-RAR-Fusionsproteins liegen verschiedene Mechanismen zugrunde (Hormaeche u. Licht 2007) (Abb. 6.**17**):

- Die Spezifität der DNA-Bindung ist verändert.
- PML besitzt Dimerisierungsdomänen, genau wie andere Translokationspartner von RAR. Die entstehenden Homodimere haben eine höhere Affinität zu Korepressoren und Histon-Deacetylasen.
- Es werden DNA-Methyltransferasen (DNMT1 und DNMT3) und eine reprimierende Histon-Methyltransferase rekrutiert.
- Nach Bindung an die Promotoren der Zielgene assoziiert das PML-RARα-Protein mit dem Polycomb-2/3/4-Komplex. Die zentrale Bedeutung des Polycomb-Komplexes zeigt sich auch darin, dass die Hemmung seiner SUZ12-Komponente in einer APL-Zelllinie zur Differenzierung der Zellen führt. Dieser Effekt ist vergleichbar mit der Wirkung von Retinsäure (Villa et al. 2007). Insgesamt ist somit die repressive Wirkung des PML-RARα-Fusionsproteins im Vergleich zum nicht translozierten RARα verstärkt. Durch pharmakologische Dosen von Retinsäure lässt sich bei Patienten mit der t(15;17) allerdings eine Differenzierung der Promyelocyten und damit auch eine Remission erreichen.

6.5.2 Rearrangements der *RUNX1*- und *CBFB*-Gene bei akuten myeloischen und lymphatischen Leukämien

Das *RUNX1*-Gen (Runt-related Transcription Factor 1; alternative Bezeichnung *AML1*: Acute myeloic Leukemia 1) und das *CBFB*-Gen kodieren für Proteine, die sich zu einem heterodimeren Transkriptionsfaktorkomplex zusammenlagern. Der Komplex wird auch als CBF (Core binding Factor) bezeichnet (Lutterbach u. Hiebert 2000). Für die DNA-Bindung des Heterodimers ist eine Domäne von AML-1 (Produkt des *RUNX1*-Gens) verantwort-

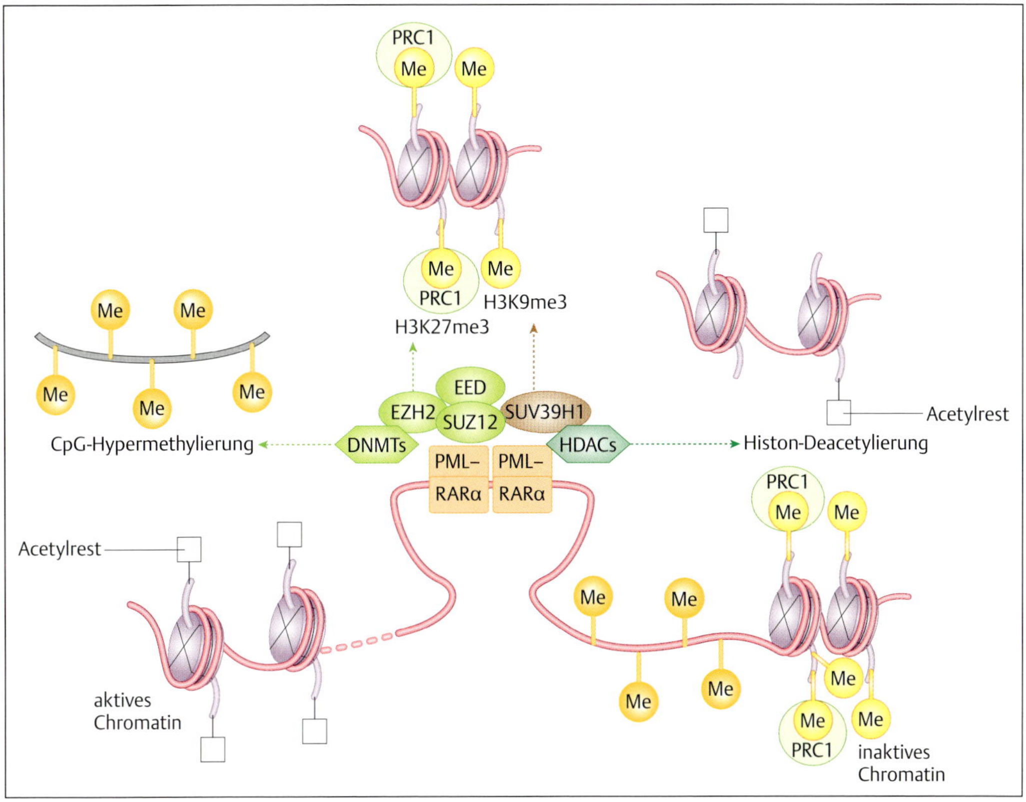

Abb. 6.**17** Epigenetische Mechanismen der Transkriptionshemmung durch das PML-RARα-Fusionsprotein bei akuter promyelozytärer Leukämie. Der PML-Anteil des Fusionsproteins vermittelt dessen Oligomerisierung und die Rekrutierung von Histon-Deacetylasen. Anschließend methyliert EZH2, eine Komponente des PRC2/3/4-Komplexes, H3K27. SUV39H1 methyliert H3K9. Der PRC1-Komplex assoziiert mit DNA-Methyltransferasen, die CpG-Inseln in Promotoren methylieren. Durch Bindung von MBP1 (Methyl CpG binding Protein 1) an methylierte CpG-Inseln werden weitere Repressoren rekrutiert. Insgesamt bewirkt das Fusionsprotein eine tief greifende und dauerhafte Repression der Transkription (Quelle: Hormaeche u. Licht 2007).

lich, die der DNA-Bindungsdomäne des Transkriptionsfaktors „Runt" („Kümmerling") von *D. melanogaster* homolog ist. Die Bindung von AML-1 an das DNA-Sequenzmotiv 5'-PyGTPyGGT-3' wird durch Assoziation mit dem CBF-β-Protein, dem Produkt des *CBFB*-Gens, verstärkt. Die gezielte Ausschaltung der Gene in der Keimbahn von Mäusen zeigte, dass beide Gene für die Entstehung aller Differenzierungslinien der Hämatopoese unentbehrlich sind. Die Gene *RUNX1* (*AML1*) und *CBFB* zählen zu denjenigen Genen, die in Leukämien am häufigsten transloziert und mutiert sind (Abb. 6.**18**). Das häufigste Rearrangement ist die Translokation t(8;21), in deren Folge das *RUNX1-RUNX1T1*-Fusionsgen (alternative Bezeichnung: ETO) entsteht. Weitere Translokationen, die das *RUNX1*-Gen betreffen, sind t(3;21) mit dem *RUNX1-EVI1*-Fusionsgen, t(16;21) mit dem *RUNX1-CBFA2T3*-Fusionsgen und t(12;21) mit dem *ETV6-RUNX1*-Fusionsgen (alternative Bezeichnung: *TEL-RUNX1*-Fusionsgen). In den kodierten Fusionsproteinen werden DNA-Bindung und Proteininteraktionen durch den AML-1-Anteil vermittelt. Die Abkürzung EVI1 (Ectotropic Virus Integration Site 1 Protein) bezieht sich auf die Tatsache, dass es sich bei dem kodierenden Gen um ein Onkogen handelt, das über retrovirale Insertion entdeckt wurde.

Die Translokation t(8;21), die zur Expression des AML-1-ETO-Fusionsproteins führt, ist das häufigste chromosomale Rearrangement akuter myeloischer Leukämien. Es findet sich besonders häufig in der M2-Form der AML, in der Myeloblasten Anzeichen

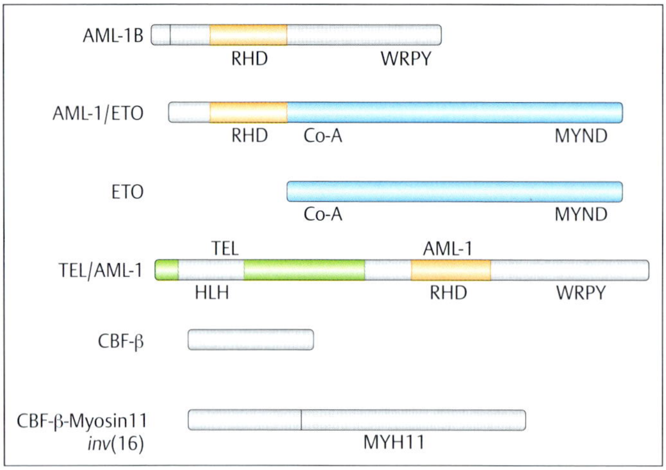

Abb. 6.**18** Struktur von Fusionsproteinen mit AML-1 und CBF-β als Partner. Strukturmotive sind unter den Balken, Bindungspartner über den Balken angegeben. RHD: Runt-Homologiedomäne; WRPY: C-terminales Bindungsmotiv für den Transkriptionsrepressor Groucho; Co-A: Koaktivator-Domäne; ZF: Zinkfinger-Domäne; HLH: Helix-Loop-Helix-Motiv; MYND: Zinkfingermotiv; MYH11: Myosin heavy chain 11; CBF: Corebinding factor (Quelle: Lutterbach u. Hiebert 2000).

einer granulozytären Differenzierung aufweisen. Im AML-1-Anteil des Fusionsproteins ist die Fähigkeit zur DNA-Bindung erhalten. Der ETO-Anteil des Fusionsproteins interagiert direkt oder indirekt mit Histon-Deacetylasen und Histon-Methyltransferasen, mit der DNA-Methyltransferase 1 und mit dem NCoR-Korepressor. Hierdurch werden diejenigen Gene, deren Transkription normalerweise durch AML-1 aktiviert wird, reprimiert. Da die durch AML-1 regulierten Gene für die Differenzierung hämatopoetischer Zellen erforderlich sind, führt die Repression dieser Gene zum Differenzierungsblock (Di Croce 2005). Das AML-1-ETO-Fusionsprotein verhindert die Bildung der microRNA miR-223, deren zelluläre Konzentration mit der granulozytären Differenzierung myeloischer Zellen ansteigt. Über eine Hemmung der mir-223-Synthese könnte das AML-1-ETO-Fusionsprotein somit die Differenzierung blockieren.

Die Inversion inv(16)(p13;q22) findet sich in 15–18 % akuter myeloischer Leukämien, überwiegend in Formen mit myelomonozytärer Differenzierung und einem erhöhten Anteil von Eosinophilen im Knochenmark (M4-Eo-Form). Im Rahmen der Inversion fusioniert der überwiegende Anteil des *CBFB*-Gens mit einem Genabschnitt, der für das C-terminale Ende einer schweren Kette des Myosins glatter Muskelzellen kodiert (Abb. 6.**18**). Transgene Mäuse, die das Fusionsprotein CBFβ-Myosin11 exprimieren, weisen den gleichen Phänotyp auf wie Mäuse, in denen entweder beide *RUNX1*-Allele oder beide *CBFB*-Allele inaktiviert wurden. Dieser Befund spricht dafür, dass das CBFβ-Myosin11-Fusionsprotein die Funktionen von AML-1 und CBF-β hemmt.

Das *RUNX1* (*AML1*)-Gen spielt auch bei frühkindlichen akuten lymphatischen Leukämien (ALL) eine bedeutende Rolle. Die Translokation t(12;21) tritt bei etwa einem Viertel der Kinder mit ALL auf und ist damit die häufigste genetische Veränderung unter den pädiatrischen lymphatischen Leukämien. In Folge der Translokation fusioniert ein Teil des *ETV6*-Gens (alternative Bezeichnung: *TEL*-Gen) mit fast der gesamten *RUNX1*-Sequenz. Das *ETV6*-Gen (ETS variant Gene 6) kodiert für einen Transkriptionsfaktor der ETS-Familie, der wiederum die Interaktion mit Histon-Deacetylasen und Korepressoren wie etwa NCoR vermittelt. Auf diese Weise wird auch bei dieser Leukämieform die transkriptionsaktivierende Wirkung von AML-1 blockiert. Auf die Bedeutung von Transkriptionsfaktoren der ETS-Familie für die Onkogenese wird in Kap. 6.5.9 (S. 156) eingegangen.

6.5.3 Rearrangements und Fehlregulation des *MYC*-Gens

"The Myc oncoprotein exemplifies this problem: Originally identified through its role in promoting cell proliferation, its mechanism of action involves the coordinated regulation of a multitude of biological properties mediated through a myriad of target genes. This makes determining the extent to which these various genes contribute to Myc oncogenic potential virtually impossible to determine." (Lawlor et al. 2006)

Das *MYC*-Gen wurde ursprünglich als Onkogen eines Vogel-Leukämie-Virus identifiziert. Das Gen ist Mitglied einer Genfamilie, zu der u. a. *MYCN* und *MYCL* gehören (siehe Kap. 5, S. 89). Das *MYC*-

Gen gehört zu denjenigen Onkogenen, dessen Transkription in Tumoren des Menschen am häufigsten fehlreguliert ist. Ursache für die Fehlregulation können genomische Aberrationen wie Amplifikationen oder Translokationen des *MYC*-Gens sein. Für eine Fehlregulation auf transkriptioneller Ebene sind häufig afferente Signalwege verantwortlich, die Proliferation und/oder Apoptose steuern. Die Abwesenheit des *MYC*-Gens ist mit dem Leben nicht vereinbar. Embryonen von *Myc*-Knock-out-Mäusen sterben zwischen dem 9. und 10. Tag der Embryonalentwicklung (Facchini u. Penn 1998).

Das *MYC*-Gen gehört zu den „immediate early genes", die nach Stimulation des Zellwachstums durch externe Faktoren sehr früh, d. h. innerhalb von 30 Minuten, exprimiert werden. Im Verlauf der zellulären Differenzierung wird das *MYC*-Gen abgeschaltet. Der kausale Zusammenhang zwischen der Expression von MYC einerseits und der Regulation von Proliferation und Differenzierung andererseits wird dadurch belegt, dass die Abschaltung (Silencing) des *MYC*-Gens mittels siRNA zur Differenzierung führen kann. Je nach Zelltyp und Genexpressionsstatus kann das MYC-Onkoprotein auch Apoptose vermitteln. Schließlich besitzt MYC ein ausgeprägtes transformierendes Potenzial. Zur Transformation diploider Zellen ist die Kooperation mit Onkoproteinen der RAS-Familie oder auch anderer Onkoproteine erforderlich.

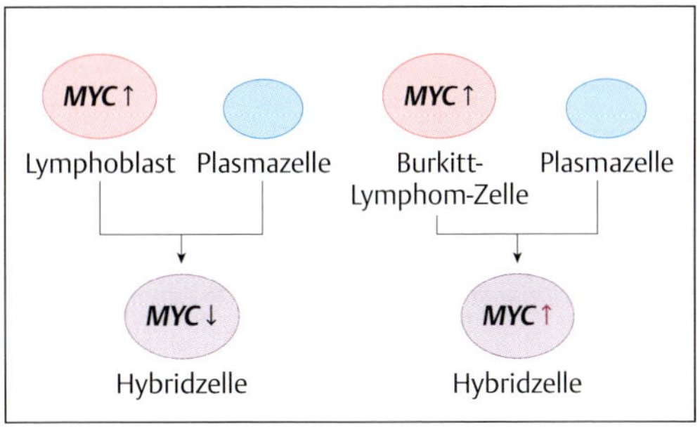

Abb. 6.**19** Die Translokation des *MYC*-Gens in Burkitt-Lymphom-Zellen verhindert die Herabregulation von *MYC* nach Fusion mit einer Plasmazelle (Quelle: Nishikura et al. 1983).

Die Expression des *MYC*-Gens ist bei akuten B-Zell-Leukämien sowie beim Burkitt-Lymphom durch Translokation in Immunglobulingenen fehlreguliert (Abb. 5.4 u. 5.5, Kap. 5). Im Verlauf der Differenzierung wird die Expression des *MYC*-Gens in normalen B-Lymphozyten gehemmt. In Burkitt-Lymphom-Zellen ist das *MYC*-Gen hingegen den normalen Regulationsmechanismen entzogen. Dies wird durch den in Abb. 6.**19** dargestellten Versuch belegt. Nach Fusion nicht transformierter Lymphoblasten mit einer Plasmazelllinie wurde die *MYC*-Expression in der entstandenen Hybridzelle gehemmt. In Hybridzellen, die aus einer Burkitt-Lymphom- und der Plasmazelllinie generiert worden waren, blieb die Expression von *MYC* hingegen erhalten (Nishikura et al. 1983).

Struktur des MYC-Proteins. Im C-terminalen Anteil weist das MYC-Protein Strukturmotive auf, die für Transkriptionsfaktoren typisch sind. Dazu gehören eine basische Domäne, ein HLH-Motiv sowie ein Leucin-Zipper-Motiv (Abb. 6.**20**). Das Vorkommen von zwei verschiedenen Motiven für die Dimerisierung und Oligomerisierung ist ungewöhnlich und wurde außer in MYC nur in wenigen weiteren Faktoren gefunden. Eine Transaktivierungsdomäne liegt im N-terminalen Bereich des MYC-Proteins. MYC assoziiert mit einem DNA-bindenden Protein, das als MAX (Myc-assoziierter X-Faktor) bezeichnet wurde. Das MAX-Protein besitzt wie MYC ein HLH- und ein Leucin-Zipper-Motiv. Die Heterodimerisierung der beiden Proteine wird durch diese Motive vermittelt. Die Assoziation von MYC mit MAX ist

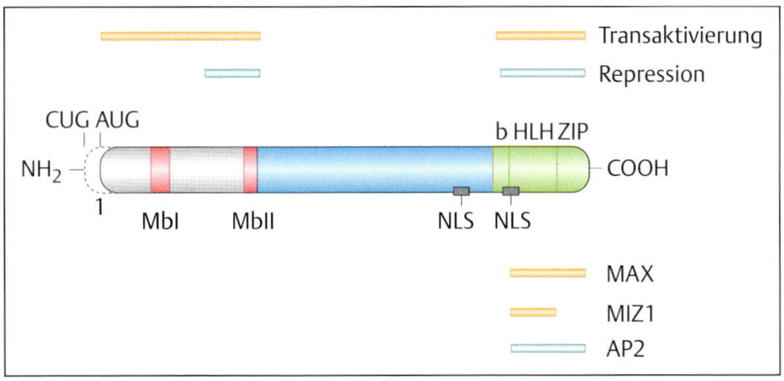

Abb. 6.**20** Struktur des humanen MYC-Proteins mit funktionellen Domänen und Bindungspartnern. Bereiche des Proteins, die für die transkriptionelle Aktivität verantwortlich sind, sind oben dargestellt. Die unteren Balken beziehen sich auf Protein-Interaktionsdomänen. Bindungsproteine, die die Transkription fördern, sind orange, Antagonisten blau-grün wiedergegeben. b: basische Region; HLH: Helix-Loop-Helix; ZIP: Leucin-Zipper; Mb: Myc-Box; NLS: nukleäres Lokalisationssignal (Quelle: Facchini u. Penn 1998).

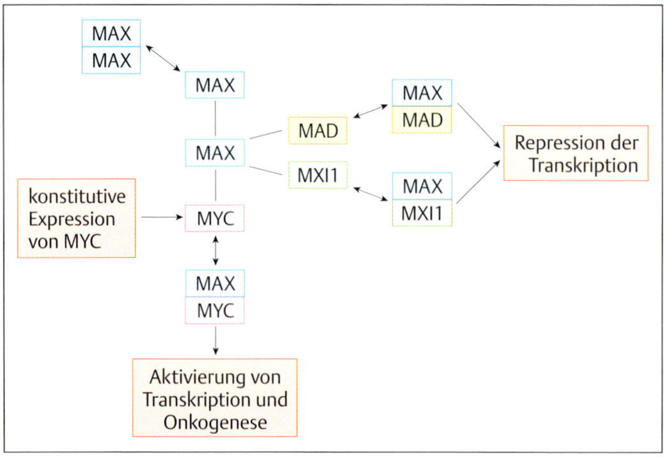

Abb. 6.**21** Transkriptionelles Netzwerk von MYC, MAX und MAX-assoziierten Faktoren. Durch Überexpression von MYC wird das Gleichgewicht in Richtung MYC-MAX-Dimere und damit in Richtung Transkription und Onkogenese verschoben (Quelle: Rabbitts 1994).

Voraussetzung für die Induktion von Proliferation und Apoptose sowie für die Transformation (Abb. 6.**21**).

MAX bildet seinerseits Homo- und Heterodimere mit einer Gruppe von Proteinen, zu denen Proteine der MAD-Familie (MAD: MAX-Dimerisierung) und MXI1 (MAX Interactor 1) gehören. Domänen in MAD und MXI1 interagieren mit einem Protein (SIN3A), das seinerseits an eine Histon-Deacetylase bindet. In vielen Zellarten geht im Verlauf der Differenzierung eine Zunahme von Heterodimeren zwischen MAX und Proteinen der MAD-Familie mit einer Abnahme der MYC-MAX-Heterodimere einher. Durch Rekrutierung der Histon-Deacetylase reprimieren MAD bzw. MXI1 in Assoziation mit MAX die Transkription.

MYC-MAX-Heterodimere binden mit hoher Affinität an eine CA(C/T)GTG-Konsensussequenz in der DNA. Diese und homologe Sequenzmotive werden auch als **E-Box** bezeichnet. Das MYC-MAX-Heterodimer bindet mit geringerer Affinität auch an E-Box-Sequenzen, die von der Konsensussequenz abweichen, und an DNA-Sequenzen, die keinen Bezug zur E-Box besitzen (Grandori u. Eisenman 1997).

> Das *MYC*-Onkogen ist ein typisches Beispiel für die komplexe Wirkung einer einzelnen genomischen Aberration in einem Tumor.

In Chromatin-Immunpräzipitationsversuchen wurde nachgewiesen, dass MYC an bis zu 15 % aller Promotorregionen binden kann. Die Bindung an Genpromotoren führt allerdings nicht unbedingt auch zu einer veränderten Regulation des Gens. Da MYC die Transkription stimulieren oder hemmen kann, ist außerdem nicht vorhersagbar, welchen Beitrag die betreffenden Gene zur Tumorentstehung und -progression in vivo leisten.

Ein Modell, das der In vivo-Situation in Tumoren sehr nahe kommt, ist ein Modell der Inselzellkarzinogenese, in dem das *Myc*-Gen unter Kontrolle eines induzierbaren Insulinpromotors gestellt wurde (Lawlor et al. 2006). Das Modell der Inselzellkarzinogenese wird in Kap. 3 (S. 19) ausführlich beschrieben. In diesem Modell bewirkt die Aktivierung von *Myc* eine massive Apoptose der β-Zellen. Kreuzt man die Maus mit einer anderen transgenen Maus, in der das antiapoptotische Bcl-x_L-Protein in den β-Zellen aktiv ist, können in den Nachkommen durch Abschaltung des *Myc*-Gens Tumoren induziert werden.

Die Analyse des Transkriptoms der β-Zellen lieferte knapp 300 Gene, die innerhalb der ersten 24 Stunden nach *Myc*-Induktion differenziell exprimiert werden. Viele der Gene wurden nach der Gen-Ontologie-Klassifikation (siehe Kap. 3, S. 20) den Zellzyklus-Genen zugeordnet. Die Reihenfolge der Genaktivierung entspricht hierbei der Wirkung der Genprodukte im Zellzyklus, z. B. *CCND1* (Cyclin D1) vor *CCNA2* (Cyclin A), *CCNB1* (Cyclin B1) und *CCNB2* (Cyclin B2). Die Wirkung von Cyclinen wird in Kap. 7 (S. 178) ausgeführt.

In dem beschriebenen Modell der Inselzellkarzinogenese kommt es nach Entzug von Myc zur Regression der Tumoren. Wahrscheinlich wird die Wirkung von Myc auf die Tumorbildung durch Gene vermittelt, deren Regulation sich bei Ein- und Abschalten des *Myc*-Gens jeweils gegensinnig verhält. Nach diesen Kriterien konnten 132 Gene

Tabelle 6.**5** MYC-regulierte Gene mit potenzieller tumorigener Funktion im Modell der Inselzellkarzinogenese des Pankreas.

Gen	kodiertes Protein	belegte bzw. vermutete Funktionen
WWC1	WW-Domäne enthaltendes Protein 1	Bindung von Proteinen durch Domänen mit zwei hochkonservierten Tryptophan (W)-Resten
EIF4EBP1	eukaryonter Translationsinitiationsfaktor 4E-Bindungsprotein	negative Regulation von Translation und Proteinbiosynthese
FZD9	Frizzled-9 (CD 349)	Rezeptor des WNT-Signalweges
GMIP	GEM-interagierendes Protein	Interaktion mit GEM, einem Mitglied der RAS-Superfamilie
ST6GALNAC4	ST6 (Sialyltransferase)	terminale Sialylierung von Glykoproteinen
ZBTB16	Zinkfinger-Protein PLZF	Transkriptionsfaktor, Regulation der embryonalen Morphogenese
CRELD2	cysteinreich mit EGF-ähnlicher Domäne 2	?

Gene mit E-Boxen, deren Transkription 2–4 Stunden nach Inaktivierung von MYC in etablierten Inselzelltumoren um >1,5-fach verändert war (Quelle: Lawlor et al. 2006).

identifiziert werden, die bei *Myc*-Aktivierung induziert und bei *Myc*-Inaktivierung reprimiert wurden; 101 Gene verhielten sich umgekehrt. Um in dieser Gruppe direkte Myc-Zielgene zu identifizieren, wurde der zeitliche Verlauf der Expression berücksichtigt. Die Expression von zehn Genen änderte sich im Zeitverlauf mehr als 1,5-fach. Sieben dieser Gene besitzen in ihrem Promotor eine E-Box und damit eine Myc-Erkennungssequenz. In Tab. 6.**5** sind diese Gene mit erwiesenen oder vermuteten Funktionen der Genprodukte aufgeführt. Andere Analysen zeigten, dass Myc die Expression von Genen des *TP53*-Tumorsuppressorgen-Netzwerks verändern kann. Dass solche Gene in dem beschriebenen Modell der Inselzellkarzinogenese nicht identifiziert wurden, ist wahrscheinlich auf die transgene Expression des anti-Apoptose-Proteins Bcl-x_L zurückzuführen.

Myc reguliert auch miRNAs, so z. B. das miR-17-92-Cluster. Hierauf wird später eingegangen.

6.5.4 Mutationen des *PAX5*-Gens

Das *PAX5*-Gen (PAX: Paired Box) kodiert für den Pax-5-Transkriptionsfaktor, der für die Differenzierung von B-Zellen aus Progenitorzellen essenziell ist (Cobaleda et al. 2007). In Pax-5-defizienten Mäusen endet die Differenzierung von B-Zellen im Stadium der frühen pro-B-Zellen. Pax-5 ist Mitglied einer Familie von neun Transkriptionsfaktoren, wobei Pax-5 der einzige Faktor ist, der in hämatopoetischen Zellen gebildet wird.

Struktur der Pax-Proteine. Typisches Strukturmerkmal ist die paarweise vorhandene konservierte Domäne (engl. paired box), die jeweils aus einer N- und C-terminalen Subdomäne besteht. Jede Domäne besitzt ein DNA-Bindungsmotiv, das strukturell dem HTH-Motiv von Homöodomän-Proteinen ähnelt. Die beiden Motive vermitteln die Bindung der beiden Subdomänen an benachbarte große Furchen der DNA. Die N-terminale Subdomäne kann Transkriptionsfaktoren der ETS-Familie rekrutieren und an DNA-Motive binden, die sich von Paired-Box-Erkennungssequenzen unterscheiden. In Abb. 6.**22** sind Domänen und Bindungspartner des Pax-5-Proteins dargestellt.

Der Paired-Box-Bereich der Pax-Faktoren assoziiert mit der basalen Transkriptionsmaschinerie, weiter C-terminal befinden sich regulatorische Domänen, die die Transkription stimulieren oder hemmen können. Domänen des Proteins, die die Transkription fördern, interagieren mit Histon-Acetyltransferasen. Im mittleren Bereich des Moleküls befindet sich eine Bindungsstelle für Korepressoren der Groucho-Familie, die Bestandteil eines großen Histon-Deacetylase-Komplexes sind.

Rearrangements des *PAX5*-Gens wurden bei Patienten mit Non-Hodgkin-Lymphomen und B-Vorläuferzell-Leukämien gefunden. Die Translokation t(9;14)(p13;q32) in Non-Hodgkin-Lymphomen führt zur Verschiebung der intakten kodierenden Sequenzen des *PAX5*-Gens in den Genlocus der schweren Kette der Immunglobuline. Dies ist mit einer Fehlregulation und verstärkten Expression des Gens verbunden.

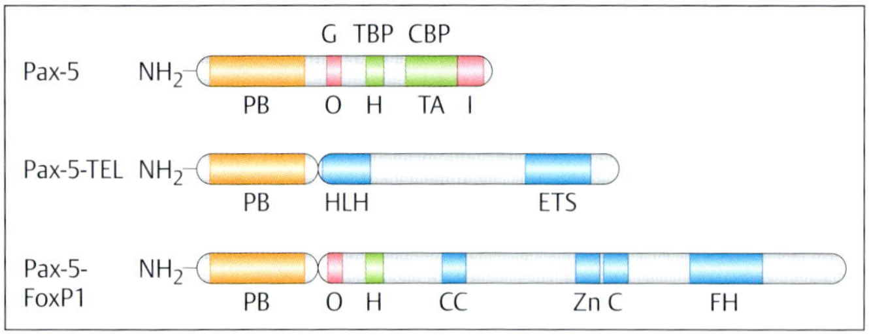

Abb. 6.**22** Domänen und Bindungspartner von Pax-5 und Domänenorganisation von Pax-5-Fusionsproteinen. Strukturmerkmale sind unterhalb der Proteindarstellung wiedergegeben, Bindungspartner oberhalb. PB: Paired Box; O: konservierte Oktapeptid-Domäne; H: partielle Homöodomäne; TA: Transaktivierungsdomäne; I: inhibitorische Domäne; G: Repressoren der Groucho-Familie; TBP: TATA-Bindungsprotein; CBP: CREB-Bindungsprotein; HLH: Helix-Loop-Helix-Domäne; C, CC: „coiled-coil"-Domänen; Zn: Zinkfingerdomäne; FH: Forkhead-Domäne (Quelle: Mullighan et al. 2007).

In der B-Vorläuferform der ALLs ist das *PAX5*-Gen das am häufigsten mutierte Gen. Genau wie Anteile des *RUNX1* (*AML1*)-Gens können auch Anteile des *PAX5*-Gens mit *ETV6* (*TEL*)-Sequenzen fusionieren. Wie später ausgeführt, sind Gene, die für Faktoren der ETS-Familie kodieren, nicht nur in Leukämien, sondern auch in Sarkomen und Karzinomen rearrangiert. Das Pax5-ETV6-Fusionsprotein besitzt mit der „paired box" von PAX5 sowie der „pointed"- und ETS-Domänen von ETV6 drei unterschiedliche DNA-Bindungsdomänen. Im Pax5-FoxP1-Fusionsprotein wird vom Fusionspartner eine FH-DNA-Bindungsdomäne (FH: Forkhead) beigesteuert.

Durch genomweite Analyse alleler Imbalancen in akuten lymphatischen Leukämien pädiatrischer Patienten wurden häufig Deletionen im Bereich des *PAX5*-Gens nachgewiesen (Mullighan et al. 2007). Viele Deletionen waren auf das *PAX5*-Gen beschränkt und führten zu Transkripten mit internen Deletionen. Neben diesen begrenzten Deletionen wurden auch Verluste des gesamten Chromosoms 9 oder des 9p-Arms und damit des vollständigen *PAX5*-Gens sowie Punktmutationen in kodierenden Sequenzen häufig gefunden.

Aufgrund der Heterogenität der Mutationen des *PAX5*-Gens fällt eine einheitliche Erklärung für die Auswirkungen der Mutationen schwer. Pax-5-Fusionsproteine können die Transkription von Pax-5-Zielgenen hemmen und somit als konstitutive Repressoren wirken. In frühen Phasen der B-Zell-Entwicklung wird nur eines der beiden *PAX5*-Allele transkribiert, im weiteren Verlauf sind beide Allele aktiv. Nach Verlust eines Allels ist die Aktivierung beider Allele nicht möglich. Dies könnte die B-Zell-Differenzierung ebenfalls beeinflussen.

6.5.5 Rearrangements der *TAL1*- und *LMO-2*-Gene bei akuten T-Zell-Leukämien

Bei akuten T-Zell-Leukämien (T-Zell-ALL) wird in Folge von t(1;14)-Translokationen und von Deletionen im Bereich der Bande p32 in Chromosom 1 die Expression des *TAL1*-Gens (TAL: T-Cell acute Leukemia 1) dysreguliert. Die Sequenz des Genprodukts wird durch die Rearrangements nicht verändert. Das *TAL1*-Gen kodiert für einen Transkriptionsfaktor mit HLH-Motiv und basischer DNA-Bindungsdomäne (bHLH). Das Genprodukt bildet Dimere mit den Transkriptionsfaktoren E2A (TCF3) oder HEB (TCF12), die ebenfalls HLH-Motive besitzen. Homodimere des Transkriptionsfaktors E2A binden Koaktivatoren wie beispielsweise p300 und stimulieren die Transkription der Zielgene. Im Gegensatz dazu bindet TAL1 den Korepressor SIN3A, der Histon-Deacetylasen rekrutiert und auf diese Weise die Expression von Genen hemmt, die für die Differenzierung von T-Zellen essenziell sind (O'Neil u. Look 2007) (Abb. 6.**23**).

Das auf Chromosom 11p13 liegende *LMO2*-Gen wird bei T-Zell-ALL durch Translokation entweder in den *TCRα/δ* (*TPA@/TPD@*)-Locus auf Chromosom 14 oder den *TCRβ* (*TPB@*)-Locus auf Chromosom 7 verschoben: t(14;11)(p13;q11) bzw. t(7;11)(q35; p13). Das Gen kodiert für ein als Rhombotin-2 bezeichnetes Protein, das ein LIM-Motiv, aber keine DNA-Bindungsdomäne besitzt. LIM-Domänen sind cysteinreiche, zweifache Zinkfinger, die Proteininteraktionen vermitteln. Die Bezeichnung „LMO" bezieht sich auf diese Domäne (LIM-Domain only). Die LIM-Domäne von Rhombotin-2 assoziiert mit der HLH-Domäne des TAL-1-Proteins. Somit steht die Dysregulation der Expression der Gene *TAL1* und

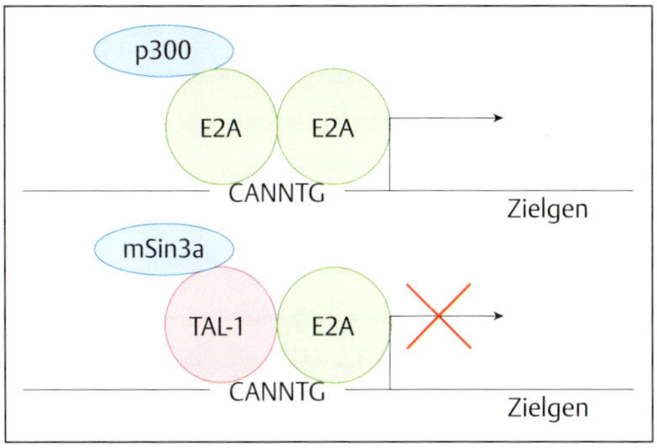

Abb. 6.**23** Hemmung der Transkription durch TAL1. Dimere des Transkriptionsfaktors E2A aktivieren die Transkription durch Bindung von Koaktivatoren wie p300. In TAL-1/E2A-Dimeren bindet TAL-1 mSin3a, einen Korepressor, der u. a. Histon-Deacetylasen rekrutiert. Hierdurch wird die Transkription reprimiert (Quelle: O'Neil u. Look 2007).

LMO2 in einem funktionellen Zusammenhang. TAL-1 und Rhombotin-2 werden in frühen Vorläuferzellen der Hämatopoese, nicht jedoch in normalen T-Lymphozyten und ihren Vorläufern gebildet. In Knock-out-Mäusen, in denen beide *TAL1*- oder beide *LMO2*-Allele inaktiviert wurden, findet keine Erythropoese statt. Die Tiere sterben daher in der Embryonalphase an einer Anämie. Für TAL-1 wurde in Zellkulturversuchen gezeigt, dass das Protein für die Differenzierung aller hämatopoetischen Zelllinien erforderlich ist. Zusammenfassend sprechen diese Befunde dafür, dass das TAL-1-Rhombotin-2-Heterodimer in T-Zell-ALL die Expression von Genen aktiviert, die für den unreifen Phänotyp der Tumorzellen verantwortlich sind.

6.5.6 Rearrangement des *TLX1* (*HOX11*)-Gens bei T-Zell-ALL

Im Rahmen der bei T-Zell-ALL nachweisbaren Translokation t(10;14)(q24;q11) wird das Gen *TLX1* (T-Cell Leukemia Homeobox 1; alternative Bezeichnung: *HOX11*) von Chromosom 19q24 in den *TCRα* (*TRA@*)-Locus auf Chromosom 14 verschoben. Bei der varianten Translokation t(7;10)(q35;q24) ist der *TCRβ*-Locus auf Chromosom 7 beteiligt. Die Translokationen finden sich bei 3–5% der kindlichen T-Zell-ALLs und bei bis zu 30% der T-Zell-ALLs des Erwachsenen. Das *TLX1*-Gen gehört zu den Homöobox-Genen des Menschen, ist aber nicht Bestandteil des *HOX*-Genclusters. Das Genprodukt ist ein DNA-bindendes und transaktivierendes Homöodomän-Protein mit Ähnlichkeit zum Produkt des *antennapedia*-Gens von *Drosophila*. Das Hox-11 (TLX1)-Protein wird normalerweise in gesunden Zellen der T-Zelllinie nicht gebildet.

In Knock-out-Mäusen, in denen beide *TLX1*-Allele inaktiviert wurden, ist die Entwicklung der Milz blockiert, andere Auffälligkeiten werden nicht beobachtet. Während des frühen Embryonalstadiums entwickelt sich die Anlage der Milz normal, im weiteren Verlauf kommt es jedoch zum Untergang der Zellen durch Apoptose. Man nimmt daher an, dass das Hox-11 (TLX1)-Protein die Apoptose verhindert. Als Pathomechanismus der Leukämogenese ist somit eine Hemmung der Apoptose im Verlauf der T-Zell-Reifung wahrscheinlich (Argiropoulos u. Humphries 2007).

6.5.7 *TCF3* (*E2A*)-Fusionsgene

Das *TCF3* (*E2A*)-Gen kodiert für drei Proteine, die als Folge alternativen Spleißens des primären Transkripts entstehen. Die Transkriptionsfaktoren werden in der Folge unter der Bezeichnung E2A zusammengefasst. E2A gehört zu den Transkriptionsfaktoren mit einer basischen DNA-Bindungsdomäne und einem bHLH-Motiv. E2A besitzt zusätzlich zwei mit AD1 und AD2 bezeichnete Transaktivierungsdomänen (Abb. 6.**24**). Die Bindung an die DNA erfolgt in Form von Homo- oder Heterodimeren, in denen sich E2A mit anderen bHLH-haltigen Monomeren zusammenlagert. Wie MYC-MAX-Dimere binden auch E2A-haltige Dimere an E-Box-Sequenzmotive. In Knock-out-Mäusen ohne funktionelles E2A ist die B-Zell-Differenzierung in einem frühen Stadium blockiert, ansonsten entwickeln sich die Tiere normal. Dies belegt die besondere Bedeutung von E2A für die Entwicklung von B-Zellen und erklärt das Auftreten von Translokationen des *TCF3* (*E2A*)-Gens in B-Zell-Leukämien.

Im Rahmen der Leukämogenese ist das *TCF3* (*E2A*)-Gen in zwei Translokationen involviert. Bei der t(1;19) kommt es zur Fusion von Anteilen des *TCF3*-Gens auf Chromosom 19p13.3 mit Anteilen des *PBX1*-Gens auf Chromosom 1q23. Diese Translokation findet sich bei 3–5% der Leukämien der B-Zell-Linie und bei 25% der Prä-B-Zell-Leukämien. Bei der seltenen Translokation t(17;19) fusionieren Teile des *TCF3*-Gens mit Teilen des *HLF*-Gens auf Chromosom 17q21-22 (Abb. 6.**24**) (O'Neil u. Look 2007).

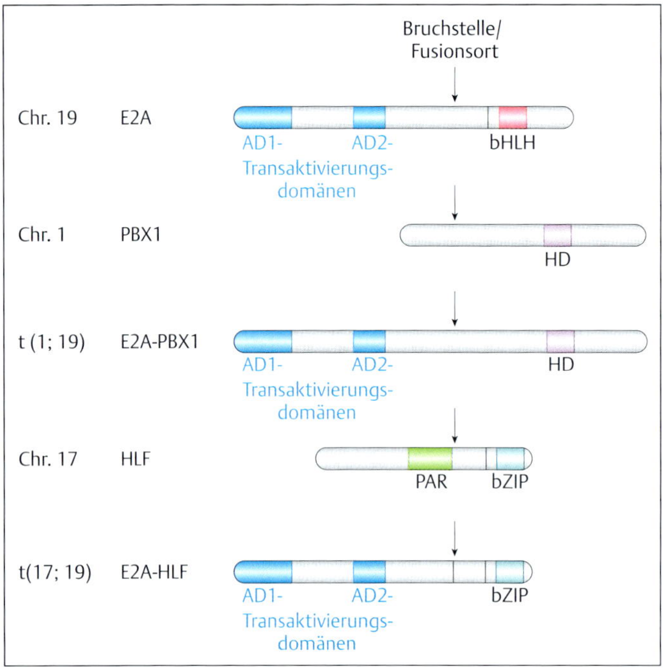

Abb. 6.**24** Strukturmerkmale von Fusionsproteinen, die die Transaktivierungsdomänen des E2A-Proteins enthalten (AD1 und AD2). Die Fusionspartner liefern die DNA-Bindungsdomänen. Im Fall des PBX1-Proteins handelt es sich um eine Homöodomäne (HD), im Fall des HLF-Proteins um eine basische Domäne (b), an die sich eine Leucin-Zipper (ZIP)-Domäne anschließt. HLH: Helix-loop-Helix-Domäne; PAR: „prolin-acid amino acid-rich domain" (Quelle: Look 1998).

E2A-PBX1-Fusionsprotein

Das *PBX1*-Gen besitzt eine Homöobox (PBX: Prä-B-Zell-Homöobox). Das kodierte Protein, PBX1, ist einem Transkriptionsfaktor von *Drosophila* homolog, der die Entwicklung eines speziellen Körperanhangs steuert (exd, extradenticle). PBX1 interagiert mit Proteinen der HOX-Familie. Im E2A-PBX1-Fusionsprotein stammen die Transaktivierungsdomänen von E2A und die DNA-Bindungsdomäne von PBX1 (Abb. 6.**24**). Um die Bedeutung des Fusionsproteins für die maligne Transformation zu untersuchen, wurden hämatopoetische Vorläuferzellen mit Retroviren infiziert, in die das Fusionsgen integriert war. Nach Repopulation der Zellen in Mäuse entwickelten sich regelmäßig akute Leukämien. Transgene *TCF3* (*E2A*)-*PBX1*-Mäuse entwickeln Lymphome.

E2A-HLF-Fusionsprotein

HLF (Hepatic Leukemia Factor) ist ein Transkriptionsfaktor mit einer basischen DNA-Bindungsdomäne und einem Leucin-Zipper-Motiv (bZIP). Das kodierende Gen ist dem *ces-2*-Gen (ces: Cell Death Specification) von *C. elegans* homolog, dessen Inaktivierung das Überleben von zwei Neuronen bewirkt, die während der normalen Entwicklung durch Apoptose eliminiert werden. Das kodierte CES-2-Protein induziert Apoptose, indem es die Expression des CES-1-Transkriptionsfaktors hemmt, der seinerseits ein Überlebensfaktor ist. Das menschliche Ortholog von CES-1 ist der Transkriptionsfaktor SLUG (engl. „Nacktschnecke", benannt nach dem Phänotyp der Knock-out-Mutante), der die Apoptose von hämatogenen Progenitorzellen nach einer DNA-Schädigung verhindert. Indem das E2A-HLF-Fusionsprotein SLUG induziert, hemmt es somit Apoptose (O'Neil u. Look 2007).

6.5.8 Rearrangements des *MLL*-Gens und Histonmodifikationen bei myeloischen, lymphatischen und gemischtlinigen Leukämien

Das MLL-Protein (MLL: Mixed Lineage Leukemia) wird sowohl in unreifen als auch in reifen Zellen des hämatopoetischen Systems gebildet. Es ist das menschliche Ortholog des Trithorax-Proteins, das in der Fruchtfliege die Transkription der *hox*-Gene reguliert. Das MLL-Protein ist Teil eines großen Proteinkomplexes von mindestens 29 Proteinen, der die Remodellierung des Chromatins durch Acetylierung, Deacetylierung und Methylierung von Histonen vermittelt. In Abb. 6.**25** sind die Domänen und einige Bindungsproteine von MLL dargestellt. „AT-Hooks" binden unspezifisch an die kleine Furche

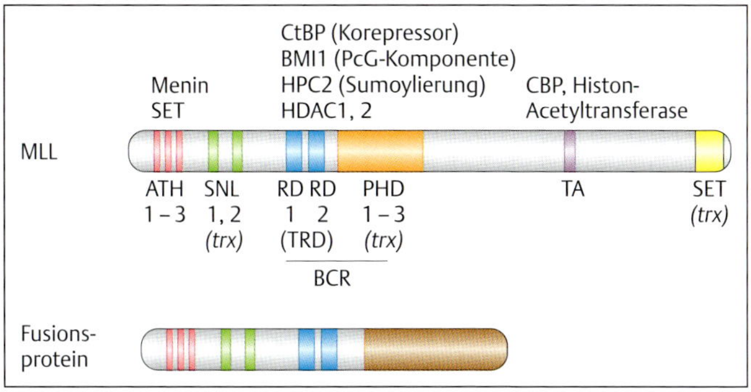

Abb. 6.**25** Domänen und Bindungspartner des MLL-Wildtyp-Proteins. ATH: „AT-Hooks", Bindung an die kleine Furche der DNA; SNL: „speckled nuclear localization", nukleäre Lokalisation; RD: Repressordomänen, Motive transkriptioneller Repressoren mit CxxC-Zinkfinger-Motiven, Homologie zu DNA-Methyltransferase I; PHD: Pflanzen-Homologiedomänen; TA: Transaktivierungsdomäne; SET: H3K4-Methyltransferase; trx bezeichnet Homologien zum trx-Transkriptionsfaktor von *Drosophila*; BCR: Breakpoint Cluster Region; Menin: Produkt des *MEN1*-Tumorsuppressorgens; HDAC: Histon-Deacetylase. Unten sind die MLL-Domänen dargestellt, die in Fusionsproteinen erhalten sind (Quelle: Krivtsov u. Armstrong 2007).

der DNA. Dieser Bereich des MLL-Proteins interagiert mit H3K4-Methylase (SET) und Menin, dem Produkt des *MEN1*-Tumorsuppressorgens. Wichtig zum Verständnis der Funktion des MLL-Proteins sind die Repressordomänen, die Korepressoren und Histon-Deacetylasen rekrutieren. Am C-terminalen Ende befindet sich eine Domäne mit der Aktivität einer Methyltransferase für H3K4. Wie zuvor beschrieben, wirkt sich die Trimethylierung des Lysinrests an Position 4 des Histons H3 positiv auf die Transkription aus. Das MLL-Protein fördert die Transkription von *HOX*-Genen, die in Progenitorzellen der Hämatopoese aktiv transkribiert und im weiteren Verlauf der Differenzierung abgeschaltet werden. Wie Knock-out-Versuche zeigten, wird die Transkription der *HOX*-Gene in Abwesenheit von MLL nicht beibehalten (Krivtsov u. Armstrong 2007).

Das *MLL*-Gen auf Chromosom 11q23 ist in etwa 10 % der Leukämien des Menschen rearrangiert. Translokationen finden sich in mehr als 70 % frühkindlicher Leukämien, Rearrangements werden sowohl bei ALL als auch bei AML beobachtet. Im menschlichen Genom kommen fünf homologe *MLL*-Gene vor (*MLL*, *MLL2–5*).

Interchromosomale Translokationen, die das *MLL*-Gen betreffen, sind außergewöhnlich heterogen; bisher wurden mehr als 60 Fusionspartner beschrieben. Die fünf häufigsten Translokationen, die etwa 80 % aller *MLL*-Rearrangements in Leukämien ausmachen, sind in Tab. 6.**6** aufgeführt.

Alle bekannten Translokationen des *MLL*-Gens führen unter Beibehaltung des Leserahmens zu einem Fusionsprotein mit dem N-terminalen Anteil des MLL-Proteins und dem C-Terminus des Fusionspartners. Die Pathogenese der Leukämien beruht sowohl auf dem Verlust C-terminaler Domänen des MLL-Proteins als auch auf eigenständigen Sequenzen der Fusionspartner. Alle bisher gefundenen Translokationen haben den Verlust der H3K4-Methyltransferase-Domäne des MLL-Proteins zur Folge. Allerdings scheint es, dass manche Fusionspartner stattdessen eine andere Methyltransferase zum Ort der MLL-Bindung rekrutieren. So assoziie-

Tabelle 6.**6** Fusionspartner des *MLL*-Gens, die bei >80 % der Leukämien mit *MLL*-Rearrangements gefunden werden.

Chromosom	Fusionspartner	vermutete Funktion des vom Fusionspartner kodierten Proteins
4q21	*AFF1* (*AF4*)	DNA-Bindung
9p23	*MLLT3* (*AF9*)	DNA-Bindung
19p13.3	*MLLT1* (*ENL*)	DNA-Bindung
10p12	*MLLT10* (*AF10*)	DNA-Bindung
6q27	*MLLT4* (*AF6*)	Oligomerisierung

ren die Fusionspartner AF-4, AF-9 und AF-10 direkt mit einer Histon-Methyltransferase, die den Lysinrest an Position 79 von Histon H3 methyliert. Für andere Fusionspartner wird eine indirekte Assoziation über weitere Proteine vermutet. Eine H3K79-Monomethylierung stimuliert, eine Trimethylierung hingegen hemmt die Transkription. Die Aktivität des MLL-ENL-Proteins ist ebenfalls mit einer H3K79-Methylierung verbunden, und zwar im Bereich der Promotoren der Homöobox-Gene *HOXA9* und *MEIS1*. Diese Befunde sprechen dafür, dass epigenetische Mechanismen eine zentrale Rolle bei der transformierenden Wirkung von MLL-Fusionsproteinen spielen. Insbesondere ist die Regulation der *HOX*-Gene gestört.

MLL-Fusionsproteine können Progenitorzellen, deren Differenzierung bereits festgelegt ist (engl. committed progenitors), in leukämische Stammzellen umprogrammieren (Krivtsov et al. 2006). Dieser Befund unterstreicht die Bedeutung epigenetischer Veränderungen. Durch Expression des MLL-AF-9-Fusionsproteins in Granulozyten/Makrophagen-Progenitorzellen wurde in den Zellen die Fähigkeit zur Selbsterneuerung induziert. In den transfizierten Progenitorzellen wird eine Gruppe von Genen transkribiert, die auch in hämatopoetischen Stammzellen aktiv sind. Offenbar handelt es sich um Gene, die in beiden Zellarten die Selbsterneuerung steuern. Die Gensignatur wurde daher auch als „selbsterneuerungsassoziierte Signatur“ bezeichnet (siehe Kap. 2, S. 8).

6.5.9 Translokationen von Genen, die Transkriptionsfaktoren der ETS-Familie kodieren

Die Familie der ETS-Transkriptionsfaktoren umfasst beim Menschen 25 Mitglieder, die an das DNA-Konsensusmotiv GGA(A/T) binden (ETB, ETS binding Site). Das DNA-Bindungsmotiv hat Ähnlichkeit zum HTH-Bindungsmotiv der Homöodomän-Proteine (ETS-Domäne). In manchen Faktoren kommt eine PNT-Domäne (PNT: „pointed“) vor, die Protein-Protein-Interaktionen vermittelt. ETS ist das Onkogen des Vogel-Erythroblastose-Virus E26. ETS-Transkriptionsfaktoren können die Transkription positiv oder negativ beeinflussen. Die Faktoren sind Effektoren von MAP-Kinasen und damit Teil des onkogenen MAPK-Signalwegs, dessen Aktivität in vielen Tumoren verändert ist und der Proliferation, Apoptose und Differenzierung steuert (siehe Kap. 8, S. 227). ETS-Gene können sowohl durch chronisch als auch akut transformierende Retroviren aktiviert werden. Die Funktion der kodierten Proteine als Effektoren des MAPK-Signalwegs belegt das onkogene Potenzial der ETS-Transkriptionsfaktoren (Hsu et al. 2004; Oikawa u. Yamada 2003).

Wie zuvor ausgeführt, ist in etwa einem Viertel der frühkindlichen lymphatischen Leukämien das *ETV6* (*TEL*)-Gen, das für einen Transkriptionsfaktor der ETS-Familie kodiert, mit dem *RUNX1* (*AML1*)-Gen fusioniert. ETV6-Sequenzen sind auch im *PAX5-ETV6*-Fusionsgen vertreten. Gene, die für Transkriptionsfaktoren der ETS-Familie kodieren, sind ferner in Ewing-Sarkomen und Prostatakarzinomen transloziert:

- **Ewing-Sarkome** sind Sarkome des Knochens, die bei Kindern bis zum Alter von ungefähr 15 Jahren auftreten. Die Translokation t(11;22) führt zur Synthese eines Fusionsproteins aus aminoterminalen Sequenzen des EWS-Proteins (EWS: Ewing Sarkom) und einem carboxyterminalen Anteil des FLI1-Transkriptionsfaktors. Die Bezeichnung „FLI“ bezieht sich auf die Aktivierung des Gens durch das chronisch transformierende Friend-Retrovirus (Friend Leukemia Integration Site 1). Das Fusionsprotein enthält die DNA-Bindungsdomäne von FLI1. Das EWS-Protein steuert eine aktive Transaktivierungsdomäne sowie eine Proteininteraktionsdomäne bei. In Ewing-Sarkomen wurden auch noch zwei variante Onkoproteine beschrieben, die durch Fusion von EWS-Sequenzen mit DNA-Bindungsdomänen von zwei weiteren Mitgliedern der ETS-Familie, nämlich *ERG* (ETS-related Gene) und *ETV1* (ETS Translocation Variant 1) entstehen.
- Auch beim **Prostatakarzinom** sind das *ERG*-Gen und seltener das *ETV1*-Gen transloziert; insgesamt finden sich die Translokationen in mehr als 30 % dieser Karzinome (Tomlins et al. 2005). Dabei fusionieren die Gene mit der in 5'-Richtung gelegenen untranslatierten Region des *TMPRSS2*-Gens. Das Gen, das zur Familie der Serinprotease-Gene gehört, wird durch Androgene aktiviert. Es ist davon auszugehen, dass die Promotorregion des *TMPRSS2*-Gens die Transkription der *ERG*- und *ETV1*-Gene aberrant reguliert.

Selten wurden auch Rearrangements des *ERG*-Gens bei AML mit t(16;21)-Translokationen nachgewiesen. Die regelmäßige Fusion von Genen der ETS-Familie mit Sequenzen anderer Gene unterstreicht die Bedeutung von ETS-Transkriptionsfaktoren für die Onkogenese.

6.5.10 p53

p53 ist ein im Zellkern lokalisiertes Phosphoprotein aus 393 Aminosäuren (Hainaut u. Hollstein 2000; Ko u. Prives 1996). In p53 lassen sich mindestens drei funktionelle Domänen unterscheiden:

- Die N-terminale Transaktivierungsdomäne ist durch eine hohe Dichte saurer Aminosäuren und einige potenzielle Serinphosphorylierungsstellen gekennzeichnet. Diese Domäne interagiert mit Proteinen des Transkriptionsapparats.
- Im mittleren Teil von p53 befindet sich eine spezifische DNA-Bindungsdomäne.
- Weiter C-terminal folgt eine Sequenz mit überwiegend basischen Aminosäuren, die eine amphipathische helikale Struktur bilden und so die Oligomerisierung von p53-Monomeren vermittelt.
- In der C-terminalen Domäne liegen auch die Signalsequenzen für die Zellkernlokalisation von p53. Das carboxyterminale Ende bindet ohne Präferenz für spezifische Sequenzen an die DNA und assoziiert u. a. mit DNA-Doppelstrangbrüchen oder Einzelstranglücken.

In der p53-Sequenz finden sich fünf im Verlauf der Vertebraten-Evolution hochkonservierte Abschnitte (Abb. 5.15 in Kap. 5). Die Abschnitte II–V liegen in der spezifischen DNA-Bindungsdomäne. Mutationen, die in menschlichen Tumoren gefunden werden, betreffen fast ausschließlich die DNA-Bindungsdomäne. Die Struktur des Aminosäureabschnitts V, die einem Faltblatt-Schleifen-Helix-Motiv (engl. sheet-loop-helix) entspricht, bindet an Basen in der großen DNA-Furche. Die Struktur der Abschnitte II und III entspricht jeweils einer Schleifenform (engl. loop), die durch ein Zinkatom stabilisiert wird. Ein Aminosäurerest im Abschnitt III hat Kontakt mit der kleinen Furche der DNA. Einige Aminosäuren in Positionen, die in p53 besonders häufig mutiert sind, wie etwa in Position 248 und 273, haben direkten Kontakt mit der DNA, während Aminosäuren in anderen häufig mutierten Positionen für die Gesamtstruktur der Bindungsdomäne essenziell sind, wie z. B. Position 249 und 175 (Ko u. Prives 1996).

Mit seiner Transaktivierungsdomäne und seiner zentralen sequenzspezifischen DNA-Bindungsdomäne erfüllt p53 die funktionellen und strukturellen Kriterien eines Transkriptionsfaktors. Die C-terminale Domäne enthält ein Motiv aus einem β-Faltblatt und einer α-Helix, das die Dimerisierung mit einem weiteren p53-Monomer vermittelt (Joerger u. Fersht 2008). Die Dimere lagern sich ihrerseits zu Tetrameren zusammen. Ein aktiviertes p53-Tetramer bindet an zwei Kopien des DNA-Konsensus-Motivs 5'-PuPuPuC(A/T)(T/A)GPyPyPy-3' (Pu: Purin-Base; Py: Pyrimidin-Base). Die Oligomerisierung von p53 ist für spezifische DNA-Bindung und Tumorsuppressorfunktion entscheidend (Laptenko u. Prives 2006). Dieser Schluss ergibt sich aus Versuchen mit Miniproteinen, die nur aus der Oligomerisierungsdomäne bestehen. Die Miniproteine hemmen die Bindung von Wildtyp-p53 an seine Erkennungssequenz.

Mehr als 90 % der in menschlichen Tumoren gefundenen Mutationen im *TP53*-Gen betreffen die DNA-Bindungsdomäne von p53. Im Gegensatz dazu ist die Oligomerisierungsdomäne nicht von Mutationen betroffen. Mutierte p53-Proteine können daher untereinander und mit Wildtyp-p53 Oligomere bilden. Die Konformation des nicht mutierten p53 ist auch in Oligomeren aus mutiertem und nicht mutiertem p53 verändert. Die Interaktion eines Oligomers aus normalem und mutiertem p53 mit der DNA ist gestört. Dies erklärt, warum bereits die monoallelische Mutation „dominant-negativ" wirkt, also zum vollständigen Verlust der p53-Funktion führt.

Die transaktivierenden Wirkungen aller möglichen mutierten p53-Proteine wurden in Hefezellen getestet (Kato et al. 2003). Der Vergleich mit den in der IARC-Datenbank (International Agency for the Research on Cancer) gespeicherten *TP53*-Genmutationen in menschlichen Tumoren ergab, dass mehr als 80 % der in den Tumoren gefundenen Mutanten zu funktionslosen Proteinen führten (Petitjean et al. 2007). p53 kann auf unterschiedliche Weise inaktiviert werden (Tab. 6.**7**). Viele Mutationen verhindern direkt den Kontakt mit der DNA, andere Mutationen verändern die Proteinkonformation und unterbinden so die DNA-Bindung. Viele Mutationen üben einen dominant-negativen Effekt aus, d. h. das mutierte p53-Monomer hemmt im Tetramer die DNA-Bindung der nicht mutierten Monomere. Acht der neun häufigsten Mutationen üben einen solchen dominant-negativen Effekt aus. Insgesamt korreliert der vollständige p53-Funktionsverlust mit der Häufigkeit, mit der eine Mutation in Tumoren gefunden wird.

Die zell- und molekularbiologischen Wirkungen von p53 sind in Kap. 8 (S. 257) umfassend dargestellt.

Tabelle 6.**7** Auswirkungen der häufigsten p53-Mutationen auf Proteinstruktur und DNA-Bindung (Quelle: www-p53.iarc.fr)

Codon	Aminosäure Wildtyp	Aminosäure Mutante	Auswirkung auf Proteinstruktur
175	Arg	His	Unterbrechung essentieller Wasserstoffbrückenbindungen, die Loops 2 und 3 überbrücken
248	Arg	Gln	Unterbrechung wesentlicher Kontakte zur DNA in der kleinen Furche
273	Arg	His	Unterbrechung wesentlicher Kontakte zur DNA in der großen Furche
248	Arg	Trp	Unterbrechung wesentlicher Kontakte zur DNA in der kleinen Furche
237	Arg	Cys	Unterbrechung wesentlicher Kontakte zur DNA in der großen Furche
282	Arg	Trp	Destabilisierung der H2-Helix und der DNA-Bindung in der großen Furche der DNA: Unterbrechung von Kontakten in β-Hairpin-Struktur

6.5.11 Mutationen von Regulatoren der Transkription in Mamma- und kolorektalen Karzinomen

Durch genomweite Sequenzierung der Gene von Mamma- und kolorektalen Karzinomen wurde eine große Zahl an Tumorgenen identifiziert (siehe Kap. 5, S. 106) (Sjoblom et al. 2006; Wood et al. 2007). Neben Mutationen im *TP53*-Gen wurden Mutationen in vielen weiteren Genen gefunden, die für Regulatoren der Transkription kodieren (Tab. 6.**8** und Tab. 6.**9**). Einige dieser Gene sind an frühen Entscheidungen zur Differenzierung beteiligt. Das Genprodukt des *DIP2C*-Gens interagiert mit einem Protein, dessen Ortholog (disco) seinerseits in *Drosophila* mit dem Ultrabithorax-Ib-Protein interagiert. Das GLI1-Protein (Glioblastom-Onkoprotein) ist ein Ortholog von Proteinen der „Krüppel"-Familie von Transkriptionsfaktoren der Fruchtfliege. In kolorektalen und Pankreaskarzinomen ist das *MLL3*-Gen häufig mutiert. Da die H3K27-Demethylase UBX mit dem MLL2/3-Komplex assoziiert, hat diese Mutation wahrscheinlich Auswirkungen auf die Konfiguration des Chromatins und die Eigenschaften von Tumorstammzellen des kolorektalen Karzinoms.

Tabelle 6.**8** Tumorgene von Mammakarzinomen, die für Regulatoren der Transkription kodieren.

Gen*	DNA-Bindungsmotiv des Transkriptionsfaktors	Art/Ort der Mutation(en)
TP53	p53-Motiv	Missense, Nonsense, INDEL, Splice Site
ZNF668 (*FLJ13479*)	C2H2-Zinkfinger	Missense
SIX4	Homöobox	Missense
DIP2C (*KIAA0934*)	?	Missense, INDEL
LRRFIP1	?	Missense, Splice Site, Nonsense
GLI1	C2H2-Zinkfinger	Missense
RFX2	eigenes Motiv	Missense

* Für diese Gene wurden Passenger-Mutationen mit großer Sicherheit ausgeschlossen.
INDEL: Insertion/Deletion. Klassifikation der Gene: Quelle: Sjöblom et al. 2006; Art der Mutationen: Quelle: Wood et al. 2007.

Tabelle 6.**9** Tumorgene von kolorektalen Karzinomen, die für Regulatoren der Transkription kodieren.

Gen*	DNA-Bindungsmotiv des Transkriptionsfaktors	Art der Mutation(en)
TP53	p53-Motiv	Missense, Nonsense, INDEL, Splice Site
SMAD4	MH1-Domäne	Missense, INDEL
MLL3	AT-Hook	Missense, INDEL
TBX22	T-Box	Missense
SMAD2	MH1-Domäne	Splice Site, Missense
TCF7L2	HMG-Box	Splice Site, Missense
HIST1H1B	CAP-ähnliche Domäne	Missense, Nonsense
RUNX1T1 (*ETO*)	?	Missense

* Für diese Gene wurden Passenger-Mutationen mit großer Sicherheit ausgeschlossen.
INDEL: Insertion/Deletion. Klassifikation der Gene: Quelle: Sjöblom et al. 2006; Art der Mutationen: Quelle: Wood et al. 2007.

6.5.12 Rearrangement des *HMGA2*-Gens

HMGA-Proteine (HMGA: High Mobility Group A) sind Chromatin-Proteine, die nicht zur Gruppe der Histone gehören. HMGA-Proteine sind keine Transkriptionsfaktoren. Sie verändern vielmehr die Chromatinstruktur und regulieren indirekt die Transkription, indem sie die Wirkung von Transkriptionsfaktoren verstärken oder hemmen. Zwei Gene kodieren für Mitglieder dieser Gruppe. Das primäre Transkript des *HMGA1*-Gens wird alternativ gespleißt, sodass drei unterschiedliche Isoformen entstehen (HMGA1a, HMGA1b, HMGA1c). Das *HMGA2*-Gen kodiert für das vierte Protein dieser Gruppe.

In verschiedenen gutartigen Tumoren finden sich chromosomale Rearrangements im Bereich von Chromosom 12q13–15. Diese Rearrangements kommen vor allem in Tumoren mesenchymalen Ursprungs vor, wie beispielsweise in Lipomen, Leiomyomen des Uterus und Fibroadenomen der Brust, aber auch in Prolactinomen der Hypophyse. Die Rearrangements bewirken eine Unterbrechung des *HMGA2*-Gens überwiegend im dritten Intron und führen meist zur Entstehung von Fusionsgenen. Die chimären Transkripte enthalten die ersten drei Exons des *HMGA2*-Gens und Sequenzen anderer Gene, die häufig nur für wenige Aminosäuren kodieren. In allen Fällen sind die Fusionspartner des HMGA2-Proteins funktionslos. Das pathogenetische Prinzip der Rearrangements scheint daher nicht in der Fusion mit anderen Aminosäuresequenzen zu liegen, sondern eher im Verlust der 3' gelegenen, nicht translatierten Region (3'-UTR für engl. untranslated region), die multiple Bindungsstellen für die let-7-microRNA aufweist. Wie später ausgeführt, destabilisieren microRNAs das Transkript und hemmen die Translation. Der Verlust der 3'-UTR führt daher zu einer erhöhten Konzentration des HMGA2-Proteins. Wie Versuche mit NIH3T3-Fibroblasten gezeigt haben, besitzen HMGA2-Genkonstrukte ohne die let-7-Zielsequenzen eine transformierende Wirkung (Fusco u. Fedele 2007).

6.6 Epigenetische Veränderungen bei der Entstehung und Progression maligner Tumoren

Zuvor wurden Beispiele dafür gegeben, dass mutierte Transkriptionsfaktoren die Struktur des Chromatingerüsts verändern und auf diesem indirekten Weg die Transkription positiv oder negativ beeinflussen können. MLL-Fusionsproteine sind mit vielen chromatinmodulierenden Proteinen assoziiert, die die Chromatinstruktur auffalten und so die Transkription von Genen stimulieren, die die Tumorbildung fördern. Proteine mit gegenteiligem Effekt sind Fusionsproteine mit Sequenzen des Retinsäure-α-Rezeptors und des AML-1-Proteins, die die Transkription dauerhaft reprimieren. In Abb. 6.**26** und Abb. 6.**27** sind diese unterschiedlichen Auswirkungen mutierter Transkriptionsfaktoren auf die Struktur des Chromatins schematisch dargestellt.

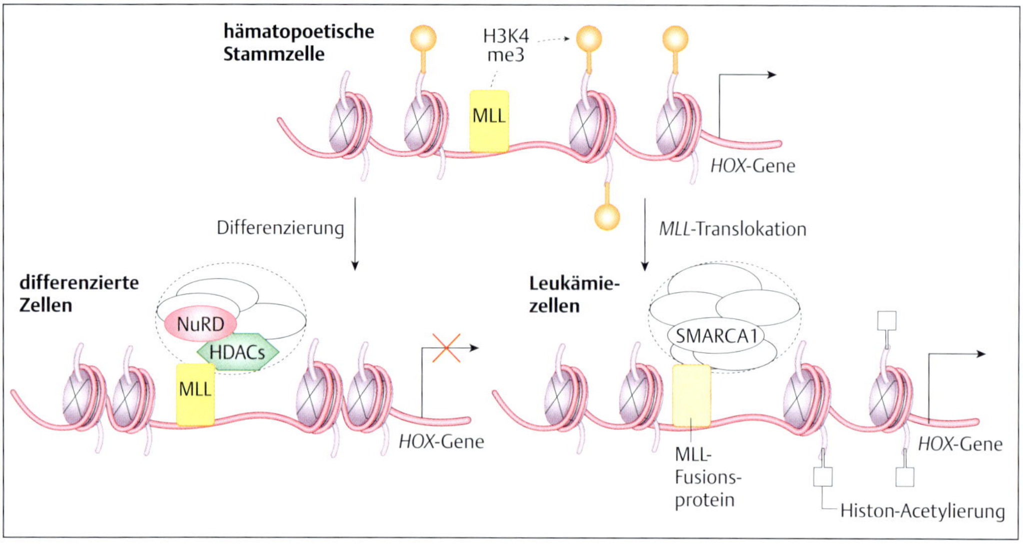

Abb. 6.**26** Wirkung von MLL und MLL-Fusionsproteinen auf Chromatinstruktur und Transkription. MLL assoziiert unter normalen Bedingungen mit Histon-Deacetylasen und transkriptionellen Repressoren wie z. B. dem NuRD (Nucleosome Remodelling Deacetylase)-Komplex. MLL-Fusionsproteine assoziieren mit Proteinen wie SMARCA1 (SWI/SNF), die Chromatin remodellieren und eine aberrante Transkription von *HOX*-Genen ermöglichen (Quelle: Di Croce 2005).

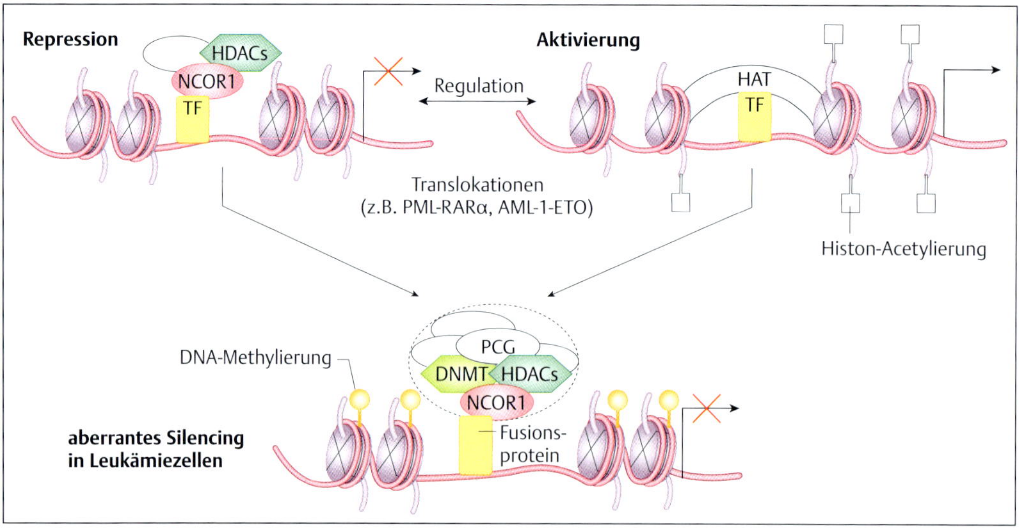

Abb. 6.**27** Repression der Transkription durch Fusionsproteine bei akuten myeloischen Leukämien. Transkriptionsfaktoren (TF) binden Koaktivatoren oder Korepressoren, um die Differenzierung zu regulieren. Fusionsproteine wie PML-RARα oder AML1-ETO assoziieren stabil mit HDACs und Korepressoren und reprimieren so die Transkription dauerhaft (Quelle: Di Croce 2005).

6.6.1 Reversion des malignen Phänotyps

Den bisher beschriebenen Veränderungen des Chromatins in Leukämien und soliden Tumoren liegen Veränderungen von Transkriptionsfaktoren zugrunde, die auf Genmutationen beruhen. Es gibt jedoch auch experimentelle Beispiele dafür, dass der maligne Phänotyp auf epigenetischen Veränderungen beruhen kann. Unter geeigneten Bedingungen sind diese Veränderungen und damit auch der maligne Phänotyp reversibel.

Durch Transplantation von Zellkernen maligner Zellen in entkernte Froschoozyten lässt sich eine Reprogrammierung zur Pluripotenz erzielen. Diese Reprogrammierung geht mit tief greifenden Veränderungen des Epigenoms einher. Dies wurde zuerst am Beispiel eines Nierenkarzinoms des Froschs gezeigt. Der Kern der Eizelle wurde durch den Zellkern aus einer Nierenkarzinomzelle ersetzt. Aus dieser veränderten Eizelle entwickelten sich differenzierte Kaulquappen (Abb. 6.**28**). Unter veränderten äußeren Bedingungen war die „maligne" Programmierung des Genoms demnach rückgängig zu machen (McKinnell et al. 1969). Auch in Mäusen gelang es, nach Überführung des Zellkerns von Tumorzellen in eine entkernte Eizelle die malignen Eigenschaften der Zellen zu unterdrücken. Die Zellen entwickelten sich bis zum Stadium der Blastocyste (Hochedlinger et al. 2004) oder früher Embryonen (Li et al. 2003). Diese Versuche belegen, dass der maligne Phänotyp nicht ausschließlich auf irreversiblen genomischen Mutationen beruht.

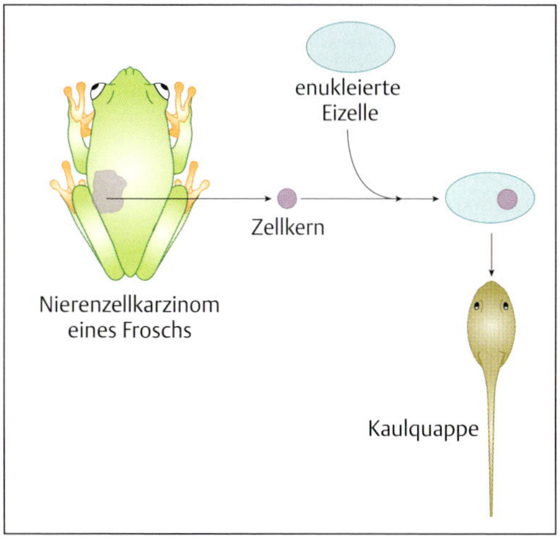

Abb. 6.**28** Umprogrammierung des Zellkerns eines Nierenkarzinoms des Froschs zur Entwicklung einer Kaulquappe (Quelle: Daten von McKinnell et al. 1969).

6.6.2 Histon-Bindungsproteine und DNA-Methylierung

Das Genom der meisten Tumorzellen ist hypomethyliert, wobei die CpG-reichen Promotorregionen hingegen hypermethyliert sind. Es gibt Hinweise, dass die verminderte Methylierung außerhalb von Promotorregionen zur genomischen Instabilität beitragen kann. Bei Patienten mit der seltenen Erkrankung ICF (Immundefizienz, centromere Instabilität, faziale Anomalien) ist eines der Gene, die für DNA-Methyltransferasen kodieren, von Mutationen betroffen (*DNMT3B*-Gen). Dies führt u. a. zu einer verminderten Methylierung bestimmter Regionen des Centromers und in der Folge zu chromosomalen Anomalien. In transgenen Mäusen mit verminderter Aktivität der DNA-Methyltransferase 1 (DNMT1) traten Tumoren früher auf und waren mit einer erhöhten LOH-Rate (LOH: Loss of Heterozygosity) verbunden (Abb. 6.**29**). Auch diese Ergebnisse sprechen dafür, dass eine verminderte DNA-Methylierung zu chromosomaler Instabilität führen kann (Eden et al. 2003).

Die verstärkte Methylierung von CpG-Inseln im Bereich von Promotoren bewirkt die Abschaltung (Silencing) des betreffenden Gens. Dass dieser Mechanismus die Tumorentwicklung fördern kann, wurde zunächst durch die Analyse klassischer Tumorsuppressorgene belegt. Klassische Tumorsuppressorgene tragen erst dann zur Entstehung von Tumoren bei, wenn beide Allele inaktiviert sind. Bei hereditären Tumoren ist ein Allel bereits in der Keimbahn durch Mutationen inaktiviert (siehe Kap. 5, S. 100). Das zweite Allel kann nicht nur durch Mutationen, Deletionen und Chromosomenverlust inaktiviert werden, sondern auch durch Methylierung von CpG-Inseln. Dieser Mechanismus ist für verschiedene hereditäre Tumorgene belegt, wie für die Gene *APC*, *BRCA1* und *VHL* (von Hippel-Lindau). Die pathogenetische Bedeutung der Promotormethylierung wird in Tumoren deutlich, in denen in dem mutierten Allel die Promotorregion erhalten ist. In diesen Fällen wird ausschließlich der Promotor des nicht mutierten Allels methyliert (Esteller et al. 2001).

Cytosin-Methylierung trägt auch in sporadischen Tumoren zur Inaktivierung von Genen bei, deren Funktionsverlust Entstehung und Progression von Tumoren fördert. Dies wurde durch Analyse des nicht mutierten *APC*-Allels deutlich. Wie bei Patienten mit FAP ist auch in sporadischen Kolonkarzinomen das zweite *APC*-Allel häufig durch Methylierung inaktiviert. In sporadischen Tumoren ist die In-

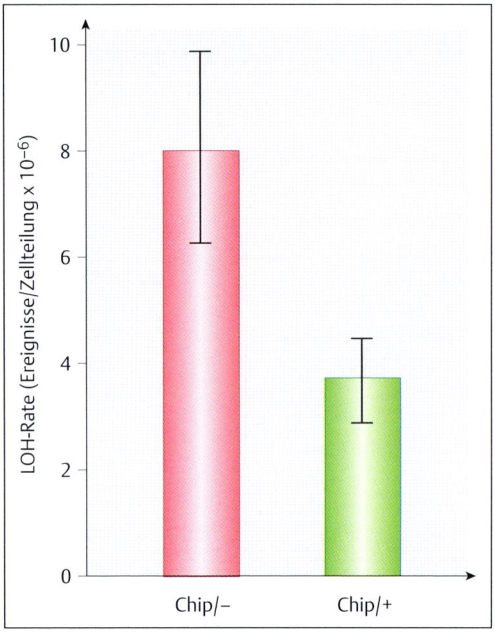

Abb. 6.**29** Mäuse ohne DNA-Methyltransferase 1 (DNMT1) sind nicht überlebensfähig. Um die Auswirkung einer verminderten Aktivität der DNA-Methyltransferase auf die genomische Stabilität zu untersuchen, wurden Mäuse generiert, die ein *DNMT1*-Null-Allel und ein sogenanntes hypomorphes *DNMT1*-Allel (hier mit Chip bezeichnet) besaßen. In diesen Mäusen war die Enzymaktivität um 90 % vermindert. Auf einem $Nf^{+/-}$ (Neurofibromatose-Tumorsuppressorgen)- und $P53^{+/-}$-Hintergrund war die LOH-Rate (Loss of Heterozygosity) in den Tieren mit alleinigem Chip-Allel deutlich höher als in Tieren mit einem intakten *DNMT1*-Gen (Quelle: Eden et al. 2003).

aktivierung des zweiten Allels auch für weitere Tumorsuppressorgene belegt, so beispielsweise für das *CDKN2A*-Gen, das für p16INK4a, einen Hemmer cyclinabhängiger Kinasen, kodiert. Wie in Kap. 7 (S. 178) dargestellt, stehen diese Kinasen im Zentrum der Proliferationskontrolle.

Durch genomweite Analyse können alle Gene nachgewiesen werden, deren Promotoren in Tumorzellen methyliert sind. So konnte gezeigt werden, dass Gene in Tumoren bzw. in Tumorzelllinien auch ausschließlich durch Methylierung der Promotoren beider Allele ausgeschaltet sein können. Dass die Inaktivierung solcher Gene zum malignen Phänotyp beiträgt, konnte durch Behandlung der Zellen mit DNA-demethylierenden Agenzien wie 5-aza-Cytidin oder 5-aza-Deoxycytidin bewiesen werden. Durch diese Agenzien kann in Zellkultur die Methylierung der DNA rückgängig gemacht werden. Nach Reaktivierung der betreffenden Gene wurden phänotypische Veränderungen der Zellen wie beispielsweise verminderte Proliferation, Apoptose und zelluläre Seneszenz beobachtet (Baylin u. Ohm 2006).

▶ Tumorsuppressorgene können demnach durch Mutation beider Allele, durch Mutation eines Allels und Methylierung des zweiten Allels oder durch Methylierung beider Allele ausgeschaltet werden (Abb. 6.**30**).

In Tumoren sind methylierte CpG-Inseln häufig mit Proteinen der Polycombgruppe assoziiert. Man nimmt an, dass PcG-Proteine DNA-Methyltransferasen rekrutieren, die die Cytosinreste methylieren. Hierdurch wird die transkriptionshemmende Wirkung des Polycombkomplexes verstärkt und verstetigt. Wie es kommt, dass die PcG-markierten Gene in Tumorzellen, nicht jedoch in nicht transformierten Zellen methyliert sind, ist noch unklar. Eine Möglichkeit könnte die verstärkte Expression von DNA-Methyltransferasegenen sein. In der Tat werden in normalen Fibroblasten H3K27me3-markierte Gene de novo methyliert, wenn die DNMT1 überexprimiert wird (Feltus et al. 2003). Die PcG-Markierung ist allerdings keine notwendige Bedin-

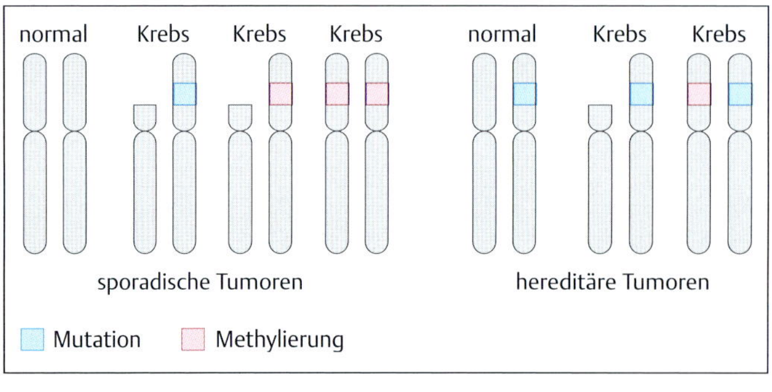

Abb. 6.**30** Für klassische Tumorsuppressorgene gilt, dass die Entwicklung von Tumoren erst dann gefördert wird, wenn beide Allele ausgeschaltet sind. Neben Deletionen und Mutationen kann auch die Methylierung von Cytosinresten in CpG-Inseln von Promotoren eines oder beide Allele inaktivieren (Quelle: Herman u. Baylin 2003).

Tabelle 6.**10** Signalwege, die in Tumoren durch Promotormethylierung und Abschalten der betreffenden Gene unterbrochen werden (Quelle: Herman u. Baylin 2003).

Pfad	**Gene kodieren für**
gestörte Zellzykluskontrolle	Rb, p16INK4a
DNA-Reparatur	Mlh1, O^6-MGMT, GST-pi, BRCA1
Apoptose	DAP-Kinase, Caspase 8, hASC
Differenzierung, Invasion	E-Cadherin, VHL, APC, LKB1, TIMP-3, Thrombospondin-1
Rezeptoren	Östrogenrezeptor, RAR-β

RB: Retinoblastom-Protein; p16INK4a: Inhibitor cyclinabhängiger Kinasen; Mlh1: DNA-Mismatch-Reparaturprotein; O^6-MGMT: O^6-Methylguanin-Methyltransferase; GST-pi: Glutathion-S-Transferase pi; DAP-Kinase: Death-associated Protein Kinase; hASC: Apoptose-Protein; VHL: von Hippel-Lindau-Protein; APC: adenomatöse Polyposis Coli; LKB1: Serin/Threonin-Proteinkinase; TIMP: Tissue Inhibitor of Metalloproteinases; RAR-β: Retinoic Acid Receptor.

gung dafür, dass Gene in Tumoren durch Promotormethylierung abgeschaltet werden. Insbesondere in vielen hereditären Tumoren, in denen das Allel, das nicht in der Keimbahn mutiert ist, durch DNA-Methylierung inaktiviert wird (z. B. *APC*, *ATM*, *MLH1*, *MSH2*), wurde keine H3K27me3-Markierung gefunden (Schlesinger et al. 2007).

In Tab. 6.**10** sind Signalwege aufgeführt, die in Tumoren durch Promotormethylierung der gelisteten Gene gestört sein können. Diese Pfade betreffen zentrale Aspekte von Tumorentstehung und Tumorprogression wie Zellzykluskontrolle, genomische Stabilität, Apoptose und invasives Wachstum.

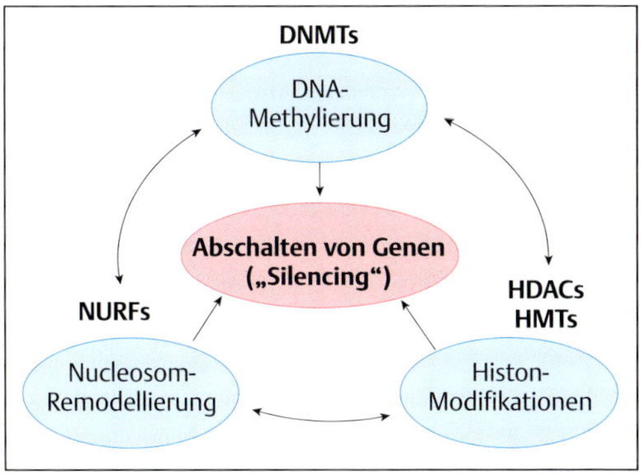

Abb. 6.**31** Beim Abschalten von Genen (engl. silencing), das nach der Zellteilung in den Tochterzellen bestehen bleibt, spielen DNA-Methylierung, Remodellierung von Nukleosomen und Histonmodifikationen zusammen. Unter den Enzymen, die diese Modifikationen vermitteln, sind DNA-Methyltransferasen (DNMTs), Histon-Deacetylasen (HDACs) und komplexe Nukleosomen-Remodellierungsfaktoren (NURFs). Das Zusammenspiel dieser verschiedenen Prozesse führt zu einem vererbbaren repressiven Zustand am Start der Gene, wodurch diese abgeschaltet werden. Alle drei Prozesse sind in Tumorzellen gestört (Quelle: Jones u. Baylin 2007).

In Abb. 6.**31** ist das Zusammenspiel von Nukleosom-Remodellierung, Histon-Modifikationen und DNA-Methylierung im Rahmen der Karzinogenese zusammengefasst.

Zu den zentralen Pfaden, die in Tumoren gestört sein können, gehören die Pfade der Cyclin-Regulation und der WNT-Signalweg (siehe Kap. 8, S. 243). Für beide Pfade ist belegt, dass sie durch aktivierende Mutationen in Proto-Onkogenen oder inaktivierende Mutationen in Tumorsuppressorgenen verändert sein können und kausal an der Tumorentstehung beteiligt sind. In beiden Pfaden können Gene auch durch Methylierung inaktiviert werden, noch bevor Genmutationen erkennbar sind (Jones u. Baylin 2007).

Das bereits erwähnte p16INK4a-Protein steht über die Hemmung cyclinabhängiger Kinasen im Zentrum der Proliferationskontrolle. Bereiche des *CDKN2A*-Gens, das für das p16INK4a-Protein kodiert, sind in vielen Tumoren und insbesondere in Tumorzelllinien deletiert. Das *CDKN2A*-Gen kodiert über einen alternativen Leserahmen noch ein weiteres Protein, p19ARF. Zum besseren Verständnis wird der für das p16INK4a-Protein kodierende Leserahmen im Folgenden als *P16INK4A*-Gen bezeichnet.

- Das *P16INK4A*-Gen ist häufig durch Punktmutationen inaktiviert; es zählt somit zu denjenigen Tumorsuppressorgenen, die in menschlichen Tumoren am häufigsten ausgeschaltet sind. Inaktivierende Mutationen, insbesondere Deletionen, finden sich jedoch eher in fortgeschrittenen Tumorstadien.

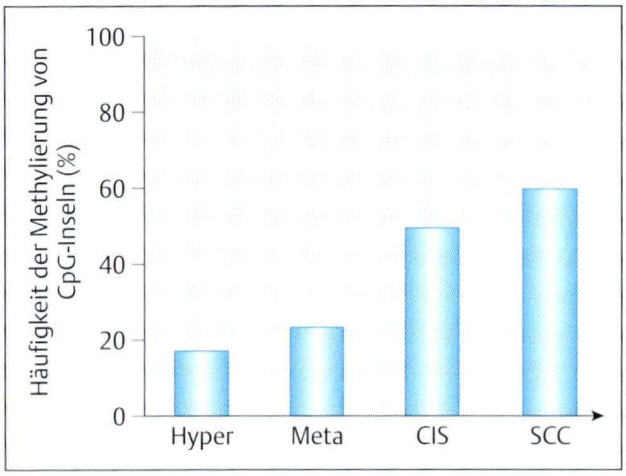

Abb. 6.**32** Häufigkeit der Methylierung des *CDKN2A* (*P16INK4A*)-Gens bei prämalignen und malignen Veränderungen des Lungenepithels. Die Methylierung des Gens ist bereits in sehr frühen Stadien der Karzinogenese nachweisbar (Belinsky et al. 1998). Hyper: Hyperplasie; Meta: Metaplasie; CIS: Carcinoma-in-situ; SCC (Squamous Cell Carcinoma): Plattenepithelkarzinom.

- Das *P16INK4A*-Gen kann auch durch Promotormethylierung abgeschaltet werden. Unter Anwendung der methylierungssensitiven PCR wurde in verschiedenen Karzinomen wie in Mamma-, Lungen- und Kolonkarzinomen die Methylierung des *P16INK4A*-Promotors bereits in sehr frühen, präinvasiven Tumorstadien nachgewiesen (Abb. 6.**32**) (Belinsky et al. 1998). Dass dieses Ereignis auch die Eigenschaften von Tumorstammzellen beeinflussen kann, zeigen Mausmodelle mit ausgeschaltetem *P16INK4A*-Gen. In diesen Mäusen wurde eine verlängerte Lebensdauer von Stammzellen (neural, hämatopoetisch, Inselzellen) beobachtet (Jones u. Baylin 2007).

In Kap. 8 (S. 243) wird ausführlich auf den WNT-Signalweg eingegangen, der im Zentrum der Stammzellregulation steht. Dieser Weg ist durch Mutation praktisch in allen sporadischen kolorektalen Karzinomen aktiviert. Es gibt natürliche Agonisten und Antagonisten dieses Signalwegs. Bereits in sehr frühen präinvasiven Stadien kolorektaler Karzinome kann die Synthese der vier bekannten Antagonisten durch Promotormethylierung der kodierenden Gene unterbunden werden. Dies geht mit einer Aktivierung des WNT-Signalwegs einher (Suzuki et al. 2004). Erst im weiteren Verlauf der Tumorentwicklung wird der Signalweg dann auch durch Mutationen konstitutiv aktiviert.

Diese und weitere Befunde sprechen dafür, dass die Abschaltung kritischer Gene durch Promotormethylierung ein sehr frühes Ereignis ist, das möglicherweise bereits in der Gewebsstammzelle eintritt. Diese Hypothese wird durch Befunde erhärtet, die einen Bezug zwischen Polycombkomplex und Promotormethylierung herstellen. Proteine des Polycombkomplexes sind mit der repressiven Chromatinmarkierung H3K27me3 assoziiert. Durch genomweite Analyse wurden in embryonalen Stammzellen die Zielgene des Polycombkomplexes identifiziert. Der Vergleich der Ergebnisse mit der genomweiten Analyse der DNA-Methylierung in Tumorzellen zeigte, dass in Tumorzellen PcG-Zielgene mit einer 20-fach höheren Wahrscheinlichkeit methyliert sind als Gene ohne eine H3K27me3-Markierung und PcG-Assoziation (Ohm et al. 2007; Schlesinger et al. 2007; Widschwendter et al. 2007) (Abb. 6.**33**). Während Gene, die in Stammzellen durch die PcG-Komplexe abgeschaltet werden, im Verlauf der Differenzierung wieder exprimiert werden können, gilt die Neumethylierung von CpG-Dinukleotiden und die damit verbundene Genausschaltung in Tumoren als irreversibel. Diese permanente, vererbbare Repression verleiht der Tumorzelle dauerhaft Stammzelleigenschaften.

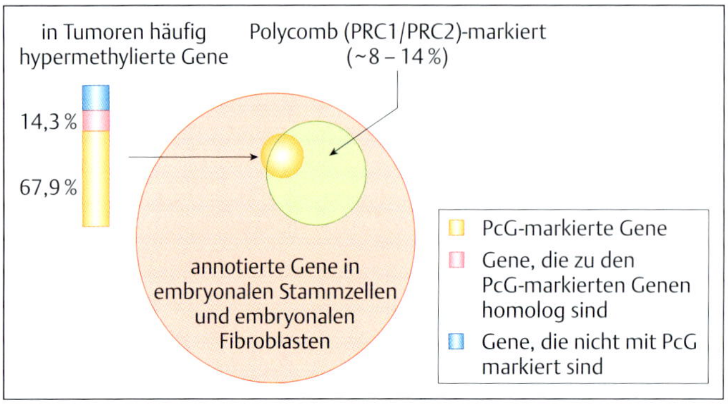

Abb. 6.**33** Polycombkomplex und DNA-Methylierung. In Untersuchungen humaner embryonaler Stammzellen oder embryonaler Fibroblasten waren zwischen 8–14 % der Gene durch Proteine des Polycombkomplexes markiert. 68 % der Gene sind in humanen Tumoren methyliert. In weiteren 14 % waren verwandte Gene unter Polycombkontrolle (Quelle: Ohm et al. 2007).

6.7 microRNAs

6.7.1 Synthese und Funktion

microRNAs (**miRNAs**) sind RNA-Moleküle von ungefähr 22 Nukleotiden Länge, die über die Bindung an die 3'-untranslatierte Region (3'-UTR) von mRNAs deren Expression verhindern.

Die meisten Gene, die für miRNAs kodieren, werden durch die RNA-Polymerase II in eine pri-miRNA transkribiert (Abb. 6.**34**). Innerhalb der pri-miRNA falten sich die eigentlichen Vorläufer der miRNAs in haarnadelförmige Schleifen (engl. **hairpin**). In Säugern befinden sich miRNAs in der Regel in den durch Introns kodierten Abschnitten der pri-miRNA. Die pri-miRNA wird durch einen als „Mikroprozessor" bezeichneten Multiproteinkomplex prozessiert, der als funktionell wichtigste Komponenten eine RNAse III („Drosha", hebr. für „Sermon") und ein Protein mit einer Domäne enthält, die doppelsträngige RNA bindet („Pasha" oder DGCR8 für „DiGeorge Syndrome critical Region 8"). Der Komplex spaltet die Haarnadelschleife an ihrer Basis aus der pri-miRNA ab, indem er den Abstand zwischen einzelsträngiger und doppelsträngiger RNA misst. Die resultierende, haarnadelförmige prä-miRNA besteht aus ungefähr 70 Nukleotiden mit einem Überhang von zwei Nukleotiden am 3'-Ende. Dieser Überhang wird vom Protein Exportin-5 erkannt, das den Transport der prä-miRNA in das Zytoplasma vermittelt. Im Zytoplasma spaltet eine andere, als „Dicer" bezeichnete RNAse III aus der prä-miRNA die reife miRNA-Duplex ab, die aus zwei 22 Nukleotide langen RNA-Molekülen besteht. Dicer interagiert mit dem Protein PACT, das seinerseits das Protein Argonaut 2 (Ago 2) rekrutiert. Aus diesem trimeren Komplex entsteht ein als RISC (miRNA-induced silencing Complex) bezeichneter Ribonukleoproteinkomplex. Anschließend wird einer der beiden RNA-Stränge abgebaut. Der verbleibende in RISC inkorporierte RNA-Strang hybridisiert mit der 3'-UTR der komplementären mRNA-Moleküle. Bei vollständiger oder annähernd vollständiger Komplementarität wird die Ziel-mRNA durch Ago2 gespalten und abgebaut. Bei geringerer Komplementarität wird die Translation gehemmt (Bushati u. Cohen 2007; Filipowicz et al. 2008).

Die meisten miRNAs paaren sich nur unvollständig mit ihrer Ziel-mRNA, allerdings ist eine vollständige Komplementarität der Nukleotide 2–8 der miRNAs minimale Voraussetzung für die Hemmung der Translation. In der 3'-UTR der Ziel-mRNAs befinden sich in der Regel mehrere Sequenzabschnitte, die miRNAs binden können. Man nimmt an, dass durch miRNA hauptsächlich die Initiation der Translation gehemmt wird, es gibt allerdings auch experimentelle Hinweise, dass miRNAs mit der Elongation der Peptidkette interferieren. Die Hemmung der Translation geht häufig mit einer Destabilisierung der RNA und einem Abbau vom 5'-Ende her einher.

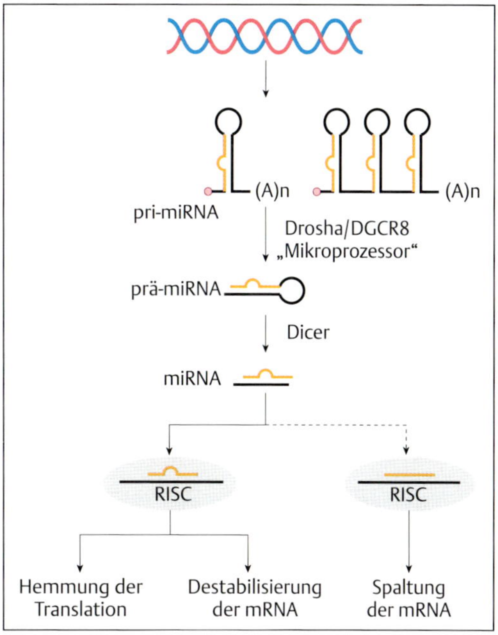

Abb. 6.**34** Biogenese und Wirkung von miRNAs. miRNAs werden aus Precursor-Molekülen (pri-miRNAs) prozessiert, die häufig von Introns proteinkodierender oder nicht proteinkodierender Gene abgelesen wurden. pri-miRNAs, die sich in Haarnadelstrukturen mit unvollständiger Basenpaarung falten, werden durch die Typ III-RNAse Drosha im Mikroprozessor zu prä-miRNAs prozessiert. Nach Transport ins Zytoplasma wird die prä-miRNA durch die Typ-III RNAse Dicer in miRNA-Duplices von ca. 22 Nukleotiden Länge überführt, die in den RISC (miRNA induced silencing Complex) integriert werden. In diesem Komplex wird ein Strang der doppelsträngigen miRNA abgebaut. Der zweite Strang hybridisiert mit komplementären Sequenzen in der 3'-UTR der Ziel-mRNA. In der Regel ist die Komplementarität nicht perfekt. In diesem Fall wird die Translation gehemmt, oft wird die Ziel-RNA vom 3'-Ende her abgebaut. Im selteneren Fall einer vollständigen Komplementarität wird die Ziel-mRNA gespalten. Letzterer Mechanismus entspricht demjenigen der siRNA (Quelle: He et al. 2007).

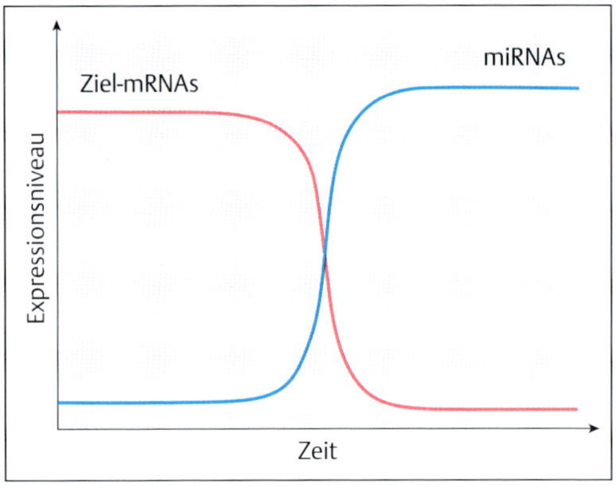

Abb. 6.**35** Im Verlauf der Linien-Entscheidung bei der Zelldifferenzierung (engl. cell fate decision) unterstützen miRNAs das Abschalten von Genen. Die Expression einer miRNA und ihrer Ziel-mRNAs schließen sich daher in der Regel gegenseitig aus (Quelle: Bushati u. Cohen 2007).

In einer umfassenden Analyse von miRNAs wurden in menschlichen Geweben 416 miRNAs identifiziert, die in 214 verschiedenen Transkriptionseinheiten liegen (Landgraf et al. 2007). Bioinformatische Analysen ergaben, dass ungefähr 30% aller mRNAs in ihrer 3'-UTR Sequenzmotive aufweisen, die miRNAs binden können. Viele der Gene, die durch miRNAs reguliert werden, sind während der Entwicklung des Organismus an Entscheidungen beteiligt, in welche Richtung Zellen differenzieren (engl. cell fate decisions). Gene hingegen, die grundlegende Zellfunktionen steuern, werden im Allgemeinen nicht durch miRNAs beeinflusst. In vielen Zellen, in denen bestimmte miRNAs gebildet werden, werden die betreffenden Ziel-mRNAs nicht translatiert. Viele miRNAs unterstützen also die Entwicklung und den Erhalt bestimmter Zellformen dadurch, dass störende Transkripte, die aus einer abgeschlossenen Entwicklungsphase stammen oder aufgrund unvollständiger Abschaltung in geringer Menge vorhanden sind, unterdrückt werden. Nach diesem Modell wird das Schicksal der Zellen primär durch die Transkription der für die Entwicklung bedeutenden Gene bestimmt. miRNAs verringern die Störanfälligkeit dieses Systems (Bushati u. Cohen 2007) (Abb. 6.**35**). Die Tatsache, dass die Transkription von miRNAs und ihrer Ziel-mRNAs häufig gegenläufig ist, muss bei Experimenten berücksichtigt werden, in denen miRNA-kodierende DNA-Abschnitte in einer bestimmten Zellart überexprimiert werden. Die miRNAs können hierbei auf mRNAs treffen, denen sie normalerweise nie begegnet wären.

Bezeichnungsweise von miRNAs

microRNAs werden mit einem „miR"-Präfix bezeichnet, dem eine eindeutige Ziffer zur Identifizierung der betreffenden miRNA folgt. Zur Bezeichnung der Spezies wird die entsprechende Abkürzung vorangestellt (z. B. hsa-miR-1, hsa-miR-16 für die miRNAs 1 und 16 des Menschen). Da miRNAs in der Regel hochkonserviert sind, werden die orthologen miRNAs in verschiedenen Spezies mit denselben Ziffern belegt (z. B. hsa-miR-101 des Menschen und mmu-miR-101 der Maus). Paraloge Sequenzen, deren reife miRNAs sich nur in einer oder zwei Positionen unterscheiden, erhalten kleine Buchstaben als Suffix (z. B. mmu-miR-10a und mmu-miR-10b). Unterschiedliche Loci mit RNA-Haarnadelstrukturen, aus denen identische reife miRNAs entstehen, erhalten Ziffern als Suffix (Griffiths-Jones et al. 2008).

miRNA-Gene liegen auf allen Chromosomen außer auf dem Y-Chromosom. Etwa die Hälfte der bekannten miRNAs ist in Clustern angeordnet, die als polycistronische primäre RNA transkribiert werden. Ein **Cistron** bezeichnet ganz allgemein ein vererbbares DNA-Segment. miRNAs werden häufig durch Introns kodiert; hierbei ist es irrelevant, ob die betreffende mRNA, in der das Intron liegt, für Proteine kodiert oder nicht. Die Cluster werden mit der ersten und der letzten Zahl der miRNAs benannt. Als Beispiel ist in Abb. 6.**36** das miR-17-92-Cluster gezeigt. Das Cluster befindet sich im dritten Intron eines als *C13orf25* bezeichneten offenen Leserahmens auf Chromosom 13. Während die für miRNAs kodierenden Sequenzen in allen Vertebraten hochkonserviert sind, sind die Exon-Sequenzen des miRNA-„Gens" nicht konserviert. Dies lässt vermuten, dass die einzige Funktion des „Gens" in der Kodierung der miRNAs liegt (Mendell 2008). Duplikationen führten in Säugetieren zur Entstehung von zwei weiteren paralogen Clustern: das auf Chromosom 7 liegende miR-106b-25-Cluster und das miR-106a-363-Cluster auf dem X-Chromosom. Das miR106b-25-Cluster befindet sich in einem Intron des für ein Protein kodierenden Gens *MCM7*. Das miR-106a-363-Cluster scheint hingegen nicht transkribiert zu werden. In Abb. 6.**36** sind die genomische Organisation und die Sequenzen der kodierten miRNAs dargestellt.

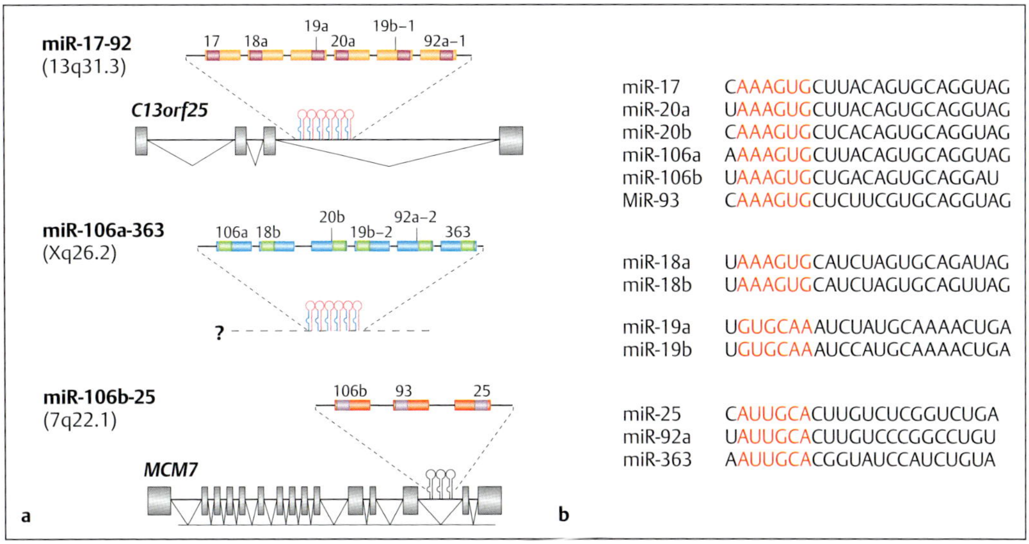

Abb. 6.**36** Organisation des miR-17-92-Clusters und seiner Paraloge. **a** Genomische Organisation und Struktur der primären Transkripte der menschlichen miR-17-92-, miR-106a-363- und miR-106b-25-Cluster. Das primäre miR-106a-363-Transkript war zur Drucklegung noch nicht charakterisiert. **b** Für die Selektion der Ziel-mRNAs sind die rot markierten Nukleotide 2–7 der miRNAs am wichtigsten (sog. „seed"-Sequenzen). Basierend auf diesen Sequenzen können die Cluster in vier miRNA-Familien eingeteilt werden: miR-17-Familie, miR-18-Familie, miR-19-Familie und miR-25-Familie (Quelle: Mendell 2008).

Mithilfe bioinformatischer Methoden wurden potenzielle Zielsequenzen der miRNAs identifiziert. Die verwendeten Algorithmen berücksichtigen in erster Linie Sequenzen, die zu den miRNAs komplementär sind. In einem zweiten Schritt werden dann diejenigen Sequenzen herausgefiltert, die im Verlauf der Evolution in verschiedenen Spezies konserviert sind. Man geht davon aus, dass eine miRNA zwischen 100 und 200 Zielsequenzen ansteuern kann (Landgraf et al. 2007).

Datenbanken zu miRNAs und Sequenzen in potenziellen Zielgenen finden sich unter http://microrna.ac.uk/sequences und www.mirz.unibas.ch/smiRNAdb (Griffiths-Jones et al. 2008; Landgraf et al. 2007).

6.7.2 Bedeutung von miRNAs für Tumorentstehung und -progression

miRNAs können mittels DNA-Arrays genomweit identifiziert und quantifiziert werden. Im Vergleich zur Analyse von mRNAs lassen miRNA-Muster zuverlässigere Rückschlüsse auf das Gewebe bzw. die Zellen zu, aus denen die Tumoren entstanden sind. Dies beruht darauf, dass das miRNA-Muster mitverantwortlich für die Richtung ist, in die Zellen differenzieren. Genomische Aberrationen, aber auch andere Ursachen, können zu Fehlregulationen von miRNAs führen (Lu et al. 2005; Volinia et al. 2006). Mit wenigen Ausnahmen hemmen miRNAs die Translation und führen in vielen Fällen zur Destabilisierung der mRNA. Der Verlust von miRNAs oder der 3'-UTR einer Ziel-mRNA in Tumorzellen weist darauf hin, dass das von der Ziel-mRNA kodierte Protein den malignen Phänotyp unterstützt. Umgekehrt zeigt eine erhöhte Konzentration von miRNAs, dass das von der Ziel-mRNA kodierte Protein den malignen Phänotyp verhindert oder negativ beeinflusst. Aus funktioneller Sicht handelt es sich bei den Proteinen im ersten Fall um Onkoproteine, im zweiten Fall um Tumorsuppressorproteine (Abb. 6.**37**). miRNAs, die den malignen Phänotyp beeinflussen, wurden auch als **Oncomirs** bezeichnet (Esquela-Kerscher u. Slack 2006).

Aus verschiedenen Gründen ist es nicht einfach, aus dem Verlust oder dem Zugewinn von miRNAs auf den Mechanismus zu schließen, der der malignen Transformation zugrunde liegt. Wenn in experimentell untersuchten Zellen andere als die physiologischen Ziel-mRNAs exprimiert werden, kann die Überexpression von miRNAs zu einem verfälschten Bild führen. Ferner wirken miRNAs vor

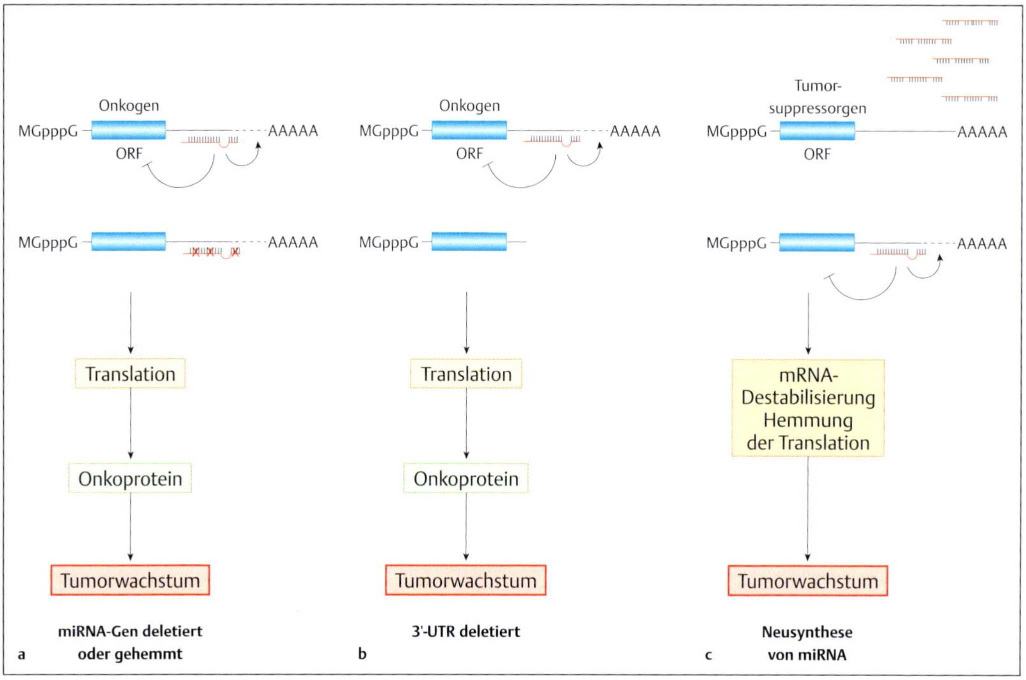

Abb. 6.**37** Wirkungsmechanismen von miRNAs in der Karzinogenese. ORF: Open reading Frame; UTR: untranslatierte Region.

allem über die Hemmung der Translation; die Destabilisierung der Ziel-mRNAs ist hingegen variabel. Wenn die Wirkungen der miRNAs auf Ebene des Transkriptoms analysiert werden, können die direkten Ziel-mRNAs unerkannt bleiben. Zuverlässiger ist ein proteomischer Ansatz, der aber analytisch aufwendiger ist. Schließlich steuert eine einzige miRNA 100–200 verschiedene mRNAs an; es gibt demnach keine einfachen Beziehungen zwischen Ursache und Wirkung. Um einen Bezug zum malignen Phänotyp herzustellen, werden daher die veränderten Transkripte und Proteine bestimmten Signaturen und funktionellen Pfaden zugeordnet.

Gene, die für miRNAs kodieren, können in Tumoren deletiert oder amplifiziert sein. Da miRNAs vor allem an die 3'-UTR einer mRNA binden, kann der Verlust der 3'-UTR einer bestimmten mRNA die Translation eines Proteins verstärken (Calin u. Croce 2007).

miR-15a/miR-16-1-Cluster. Die chronisch-lymphatische Leukämie (CLL) ist in den westlichen Ländern die häufigste Leukämieform von Erwachsenen. Die Erkrankung beginnt in der Regel im fortgeschrittenen Alter und verläuft langsam und progredient. Bei mehr als der Hälfte der Patienten findet man eine hemizygote oder homozygote Deletion im Bereich von Chromosom 13q14. Keinem der proteinkodierenden Gene dieser chromosomalen Region ließ sich eine Funktion bei der Transformation der Lymphozyten zuordnen. Durch den Vergleich der in Publikationen und Datenbanken beschriebenen Deletionen konnte eine minimale deletierte Region eingegrenzt werden. In exakt dieser Region liegen DNA-Sequenzen, die für die miRNAs miR-15a und miR-16-1 kodieren. Die Regelmäßigkeit, mit der ein Verlust dieser miRNAs mit einer CLL einhergeht, spricht für einen kausalen Bezug zur Entstehung der CLL (Calin u. Croce 2007). Deletionen im 13q14-Locus findet man auch bei etwa der Hälfte der Mantelzell-Lymphome und Prostatakarzinome und in etwa einem Drittel der multiplen Myelome (Esquela-Kerscher u. Slack 2006).

Der kausale Bezug zur Tumorentstehung wurde durch Experimente erhärtet, in denen das miR-15a/miR-16-1-Cluster in Leukämiezellen exprimiert wurde. Das Wachstum der Zellen nach Transplantation in immundefiziente Mäuse wurde durch die miRNAs unterdrückt. Ein wichtiges Zielgen der miRNAs ist das Proto-Onkogen *BCL2*, dessen apoptosefördernde Wirkung gehemmt wird. Interessanterweise sind auch Tumorsuppressorgene unter den Zielgenen des miR-15a/miR-16-1-Clusters. Dies ist möglicherweise die Erklärung dafür, dass CLL-Patienten mit 13q14-Deletion eine günstigere Prognose haben als Patienten ohne Deletion (Calin u. Croce 2007). Die günstigere Prognose kann auch darauf beruhen, dass es ein paraloges Cluster auf Chromosom 3 gibt (miR-15b und miR-16-2), das basal transkribiert wird.

miR17-92-Cluster. In Lymphomen und soliden Tumoren des Menschen beobachtet man häufig die Amplifikation des Locus 13q31.3. Diese Amplifikation ließ sich auf das zuvor erwähnte miR-17-92-Transkript einengen, in dem Vorläufer für sechs miRNAs liegen. In einem Mausmodell, in dem durch Aktivierung des *Myc*-Onkogens B-Zell-Lymphome entstehen, bewirkten die miRNAs des miR-17-92-Clusters einen früheren Beginn und eine verstärkte Progression der Erkrankung. In der Maus können durch die Integration bestimmter chronisch transformierender Retroviren Leukämien induziert werden. Viele der leukämieinduzierenden Retroviren integrieren in den miR-17-92-Locus. Retrovirale Insertionen wurden auch im Bereich des paralogen miR-106a-363-Clusters beobachtet, das normalerweise nicht oder nur geringfügig transkribiert wird. Diese Befunde sprechen dafür, dass die miRNAs des miR-17-92 und möglicherweise auch paraloger Cluster das Krankheitsgeschehen der B-Zell-Lymphome direkt beeinflussen (Mendell 2008).

Wichtige Zielgene der miRNAs dieses Clusters sind die Transkriptionsfaktoren E2F1, 2 und 3. Diese Faktoren spielen eine wichtige Rolle bei der Regulation von Zellüberleben und Proliferation (siehe Kap. 8, S. 254). E2F1 und E2F3 aktivieren direkt die Transkription des miR-17-92-Clusters. Es besteht somit eine negative Rückkopplung zwischen den E2F-Faktoren und den miRNAs. Man nimmt an, dass durch die Dämpfung von E2Fs die Balance zwischen Zelltod und Proliferation zuungunsten des Zelltods verschoben wird (Mendell 2008).

miR-34-Cluster. In Tumoren des Menschen findet man häufig einen LOH (Loss of Heterozygosity) im Bereich von Chromosom 1p36. Minimale Deletionen in diesem Bereich können zum Verlust von Mitgliedern des miR-34-Clusters von miRNAs führen (hsa-miR-34a-c). Die Bedeutung dieser miRNAs für die Onkogenese wird dadurch deutlich, dass ihre Transkription durch p53 aktiviert wird. Der Verlust von p53 korreliert demnach auch mit einem Verlust der miRNAs. Typische zelluläre Wirkungen von p53 sind Wachstumsarrest, Apoptose und Seneszenz. Unter bestimmten experimentellen Bedingungen kann die Überexpression der miR-34a zu diesen Wirkungen führen. Zu den Zielgenen der miR-34a zählen Gene, die Proliferation und Apoptose steuern (z. B. *MYCN*, *MET*) und Gene, die die Länge von Telomeren regulieren (*TELO2*) (He et al. 2007).

let-7-miRNA. Diese miRNA war eine der beiden miRNAs, die als Erste in dem Wurm *Caenorhabditis elegans* entdeckt wurden. Im menschlichen Genom umfasst die *let*-7-Familie zwölf miRNAs. Einige Mitglieder dieser Familie sind in Tumoren (wie z. B. in Lungenkarzinomen) vermindert transkribiert. Das Proto-Onkogen *RAS* weist in seiner 3'-UTR mehrere Bindungsstellen für miRNAs der *let*-7-Familie auf. Wenn diese miRNAs in Zelllinien verstärkt exprimiert werden, werden geringere Mengen des RAS-Proteins gebildet. Dies weist darauf hin, dass der Verlust von Mitgliedern der *let*-7-Familie zu einer erhöhten Menge des RAS-Proteins und damit zu einer verstärkten Aktivität des MAPK-Signalwegs führen kann.

miR-155 und miR-21. Die miR-155 wurde ursprünglich durch retrovirale Integration des Vogel-Leukämie-Virus in den *BIC*-Locus identifiziert. Diese miRNA wird in verschiedenen B-Zell-Lymphomen verstärkt exprimiert.

In Mamma-, Magen-, Kolon-, Pankreas-, Lungen- und Prostatakarzinomen wurden miRNAs genomweit untersucht. Die miR-21 war die einzige miRNA, die in allen Tumorarten verstärkt transkribiert wurde. Verschiedene experimentelle Befunde sprechen dafür, dass die miR-21 Gene hemmt, die Apoptose vermitteln (Esquela-Kerscher u. Slack 2006).

In Tab. 6.**11** sind miRNAs aufgeführt, die bei der Onkogenese eine Rolle spielen.

Tabelle 6.**11** Tumorassoziierte miRNAs.

miRNA	Veränderung	Funktion	Wirkung entspricht
miR-21	verstärkte Expression in vielen Arten solider Tumoren	Hemmung der Apoptose	Onkogen
miR-17-92-Cluster	Amplifikation in B-Zell-Lymphomen	wird durch MYC hochreguliert, antiapoptotische Wirkung durch Dämpfung von E2Fs	Onkogen
miR-155	erhöhte Expression in B-Zell-Lymphomen; Integrationsort des Vogel-Leukämie-Virus	Kooperation mit MYC	Onkogen
miR-15a, hsa-miR-16-1	Deletion bzw. Herabregulation bei CLL	Hemmung des anti-Apoptose-Gens *BCL2*	TS-Gen
miR-34a, miR-34b, miR-34c	LOH in 1p36, Aktivierung durch p53	Zellzyklus-Arrest, zelluläre Seneszenz, Apoptose	TS-Gen
let-7-Familie	verminderte Expression in Lungenkarzinomen	negative Regulation von *RAS*-Onkogenen	TS-Gen

TS: Tumorsuppressor

6.8 Regulatorische Netzwerke der Transkription

"The most effective way of destroying a network is to attack its most connected nodes." (Tu 2000)

Mit modernen Methoden der Biochemie und Molekularbiologie ist es möglich, transkriptionelle Netzwerke und Chromatinmodifikationen umfassend zu analysieren. Durch Gen-Chip-Analyse (*DNA-Arrays*) kann das gesamte Transkriptom inklusive regulatorischer RNAs analysiert werden. Die Interaktion von Transkriptionsfaktoren mit definierten DNA-Sequenzen kann genomweit mittels **Chromatin-Immunpräzipitation** und **Gen-Arrays** oder **DNA-Sequenzierung** erfasst werden. Vergleichbare Ansätze ermöglichen es, die Interaktion von Proteinen mit modifizierten Histonen bestimmten Gensequenzen zuzuordnen.

Basierend auf den Ergebnissen dieser Untersuchungen lassen sich Prinzipien regulatorischer transkriptioneller Netzwerke definieren. Interessanterweise unterscheiden sich die Prinzipien solcher Netzwerke nicht grundsätzlich von ganz anderen Netzwerken, wie etwa dem Internet (Barabasi u. Oltvai 2004).

Das Verhalten komplexer Systeme – von der Zelle bis zum Internet – ergibt sich aus der orchestrierten Aktivität vieler Einzelkomponenten, die miteinander über paarweise Interaktionen kommunizieren. Abstrahierend können die Komponenten als Knoten mit gegenseitigen Querverbindungen (engl. links) dargestellt werden. Knoten und Querverbindungen bilden zusammen das **Netzwerk**. Die elementare Kenngröße eines Knotens ist der **Verlinkungsgrad**, also die Anzahl seiner Querverbindungen zu anderen Knoten. Eine wichtige Kenngröße zur Beschreibung des Netzwerks ist die **Grad-Verteilung**, d. h. die Wahrscheinlichkeit P(k), dass ein bestimmter Knoten genau k Querverbindungen besitzt. Auf Basis dieser Wahrscheinlichkeit lassen sich verschiedene Netzwerke unterscheiden:

- exponentielle Netzwerke: Netzwerke können aufgebaut werden, indem Knoten zufällig miteinander paarweise verlinkt werden, bis alle Verbindungen aufgebraucht worden sind. Solche zufälligen Netzwerke gehören zur Klasse der exponentiellen Netzwerke, in denen jeder Knoten ungefähr die gleiche Anzahl an Verbindungen besitzt und die Anzahl hochkonnektiver Knoten exponentiell abnimmt.
- skaleninvariante Netzwerke: Bei zellulären Netzwerken handelt es sich dagegen im Allgemeinen um skalenfreie (skaleninvariante) Netzwerke, in denen die Knoten keine typische Anzahl von Verbindungen aufweisen. Die Wahrscheinlichkeit, dass ein Knoten k Verbindungen hat, folgt einem Potenzgesetz mit P(k) proportional $k^{-\gamma}$, wobei γ eine einheitslose Zahl ist. Skaleninvariante Netzwerke sind durch wenige hochver-

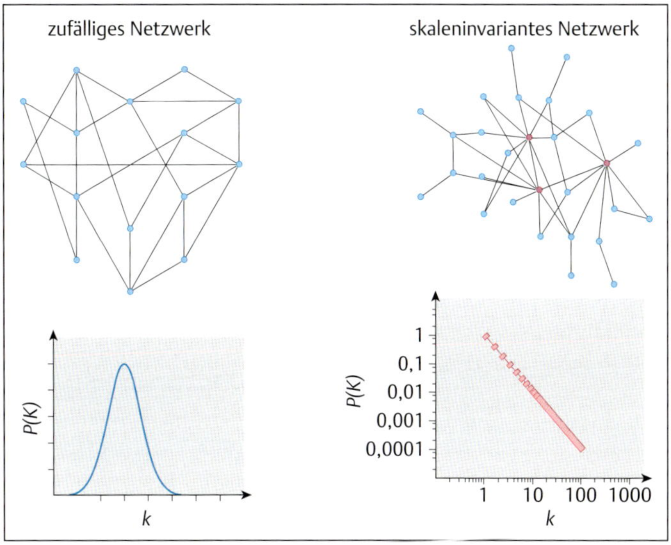

Abb. 6.**38** Exponentielle (zufällige) und skaleninvariante Netzwerke. In exponentiellen Netzwerken haben die meisten Knoten durchschnittlich die gleiche Zahl an Querverbindungen. In einem skaleninvarianten Netzwerk sind wenige Knoten hochvernetzt. k: Zahl der Querverbindungen („links") eines Knotens; P(k): Wahrscheinlichkeit, dass ein bestimmter Knoten genau k Verbindungen hat (Quelle: Barabasi u. Oltvai 2004).

netzte Knoten und viele Knoten mit wenigen Verbindungen gekennzeichnet (Abb. 6.**38**); sie sind im Gegensatz zu zufälligen Netzwerken sehr robust. Die Leistungsfähigkeit des Netzwerks wird kaum beeinträchtigt, selbst wenn eine große Anzahl an Knoten zufällig entfernt wird. Wenn allerdings die hochkonnektiven Knoten getroffen werden, bricht das Netzwerk sehr schnell zusammen.

Die Analyse regulatorischer transkriptioneller Netzwerke in *S. cerevisiae* und *E. coli* ergab, dass die meisten Transkriptionsfaktoren nur wenige Gene regulieren, und nur wenige Transkriptionsfaktoren mit vielen Genen interagieren. Die Interaktion der Transkriptionsfaktoren mit Zielgenen ist somit typisch für ein skaleninvariantes Netzwerk. Dies trifft allerdings nicht zu, wenn man auch die Anzahl der Transkriptionsfaktoren berücksichtigt, die ein gegebenes Gen regulieren. Da die meisten Gene nur von 1–3 Transkriptionsfaktoren reguliert werden, wird die Interaktion von Genen mit Transkriptionsfaktoren besser durch ein exponentielles Netzwerk beschrieben.

Im transkriptionellen Netzwerk sind MYC und p53 typische Netzwerkknoten, die sehr viele Gene regulieren. Das *MYC*-Onkogen ist ein gutes Beispiel für die komplexe Wirkung einer einzelnen genomischen Aberration in einem Tumor. In Chromatin-Immunpräzipitationsversuchen wurde nachgewiesen, dass MYC an bis zu 15 % aller Promotorregionen binden kann. Das regulatorische Netzwerk von p53 ist ähnlich komplex (Zhao et al. 2000). Für p53 wurde gezeigt, dass diejenigen Gene, die durch p53 reguliert werden, entscheidend von der Zellart und vom Stimulus abhängen, der p53 aktiviert. So werden unterschiedliche Gruppen von Genen transkribiert – je nachdem, ob in einer Zelllinie p53 durch γ-Strahlen, UV-Strahlen oder durch Zugabe von Zinkchlorid stimuliert wurde. p53 ist ein typisches Beispiel dafür, dass Netzwerke robust und gleichzeitig anpassungsfähig sein können.

Viele Transkriptionsfaktoren, die in Leukämien und Lymphomen durch Rearrangements mutiert oder dysreguliert sind, entsprechen Transkriptionsfaktoren, die in *Drosophila melanogaster* die Polarität der Körpersegmente regulieren. Die Entwicklung dieser Körpersegmente ist robust gegen Veränderungen der Ausgangsbedingungen oder der Funktion mancher Genprodukte. Allerdings führt die Mutation mancher Gene regelmäßig zu phänotypischen Auffälligkeiten. Häufig sind es die paralogen Gene, die in Leukämien des Menschen mutiert sind. Auch wenn noch nicht formal belegt, könnten die Produkte dieser Gene ebenfalls wichtige Knoten in den entsprechenden regulatorischen Netzwerken sein.

6.9 Medizinische Anwendungen

6.9.1 Diagnostik

RNA-Expressionsmuster

Im vorigen Absatz wurden transkriptionelle Netzwerke beschrieben. In vielen Tumoren sind Transkriptionsfaktoren verändert, die Netzwerkknoten entsprechen (MYC, p53). Die Veränderung kann entweder durch Mutation der kodierenden Gene („**bottom up**") oder durch einkommende Signale hervorgerufen werden, die durch Mutationen auf einer der übergeordneten Ebenen, beispielsweise der Ebene der Signaltransduktion, aktiviert wurden („**top down**"). Das transkriptionelle Netzwerk reflektiert somit, wenn auch indirekt, Veränderungen, die durch Mutationen von Onkogenen und Tumorsuppressorgenen hervorgerufen werden.

Prinzipiell können sowohl mRNA- als auch miRNA-Signaturen diagnostisch genutzt werden. Der Vorteil der mRNA-Analyse besteht darin, dass die Translationsprodukte über die „Gene Ontology"-Datenbank der molekularen Funktion, dem biologischen Prozess und der subzellulären Lokalisation der kodierten Proteine zugeordnet werden können und einer **Pfadanalyse** (engl. pathway analysis) zugängig sind. Ein wichtiges Kriterium von miRNA besteht darin, dass miRNAs an frühen Entscheidungen zur Differenzierung von Zellen in bestimmte Linien beteiligt sind. Dies ist der Grund, dass die diagnostische Aussagekraft von miRNAs bei bestimmten Fragestellungen, wie etwa bei der Klassifikation von Tumoren, der Aussagekraft von mRNAs überlegen sein kann. Da wesentlich mehr Erfahrungen mit mRNA- als mit miRNA-Signaturen vorliegen, werden im Folgenden vor allem diagnostische Anwendungen von mRNA-Mustern dargestellt.

Anwendung bei diffusen großzelligen B-Zell-Lymphomen. In einer der ersten diagnostischen Anwendungen von mRNA-Expressionsmustern ließen sich in diffusen großzelligen B-Zell-Lymphomen (Diffuse large B-Cell Lymphoma, DLBCL) zwei Gruppen von Tumoren unterscheiden, deren molekulare Eigenschaften auf biologische Unterschiede zurückgeführt werden konnten (Alizadeh et al. 2000). In der einen Gruppe wurden Gene aktiviert, die typisch für B-Zellen der Keimzentren lymphatischer Gewebe waren, während in der zweiten Gruppe Gene aktivierter B-Zellen des peripheren Bluts transkribiert wurden. Da sich die Gruppen auch hinsichtlich der Prognose der betreffenden Patienten voneinander unterscheiden, ist es somit prinzipiell möglich, über die Analyse des Transkriptoms biologische Unterschiede zwischen Tumorentitäten mit unterschiedlicher klinischer Relevanz nachzuweisen. Auch beim Mammakarzinom gelang es, über Genexpressionsarrays Subtypen abzugrenzen, die sich nach biologischen und klinischen Kriterien unterschieden.

Herausforderung Mammakarzinom. Ein großes diagnostisches Problem stellt sich bei Patientinnen mit Mammakarzinomen ohne Lymphknoten- und Fernmetastasen zum Zeitpunkt der Diagnose des Primärtumors. Bei einem Teil der Patientinnen werden im weiteren Verlauf Fernmetastasen nachgewiesen, die anderen Patientinnen bleiben metastasenfrei. Wenn diese beiden Gruppen sicher unterschieden werden könnten, könnte man bei Patientinnen mit sicher guter Prognose auf eine präventive Chemo- bzw. Antikörpertherapie verzichten. Es wurde postuliert, dass diese beiden Gruppen mittels Transkriptomanalyse sicherer unterschieden werden können als mit herkömmlichen diagnostischen Methoden wie etwa der histologischen und immunhistochemischen Gewebsanalyse (van't Veer et al. 2002). Ein diagnostischer DNA-Array-Test, der den Nachweis einer entsprechenden Signatur ermöglicht, wurde von der FDA (Food and Drug Administration) der USA zugelassen. Eine Evaluation des Tests in prospektiven randomisierten Studien steht allerdings noch aus.

microRNAs spielen eine wichtige Rolle bei der Zelldifferenzierung. Entsprechend sind miRNA-Signaturen gut geeignet, verschiedene Tumorarten voneinander zu unterscheiden und innerhalb einer Tumorart unterschiedliche Differenzierungsstufen abzugrenzen. Es muss noch gezeigt werden, dass dieser neue diagnostische Ansatz etablierten diagnostischen Verfahren überlegen ist.

Transkriptionelle Netzwerke spiegeln die genomischen Aberrationen in Tumoren wider. Ferner wird der Zustand des Netzwerks modifiziert, wenn Zellen ihren Differenzierungszustand verändern oder wenn äußere Faktoren wie Medikamente auf die Zellen einwirken. Genomische und regulatorische Einflüsse ändern die Aktivität transkriptioneller Module und biochemischer

Pfade bzw. Signalwege (Bild et al. 2006). Um die Aktivität solcher Pfade in einem komplexen mRNA-Expressionsmuster nachzuweisen, werden im Allgemeinen solche mRNAs analysiert, die zuvor einem bestimmten Pfad oder Expressionsmodul zugeordnet worden waren. Oft werden Pfade aus Datenbanken übernommen, oder Transkriptionsmodule bzw. Pfade werden in kultivierten Zellen oder – besser – in experimentellen Tumorsystemen entwickelt (siehe Kap. 3, S. 55). So wurden in Fibroblasten Gene analysiert, die nach Zugabe von Serum transkribiert werden. Da die wirksamen Faktoren in vivo bei Wundheilungsprozessen freigesetzt werden, wurde die entsprechende Signatur als „Wundheilungssignatur" bezeichnet. Eine sogenannte „Stammzellsignatur" wurde in der Fraktion von Tumorzellen ermittelt, auf deren Oberfläche die Marker von Tumorstammzellen bzw. frühen Progenitorzellen exprimiert wurden (Massague 2007). Einige der mRNA-Module, die die Aktivität bestimmter Tumorproteine, den funktionellen oder den Differenzierungszustand von Tumorzellen oder die Aktivität von Signalwegen widerspiegeln, haben diagnostische Bedeutung erlangt.

DNA-Methylierung

Wie in Kap. 3 (S. 49) beschrieben, wird durch Bisulfitbehandlung der DNA Cytosin, nicht jedoch Methylcytosin in Uracil überführt. Durch Wahl der entsprechenden Primer lassen sich nach Bisulfitbehandlung CpG-reiche Regionen, in denen Cytosinreste methyliert sind, selektiv amplifizieren. So ist es möglich, methylierte Gene mit hoher Empfindlichkeit nachzuweisen (Laird 2003). Methylierte DNA wurde im Blut, in anderen Körperflüssigkeiten sowie in Sekreten und Exkreten von Tumorpatienten detektiert. Wie der Nachweis von Mutationen ist auch der Nachweis einer DNA-Methylierung im Plasma unempfindlich. In vielen Studien lag die diagnostische Sensitivität (Anteil der Kranken mit positivem Testergebnis) unter 20 %. In Sekreten und Exkreten, in denen Tumorzellen vorhanden sein können, wird hingegen eine höhere Sensitivität erzielt. Methylierte Tumorgene wurden beispielsweise im Urinsediment bei Patienten mit Blasenkarzinomen, in der duktalen Lavage von Patientinnen mit Brustkrebs, im Sputum von Patienten mit Lungenkrebs oder im Stuhl von Patienten mit kolorektalem Karzinom nachgewiesen (Tab. 6.**12**). Insbesondere für die Frühdiagnose bei symptomfreien Patienten spielt die Spezifität des Nachweises eine wichtige Rolle. Für viele Gene gilt, dass die Promotormethylierung mit dem Alter zunimmt, ohne dass die Zellen entartet sind. In manchen Untersuchungen wird eine diagnostische Spezifität (Anteil der Gesunden mit negativem Testergebnis) von 100 % angegeben, in anderen Untersuchungen ist die Spezifität hingegen deutlich niedriger. Für die unterschiedlichen Angaben zur Sensitivität und Spezifität kommen verschiedene Gründe infrage, wie das Zielgen, das Ausmaß der Methylierung, die

Tabelle 6.**12** Diagnostische Sensitivität und Spezifität der methylierungsspezifischen PCR in Körperflüssigkeiten, Sekreten und Exkreten von Tumorpatienten.

befallenes Organ	Material	Gen(e)	Sensitivität [%]	Spezifität [%]	Literatur
Blase	Urinsediment	*CDH1*	76	100	Chan et al. 2002
		CDKN2A	75	100	
Brust	duktale Lavage	*RARB*	60	96	Evron et al. 2001
		TWIST1	72	100	
Lunge	Sputum	*CDKN2A*	35	84	Kerstling et al. 2000
	Lavage	*CDKN2A*	22	88	
Prostata	Urinsediment	*GSTP1*	25	100	Goessl et al. 2000
	Ejakulat	*GSTP1*	50	100	
Kolon/Rektum	Stuhl	*SFRP2*	77	77	Müller et al. 2004

Kodierte Proteine: *CDH1*: E-Cadherin; *CDKN2A*: pINK4A; *RARB*: Retinsäurerezeptor β; *GSTP1*: Gluthation-S-Transferase pi; *SFRP2*: Secreted Frizzle related Protein 2.

Probennahme und das Tumorstadium. Auch die technische Realisierung einer methylierungsspezifischen PCR ist nicht einfach und kann zu Schwankungen und Verfälschungen der Ergebnisse führen.

6.9.2 Therapie

Akute promyelozytäre Leukämie (APL). Im Vergleich zu Mutationen besteht theoretisch die Möglichkeit, epigenetische Veränderungen von Chromatin und DNA rückgängig zu machen. Dass ein solcher Ansatz therapeutisch umgesetzt werden kann, wurde zuerst an Patienten mit APL gezeigt. Die Anwendung von all-*trans*-Retinsäure (ATRA) zur Therapie der APL ist das erste Beispiel einer gezielten molekularen Therapie, die allerdings zu einem Zeitpunkt eingeführt wurde, als der molekulare Wirkungsmechanismus noch unbekannt war. Nachdem zunächst in vitro der Nachweis erbracht wurde, dass Retinsäure in APL-Zellen eine Höherdifferenzierung induziert, wurde ATRA in die Therapie der APL eingeführt. Bei den meisten Patienten mit *PML-RARA*-Fusionsgen führt ATRA in supraphysiologischen therapeutischen Dosen zu einer kompletten klinischen Remission, die allerdings nicht andauert. Durch Kombination mit einer Chemotherapie lässt sich die Fünfjahres-Überlebensrate auf 74 % steigern (Wang u. Chen 2008).

Myelodysplastisches Syndrom. Bereits vor mehr als 30 Jahren wurde die Wirkung von Azanukleosiden auf die Zelldifferenzierung beschrieben (Constantinides et al. 1977). Erst später wurde klar, dass es sich bei diesen Substanzen um DNA-Methyltransferase-Inhibitoren handelte. Diese Substanzen wurden inzwischen von der FDA der USA zur Therapie des myelodysplastischen Syndroms zugelassen. Neuere Entwicklungen zielen auf Substanzen, die DNA-Methyltransferasen hemmen, ohne dass sie in die DNA eingebaut werden müssen.

Kutane T-Zell-Lymphome. Hemmstoffen der Histon-Acetylierung wurde ebenfalls eine tumorhemmende Wirkung zugeschrieben (Minucci u. Pelicci 2006). Eine dieser Substanzen wurde von der FDA der USA für die Behandlung kutaner T-Zell-Lymphome zugelassen. Weitere Substanzen dieser Klasse befinden sich in der präklinischen bzw. klinischen Testung (Bolden et al. 2006).

Eine andere interessante Klasse von Zielmolekülen sind die Histon-Methyltransferasen. Analoge Verbindungen zu 3-Deazaadenosin sind potente Inhibitoren der S-Adenosylhomocystein-hydrolase. Die Hemmung dieses Enzyms bewirkt die Akkumulation von S-Adenosylhomocystein, das S-Adenosylmethionin-abhängige Methyltransferasen hemmt. Eine Substanz dieser Klasse, 3-Deazaneoplanocin A, kann in vitro die zellulären Konzentrationen von EZH2 und weiterer Proteine des Polycombkomplexes vermindern und die Methylierung des Histon-3-Lysinrests an Position 27, nicht aber von Lysinresten an anderen Positionen hemmen. Die Substanz bewirkte Apoptose in Tumorzellen mit einer hohen Expression von EZH2, nicht jedoch in Normalzellen mit niedrigen Konzentrationen der Polycombproteine (Tan et al. 2007).

Durch Kombination von Substanzen mit unterschiedlichen Zielmolekülen besteht die Möglichkeit, epigenetische Veränderungen von DNA und Chromatin auf verschiedenen Ebenen zu beeinflussen (Jones u. Baylin 2007).

Literatur

Alizadeh AA, Eisen MB, Davis RE et al. Distinct types of diffuse large B-cell lymphoma identified by gene expression profiling. Nature 2000; 403: 503–511

Argiropoulos B, Humphries RK. Hox genes in hematopoiesis and leukemogenesis. Oncogene 2007; 26: 6766–6776

Barabasi AL, Oltvai ZN. Network biology: understanding the cell's functional organization. Nat Rev Genet 2004; 5: 101–113

Barski A, Cuddapah S, Cui K et al. High-resolution profiling of histone methylations in the human genome. Cell 2007; 129: 823–837

Baylin SB, Ohm JE. Epigenetic gene silencing in cancer – a mechanism for early oncogenic pathway addiction? Nat Rev Cancer 2006; 6: 107–116

Belinsky SA, Nikula KJ, Palmisano WA et al. Aberrant methylation of p16(INK4a) is an early event in lung cancer and a potential biomarker for early diagnosis. Proc Natl Acad Sci USA 1998; 95: 11891–11896

Bernstein BE, Meissner A, Lander ES. The mammalian epigenome. Cell 2007; 128: 669–681

Bild AH, Potti A, Nevins JR. Linking oncogenic pathways with therapeutic opportunities. Nat Rev Cancer 2006; 6: 735–741

Bolden JE, Peart MJ, Johnstone RW. Anticancer activities of histone deacetylase inhibitors. Nat Rev Drug Discov 2006; 5: 769–784

Bushati N, Cohen SM. microRNA functions. Annu Rev Cell Dev Biol 2007; 23: 175–205

Calin GA, Croce CM. Chromosomal rearrangements and microRNAs: a new cancer link with clinical implications. J Clin Invest 2007; 117: 2059–2066

Chan MW, Chan LW, Tang NL et al. Hypermethylation of multiple genes in tumor tissues and voided urine in

urinary bladder cancer patients. Clin Cancer Res 2002; 8: 464–470
Claessens F, Gewirth DT. DNA recognition by nuclear receptors. Essays Biochem 2004; 40: 59–72
Cobaleda C, Schebesta A, Delogu A et al. Pax5: the guardian of B cell identity and function. Nat Immunol 2007; 8: 463–470
Constantinides PG, Jones PA, Gevers W. Functional striated muscle cells from non-myoblast precursors following 5-azacytidine treatment. Nature 1977; 267: 364–366
Di Croce L. Chromatin modifying activity of leukaemia associated fusion proteins. Hum Mol Genet 2005; 14 Spec No 1: R77–84
Eden A, Gaudet F, Waghmare A et al. Chromosomal instability and tumors promoted by DNA hypomethylation. Science 2003; 300: 455
Esquela-Kerscher A, Slack FJ. Oncomirs – microRNAs with a role in cancer. Nat Rev Cancer 2006; 6: 259–269
Esteller M, Fraga MF, Guo M et al. DNA methylation patterns in hereditary human cancers mimic sporadic tumorigenesis. Hum Mol Genet 2001; 10: 3001–3007
Evron E, Dooley WC, Umbricht CB et al. Detection of breast cancer cells in ductal lavage fluid by methylation-specific PCR. Lancet 2001; 357: 1335–1336
Facchini LM, Penn LZ. The molecular role of Myc in growth and transformation: recent discoveries lead to new insights. FASEB J 1998; 12: 633–651
Feltus FA, Lee EK, Costello JF et al. Predicting aberrant CpG island methylation. Proc Natl Acad Sci USA 2003; 100: 12253–12258
Filipowicz W, Bhattacharyya SN, Sonenberg N. Mechanisms of post-transcriptional regulation by microRNAs: are the answers in sight? Nat Rev Genet 2008; 9: 102–114
Fusco A, Fedele M. Roles of HMGA proteins in cancer. Nat Rev Cancer 2007; 7: 899–910
Goessl C, Krause H, Muller M et al. Fluorescent methylation-specific polymerase chain reaction for DNA-based detection of prostate cancer in bodily fluids. Cancer Res 2000; 60: 5941–5945
Grandori C, Eisenman RN. Myc target genes. Trends Biochem Sci 1997; 22: 177–181
Griffiths-Jones S, Saini HK, van Dongen S et al. miRBase: tools for microRNA genomics. Nucleic Acids Res 2008; 36: D154–158
Hainaut P, Hollstein M. p53 and human cancer: the first ten thousand mutations. Adv Cancer Res 2000; 77: 81–137
He L, He X, Lowe SW, Hannon GJ. microRNAs join the p53 network – another piece in the tumour-suppression puzzle. Nat Rev Cancer 2007; 7: 819–822
Herman JG, Baylin SB. Gene silencing in cancer in association with promoter hypermethylation. N Engl J Med 2003; 349: 2042–2054
Hirsch JA, Aggarwal AK. Structure of the even-skipped homeodomain complexed to AT-rich DNA: new perspectives on homeodomain specificity. EMBO J 1995; 14: 6280–6291
Hochedlinger K, Blelloch R, Brennan C et al. Reprogramming of a melanoma genome by nuclear transplantation. Genes Dev 2004; 18: 1875–1885
Hormaeche I, Licht JD. Chromatin modulation by oncogenic transcription factors: new complexity, new therapeutic targets. Cancer Cell 2007; 11: 475–478
Hsu T, Trojanowska M, Watson DK. Ets proteins in biological control and cancer. J Cell Biochem 2004; 91: 896–903
Joerger AC, Fersht AR. Structural biology of the tumor suppressor p53. Annu Rev Biochem 2008; 77: 557–582
Jones PA, Baylin SB. The fundamental role of epigenetic events in cancer. Nat Rev Genet 2002; 3: 415–428
Jones PA, Baylin SB. The epigenomics of cancer. Cell 2007; 128: 683–692
Kato S, Han SY, Liu W et al. Understanding the function-structure and function-mutation relationships of p53 tumor suppressor protein by high-resolution missense mutation analysis. Proc Natl Acad Sci USA 2003; 100: 8424–8429
Kersting M, Friedl C, Kraus A et al. Differential frequencies of p16(INK4a) promoter hypermethylation, p53 mutation, and K-ras mutation in exfoliative material mark the development of lung cancer in symptomatic chronic smokers. J Clin Oncol 2000; 18: 3221–3229
Ko LJ, Prives C. p53: puzzle and paradigm. Genes Dev 1996; 10: 1054–1072
Kouzarides T. Chromatin modifications and their function. Cell 2007; 128: 693–705
Krivtsov AV, Armstrong SA. MLL translocations, histone modifications and leukaemia stem-cell development. Nat Rev Cancer 2007; 7: 823–833
Krivtsov AV, Twomey D, Feng Z et al. Transformation from committed progenitor to leukaemia stem cell initiated by MLL-AF9. Nature 2006; 442: 818–822
Laird PW. The power and the promise of DNA methylation markers. Nat Rev Cancer 2003; 3: 253–266
Landgraf P, Rusu M, Sheridan R et al. A mammalian microRNA expression atlas based on small RNA library sequencing. Cell 2007; 129: 1401–1414
Laptenko O, Prives C. Transcriptional regulation by p53: one protein, many possibilities. Cell Death Differ 2006; 13: 951–961
Latchman DS. Eukaryotic transcription factors. Amsterdam: Academic Press; 2007
Lavigne P, Crump MP, Gagne SM et al. Insights into the mechanism of heterodimerization from the 1H-NMR solution structure of the c-Myc-Max heterodimeric leucine zipper. J Mol Biol 1998; 281: 165–181
Lawlor ER, Soucek L, Brown-Swigart L et al. Reversible kinetic analysis of Myc targets in vivo provides novel insights into Myc-mediated tumorigenesis. Cancer Res 2006; 66: 4591–4601
Lee TI, Jenner RG, Boyer LA et al. Control of developmental regulators by Polycomb in human embryonic stem cells. Cell 2006; 125: 301–313
Li L, Connelly MC, Wetmore C et al. Mouse embryos cloned from brain tumors. Cancer Res 2003; 63: 2733–2736
Lodish H, Berk A, Kaiser CA et al. Molecular cell biology. New York: W.H. Freeman &Co.; 2008
Look TA. Genes altered by chromosomal translocations in leukemias and lymphomas. In: Vogelstein B, Kinzler KW, eds. The genetic basis of human cancer. New York: McGraw-Hill; 1998

Lu J, Getz G, Miska EA et al. MicroRNA expression profiles classify human cancers. Nature 2005; 435: 834–838
Lutterbach B, Hiebert SW. Role of the transcription factor AML-1 in acute leukemia and hematopoietic differentiation. Gene 2000; 245: 223–235
Massague J. Sorting out breast-cancer gene signatures. N Engl J Med 2007; 356: 294–297
McKinnell RG, Deggins BA, Labat DD. Transplantation of pluripotential nuclei from triploid frog tumors. Science 1969; 165: 394–396
Mendell JT. miRiad roles for the miR-17-92 cluster in development and disease. Cell 2008; 133: 217–222
Minucci S, Pelicci PG. Histone deacetylase inhibitors and the promise of epigenetic (and more) treatments for cancer. Nat Rev Cancer 2006; 6: 38–51
Moehren U, Eckey M, Baniahmad A. Gene repression by nuclear hormone receptors. Essays Biochem 2004; 40: 89–104
Müller HM, Oberwalder M, Fiegl H et al. Methylation changes in faecal DNA: a marker for colorectal cancer screening? Lancet 2004; 363: 1283–1285
Mullighan CG, Goorha S, Radtke I et al. Genome-wide analysis of genetic alterations in acute lymphoblastic leukaemia. Nature 2007; 446: 758–764
Nishikura K, ar-Rushdi A, Erikson J et al. Differential expression of the normal and of the translocated human c-myc oncogenes in B cells. Proc Natl Acad Sci USA 1983; 80: 4822–4826
O'Neil J, Look AT. Mechanisms of transcription factor deregulation in lymphoid cell transformation. Oncogene 2007; 26: 6838–6849
Ohm JE, McGarvey KM, Yu X et al. A stem cell-like chromatin pattern may predispose tumor suppressor genes to DNA hypermethylation and heritable silencing. Nat Genet 2007; 39: 237–242
Oikawa T, Yamada T. Molecular biology of the Ets family of transcription factors. Gene 2003; 303: 11–34
Petitjean A, Mathe E, Kato S et al. Impact of mutant p53 functional properties on TP53 mutation patterns and tumor phenotype: lessons from recent developments in the IARC TP53 database. Hum Mutat 2007; 28: 622–629
Rabbitts TH. Chromosomal translocations in human cancer. Nature 1994; 372: 143–149
Schlesinger Y, Straussman R, Keshet I et al. Polycomb-mediated methylation on Lys27 of histone H3 premarks genes for de novo methylation in cancer. Nat Genet 2007; 39: 232–236
Schuettengruber B, Chourrout D, Vervoort M et al. Genome regulation by polycomb and trithorax proteins. Cell 2007; 128: 735–745
Sims RJ, Belotserkovskaya R, Reinberg D. Elongation by RNA polymerase II: the short and long of it. Genes Dev 2004; 18: 2437–2468
Sjoblom T, Jones S, Wood LD et al. The consensus coding sequences of human breast and colorectal cancers. Science 2006; 314: 268–274
Suzuki H, Watkins DN, Jair KW et al. Epigenetic inactivation of SFRP genes allows constitutive WNT signaling in colorectal cancer. Nat Genet 2004; 36: 417–422
Swigut T, Wysocka J. H3K27 demethylases, at long last. Cell 2007; 131: 29–32
Tan J, Yang X, Zhuang L et al. Pharmacologic disruption of Polycomb-repressive complex 2-mediated gene repression selectively induces apoptosis in cancer cells. Genes Dev 2007; 21: 1050–1063
Tomlins SA, Rhodes DR, Perner S et al. Recurrent fusion of TMPRSS2 and ETS transcription factor genes in prostate cancer. Science 2005; 310: 644–648
Tu Y. How robust is the Internet? Nature 2000; 406: 353–354
Tuch BB, Li H, Johnson AD. Evolution of eukaryotic transcription circuits. Science 2008; 319: 1797–1799
van't Veer LJ, Dai H, van de Vijver MJ et al. Gene expression profiling predicts clinical outcome of breast cancer. Nature 2002; 415: 530–536
Villa R, Pasini D, Gutierrez A et al. Role of the polycomb repressive complex 2 in acute promyelocytic leukemia. Cancer Cell 2007; 11: 513–525
Volinia S, Calin GA, Liu CG et al. A microRNA expression signature of human solid tumors defines cancer gene targets. Proc Natl Acad Sci USA 2006; 103: 2257–2261
Wang ZY, Chen Z. Acute promyelocytic leukemia: from highly fatal to highly curable. Blood 2008; 111: 2505–2515
Widschwendter M, Fiegl H, Egle D et al. Epigenetic stem cell signature in cancer. Nat Genet 2007; 39: 157–158
Wolfe SA, Nekludova L, Pabo CO. DNA recognition by Cys2His2 zinc finger proteins. Annu Rev Biophys Biomol Struct 2000; 29: 183–212
Wood LD, Parsons DW, Jones S et al. The genomic landscapes of human breast and colorectal cancers. Science 2007; 318: 1108–1113
Zelent A, Guidez F, Melnick A et al. Translocations of the RARalpha gene in acute promyelocytic leukemia. Oncogene 2001; 20: 7186–7203
Zhao R, Gish K, Murphy M et al. Analysis of p53-regulated gene expression patterns using oligonucleotide arrays. Genes Dev 2000; 14: 981–993

7 Die Tumorzelle

"Three acquired capabilities – growth signal autonomy, insensitivity to antigrowth signals, and resistance to apoptosis – all lead to an uncoupling of a cell's growth program from signals in its environment." (Hanahan u. Weinberg 2000)

Zusammenfassung

Tumoren sind keine homogenen Gewebe aus Zellen mit identischen Eigenschaften. Dennoch besitzen alle Tumorzellen einige typische Merkmale, die sie von Normalzellen abgrenzen. Dazu gehört eine deutlich erhöhte Proliferationsrate, verursacht durch den schnelleren Durchlauf durch die Phasen des Zellzyklus zwischen zwei Zellteilungen. Typisch für eine Tumorzelle ist außerdem ihre Unempfindlichkeit gegenüber Signalen, die zum regulierten Sterben einer Normalzelle führen. Der extra- und intrazellulär induzierte und programmierte Zelltod durch Apoptose oder Autophagie ist ein wichtiger Mechanismus zur Aufrechterhaltung der konstanten Zellzahl innerhalb eines gesunden Organs. Schließlich behalten Tumorzellen, im Gegensatz zu Normalzellen, auch noch nach vielen Zellteilungen ihr replikatives Potenzial. Tumorzellen laufen nicht in die Seneszenz, die irreversible und dauerhafte Blockade des Zellzyklus. Bei der pharmakologischen Tumortherapie nutzt man die Moleküle und Mechanismen, die diesen tumorspezifischen Merkmalen zugrunde liegen, als therapeutische Angriffspunkte.

7.1 Lebenswege einer Zelle

Eine gesunde Zelle kann proliferieren, differenzieren und als differenzierte Zelle ihre Funktion ausüben, in eine vorübergehende Ruhephase des Zellzyklus (G_0) eintreten oder den programmierten Zelltod (Apoptose: griech.; Niedergang) sterben (siehe Kap. 2, S. 10). Tumorzelllen in der Kulturschale unterscheiden sich in mehreren Eigenschaften von gesunden Zellen (Hanahan u. Weinberg 2000). Fünf grundlegende Aspekte seien genannt:

1. Tumorzellen benötigen – verglichen mit gesunden Zellen – weniger externe Wachstumsfaktoren. Krebszellen können entweder unabhängig von Wachstumsfaktoren wachsen oder die notwendigen Faktoren selbst produzieren. So können sie ihre Zellteilung und ihr Wachstum autonom regulieren.
2. Tumorzellen können sich praktisch unbegrenzt teilen und beachten bei ihrem Wachstum keine natürlichen Barrieren, wie etwa Organgrenzen.
3. Tumorzellen sind bis zu einem gewissen Grad resistent gegen äußere wachstumshemmende und apoptoseinduzierende Signale.
4. Der direkte Kontakt mit Nachbarzellen, der bei gesunden Zellen zur Hemmung der Zellteilung führt, hat bei Tumorzellen keinen Effekt.
5. Sehr häufig sind in Tumorzellen intrazelluläre Signalwege defekt, die für die Apoptose verantwortlich sind.

Tumorzellen zeigen sehr viele Eigenschaften von undifferenzierten Stammzellen. Dazu gehören die fehlende Differenzierung und mangelnde Differenzierungsfähigkeit, aber auch äußerlich sichtbare Eigenschaften (Morphologie).

7.2 Zellzyklus

Der Zellzyklus ist eine vereinfachte modellhafte Beschreibung der einzelnen Phasen zwischen zwei Zellteilungen (Abb. 7.**1**). Unter physiologischen Bedingungen kann der Zellzyklus nicht an beliebiger Stelle angehalten werden, sondern nur an spezifischen Kontrollpunkten, den **Checkpoints** (O'Connor 1997).

- Der wichtigste Checkpoint ist der sogenannte **Restriction-Point** (**R-Point**) am Übergang zwischen G_1- und S-Phase. Dieser Punkt kann nur überwunden werden, wenn bestimmte Voraussetzungen für den Übergang in die S-Phase und die nachfolgende Zellteilung erfüllt sind (Tab. 7.**1**); dies sind vor allem eine ausreichende

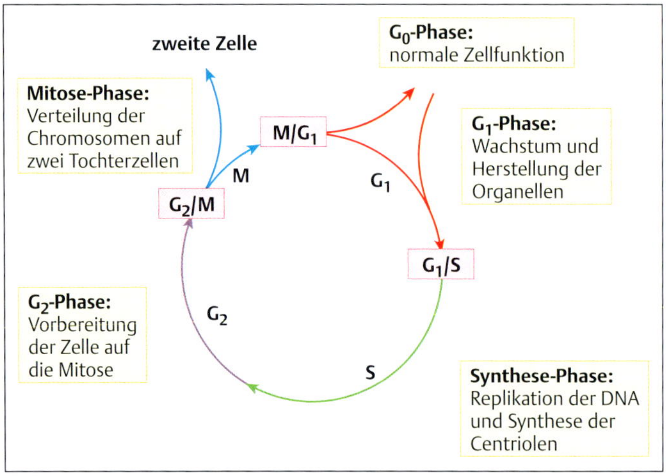

Abb. 7.1 Zellzyklus mit den drei Checkpoints G_1/S (Restriction Point), G_2/M und M/G_1.

Tabelle 7.1 Die drei Checkpoints des Zellzyklus.

Checkpoint	Kriterien für Überwindung	Blockade durch
R-Point	ausreichende Anzahl an Organellen, Gegenwart von Wachstumsfaktoren	TGF-β, ATP-Mangel
G_2/M-Point	ausreichende Größe der Zelle, vollständig replizierte DNA	DNA-Schaden
M/G_1-Point	gleichmäßige Aufteilung der Chromosomen	Aneuploidie

Anzahl von Organellen und die Aktivierung der Teilung durch externe Wachstumsfaktoren. In Abwesenheit von Wachstumsfaktoren oder in Anwesenheit von Zellteilungsinhibitoren wie TGF-β bleibt der Zellzyklus am R-Point stehen.

- Der zweite Checkpoint ist der **G_2/M-Checkpoint**. An diesem Punkt wird kontrolliert, ob das Genom vollständig repliziert wurde und ob die Zelle groß genug für eine Teilung ist.
- Gegen Ende der Mitose, am Anaphase- oder **M/G_1-Checkpoint**, wird dann die gleichmäßige Verteilung der Chromosomen überprüft. Dieser Checkpoint wird durch den **Anaphase-Promoting-Complex** kontrolliert.
  - Als Ubiquitin-Ligase leitet der Anaphase-Promoting-Complex den Abbau des Proteins Securin ein, das die Trennung der Schwesterchromatiden verhindert.
  - So startet der Anaphase-Promoting-Complex die Verteilung der Chromatiden auf die neu entstandenen Tochterzellen (Anaphase).
  - Außerdem leitet der Anaphase-Promoting-Complex den Abbau von mitosespezifischen CDK-Cyclin-Komplexen ein, sodass die Zelle in die G_1-Phase übergehen kann.

7.2.1 Cycline, cyclinabhängige Kinasen und deren Inhibitoren

Cycline. Der Zellzyklus wird durch Cycline kontrolliert und gesteuert (Malumbres u. Barbacid 2005). Durch Aktivierung ihrer Expression oder ihrer Ubiquitinierung und nachfolgendem Abbau kann die Zelle die Cyclinkonzentration kurzfristig um mehrere Größenordnungen erhöhen oder verringern. Die Expression der Cycline wird durch wichtige mitogene Signalwege, wie den MAPK- und den WNT-Signalweg, aktiviert. Das Cyclin-D1-Gen *CCND1* ist ein Proto-Onkogen, das in Mammakarzinomen sowie in ALL und CLL durch Mutationen aktiviert sein kann. Zudem ist die *CCND1*-Überexpression für die Progression zahlreicher Tumoren verantwortlich.

Cycline werden mit Großbuchstaben bezeichnet. Gut charakterisiert sind die Cycline A, B1, B2, D1–D3 und E. Mit Ausnahme der D-Cycline sind die genannten Cycline nur in bestimmten Phasen des Zellzyklus vorhanden, in dessen weiterem Verlauf werden sie durch ubiquitinvermittelte Proteolyse rasch abgebaut.

Cyclinabhängige Kinasen. Cycline haben selbst keine enzymatische Aktivität, aber sie aktivieren

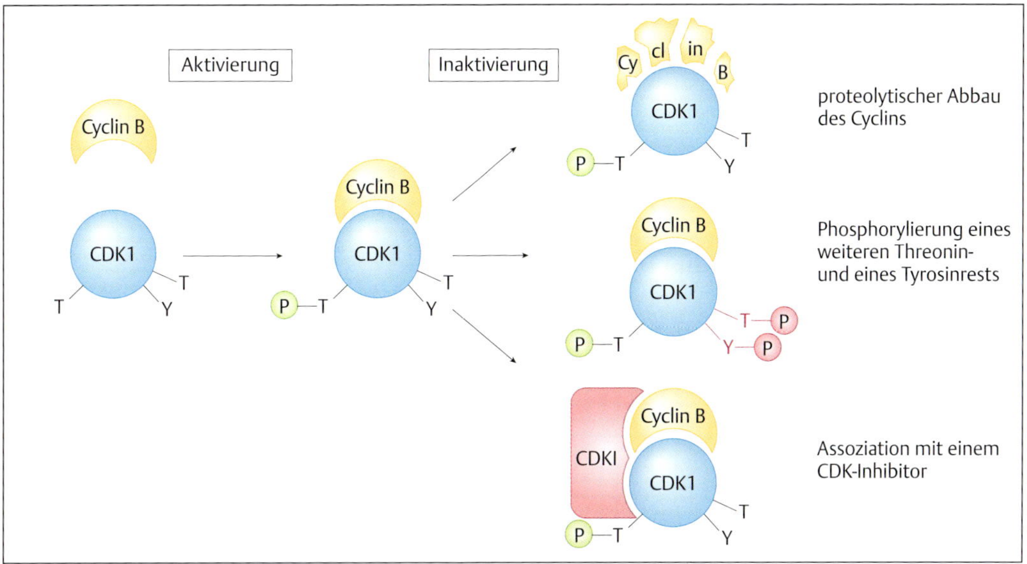

Abb. 7.**2** Regulation der cyclinabhängigen Kinase 1 (CDK1). Die Regulation der anderen CDKs ist in vielen Aspekten vergleichbar.

die Serin/Threoninkinasen der CDK-Familie (CDK: Cyclin dependent Kinase). Die katalytische Einheit der CDKs ist nur im Komplex mit Cyclinen aktiv. In menschlichen und tierischen Zellen kommen verschiedene Cycline vor, die im Verlauf des Zellzyklus mit CDKs zu definierten Komplexen zusammentreten. Die Aktivität der CDKs wird weiterhin durch Phosphorylierung reguliert. Die meisten CDKs müssen an einem konservierten Threoninrest (Position 160 in CDK1) phosphoryliert werden, um ihre volle Aktivität zu erreichen. Durch Phosphorylierung eines Tyrosin- und eines Threoninrests (T14 in CDK1) wird umgekehrt die Aktivität von CDKs herabreguliert. Die Aktivität von CDK-Cyclin-Komplexen kann schließlich durch Assoziation mit inhibitorischen Proteinen (Cyclin dependent Kinase Inhibitors, CDKI) gehemmt werden. Die verschiedenen Möglichkeiten der Regulation von CDKs sind in Abb. 7.**2** schematisch dargestellt.

CDKs induzieren den Durchgang durch die einzelnen Zellzyklusphasen, indem sie wichtige Proteine, wie etwa Transkriptionsfaktoren, phosphorylieren. Je nach Zellzyklus-Phase unterscheidet man die CDKs der G_1-, der M- und der S-Phase. Die CDKs der G_1-Phase CDK4 und CDK6 sind in vielen Tumoren, teilweise aufgrund von Genamplifikationen, überexprimiert. Eines der wichtigsten Substrate der CDKs ist das Retinoblastom-Tumorsuppressorprotein Rb. Zwischen R-Punkt und Beginn der G_1-Phase ist Rb inaktiv. Entscheidend für den G_1/S-Übergang ist die partielle Phosphorylierung des Rb-Proteins durch CDK4 und CDK6 (Abb. 7.**3**). Nach partieller Phosphorylierung von Rb wird der Transkriptionsfaktor E2F1 aktiviert, was zur Expression vieler wichtiger Gene, etwa von Cyclin E führt. Cyclin E aktiviert dann CDK2, die in der Folge RB weiter phosphoryliert. Die Rb-Hyperphosphorylierung beendet die G_1-Phase und überwindet den R-Punkt. Nach Übergang der S-Phase in die G_2-Phase verringert sich die Menge des Cyclin A/CDK2-Komplexes zugunsten der Komplexe Cyclin A/CDK1 und Cyclin B/CDK1. Nach Dephosphorylierung des Cyclin B/CDK1-Komplexes durch die Phosphatase Cdc25A kann der Cyclin B/CDK1-Komplex das Protein cdh1 phosphorylieren. Im aktiven Zustand hemmt cdh1 den Anaphase-Promoting-Complex. Durch die cdh1-Phosphorylierung wird der Anaphase-Promoting-Complex aktiviert, der den Übergang der Metaphase in die Anaphase der Mitose und den Übergang von der M- in die G_1-Phase kontrolliert.

CDK-Inhibitoren. Gegenspieler der Cycline sind die sieben CDK-Inhibitoren (CDKIs), die mit dem Cyclin-CDK-Komplex assoziieren und dessen Kinaseaktivität hemmen (Abb. 7.**4**). CDKIs können in zwei Gruppen eingeteilt werden:

- Inhibitoren der INK4-Gruppe p16INK4A, p15INK4A, p18INK4A, p19INK4A, die die Kinasen der CDK4-Familie hemmen,

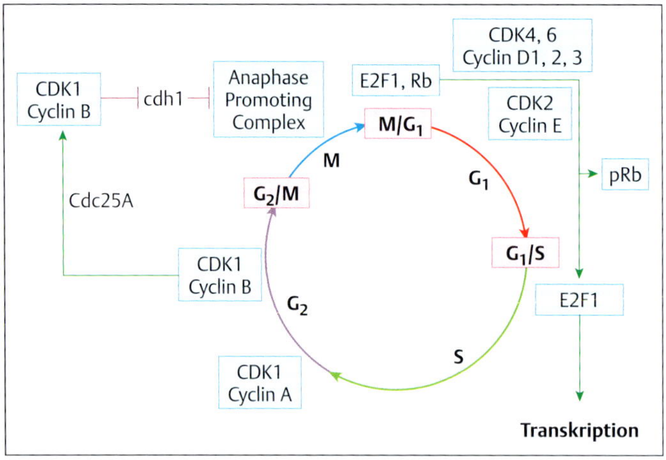

Abb. 7.**3** Aktivierung der Cycline und CDKs während des Zellzyklus.

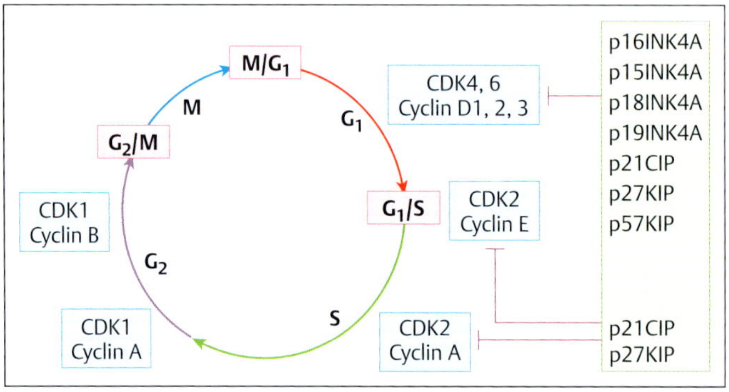

Abb. 7.**4** Inhibitoren der cyclinabhängigen Kinasen (Quelle: Schwartz u. Shah 2005).

- Inhibitoren der Cip/Kip-Familie (Cip/Kip: CDK-interacting Protein/Cyclin-dependent Kinase Inhibitor Protein) p21CIP, p27KIP und p57KIP (Schwartz u. Shah 2005).

Beide Familien blockieren den Zellzyklus am R-Point, während CDKIs der Cip/Kip-Familie den Zellzyklus zusätzlich auch in anderen Phasen blockieren können.

7.2.2 Checkpoints des Zellzyklus und DNA-Integrität

Die DNA ist ständig schädigenden Einflüssen aus endogenen (z. B. reaktive Sauerstoffspezies, ROS) und exogenen Quellen (z. B. UV-Strahlung) ausgesetzt. Die resultierenden Läsionen müssen repariert werden, bevor die Zelle sich teilt (Branzei u. Foiani 2008). Wichtige Aufgaben der Checkpoints sind

- die Erkennung von DNA-Läsionen,
- die Blockierung des Zellzyklus einer mutierten Zelle, um der Zelle Zeit für die Reparatur zu geben und die Weitergabe der Läsion an die Tochterzellen zu verhindern.

Nach erfolgter Reparatur muss der Checkpoint den Zellzyklus wieder freigeben, um die Zellteilung zu ermöglichen. Hauptverantwortlich für die Erkennung von DNA-Schäden im Zellzyklus sind die beiden **Serin/Threonin-Kinasen ATR** (Ataxia telangiectasia and Rad3 related) und **ATM** (Ataxia telangiectasia mutated Homolog) (siehe auch Kap. 5, S. 119) (Abb. 7.**5**). Während ATR vor allem nach Einzelstrangschäden in der S-Phase aktiviert wird, wird ATM bei Doppelstrangbrüchen aktiviert. ATR und ATM aktivieren viele andere Proteine, u. a. die beiden Checkpoint-Kinasen CHK1 und CHK2. Diese können die Phosphatase CDC25 phosphorylieren, was zu deren Ubiquitinierung und nachfolgendem proteolytischem Abbau führt. Dadurch wird die CDC25-abhängige Aktivierung verschiedener CDKs aufgehoben und der Zellzyklus in der G_2-Phase gestoppt. Nach Reparatur der DNA-Läsion wird die Blockade der Kinase PLK1 (Polo-like Kinase

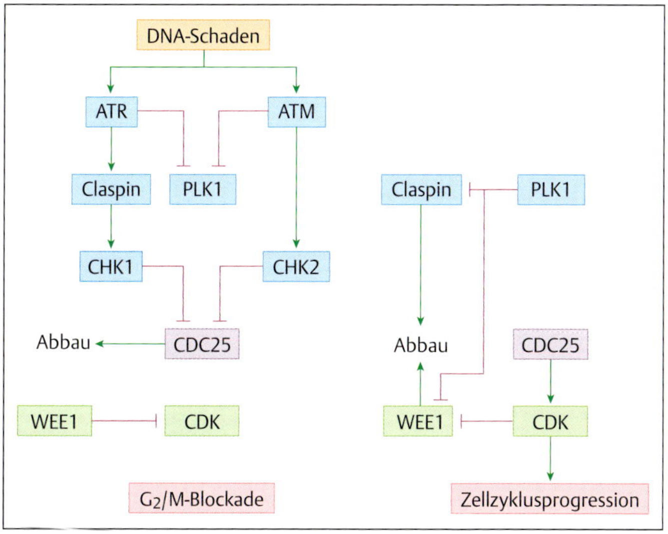

Abb. 7.**5** Zellzyklusblockade bei einer DNA-Läsion. Nach Aktivierung der beiden Kinasen ATR und ATM wird die Phosphatase CDC25 phosphoryliert und abgebaut. Dadurch und durch WEE1-vermittelte Phosphorylierung der CDKs wird der Zellzyklus am G_2/M-Checkpoint angehalten (links). Nach der DNA-Reparatur phosphoryliert PLK1 die beiden Proteine Claspin und WEE1. Dadurch wird die Hemmung der CDC25 und der CDKs aufgehoben und der Zellzyklus läuft weiter (rechts).

1) durch ATM und ATR aufgehoben. PLK1 phosphoryliert die Proteine WEE1 und Claspin, die dann ubiquitiniert und abgebaut werden. Damit können die CDKs einerseits durch Aufhebung der CDC25-Hemmung wieder dephosphoryliert und andererseits durch Hemmung der CDK-Kinase WEE1 nicht mehr phosphoryliert werden. Konsequenz ist die Aktivierung der CDKs, der Übergang über den G_2/M-Checkpoint und die Zellzyklusprogression.

Keimbahnmutationen im ATM-Gen sind verantwortlich für die neurodegenerative Erbkrankheit **Ataxia telangiectasia** (AT) (auch **Louis-Bar-Syndrom** oder **Boder-Sedgwick-Syndrom**). Aufgrund der mangelnden Reparaturfähigkeit ist die DNA der AT-Patienten instabil und sensibel gegen exogene Mutagenzien. AT-Patienten haben ein erhöhtes Risiko, an Mammakarzinomen, Leukämien und Hodgkin-Lymphomen zu erkranken (siehe Kap. 5, S. 117).

7.2.3 Zellzyklusphase entscheidet über Reparatursystem

Die Wahl des Reparatursystems hängt sowohl von der Art der DNA-Läsion als auch von der Zellzyklusphase ab (Bernstein et al. 2002) (Tab. 7.**2**). Doppel- und Einzelstrangbrüche in der S- und der frühen G_2-Phase werden vor allem durch homologe Rekombination (HR) unter Verwendung der intakten Schwesterchromatiden repariert (**Schwesterchromatid-Rekombination**) (siehe Kap. 5, S. 119). In der G_1-Phase werden Strangbrüche aufgrund der starken Kondensation des Chromatins und der Abwesenheit der zweiten Chromatiden direkt durch nicht homologe Strangverknüpfung (Non homologous End Joining, NHEJ) geschlossen. Da die Verknüpfung unabhängig von der Homologie der Strangenden erfolgt, ist NHEJ anfälliger für Fehler als HR. In der G_1-Phase findet außerdem die Basenexzisionsreparatur (BER) statt, der wichtigste Mechanismus zur Reparatur des Oxo-Guanins, das direkt durch ROS-Oxidation des Guanins entsteht. Einzelne Basenfehlpaarungen (engl. mismatches) werden bereits in der S-Phase kurz nach ihrer Entstehung durch Fehleinbau bei der DNA-Replikation repariert. Mutationen in den Proteinen des zuständigen Mismatch-Repair-Systems (MRS) werden vor allem in vererbten und sporadischen kolorektalen Karzinomen gefunden.

7.2.4 Tumorproteine des Zellzyklus

In der gesunden Zelle wird die Expression der CDKIs durch Zellzyklusinhibitoren (wie TGF-β) und durch Stresssignale (wie DNA-Schädigung und reaktive Sauerstoffradikale) aktiviert. Umgekehrt wird die Expression der Inhibitoren durch mitogene Signal wege wie den PI3K/Akt-Signalweg gehemmt. In vielen Tumoren findet man Defekte in Mechanismen, die den Zellzyklus regulieren (Tab. 7.**3**). Gene, die für CDKIs kodieren, gehören zu den am häufigsten mutierten Tumorsuppressorgenen. Fehlen einer Mutation und die hohe intrazelluläre Konzentration des CDK-Inhibitors p27Kip1 in Brust-, Speiseröhren-, Lungen- und Darmtumoren korrelieren mit einer guten Prognose, während eine hohe Konzentration des CDK-Aktivators Cyclin E mit einer

Tabelle 7.2 Zusammenhang zwischen Reparaturmechanismen und Zellzyklusphasen.

Reparaturmechanismus	G_1-Phase	S-Phase	G_2-Phase
homologe Rekombination (HR)		DSB, ESB	DSB, ESB
Non homologous End Joining (NHEJ)	DSB, ESB		
Base Excision Repair (BER)	Oxo-Guanin		
Mismatch-Repair		Basenfehlpaarungen	

DSB: Doppelstrangbruch; ESB: Einzelstrangbruch.

schlechten Prognose korreliert (Tsihlias et al. 1999). Viele Tumoren tragen auch aktivierende Mutationen in den CDK-Genen. Mutierte Formen der CDKs sind nicht mehr durch CDK-Inhibitoren hemmbar.

7.3 Zelltod

Die Lebenszeit jeder normalen Zelle ist begrenzt. Man unterscheidet drei prinzipielle Wege, die zum Zelltod führen (Lockshin u. Zakeri 2007) (Tab. 7.**4**):

- **Apoptose**: Innerhalb der Apoptose können zwei Mechanismen unterschieden werden:
  - der programmierte Zelltod oder „**Selbstmord**" der Zelle, entweder als vorbestimmter Teil des Lebensprogramms der Zelle oder als Reaktion auf intrazelluläre Veränderungen. Dazu gehört auch die Altersapoptose, worunter man den Tod einer Zelle als Reaktion von Veränderungen der DNA oder der Proteine versteht, die sich im Lauf des Zelllebens angehäuft haben.
  - der induzierte „**Brudermord**", der von anderen Zellen oder extrazellulären Substanzen ausgelöst wird, die in direkten Kontakt mit der Zelle treten.

  Beide Formen der Apoptose sollen dem umgebenden Gewebe bzw. dem Organismus zugute kommen.
- **Autophagie**: Hierbei handelt es sich um den regulierten Abbau von Organellen und intrazellulären Proteinen, der bis zur kompletten Selbstverdauung der Zelle führen kann.
- ungeplanter Zelltod (**Nekrose**): Hierunter versteht man das (ungeplante) Sterben der Zelle. etwa nach einer Verletzung oder Vergiftung (Tab. 7.**5**).

7.3.1 Unterschiede zwischen Apoptose und Nekrose

Im lichtmikroskopischen Bild lassen sich Apoptose und Nekrose klar voneinander unterscheiden (Williams et al. 1992) (Abb. 7.**6**):

Tabelle 7.3 Tumorproteine im Zellzyklus.

Protein	Aktivität	zelluläre Funktion	Tumoren
Cyclin B1	aktiviert CDK1	G_2/M-Übergang	überexprimiert in kolorektalen Tumoren
Cyclin D1	aktiviert CDK4 und CDK6	G_1/S-Übergang	mutiert in Mammakarzinomen, Leukämien, überexprimiert in Tumoren mit aktiviertem WNT-Signalweg
Cyclin E	aktiviert CDK2	G_1/S-Übergang	Gen-Rearrangements und Überexpression in Mammakarzinomen
CDK4	phosphoryliert Rb und andere Proteine	G_1/S-Übergang	Genamplifikation in Gliomen, mutiert im erblichen Melanom
p21CIP1	inhibiert CDK2, CDK4, CDK6	G_1/S-Blockade	mutiert oder epigenetisch inaktiviert in vielen Tumoren
p16INK4A	inhibiert CDK4 und CDK6	G_1/S-Blockade	inaktiviert und mutiert im Melanom und in anderen Tumoren

Tabelle 7.**4** Arten des Zelltodes.

Art des Zelltodes	Beispiel
Apoptose: programmierter „Selbstmord“	Zwischenfingerhäute in der Embryonalentwicklung
Apoptose: induzierter „Brudermord“	Tumorzelltod induziert durch zytotoxische T-Zellen
Autophagie	Abbau von Zellbestandteilen und Zellen in Hungerperioden
Nekrose	Verletzung, Vergiftung

Tabelle 7.**5** Apoptose, Autophagie und Nekrose im Vergleich.

Apoptose	Autophagie	Nekrose
exogen induziert oder endogen programmiert	wie Apoptose	ungeplant und nicht induziert
Einzelzelle	wie Apoptose	meistens mehrere benachbarte Zellen
Zellschrumpfung	keine Änderung der Zellgröße	Zellaufblähung
intrazelluläre Bläschen („apoptotic blebs“)	intrazelluläre Autolysosomen	Membranzerfall
Zellkernverkleinerung (Pyknose)	manchmal Pyknose	Zellkernvergrößerung
erhöhte Permeabilität der Mitochondrienmembran	wie Apoptose	mitochondrienunabhängig
Kondensation des Chromatins und Abbau in definierte Abschnitte	partielle Chromatinkondensation, kein Abbau bis in späte Stadien	ungeordneter zufälliger DNA-Abbau
Zerfall der Zelle in Vesikel („apoptotic bodies“), die von Nachbarzellen und Makrophagen aufgenommen werden	wie Apoptose	Zelllyse
energieabhängig, Transkription und Proteinsynthese, Caspase-abhängig	starker Proteinabbau, energieabhängig, Caspase-unabhängig	energieunabhängig
keine Entzündung	wie Apoptose	Entzündung

- Die **Nekrose** beginnt mit einer Zellschwellung und geht dann über in die Auflösung von Zellkern und Zellmembran. Der gesamte Zellinhalt wird unkontrolliert in die Umgebung abgegeben, was dann meistens eine starke Entzündungsreaktion auslöst. Die ungeplante Nekrose ist unabhängig von Energie- und Proteinstoffwechsel.
- Die **Apoptose** beginnt mit einer Zellschrumpfung, Teile der Zellmembran brechen ein und bilden kleine intrazelluläre Blasen (engl. apoptotic blebs), der Zellkern schrumpft (Pyknose), die DNA wird in Abschnitte von jeweils 180 bp abgebaut, entsprechend der Länge eines Nukleosoms, eines Komplexes aus Histon-Multimer und DNA. Anschließend zerfällt die Zelle in einzelne Vesikel (engl. apoptotic bodies). In diesen Vesikeln bleiben Zellmembran und Zellstoffwechsel erhalten, bis die Zellreste von Makrophagen aufgenommen werden. Jede Apoptose ist abhängig von Energie, Transkription und Proteinsynthese. Im Gegensatz zur Nekrose ist die Apoptose nicht von einer Entzündungsreaktion des umgebenden Gewebes begleitet.

7.3.2 Apoptose

Apoptose spielt eine wichtige Rolle bei der Zell- und Organentwicklung (Penaloza et al. 2008). Musterbeispiel für die embryonale Apoptose ist der Verlust der Zwischenfingerhäute, Beispiel der Apoptose im erwachsenen Organismus ist der Untergang der roten Blutzellen. Mehr als 95 % aller Vorläuferzellen der Erythrozyten sterben im normalen Knochenmark durch Apoptose. Sinkt der Sauerstoffgehalt im Blut, wird von der Niere der Wachstumsfaktor Erythropoetin ausgeschüttet, der die Apoptose die-

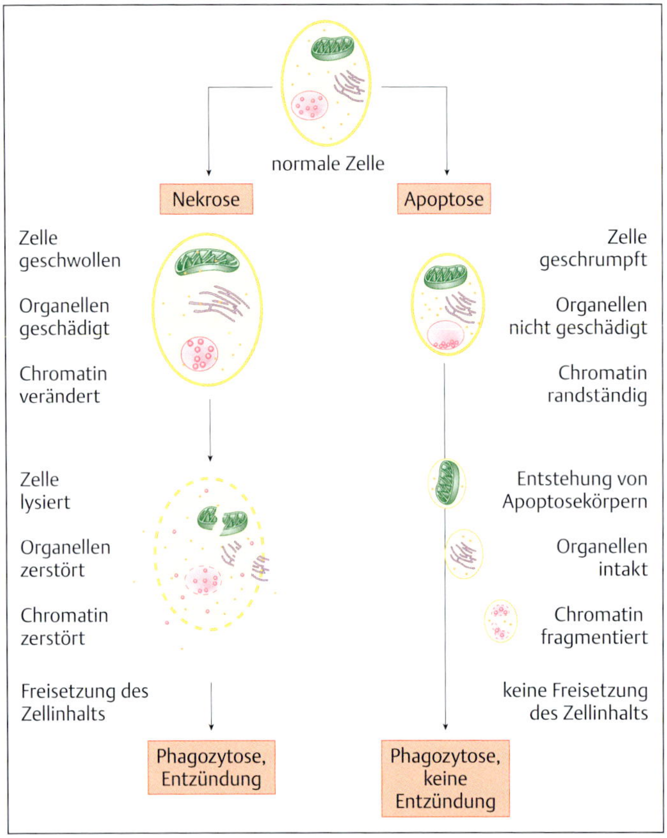

Abb. 7.**6** Morphologische Veränderungen bei Apoptose und Nekrose (Quelle: Williams et al. 1992).

ser Zellen verhindert, sodass es zur schnellen Erhöhung der Erythrozytenanzahl kommt. Andere Beispiele sind die Rückentwicklung (Involution) der laktierenden Mamma nach Ende der Stillperiode als Reaktion auf die Verringerung der Östrogen-Konzentration. Im erwachsenen Organismus ist die Apoptose als Gegenspieler der Zellproliferation mitverantwortlich für die Aufrechterhaltung einer gleichmäßigen Zellzahl. Es liegt nahe, dass in einem gesunden ausgewachsenen Organismus genauso viele Zellen sterben müssen, wie neu gebildet werden (ungefähr $7{,}4 \times 10^4$ pro Minute).

Der Ablauf der Apoptose wird über mehrere Signalwege kontrolliert und genau reguliert. Viele Tumorzellen können die endogen programmierte Apoptose durch Überaktivierung von Signalwegen umgehen. Beispiel ist die Aktivierung des WNT-Signalwegs, der die endogen induzierte Apoptose verhindert. Mechanismen, um die exogen induzierte Apoptose zu umgehen, sind beispielsweise die Inhibition der angreifenden T-Zellen und die molekulare Tarnung, also die mangelnde Expression von Antigenen. Eine verringerte Apoptoserate ist eine universelle Eigenschaft fast aller Tumorzellen. Dennoch findet man in jedem großen Tumor vor allem in sauerstoff- und nährstoffarmen Bereichen auch Regionen mit erhöhter Apoptose.

Phasen der Apoptose im Überblick

Jede Apoptose durchläuft die vier Phasen
- Initiation,
- Exekution,
- Phagozytose der Vesikel durch umliegende Zellen und Makrophagen,
- Degradation (Jin u. El-Deiry 2005) (Abb. 7.**7**).

Die Initiation wird durch extra- und intrazelluläre Auslöser und durch Entzug von bestimmten Vitalitätsfaktoren induziert (Tab. 7.**6** und Tab. 7.**7**). Entsprechend unterscheidet man den **intrinsischen** und **extrinsischen Weg** der Initiation. Beide Wege sind nicht vollkommen unabhängig voneinander. Beispielsweise aktiviert p53, der Initiator des intrinsischen Wegs, auch die Expression von CD95 und erhöht damit die Sensitivität der Zelle gegen-

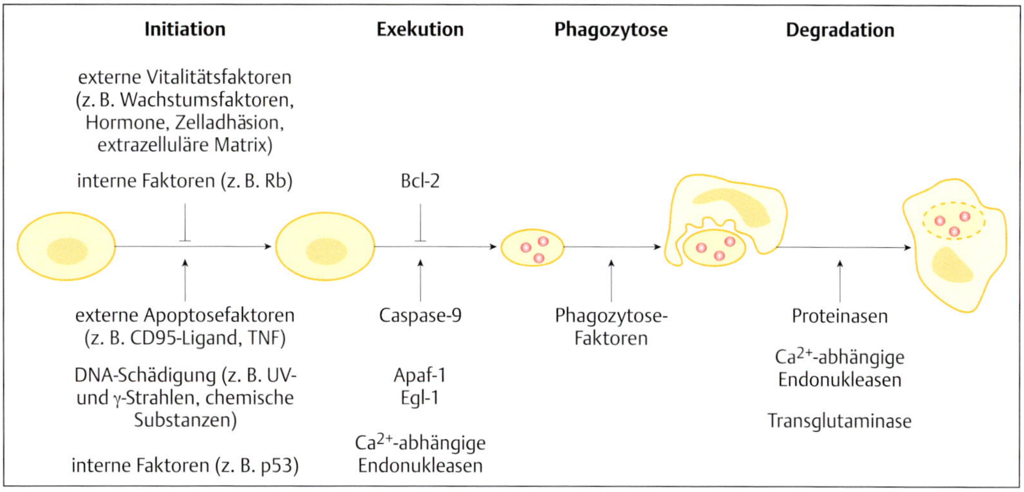

Abb. 7.**7** Die vier Phasen der Apoptose.

Tabelle 7.**6** Beispiele für Auslöser der Apoptose.

Auslöser	Herkunft oder Ursache	Zielzelle
TNF-α	Makrophagen	verschiedene Zellarten
CD95L (Fas-Ligand)	zytotoxische T-Zelle	Lymphozyten, Darmepithelzellen u. a.
Glukokortikoide	Nebenniere	Lymphozyten
p53-Aktivierung	DNA-Schädigung	verschiedene Zellarten
Granzym B	zytotoxische T-Zelle	virusinfizierte Zelle

Tabelle 7.**7** Vitalitätsfaktoren, deren Entzug Apoptose auslöst.

Faktor	Zelltyp
Wachstumsfaktoren	
IL-3, Kit-Ligand	hämatopoetische Vorläuferzellen
IL-2	T-Lymphozyten
NGF	Neurone
Hormone	
Estradiol, Progesteron	Zellen der Brustdrüse
Testosteron	Prostatazellen
extrazelluläre Matrix	
Laminin	Epithelzellen
Fibronectin	mesenchymale Zellen

über CD95L (Fas-Ligand), das den extrinsischen Apoptoseweg induziert. Die Initiation mündet in der Aktivierung der Exekutionscaspasen. Während der Exekutionsphase werden intrazelluläre Proteine und DNA abgebaut. Die Exekution endet mit dem Zerfall der Zelle in „apoptotic bodies". Diese werden dann von Makrophagen aufgenommen und enzymatisch abgebaut.

Extrinsischer Weg der Inititation

Es gibt vor allem zwei extrinsische Wege der Initiation:

- Ein direkter Weg beginnt mit der Anheftung der Protease Granzym B an die Außenseite der Membran durch zytotoxische T-Zellen oder natürliche Killerzellen. Granzym B wird von der Zelle aufgenommen und spaltet direkt die Exekutionscaspase Caspase-3.
- Der zweite Weg beginnt mit der Aktivierung der sogenannten Death-Rezeptoren durch extrazel-

luläre Liganden. Dazu gehören TNF-α, das u. a. von Makrophagen freigesetzt wird, und CD95L (Fas-Ligand) auf der Oberfläche zytotoxischer T-Zellen.

TNF-Signalweg

Die Tumornekrosefaktoren TNF-α und TNF-β gehören zu den zuerst identifizierten Cytokinen. Mitglieder der TNF-Familie sind zentrale Mediatoren und Regulatoren von Entzündungsreaktionen (Bertazza u. Mocellin 2008). TNF-Signalwege stimulieren unter anderem Zellteilung, Differenzierung und Angiogenese. Manche TNF-Cytokine wie TNF-α, LT-α (Lymphotoxin-α) und CD95L (Fas-Ligand) aktivieren auch die Apoptose. Die Familie der TNF-Rezeptoren umfasst mindestens zwölf Mitglieder. TNF-Rezeptoren weisen eine hohe Homologie der extrazellulären carboxyterminalen Domänen auf, die über eine einzige Transmembrandomäne mit einer kurzen aminoterminalen intrazellulären Domäne verbunden sind (Abb. 7.**8**).

Im Gegensatz zu anderen Cytokinrezeptoren haben TNF-Rezeptoren selbst keine intrazelluläre katalytische Aktivität. Als funktionelle intrazelluläre Domäne wurde eine 65 Aminosäuren lange Domäne identifiziert, die notwendig ist für die apoptoseaktivierende Funktion dieser Rezeptoren. An diese sogenannte „**Death-Domäne**" (DD) können zytoplasmatische Proteine binden, die auch selbst eine Death-Domäne tragen. Zusätzlich wurde in einigen Proteinen eine 15 Aminosäuren lange negativ regulatorische Domäne identifiziert, die die Funktion der Death-Domäne inaktiviert. Diese sogenannte „**Rettungsdomäne**" interagiert ihrerseits mit einer Proteintyrosinphosphatase – ein Hinweis, dass Signale der TNF-Rezeptoren über Phosphorylierung weitergeleitet werden. Die Bindung des Liganden führt zur Bildung von trimeren TNF-Rezeptorkomplexen. Dadurch nähern sich auch die zytoplasmatischen Domänen der einzelnen Monomere aneinander an, was zur Abdissoziation des Inhibitorproteins BAG-4 (auch Silencer of Death Domains, SODD genannt) führt. Dadurch kann das Adapterprotein TRADD (TNFR1-associated Death Domain Protein) an die Death-Domäne binden. Ausgehend von TRADD können drei verschiedene Signalwege und die damit verbundenen zellbiologischen Funktionen aktiviert werden:

1. **NF-κB-Signalweg:** Dieser Weg aktiviert die Entzündung und hemmt die Apoptose. Zunächst rekrutiert TRADD die Proteine TRAF2 and RIP. TRAF2 rekrutiert die Kinase IKK, die dann von der Serin/Threoninkinase RIP aktiviert wird. Das Inhibitorprotein IκBα, das das NF-κB-Dimer aus p50 und p65 bindet und seine Translokation in den Zellkern verhindert, wird durch IKK phosphoryliert und dann abgebaut. Dies führt zur Freisetzung des NF-κB-Dimers und dessen Translokation in den Zellkern, wo dann entzündungsspezifische Gene induziert werden.
2. **MEKK/JNK-Signalweg:** Dieser Weg aktiviert die Zellteilung und wird über TRAF2 aktiviert, das

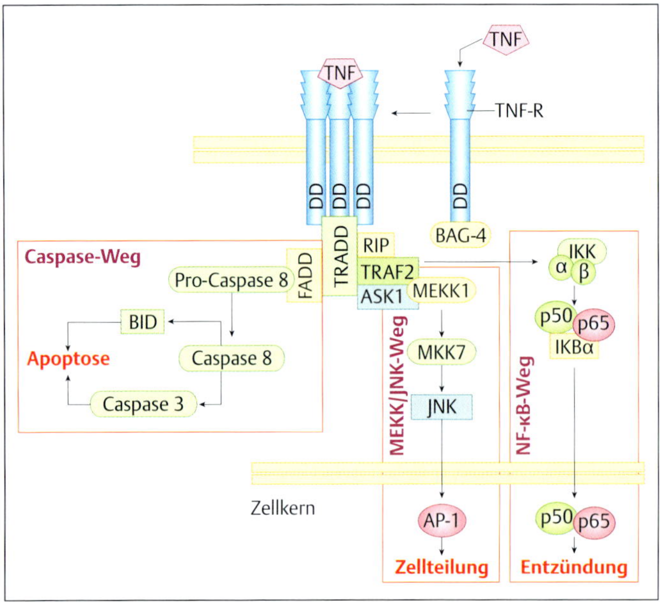

Abb. 7.**8** TNF-Rezeptor (TNF-R) und die drei von TNF-R aktivierten Signalwege. DD: Death Domain.

die Kinasen MEKK1 und ASK1 rekrutiert. Beide phosphorylieren die Kinase MKK7, die dann ihrerseits die Jun-Kinase (JNK) aktiviert. JNK wandert in den Zellkern, wo sie die Transkriptionsfaktoren der AP-1-Familie jun und ATF-2 phosphorylieren und aktivieren kann, die die Expression von zellteilungsaktivierenden Genen stimulieren.

3. **Caspase-Kaskade:** Dieser Signalweg führt zur Aktivierung der Apoptose (Wajant et al. 2003) und beginnt mit der Bindung des Proteins FADD (Fas associated Death Domain) an TRADD. FADD rekrutiert die Initiationscaspase Caspase-8. Diese spaltet und aktiviert eine Exekutionscaspase, wie etwa Caspase-3, was dann zum Beginn der Exekutionsphase der Apoptose führt.

Caspasen

Caspasen (engl. cysteinyl-aspartate-cleaving proteases) sind Cysteinproteasen, die Peptidbindungen direkt hinter Aspartatresten schneiden. Man unterteilt die 14 bekannten Caspasen in drei Gruppen:

- Initiationscaspasen (u. a. Caspase-9)
- Exekutionscaspasen (u. a. Caspase-3)
- Entzündungscaspasen (u. a. ICE: Interleukin converting Enzyme)

Die Familie der Caspasen ist durch strukturelle Homologie und ähnliche Substratspezifität definiert. Alle Caspasen werden als inaktive Proenzyme synthetisiert, die aus einer aminoterminalen Prodomäne sowie einer großen und einer kleinen Untereinheit bestehen. Die Proenzyme werden durch Abspaltung der Prodomäne und eine Spaltung zwischen der großen und der kleinen Untereinheit prozessiert. Die große und die kleine Untereinheit bilden ein Heterodimer. Im aktiven Enzym sind zwei Heterodimere zu einem Tetramer zusammengelagert (Abb. 7.**9**). Caspasen besitzen eine hohe Substratspezifität, die durch mindestens vier Aminosäuren bestimmt wird, die carboxyterminal des Aspartatrests liegen. Beispiele für die vielen Substrate der Caspasen zeigt Tab. 7.**8**

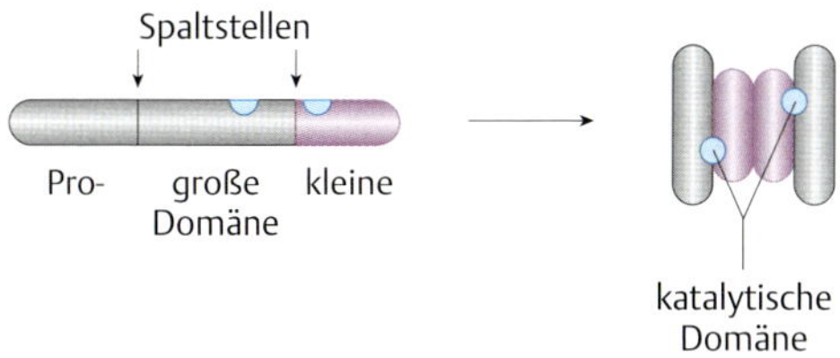

Abb. 7.**9** Struktur und Aktivierungsmechanismus der Caspasen. Das aktive Enzym ist ein Tetramer aus zwei Heterodimeren.

Tabelle 7.**8** Substrate der Caspasen.

Protein	Funktion
Strukturproteine	
Aktin	Bestandteil des Zytoskeletts
Keratin-18	Bestandteil von Intermediärfilamenten
Lamine	Bestandteil der Kernmembran
Signalproteine	
PLA2	Phospholipase
MEKK1	MAP-Kinase
PKCδ	Proteinkinase
Bcl-2	Inhibitor der Apoptose
p120GAP	Inhibitor von RAS
Zellzyklusproteine	
Rb	Inhibitor des Zellzyklus
Mdm2	Inhibitor von p53
Cyclin A	Cyclinkinase-Aktivator
p21CIP1	Cyclinkinase-Inhibitor
DNA/RNA-Metabolismus	
Topoisomerase	DNA-Strukturbildner
DNA-PK	DNA-Reparatur
hnRNP-C	mRNA-Splicing
RFC	DNA-Replikation
ICAD	Inhibitor des DNA-Abbaus

Intrinsischer Weg der Initiation

Dieser Weg wird durch zellinterne Signale wie etwa DNA-Schäden ausgelöst. Schlüsselereignis ist die Erhöhung der Permeabilität der äußeren Mitochondrienmembran (Mitochondrial outer Membrane Permeabilization, MOMP) (Green u. Kroemer 2004). Eine MOMP-positive Zelle läuft unweigerlich in die Apoptose – entweder durch Freisetzung von Molekülen aus dem Intermembranraum zwischen äußerer und innerer Mitochondrienmembran, die die Exekutionscaspasen aktivieren, oder durch Verlust der essenziellen Mitochondrien. Doppelstrangbrüche und andere DNA-Läsionen führen zur Aktivierung des Proteins p53 (siehe Kap. 8, S. 257). Aktives p53 hemmt die BCL2-Expression und aktiviert

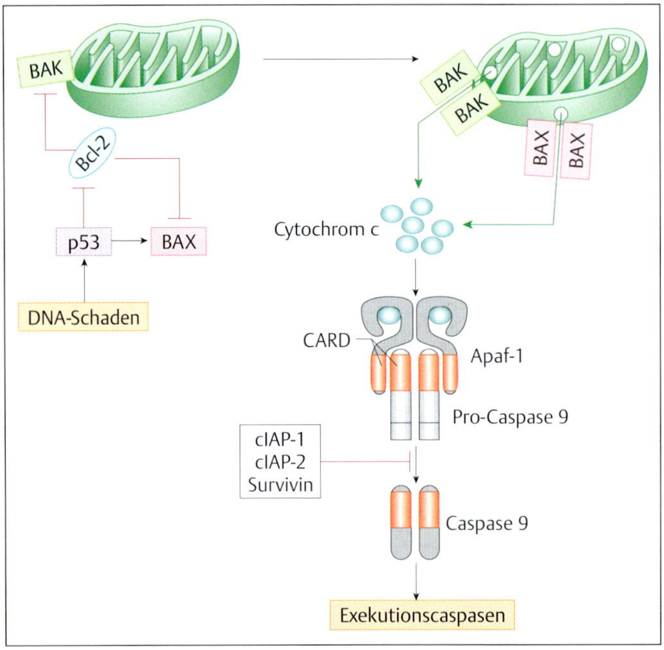

Abb. 7.**10** Intrinsischer Weg der Initiation. CARD: Caspase recruiting Domain; cIAP-1/-2: Cytosolic Inhibitor of Apoptosis-1/-2.

die Expression der Gene *PMAIP1* (*NOXA*) und *BAX*. Das Anti-Apoptose-Protein Bcl-2 verhindert die Bildung von Homodimeren der Proteine BAX und BAK (Abb. 7.**10**). BAX/BAX- und BAK/BAK-Dimere bilden Porenkomplexe in der äußeren Mitochondrienmembran, was zur MOMP führt. Dadurch können Cytochrom c, Protonen und Ca^{2+}-Ionen aus dem Intermembranraum ins Cytosol austreten, der Protonengradient über die innere Mitochondrienmembran bricht zusammen. Im Cytosol bildet Cytochrom c Komplexe mit dem Protein APAF-1 (Apoptosis activating Factor-1). Durch Bindung von Cytochrom c wird eine Domäne in APAF-1 aktiviert, die auch in verschiedenen Caspasen vorhanden ist (Caspase recruiting Domain, CARD). Die aktivierte CARD-Domäne bindet die Pro-Caspase-9. Diese Bindung führt zur autokatalytischen Spaltung und Aktivierung der Pro-Caspase-9. Caspase-9 spaltet und aktiviert dann Pro-Caspase-3 und andere Exekutionscaspasen. Die Aktivierung der Caspase-9 wird durch cIAP-1 (Cytosolic Inhibitors of Apoptosis-1), cIAP-2 und Survivin blockiert, was die Apoptose verhindert.

Exekutionsphase

Die Exekutionsphase beginnt mit der Aktivierung der Exekutionscaspasen Caspase 3 und 6. Diese spalten mehr als 300 Proteine. Dazu gehören Proteine aus praktisch allen funktionellen Gruppen, wie etwa Regulatoren des Zellzyklus (Rb), Zytoskelettproteine (Aktin) und DNA-Reparaturproteine (DNA-PK) (siehe Tab. 7.**8**). Im Zellkern spalten Caspasen ICAD (Inhibitor of Caspase-activated DNase), was zur Aktivierung der DNasen führt. Der anschließende DNA-Abbau liefert Abschnitte von ungefähr 180 bp Länge, entsprechend der Länge eines Nukleosoms. Der Abbau der Zytoskelettproteine Vimentin und Aktin führt zum Verlust der Zellstruktur und zur Bildung der intrazellulären Bläschen („apoptotic blebs"). Der Abbau der Proteine FAK (Focal Adhesion Kinase), PAK2 und Gelsolin führt zum Verlust der Zelladhäsion, zur charakteristischen Abschnürung von Vesikeln („apoptotic bodies") und zur Umverteilung der Membranproteine und der Phospholipide. Phosphatidylserin, das in der gesunden Zelle ausschließlich auf der Innenseite lokalisiert ist, gelangt auf die Außenseite der Membran, sodass die Apoptotic Bodies von Rezeptoren der Makrophagen erkannt werden.

Phagozytose und Degradation

Die nach Abschluss der Exekutionsphase verbleibenden Apoptotic Bodies werden von benachbarten Zellen und Makrophagen phagozytiert. Da im Gegensatz zur Nekrose dabei kein Zellinhalt austritt, geht die Phagozytose nicht mit einer Entzündungsreaktion einher. Versuche mit dem Modellorganismus *C. elegans* belegen, dass die Phagozytose von vielen Genen bzw. Genprodukten reguliert wird. Ob auch beim Menschen Defekte in diesen Genen die Phagozytose und sogar die Apoptose hemmen können, ist nicht bekannt. Im Anschluss an die Phagozytose werden die verbleibenden Zellreste abgebaut. Hieran sind zahlreiche Proteinasen und Endonukleasen beteiligt.

7.3.3 Mechanismen verringerter Apoptose in Tumorzellen

Entstehung, Wachstum und Progression eines Tumors sind nur möglich, wenn die Abläufe, die zur Apoptose führen oder diese regulieren, grundlegend gestört sind. In manchen Tumoren ist verringerte Apoptose sogar die eigentliche Ursache für das starke Wachstum, wie in B-Zelllymphomen und im frühen Prostatakarzinom. Störungen in den Apoptosewegen, die meistens auf Mutationen in den beteiligten Genen beruhen, führen zu mangelnder Sensibilität gegenüber internen und externen Apoptosesignalen (Tab. 7.**9** und Tab. 7.**10**). Da der intrinsische Weg der Apoptose auch verhindert, dass Zellen mit DNA-Schäden überleben, können Tumorzellen mit gestörter Apoptose weitere Mutationen akquirieren. Die Folge ist die Progression des Tumors.

Tabelle 7.**9** Ereignisse in Tumorzellen, die zu mangelnder Sensibilität gegenüber externen Apoptosesignalen (z. B. ausgehend von zytotoxischen T-Zellen) führen.

Ereignis	Konsequenz
TNF-R-Mangel	keine Weiterleitung des Apoptosesignals
CD95-Mutation	keine Weiterleitung des Apoptosesignals
NF-κB-Signalwegaktivierung	Induktion antiapoptotischer Gene
FADD-Mangel	keine Aktivierung der Caspase-8
Caspase-8-Mutation	keine Aktivierung der Exekutionscaspasen

Tabelle 7.**10** Ereignisse in Tumorzellen, die zu mangelnder Sensibilität gegenüber internen Apoptosesignalen (z. B. DNA-Strangbrüche) führen.

Ereignis	unmittelbare Konsequenz
MDM2-Promotor-Mutation	p53-Mangel
TP53-Mutation	keine Hemmung der *BCL-2*-Expression
Bcl-2-Überschuss	Mitochondrienkanäle blockiert
BAX-Mangel	keine Öffnung der Mitochondrienkanäle
NF-κB-Signalwegaktivierung	Induktion antiapoptotischer Gene
MAPK-Signalwegaktivierung	Inhibition der Caspase-8-Expression

7.3.4 Autophagie

Autophagie (**Autophagozytose**), die es in allen mehrzelligen Organismen gibt, wurde ursprünglich als zelluläre Antwort auf Nahrungsmangel beschrieben. Autophagie bezeichnet den kontrollierten intrazellulären Abbau von Proteinen und Zellorganellen (Gozuacik u. Kimchi 2007). Dieser Abbau kann auf eine oder wenige Organelle(n) begrenzt sein, aber auch bis zur kompletten Selbstverdauung und zum Tod der Zelle führen.

In der gesunden Zelle hat die Autophagie drei Funktionen:

- Sie dient dazu, Hungerperioden zu überstehen. Im neonatalen Organismus wird Autophagie in verschiedenen Geweben durch die geringe Konzentration von Aminosäuren induziert, um die Zeit bis zur ersten enteralen Nahrungsaufnahme zu überstehen.
- Sie ist für das Recycling funktionsloser Mitochondrien und anderer Organellen zuständig.
- In bestimmten Geweben hat die Autophagie auch spezielle Funktionen: In Erythrozyten beispielsweise dient sie nach Ausstoß des Zellkerns dazu, die verbleibenden Organellen abzubauen.

Zu Beginn der Autophagie werden die Zellorganellen mit einer doppelten Membran umschlossen, die entweder neu gebildet oder vom endoplasmatischen Retikulum bzw. vom Golgi-Apparat abgeschnürt wird (Abb. 7.**11**). Anschließend verschmilzt das entstandene Autophagosom mit einem Endosom oder einem Lysosom. Lysosomale Hydrolasen bauen dann die enthaltenen Makromoleküle einschließlich der inneren Membranen ab. Die entstehenden Fragmente und Bausteine können wiederverwertet oder auch zur Energiegewinnung abgebaut werden.

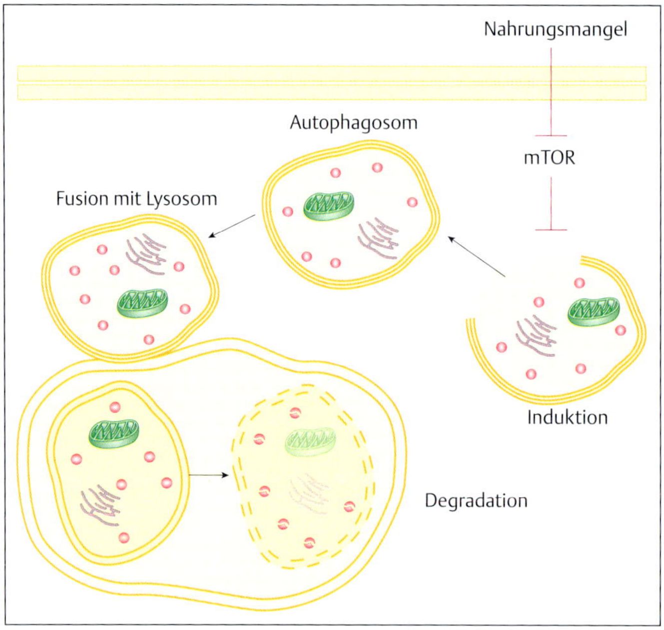

Abb. 7.**11** Einzelschritte der Autophagie. Zytosolische Proteine und Organellen werden von einer Doppelmembran umschlossen. Das entstehende Autophagosom verschmilzt mit einem Lysosom, in dessen Innern das Autophagosom abgebaut wird.

Der Beginn der Autophagie wird von der Kinase mTOR (Mammalian Target of Rapamycin) gehemmt (Petiot et al. 2002). Diese verhindert die Bildung eines Multiproteinkomplexes, der die Bildung der Doppelmembran steuert (Abb. 7.**12**). Bestandteile des Komplexes in Hefezellen sind die ATG-Proteine (ATG: Autophagy), von denen in Säugerzellen erst wenige identifiziert wurden. Eines davon ist ATG6 oder Beclin-1, das die PI3-Kinase bindet und hemmt. Durch diese Rückkopplung wird die aktivierende Wirkung des PI3K/AKT-Signalwegs auf mTOR verhindert.

Autophagie und Tumorentstehung

Mehrere Studien konnten den Zusammenhang zwischen Störungen im Autophagieprozess und der Krebsentstehung aufzeigen (Gozuacik u. Kimchi 2004). Die Überexpressison des für Beclin-1 kodierenden Tumorsuppressorgens *BECNI* führt zu einer erhöhten Anzahl von autophagozytischen Vesikeln in Brustkrebszellen (Liang et al. 1999). *BECN1* ist in fast der Hälfte der analysierten Mammakarzinome durch Mutation inaktiviert. Proliferationsrate und Tumorigenität von Brustkrebszellen können durch Aktivierung der *BECN1*-Expression verringert werden. Mäuse mit monoallelischen Beclin 1-Mutationen entwickeln Lymphome, Lungen- und Lebertumoren. Im Gegensatz zu Normalzellen aktivieren kultivierte Tumorzellen bei Entzug von essenziellen Aminosäuren nicht die Autophagie. Analog ist die Autophagierate in karzinogeninduzierten Lebertumoren in Mäusen deutlich geringer als im

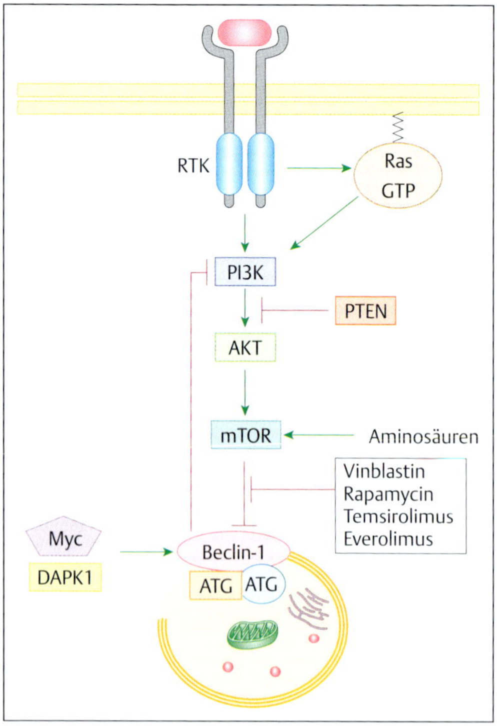

Abb. 7.**12** Aktivatoren und Inhibitoren der Autophagie.

Lebernormalgewebe. Während Vorstufen und frühe Progressionsstadien von Pankreaskarzinomen eine erhöhte Autophagierate zeigen, ist die Autophagie in späten Stadien verringert.

Die Autophagie wird von mehreren tumorrelevanten Proteinen und Signalwegen reguliert (Abb. 7.**12**). *RAS*-Onkogene und der onkogene MAPK-Signalweg hemmen die Autophagie in Gliomen sowie in Magen- und Kolonkarzinomzellen. Dieser Effekt wird wahrscheinlich über das GTPase-aktivierende Protein GAIP (GTPase activating Protein für Gαl heterotrimeric G-Protein) und den GDP-bindenden Komplex der hemmenden Untereinheit eines trimeren G-Proteins vermittelt. Dazu passt, dass auch das Protein AGS3, das den GDP-Gαi3-Komplex stabilisiert, die Autophagie aktiviert. Hemmt man Caspasen in kultivierten Zellen, führt die Induktion des Proto-Onkogens *MYC* zur Aktivierung der Autophagie. Dieser Effekt ist unabhängig von der proliferationsaktivierenden und transformierenden Aktivität von MYC.

Weitere wichtige Faktoren, die die Autophagie regulieren, sind das Tumorsuppressorprotein PTEN als autophagieaktivierendes Protein und der tumorigene PI3K/AKT-Signalweg als autophagiehemmender Signalweg. PTEN ist ein direkter Gegenspieler der PI3-Kinase und des PI3K/AKT-Signalwegs (siehe Kap. 8, S. 241) und verhindert so dessen aktivierende Wirkung auf mTOR.

Die tumorsupprimierende Wirkung des Tumorsuppressorgens *DAPK1* (Death-associated Protein Kinase 1) beruht hauptsächlich auf der Aktivierung der Autophagie (Bialik u. Kimchi 2008). Die Serin/Threonin-Kinase DAPK1 ist in Blasen-, Nieren- und Mammakarzinomen und in vielen anderen Tumoren durch Mutation oder über epigenetische Mechanismen inaktiviert. Die Übermethylierung des *DAPK1*-Promotors korreliert mit der Progression von Blasen-, Lungen- und neuronalen Tumoren. Durch Aktivierung der DAPK1-Expression kann das metastatische Potenzial und die Wachstumsgeschwindigkeit von Lungentumoren verringert werden.

Autophagie als Angriffspunkt einer gezielten therapeutischen Strategie

Verschiedene Studien zeigen die Wirksamkeit von autophagieaktivierenden Substanzen als potenzielle neue Krebstherapeutika (Amaravadi u. Thompson 2007). Das Zytostatikum Vinblastin und das Antimykotikum Rapamycin (Sirolimus) inhibieren mTOR und aktivieren so die Autophagie. Kaposi-Sarkome in nierentransplantierten und immunsupprimierten Patienten konnten erfolgreich mit Rapamycin behandelt werden. Die Wirksamkeit der neuen mTOR-Inhibitoren Temsirolimus und Everolimus wird zurzeit in klinischen Therapiestudien gegen Glioblastom und Non-Hodgkin-Lymphom getestet. Rapamycin könnte auch bei der Behandlung von zytostatikaresistenten Tumoren Einsatz finden. Lymphome mit aktiviertem PI3K/AKT-Signalweg reagieren nicht auf Doxorubicin oder Cyclophosphamid. Rapamycin hemmt den PI3K/AKT-Signalweg. Tatsächlich konnten Mäuse mit AKT-positiven Lymphomen erfolgreich mit einer Kombinationstherapie aus Doxorubicin und Rapamycin behandelt werden. Da Rapamycin auch die Autophagie von normalen Immunzellen aktiviert, wirkt es stark immunsuppressiv.

7.4 Zelluläre Seneszenz

In den 1960er-Jahren beobachtete der amerikanische Gerontologe Leonard Hayflick an menschlichen Fibroblasten erstmals, dass normale eukaryontische Zellen nur eine begrenzte Anzahl Zellteilungen durchführen können (Hayflick 1965). Er bezeichnete das Phänomen, dass die Zellen nach ungefähr 40–60 Zellteilungen zwar weiterleben, sich aber nicht mehr teilen, als zelluläre Vergreisung (engl. cellular senescence). Zelluläre Seneszenz wird oft mit „Altersapoptose" gleichgesetzt. Streng genommen ist Seneszenz aber keine Form des Zelltodes, sondern ein irreversibler Zellzyklusstopp. Zellen in Seneszenz sind weiterhin metabolisch aktiv, zeigen eine große, flache Morphologie, ein typisches Genexpressionsmuster und eine spezifische Chromatinstruktur (Senescence-associated Heterochromatin Foci, SAHFs). Die Irreversibilität des Zellzyklusstopps unterscheidet die zelluläre Seneszenz vom reversiblen Zellzyklusstopp (engl. cellular quiescence), der durch Mitogene aufgehoben werden kann.

7.4.1 Replikative Seneszenz

Aufgrund unterschiedlicher Ursachen unterscheidet man die replikative Seneszenz (engl. replicative senescence) von der nicht replikativen. Ursache für die replikative Seneszenz ist die replikative Zellalterung. Mit jeder einzelnen Zellteilung verkürzen sich

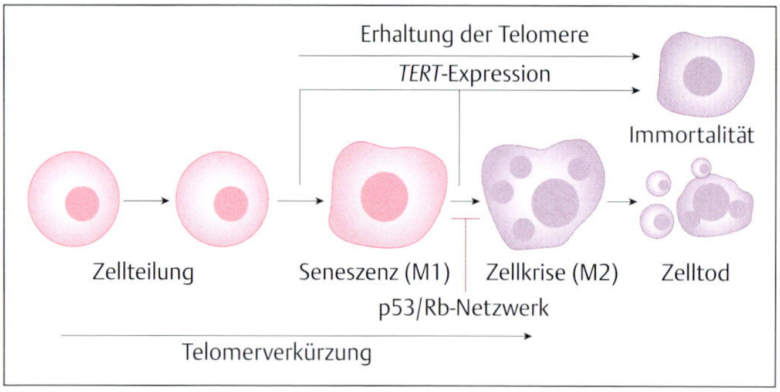

Abb. 7.**13** Replikative Zellalterung. Die Teilung einer normalen Zelle läuft in die Seneszenz. Hier wird der Zellzyklus vom p53/Rb-Netzwerk dauerhaft angehalten. Defekte führen zur Zellkrise, die in den Zelltod mündet. Seneszenz und Zellkrise können durch Expression von *TERT* überwunden werden.

die Chromosomenenden. Bezogen auf die Chromosomenlänge ist eine Tochterzelle also paradoxerweise älter als ihre Mutterzelle (siehe Kap. 5, S. 127) (Jiang et al. 2007). Der Ablauf der replikativen Zellalterung kann in zwei Phasen unterteilt werden (Shay u. Wright 2005) (Abb. 7.**13**). Dabei entscheidet das Ausmaß der Chromosomenverkürzung darüber, welche Phase eingeleitet wird. Die zelluläre Seneszenz entspricht dem **ersten Mortalitätsstadium**, auch M1 genannt, mit einer Verkürzung der Telomerlänge auf ungefähr 5000 bp (Cheung u. Deng 2008). Die Reduktion der Telomere löst DNA-Schädigungssignale („DNA damage response pathways") aus, und der Zellzyklus wird durch die Proteine p53 und Rb gestoppt. Kann die Zellteilung nicht gestoppt werden, etwa weil das p53/Rb-Netzwerk defekt ist, können die Zellen das **zweite Mortalitätsstadium** (M2) erreichen, die **Zellkrise** („crisis"). Diese Phase führt dann über die in Kap. 5 (S. 128) beschriebenen Mechanismen zu irreversiblen Chromosomenschäden und zum **Zelltod**. Die unbegrenzte Zellteilung wird also durch zwei Kontrollmechanismen verhindert. Beide Mechanismen können von Tumorzellen überwunden werden, was eine Voraussetzung für die Zelltransformation und die Tumorbildung ist (Hanahan u. Weinberg 2000).

Überwindung der replikativen Seneszenz in Tumorzellen

Rechnerisch können bereits 40 Zellteilungen zu mehr als 10^{12} Zellen und einem Tumor mit 10 cm Durchmesser führen, was der durchschnittlichen Größe und Zellanzahl eines Tumors entspricht, der den Tod eines Patienten zur Folge hat. Allerdings finden in jedem Gewebe, auch in einem Tumor, parallel zur Proliferation auch Nekrose und Apoptose statt, sodass schätzungsweise mehr als 80 Zellteilungen notwendig sind, um diese Zellanzahl zu erreichen. Daraus folgt, dass Tumorzellen die replikative Seneszenz überwunden haben müssen. In mehr als 85 % aller untersuchten Tumoren ist das p53/Rb-Netzwerk inaktiviert, was zur Überwindung der Zellzyklusblockade in der M1-Phase und zum Zelltod führen sollte. In etwa demselben Anteil wird das Gen *TERT* überexprimiert, wodurch die Zelle sowohl Seneszenz als auch Zellkrise überwinden und die Apoptose verhindern kann (Rhyu 1995). *TERT* kodiert für die enzymatische Untereinheit der Telomerase (siehe Kap. 5, S. 127) (Aubert u. Lansdorp 2008). Die *TERT*-Expression wird in normalen Körperzellen des Erwachsenen durch epigenetische Mechanismen unterdrückt, während die RNA-Untereinheit *TERC* der Telomerase in allen Zellen vorhanden ist. Telomere in Zellen, die das *TERT*-Gen überexprimieren, haben ihre ursprüngliche Länge (de Lange 1994). Knapp 85 % der Magentumoren sind telomerasepositiv. Die meisten der telomerasepositiven Tumoren waren in einem fortgeschrittenen Stadium und metastasiert. Die Überlebensrate der Patienten mit nachweisbarer Telomeraseaktivität im Tumorgewebe war signifikant geringer als die der Patienten mit telomerasenegativem Tumorgewebe (Hiyama et al. 1995). Während kein Zusammenhang zwischen der Telomeraseaktivität in Nierenzellkarzinomen und klinisch-pathologischen Parametern wie Differenzierungsgrad, Tumorstadium und klinischem Verlauf festgestellt wurde (Mehle et al. 1996), korreliert die Telomeraseaktivität in Mammakarzinomen signifikant mit dem Progressionsstadium (Hiyama et al. 1996).

7.4.2 Nicht replikative Seneszenz

Genau wie die replikative wird auch die nicht replikative Seneszenz durch DNA-Veränderungen ausgelöst. Häufigste Ursache ist die Akkumulation reaktiver Sauerstoffradikale, die sowohl DNA als auch Proteine schädigen. Die Akkumulation der re-

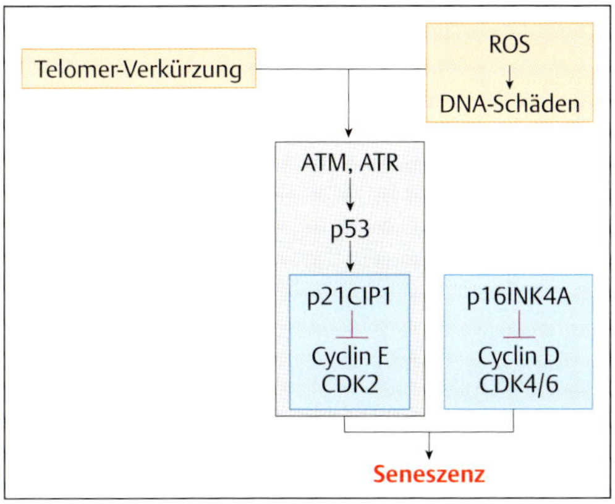

Abb. 7.**14** Aktivierung der zellulären Seneszenz. Replikative (orange) und nicht replikative (blau) Seneszenz laufen teilweise über gemeinsame molekulare Mechanismen (hellgrau). ROS: reaktive Sauerstoffspezies.

sultierenden Schäden führt dann zur Aktivierung des p53/Rb-Netzwerks und zu einem dauerhaften Zellzyklusstopp (Abb. 7.**14**). Die zweite, seltenere Form der nicht replikativen Seneszenz beruht auf der Induktion der Gene für die CDKIs p21CIP und p16INK4A. Diese Induktion wird in jeder Zelle in Abhängigkeit von ihrer Lebenszeit beobachtet (Herbig u. Sedivy 2006). Die altersabhängige Expression der beiden CDKIs ist unabhängig von der Telomerlänge und die Ursache dafür, dass auch embryonale Stammzellen und sogar Tumorzellen – auch wenn sie große Mengen des Enzyms Telomerase besitzen – keine unbegrenzte Anzahl an Zellteilungen durchführen können.

7.5 Therapeutischer Angriffspunkt „Zelle"

Um Tumorzellen möglichst selektiv abzutöten, wählt man spezifische und selektive Unterschiede zu Normalzellen als Angriffspunkte. Da die erhöhte Proliferationsrate einer der Hauptunterschiede ist, stellt der Zellzyklus einer Tumorzelle mit den erhöhten Raten der DNA-, RNA- und Proteinsynthese einen wichtigen Angriffspunkt für Zytostatika dar (Schwartz u. Shah 2005; Eckhardt 2002). Die typischen Zellzyklusunterschiede verwischen zwischen Tumorzellen und schnell teilenden Normal- sowie somatischen Stammzellen. Daher bedeutet ein Angriff auf den Zellzyklus einer Tumorzelle immer auch einen Angriff auf bestimmte Normalzellen. Daraus resultieren die häufigen toxischen Effekte und Nebenwirkungen einer Zytostatikatherapie mit den bekannten Symptomen wie Haarausfall, Schleimhautveränderungen, Übelkeit, Erbrechen und Immunsuppression. Umgekehrt wirken Zytostatika, die in den Zellzyklus eingreifen, nicht auf Tumorzellen, die sich zum Therapiezeitpunkt langsam oder gar nicht teilen. Diese Zellen stellen eine Gefahr dar, da sie nach der Therapie zu einem Rezidiv führen können. Aus diesem Grund werden langsam wachsende Tumoren wie Prostata- und Nierenzellkarzinome über einen langen Zeitraum mit einer Niedrigdosistherapie behandelt. Auch wenn sich diese Tumoren so nicht heilen lassen, kann das Wachstum doch langfristig unterdrückt werden. Innerhalb der Tumorzelle gibt es vor allem drei Angriffspunkte für Zytostatika (Tab. 7.**11**).

Tabelle 7.**11** Angriffspunkte für Zytostatika in der Zelle.

Angriffspunkt	Wirkmechanismus	Beispiel
DNA	Alkylierung der DNA	Cyclophosphamid
	Inhibition der DNA-Synthese	Cytarabin
	Inhibition der Synthese der DNA-Bausteine	5-Fluorouracil
Zellzykluskinasen	CDK-Inhibition	Flavopiridol
Mikrotubuli	Beeinflussung der Mikrotubuli-Dynamik	Vincristin

7.5.1 DNA

Eine Ursache für die Akkumulation von Mutationen in Tumorzellen ist die unzureichende DNA-Reparatur. Viele Tumorproteine (wie etwa p53) koordinieren Zellzyklus und Apoptose und kontrollieren die DNA-Integrität. Weitere Tumorproteine – wie z. B. hMSH2 – sind direkt für die Wiederherstellung der genetischen Integrität verantwortlich (siehe Kap. 5, S. 113). DNA von Tumorzellen mit Defekten in den betreffenden Mechanismen kann mit DNA-schädigenden Therapeutika wie etwa Alkylanzien irreversibel geschädigt und zerstört werden. Dabei wird die DNA von Normalzellen zwar auch geschädigt, aber aufgrund des intakten Reparatursystems schneller und effektiver repariert als die DNA von Tumorzellen.

DNA-Integrität

Mechlorethamin. Die Ära der pharmakologischen Krebstherapie begann mit der Entwicklung von Mechlorethamin (Mustargen, systematischer Name: 2-Chloro-N-(2-Chloroethyl-)N-Methyl-Ethanamin) (Joensuu 2008). Mechlorethamin wurde in den 1940er-Jahren in England als Derivat des Senfgases (Bis-[2 Chloroethyl-]Sulfid) für die chemische Kriegsführung entwickelt (Abb. 7.**15**). Nach Tests im Tierversuch erkannte man den möglichen Nutzen für die Krebstherapie. Das Wirkungsprinzip des Mechlorethamins und anderer alkylierender Substanzen beruht auf der irreversiblen Schädigung der DNA. Mechlorethamin enthält zwei reaktive Ethylgruppen, die mit den N-Atomen von Guanin und Cytosin der DNA reagieren. Dadurch kommt es zu kovalenten Interstrangverknüpfungen der beiden DNA-Einzelstränge. Eine Trennung in Einzelstränge, wie sie für Transkription und Replikation notwendig ist, ist nicht mehr möglich. Heute wird Mechlorethamin aufgrund seiner starken Nebenwirkungen nur noch gegen wenige Leukämie- und Lymphomarten, wie etwa Morbus Hodgkin, eingesetzt. Das Molekül diente aber als chemische Musterstruktur für zahlreiche andere Zytostatika. Viele synthetische Mechlorethaminderivate wie Cyclophosphamid, Ifosfamid und Chlorambucil zählen heute zu den Standardzytostatika.

Cyclophosphamid. Dieses Mechlorethaminderivat wirkt an sich nicht zytostatisch. Nach Aufnahme in den Körper wird es in der Leber aktiviert. Dort wird es zu Phosphoramid-Mustard umgesetzt, das analog zu Mechlorethamin kovalente Interstrangverknüpfungen bildet. Aldehyddehydrogenasen bauen Phosphoramid-Mustard durch Oxidation ab. Zellen, die reich an Aldehyddehyrogenasen sind, wie frühe hämatopoietische Stammzellen und Stammzellen in Schleimhäuten, sind gegenüber den toxischen Wirkungen von Phosphoramid-Mustard unempfindlicher als Zellen ohne Aldehyddehydrogenasen. Dieser Unterschied erklärt die kurze Dauer der Knochenmarktoxizität und die im Vergleich zu anderen alkylierenden Substanzen geringere Schleimhauttoxizität von Cyclophosphamid. Da die Wirkung von Cyclophosphamid nur durch vorherige Aktivierung der Substanz in der Leber möglich ist, ist Cyclophosphamid ein Musterbeispiel für eine inaktive Vorläufersubstanz (engl. **prodrug**).

Cisplatin und Oxaliplatin. Ähnlich wie Phosphoramid-Mustard können auch die beiden metallorganischen Komplexe Cisplatin (cis-[Pt(NH_3)$_2$$Cl_2$]) und Oxaliplatin Interstrangverknüpfungen bilden. Zusätzlich können diese Moleküle auch einzelne Basen eines Strangs irreversibel miteinander verknüpfen (siehe Kap. 4, Abb. 4.**8**). Diese Intrastrangverknüpfungen machen die normale

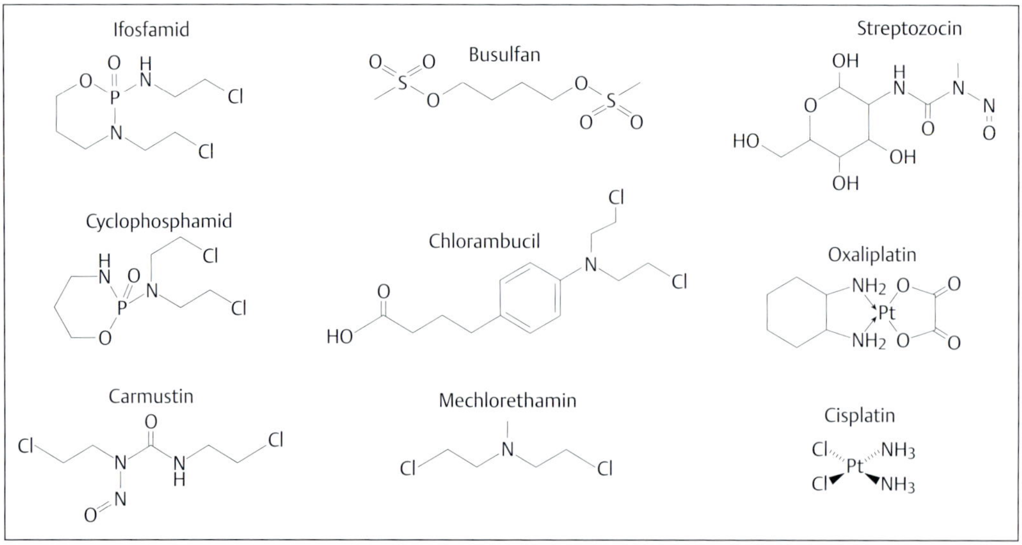

Abb. 7.**15** Beispiele für alkylierende Zytostatika.

Basenpaarung und damit die semikonservative Replikation unmöglich. Cisplatin ist ein Standardzytostatikum, das als Mono- oder Kombinationstherapeutikum eingesetzt wird. Beispielsweise können mehr als 90 % aller Hodentumoren mit Cisplatin geheilt werden.

Weitere Alkylanzien. Hierzu zählen die Gruppe der Alkylsulfonate mit dem Hauptvertreter Busulfan und die große Gruppe der Nitrosoharnstoffderivate mit Camustin und Steptozocin.

Antibiotika. Auch in der chemisch sehr heterogenen Gruppe der Antibiotika gibt es Moleküle mit DNA-modifizierender Wirkung. Dazu gehören Actinomycin D und die große Gruppe der Anthracycline, die wie viele andere polyaromatische Moleküle zwischen benachbarten DNA-Basenpaaren interkalieren und so die Trennung des Doppelstrangs in Einzelstränge blockieren. Aufgrund der hohen Toxizität wird Actinomycin D nur noch selten, beispielsweise gegen Rhabdomyosarkome, verwendet. Wichtigster Vertreter der Anthracycline ist Doxorubicin (Adriamycin), das in der Therapie gegen Hodgkin-Lymphome und verschiedene solide Tumoren eingesetzt wird.

Synthese von DNA und deren Vorstufen

Ein **Antimetabolit** ist eine Substanz, die strukturell einer Substanz (Metabolit) ähnelt, die der Körper für eine physiologische biochemische Reaktion benötigt. Der strukturelle Unterschied zwischen Antimetabolit und Metabolit ist so groß, dass die Substanz nicht umgesetzt wird, sondern einen wichtigen Vorgang blockiert, beispielsweise die Zellteilung.

Basen- und Nukleosidanaloga. Die größte Gruppe der Antimetaboliten unter den Zytostatika bilden die Basen- und Nukleosidanaloga (Peters et al. 1993). Typische Beispiele sind Analoga von Purinen (Azathioprine, Mercaptopurin), Pyrimidin-Nukleosiden (Cytarabin) und Pyrimidinen (5-Fluorouracil, 5-FU) (Abb. 7.**16**). Basenanaloga hemmen die Enzyme, die die Bildung der eigentlichen Nukleoside katalysieren. 5-FU hemmt irreversibel die Thymidylat-Synthase, die dTMP herstellt, eine indirekte Vorstufe für die DNA-Synthese (Abb. 7.**17**). Dagegen hemmen Nukleosidanaloga entweder die DNA- bzw. RNA-Polymerasen oder sie werden in den wachsenden DNA- oder RNA-Strang eingebaut und blockieren dessen Verlängerung. In beiden Fällen ist die

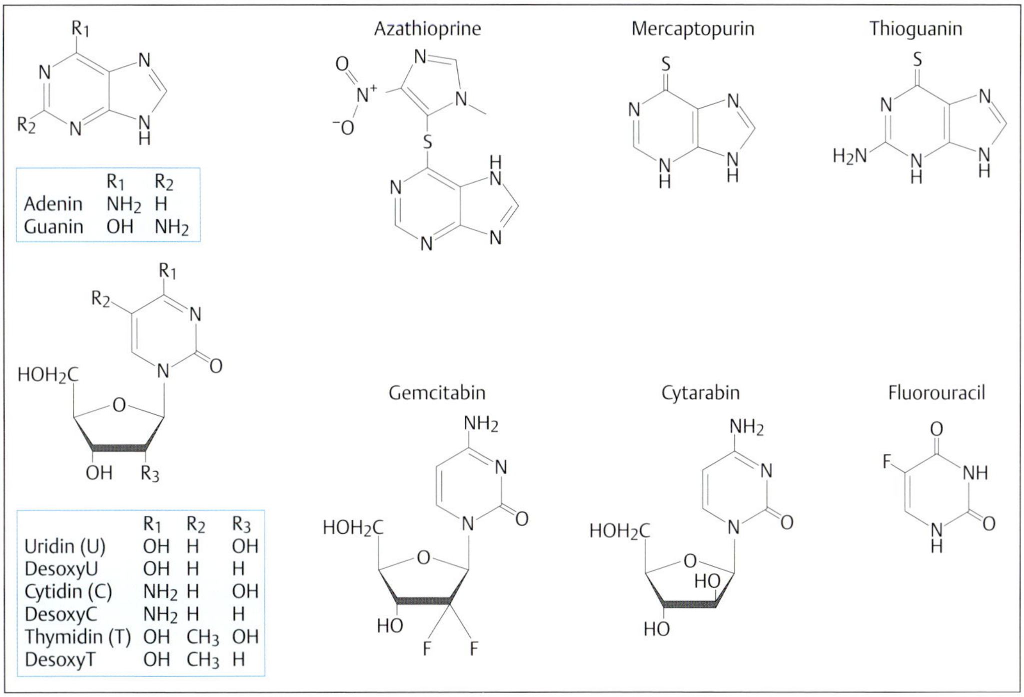

Abb. 7.**16** Beispiele für Purinanaloga (oben) sowie Pyrimidin und Pyrimidin-Nukleosidanaloga (unten). In den Kästen sind die Reste der physiologischen Basen und Nukleoside gezeigt.

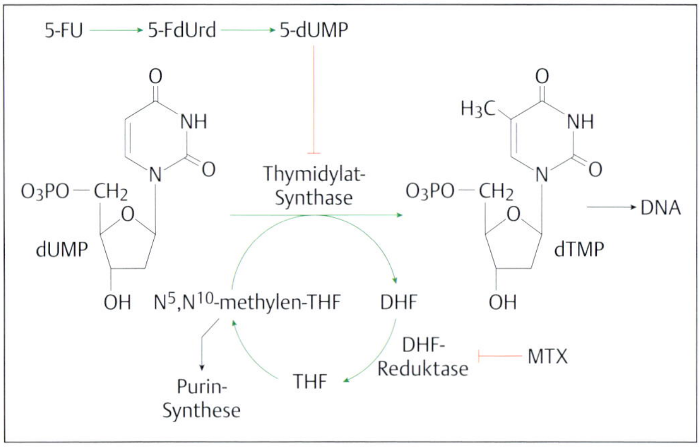

Abb. 7.**17** Wirkung von 5-Fluorouracil (5-FU) und Methotrexat (MTX). 5-FU wird zu 5-dUMP umgesetzt, das die Thymidylat-Synthase irreversibel hemmt. MTX hemmt die DHF-Reduktase, die den Kofaktor THF für die Purin- und die Thymidylat-Synthese zur Verfügung stellt. DHF: Dihydrofolat; MTX: Methotrexat; THF: Tetrahydrofolat.

weitere DNA- und RNA-Synthese blockiert. Damit werden Zellteilung und Tumorwachstum verhindert. Cytarabin wird bei verschiedenen Leukämieformen des Erwachsenen verwendet. 5-FU ist eines der wichtigsten Tumortherapeutika und wird beispielsweise gegen Magen- und Kolonkarzinome eingesetzt.

Methotrexat (MTX). Ein weiteres Standardtherapeutikum aus der Gruppe der Antimetaboliten ist der Folsäureantagonist MTX; er hemmt irreversibel die Dihydrofolatreduktase und verhindert die Bildung von Tetrahydrofolat (THF) aus Dihydrofolat, das wiederum aus Folsäure (Vitamin B_9) hergestellt wird (Abb. 7.**18**). THF ist Vorstufe für N^5,N^{10}-methylen-THF, ein Coenzym bei der Purin- und Thymidylatsynthese und damit essenziell für die Herstellung der DNA und RNA. In Gegenwart von MTX wird bei der Replikation Uracil anstelle von Thymin eingebaut. Die anschließende Entfernung des Uracils durch die Uracil-Glykosylase und Ersatz durch Thymin führt zu Strangbrüchen und Fehlern. MTX findet Verwendung in der Mono- und Kombinationstherapie der ALL, des Urothelkarzinoms, des Mammakarzinoms und vieler anderer Tumoren.

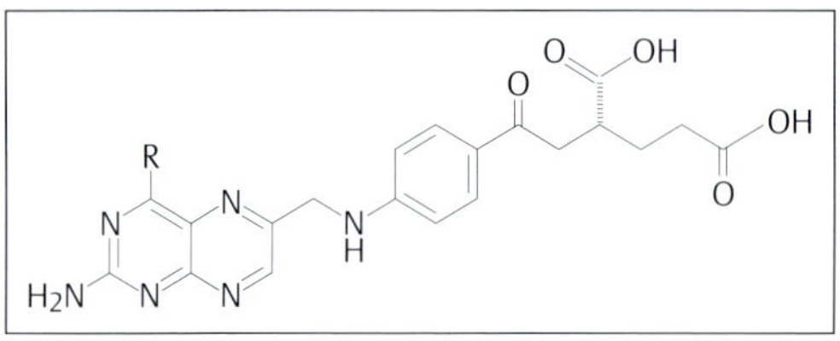

Abb. 7.**18** Grundgerüst der Folsäure (R=OH) und des Folsäure-Antagonisten Methotrexat (R=NH_2).

7.5.2 Zellzykluskinasen

Mit kleinen Molekülen, die direkt an CDKs binden und diese inhibieren, sollen die Effekte der physiologischen CDKIs nachgeahmt und der Zellzyklus verlangsamt und arretiert werden (Schwartz u. Shah 2005). Die meisten kleinen CDK-Inhibitoren wurden zufällig bei der Suche nach Inhibitoren anderer Kinasen identifiziert (Blagden u. de Bono 2005). **Flavopiridol** (Abb. 7.**19**) zeigt inhibitorische Aktivität gegen zahlreiche Kinasen, u. a. auch die CDKs 1, 2, 4 und 6. Flavopiridol bewirkt einen Zellzyklusstopp und induziert Apoptose in verschiedenen Tumorzelllinien. In ersten klinischen Studien zeigte das Molekül lebensverlängernde Wirkung bei der Therapie von Patienten mit CLL. Ein weiterer kleiner CDK-Inhibitor in der klinischen Erprobung ist **CYC202**. Dieses Molekül hemmt bereits in geringer Konzentration die

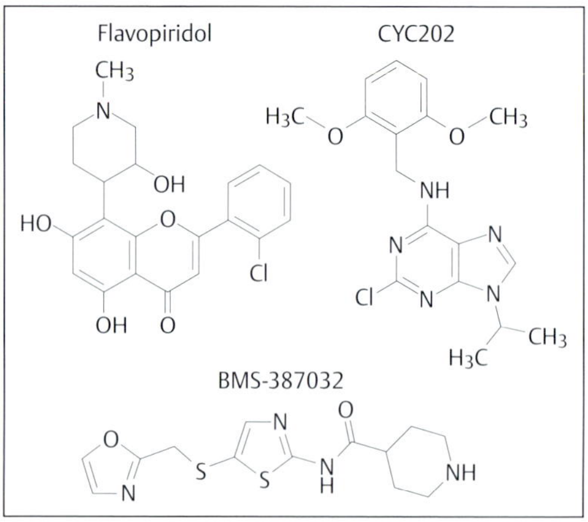

Abb. 7.**19** Beispiele für kleine CDK-Inhibitoren.

Kinase CDK2. Erste klinische Daten zeigten begrenzte Nebenwirkungen und positive Wirkung bei Patienten mit hepatozellulärem Karzinom und kleinzelligem Lungenkarzinom. **BMS-387032** (**SNS-032**) wirkt hemmend auf die CDKs 2, 7 und 9. Das Molekül hemmt das Wachstum mehrerer Tumorzelllinien und zeigte in ersten klinischen Tests positive Effekte bei der Behandlung von Patienten mit metastasierenden soliden Tumoren (Heath et al. 2008).

7.5.3 Mikrotubuli

Mikrotubuli sind wichtige Bestandteile des Zytoskeletts und für die gleichmäßige Verteilung (Segregation) der Chromosomen auf die Tochterzellen in der Anaphase der Mitose verantwortlich. Unter Mikrotubulidynamik versteht man das regulierte Gleichgewicht zwischen Polymerisation der α/β-Dimere des Tubulins zu Mikrotubuli und der Depolymerisation der Fasern (Abb. 7.**20**).

Vinca-Alkaloide. Die antineoplastische Wirkung der Vinca-Alkaloide **Vinblastin** und **Vincristin** (Oncovin) (Abb. 7.**21**) aus dem Madagaskar-Immergrün wurde zufällig bei der Suche nach neuen antidiabetischen Substanzen entdeckt. Vinca-Alkaloide binden an α/β-Dimere des Tubulins und hemmen die Polymerisation der Dimere zu Mikrotubulifasern. Vinca-Alkaloide werden eingesetzt in der Kombinationstherapie von Non-Hodgkin-Lymphomen, Neuroblastomen, Mammakarzinomen, Rhabdomyosarkomen und anderen Sarkomen.

Taxan-Alkaloide. Diese Substanzen – der bekannteste Vertreter ist **Paclitaxel** (Taxol) aus der Pazifischen Eibe – wurden bei der gezielten Suche nach neuen natürlichen Substanzen mit antineoplastischer Wirkung in den 1960er-Jahren identifiziert (Leistner 2005). Taxane findet man in vielen Pflanzen und Mikroorganismen. Diese Tatsache nutzt man bei der semisynthetischen Herstellung des chemisch sehr komplexen Moleküls Paclitaxel, die von einer natürlichen Vorstufe aus der europäischen Eibe ausgeht. Taxane verschieben das dynamische Gleichgewicht von Tubulinpolymerisation und Mikrotubulidepolymerisation in entgegengesetzter Richtung wie die Vinca-Alkaloide. Taxane binden an polymerisierte Mikrotubuli und verhindern deren Depolymerisation. Paclitaxel wird in der Mono- und Kombinationstherapie vieler solider Tumoren eingesetzt, beispielsweise des Ovarialkarzinoms und des nicht kleinzelligen Bronchialkarzinoms (jeweils zusammen mit Cisplatin), des Mamma-

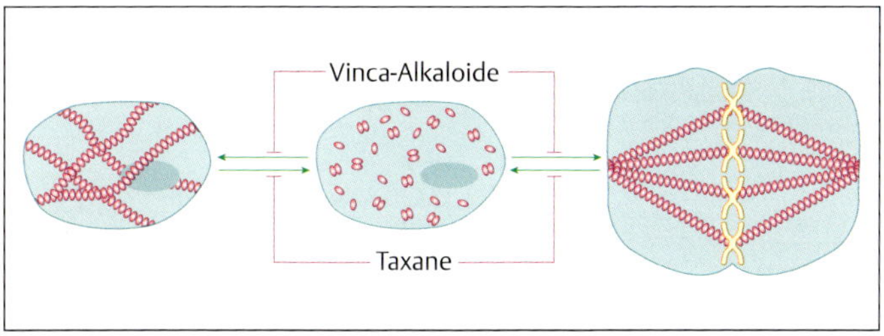

Abb. 7.**20** Dynamik der Mikrotubuli und Wirkungen der Vinca-Alkaloide und Taxane. Mikrotubuli dienen als Bestandteil des Zytoskeletts (links) und als Zugfasern für die Chromosomensegregation in der Anaphase der Mitose (rechts). Vinca-Alkaloide blockieren die Polymerisation der Tubulindimere, Taxane blockieren die Depolymerisation der Fasern.

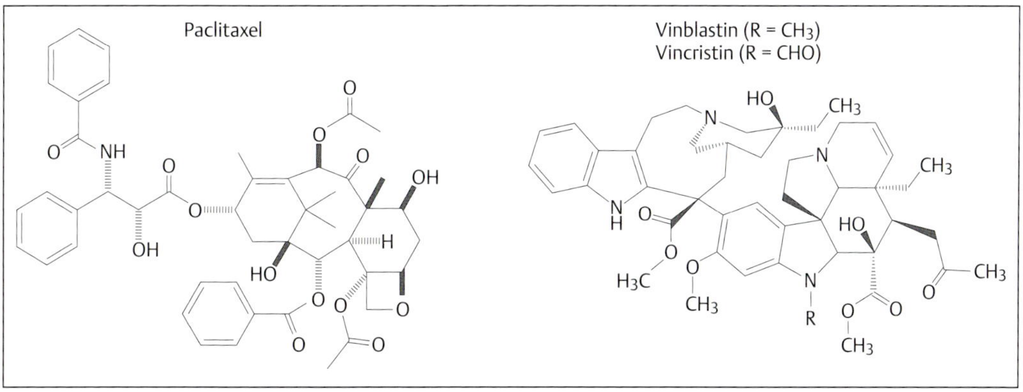

Abb. 7.**21** Beispiele für Taxane und Vinca-Alkaloide.

karzinoms (zusammen mit Herceptin) und des Prostatakarzinoms.

7.5.4 Resistenz

Die Beschreibung der Wirkmechanismen der Zytostatika macht deutlich, wie sich eine Tumorzelle der Wirkung eines Zytostatikums entziehen kann (Lippert et al. 2008) (Tab. 7.**12**). Der häufigste Mechanismus ist die Überexpression des Gens *MDR1* (Multidrug Resistance protein 1). *MDR1* kodiert für das P-Glykoprotein, einen Membrantransporter, der fremde und vor allem hydrophobe Substanzen aus der Zelle schleust. Das P-Glykoprotein spielt eine wichtige Rolle bei der Entfernung von Fremdstoffen aus der gesunden Zelle. Eine Tumorzelle, die das Gen *MDR1* überexprimiert, ist mit den meisten Zytostatika unangreifbar, da diese schnell und effektiv aus der Zelle gepumpt werden.

Während einer längeren Therapie kann es zur sekundären Resistenz kommen. Dabei wird die Resistenz erst durch die Therapie selbst erzeugt. Beispiel ist die Induktion des Gens *TS* (Thymidylatsynthase) während einer Therapie mit 5-FU. Die Konzentration des 5-FU reicht dann nicht mehr aus, um die entstehende große Menge an Thymidylatsynthase in der Zelle zu blockieren.

Je spezifischer die Therapie, desto einfacher ist es für die Tumorzelle durch Resistenz der Wirkung zu entgehen: Eine einzige Punktmutation im Fusionsgen *BCR-ABL* führt zur Resistenz gegen Glivec (siehe Kap. 8, S. 223). Neue Glivec-Derivate mit einem breiteren Wirkungsspektrum, wie etwa Nilotinib, können auch viele mutierte Formen des BCR-ABL-Proteins inhibieren.

Seit die Bedeutung der Resistenz für die Therapie erkannt wurde, sucht man gezielt nach Substanzen, die die Resistenz hemmen oder verhindern. Beispiele sind Cyclosporin und Verapamil und deren Derivate, die das P-Glykoprotein und die Ausschleusung fremder Substanzen aus der Zelle hemmen. Die häufigste und auch wirkungsvollste Strategie zur Vermeidung einer Resistenz und zur Erhöhung der Chance auf einen Therapieerfolg ist die Kombination von zwei oder mehr Zytostatika, die gleichzeitig mehrere verschiedene Regulationsmechanismen der Zellteilung angreifen. Beispiel ist die Kombinationstherapie mit 5-FU und Interferon-α von Patienten mit fortgeschrittenen soliden Tumoren (Mitchell 2003).

Tabelle 7.**12** Ursachen und Mechanismen der Resistenzbildung.

Ursache	Mechanismus	Substanz, gegen die Resistenz erlangt wird
Genamplifikation		
MDR1 (P-Glykoprotein)	Ausschleusung hydrophober Substanzen	Actinomycin D, Doxorubicin
DHFR (Dihydrofolatreduktase)	Überschuss an freiem Dihydrofolat	Methotrexat
erhöhte Genexpression		
MT (Metallothionein)	Komplexierung von Metallen und Ausschleusung	Cisplatin
GSTP1 (Glutathion-S-Transferase)	Komplexierung der Substanz durch Glutathion und Ausschleusung	verschiedene
BCL2	Hemmung extrinsisch induzierter Apoptose	apoptoseauslösende Substanzen
Gene für DNA-reparierende Enzyme	Reparatur von DNA-Schäden	Alkylanzien
TS (Thymidylatsynthase)	Ersatz der blockierten Enzymmoleküle	5-Fluorouracil
Genmutation		
BCR-ABL	Unempfindlichkeit des Enzyms	Glivec

Literatur

Amaravadi RK, Thompson CB. The roles of therapy-induced autophagy and necrosis in cancer treatment. Clin Cancer Res 2007; 13: 7271–7279

Aubert G, Lansdorp PM. Telomeres and aging. Physiol Rev 2008; 88: 557–579

Bernstein C, Bernstein H, Payne CM et al. DNA repair/pro-apoptotic dual-role proteins in five major DNA repair pathways: fail-safe protection against carcinogenesis. Mutat Res 2002; 511: 145–178

Bertazza L, Mocellin S. Tumor necrosis factor (TNF) biology and cell death. Front Biosci 2008; 13: 2736–2743

Bialik S, Kimchi A. Autophagy and tumor suppression: recent advances in understanding the link between autophagic cell death pathways and tumor development. Adv Exp Med Biol 2008; 615: 177–200

Blagden S, de Bono J. Drugging cell cycle kinases in cancer therapy. Curr Drug Targets 2005; 6: 325–335

Branzei D, Foiani M. Regulation of DNA repair throughout the cell cycle. Nat Rev Mol Cell Biol 2008; 9: 297–308

Cheung AL, Deng W. Telomere dysfunction, genome instability and cancer. Front Biosci 2008; 13: 2075–2090

de Lange T. Activation of telomerase in a human tumor. Proc Natl Acad Sci USA 1994; 91: 2882–2885

Eckhardt S. Recent progress in the development of anticancer agents. Curr Med Chem Anticancer Agents 2002; 2: 419–439

Gozuacik D, Kimchi A. Autophagy as a cell death and tumor suppressor mechanism. Oncogene 2004; 23: 2891–2906

Gozuacik D, Kimchi A. Autophagy and cell death. Curr Top Dev Biol 2007; 78: 217–245

Green DR, Kroemer G. The pathophysiology of mitochondrial cell death. Science 2004; 305: 626–629

Hanahan D, Weinberg RA. The hallmarks of cancer. Cell 2000; 100: 57–70

Hayflick L. The limited in vitro lifetime of human diploid cell strains. Exp Cell Res 1965; 37: 614–636

Heath EI, Bible K, Martell RE et al. A phase 1 study of SNS-032 (formerly BMS-387032), a potent inhibitor of cyclin-dependent kinases 2, 7 and 9 administered as a single oral dose and weekly infusion in patients with metastatic refractory solid tumors. Invest New Drugs 2008; 26: 59–65

Herbig U, Sedivy JM. Regulation of growth arrest in senescence: telomere damage is not the end of the story. Mech Ageing Dev 2006; 127: 16–24

Hiyama E, Gollahon L, Kataoka T et al. Telomerase activity in human breast tumors. J Natl Cancer Inst 1996; 88: 116–122

Hiyama E, Yokoyama T, Tatsumoto N et al. Telomerase activity in gastric cancer. Cancer Res 1995; 55: 3258–3262

Jiang H, Ju Z, Rudolph KL. Telomere shortening and ageing. Z Gerontol Geriatr 2007; 40: 314–324

Jin Z, El-Deiry WS. Overview of cell death signaling pathways. Cancer Biol Ther 2005; 4: 139–163

Joensuu H. Systemic chemotherapy for cancer: from weapon to treatment. Lancet Oncol 2008; 9: 304

Leistner E. [Drugs from nature. The biology of taxane]. Pharm Unserer Zeit 2005; 34: 98–103

Liang XH, Jackson S, Seaman M et al. Induction of autophagy and inhibition of tumorigenesis by beclin 1. Nature 1999; 402: 672–676

Lippert TH, Ruoff HJ, Volm M. Resistance in malignant tumors: can resistance assays optimize cytostatic chemotherapy? Pharmacology 2008; 81: 196–203

Lockshin RA, Zakeri Z. Cell death in health and disease. J Cell Mol Med 2007; 11: 1214–1224

Malumbres M, Barbacid M. Mammalian cyclin-dependent kinases. Trends Biochem Sci 2005; 30: 630–641

Mehle C, Piatyszek MA, Ljungberg B et al. Telomerase activity in human renal cell carcinoma. Oncogene 1996; 13: 161–166

Mitchell MS. Combinations of anticancer drugs and immunotherapy. Cancer Immunol Immunother 2003; 52: 686–692

O'Connor PM. Mammalian G1 and G2 phase checkpoints. Cancer Surv 1997; 29: 151–182

Penaloza C, Orlanski S, Ye Y et al. Cell death in mammalian development. Curr Pharm Des 2008; 14: 184–196

Peters GJ, Schornagel JH, Milano GA. Clinical pharmacokinetics of anti-metabolites. Cancer Surv 1993; 17: 123-156

Petiot A, Pattingre S, Arico S et al. Diversity of signaling controls of macroautophagy in mammalian cells. Cell Struct Funct 2002; 27: 431–441

Rhyu M S. Telomeres, telomerase, and immortality. J Natl Cancer Inst 1995; 87: 884–894

Schwartz GK, Shah MA. Targeting the cell cycle: a new approach to cancer therapy. J Clin Oncol 2005; 23: 9408–9421

Shay JW, Wright WE. Senescence and immortalization: role of telomeres and telomerase. Carcinogenesis 2005; 26: 867–874.

Tsihlias J, Kapusta L, Slingerland J. The prognostic significance of altered cyclin-dependent kinase inhibitors in human cancer. Annu Rev Med 1999; 50: 401–423

Wajant H, Pfizenmaier K, Scheurich P. Tumor necrosis factor signaling. Cell Death Differ 2003; 10: 45–65

Williams GT, Smith CA, McCarthy NJ et al. Apoptosis: final control point in cell biology. Trends Cell Biol 1992; 2: 263–267

8 Signalwege der Tumorentstehung

"Tumorigenesis appears to be a multistep process involving mutations of conventional, dominantly acting proto-oncogenes, mutations of other genes that may act in a recessive manner, and interactions (or a lack of interactions) between the products of mutant and wild-type genes." (Varmus 2008)

Zusammenfassung

Sowohl die Tumorentstehung als auch die Unterschiede zwischen Normal- und Tumorgewebe lassen sich auf prinzipielle molekulare Mechanismen zurückverfolgen. Die Entstehung jedes Tumors basiert auf veränderten Aktivitäten, Eigenschaften und intrazellulären Konzentrationen von Onkoproteinen und Tumorsuppressorproteinen. Doch nicht die einzelnen Tumorproteine als solche, sondern deren biochemische Interaktionen und signalweiterleitende Verknüpfungen machen eine Tumorzelle aus. Das komplexe Zusammenspiel aller signalübertragenden Proteine bildet das Netzwerk der **intrazellulären Signaltransduktion**. Innerhalb dieses Netzwerks lassen sich mehrere herausragende Pfade erkennen, die in der Mehrzahl der Tumoren Defekte zeigen. Dazu gehören Signalwege wie der klassische **MAPK-Signalweg**, der mit der Aktivierung eines membranständigen Rezeptors beginnt und über zytoplasmatische und nukleäre Proteine in die signifikante Modulation der Genexpression mündet. Manche Pfade lassen sich funktionell und biochemisch nicht voneinander abgrenzen. Vielmehr bestehen zahlreiche aktivierende und hemmende Querverbindungen zwischen vielen Signalwegen. Beispiel ist das **p53/Rb-Netzwerk**, das wichtige Signalwege integriert, die Zellteilung, Apoptose und DNA-Reparatur regulieren.

8.1 Prinzipien der intrazellulären Signaltransduktion

▶ Voraussetzungen für das Leben eines mehrzelligen komplexen Organismus ist die dauerhafte und zugleich flexible Kommunikation der Zellen miteinander. Interzelluläre Kommunikation besteht aus dem Austausch adhäsiver, hormoneller und elektrischer Signale. Auf die meisten eintreffenden Signale reagiert eine Zelle nicht direkt. Vielmehr liegt zwischen Eintreffen des Reizes und der spezifischen Reaktion der Zelle eine intrazelluläre Kaskade von Signalmolekülen, ein **Signalweg**

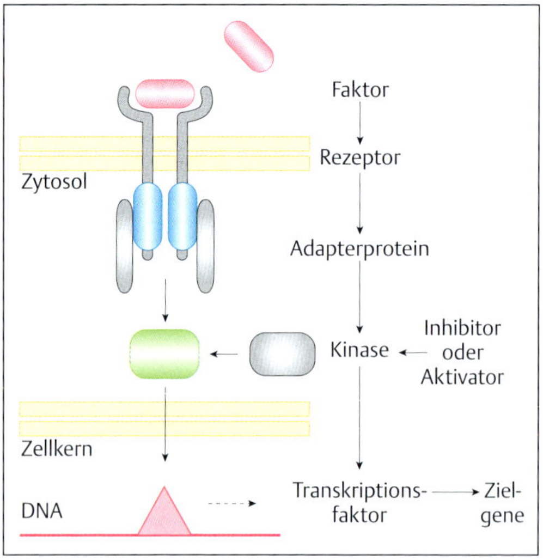

Abb. 8.**1** Schematische Darstellung eines typischen Signalweges. Ein extrazellulärer Faktor aktiviert einen membranständigen Rezeptor. Ein Adapterprotein leitet das Signal an eine zytosolische Kinase weiter, deren Aktivität durch einen Inhibitor oder Aktivator beeinflusst werden kann. Die Kinase aktiviert einen nukleären Transkriptionsfaktor, was zur Förderung oder Hemmung der Transkription von Zielgenen führt. Die Aktivitäten der translatierten Genprodukte vermitteln dann die Zellantwort.

oder biochemischer Pfad. Dieser Signalweg hat die Aufgabe, das Signal zu verstärken oder abzuschwächen und in eine Form zu übersetzen, die Reaktionen der Zelle ermöglicht. Ein Signalweg besteht aus Faktoren, Rezeptoren, Adapterproteinen, Enzymen und Second-Messenger-Molekülen, die kaskadenartig ein Signal zur Aktivierung oder Hemmung weitergeben.

Signalwege sind also Abfolgen von Proteinen oder kleineren Molekülen, die durch kovalente oder nicht kovalente Modifikation Information übertragen. Ein typischer Signalweg beginnt mit der Bindung eines Liganden an einen membranständigen Rezeptor, der dann die Aktivität eines weiteren Proteins auf der zytosolischen Seite verändert (Abb. 8.**1**). Über weitere Proteine gelangt das Signal schließlich in den Zellkern, wo ein Transkriptionsfaktor aktiviert wird, der zur Änderung der Genexpression führt. Zwischen einzelnen Pfaden beste-

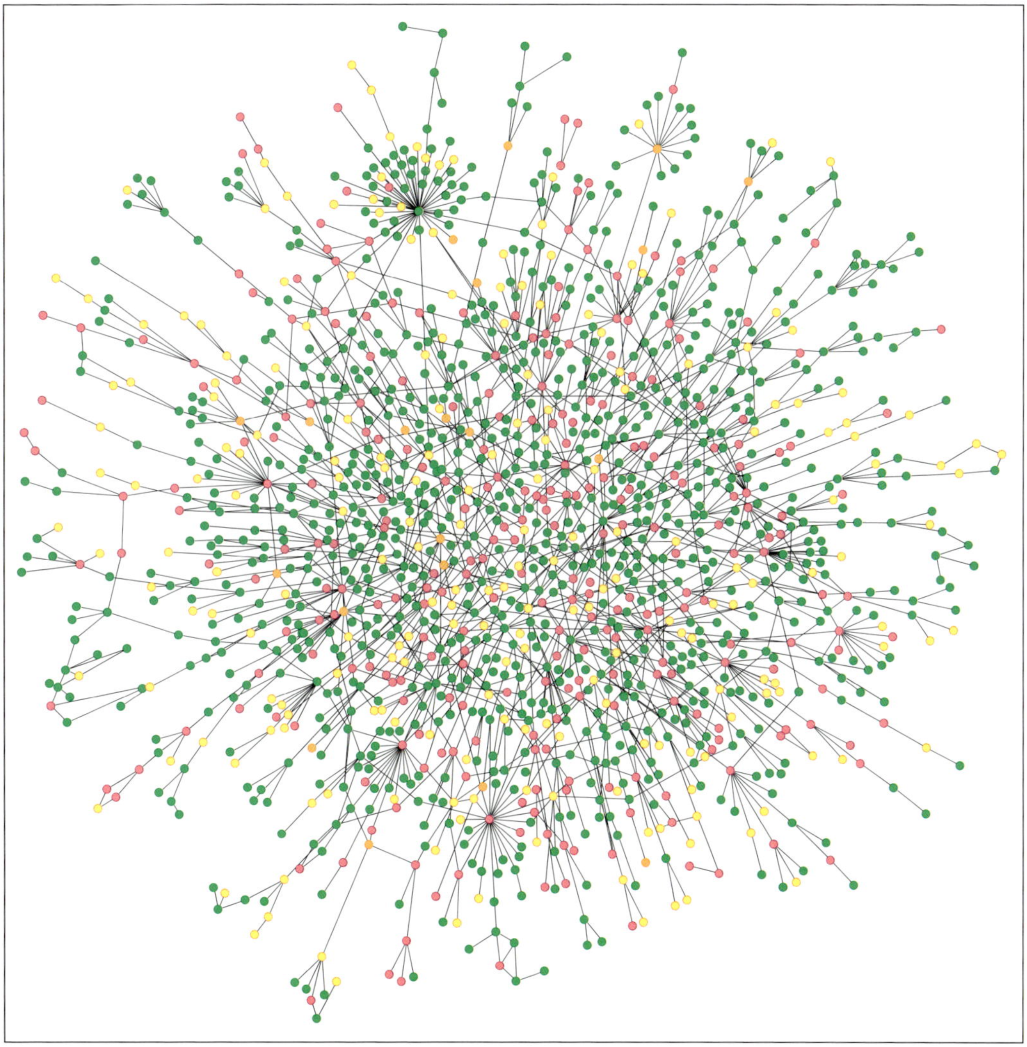

Abb. 8.**2** Proteininteraktionen in einer Hefezelle. Die Darstellung basiert auf Daten von Uetz et al. (2000). 6000 verschiedene Proteine wurden auf Interaktionen untersucht. Dabei wurden 750 Interaktionen zwischen 1000 Proteinen identifiziert. Da die meisten Signale durch Proteininteraktionen weitergegeben werden, ist dieses Bild gleichbedeutend mit einem Blick in das Signalnetzwerk einer Hefezelle.

hen viele Querverbindungen, sodass ein komplexes intrazelluläres Signalnetzwerk entsteht. Beispiel für eine Querverbindung ist die Verknüpfung zwischen MAPK-Signalweg und PI3K-Signalweg über das Ras-Protein.

Unter Verwendung einer Hochdurchsatzvariante des Double-Hybrid-Screens wurden 6000 verschiedene Hefeproteine auf mögliche Interaktionen untersucht. Dabei konnten Interaktionen zwischen mehr als 1000 verschiedenen Proteinen identifiziert werden (Goll u. Uetz 2006; Uetz et al. 2000) (Abb. 8.**2**). Da die meisten Signale durch direkte Interaktionen zwischen Proteinen weitergegeben werden, ist dieses sogenannte Interaktom gleichbedeutend mit einem Blick in das Signalnetzwerk einer Hefezelle. Die mannigfaltigen Interaktionen des Proteins p21CIP1 (CDKN1A) – also ein winziger Ausschnitt aus dem menschlichen Signalnetzwerk – zeigen bereits, dass das Signalnetzwerk einer menschlichen Zelle noch komplexer ist als das einer Hefezelle (Abb. 8.**3**).

8.1.1 Mechanismen der Signalweitergabe

Zur Weiterleitung eines Signals innerhalb eines Signalwegs gibt es verschiedene prinzipielle Mechanismen, die in Abb. 8.**4** schematisch dargestellt sind.

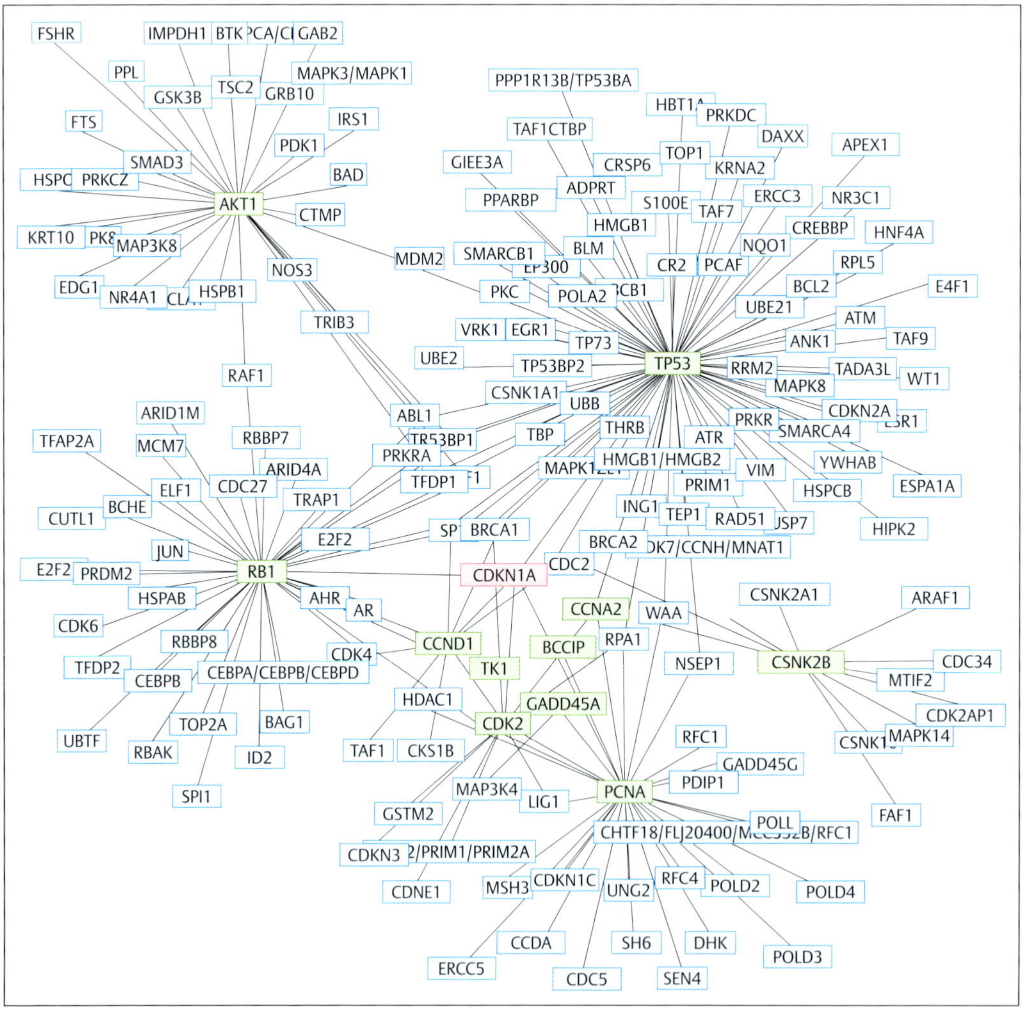

Abb. 8.**3** Interaktionspartner von p21CIP (CDKN1A) (rot), die direkt (gelb) oder indirekt (hellblau) in DNA-Reparaturvorgänge involviert sind (erstellt mit www.fenglab.org/RepairNET/wel.html).

1. Die meisten Signale werden durch direkte Interaktionen zwischen zwei Proteinen weitergegeben (**a**). Eine solche Interaktion kann zur Struktur- und damit zur Aktivitätsänderung eines oder auch beider Interaktionspartner führen. Beispiel ist die Interaktion zwischen einem Adapterprotein wie etwa GRB2 und einem Austauschfaktor wie z. B. SOS. Diese Bindung führt dazu, dass der Austauschfaktor den Nukleotidaustausch an einem G-Protein katalysieren kann.
2. Die Oligomerisierung eines Proteins kann zur Aktivierung führen (**b**). Die Homodimerisierung der Monomere einer Rezeptor-Tyrosinkinase, beispielsweise des PDGF-Rezeptors, führt dazu, dass die beiden Monomere sich gegenseitig phosphorylieren und aktivieren können.
3. Die nicht kovalente Bindung eines kleinen Moleküls an ein Protein kann eine Struktur- und Aktivitätsänderung eines Proteins verursachen (**c**). Beispiel ist die Aktivierung der Proteinkinase A nach Bindung des Second Messengers cAMP.
4. Ein Protein kann von einem übergeordneten Protein kovalent modifiziert und damit aktiviert werden (**d**). Die häufigste kovalente Proteinmodifikation ist die Phosphorylierung, beispielsweise die aktivierende Phosphorylierung der Proteine MEK1/2 durch die Kinase B-Raf. Weitere Beispiele für kovalente Modifikationen sind die Acetylierung und die Verknüpfung mit einzelnen Aminosäuren oder Peptiden.
5. Die Konzentration eines Proteins in einem Kompartiment der Zelle kann sich ändern (**e**). In diesem Fall ändert sich also nicht die Konformation des Proteins, sondern die Konzentration in einer definierten Region der Zelle. In dieser Region kann das Protein dann weitere Wirkungen entfalten. Beispiel ist die Erhöhung der β-Catenin-Konzentration im Zytosol und im Zellkern nach Aktivierung des WNT-Signalwegs. Die erhöhte β-Catenin-Konzentration im Zellkern führt dann zur Aktivierung des Transkriptionsfaktors TCF/LEF.
6. Auch die Änderung der Lokalisation innerhalb desselben Kompartiments der Zelle kann zur Konformationsänderung und damit zur Weiterleitung eines Signals führen (**f**). Beispiel ist die Rekrutierung der Kinase B-Raf an die Innenseite der Zellmembran durch das aktive Ras-Protein nach Aktivierung des MAPK-Signalwegs.
7. Schließlich kann ein Signal auch durch Ionen weitergegeben werden (**g**). Beispiel ist die Erhöhung der zytosolischen Ca^{2+}-Konzentration nach Aktivierung des PI3K/AKT-Signalwegs, was zur Aktivierung Ca^{2+}-abhängiger Enzyme führt.

8.1.2 Wichtige Proteindomänen für die Signalweitergabe

Wie erwähnt, ist die direkte Proteininteraktion die häufigste Form der Signalweitergabe. Für die Interaktion sind typische Proteindomänen verantwortlich, also sequenziell und strukturell abgrenzbare Abschnitte eines Proteins. In der Gene Ontology Datenbank werden Proteindomänen danach unterschieden, zu welcher zellulären Komponente sie zählen, welchen biologischen Prozess sie beeinflussen und welche molekulare Funktion sie ausüben (www.geneontology.org). Viele Signalproteine tragen typische Domänen, die für die Bindung eines spezifischen Liganden verantwortlich sind (Pawson u. Nash 2003; Pawson et al. 2002) (Tab. 8.**1**).

Aus der Homologie eines Sequenzabschnitts mit Domänen anderer signalübertragender Proteine lassen sich in vielen Fällen der potenzielle Interaktionspartner und damit die Funktion eines neu identifizierten Proteins vorhersagen. Die wichtigsten Domänen, die die Interaktion zwischen Signalmolekülen vermitteln, sind die Domänen SH2, SH3, PTB, 14-3-3 und PH. Die SH-Domänen wurden nach der Proteinkinase Src benannt, die aus folgenden drei Domänen besteht:

- katalytische SH1-Domäne (SH: Src Homologie)
- zytoplasmatische SH2-Domäne
- SH3-Domäne (s. u.)

Tabelle 8.**1** Proteindomänen, die bei der Signalweitergabe eine Rolle spielen.

Domäne	Beispiele für Proteine mit Domäne	Ligand
SH2	Src, GRB2, p120GAP	Phosphotyrosin
SH3	Src, GRB2, crk	prolinreiche Sequenzen
PTB	SHC, IRS-1, X-11a	Phosphotyrosin
14-3-3	Cdc25, BAD, B-Raf, PKC	Phosphoserin
PH	PLCδ, AKT/PKB, BTK	Phosphatidylinositol

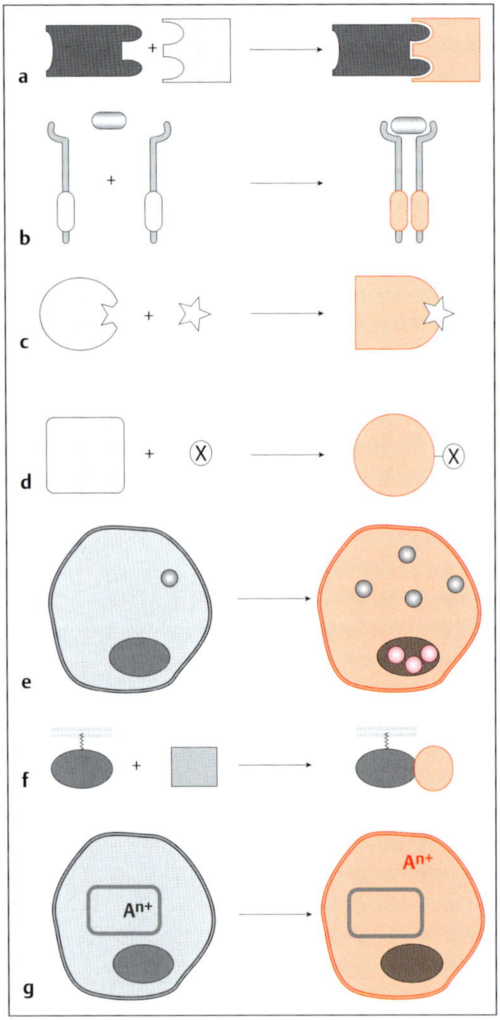

Abb. 8.**4** Mechanismen der Signalweitergabe. Die inaktive Form ist hellgrau, die aktive Form rot dargestellt. Die direkte Interaktion von zwei Proteinen kann zur Konformationsänderung und damit zur Signalweiterleitung führen (**a**), ebenso wie die Dimerisierung (**b**), die Interaktion mit einem kleinen Molekül (**c**) und die kovalente Modifikation (**d**), die Translokation in ein anderes Kompartiment der Zelle (**e**) oder die Translokation an die Innenseite der Zellmembran (**f**). Eine weitere Möglichkeit ist die Veränderung der Ionenkonzentration in einem Kompartiment der Zelle (**g**).

SH2-Domäne. Die etwa 100 Aminosäuren umfassende SH2-Domäne ist Bestandteil vieler intrazellulärer signalübertragender Proteine; sie bindet direkt an Proteindomänen mit phosphorylierten Tyrosinresten, einschließlich der phosphorylierten zytoplasmatischen Domäne der Rezeptor-Tyrosinkinasen. Proteine mit SH2-Domäne können in zwei Gruppen eingeteilt werden:

- Proteine mit enzymatischer oder enzymaktivierender Aktivität, wie die Phosphatidylinositol-3-Kinasen (PI3K), die Phospholipase Cγ, Mitglieder der Src-Familie der Nichtrezeptor-Tyrosinkinasen und das Ras-GTPase-aktivierende Protein (p120GAP)
- „Adaptermoleküle" wie GRB2, crk und SHC, die selbst keine enzymatische Aktivität besitzen, sondern als Brückenproteine zwischen einer Phosphotyrosindomäne und anderen signalübertragenden Proteinen dienen.

Strukturelle Untersuchungen zeigten, dass eine Bindungstasche der SH2-Domäne für die hochaffine Bindung des phosphorylierten Tyrosins notwendig ist, während direkt carboxyterminal angrenzende Aminosäuren die Spezifität der Bindung bestimmen.

PTB-Domäne. Eine Domäne mit ähnlicher Funktion wie die SH2-Domäne ist die PTB-Domäne (PTB: phosphotyrosinbindend), die sich strukturell von der SH2-Domäne unterscheidet. Außerdem erkennt sie spezifische Aminosäuren aminoterminal vom Phosphotyrosinrest. PTB-Domänen wurden beispielsweise in IRS-1 (Insulinrezeptor Substrat 1) und dem Adapterprotein Shc gefunden. Dass Shc sowohl eine PTB- als auch eine SH2-Domäne trägt, ist ein Hinweis darauf, dass sich diese beiden Domänen funktionell unterscheiden.

SH3-Domäne. Während SH2- und PTB-Domänen für den ersten Schritt der Signalübertragung vom Rezeptor ins Zytosol wichtig sind, gibt es weitere Domänen, die für Interaktionen notwendig sind, die in Signalwegen weiter stromabwärts liegen. Die bekannteste ist die 60–70 Aminosäuren lange SH3-Domäne. SH3-Domänen binden bevorzugt an linkshändige Proteinhelices, die reich an Prolin sind. Viele Proteine des Zytoskeletts tragen SH3-Domänen – ein Hinweis, dass die SH3-Domäne nicht nur bei dynamischen, schnell regulierten Signalprozessen, sondern auch bei der Migration und Interaktion von Zellen eine Rolle spielt.

PH-Domäne. In vielen signalübertragenden Proteinen wurde außerdem die etwa 100 Aminosäuren lange PH-Domäne (PH: Pleckstrin-Homologie) identifiziert. PH-Domänen zeigen untereinander zwar nur geringe Homologie auf Sequenzebene, aber sehr ähnliche dreidimensionale Strukturen. Sie binden Phosphatidylinositol(4,5)bisphosphat (PIP2) und Phosphatidylinositol(3,4,5)trisphosphat (PIP3).

8.1.3 Mutierte Proteinfunktionen in Signalwegen von Tumoren

Praktisch alle wichtigen Zellfunktionen werden über Signalwege vermittelt und reguliert. Störungen in Signalwegen, die die Zellteilung oder die Apoptose betreffen, können zu ungeregelter Proliferation oder zur Hemmung der Apoptose führen. Viele Proto-Onkoproteine und auch viele Tumorsuppressorproteine spielen wichtige Rollen in der Signalübertragung (Tab. 8.**2** und Tab. 8.**3**). Die Internetseite www.sanger.ac.uk/genetics/CGP/Census/ bietet eine komplette Liste der zurzeit über 380 bekannten Gene, die in Tumoren Veränderungen zeigen. Expressionsprodukte dieser Gene sind beispielsweise Wachstumsfaktoren, Kinasen und Transkriptionsfaktoren. Bei genauer Betrachtung fällt auf, dass mehr als die Hälfte der mutierten Proteinfunktionen in nur drei Klassen unterteilt werden kann:

- Ungefähr 8 % sind **Proteinkinasen**. Im Vergleich dazu gehören aber nur knapp 3 % aller bekannten Proteine zu den Kinasen.
- Die zweite große Gruppe der krebsrelevanten Proteine sind die **Transkriptionsfaktoren**, die mehr als 10-mal häufiger in der Gruppe der mutierten Proteine repräsentiert sind als in einer entsprechenden Gruppe zufällig ausgewählter Proteine.
- Schließlich sind die **Proteine** in der Gruppe der Krebsproteine überrepräsentiert, die für die **Erkennung** und die **Reparatur von DNA-Mutationen** verantwortlich sind.

Umgekehrt gibt es aber auch Proteinfunktionen, die in der Gruppe der mutierten Proteine sehr viel seltener sind als in 380 zufällig ausgewählten Proteinen. Sehr selten sind G-Protein-gekoppelte Rezeptoren, wie etwa Rhodopsin-ähnliche Sieben-Trans-

Tabelle 8.**2** Proto-Onkoproteine in Signalwegen.

Funktionen von Proto-Onkoproteinen in Signalwegen	Beispiele
Wachstumsfaktor	Wnt, PDGF/SIS, FGF-3, FGF-4
Rezeptor-Tyrosinkinase	Egfr, CSF-1-R, Kit, Met, PDGFR, Ret, HER2/NEU (erbB2)
Nichtrezeptor-Tyrosinkinase	Abl, Sck, c-Fes, JAK1, JAK2
zellmembranassoziierte Nichtrezeptor-Tyrosinkinase	Src, Fgr, Fyn, Yes
Rezeptor ohne Kinaseaktivität	MAS, c-mpl
Kinaseaktivator	Cyclin D1
Serin/Threoninkinase	BCR, B-Raf
membranassoziiertes G-Protein	HRas, KRas, NRas
Regulator von Transkriptionsfaktoren	β-Catenin, Mdm2
Transkriptionsfaktor	erbA, c-ets-1, c-fos, FRA-1, FRA-2, AP-1 (c-jun), Myc, Pax-1, c-Rel, TAL-1
mitochondriales Membranprotein	Bcl-2

Tabelle 8.**3** Tumorsuppressorproteine in Signalwegen.

Funktionen von Tumorsuppressorproteinen in Signalwegen	Beispiele
Wachstumsfaktorinhibitor	WIF-1
Adapterprotein	Axin
Kinaseinhibitor	p21CIP
GTPase-Aktivator	Neurofibromin
Transkriptionsfaktor	p53
Transkriptionsrepressor	EVI-9 (Bcl-11A)

membrandomänen-Rezeptoren, vertreten. Diese Proteine finden sich 10-mal seltener unter den mutierten Krebsproteinen als in der Gesamtheit aller Proteine. Diese Überlegungen zeigen, dass die Unterschiede zwischen Normal- und Tumorzellen zwar von vielen verschiedenen Einzelproteinen, aber nur von wenigen Proteinfunktionen verursacht und aufrechterhalten werden.

8.2 Wachstumsfaktoren

> Wachstumsfaktoren (**Growth Factors**, GFs) – auch aufgrund ihrer zellteilungsaktivierenden Funktion **Mitogene** genannt – sind extrazelluläre Proteine, die auf dieselbe Zelle (autokrin) oder auf benachbarte Zellen im Gewebeverband (parakrin) wirken können.

Wachstumsfaktoren – Beispiele zeigt Tab. 8.**4** – binden an Rezeptoren der Zellmembran. Der Rezeptor überträgt dann über die Aktivierung intrazellulärer Signalwege das Signal ins Innere der Zelle. Viele Wachstumsfaktoren werden als membrangebundene Profaktoren gebildet und sind zunächst an der Außenseite der Zellmembran verankert (z.B EGF, TGF-α, WNT). Möglicherweise sind einige Faktoren bereits in dieser Form aktiv und binden an Rezeptoren derselben Zelle in *cis* oder unmittelbar benachbarter Zellen in *trans*. Nach Abspaltung der Membranverankerung wird der Faktor freigesetzt und kann dann auch zu entfernten Zellen gelangen. Die meisten Wachstumsfaktoren wirken mitogen. Viele Faktoren stimulieren außerdem Zelldifferenzierung und Zellmotilität. Das Wirkprinzip der Wachstumsfaktoren lässt bereits vermuten, dass viele von ihnen sowie die Proteine, die deren Wirkung weiterleiten oder verstärken – wie Rezeptoren, Kinasen und Transkriptionsfaktoren – von Proto-Onkogenen kodiert werden.

Tabelle 8.**4** Beispiele für Wachstumsfaktoren, die für die Tumorentstehung relevant sind.

Faktor	Struktur	Aktivierung von	Rezeptor
EGF (Epidermal Growth Factor)	lösliches Monomer entsteht durch Abspaltung aus transmembranösem Profaktor	Zellteilung, Differenzierung	Egfr
TGF-α (Transforming Growth Factor)	lösliches Monomer entsteht durch Abspaltung aus palmitoyliertem Profaktor	Zellteilung, Differenzierung	Egfr
PDGF-A, PDGF-B (Platelet derived Growth Factor)	Homo- oder Heterodimer, entstehen durch Proteolyse aus Profaktor	Zellteilung, Chemotaxis	PDGFRα, PDGFRβ
IGF-1 (Insulin-like Growth Factor 1)	Monomer	Zellteilung, Differenzierung	IGF-1R
NGF (Nerve Growth Factor)	Homodimer	Zellteilung, Differenzierung, Überleben von neuronalen Zellen	Trk-A
GDNF (Glial derived Growth Factor)	Homodimer, Glykoprotein	Zellteilung, Differenzierung, Überleben von neuronalen Zellen	Ret
VEGFs (Vascular endothelial Growth Factors)	homodimere Glykoproteine	Teilung von endothelialen Zellen, Chemotaxis	VEGFR-1/-2/-3
HGF (Hepatocyte Growth Factor)	Heterodimer	Beweglichkeit und Teilung von epithelialen und endothelialen Zellen, Chemotaxis	Met
TNF-α (Tumor Necrosis Factor-α)	transmembranöses Trimer	Zellteilung, Angiogenese, Apoptose, Zelladhäsion	TNF-R

8.3 Tyrosinkinasen

Proteinkinasen bilden die größte funktionelle Gruppe der Proto-Onkoproteine mit den beiden Hauptgruppen der Tyrosinkinasen und der Serin/Threoninkinasen (Tab. 8.**5**). Innerhalb dieser Gruppen gibt es jeweils Rezeptor- und Nichtrezeptor-Kinasen. Kinasen katalysieren die Übertragung des γ-Phosphats von ATP auf den Serin-, Threonin- oder Tyrosinrest eines Proteins (Abb. 8.**5**). Die Phosphorylierung ist die häufigste kovalente Proteinmodifikation. Tyrosinreste sind zwar mit einem Anteil von 0,1 % an allen Phosphoaminosäureresten deutlich seltener phosphoryliert als Serin- (etwa 90 %) und Threoninreste. Dennoch spielen **Rezeptor-Tyrosinkinasen** (RTKs) für Wachstumsfaktoren eine herausragende Rolle bei der Tumorentstehung (Tab. 8.**6**).

8.3.1 Rezeptor-Tyrosinkinasen (RTKs)

Die Lipiddoppelschicht der Zellmembran ist für Proteine und damit für die ankommenden Wachstumsfaktoren undurchlässig. Membranständige Wachstumsfaktorrezeptoren (Growth Factor Receptors, GFRs) haben die Aufgabe, die Wachtumsfaktoren zu binden, deren Signale zu verstärken und ins Innere der Zelle zu leiten. Die meisten Rezeptoren für Wachstumsfaktoren gehören zur Klasse der Rezeptor-Tyrosinkinasen (RTKs). Viele Signalwege beginnen mit der Bindung eines extrazellulären Faktors an eine RTK. Je nachdem, welcher Rezeptor und welches Adapterprotein involviert sind, werden unterschiedliche Signalwege aktiviert. Signalwege, die durch RTKs aktiviert werden, sind z. B. der MAPK- und der PI3K/AKT-Signalweg.

Aufbau. Alle RTKs bestehen aus einer glykosylierten extrazellulären Domäne, an die der Ligand bindet,

Tabelle 8.**5** Beispiele für tumorrelevante Kinasen.

Protein	Substrat	Signalweg	Tumoren mit Mutation
B-Raf	Serin/Threonin	MAPK	Melanom, Kolon u. a.
PI3K	Serin/Threonin	PI3K/AKT	Mamma, Kolon, Ovar u. a.
TGFR-2	Rezeptor-Serin/Threonin	TGF-β	Kolon
Egfr	Rezeptor-Tyrosin	MAPK, PI3K/AKT	Mamma, Lunge, Kolon
PDGFR	Rezeptor-Tyrosin	MAPK, PI3K/AKT	Gastrointestinaltrakt
Src	Tyrosin	PI3K/AKT u. a.	Mamma
Abl	Tyrosin	PI3K/AKT u. a.	CML

TGFR-2: Transforming Growth Factor-β Receptor type II.

Tabelle 8.**6** Onkogene, die für Rezeptor-Tyrosinkinasen kodieren.

Gen	Genprodukt	retrovirale Aktivierung	genetische Veränderungen in menschlichen Tumoren
ERBB1	EGF-Rezeptor	+	Amplifikation, Punktmutation, Insertion, Deletion
ERBB2	erbB2	–	Amplifikation
PDGFB	PDGF-Rezeptor β	–	Rekombination
RET	Ret	–	Rekombination, Punktmutation
MET	Met (HGF-Rezeptor)	+	Amplifikation, Punktmutation
TRK	NGF-Rezeptor	–	Rekombination
KIT	SCF-Rezeptor	+	Punktmutation
FMS	CSF-1-Rezeptor	+	–
ALK	Tyrosinkinase-Rezeptor	–	Rekombination

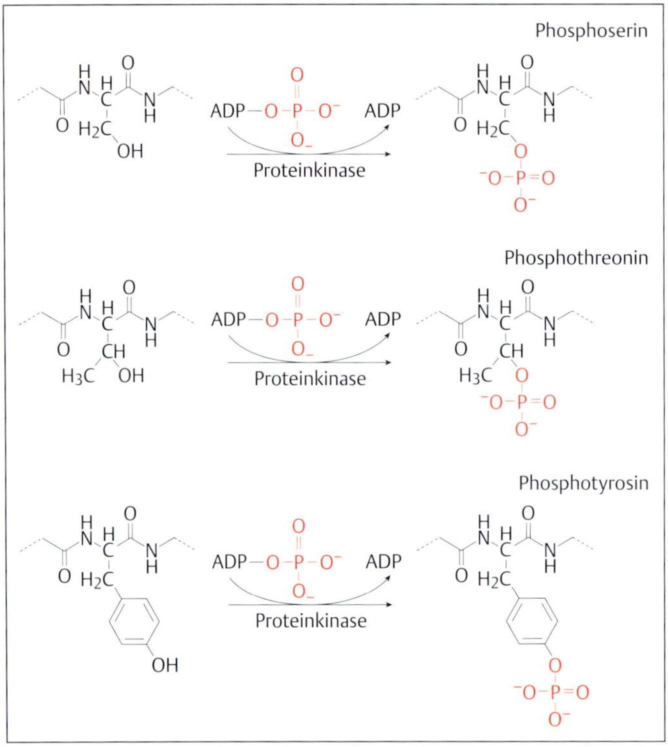

Abb. 8.**5** Die Phosphorylierungsreaktion. Das endständige γ-Phosphat von ATP (rot) wird auf einen Serin-, Threonin- oder Tyrosinrest übertragen.

einer membrandurchspannenden hydrophoben Domäne und einem intrazellulären Anteil mit einer Juxtamembrandomäne und einer oder zwei katalytischen Tyrosinkinasedomänen (Abb. 8.**6**). Manche RTKs besitzen außerdem noch eine extrazelluläre Dimerisierungsdomäne. Die katalytische Domäne besteht aus einer aminoterminalen ATP-bindenden Region und einer carboxyterminalen Phosphotransferasedomäne. Viele Gene für RTKs sind zu viralen Onkogenen homolog. Rezeptor-Tyrosinkinasen können nach strukturellen Gesichtspunkten ihrer extrazellulären Domänen eingeteilt werden (Abb. 8.**7**). Mitglieder der PDGFR-, FGFR- und VEGFR-1/-2-Familien besitzen beispielsweise fünf, drei oder sieben Immunglobulin-(Ig-)ähnliche Domänen.

Modell der Aktivierung. Aus dem Aktivierungsmechanismus zahlreicher Rezeptoren wurde ein generelles Modell der Aktivierung der Rezeptor-Tyrosinkinasen abgeleitet (Abb. 8.**8**). Danach besteht ein Gleichgewicht zwischen inaktiven Monomeren und aktiven Dimeren des Rezeptors. Die Ligandenbindung führt zur Dimerbildung und verschiebt das Gleichgewicht zur Seite der aktiven Form des Rezeptors. Die Dimerbildung kann direkt durch einen Liganden bewirkt werden, der an zwei Monomere gleichzeitig bindet – wie EGF, das die Dimerisierung seines Rezeptors Egfr bewirkt. Alternativ kann die Ligandenbindung auch eine Konformationsänderung der extrazellulären Domäne auslösen, die zur Exposition von Interaktionsstellen führt – wie SCF (stem cell factor), das die Dimerisierung von Kit bewirkt. Eine Konsequenz der Dimerisierung ist, dass sich auch die intrazellulären Domänen einander annähern. Dadurch kommt es

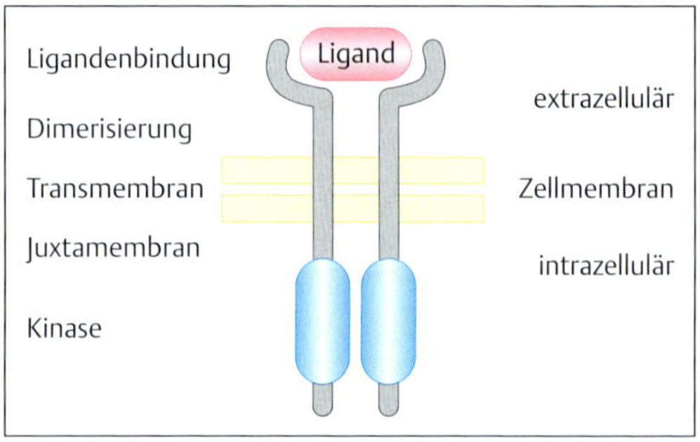

Abb. 8.**6** Prinzipieller Aufbau der funktionellen Domänen einer Rezeptor-Tyrosinkinase.

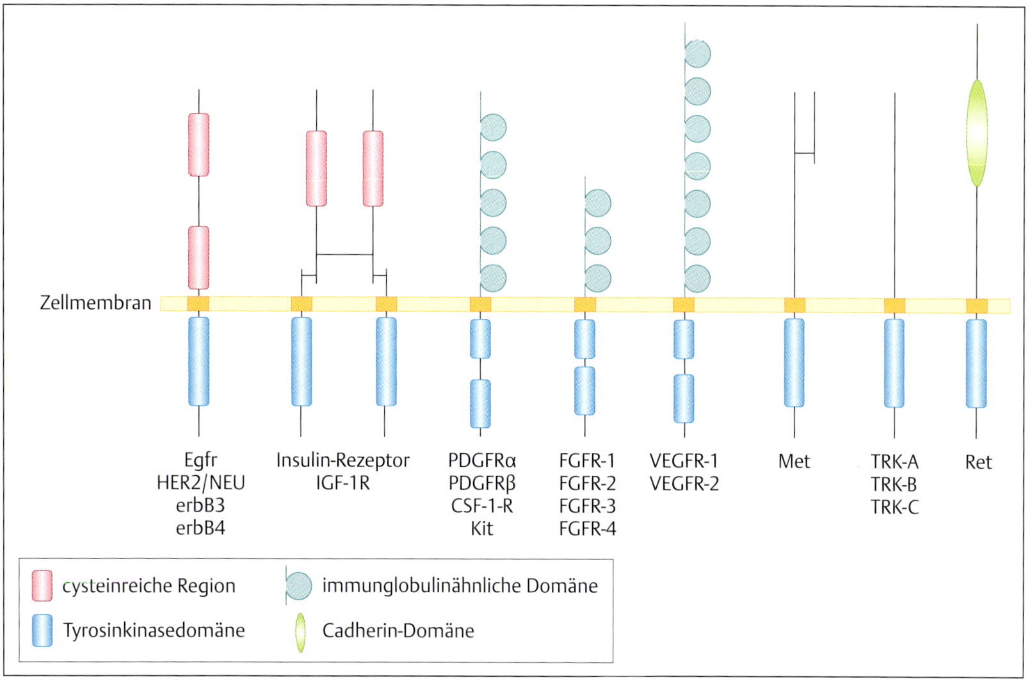

Abb. 8.**7** Beispiele wichtiger Rezeptor-Tyrosinkinasen und ihrer strukturellen Domänen.

zur transienten (vorübergehenden) Aktivierung der intrinsischen Tyrosinkinaseaktivität der katalytischen Domäne. Das wiederum führt zur Transphosphorylierung spezifischer Tyrosinreste der zytoplasmatischen Domäne. An den phosphorylierten Rezeptor können dann Proteine mit SH2-Domäne

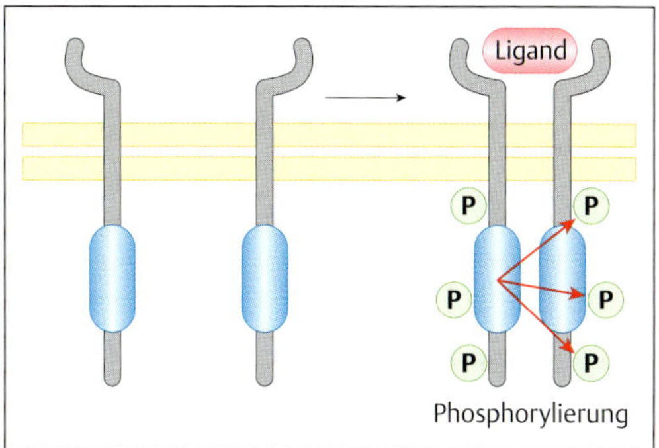

Abb. 8.**8** Aktivierung einer Rezeptor-Tyrosinkinase durch ligandenvermittelte Dimerisierung. Nach Ligandenbindung und Dimerisierung kommt es zur Autophosphorylierung und zur gegenseitigen Phosphorylierung von Tyrosinresten in den zytoplasmatischen Abschnitten der Monomere. Rote Pfeile symbolisieren für ein Monomer die gegenseitige Phosphorylierung.

binden. Diese Bindung führt zur Aktivierung beispielsweise eines Enzyms oder zur Änderung der Bindungseigenschaften der betreffenden Proteine. In Abwesenheit eines Liganden sind RTKs monomere Polypeptidketten. Ausnahmen sind die Rezeptoren der Insulinrezeptorfamilie, die aus insgesamt vier Peptidketten bestehen, die über Disulfidbrücken miteinander verknüpft sind (s. u.).

Signale und Bindungsproteine der RTKs

Die wesentlichen Merkmale von Rezeptoren mit Tyrosinkinaseaktivität seien an den Beispielen der PDGF- und EGF-Rezeptoren dargestellt. Für diese und andere Mitglieder dieser Rezeptorfamilie ist die Dimerisierung bzw. Oligomerisierung Voraussetzung für eine Aktivierung der Tyrosinkinase. Die Substrate der Tyrosinkinase sind zum einen die Rezeptormonomere selbst (Autophosphorylierung), zum anderen zelluläre Proteine, die mit den zytoplasmatischen Domänen der Rezeptoren assoziieren. Mit der Aktivierung der Tyrosinkinase sind innerhalb weniger Minuten metabolische Veränderungen verbunden, wie

- die Erhöhung der Konzentration von Inositoltrisphosphat im Zytoplasma,

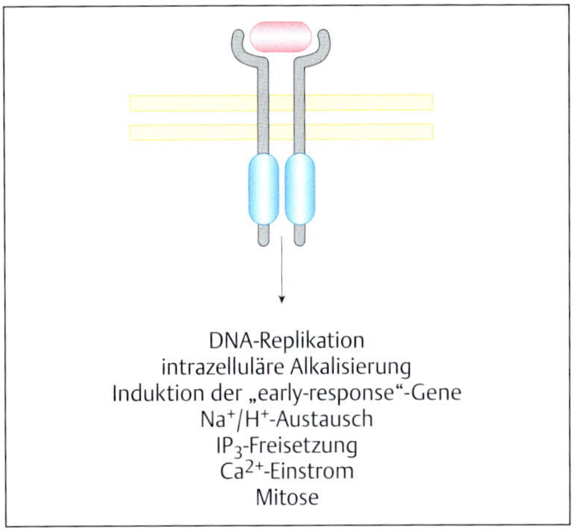

Abb. 8.**9** Zelluläre Wirkungen der Rezeptor-Tyrosinkinasen.

- die Erhöhung der intrazellulären Ca^{2+}-Konzentration durch Freisetzung aus internen Speichern und Einstrom aus dem Extrazellulärraum,
- eine intrazelluläre Alkalisierung.

Nach ungefähr zehn Minuten ist eine erhöhte mRNA-Konzentration des *FOS*-Proto-Onkogens, wenig später auch des *MYC*-Proto-Onkogens und weiterer sogenannter **Early-Response-Gene** nachweisbar. Die Blockierung der Enzymaktivität der Rezeptoren durch gezielte Mutagenese oder Deletion der Kinasedomäne verhindert diese Wirkungen, DNA-Synthese und Mitose finden nicht statt (Abb. 8.**9**). Diese Experimente zeigen, dass die Tyrosinkinaseaktivität des Rezeptors eine notwendige Bedingung für dessen mitogene Wirkung ist.

Assoziation von Tyrosinkinase-Rezeptoren mit zytoplasmatischen Proteinen

Viele Tyrosinreste der Rezeptor-Tyrosinkinasen liegen in charakteristischen Aminosäuresequenzmotiven, die in phosphorylierter Form als Bindungsstellen für zytoplasmatische Proteine dienen. Diese Bindung wird überwiegend durch SH2- und PTB-Domänen der zytoplasmatischen Proteine vermittelt. Viele Proteine, die an Phosphotyrosinreste der Rezeptoren binden, enthalten außerdem weitere charakteristische Domänen (Abb. 8.**10**).

In Abb. 8.**11** sind Phosphotyrosinreste und Bindungsproteine des PDGF-β-Rezeptors und des EGF-Rezeptors schematisch dargestellt (Yaffe 2002). Im zytoplasmatischen Anteil des PDGF-β-Rezeptors kommen außerhalb der Kinaseteildomänen Tyrosinphosphorylierungsstellen im juxtamembranösen Bereich, in der Insertion zwischen den katalytischen Teildomänen sowie am C-terminalen Ende vor. Die beiden Phosphotyrosinreste im juxtamembranösen Bereich binden jeweils die SH2-Domäne von Tyrosinkinasen der Src-Familie. In der Insertionssequenz zwischen den beiden katalytischen Teildomänen bindet das GRB2-Adapterprotein. Weiter C-terminal binden zwei Phosphotyrosinreste die 85-kD-Untereinheit der Phosphatidylinositol-3-Kinase (PI3-Kinase). Alternativ assoziiert mit dem Phosphotyrosinrest in Position 751 das NCK-Adapterprotein, das eine SH2-Domäne und drei SH3-Domänen besitzt. Ein weiterer Phosphotyrosinrest in der Insertionssequenz bindet an das GTPase-aktivierende Protein p120GAP. Am C-terminalen Ende befindet sich eine Bindungsstelle für die Phosphotyrosin-Phosphatase SHP-2 (frühere Bezeichnungen: PTP1D, SH-PTP2, PTP2, SYP) und

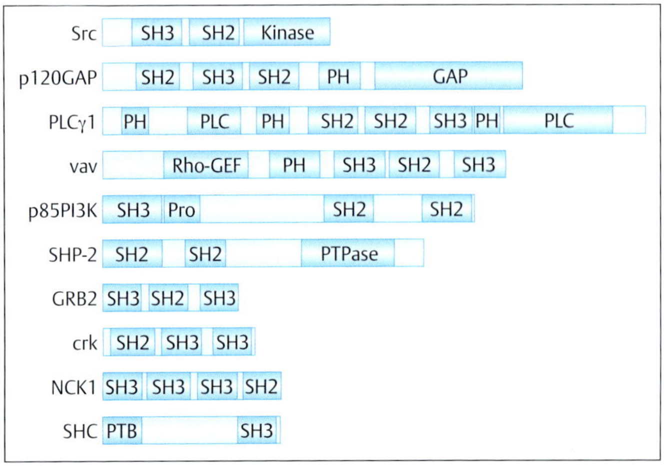

Abb. 8.**10** Domänenstruktur von Bindungspartnern von Rezeptor-Tyrosinkinasen. PH: Pleckstrin-Homologiedomäne; Pro: prolinreiche Sequenz; PTB: Phosphotyrosin-Bindungsdomäne; SH: Src-Homologiedomäne (Quelle: Yaffe 2002).

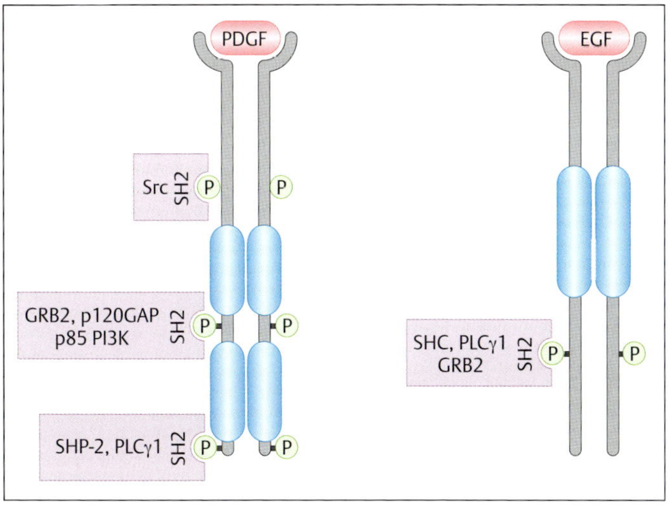

Abb. 8.**11** Bindung der SH2-Domänen zytoplasmatischer Proteine an Phosphotyrosinreste von PDGFβ- und EGF-Rezeptor. Die genannten Proteine binden an unterschiedliche Phosphotyrosinreste. Zur Vereinfachung ist jeweils die gemeinsame Bindung an einen Rest in der betreffenden Region gezeigt. P: Phosphotyrosin.

für die Phospholipase Cγ1 (PLCγ1). Im zytoplasmatischen Teil des EGF-Rezeptors kommen Tyrosinreste vor, die im phosphorylierten Zustand u. a. mit PLCγ1 und GRB2 interagieren. Die Spezifität der Bindung von Proteinen an die Phosphotyrosinreste der Rezeptoren wird aufseiten der Liganden durch die Struktur der SH2-Domänen und aufseiten der Rezeptoren durch drei Aminosäuren bestimmt, die dem Phosphotyrosinrest in carboxyterminaler Richtung folgen. Im Gegensatz dazu wird die Spezifität von PTB-Domänen durch Aminosäuren bestimmt, die in aminoterminaler Richtung des Phosphotyrosinrests liegen (Abb. 8.**12**).

Von der aktivierten RTK wird das Signal über unterschiedliche Mechanismen auf das assoziierte Protein übertragen (Abb. 8.**13**). Ein Enzym kann in die Nähe seiner Substrate gelangen. Beispielsweise kommt die PLCγ1 erst durch Bindung an die zytoplasmatische Domäne einer RTK in die Nähe der Membran, in der Phospholipide lokalisiert sind. Außerdem wird PLCγ1 von der Tyrosinkinase des Rezeptors phosphoryliert und dadurch aktiviert. Zweitens kann die Bindung zu einer Konformationsänderung führen. Diese kann direkt zur Aktivierung führen oder zur Dissoziation einer regulatorischen (hemmenden) von einer katalytischen Untereinheit (PI3K). Schließlich kann die Membrantranslokation wichtiger Effektorproteine ohne SH2-Domänen (z. B. des Guaninnukleotid-Austauschfaktors SOS) durch SH2-haltige Adapterproteine vermittelt werden (GRB2).

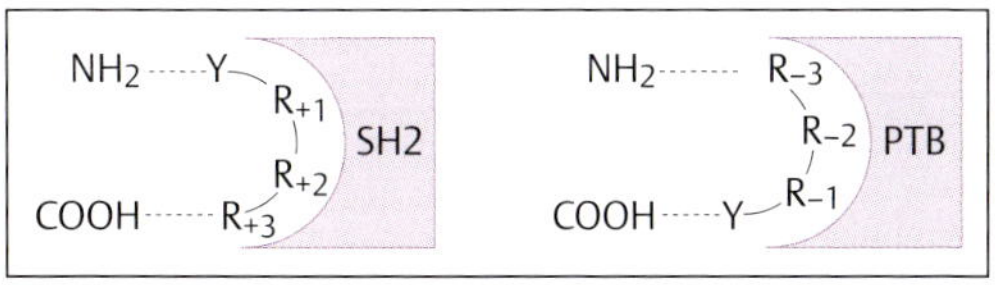

Abb. 8.**12** Bindungsspezifität von SH2- und PTB-Domänen. SH2-Domänen binden an den Phosphotyrosinrest und die drei in carboxyterminaler Richtung benachbarten Aminosäurereste (R_{+1} bis R_{+3}). PTB-Domänen binden an den Phosphotyrosinrest und an die drei in aminoterminaler Richtung benachbarten Reste (R_{-1} bis R_{-3}).

EGF-Rezeptorfamilie

Die *EGFR*-Genfamilie kodiert für den EGF-Rezeptor (Egfr) und die Rezeptoren erbB2, 3 und 4. Die Bezeichnung *ERBB* bezieht sich auf die Homologie der Gene zum retroviralen Onkogen v-*erb-B* eines transformierenden Vogelvirus, das in Vögeln Erythroblastose verursacht. erbB2–4 werden aufgrund der Homologie zum menschlichen EGF-Rezeptor auch HER2–4 (Human epidermal Growth Factor Receptor, HER) genannt. Für *ERBB2* gibt es außerdem die Bezeichnung *NEU*, die auf die Homologie zum transformierenden Gen einer Neuroglioblastom (neu)-Zelllinie der Ratte zurückgeht. Der EGF-Rezeptor bindet die Wachstumsfaktoren EGF und TGF-α, erbB3 und 4 binden Neuregulin (Heregulin, „glial growth factor"). Alle erbB-Proteine besitzen zwei cysteinreiche Regionen in der extrazellulären Domäne, eine Transmembrandomäne und eine zusammenhängende Tyrosinkinasedomäne im zytoplasmatischen Teil (vgl. Abb. 8.**7**).

Das für den EGF-Rezeptor kodierende Gen *EGFR* (*ERBB*) wird in vielen Zellen exprimiert. In etwa

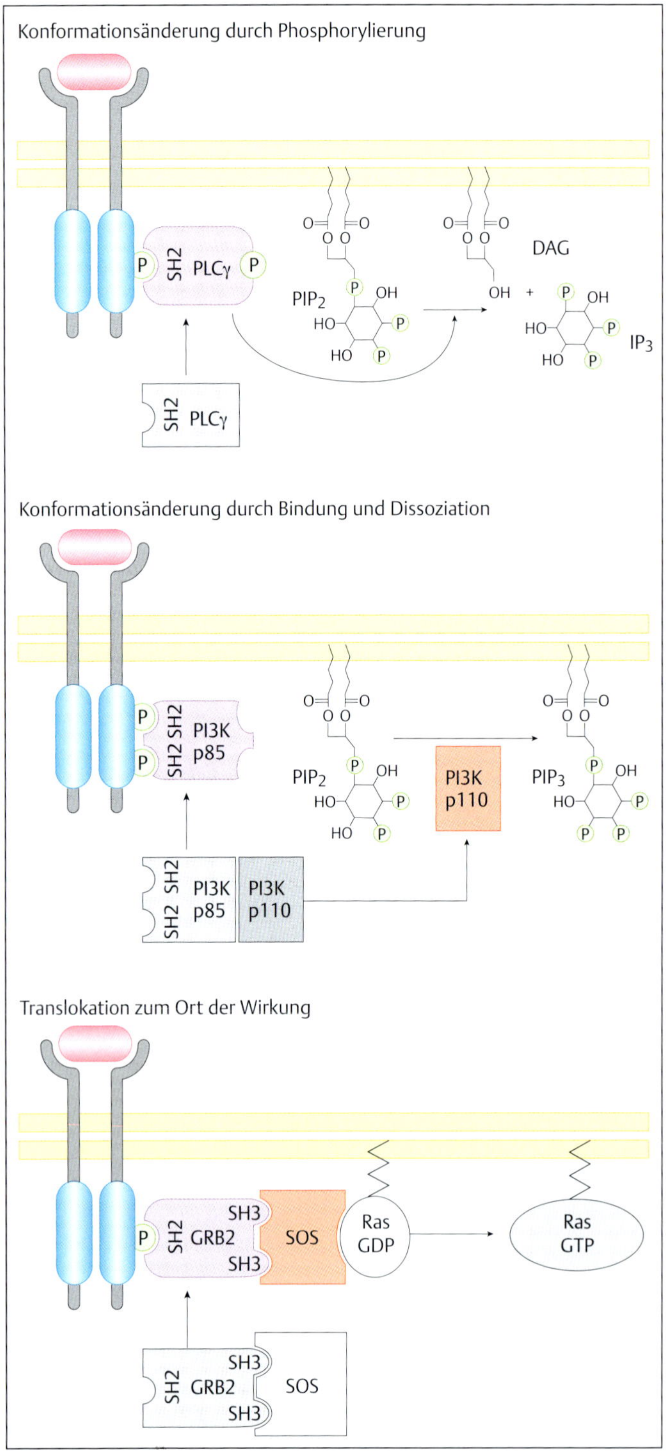

Abb. 8.**13** Mechanismen der Signaltransduktion nach Aktivierung von Rezeptor-Tyrosinkinasen. Die Phosphorylierung der Bindungspartner führt zu einer Konformationsänderung (oben), die Bindung kann auch direkt eine Konformationsänderung und die Dissoziation eines Heterodimers (Mitte) bewirken oder zur Translokation eines Proteins an den Ort seiner Wirkung führen (unten).

der Hälfte der Glioblastome ist das Gen amplifiziert und somit die Rezeptordichte auf der Zelloberfläche erhöht (Collins u. James 1993). Da in fortgeschrittenen Glioblastomen auch die entsprechenden Wachstumsfaktoren EGF und TGF-α gebildet werden, können die Zellen ihr eigenes Wachstum über einen autokrinen Mechanismus stimulieren.

Im Gegensatz zu den übrigen Mitgliedern der EGF-Rezeptor-Familie bindet HER2/NEU (erbB2) keinen Liganden. HER2/NEU-Monomere können allerdings Heterodimere mit Monomeren der übrigen Rezeptoren bilden. Auf diese Weise können Signale auch über HER2/NEU in die Zelle gelangen. In ungefähr 20–25% aller Mammakarzinome ist das HER2/NEU kodierende *ERBB2*-Gen amplifiziert (Lohrisch u. Piccart 2001). Aufgrund der dadurch erhöhten Dichte von HER2/NEU-Monomeren in der Zellmembran bilden sich bereits bei geringen extrazellulären EGF-Konzentrationen Heterodimere aus EGF-Rezeptor und HER2/NEU, die Signalwege in der Karzinomzelle aktivieren. Die Überexpression von HER2/NEU in Mammakarzinomen korreliert mit erhöhter Rezidivrate und schlechter Prognose. Das transformierende Onkogen *NEU* in der Neuroglioblastom-Zelllinie der Ratte enthält eine einzelne Punktmutation in der Transmembrandomäne, die zur konstitutiven Dimerisierung führt (Bargmann et al. 1986).

PDGF-Rezeptorfamilie

Zur PDGF-Rezeptorfamilie gehören die Rezeptoren für den Thrombozyten-Wachstumsfaktor (Platelet derived Growth Factor, PDGF), der Rezeptor für den Makrophagen koloniestimulierenden Faktor 1 (Colony stimulating Factor 1, CSF1) und das Produkt des *KIT*-Onkogens, das den Wachstumsfaktor SCF (Stem Cell Factor oder Mast Cell Factor, MCF) bindet. Spezifische Strukturmerkmale dieser Gruppe von Rezeptoren sind fünf Domänen mit Homologien zu Immunglobulinen sowie zwei durch eine Insertion unterbrochene Kinasedomänen (s. o.).

PDGF aktiviert die Teilung von glatten Muskelzellen, Fibroblasten, unreifen Oligodendrozyten und bestimmten Endothelzellen. Die beiden PDGF-Monomere A und B lagern sich über Disulfidbrücken zu Homodimeren (AA oder BB) oder einem Heterodimer (AB) zusammen. Es gibt zwei verschiedene PDGF-Rezeptormonomere (α und β). Aus der Kombination der beiden Monomere ergeben sich drei verschiedene Rezeptordimere (αα, ββ und αβ). Die verschiedenen Rezeptortypen unterscheiden sich hinsichtlich ihrer Spezifität und Gewebsexpression. Das PDGF-AA-Dimer bindet nur an den αα-Rezeptor, das Dimer AB an die Rezeptoren αα und αβ, und BB an alle Rezeptordimere (Abb. 8.**14**). Die Bildung der unterschiedlichen Homo- und Heterodimere von PDGF und PDGF-Rezeptoren ergeben komplexe Regulationsmöglichkeiten.

Die Beziehung zwischen PDGF und einem retroviralen Onkogen hatte starken Einfluss auf Konzepte zum Wirkungsmechanismus von Onkogenen. 1983 zeigten Waterfield und Mitarbeiter, dass die Aminosäuresequenz des PDGF-B-Monomers annähernd identisch ist mit derjenigen von SIS, dem transformierenden Protein des Simian Sarcoma Virus (SSV) (Waterfield et al. 1983). Wie zunächst angenommen und später auch experimentell bestätigt, wird das vom v-*sis*-Gen des Virus kodierte Protein sezerniert und stimuliert nach Bindung an die PDGF-Rezeptoren der sezernierenden Zellen deren Wachstum („autokrine Wachstumsstimulation") (Abb. 8.**15**).

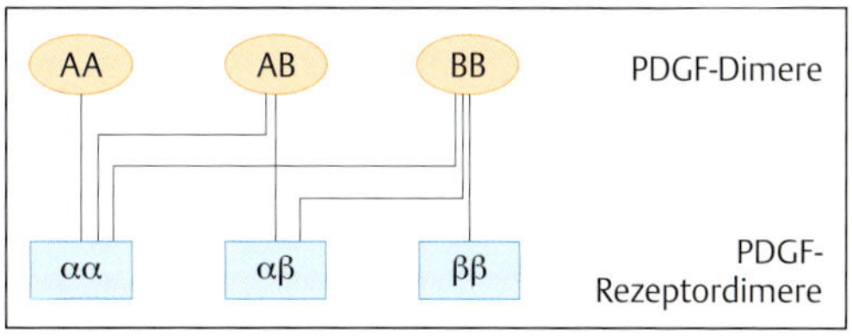

Abb. 8.**14** Interaktionen zwischen PDGF- und PDGF-Rezeptordimeren.

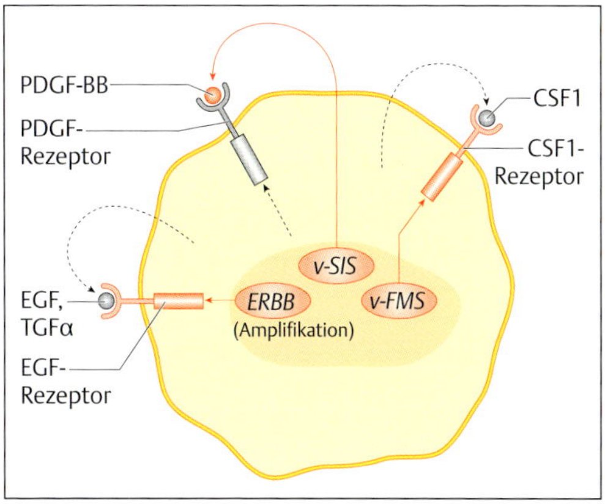

Abb. 8.**15** Autokrine Wachstumsstimulation durch retrovirale Onkogene und Genamplifikation. Gestrichelte schwarze Linien: normale Synthesefunktion der Zelle; durchgezogene rote Linien: Synthese durch Onkogene induziert und verstärkt.

Bei einer Unterform des myelodysplastischen Syndroms, der chronischen myelomonozytären Leukämie, wird regelmäßig die Translokation t(5;12)(q33;p13) gefunden. Folge dieser Translokation ist ein Fusionsprotein, das aus Sequenzen der β-Untereinheit des PDGF-Rezeptors und Sequenzen des Transkriptionsfaktors TEL besteht. Im Fusionsprotein ist die DNA-Bindungsdomäne des Transkriptionsfaktors deletiert, nicht jedoch das Helix-Loop-Helix-Motiv, das die Dimerisierung von Transkriptionsfaktoren vermittelt (siehe Kap. 6, S. 138). Der Fusionspartner des PDGF-Rezeptors bewirkt somit eine Dimerisierung und als Folge eine konstitutive Aktivierung der Kinaseaktivität des trunkierten PDGF-Rezeptors (Golub et al. 1994).

Der CSF1-Rezeptor spielte ebenfalls eine konzeptionelle Rolle bei der Identifikation der Wirkung von Onkogenen. Sherr und Mitarbeiter fanden, dass ein Antiserum gegen das vom retroviralen v-*fms*-Onkogen kodierte Protein auch mit einem Zellmembranrezeptor von Makrophagen reagierte. Aufgrund der spezifischen Bindung von CSF1 und der Tyrosinkinaseaktivität des Bindungsproteins wurde der Rezeptor als CSF1-Rezeptor identifiziert (Sherr et al. 1985). Aus diesem Befund wurde gefolgert, dass autokrine Wachstumsschleifen nicht nur durch onkogenkodierte Synthese von Wachstumsfaktoren, sondern auch durch Synthese der entsprechenden Rezeptoren geschlossen werden können (Abb. 8.**15**).

Kit

Das Onkogen v-*kit* wurde erstmals im sarkomauslösenden Katzenvirus FSV (Feline Sarcoma Virus) entdeckt. Das homologe zelluläre Proto-Onkogen *KIT* kodiert für den membranständigen Rezeptor des SCF und kontrolliert die Gametogenese (Bildung der Keimzellen), die Hämatopoese, die Mastzellentwicklung und -funktion sowie die Melanozytenentwicklung und -funktion. SCF- oder c-Kit-defiziente Mäuse sind nicht lebensfähig. Kit besteht aus einer extrazellulären Domäne, einem Transmembransegment, einem Juxtamembransegment und einer zweiteiligen Tyrosinkinasedomäne. Die Bindung von SCF an die extrazelluläre Domäne führt zur Rezeptordimerisierung und Aktivierung der intrazellulären Proteinkinase. Der aktivierte Rezeptor phosphoryliert sich selbst an Tyrosinresten, die als Bindungsstellen für Proteine mit SH2-Domänen dienen. An die phosphorylierten intrazellulären Domänen binden Adapterproteine (APS, SHC, GRB2), Kinasen (Src, PI3K), Tyrosinphosphatasen-

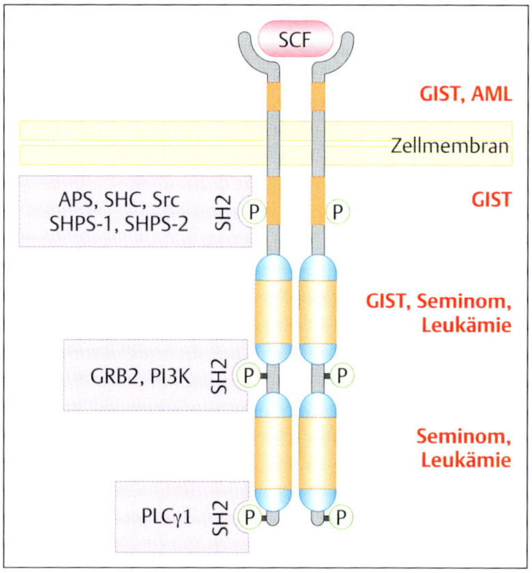

Abb. 8.**16** Die Rezeptor-Tyrosinkinase Kit mit Interaktionspartnern und Regionen, in denen die häufigsten Mutationen in den genannten Tumoren auftreten (orange). GIST: gastrointestinaler Stromatumor.

Substrate (SHPS-1 und -2) und eine Lipase (PLCγ1) (Abb. 8.**16**). Anzahl und Unterschiedlichkeit der Bindungspartner von Kit verdeutlichen, welche vielfältigen Wirkungen Kit in der Zelle ausüben kann. In Tumoren des Menschen korreliert die *KIT*-Expression im Allgemeinen mit einer schlechten Prognose. In einer retrospektiven Studie überlebten Patienten mit kleinzelligen Bronchialkarzinomen, die KIT und seinen Liganden exprimieren, im Durchschnitt weniger als drei Monate, während Patienten mit Tumoren ohne *KIT*-Expression im Durchschnitt knapp zehn Monate nach der Diagnose verstarben (Micke et al. 2003). Somatische aktivierende Mutationen in *KIT* sind an der Entstehung von AML, gastrointestinalen Stromatumoren (GISTs) und von Seminomen (bösartigen Keimzelltumoren des Hodens) beteiligt. Aktivierende *KIT*-Punktmutationen sind in fast allen GISTs zu finden. Mutationen in der Kinasedomäne führen zur erhöhten Aktivität, Mutationen in der Dimerisierungsdomäne zur konstitutiven Dimerisierung.

Insulin-Rezeptorfamilie und Liganden

Prominente Vertreter dieser Rezeptorfamilie sind der Insulinrezeptor selbst und der IGF-Typ-I-Rezeptor (IGF: Insulin-like Growth Factor). Rezeptoren der Insulin-Rezeptorfamilie sind Heterotetramere, die aus zwei α- und zwei β-Einheiten bestehen (Abb. 8.**17**). Die extrazelluläre Ligandenbindungsdomäne besteht aus den beiden α-Ketten, die über eine Disulfidbrücke verknüpft sind. Je eine α-Kette ist wiederum über eine Disulfidbrücke mit einer β-Kette verbunden. Die β-Kette ist durch eine hydrophobe Domäne in der Membran verankert. Wie Rezeptoren der EGF-Familie besitzen auch die β-Untereinheiten der Insulin-Rezeptorfamilie jeweils eine durchgehende katalytische Domäne. Die Bindung von Liganden an die α-Ketten bewirkt eine Konformationsänderung, in deren Folge sich die β-Ketten gegenseitig phosphorylieren.

Der IGF-Typ-I-Rezeptor vermittelt nach Bindung der Peptidfaktoren IGF-I oder IGF-II proliferationsfördernde Signale. In verschiedenen soliden Tumoren bilden Zellen des bindegewebigen Stromas IGF-I und/oder IGF-II. Epitheliale Tumorzellen verschiedener solider Tumoren exprimieren den IGF-Typ-I-Rezeptor. Das von den Stromazellen gebildete IGF-I bzw. IGF-II könnte demnach durch Bindung an den IGF-Rezeptor der Tumorzellen deren Wachstum über einen parakrinen Mechanismus stimulieren (Werner u. LeRoith 1996).

Im Plasma werden IGFs durch Transportproteine gebunden (IGF-Bindungsproteine, IGFBPs), deren Affinität für IGFs derjenigen des Zellmembranrezeptors vergleichbar ist. Um IGFs für die Bindung an den Zellmembranrezeptor verfügbar zu machen, müssen die Peptide zunächst aus ihrer Bindung an die Bindungsproteine befreit werden. Dies geschieht durch den Abbau der Bindungsproteine durch Proteinasen. Epithelzellen der Prostata bilden eine Kallikrein-Proteinase, die IGFBPs abbaut (siehe Kap. 9, S. 310). Das Protein wird als „prostataspezifisches Antigen“ (PSA) bezeichnet und ist ein bedeutender Tumormarker für Prostatakarzinome. Epithelzellen des Prostatakarzinoms exprimieren den IGF-Typ-I-Rezeptor. Durch die Wirkung von PSA könnten IGFs, die entweder von Stromazellen des Karzinoms gebildet werden oder aus der Zirkulation stammen, für die Bindung an den IGF-Rezeptor der Zellmembran verfügbar gemacht werden (Kolibaba u. Druker 1997). Die mögliche Bedeutung von IGFs für die Entwicklung des Prostatakarzinoms wird durch das Ergebnis einer prospektiven Studie unterstrichen. Nach den Ergebnissen dieser Studie besteht bei Männern ein Zusammenhang zwischen der Höhe der IGF-I-Plasmakonzentration und der Wahrscheinlichkeit, an einem Prostatakarzinom zu erkranken (Chan et al. 1998) (Abb. 8.**18**).

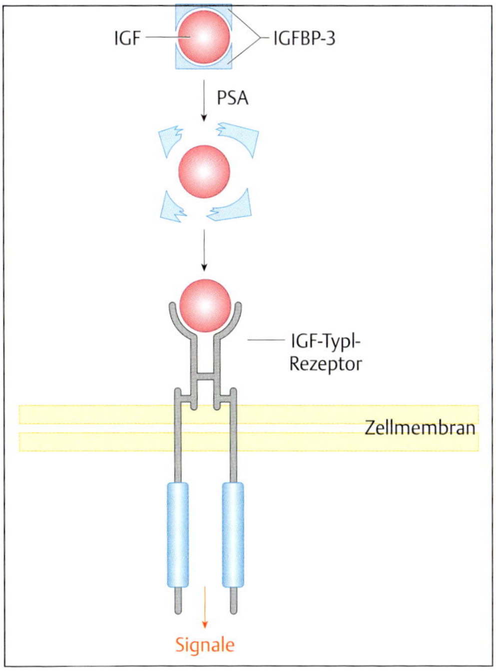

Abb. 8.**17** Freisetzung von IGF-I und IGF-II aus der Bindung mit dem IGF-Bindungsprotein-3 (IGFBP-3) durch die Protease PSA. IGF: Insulin-like Growth Factor.

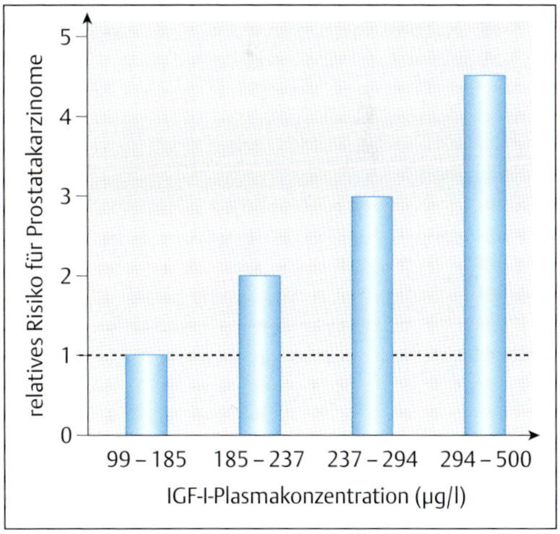

Abb. 8.**18** Beziehung zwischen der IGF-I-Konzentration im Blutplasma und dem relativen Risiko für Männer, an einem Prostatakarzinom zu erkranken (Quelle: Chan et al. 1998). IGF: Insulin-like Growth Factor.

Konstitutive Aktivierung der Rezeptor-Tyrosinkinasen in Tumorzellen

Wie erwähnt, werden von manchen Tumorzellen Wachstumsfaktoren oder deren Rezeptoren synthetisiert, die in der normalen Zelle nicht oder nur in geringen Mengen exprimiert werden (vgl. Abb. 8.**15**). Dadurch kann es zur autokrinen Stimulation der Zellteilung kommen. Darüber hinaus gibt es noch weitere Mechanismen, die zur konstitutiven Aktivierung der RTKs führen können (Abb. 8.**19**):

- Sequenzmutationen in der extrazellulären Domäne können eine ligandenunabhängige Dimerisierung und Rezeptoraktivierung bewirken (**a**). Beispiele sind Mutationen im Gen *RET*, die an der Entstehung von C-Zell-Karzinomen der Schilddrüse beteiligt sind.
- Sequenzmutationen in der intrazellulären Kinasedomäne können das Enzym unabhängig von Dimerisierung und Wachstumsfaktoren aktivieren (**b**). Beispiele sind Mutationen im Gen *KIT*, die in GISTs gefunden werden.
- Ein *RTK*-Gen kann durch chromosomale Aberration mit einem Gen fusioniert sein, dessen Expressionsprodukt ein Dimer bildet (**c**). Beispiel ist der HGF-Rezeptor (HGF: Hepatocyte Growth Factor) Met, der in Tumorzellen mit dem TPR-Motiv (TPR: Translocated Promoter Region Protein) fusioniert sein kann. Die Bezeichnung Met leitet sich von der Substanz N-Methyl-N'-Nitro-N-Nitrosoguanidin (MNNG) ab, mit der die Osteosarkom-Zelllinie behandelt wurde, in der das Gen entdeckt wurde. Das normale Protein TPR liegt in der gesunden Zelle als Homodimer vor. Fusionsproteine aus Met und TPR sind daher auch Dimere, unabhängig von der Anwesenheit des Liganden HGF. Die dauerhafte Dimerisierung führt zur konstitutiven Aktivierung der intrazellulären Kinasedomäne des MET-Proteins. Ein weiteres Beispiel ist die beschriebene Fusion des PDGF-Rezeptors mit dem Transkriptionsfaktor Tel.
- Schließlich kann der Verlust der ligandenbindenden Domäne dazu führen, dass die Monomere dimerisieren (**d**). Beispiel ist das Protein v-erb-B des Erythroblastose-Virus. Bei diesem Protein führt der Verlust der Domäne, die das Signal zur Dimerbildung erhält, zur Dimerisierung. Offensichtlich gibt es in der ligandenbindenden Domäne der Rezeptor-Tyrosinkinasen auch Sequenzabschnitte, die die Dimerisierung hemmen (Hayman u. Enrietto 1991).

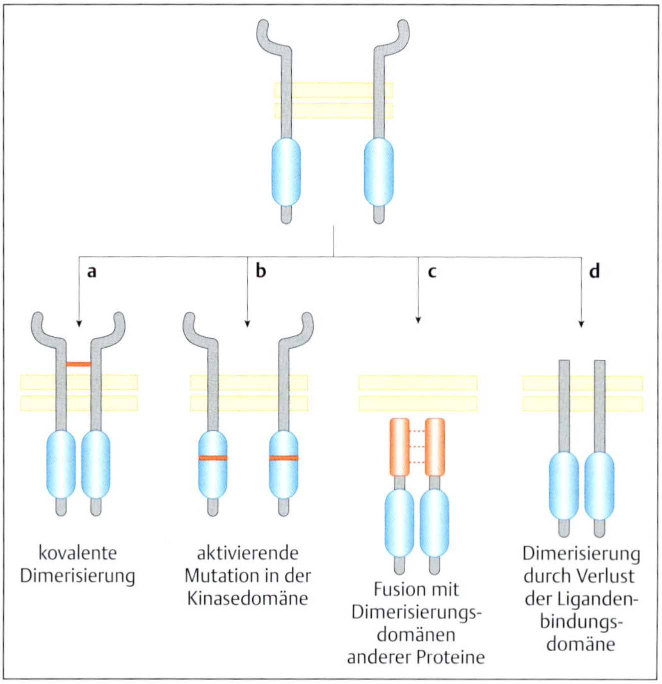

Abb. 8.**19** Mechanismen der konstitutiven Aktivierung von Rezeptor-Tyrosinkinasen. Kovalente Dimerisierung (**a**) (z. B. Ret), eine aktivierende Mutation in der Kinasedomäne (**b**) (z. B. Kit), die Fusion mit Dimerisierungsdomäne (**c**) (NGFR, PDGFR, Ret, Trk mit Tel oder TPR) und der Verlust der Liganden-Bindungsdomäne (**d**) (z. B. v-erb-B) können zur dauerhaften Aktivierung führen.

Therapie: Herceptin und andere Antikörper

Seit der Entdeckung ihrer wichtigen Funktion bei der Onkogenese versucht man die RTKs als Ansatzpunkte für Therapeutika zu nutzen. Bezüglich der Lage der Angriffspunkte lassen sich extra- und intrazelluläre Strategien unterscheiden (Gschwind et al. 2004) (Abb. 8.**20**). Extrazelluläre Strategien basieren vor allem auf Antikörpern gegen Liganden oder extrazelluläre Domänen der RTKs. Wichtigste intrazelluläre Strategie ist die Hemmung der enzymatischen Kinaseaktivität mit kleinen Molekülen (s. u.).

Strategie der Antikörpertherapie

Neben Antikörpern gegen RTKs gibt es mittlerweile auch hochwirksame Antikörper gegen andere extrazelluläre Tumorantigene. Daher soll hier die generelle Strategie der Antikörpertherapie näher beschrieben werden. Diese Therapie ist im Prinzip eine passive Immunisierung des Patienten gegen ein Tumorantigen mit Antikörpern, die außerhalb des Patienten hergestellt werden (Reichert u. Valge-Archer 2007). Der erste Schritt ist die Auswahl eines geeigneten Antigens auf oder in der Tumorzelle, das im Vergleich zu Normalzellen möglichst spezifisch exprimiert wird. Gegen dieses Antigen wird dann ein monoklonaler Mausantikörper hergestellt. Um eine Abwehrreaktion gegen diesen Antikörper zu verhindern, wird der Antikörper „humanisiert". Dazu werden aus den antikörperproduzierenden Plasmazellen der Maus die Gene für die variable Antikörperregion mit den Genen der konstanten Domänen eines menschlichen Antikörpers fusioniert. Der neue rekombinante Antikörper ist also ein menschlicher Antikörper mit einer variablen

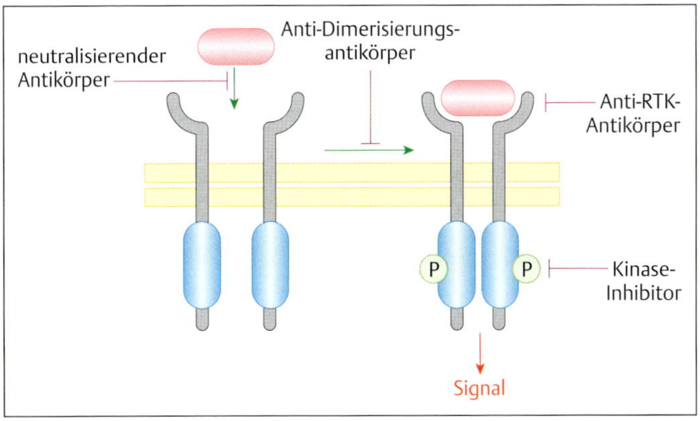

Abb. 8.**20** Strategien zur therapeutischen Intervention gegen Rezeptor-Tyrosinkinasen (RTKs). Extrazelluläre Strategien basieren auf Antikörpern gegen Liganden oder extrazelluläre Domänen der RTKs. Wichtigste intrazelluläre Strategie ist die Hemmung der Kinaseaktivität.

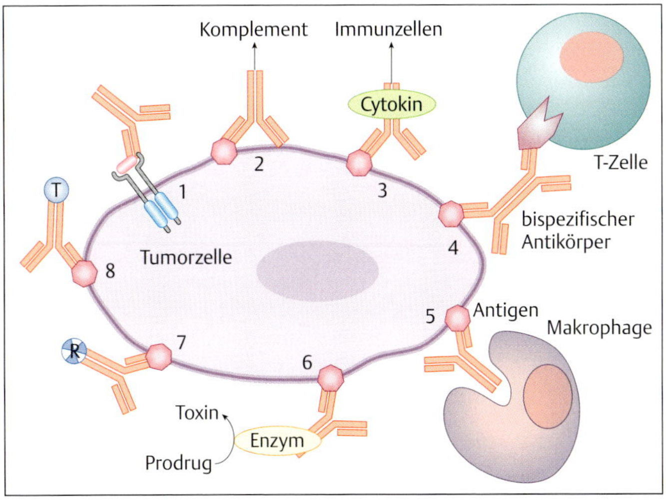

Abb. 8.**21** Prinzipien der Antikörpertherapie. Der Antikörper kann gegen einen membranständigen Rezeptor gerichtet sein (**1**) (z. B. Trastuzumab), er kann Komplementproteine aktivieren (**2**) oder an ein Cytokin gekoppelt sein, um Immunzellen anzulocken (**3**). Mit bispezifischen Antikörpern können Immunzellen (T-Zelle) an die Tumorzelle gebracht werden (**4**). Antikörper können zur Opsonierung verwendet werden (**5**) oder an ein Enzym gekoppelt werden, das eine Vorläufersubstanz (Prodrug) in ein Toxin umsetzt (**6**) (MFE-CP). Schließlich kann der Antikörper auch an ein radioaktives Isotop (R) (z. B. Tositumomab) (**7**) oder an ein Toxin (T) (z. B. Cantuzumab) gekoppelt sein (**8**) (Quelle: Zangemeister-Wittke 2005).

Tabelle 8.**7** Antikörper und Immunkonjugate in der Tumortherapie.

monoklonale Antikörper	**Typ**	**Zielmolekül**	**Indikation**
Rituximab (Rituxan)	IgG1-Chimäre	CD20 (B-Lymphozyten)	niedriggradiges B-Zell-NHL
Epratuzumab	hIgG1	CD22 (B-Lymphozyten)	akute lymphatische Leukämie, NHL
Apolizumab	hIgG1	HLA-Antigen (B-Lymphozyten)	akute lymphatische Leukämie, NHL
Trastuzumab (Herceptin)	hIgG1	erbB2 (HER2/NEU)	Mammakarzinom
Alemtuzumab	hIgG1	CD52 (B- und T-Lymphozyten)	chronische lymphatische Leukämie
Labetuzumab*	hIgG1	CEA	Kolon-, Pankreas-, Ovarialkarzinom
Bevacizumab (Avastin)	hIgG1	VEGF	metastasierendes Kolonkarzinom
Nimotuzumab*	hIgG1	EGF-Rezeptor	metastasierendes Kolonkarzinom
Panitumumab	hIgG1	EGF-Rezeptor	metastasierendes Kolonkarzinom
Cetuximab (Erbitux)	IgG1-Chimäre	EGF-Rezeptor	metastasierendes Kolonkarzinom
Oregovomab	mIgG1	CA-125	Ovarialkarzinom
Immunkonjugate			
Cantuzumab*	hIgG1-Mersantin	MUC1-Antigen	Darmkrebs, Magenkarzinom
Gemtuzumab	hIgG4-Calicheamicin	CD33 (myeloische Vorläuferzelle)	akute promyelozytäre Leukämie
Ibritumomab	mIgG1-^{90}Yttrium	CD20 (B-Lymphozyten)	NHL
Tositumomab	mIgG2a-^{131}Iod	CD20 (B-Lymphozyten)	zytostatikaresistentes NHL
MFE-CP*	F(ab')2-CPG2	CEA	metastasierende Karzinome

NHL: Non-Hodgkin-Lymphom; hIgG1: humanisertes IgG1; mIgG1: Mäuse-IgG1; HLA: humanes Lymphozytenantigen; CEA: Carcinoembryonales Antigen; VEGF: Vascular Endothelial Growth Factor; EGF: Epidermal Growth Factor; F(ab'): antigenbindendes Fragment; CPG2: bakterielle Carboxypeptidase G2; * in der klinischen Testung.

Domäne aus Mäusezellen. Nach Transfektion des rekombinierten Antikörpergens können die Antikörper in kultivierten Zellen hergestellt werden.

Mit Antikörpern lässt sich über verschiedene Mechanismen das Wachstum eines Tumors hemmen (Zangemeister-Wittke 2005) (Abb. 8.**21**):

- Antikörper, die gegen Liganden gerichtet sind, können deren Bindung an Rezeptoren blockieren
- Antikörper können durch direkte Bindung an extrazelluläre Domänen von Rezeptoren die Wirkung dieser Rezeptoren hemmen und Signalwege blockieren, die die Zellteilung aktivieren.
- Durch Bindung von Antikörpern an Tumorzellen kann die Komplementkaskade des Immunsystems aktiviert werden. Komplementproteine können dann die Zellmembranen der markierten Tumorzelle schädigen und die Zelle abtöten.
- Durch Kopplung von Antikörpern mit einem Cytokin können Immunzellen angelockt werden.
- Bispezifische Antikörper gegen ein Tumorantigen und ein Antigen auf der Oberfläche der T-Zellen können dazu verwendet werden, um T-Zellen direkt an die Tumorzelle zu bringen.
- Tumorzellen können mit Antikörpern auch für bestimmte Immunzellen, wie für neutrophile Granulozyten oder Makrophagen, markiert werden (**Opsonierung**).

- Man kann Antikörper auch mit einem Enzym koppeln, das eine ungefährliche Vorläufersubstanz (**Prodrug**) in ein Toxin umwandelt.
- Antikörper können auch direkt an ein radioaktives Isotop oder an ein Toxin gekoppelt sein.

Beispiele für Antikörper, die in der Tumortherapie eingesetzt oder zurzeit getestet werden, zeigt Tab. 8.**7**.

Herceptin (Trastuzumab)

Der HER2/NEU-Rezeptor lieferte eines der prominentesten Beispiele dafür, wie Erkenntnisse der molekularen Onkologie in eine wirksame Therapie umgesetzt werden konnten. 1985 berichtete der deutsche Wissenschaftler Axel Ullrich zusammen mit seinen Kollegen der Firma Genentech und der Universität San Francisco über eine Genveränderung in einem Neuroglioblastom der Ratte (Schechter et al. 1985). Zwei Jahre später wurde die Amplifikation des homologen Gens in Mammakarzinomen des Menschen nachgewiesen. Im weiteren Verlauf wurde ein Antikörper gegen das Produkt des Tumorgens, das sogenannte HER2/NEU-Antigen, entwickelt. Unter Anwendung gentechnologischer Methoden wurde der Antikörper humanisiert. Mit diesem als Herceptin bekannten Antikörper werden heute viele Patientinnen mit Mammakarzinom behandelt. Durch Behandlung mit Herceptin wurde die Rezidivrate bei Frauen mit HER2/NEU-positiven Tumoren auf unter die Hälfte gesenkt. Voraussetzung für diese Behandlung ist der Nachweis der *ERBB2*-Amplifikation bzw. des HER2/NEU-Proteins. Hierauf wird in Kap. 5 (S. 87) eingegangen.

Weitere Antikörperstrategien

Da die meisten Antikörper alleine nur einen schwachen Effekt haben, werden sie häufig mit Zellgiften oder radioaktiven Substanzen gekoppelt. Voraussetzung für die Wirkung eines Toxins ist die Aufnahme in die Zelle. Dazu wird der Antikörper gegen Rezeptoren gerichtet, die endozytiert werden. Ein Beispiel ist der mit dem Pilzgift Calicheamicin gekoppelte Antikörper Gemtuzumab gegen CD33, der starke Wirkung gegen AML zeigt (Stasi 2008).

Eine andere Strategie beruht auf der Kopplung des Antikörpers mit einem Enzym, das eine Vorläufersubstanz (engl. Prodrug) in eine toxische Substanz umsetzt. Ein Beispiel ist der mit der bakteriellen Carboxypeptidase gekoppelte Antikörper MFE-CP gegen das carcinoembryonale Antigen (CEA), ein Glykoprotein der Zellmembran. Nach Antikörpergabe wird der Patient mit einem Derivat des Alkylans Chlorambucil behandelt, das nicht in Zellen eindringen kann. Die Prodrug wird von der Carboxypeptidase auf der Oberfläche von CEA-positiven Tumorzellen hydrolysiert. Dabei entsteht ein lipophiles Zellgift, das in die Zelle eindringen kann. Dort führt das Gift zu irreversiblen DNA-Alkylierungen und zum Zelltod. In ersten präklinischen Tests konnten Kolonkarzinom-Xenografts mit dieser Strategie erfolgreich behandelt werden (Sharma et al. 2005).

Mit einfachen chemischen Methoden können die variablen Regionen von der konstanten Region abgespalten und miteinander verknüpft werden, sodass ein bispezifischer Antikörper gegen zwei Antigene entsteht. Wenn eines der Antigene auf Tumorzellen, das andere auf Abwehrzellen liegt, können Tumorzelle und Abwehrzelle miteinander in direkten Kontakt gebracht werden. Beispiel ist ein bispezifischer Antikörper, der einerseits gegen CEA und andererseits gegen den T-Zellrezeptor auf zytotoxischen T-Zellen gerichtet ist (Chester et al. 2000).

8.3.2 Nichtrezeptor-Tyrosinkinasen

Nichtrezeptor-Tyrosinkinasen sind Kinasen, denen transmembranöse und extrazelluläre Domänen fehlen und die somit ausschließlich im Zellinnern lokalisiert sind (Kolibaba u. Druker 1997; Summy u. Gallick 2003). Einige wichtige Nichtrezeptor-Tyrosinkinasen sind in Tab. 8.**8** zusammengefasst.

Tabelle 8.**8** Nichtrezeptor-Tyrosinkinasen.

Kinasen	Funktion
Abl	Regulation von Transkription und DNA-Reparatur
CSK-Familie	Regulation von Src-Kinasen
FAK	Regulation der fokalen Adhäsion
Janus-Familie	Signaltransduktion durch Cytokinrezeptoren
Src-Familie	Signaltransduktion durch verschiedene Rezeptorsysteme
SYK	Signaltransduktion durch T- und B-Zellrezeptoren

Tyrosinkinasen der Src-Familie

Das *SRC*-Gen wurde ursprünglich in mutierter Form als virales Onkogen v-*src* eines transfomierenden Hühner-Retrovirus entdeckt. Im Jahr 1980 konnte erstmals das zelluläre homologe Gen c-*SRC* (oder nur *SRC*) nachgewiesen werden (Czernilofsky et al. 1980). Den Wissenschaftlern Michael Bishop und Harold Varmus wurde für diese Entdeckung 1989 der Nobelpreis verliehen.

Das *SRC*-Gen war eines der ersten bekannten Proto-Onkogene. Src ist der Prototyp einer großen Familie intrazellulärer Tyrosinkinasen mit zahlreichen Mitgliedern, die gewebespezifisch exprimiert werden (Tab. 8.**9**). Die Aktivität von Kinasen der Src-Familie ist erhöht in zahlreichen Tumorarten, etwa in Mamma-, Kolon- und Magenkarzinomen. In normalen proliferierenden Zellen wird das *SRC*-Gen während des G_2/M-Übergangs aktiviert. Proteine der Src-Familie werden aber auch in Blutplättchen und Nervenzellen gefunden, die sich nicht mehr teilen können. Dies zeigt, dass Kinasen der Src-Familie nicht nur Proliferation stimulieren, sondern auch Prozesse der Zelladhäsion, Migration und Angiogenese regulieren (Ishizawar u. Parsons 2004) (Abb. 8.**22**).

Grundstruktur. Abb. 8.**23** zeigt eine schematische Darstellung der Src-Kinase. Am N-terminalen Ende der Kinase ist Myristinsäure über eine Amid-Bindung an einen Glycinrest gebunden. Zusätzlich zu Myristinsäure wurde bei einigen Mitgliedern der Src-Familie eine weitere Acylierung durch einen Palmitinsäurerest nachgewiesen, der an ein Cystein in Position 3, 5 oder 6 gebunden ist. Ein Konsensusmotiv für die posttranslatorische Palmitylierung findet sich in der Mehrzahl Src-ähnlicher Kinasen. Die Myristinsäure dient generell der Membranverankerung, während die Palmitinsäure eine Lokalisation in Membrankompartimenten mit spezieller

Tabelle 8.**9** Tyrosinkinasen der Src-Familie.

Kinase	Vorkommen
Src	ubiquitär
Yes	ubiquitär
Fyn	ubiquitär
Lyn	Gehirn, Leukozyten
Lck	Gehirn, Lymphozyten
HCK	myeloische Zellen
Fgr	myeloische und B-Zellen
BLK	B-Lymphozyten
FRK-Unterfamilie	Epithelzellen

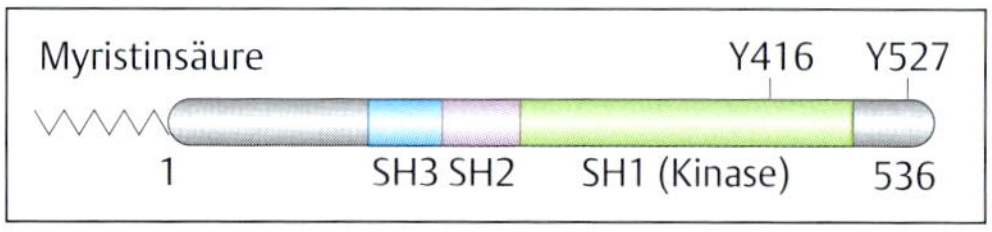

Abb. 8.**23** Domänenstruktur der Src-Kinase.

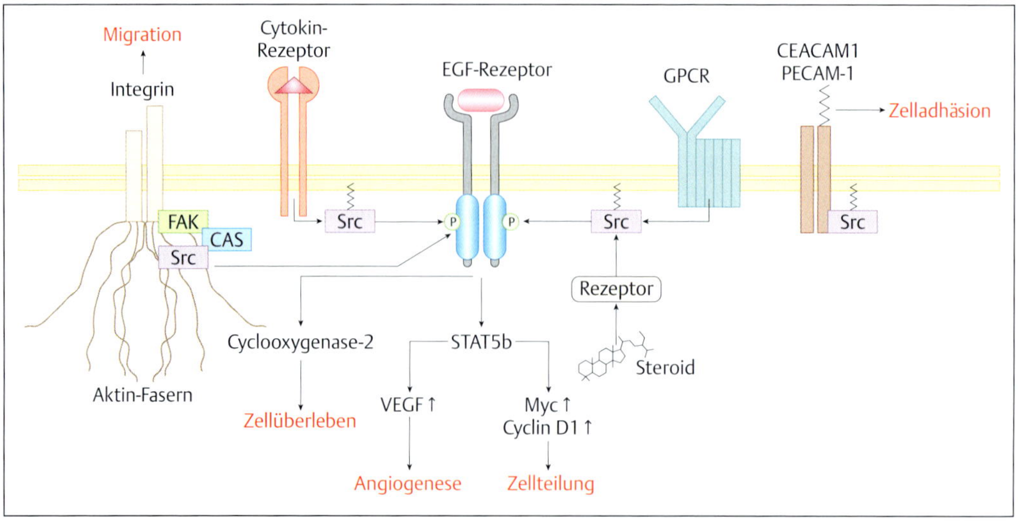

Abb. 8.**22** Aktivierung und Wirkungen der Src-Kinase.

Lipidzusammensetzung (z. B. Caveolae) vermittelt. Anschließend folgt eine Domäne, deren Aminosäuresequenz zwischen verschiedenen Mitgliedern der Src-Familie am deutlichsten abweicht. Man nimmt daher an, dass diese Domäne für die speziellen Funktionen der verschiedenen Src-Kinasen verantwortlich ist. Weiter in Richtung C-Terminus folgen die Src-Homologiedomänen 3 und 2 (SH3- und SH2-Domänen). Weiter C-terminal liegt die katalytische Domäne, die zwischen den verschiedenen Mitgliedern der Familie am stärksten konserviert ist (Src-Homologiedomäne 1). In der katalytischen Domäne liegt eine für die katalytische Aktivität kritische Tyrosin-Autophosphorylierungsstelle. Die letzten 15–17 Aminosäuren am C-terminalen Ende üben eine regulatorische Funktion aus.

Aktivierung. Auf der Basis röntgenkristallografischer Untersuchungen wurde ein Modell zur Aktivierung der Src-Kinase entwickelt (Weiss u. Schlessinger 1998; Thomas u. Brugge 1997) (Abb. 8.**24**). Neben den SH2- und SH3-Domänen spielen zwei Tyrosinreste bei der Regulation der Kinaseaktivität eine wichtige Rolle. Ein Tyrosinrest liegt am C-terminalen Ende (Y527), der zweite Tyrosinrest in der katalytischen Domäne (Y416). Im inaktiven Zustand ist der C-terminale Tyrosinrest Y527 phosphoryliert und der Tyrosinrest der katalytischen Domäne Y416 nicht phosphoryliert. Der C-terminale Phosphotyrosinrest geht eine intramolekulare Bindung mit der SH2-Domäne ein. Die SH3-Domäne bindet an Prolinreste, die in dem Verbindungsstück zwischen katalytischer Domäne und SH2-Domäne liegen. Aufgrund der intramolekularen Interaktionen liegt inaktives Src in einer kompakten, geschlossenen Konformation vor. Um die Kinase zu aktivieren, muss Src aus der geschlossenen in eine offene Form überführt werden. Um dies zu erreichen, müssen die intramolekularen Bindungen gelöst werden. Die Interaktion zwischen dem C-terminalen Phosphotyrosinrest und der SH2-Domäne kann auf zwei Wegen aufgehoben werden. Zum einen kann die Phosphatgruppe an Y527 durch eine Phosphotyrosin-Phosphatase entfernt werden, zum anderen können SH2-Domänen anderer Proteine um die Bindung an den Phosphotyrosinrest kompetieren. Die intramolekulare Interaktion der SH3-Bindung mit Prolinresten kann über eine Kompetition durch SH3-Domänen anderer Proteine unterbrochen werden. Die Phosphorylierung des Tyrosinrests in der katalytischen Domäne bewirkt über eine Konformationsänderung eine Verstärkung der Kinaseaktivität (Thomas u. Brugge 1997). Die Phosphorylierung des C-terminalen Tyrosinrests erfolgt durch eine Kinase, die nach ihrem Substrat als c-Src-Kinase (CSK) bezeichnet wird. Dem viralen Onkoprotein v-src fehlt der carboxyterminale Abschnitt. Das virale Protein kann nicht an Y527 phosphoryliert werden und damit auch keine geschlossene inaktive Konformation einnehmen. Dadurch ist das virale Protein konstitutiv aktiv. Die Src-Kinase hat zwar in der molekularen Tumorforschung eine wichtige Rolle gespielt, in menschlichen Tumoren wurden Mutationen in Mitgliedern der *SRC*-Genfamilie bisher jedoch nicht beschrieben. Allerdings werden in der Progression von kolorektalen Polypen über Primärtumoren bis hin zu Fernmetastasen steigende Aktivitäten der Src-Kinase beobachtet (Talamonti et al. 1993).

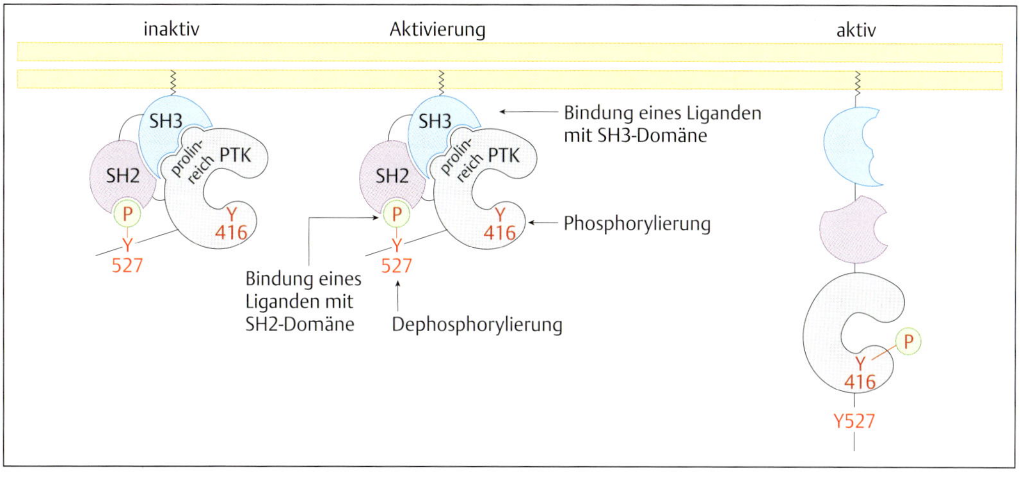

Abb. 8.**24** Mechanismen zur Aktivierung von Kinasen der Src-Familie.

Abl und das Fusionsprotein BCR-Abl

Das zelluläre Onkoprotein Abl ist eine Tyrosinkinase mit verschiedenen strukturellen und funktionellen Domänen. Dazu gehören eine SH2-, eine SH3- und zwei prolinreiche Domänen. In carboxyterminaler Richtung hat das Protein Bindungsstellen für DNA, Aktin und andere Proteine sowie Sequenzmotive für Kernimport und -export. Anhaltspunkte für den Mechanismus der onkogenen Aktivierung des Proteins lieferten biochemische Experimente (Pluk et al. 2002; Sawyers 2002) (Abb. 8.**25**).

Die aminoterminale Domäne – die aminoterminale „Kappe" – hält das Enzym durch spezifische Interaktionen mit der katalytischen Domäne in einer inaktiven Konformation. Sowohl im retroviralen Onkoprotein als auch in den BCR-Abl-Fusionsproteinen ist die Tyrosinkinaseaktivität des Abl-Proteins erhöht. Den retroviralen und humanen Onkoproteinen ist ferner gemeinsam, dass sie im Gegensatz zum normalen Abl-Protein nicht im Zellkern, sondern ausschließlich im Zytoplasma lokalisiert sind. Das retrovirale v-*abl*-Onkogen transformiert hämatopoetische Zellen der Maus in vivo und in vitro. Im Vergleich zum Produkt des zellulären *ABL*-Gens fehlen den retroviralen Onkoproteinen die N-terminale Kappe und die SH3-Domäne. Hierdurch wird die Blockierung der Tyrosinkinaseaktivität aufgehoben. Wie das Produkt des v-*abl*-Onkogens besitzt auch die Tyrosinkinasedomäne des trunkierten Abl-Proteins im BCR-Abl-Fusionsprotein eine erhöhte Enzymaktivität. Als Folge der Translokation t(9;22) werden zwei Fusionsproteine gebildet, deren Sequenzen durch das *ABL*-Gen und von Teilen des *BCR*-Gens kodiert werden. Das für die CML typische Fusionsprotein besitzt eine relative Molmasse von 210 kD (p210BCR-Abl), das für die ALL typische Fusionsprotein eine relative Molmasse von 185 kD (p185BCR-Abl). Die Tyrosinkinaseaktivität des überwiegend bei CML exprimierten Fusionsproteins p210BCR-Abl entspricht etwa derjenigen des retroviralen v-Abl-Proteins; im Vergleich hierzu ist die Tyrosinkinaseaktivität des häufiger bei der ALL gefundenen Fusionsproteins p185BCR-Abl etwa fünfmal höher. Möglicherweise hängt der akute Verlauf der ALL gegenüber der CML mit der höheren Kinaseaktivität zusammen. Zusätzlich zum Verlust der hemmenden N-terminalen Kappe führt noch die Autophosphorylierung zur Aktivierung des Enzyms. Das erste Exon des BCR-Genprodukts, das Bestandteil aller onkogenen BCR-Abl-Fusionsproteine ist, weist ein „coiled-coil"-Motiv auf, das die Dimerisierung bzw. Oligomerisierung der Fusionsproteine vermittelt. Die Annäherung der katalytischen Domänen im Dimer ermöglicht die gegenseitige Autophosphorylierung. In akuten und chronischen Leukämien wurden vereinzelt Translokationen gefunden, die zur Fusion des Abl-Proteins mit Sequenzen des Transkriptionsfaktors Tel führen (siehe Kap. 6, S. 156). Wie zuvor für den PDGF-Rezeptor beschrieben, bewirken die Sequenzen des Transkriptionsfaktors eine Dimerisierung der Kinase. Dieser Befund unterstreicht die Bedeutung der Dimerisierung für die Aktivie-

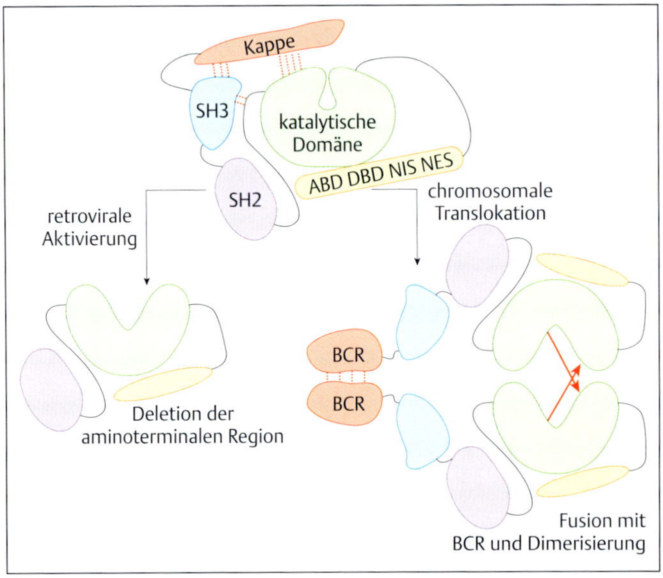

Abb. 8.**25** Mechanismen der Aktivierung der Abl-Kinase. Im nativen Protein (oben) hält die „N-terminale Kappe" (braun) das Enzym durch spezifische Interaktionen (rot gepunktete Linien) in einer inaktiven Konformation. Verlust der Kappe entweder durch retrovirale Aktivierung (links) oder durch chromosomale Translokation (rechts) führt zur aktiven Konformation. Die Fusion mit BCR (braun) führt außerdem zur Bildung eines Dimers, das sich autophosphoryliert (rote Pfeile) und so zusätzlich aktiviert. ABD: aktinbindende Domäne; DBD: DNA-bindende Domäne; NIS: nukleäre Importsequenz; NES: nukleäre Exportsequenz.

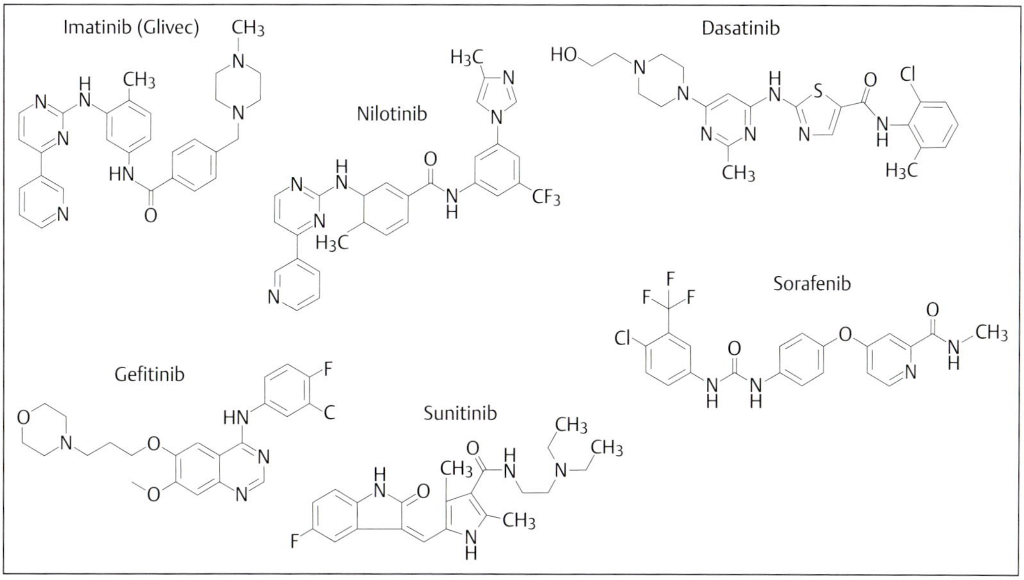

Abb. 8.**26** Beispiele für Kinase-Inhibitoren.

rung der Abl-Kinase. Infolge der Dimerisierung wird nicht nur die Kinaseaktivität von Abl stimuliert, sondern auch eine Aktin-Bindungsstelle zugänglich. Dies erklärt die Lokalisation des Fusionsproteins im Zytoplasma (Raitano et al. 1997).

Therapie: Kinase-Inhibitoren

Die große Bedeutung der Kinasen bei der Tumorentstehung macht diese Proteinfunktion zum Ziel vieler Therapiestrategien (Arslan et al. 2006) (Abb. 8.**26** und Tab. 8.**10**). Außerdem kann die Kinasereaktion, deren prinzipieller Mechanismus gut verstanden ist, mit einfachen Methoden in vitro gemessen werden.

Glivec

Glivec (Gleevec, Imatinib, STI-571, CP57148B) ist das Musterbeispiel für einen wirkungsvollen Tyrosinkinase-Inhibitor und auch für die erfolgreiche und gezielte Entwicklung eines spezifischen Therapeutikums (Wong u. Witte 2004). In einem Schweizer Pharma-Unternehmen wurde in den 1990er-Jahren in einem In-vitro-Screen nach Inhibitoren der PDGF-Rezeptor-Tyrosinkinasen PDGFRα und -β gesucht. Dabei wurde ein Molekül

Tabelle 8.**10** Therapeutisch eingesetzte Kinase-Inhibitoren.

Inhibitor	Target	Indikation
Dasatinib (Sprycel)	Abl u. a.	CML, BCR-ABL-positive ALL
Erlotinib (Tarceva)	EGF-Rezeptor u. a.	NSCLC, Pankreaskarzinom
Gefitinib (Iressa)	EGF-Rezeptor u. a.	NSCLC
Imatinib (Glivec)	Abl, ARG, Kit, PDGFRα, PDGFRβ	CML, BCR-ABL-positive ALL, GISTs
Lapatinib (Tyverb)	erbB2 u. a.	*ERBB2*-positive Mammakarzinome
Nilotinib (Tasigna)	Abl, Kit, PDGFRα, PDGFRβ u. a.	CML
Sorafenib (Nexavar)	VEGFR-2, VEGFR-3, B-Raf u. a.	Nierenzellkarzinom, HCC
Sunitinib (Sutent)	VEGFR-1/-2/-3, PDGFRα, PDGFRβ, Kit, FLT3	Nierenzellkarzinom, GISTs

CML: chronische myeloische Leukämie; ALL: akute lymphatische Leukämie; NSCLC: nicht kleinzelliges Bronchialkarzinom; GISTs: gastrointestinale Stromatumoren; HCC: hepatozelluläres Karzinom.

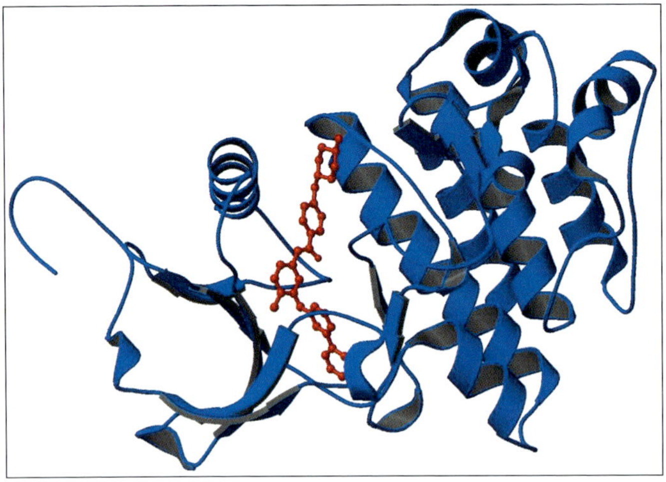

Abb. 8.**27** Die dreidimensionale Struktur des Glivec-Moleküls (rot), gebunden an die katalytische Domäne der Abl-Kinase (blau). (Erstellt und freundlicherweise zur Verfügung gestellt von Dr. Ingrid Vetter auf der Basis des Datenbankeintrags 1IEP in der PDB-Datenbank (www.rcsb.org) von Nagar et al. 2002.)

mit mäßiger Aktivität identifiziert. Ausgehend von diesem Molekül wurde eine Derivatenbibliothek synthetisiert. Ein Molekül dieser Bibliothek – Glivec – zeigte stark hemmende Wirkung. Glivec inhibierte in vitro zwar die PDGF-Rezeptoren α und β sowie Abl, ARG und Kit, zeigte aber keine Wirkung auf verwandte Tyrosinkinasen, wie c-Fms, Flt-3, Kdr, Flt-1 und Tek (Buchdunger et al. 2000; Druker et al. 1996). In Zellkultur hemmte Glivec die Proliferation BCR-Abl-positiver Zellen. Strukturelle und kinetische Analysen zeigten, dass Glivec direkt in der ATP-Bindungstasche der Abl-Kinase bindet (Nagar et al. 2002) (Abb. 8.**27**). Trotz der hohen Sequenzidentität von 42 % dieser Region zwischen Abl und anderen Tyrosinkinasen bindet Glivec ausschließlich an vier der bisher getesteten 90 Tyrosinkinasen. Wie in den meisten Kinasen wird auch in der Abl-Kinase das aktive Zentrum durch die beiden schleifenartigen Domänen (engl. loops), den regulatorischen und den katalytischen Loop, blockiert (Abb. 8.**28**). Das aktive Zentrum wird erst durch Übergang der geschlossenen in eine offene Konformation für ATP zugänglich. Im Gegensatz zu vielen anderen Kinase-Inhibitoren inhibiert Glivec das Enzym nicht kompetitiv, es konkurriert also nicht direkt mit ATP um die Bindung an das aktive Zentrum. Vielmehr fixiert Glivec die Tyrosinkinase in der inaktiven geschlossenen Konformation und verhindert den Übergang in die aktive Konformation (Schindler et al. 2000). Glivec zeigte auch im Tierversuch stark hemmende Wirkung auf die Proliferation von BCR-Abl-positiven Zellen, hohe Bioverfügbarkeit sowie – bis auf eine starke teratogene Wirkung – wenige Nebenwirkungen und geringe Toxizität. Nach vielversprechenden klinischen Studien wurde Glivec im Jahr 2001, nur fünf Jahre nach seiner ersten Synthese, für die Alleintherapie der CML zugelassen.

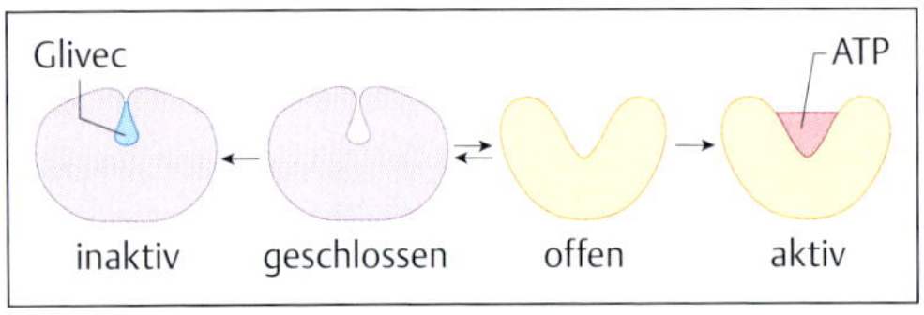

Abb. 8.**28** Modell der Hemmung der Abl-Kinase durch Glivec. In der geschlossenen Konformation der katalytischen Domäne wird das aktive Zentrum von zwei Loops abgeschirmt. Geschlossene und offene Konformation stehen miteinander im Gleichgewicht. Nur die offene Konformation kann ATP binden und dadurch aktiviert werden. Glivec bindet an die geschlossene Konformation. Dadurch verschiebt sich das Gleichgewicht zwischen geschlossener und offener Konformation in Richtung der geschlossenen Konformation.

Bevor Glivec zur Verfügung stand, konnte durch Interferon-α-Therapie bei ungefähr 10 % aller CML-Patienten eine Remission erreicht werden, mit Glivec gelingt dies immerhin bei mehr als 70 %. Auch mehr als 60 % der CML-Patienten in der Blastenkrise reagieren positiv auf Glivec. Allerdings kommt es bei diesen nach wenigen Monaten zu einem Rückfall. Häufigste Ursache ist die Resistenz der Tumorzellen, die entweder auf Punktmutationen in der Glivec-Bindungsregion der Abl-Kinase oder auf der Amplifikation des *BCR-ABL*-Gens (Azam et al. 2003) beruht. Zur Behandlung Glivec-resistenter CML-

Formen wurden die beiden Derivate Dasatinib und Nilotinib entwickelt, die mit bis zu 300-fach höherer Affinität an die Abl-Kinase binden als Glivec. Glivec zeigt auch gegen einen großen Anteil der gastrointestinalen Stromatumoren (GISTs) vielversprechende Wirkung. Grundlage dieser Wirkung ist die Hemmung der onkogenen Kinase KIT, des Rezeptors des Stammzellfaktors SCF. KIT trägt in den meisten GISTs eine kinaseaktivierende Punktmutation und ist mitverantwortlich für das schnelle Wachstum dieser Tumoren.

Sorafenib

Sorafenib (BAY 43-9006, Nexavar) ist das bisher erfolgreichste Beispiel eines Inhibitors der Serin/Threonin-Kinase Raf und des MAPK-Signalwegs. Sorafenib bindet direkt an B-Raf und hemmt dessen Aktivität. Sorafenib wurde in einem In-vitro-Screen identifiziert, mit dem die Wirkungen von mehr als 20000 Molekülen auf die Phosphorylierung eines Peptidsubstrats durch die rekombinant hergestellte Raf-Kinase untersucht wurde. Sorafenib hemmt bereits bei 12 nM die Aktivität der Raf-Kinase um 50 % und ist damit einer der wirkungsvollsten bekannten Kinase-Inhibitoren (Wilhelm u. Chien 2002). Weitere biochemische Analysen zeigten, dass Sorafenib auch andere Kinasen hemmt, u. a. die RTKs VEGFR und PDGFRα und -β. Basierend auf diesen biochemischen Wirkungen zeigte Sorafenib im Tierversuch antiproliferative und antiangiogene Effekte auf Xenotransplantate. Nach positiven Ergebnissen in klinischen Studien wurde Sorafenib 2007 für die Therapie von Nierenzellkarzinomen und hepatozellulären Karzinomen (HCC) zugelassen.

8.4 G-Protein-gekoppelte Rezeptoren

G-Protein-gekoppelte Rezeptoren (engl. G-Protein coupled Receptors, GPCRs) vermitteln die Wirkungen vieler verschiedener Signalmoleküle wie Hormone, Cytokine und Neurotransmitter. Die Rezeptoren bestehen aus einer extrazellulären ligandenbindenden Domäne, einer Sieben-Transmembrandomäne und einer intrazellulären Domäne.

GPCRs werden z. B. durch Katecholamine wie Adrenalin aktiviert (Abb. 8.**29**). Nach Aktivierung

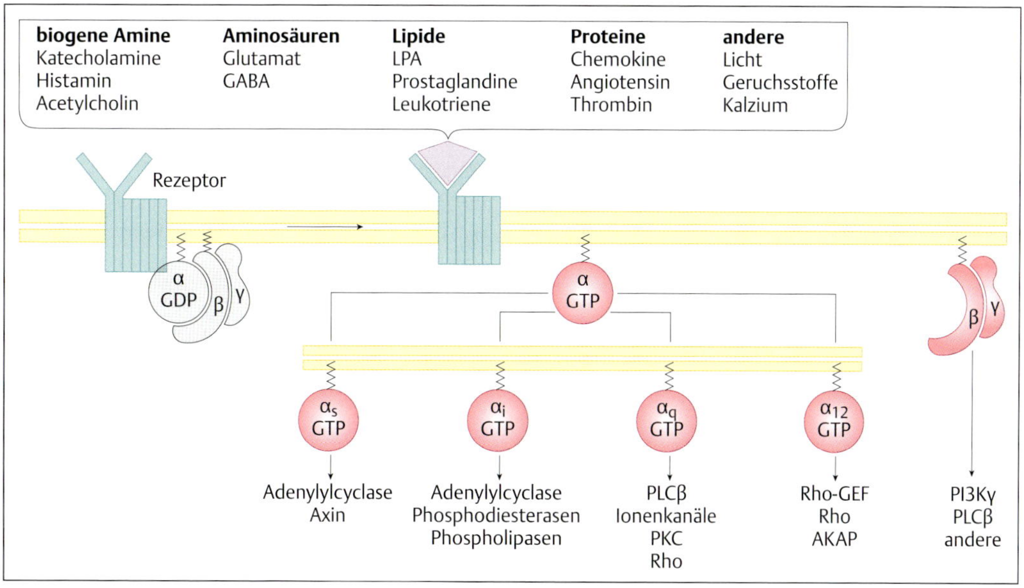

Abb. 8.**29** Die Wirkung G-Protein-gekoppelter Rezeptoren. Nach Aktivierung durch einen der genannten extrazellulären Faktoren wird das an der α-Untereinheit gebundene GDP gegen GTP ausgetauscht und der trimere Komplex aus α-, β- und γ-Untereinheit zerfällt. Je nach Isoform der α-Untereinheit können unterschiedliche Zielproteine gebunden und aktiviert werden. Auch das β-γ-Dimer kann Zielproteine aktivieren.

durch einen Liganden assoziieren die Rezeptoren mit der GDP-bindenden Form trimerer G-Proteine. Durch eine Konformationsänderung dissoziiert GDP, und das trimere G-Protein zerfällt. Die Gα-Untereinheit bindet dann GTP und assoziiert mit Zielproteinen, die dadurch aktiviert werden. Die spezifische Antwort auf einen bestimmten Liganden beruht auf der Aktivierung einer von mehreren Isoformen der Gα-Untereinheit. Je nach Isoform werden unterschiedliche Zielproteine angesteuert. Dies kann mit einer Erhöhung oder auch Erniedrigung der Konzentration eines sekundären Botenstoffs (engl. second messenger) einhergehen. Wichtige Second Messengers von GPCRs sind cAMP, Inositoltrisphosphat (IP_3) und Diacylglycerin (DAG). Das nach dem Zerfall des trimeren G-Proteins entstehende β-γ-Dimer kann ebenfalls Signale weiterleiten und Proto-Onkoproteine aktivieren, wie etwa PI3K.

Mutationen in GPCRs und in trimeren G-Proteinen findet man beispielsweise in Schilddrüsen-, Lungen- und Magenkarzinomen (Dorsam u. Gutkind 2007). Verglichen mit der großen Anzahl der verschiedenen kodierenden Gene im menschlichen Genom sind *GPCR*-Mutationen in Tumoren des Menschen allerdings relativ selten. GPCRs spielen allerdings eine Rolle bei der Entstehung des Kaposi-Sarkoms, eines häufigen Tumors in AIDS-Patienten. Endotheliale Zellen der Lymphgefäße von HIV-infizierten, immunsupprimierten AIDS-Patienten können mit dem HHV-8 (Human Herpes Virus-8) infiziert werden. HHV-8 trägt das Gen eines mutierten GPCR, der von einem entsprechenden homologen zellulären Rezeptor stammt (Couty u. Gershengorn 2004). Nach HHV-8-Infektion und Aktivierung des GPCR-Signalwegs kommt es zur Expression des Wachstumsfaktors VEGF-A und des Rezeptors VEGFR-1.

8.5 Signalwege in Tumoren

Die Störung von Signalwegen kann in Tumoren Ursache oder Folge des malignen Geschehens sein. Die Veränderung von Signalwegen ist für das Tumorgeschehen dann relevant, wenn eine Störung des Signalwegs ursächlich an der Entstehung und/oder Progression von Tumoren beteiligt ist. Auf einen ursächlichen Zusammenhang kann geschlossen werden, wenn Gene, die für Komponenten des Signalwegs kodieren, häufiger mutiert sind als es der Rate an Passenger-Mutationen entspricht (siehe Kap. 5, S. 78). Für viele der

Tabelle 8.**11** Wichtige tumorrelevante Signalwege.

Signalweg	Onkoproteine	Tumorsuppressorproteine	Wirkungen des Signalwegs	Tumoren mit gestörtem Signalweg
MAPK	KRas, B-Raf	Neurofibromin	Proliferation, Differenzierung	verschiedene
PI3K/Akt	PI3K, AKT	Hamartin, Tuberin, PTEN, FOXO	Proliferation, Apoptosehemmung	verschiedene CAs
WNT	Wnt, β-Catenin	APC, Axin	Proliferation, Differenzierung, Stammzellregulation	Kolon-CA
p53/Rb	Mdm2	Rb, p53, ATM	Proliferation, Apoptose, genomische Stabilität	verschiedene
TGF-β/SMAD	SMAD6, SMAD7	TGF-β-Rezeptor, SMAD2, SMAD4, TGF-β	Proliferation	verschiedene CAs, Leukämien
JAK/STAT	STAT3, STAT5	STAT1, SOCS1	Proliferation	verschiedene CAs, Leukämien
Hedgehog	SMO, SHH	patched, SUFU	Proliferation, Differenzierung	Basaliom, Bronchial-CA, Medulloblastom
Notch	Notch1		Proliferation, Differenzierung	Mamma-CA, Lymphome, T-Zellleukämie, Pankreas-CA
NF-κB	C-Rel	CYLD	Proliferation, Apoptose	Lymphome, CAs

CA(s): Karzinom(e).

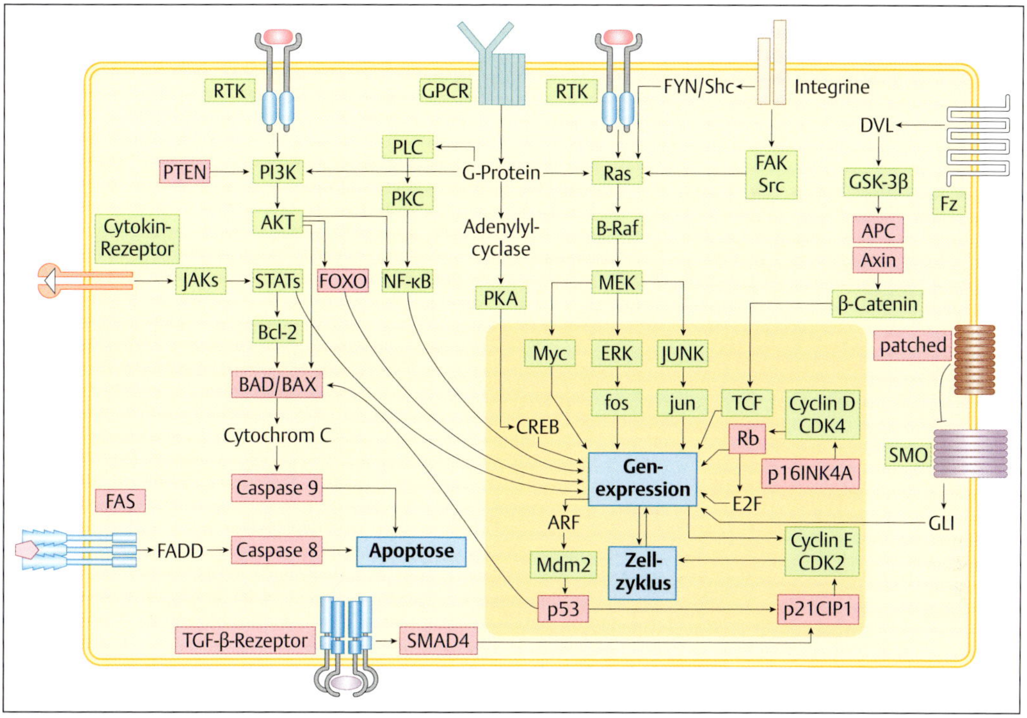

Abb. 8.**30** Vereinfachte Darstellung wichtiger Signalwege in Tumorzellen. Proto-Onkoproteine sind grün, Tumorsuppressorproteine rot dargestellt. Pfeile symbolisieren Interaktionen und generelle Wirkungen der Proteine.

mutierten Gene wurde in Zellkulturversuchen und Tierexperimenten eine kausale Bedeutung für Tumorerkrankungen belegt.

Nachfolgend sind Signalwege dargestellt, die an der Entstehung und/oder Progression von Tumoren des Menschen ursächlich beteiligt sind. Auf zellulärer Ebene spielen die Signalwege eine Rolle u. a. bei Proliferation, Differenzierung, Apoptose und DNA-Reparatur (Tab. 8.**11**). Auf Ebene des Gewebeverbands regulieren sie u. a. Zelladhäsion, Gewebsstruktur und -morphogenese sowie Angiogenese und Stromareaktion. Abb. 8.**30** zeigt die wichtigsten Signalwege, die bei der Tumorentstehung eine Rolle spielen. Darstellungen von Signalwegen mit ihren vielfältigen Proteinen und zahlreichen Interaktionen bieten mehrere Internetseiten, etwa www.biocarta.com und www.ariadnegenomics.com/products/pathway-studio/.

8.5.1 MAPK-Signalweg

Der MAPK-Signalweg (MAPK: Microtubule associated Protein Kinase) ist ein wichtiger und gut untersuchter Signalweg, der von Rezeptor-Tyrosinkinasen ausgeht (Pimienta u. Pascual 2007). Seine wichtigste Funktion ist die Aktivierung der Zellteilung. Aktivierende Mutationen im MAPK-Signalweg kommen in mehr als 50 % aller menschlichen Tumoren vor.

Der Signalweg beginnt mit der Aktivierung einer RTK (Abb. 8.**31**). Diese Aktivierung führt zur Bindung der SH2-Domäne des Adapterproteins GRB2 (Growth Factor Receptor bound 2) an die phosphorylierten Tyrosinreste der aktivierten RTK. GRB2 enthält außerdem zwei SH3-Domänen, die mit hoher Affinität an prolinreiche Domänen eines Proteins binden, das dem Drosophila-Protein „son of sevenless" (SOS) homolog ist und daher auch bei Säugern als SOS bezeichnet wird. Das SOS-Protein ist ein Guaninnukleotid-Austauschfaktor und

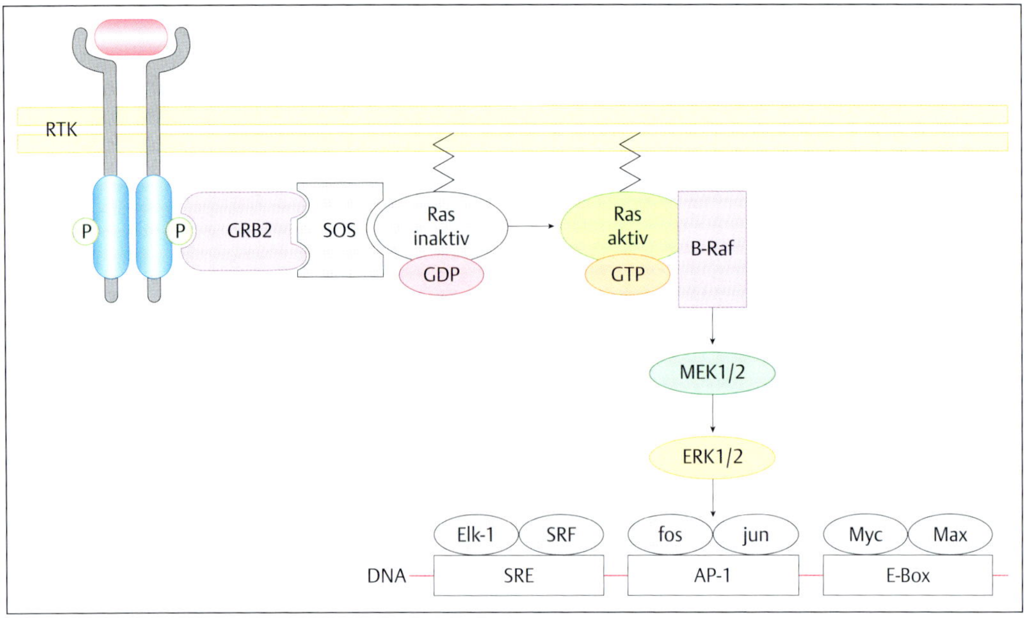

Abb. 8.**31** Klassischer MAPK-Signalweg. Nach Aktivierung des membranverankerten Ras-Proteins wird eine Kinasekaskade aktiviert, die in verschiedenen Transkriptionsfaktoren (grau) mündet. Diese binden an spezifische DNA-Motive (weiße Rechtecke).

katalysiert im direkten Kontakt mit einem der Ras-Proteine (HRas, KRas, NRas) den Nukleotidaustausch von GDP gegen GTP des Ras-Proteins. Die Notwendigkeit von GRB2 für die Aktivierung von Ras und für die Übertragung mitogener Signale wird durch verschiedene Versuche belegt. So wird durch Überexpression von GRB2 die Aktivierung von Ras nach Aktivierung des EGF-Rezeptors verstärkt. Die gemeinsame Injektion von HRas und GRB2 in ruhende Fibroblasten führt zur DNA-Synthese, im Gegensatz zur alleinigen Injektion von HRas oder GRB2 (Lowenstein et al. 1992) (Abb. 8.**32**). Die Injektion von Antikörpern gegen GRB2 verhindert, dass Zellen nach Behandlung mit EGF oder PDGF in die S-Phase eintreten oder ihr Zytoskelett rearrangieren (van der Geer et al. 1994). GRB2 bindet über seine SH2-Domäne nicht nur an Phosphotyrosinreste von aktivierten RTKs, sondern auch an Phosphotyrosinreste des Adapterproteins SHC, der Phosphotyrosinphosphatase SHP-2 und des BCR-Abl-Fusionsproteins (Abb. 8.**33**). Es gibt somit verschiedene teilweise redundante Signalwege, die in GRB2 und damit in die Aktivierung von Ras münden (Pawson u. Scott 1997).

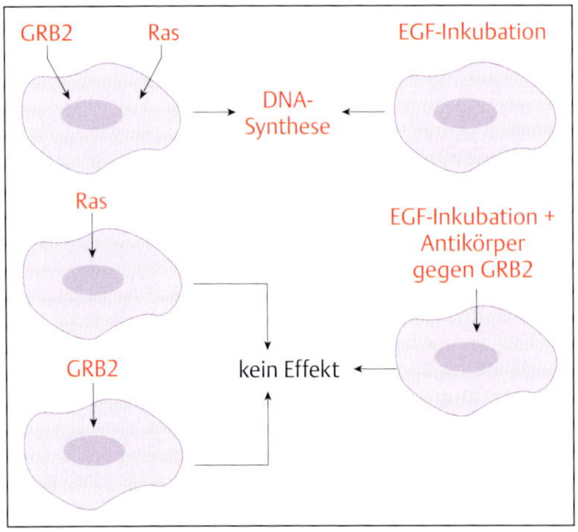

Abb. 8.**32** Experimentelle Belege für die Notwendigkeit von GRB2 für die Aktivierung von Ras und für Effekte des MAPK-Signalwegs. Nur die Injektion von GRB2 zusammen mit Ras führt zur DNA-Synthese (links), der aktivierende Effekt von EGF kann durch Injektion von Antikörpern gegen GRB2 verhindert werden (rechts).

In der GTP-gebundenen Form ist Ras in der Lage weitere Proteine zu aktivieren (Downward 2003). Die wichtigsten Effektoren mit ihren Wirkungen zeigt Abb. 8.**34**. Dazu gehören die Phosphatidylinositol-3-Kinase, der Ral-Austauschfaktor (RalGEF) und die Phospholipase C (PLC). Damit aktiviert das

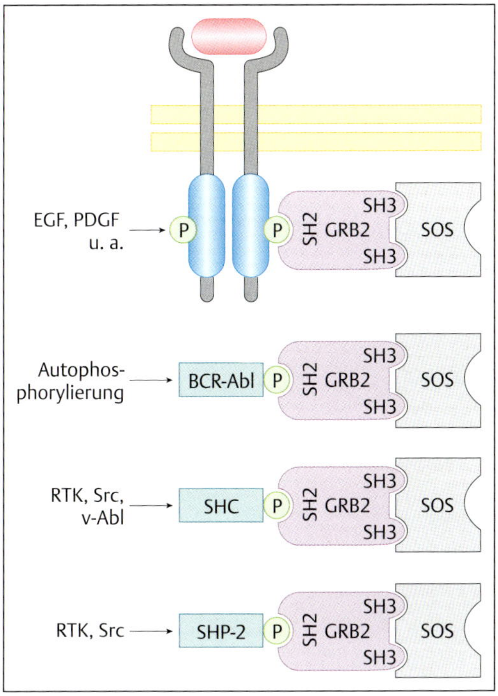

Abb. 8.**33** Möglichkeiten der Aktivierung von GRB2. Außer durch Rezeptor-Tyrosinkinasen (RTKs) kann GRB2 auch durch BCR-Abl, v-ABL und Src aktiviert werden.

Ras-Protein mehrere wichtige Signalwege bzw. verknüpft diese miteinander. Ras reguliert auf diese Weise nicht nur Zellproliferation, sondern auch Zellwanderung, Zelldifferenzierung, Angiogenese und antiapoptotische Mechanismen. Der bekannteste Ras-Effektor ist die **Serin-/Threoninkinase B-Raf**, die zur Aktivierung des klassischen MAPK-Signalwegs führt. Entscheidend für die Aktivierung der B-Raf-Kinase ist nicht die Bindung an Ras-GTP, sondern die Translokation an die Innenseite der Plasmamembran. Wird das B-Raf-Protein experimentell durch einen Lipidanker in der Membran verankert, ist es aktiv auch in Abwesenheit von Ras-GTP (Leevers et al. 1994). Man nimmt an, dass B-Raf an der Membran auf einen bisher unbekannten Faktor trifft (ein Protein oder ein Lipid), der das Protein aktiviert. Für seine volle Aktivität muss B-Raf phosphoryliert sein. Als verantwortliche Tyrosinkinase wurde u. a. die Src-Kinase identifiziert. Die B-Raf-Kinase phosphoryliert und aktiviert die Kinasen MEK 1 und 2 (MAP Kinase-ERK-Kinase), und diese wiederum aktivieren die Kinasen ERK 1 und 2 (Extrazellulär regulierte MAP-Kinase oder nur MAP-Kinase [MAPK]). Die ERK1/2-Aktivierung führt zur Phosphorylierung und Aktivierung zahlreicher Transkriptionsfaktoren, wie etwa Elk-1, fos und Myc. Diese Transkriptionsfaktoren binden an spezifische Sequenzmotive der DNA und aktivieren die Transkription wichtiger Zielgene, wie z. B. *CCND*1 (Cyclin D1-Gen) und *FOS*. Die Produkte der Zielgene vermitteln dann die weitere zellbiologische Reaktion der Zelle auf die Aktivierung des Signalwegs.

MAPK-Signalweg in Tumoren

Die Überaktivierung des MAPK-Signalwegs kann durch Mutationen in RTK-Genen sowie in den Genen *HRAS*, *KRAS*, *NRAS*, *BRAF1* und *NF1* hervorgerufen werden. Aktivierende Mutationen innerhalb des Signalwegs können sich gegenseitig kompensieren, d. h. wenn eine Station des Signalwegs mutiert ist, sind andere Stationen in der Regel nicht betroffen. Dies wird deutlich am Beispiel des papillären Schilddrüsenkarzinoms. Zwei Drittel dieser Karzinome tragen eine aktivierende Mutation entweder im Rezeptor-Tyrosinkinase-Gen *RET*, im

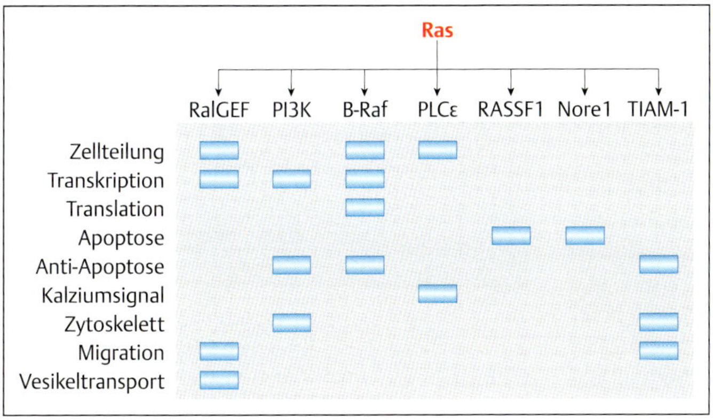

Abb. 8.**34** Die wichtigsten Effektoren des Ras-Proteins und die dadurch ausgelösten Wirkungen.

KRAS-Gen oder im *BRAF1*-Gen, aber nur in sehr wenigen papillären Schilddrüsenkarzinomen findet man Mutationen in zwei verschiedenen Genen des RTK-Signalwegs (DeLellis 2006). Warum in einem Tumor das eine Gen, aber in einem anderen Tumor ein anderes Gen desselben Signalwegs mutiert ist, ist nicht vollständig verstanden. Eine Teilerklärung liefert die Hierarchie des MAPK-Signalwegs und der Mutationen. Der Signalweg kann sich auf mehreren Ebenen verzweigen. Je höher das mutierte Signalprotein in der Hierarchie des Signalwegs liegt, desto größer ist die Wahrscheinlichkeit einer nachfolgenden Verzweigung. Eine Mutation in *RAS*-Genen hat damit weiter reichende und stärkere Auswirkungen auf die Zelle als eine Mutation im *BRAF*-Gen. Daher sind Mutationen in *RAS*-Genen „vorteilhafter" für potenzielle Tumorzellen und insgesamt häufiger als Mutationen auf funktionell darunter liegenden Ebenen.

Ras

Das *HRAS*-Gen war im Jahr 1982 das erste Onkogen, das in menschlichen Tumoren in punktmutierter Form nachgewiesen werden konnte (Chang et al. 1982). Benannt wurde das *HRAS*-Gen nach einem Tumor der Ratte (Rat Sarcoma), der durch das Harvey-Sarkomavirus ausgelöst wird, das ein mutiertes *HRAS*-Gen trägt. Drei verschiedene Gene kodieren für die hoch homologe Ras-Familie der kleinen, monomeren, GTP-hydrolysierenden Proteine, auch GTPasen oder G-Proteine genannt:

- *HRAS* und *KRAS*, die analog zu den Onkogenen aus den Nagerviren Harvey- und Kirsten-Sarkomavirus sind,
- *NRAS*, das ursprünglich aus einem Neuroblastom isoliert wurde.

RAS-Gene sind die am häufigsten mutierten Onkogene in menschlichen Tumoren. Ras-Proteine sind über eine Fettsäure, die kovalent am carboxyterminalen Ende des Proteins bindet, in der Innenseite der Zellmembran verankert. Da die biochemischen Wirkungsweisen der Ras-Onkoproteine vergleichbar sind, werden die Proteine im Folgenden zusammenfassend als Ras-Protein bezeichnet. Das Ras-Protein kann mit einem molekularen Schalter verglichen werden, der im eingeschalteten, aktiven GTP-gebundenen Zustand das eintreffende Signal vom Rezeptor in die Zelle weiterleitet (Wittinghofer u. Pai 1991) (Abb. 8.**35**). Im GDP-gebundenen Zustand ist das Protein inaktiv und die Weiterleitung des Signals ist ausgeschaltet. Der Austausch von GDP gegen GTP und damit der Übergang der inaktiven in die aktive Form des Ras-Proteins wird kataly-

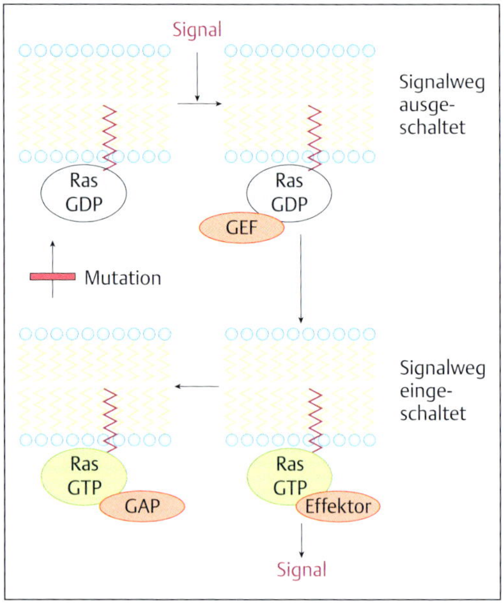

Abb. 8.**35** Ras als molekularer Schalter des MAPK-Signalwegs. Das in der Zellmembran verankerte Ras ist im GDP-gebundenen Zustand inaktiv. Ein eintreffendes Signal führt zur Bindung eines GEF (Guanine Nucleotide Exchange Factor), der den Austausch von GDP gegen GTP bewirkt. GTP-gebundenes Ras ist aktiv (grün): Es kann einen Effektor binden, der dann ein Signal weiterleitet; der Signalweg ist eingeschaltet. Das gebundene GTP wird durch die intrinsische GTPase-Aktivität des Ras-Proteins zu GDP hydrolysiert, was zur Inaktivierung des Ras-Proteins und zur Abschaltung des Signalwegs führt. Die GTPase-Reaktion wird von GAP katalysiert. Mutationen im Ras-Onkoprotein verhindern die Hydrolysereaktion, sodass der Signalweg dauerhaft eingeschaltet ist.

Tabelle 8.**12** Kleine GTPasen.

Familie	Funktion
Ras	Signalübertragung von Zellmembranrezeptoren
Rho-Familie: Rho, Rac, Cdc42	Kontrolle des Aktin-Zytoskeletts, Signalübertragung von Cytokin-Rezeptoren
ARF	intrazellulärer Vesikeltransport
Rab	Kontrolle sekretorischer und endozytotischer Vesikel
Ran	nukleärer RNA- und Proteintransport

siert von SOS (SOS1, SOS2), das zur Gruppe der Austauschfaktoren oder GEFs (Guanine Nucleotide Exchange Factors) gehört. Das aktive Ras-Protein kann mit seiner eigenen (intrinsischen) niedrigen GTPase-Aktivität das gebundene GTP zu GDP hydrolysieren und sich auf diese Weise selbst inaktivieren. Diese Inaktivierungsreaktion ist sehr langsam, sie wird jedoch um mehrere Größenordnungen beschleunigt durch GTPase-aktivierende Proteine (GAPs), wie p120GAP (p120 GTPase activating Protein) und Neurofibromin (NF1GAP, Neurofibromatose Typ 1 GTPase aktivierendes Protein). Neben Ras gibt es zahlreiche weitere GTP-bindende Proteine ähnlicher Größe, die über vergleichbare biochemische Mechanismen aktiviert und inaktiviert werden und unterschiedliche Wirkungen haben (Tab. 8.**12**).

Mutations-Hotspots im Ras-Protein und die GTPase-Reaktion

Im 21 kD großen Ras-Protein konnten die funktionellen Domänen für

- die GTPase-Funktion,
- die Bindung der GAPs,
- die Bindung der Austauschfaktoren,
- die Membranverankerung

identifiziert werden. Fast alle Mutationen in *RAS*-Genen in Tumoren liegen in den Codons 12, 13 und 61 (Abb. 8.**36**). Diese hohe Selektivität konnte nach biochemischen Analysen der GTPase-Reaktion und strukturellen Analysen der Struktur des Gα-Proteins, des Ras-Proteins und des Komplexes aus Ras und p120GAP erklärt werden (Bos et al. 2007; Vetter u. Wittinghofer 2001).

Die GTPase-Reaktion des Ras-Proteins ist im Vergleich zur Reaktion der Gα-Untereinheit der trimeren G-Proteine sehr langsam. Ursache dafür ist, dass das Ras-Protein im Gegensatz zum Gα-Protein den Übergangszustand der GTP-Hydrolyse-Reaktion nur unzureichend stabilisieren kann. Der Übergangszustand ist ein Zwischenzustand der GTP-Hydrolyse, bei dem das attackierende Wassermolekül am Phosphor des endständigen γ-Phosphats angreift (Abb. 8.**37**). Die Interaktion von Ras mit p120GAP führt zur räumlichen Stabilisierung des Glutaminrests an Position 61, der dann das Wasser-

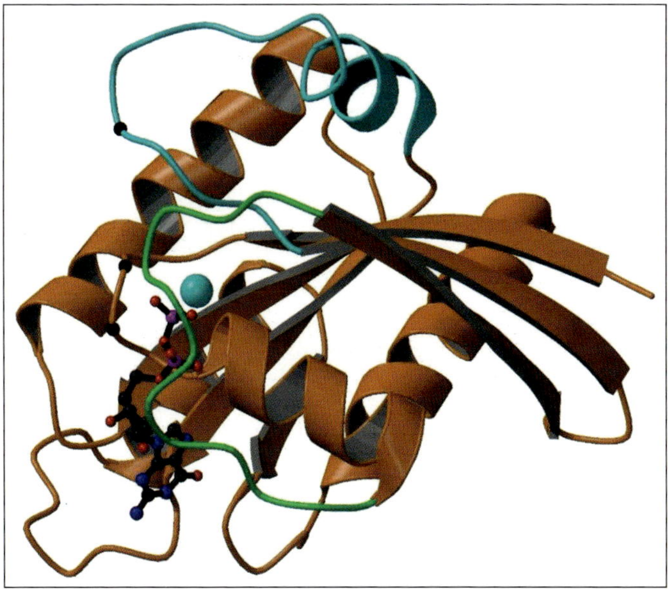

Abb. 8.**36** Dreidimensionale Struktur des aktiven Ras-Proteins im Komplex mit GDP. Die am häufigsten mutierten Positionen (engl. mutational hotspots) der Codons 12, 13 und 61 sind als schwarze Kugeln dargestellt. Die beiden flexiblen Sequenzabschnitte („switch I“, „switch II“), deren Strukturen sich bei der Aktivierung ändern, sind grün und türkis gefärbt. Das Mg^{2+}-Ion, das die Affinität für das Nukleotid erhöht, ist als hellblaue Kugel dargestellt (erstellt und freundlicherweise zur Verfügung gestellt von Dr. Ingrid Vetter auf der Basis des Datenbankeintrags 4q21 in der PDB-Datenbank [www.rcsb.org]) (Quelle: Wittinghofer und Pai, 1991; Vetter und Wittinghofer, 2001).

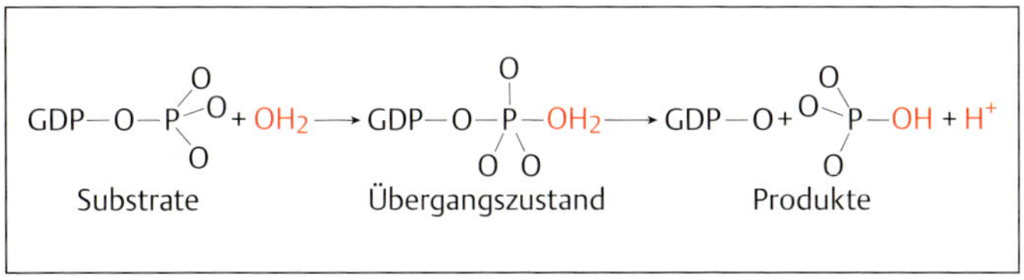

Abb. 8.**37** Schema der GTP-Hydrolyse. Das Wassermolekül greift am Phosphor des γ-Phosphats von GTP an. Die Reaktion läuft über einen Übergangszustand mit einem fünffach koordinierten Phosphoratom (Quelle: Bos et al. 2007).

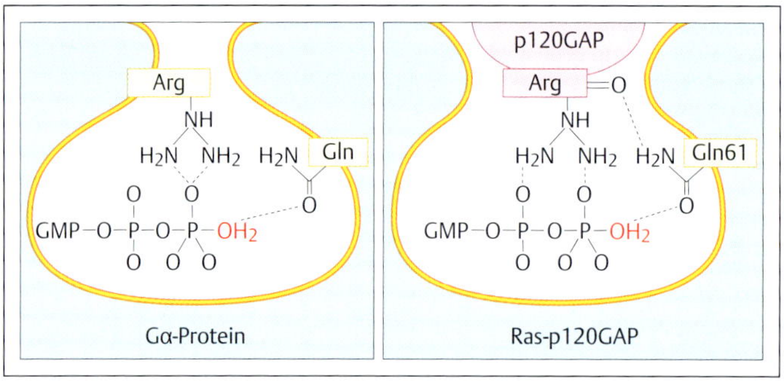

Abb. 8.**38** Übergangszustand der GTP-Hydrolyse in der Gα-Untereinheit eines trimeren G-Proteins (links) und im Ras-p120GAP-Komplex (rechts). Der Übergangszustand wird durch einen Argininrest und einen Glutaminrest stabilisiert. Der Glutaminrest 61 ist ein Mutations-Hotspot in vielen Tumoren. Der Argininrest ist Teil des Gα-Proteins selbst oder des assoziierten p120GAP-Proteins (rosa) (Quelle: Bos et al. 2007).

molekül im Übergangszustand koordiniert (Abb. 8.**38**). Außerdem schiebt p120GAP einen Argininrest – den sogenannten Arginin-Finger oder Finger-Loop – in die Phosphatbindungstasche, der den Übergangszustand stabilisiert (Scheffzek et al. 1997) (Abb. 8.**39**). Das Gα-Protein besitzt diesen stabilisierenden Argininrest selbst und kann so den Übergangszustand auch ohne GTPase-aktivierendes Protein stabilisieren. Die Mutation des Glutaminrests 61 führt dazu, dass der Übergangszustand der Hydrolysereaktion nicht mehr stabilisiert werden kann. Der Austausch eines der beiden Glycinreste an Position 12 bzw. 13 verhindert die räumlich exakte Orientierung sowohl des Glutaminrests 61 als auch des Argininrests des p120GAP-Proteins. Alle drei Mutationen führen zur Fixierung des Ras-Proteins in der GTP-gebundenen Form. Die GTPase-Reaktion des mutierten Ras-Proteins ist nicht mehr durch p120GAP aktivierbar, das Ras-Protein ist konstitutiv aktiv.

Membranverankerung von Ras

Das Ras-Protein ist nur in membrangebundener Form aktiv. Voraussetzung für die Membranverankerung ist die kovalente Isoprenylierung des Proteins durch das Enzym Farnesyltransferase (FT), das eine Farnesylgruppe aus Farnesylpyrophosphat

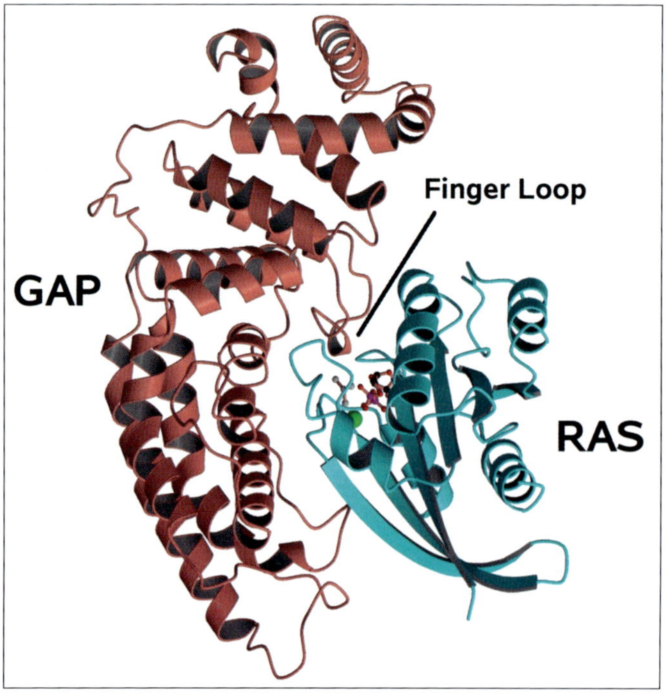

Abb. 8.**39** Dreidimensionale Struktur des Ras-Proteins (türkis) im Komplex mit p120GAP (rot). Das p120GAP-Protein katalysiert die GTP-Hydrolyse-Reaktion mithilfe des „Finger-Loops“, der mit Hilfe eines Argininrests den Übergangszustand der Reaktion stabilisiert (erstellt und freundlicherweise zur Verfügung gestellt von Dr. Ingrid Vetter auf der Basis des Datenbankeintrags 1wq1 in der PDB-Datenbank [www.rcsb.org] von Scheffzek et al., 1997).

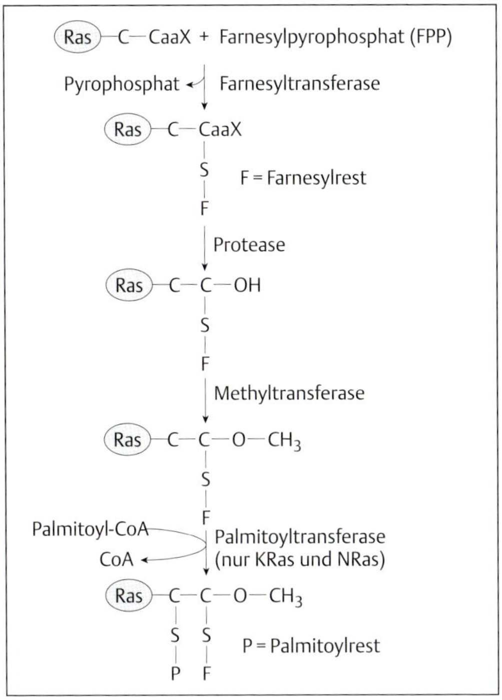

Abb. 8.**40** Posttranslationale Modifikationen von Ras-Proteinen. C: Cystein; a: aliphatische Aminosäure; X: beliebige Aminosäure.

(FPP) auf das Cytosin der sogenannten CaaX-Box des Ras-Proteins überträgt (Abb. 8.**40**). Als CaaX-Box werden die carboxyterminalen vier Aminosäuren des Ras-Proteins bezeichnet (C für Cystein, aa für zwei aliphatische Aminosäuren und X für eine beliebige Aminosäure). Anschließend kann KRas an der Innenseite der Membran verankert werden. HRas und NRas werden noch zusätzlich durch Übertragung eines Palmitinsäurerests auf das Cystein vor der CaaX-Box modifiziert, bevor sie verankert werden.

Farnesyltransferase-Inhibitoren als neue Therapeutika

Die wichtigsten Strategien zur Entwicklung von Therapeutika gegen Tumoren mit überaktiviertem Ras-Signalweg sind die Hemmung der beteiligten Kinasen oder der Aktivität von Ras selbst. Eine Strategie zielt darauf ab, die Aktivierung des Ras-Proteins zu verhindern. Farnesyltransferase-Inhibitoren (FTIs) sollten die posttranslationale Modifikation des Ras-Proteins blockieren und die Membranverankerung des Proteins verhindern. Als FTIs wurden Strukturanaloga beider Substrate der FTase-Reaktion zur kompetitiven Hemmung der Reaktion entwickelt (Konstantinopoulos et al. 2007). Das erste Substrat der Reaktion ist die CaaX-Box des Ras-Proteins, auf die die Farnesylgruppe übertragen wird. Tatsächlich wurden ausgehend von der CaaX-Box mithilfe der kombinatorischen Chemie effiziente FTIs entwickelt (Abb. 8.**41**). Das trizyklische, oral applizierbare Ionafarnib (Sarasar) war der erste FTI in klinischen Testreihen. Neben einer deutlichen Antitumoraktivität war das Medikament von einer starken gastrointestinalen Toxizität begleitet. Die Kombinationstherapie mit den beiden Zytostatika

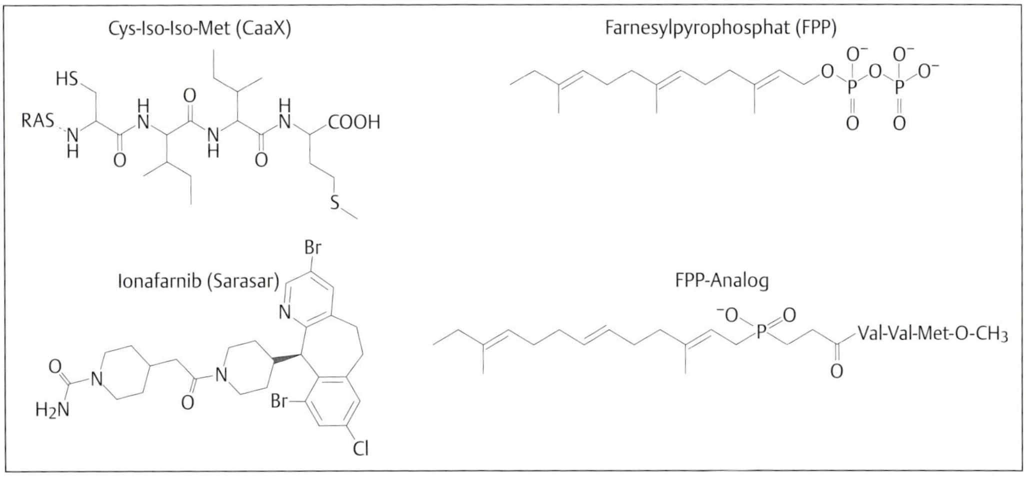

Abb. 8.**41** Physiologische Substrate (oben) der Farnesyltransferase-Reaktion und Beispiele für Substratanaloga, die die Farnesyltransferase-Reaktion hemmen (unten).

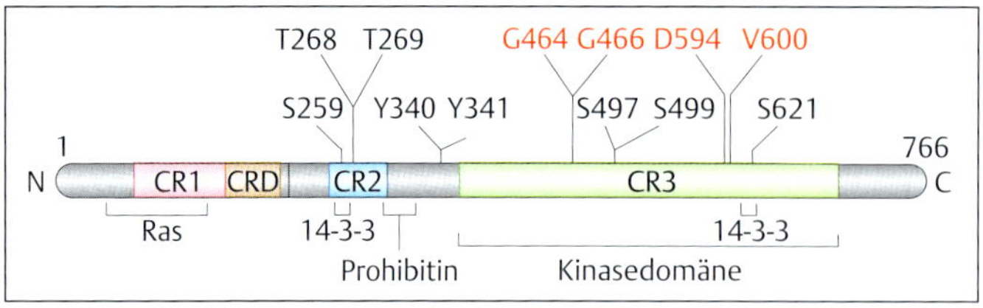

Abb. 8.**42** B-Raf mit Domänen und Interaktionspartnern. Wichtige Phosphorylierungspositionen sind gezeigt; die Positionen der häufigsten Mutationen sind rot markiert. CR1–CR3: konservierte Region; CRD: cysteinreiche Domäne.

Gemcitabin und Paclitaxel zeigte bei geringerer Dosis geringere Toxizität bei deutlicher Wirkung gegen Pankreas- und nicht kleinzellige Lungentumoren (NSCLC). Eine zweite Möglichkeit besteht in der Hemmung der FTase-Reaktion mit Analoga des zweiten Substrats, des FPPs. Da diese Moleküle auch mit FPP in anderen Reaktionen, wie etwa in der Squalensynthese, konkurrieren, verursachen sie starke Nebenwirkungen.

B-Raf

Die Produkte der drei paralogen RAF-Gene *RAF1*, *ARAF* und *BRAF* sind Serin/Threonin-Kinasen. Wenn nicht eine spezielle Kinase gemeint ist, werden die Produkte der *RAF*-Gene nachfolgend als Raf-Kinase oder Raf bezeichnet. Raf-Kinase wird von aktivem Ras-GTP direkt gebunden und aktiviert. Von den drei *RAF*-Genen ist nur das *BRAF*-Gen in Tumoren des Menschen mutiert. Raf-Proteine besitzen drei konservierte Domänen (CR1–CR3) (Abb. 8.**42**). CR1 ist cysteinreich, CR2 serin- und threoninreich und CR3 entspricht der Kinasedomäne. Experimentelle Befunde sprechen dafür, dass Raf durch Bindung des 14-3-3-Proteins an die beiden Phosphoserinreste S259 und S621 in einer geschlossenen Konformation gehalten wird (Abb. 8.**43**). Für die Dissoziation von 14-3-3 und die Aktivierung des Raf-Proteins sind die Proteine Prohibitin und Prolylisomerase notwendig. Die Aktivierung wird gehemmt durch das Raf-Kinase-Inhibitor-Protein. Nach Bindung an Ras-GTP wird das Protein entfaltet und für aktivierende Kinasen zugänglich. Die Positionen T268 und T269 werden von Raf selbst und von einer Ceramid-abhängigen Kinase phosphoryliert, Y340 und Y341 werden von Src und JAK phosphoryliert, S497 und S499 werden von PKC phosphoryliert (Morrison u. Cutler 1997).

Mutationen im *BRAF*-Gen wurden bei einem genomweiten Screen nach mutierten Genen gefunden (Davies et al. 2002). *BRAF*-Mutationen sind mit einer Mutationsrate von mehr als 60 % besonders häufig in malignen Melanomen und in papillären Schilddrüsenkarzinomen (Dhomen u. Marais 2007). Die *BRAF*-Mutation ist ein sehr frühes Ereignis in der Tumorentwicklung, *BRAF*-Mutationen werden bereits in Naevi, den gutartigen Frühstadien der Melanome gefunden. Möglicherweise ist die Mutation des *BRAF*-Gens das erste und entscheidende Ereignis bei der UV-Licht-induzierten Entstehung des malignen Melanoms (siehe Kap. 4, S. 72). Ungefähr 7 % aller Tumoren des Menschen tragen Mutationen im *BRAF*-Gen. Bisher wurden mehr als 30 Missense-Mutationen in menschlichen Tumoren gefunden, die meisten davon in der Kinasedomäne. Mehr als 40 % der sporadischen Kolon-

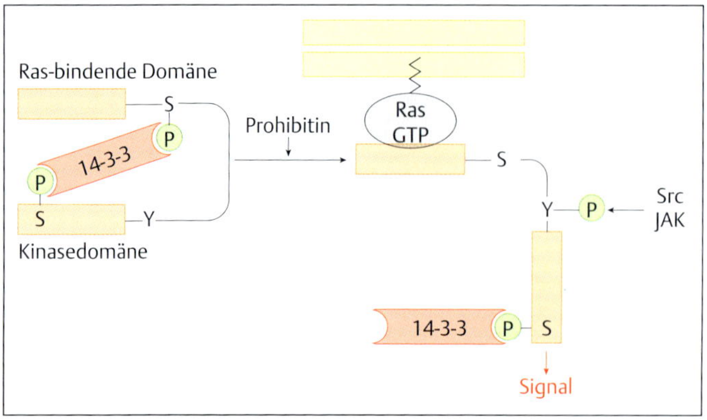

Abb. 8.**43** Modell der Aktivierung von B-Raf. Durch Bindung des 14-3-3-Proteins an zwei Serinreste wird B-Raf in einer geschlossenen und inaktiven Konformation gehalten. Nach Bindung an aktives Ras-GTP nimmt B-Raf eine offene und aktive Konformation an. Tyrosinphosphorylierung durch Src und JAK erhöht die enzymatische Aktivität.

karzinome mit Mikrosatelliten-Instabilität (MSI) tragen eine *RAF*-Mutation, während nur 5 % der Tumoren ohne MSI eine Mutation tragen. Die häufigste Mutation ist V600E im Aktivierungssegment der Kinasedomäne, die 90 % aller *BRAF*-Mutationen ausmacht. Die V600E-Mutante des B-Raf-Proteins erfüllt die klassischen Kriterien eines Onkoproteins. Die mutierte Kinase ist annähernd 500-mal aktiver als das Wildtypprotein, sie stimuliert den MAPK-Signalweg unabhängig von Ras, und das mutierte Gen transformiert NIH3T3-Fibroblasten (Wan et al. 2004).

Neurofibromin

Die **Neurofibromatose Typ 1** (**Morbus Recklinghausen**) war die erste erbliche Tumorerkrankung, deren Genetik aufgeklärt werden konnte. Der deutsche Arzt Daniel Friedrich von Recklinghausen beschrieb 1882 zum ersten Mal die klinischen und pathologischen Charakteristika der Krankheit. Symptome der Neurofibromatose Typ 1 sind zentimetergroße milchkaffeefarbene Veränderungen der Haut (Café-au-lait-Flecken), häufig symptomfreie Tumoren der Sehbahn sowie Neurofibrome. Neurofibrome sind gutartige Tumoren, die von den Schwannzellen der Nervenfasern ausgehen, die in der Haut verlaufen. Die Haut der Patienten kann mit bis zu 1000 Neurofibromen unterschiedlicher Größe bedeckt sein. Im Nervensystem können sich auch bösartige Tumoren, wie periphere Fibrosarkome oder Glioblastome (Tumoren der Astrozyten im Gehirn) entwickeln. Die Diagnose wird meist anhand des klinischen Bilds bereits in der Kindheit gestellt.

In Deutschland gehört Neurofibromatose Typ 1 zu den häufigsten erblichen Krebsprädispositionen; man schätzt die Erkrankungsrate auf etwa 30–40 pro 100000 Einwohner. In der Hälfte der Fälle handelt es sich um Neumutationen in der Keimbahn, was auf die ungewöhnliche Größe des verantwortlichen Gens *NF1* zurückgeführt wird. Die 12394 Basen lange mRNA ist auf 57 Exons verteilt, die sich über mehr als 400 kb des Chromosoms 17 erstrecken. Die meisten Neurofibromatose-Typ-1-Patienten tragen Keimbahnmutationen im *NF1*-Gen. In der großen Mehrzahl der Tumoren dieser Patienten ist das zweite Allel durch Verlust der Heterozygotie (LOH) inaktiviert. Allerdings wurden auch Tumoren mit monoallelischen Mutationen gefunden. Eine Ursache für die Erkrankung könnte in diesen Fällen eine Haploinsuffizienz sein. Dies bedeutet, dass bereits eine Verminderung der Konzentration des Genprodukts Krankheitszeichen auslösen kann. In der Tat wurden in solchen Tumoren deutlich geringere Konzentrationen des Genprodukts gefunden. Der 7800 bp umfassende offene Leserahmen des *NF1*-Gens kodiert für das 300 kD große Protein Neurofibromin. Durch Vergleich der Aminosäuresequenz mit der Sequenz bekannter Proteine in Datenbanken wurde die Homologie einer Neurofibromin-Domäne mit der GTPase-aktivierenden Domäne des menschlichen p120GAP gefunden (Cichowski u. Jacks 2001). Tatsächlich stimuliert diese Domäne des Neurofibromins die GTPase-Reaktion des Ras-Proteins. Entsprechend ist die Menge des aktiven Ras-GTP-Proteins in Neurofibromatose-Typ-1-Tumoren höher als in Normalzellen. Viele *NF1*-Mutationen führen zum Verlust der GTPase-stimulierenden Aktivität von Neurofibromin. Entgegen der Vorstellung zur Funktion von Neurofibromin als Ras-GTPase-aktivierendes Protein kann allerdings die Teilung von Tumorzellen mit *NF1*-Mutationen durch Zugabe eines Ras-Inhibitors nicht gehemmt werden. Dieses Ergebnis spricht dafür, dass Neurofibromin neben der GTPase-stimulierenden Funktion noch weitere Funktionen ausübt.

8.5.2 PI3K/AKT-Signalweg

Erste Schritte des PI3K/AKT-Signalwegs

> ▶ Als RTK-Signalweg beginnt der PI3K/AKT-Signalweg mit der Aktivierung einer RTK, wie etwa des PDGF- oder des EGF-Rezeptors. Nach Autophosphorylierung interagieren die Phosphotyrosinreste des Rezeptors mit den SH2-Domänen der Phosphatidylinositol-3-Kinasen (Phosphoinositid 3-Kinasen, PI3Ks). PI3Ks sind Mitglieder einer Familie intrazellulärer Lipidkinasen, die die 3'-Hydroxyl-Gruppe von Phosphatidylinositol und Phosphoinositiden phosphorylieren.

Nach Primärstruktur, Substratpräferenz, Gewebsverteilung, Mechanismus der Aktivierung und Funktion werden PI3Ks in drei Klassen (I–III) eingeteilt. Für die Regulation von Proliferation, Apoptose, Motilität und Metabolismus sind vor allem PI3Ks der Klasse I von Bedeutung (Oak et al. 2007) (Abb. 8.**44**). Bevorzugtes Substrat dieser Enzyme ist Phosphatidylinositol(4,5)bisphosphat (PIP2), das in Phosphatidylinositol(3,4,5)trisphosphat (PIP3) umgesetzt wird. Klasse-I-PI3Ks bestehen

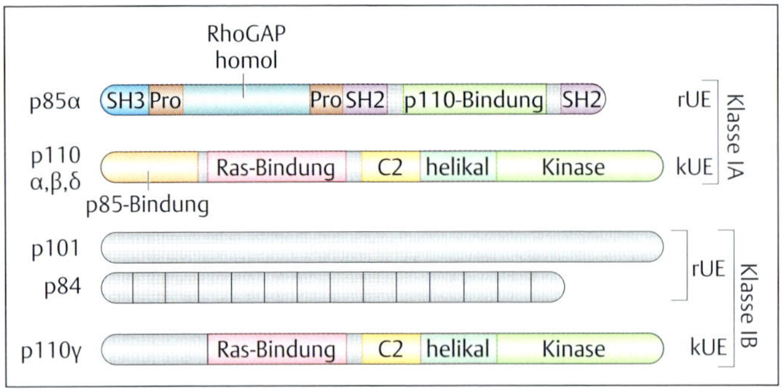

Abb. 8.**44** Domänenstrukturen der Untereinheiten von PI3-Kinasen der Klassen IA und IB. Von den fünf regulatorischen Untereinheiten (rUEs) der PI3Ks der Klasse IA ist nur eine beispielhaft gezeigt (Quelle: Oak et al. 2007).
kUE: katalytische Untereinheit; Pro: prolinreiche Sequenz; C2: lipidbindende C2-Domäne.

aus einer regulatorischen und einer katalytischen Untereinheit. Nach Bindung der regulatorischen Untereinheiten an entsprechende Erkennungsmotive wird die katalytische Untereinheit aktiviert. Die regulatorischen Untereinheiten von PI3Ks der Untergruppe IA besitzen jeweils zwei SH2-Domänen, die an Phosphotyrosinreste in entsprechenden Erkennungsmotiven binden. Diese PI3-Kinasen liegen somit im Signalweg von (Rezeptor-)Tyrosinkinasen. Die regulatorischen Untereinheiten von PI3-Kinasen der Untergruppe IB binden an die βγ-Untereinheiten von G-Proteinen, die die Signale von G-Protein-gekoppelten Rezeptoren (GPCRs) weiterleiten. Die p110β-Isoform der regulatorischen Untereinheiten von PI3Ks der Untergruppe IA wird sowohl durch Phosphotyrosinreste als auch βγ-Untereinheiten trimerer G-Proteine gebunden und integriert auf diese Weise die Signale von RTKs und GPCRs. Nachfolgend wird die Funktion von PI3Ks der Untergruppe IA dargestellt. Zur

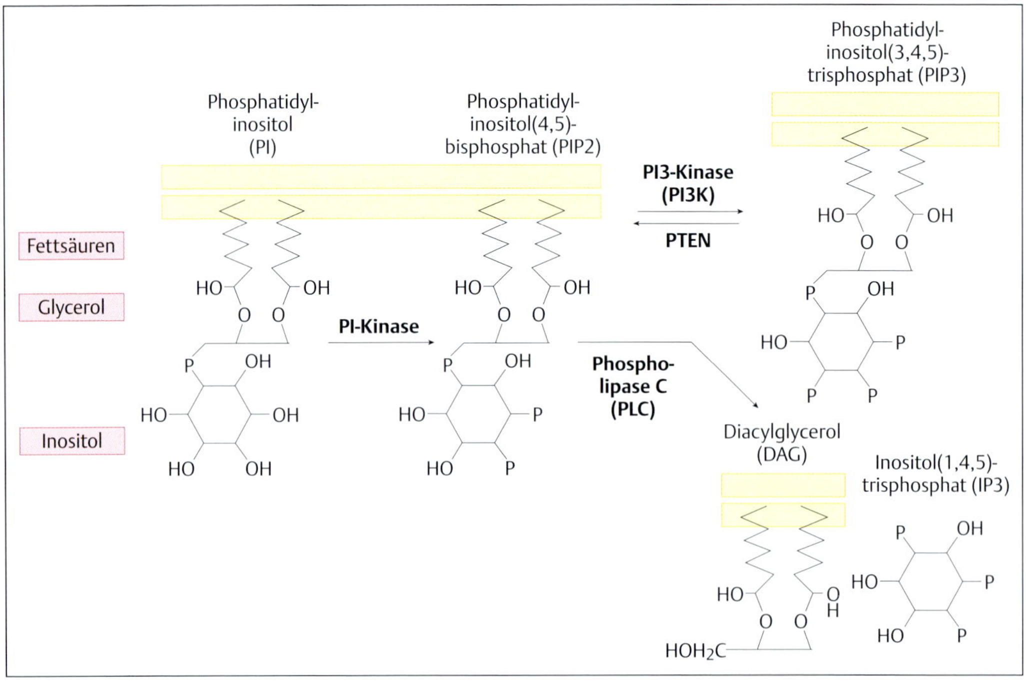

Abb. 8.**45** Entstehung von PIP2, PIP3, DAG und IP3. Phosphatidylinositol (PI) ist ein Membranbestandteil aus Inositol und Phosphatidylglycerol, der mit zwei hydrophoben Fettsäureresten in der Zellmembran verankert ist. Nach Phosphorylierung durch eine PI-Kinase entsteht PIP2, das entweder von der PI3-Kinase zu PIP3 phosphoryliert oder von der Phospholipase C zu DAG und IP3 gespalten werden kann. DAG aktiviert die Proteinkinase C, PIP3 dient als Anker für Proteine mit PH-Domänen. Die Rückreaktion von PIP3 zu PIP2 wird katalysiert durch die Phosphatase PTEN.

Vereinfachung werden die Isoenzyme dieser Gruppe unter der Bezeichnung PI3K zusammengefasst.

Die Bindung der regulatorischen Untereinheit der PI3-Kinase an Phosphotyrosinreste von RTKs, beispielsweise des PDGF-Rezeptors, oder an Phosphotyrosinreste von RTK-Substraten führt zur Konformationsänderung und Aktivierung der katalytischen Untereinheit des Enzyms. Ein wichtiges RTK-Substrat, das PI3K aktiviert, ist IRS-1 (Insulinrezeptor-Substrat-1). PI3K kann auch durch GTP-gebundenes Ras aktiviert werden. Entscheidend für die Aktivierung der PI3K durch RTKs, IRS-1 oder Ras ist die Translokation des Proteins an die Innenseite der Zellmembran. Dort sind die Substrate der PI3K lokalisiert, darunter das Membranlipid Phosphatidylinositol(4,5)bisphosphat (PIP2) (Abb. 8.**45**). PI3K phosphoryliert PIP2 zum Second Messenger Phosphatidylinositol(3,4,5)trisphosphat. (PIP3). PIP3 bindet die Serin/Threoninkinase AKT, auch PKB (Proteinkinase B) genannt, die über diese Bindung an die Innenseite der Zellmembran transloziert wird. AKT bindet mit seiner PH-Domäne an PIP3 und wird dadurch aktiviert. AKT phosphoryliert dann viele weitere Proteine, wie etwa BAD (Bcl-2 Antagonist of Cell Death) oder GSK-3β (Glykogensynthase-Kinase-3β). Als Folge werden Zellüberleben und Proliferation gefördert. Durch gezielte Mutagenese des PDGF-Rezeptors wurde gezeigt, dass die Bindung der PI3K eine notwendige Bedingung für die mitogene Wirkung des Rezeptors ist (Fantl et al. 1993). PIP2 kann nicht nur zu PIP3 phosphoryliert werden, sondern auch von der Phospholipase C (PLC) zu DAG (Diacylglycerol) und IP3 (Inositol(1,4,5)trisphosphat) gespalten werden. Der Second Messenger IP3 führt zur Öffnung von Ca^{2+}-Kanälen des endoplasmatischen Retikulums und zur Erhöhung der zytosolischen Ca^{2+}-Konzentration. DAG aktiviert die Kinase PKC (Proteinkinase C), die ihrerseits viele Substrate phosphoryliert (Carnero et al. 2008).

PI3-Kinasen

Erste Hinweise auf die Bedeutung von PI3-Kinasen für die Tumorentstehung ergaben sich aus dem Befund, dass das virale Onkogen des ASV 16 (Avian Sarcoma Virus 16) für eine PI3-Kinase kodiert. Wie zuvor ausgeführt sind an der Regulation von Zellproliferation und Apoptose und damit auch an der Tumorentstehung PI3-Kinasen der Klasse IA beteiligt. Diese Proteine bestehen aus der katalytischen Untereinheit p110α, p110β oder p110δ und einer von fünf assoziierten regulatorischen Untereinheiten (Engelman et al. 2006). Bei der Entstehung bzw. Progression von Tumoren stehen die katalytische p110α-Untereinheit und die regulatorische p85-Untereinheit im Vordergrund, auf die nachfolgend Bezug genommen wird. In nicht proliferierenden Zellen bindet p85 an p110α und inaktiviert die Kinase. Nach Aktivierung des PI3K/AKT-Signalwegs durch einen Wachstumsfaktor bindet die SH2-Domäne der p85-Untereinheit an phosphorylierte Tyrosinreste der aktivierten Rezeptor-Tyrosinkinasen oder von Adaptermolekülen wie IRS-1. Hierdurch wird in p110α eine Konformationsänderung induziert, die Bindung von regulatorischer und katalytischer Untereinheit wird getrennt (Abb. 8.**46** und Abb. 8.**13**). Freies p110α kann an die Innenseite der Plasmamembran binden, wo es katalytisch aktiv ist. Die Kinaseaktivität von p110α kann auch durch die aktive GTP-gebundene Form von Ras-Proteinen aktiviert werden. Die nicht mutierte Wildtypform der p110α-Untereinheit der PI3K wirkt nicht transformierend. Allerdings können zahlreiche verschiedene Mutationen das Enzym onkogen aktivieren: Punktmutationen aktivieren die Kinase, Mutationen im Promotor führen zur Überexpression und manche Mutationen verankern p110α dauerhaft in der Membran.

Eine systematische Sequenzierung der Gene, die Klasse IA-PI3-Kinasen kodieren, ergab, dass in kolorektalen Karzinomen nur das *PIK3CA*-Gen, das die katalytische Untereinheit p110α kodiert, von Punktmutationen betroffen ist. Weitere Sequenzanalysen zeigten, dass das Gen in etwa einem Viertel der spontanen kolorektalen und Mammakarzinome Punktmutationen aufweist (siehe Kap. 5, S. 92). Das *PIK3CA*-Gen gehört damit zu denjenigen Tumorgenen, die in Tumoren des Menschen am häufigsten mutiert sind (Karakas et al. 2006). Mehr als 80 % der Mutationen betreffen zwei Domänen der kodierten p110α, nämlich die katalytische bzw. die helikale Domäne. Punktmutationen in beiden Domänen verstärken die Lipidkinaseaktivität des Enzyms. In Zellen kolorektaler Karzinome werden nach Synthese von PIP3 die Proteinkinase AKT1 sowie die Produkte des *FOXO1*-Gens (FKHR) und des *FOXO3*-Gens (FKHRL1) phosphoryliert. Zellen, in denen eine punktmutierte p110α-Untereinheit der PI3-Kinase mit erhöhter Aktivität exprimiert wird, zeigen verstärkte Migration und invasives Wachstum. Nach Injektion von Kolonkarzinomzellen in die Schwanzvene von Nacktmäusen wuchsen nur solche Zellen zu Metastasen aus, in denen die p110α-Untereinheit mutiert war (Samuels et al.

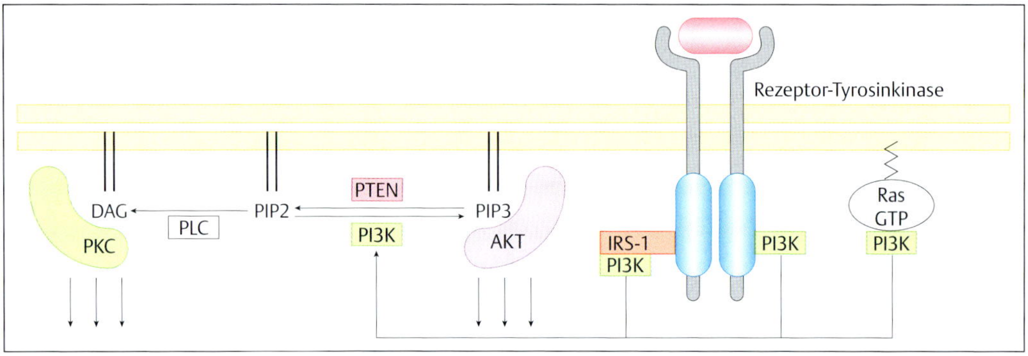

Abb. 8.**46** Erste Schritte des PI3K/AKT-Signalwegs. Die Phosphatidylinositol-3-Kinase (PI3K) kann durch Bindung an Phosphotyrosinreste von RTKs oder von RTK-Substraten (IRS-1) oder durch Bindung an Ras aktiviert werden. PI3K katalysiert die Bildung von PIP3 aus PIP2. AKT bindet an PIP3 und wird aktiviert. Die Rückreaktion von PIP3 zu PIP2 wird durch PTEN katalysiert. PIP2 kann von der Phospholipase C (PLC) zu DAG und IP3 abgebaut werden. DAG aktiviert die Proteinkinase C (PKC).

2005). Die mutierte p110α-Untereinheit spielt somit vor allem bei der Tumorprogression eine Rolle. Dies stimmt mit dem Befund überein, dass *PIK3CA*-Mutationen in der Adenom-Karzinom-Sequenz der kolorektalen Karzinogenese am Übergang von Adenomen in Karzinome auftreten.

Therapie: PI3K-Inhibitoren

Da ein potenzieller Inhibitor der PI3K möglicherweise starke Wirkung auf das Tumorzellwachstum hat, wird in vielen Studien nach PI3K-Inhibitoren gesucht (Marone et al. 2008). Der zuerst identifizierte und bekannteste PI3K-Inhibitor ist das Pilzgift **Wortmannin** (Abb. 8.**47**), das kovalent an p110α bindet. Aufgrund der hohen Lebertoxizität im Tierversuch kann Wortmannin nicht klinisch eingesetzt werden. Zahlreiche weitere Naturstoffe, u. a. auch die Methylxanthine Koffein und Theophyllin und das Flavonoid Quercetin, hemmen p110α in vitro bei hoher Konzentration und mit geringer Affinität.

Der erste synthetische PI3K-Inhibitor war **LY294002** (Vlahos et al. 1994). Im Vergleich zu Wortmannin bindet LY294002 mit geringerer Affinität und nicht kovalent an die Untereinheiten p110α, p110β und die Untereinheit p110γ der Klasse IB-PI3-Kinasen. Dieser Nachteil wird ausgeglichen durch die höhere chemische Stabilität und längere biologische Halbwertszeit. Allerdings zeigt LY294002 genau wie Wortmannin geringe Spezifität; beide Moleküle hemmen zahlreiche andere Kinasen. Ein spezifischer Inhibitor ist **AS-605240**, der die Untereinheit p110γ mit 10-fach höherer Spezifität hemmt als die Untereinheit p110α. AS-605240 inhibiert bis zu einer Konzentration von 1 μM keine anderen Kinasen. Aufgrund der hohen inhibitorischen Aktivität gegen p110γ, die bei Entzündungsvorgängen eine wichtige Rolle spielt, dient AS-605240 als Ausgangspunkt für die Suche nach neuen antiinflammatorischen Therapeutika. Die beiden synthetischen Polyaromaten **XL147** und **XL765** zeigten starke inhibitorische Aktivität gegen PI3K und gegen mTOR in vitro. In einem Xenotransplantationsmodell hemmen XL147 und XL765 Tumorwachstum und Angiogenese. Beide Moleküle zeigten in ersten klinischen Testreihen vielversprechende Ergebnisse gegen austherapierte solide Tumoren (www.exelixis.com).

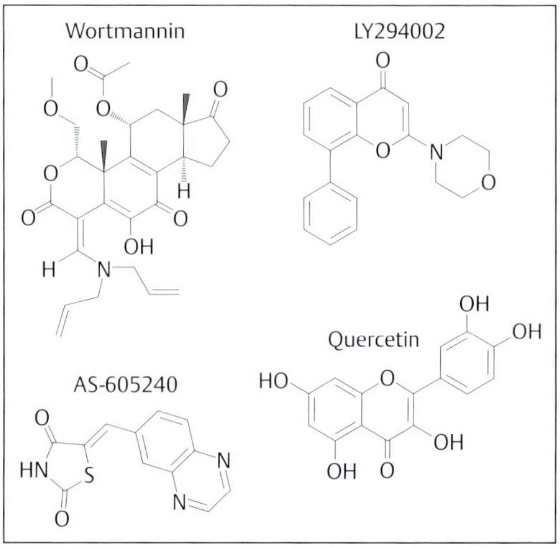

Abb. 8.**47** Beispiele für PI3K-Inhibitoren.

AKT (Proteinkinase B)

AKT (oder Proteinkinase B, PKB) ist ein vielfältiges und wichtiges Protein der Signaltransduktion und der Tumorentstehung (Tokunaga et al. 2008). Gene der *AKT*-Gruppe sind Homologe des viralen Onkogens v-*akt* aus dem onkogenen Mäuse-Retrovirus AKT8 (Acute transforming Retrovirus 8). Die Gruppe der *AKT*-Gene umfasst drei Mitglieder: *AKT1*, *AKT2* und *AKT3*. Das *AKT2*-Gen kann in Mamma- und Ovarialkarzinomen amplifiziert und dadurch überexprimiert sein. Die Überexpression führt zur Transformation der Zelle und zur Resistenz gegen viele apoptoseinduzierende Zytostatika. Im Folgenden werden die Produkte der *AKT*-Gene unter der Bezeichnung AKT zusammengefasst. AKT ist eine Serin/Threonin-Kinase und homolog zu den Kinasen PKA (Proteinkinase A) und PKC (Proteinkinase C). AKT fördert in der gesunden Zelle Zellwachstum und -proliferation und hemmt physiologische Signale, die Apoptose und Autophagie aktivieren. Ebenso kann AKT Glucosetransport und -abbau sowie die Glykogensynthese regulieren.

Der Second Messenger PIP3 bindet nicht nur an AKT, sondern auch an PDK1 und PDK2 (Phosphatidylinositol dependent Kinases 1 und 2). Die Bindung führt zum Transfer der Proteine an die Innenseite der Zellmembran, wo sich die drei Proteine treffen. Die PDKs können AKT durch Phosphorylierung an einem Serin- und an einem Threoninrest aktivieren. Möglicherweise kann AKT auch über einen PIP3-unabhängigen Weg durch die Kinase PKA phosphoryliert und aktiviert werden.

Von der Proteinkinase AKT zweigen verschiedene Signalwege ab, die nachfolgend kurz dargestellt werden (Abb. 8.**48**). Auf Details wird im weiteren Verlauf dieses Kapitels eingegangen. In Abwesenheit von Wachstumsfaktoren geht eine gesunde Zelle nach kurzer Zeit durch Apoptose unter. Wachstumsfaktoren sichern das Überleben der Zelle und verhindern die Apoptose vor allem durch direkte und indirekte Aktivierung des AKT-Signalwegs. Die durch AKT vermittelte Phosphorylierung des Proteins BAD sowie anderer Proteine der Bcl-2-Familie führt zur Dissoziation des Bcl-2/Bcl-X-Komplexes, was zum Verlust der apoptoseaktivierenden Funktion von BAD führt. AKT phosphoryliert auch Transkriptionsfaktoren der FOXO-Gruppe (FOXO: Forkhead Box O). In der normalen Zelle aktivieren FOXO-Proteine die Transkription zellzyklushemmender Gene wie *CDN1A* (*p21CIP1*) und *CDN1B* (*p27Kip1*) und hemmen die Transkription zellzyklusaktivierender Gene wie *CCND1*. Die AKT-vermittelte Phosphorylierung der FOXO-Proteine führt zu deren Export aus dem Zellkern. Damit wird der hemmende Einfluss der FOXO-Proteine auf den Zellzyklus aufgehoben, und Zellzyklus und Zellteilung werden indirekt aktiviert.

AKT aktiviert auch die IKK (IκB-Kinase), die ihrerseits IκB (Inhibitor of nuclear Factor-κB) phosphoryliert. Durch den proteasomalen Abbau von IκB wird die Konzentration des Transkriptionsfaktors NF-κB (Nuclear Factor-κB) im Zellkern erhöht. Hier kann NF-κB die Transkription proliferationsfördernder und apoptosehemmender Gene aktivieren. Tatsächlich ist NF-κB in verschiedenen Zellen für die Transformation durch den PI3K/AKT-Signalweg erforderlich. Wenn die nukleäre Lokalisation von NF-κB in bestimmten Tumorzellen durch spezifische Peptidantagonisten gegen seine nukleäre Lokalisationssequenz verhindert wird, kommt es zur Apoptose.

AKT kann auch das Proto-Onkoprotein Mdm2 (Murine double Minute 2) phosphorylieren. Aktives

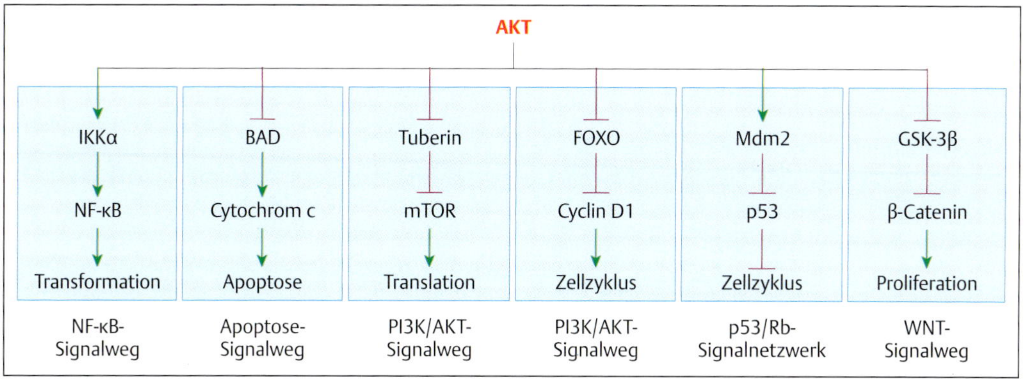

Abb. 8.**48** Wichtige Substrate und Effekte der AKT-Kinase.

Mdm2 hemmt die vielfältigen Wirkungen von p53. Außerdem phosphoryliert AKT auch das Protein Tuberin, Genprodukt des *TSC2*-Gens. Hierdurch wird die Hemmung des kleinen GTP-bindenden Proteins Rheb (Ras homologue enriched in Brain) verhindert und die Kinase mTOR (Mammalian Target of Rapamycin) aktiviert. mTOR phosphoryliert verschiedene Transkriptionsfaktoren. Schließlich wird GSK-3β durch AKT-abhängige Phosphorylierung gehemmt. Damit wird die Phosphorylierung von β-Catenin und dessen Abbau verhindert. Hier besteht also eine Verbindung zwischen PI3K/AKT- und WNT-Signalweg.

Hamartin und Tuberin

Die beiden Tumorsuppressorgene *TSC1* und *TSC2* kodieren für die Proteine Hamartin bzw. Tuberin. Tuberin aktiviert die GTP-Hydrolyse des kleinen G-Proteins Rheb, hat also die Funktion eines GTPase-aktivierenden Proteins (GAP). Durch die GTP-Hydrolyse wird Rheb inaktiviert und kann nicht mehr die Kinase mTOR aktivieren. Stoffwechselveränderungen in Tumoren sind zum Teil auf die gestörte Funktion von Tuberin und Hamartin zurückzuführen. In normalen Zellen unter Nahrungsmangel, Hypoxie oder Stress kontrolliert Tuberin die Aktivität von Rheb und verhindert so die Aktivierung von mTOR und damit Translation und Zellproliferation. Bei Nahrungsüberschuss wird Tuberin über den PI3K/AKT-Signalweg phosphoryliert und bildet ein Heterodimer mit Hamartin. In diesem Komplex wird Tuberin abgebaut, und mTOR und seine Effektoren, die ribosomale Protein-S6-Kinase (rS6K) und die eukaryonte Elongationsfaktor-2-Kinase (eEF2K), werden aktiviert. Diese Aktivierung führt einerseits zur Hemmung der Autophagie und andererseits zu einer vermehrten Ribosomenbildung und Translation. Der PI3K-Signalweg trägt so zur Aktivierung der Zellteilung durch den MAPK-Signalweg bei. Der MAPK-Signalweg alleine kann nämlich die Zellteilung nicht aktivieren. Vielmehr sind zusätzliche aktivierende Signale auf das Zellwachstum und hemmende Signale auf die Apoptose durch den PI3K-Signalweg notwendig (Vivanco u. Sawyers 2002) (Abb. 8.**49**).

Vererbte Mutationen in einem der Gene *TSC1* oder *TSC2* führen zu der Erbkrankheit **tuberöse Sklerose** (Tuberous Sclerosis Complex, TSC). Fast alle *TSC1*-Mutationen sind Stopp- oder Leseraster-Mutationen, die zu einem vorzeitigen Translationsende und einem verkürzten Protein führen. Mehr als 300 Mutationen wurden im *TSC2*-Gen dokumentiert. Dazu gehören ebenfalls Stopp-, Punkt- und Leserastermutationen sowie Splice-Site-Mutationen (Knowles et al. 2003). Symptome der TSC sind meist gutartige Tumoren in unterschiedlichen Organen (Hamartome) und weiße blattförmige Flecken der Haut. Leitsymptome sind Hirntumoren, wie kortikale und glioneuronale Hamartome und subependymale Astrozytome, die zu epileptischen Anfällen und kognitiver Behinderung führen können. Die Ausprägung der Symptome variiert stark und reicht von kaum wahrnehmbaren Krankheitszeichen bis zu vollkommener Hilflosigkeit. *TSC1*-Mutationen sind meist von schwächeren Symptomen begleitet als *TSC2*-Mutationen. Verschiedene Patienten mit identischen Mutationen in einem der beiden Gene können unterschiedlich starke Symptome entwickeln. Dies legt nahe, dass noch weitere Gene die Krankheit und deren Symptome beeinflussen. Wie auch andere hereditäre Tumorkrankheiten wird TSC autosomal-dominant vererbt, d. h. bereits eine vererbte monoallelische Mutation führt zur Krankheit. Auf der Ebene der Zelle wirken Hamartin und Tuberin allerdings rezessiv, für den Übergang der Zelle in eine Tumorzelle ist also die Inaktivierung des jeweils zweiten Allels notwendig.

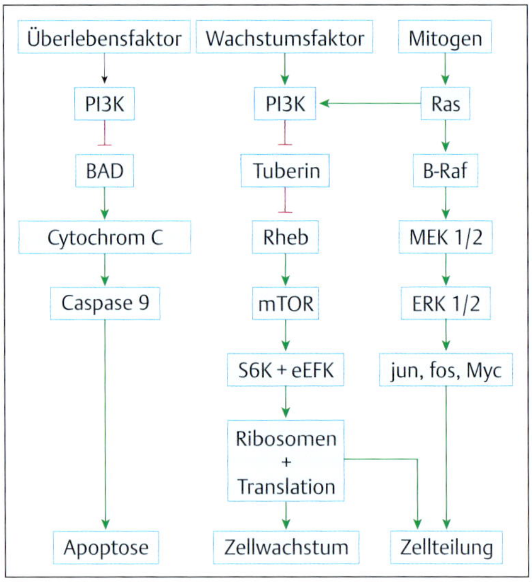

Abb. 8.**49** Regulation von Apoptose, Zellwachstum und Zellteilung durch den PI3K/AKT-Signalweg (links und Mitte) und den MAPK-Signalweg (rechts).

PTEN

Die PIP3-abhängige Aktivierung von AKT wird durch die Tyrosin-Phosphatase PTEN (Phosphatase mit Tensin Homologie) rückgängig gemacht. PTEN dephosphoryliert PIP3 zu PIP2, was zur Ablösung der AKT-Kinase von der Membran und damit zu ihrer Inaktivierung führt (vgl. Abb. 8.**45**). PTEN ist also ein negativer Regulator der Kinase AKT und damit ein Tumorsuppressorprotein. Doch die Funktion von PTEN beschränkt sich nicht auf die Hemmung des PI3K/AKT-Signalwegs im Zytoplasma (Planchon et al. 2008). Das Protein PTEN besitzt vier Kernlokalisationsmotive (Nuclear Localization Signals, NLSs). Die erhöhte Expression von PTEN mit mutierten und inaktivierten NLS führte in kultivierten Zellen zur verringerten Aktivität der AKT-Kinase und zur Apoptose (Chung u. Eng 2005). Die Expression des nativen PTEN-Gens mit intakten NLSs führte dagegen zur verringerten Aktivität der nukleären Fraktion der ERK1/2-Kinasen und zum Zellzyklusstopp (Abb. 8.**50**). Weitergehende Analysen zeigten, dass PTEN als Inhibitor mehrerer Signalkaskaden im Zellkern fungiert (Abb. 8.**51**). Nukleäres PTEN dephosphoryliert die Kinasen ERK1/2 und damit die durch den MAPK-Signalweg aktivierte Transkription und Zellteilung. PTEN führt zur Erhöhung der RAD51-Menge im Zellkern und unterstützt damit die Reparatur von DNA-Doppelstrangbrüchen. Schließlich interagiert PTEN auch mit CENP-C, was die Stabilität der Centromere und auch der gesamten DNA erhöht.

PTEN ist nach *TP53* und *RB1* das am häufigsten mutierte Tumorsuppressorgen. Somatische inaktivierende Deletionen, Stopp- und Punktmutationen sowie Leserasterverschiebungen im *PTEN*-Gen wurden beispielsweise in Karzinomen der Niere und des Kolons, in mehr als einem Drittel aller Glioblastome, einem Drittel aller Endometriumkarzinome, der Hälfte aller Prostatakarzinome und vielen anderen Tumoren gefunden (Li et al. 1997). *PTEN*-Mutationen kommen überwiegend in fortgeschrittenen Tumorstadien vor. Autosomal-dominant vererbte Keimbahnmutationen im *PTEN*-Gen führen zum **Cowden-Syndrom**. Die betreffenden Patienten entwickeln im jungen Erwachsenenalter verschiedene hamartomatöse Läsionen, wie variköse Papeln im Gesicht, Papillome an Lippe, Zahnfleisch und Mundschleimhaut oder keratotische Papeln an Händen und Füßen. Es besteht ein erhöhtes Risiko für gastrointestinale Polypen, die histomorphologisch juvenilen Polypen ähneln, sowie für hamartomatöse Tumoren der Schild- und der Brustdrüse. Eine solche Kombination von Symptomen wird auch als **PTEN-Hamartom-Tumorsyndrom** (PHTS) bezeichnet.

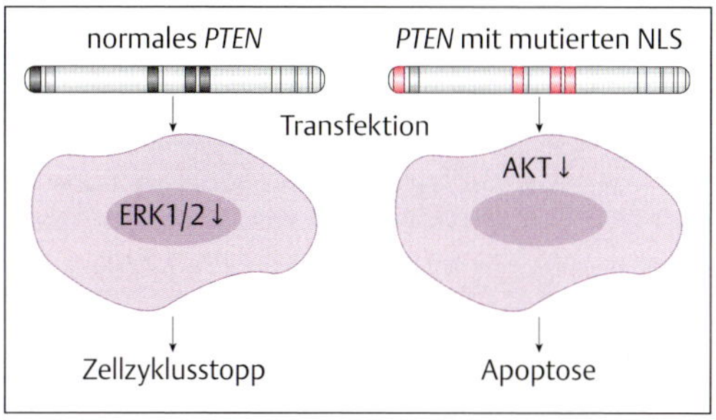

Abb. 8.**50** Transfektion des normalen *PTEN*-Gens mit intakten Kernlokalisationssequenzen (schwarz) und die erhöhte Expression des *PTEN*-Gens führt zur verringerten Aktivität der nukleären ERK1/2-Kinasen und zum Zellzyklusstopp. Die Transfektion von *PTEN* mit mutierten und inaktivierten Kernlokalisationssequenzen (rot) führt zur verringerten Aktivität der zytoplasmatischen AKT-Kinase und zur Apoptose (Quelle: Chung u. Eng 2005).

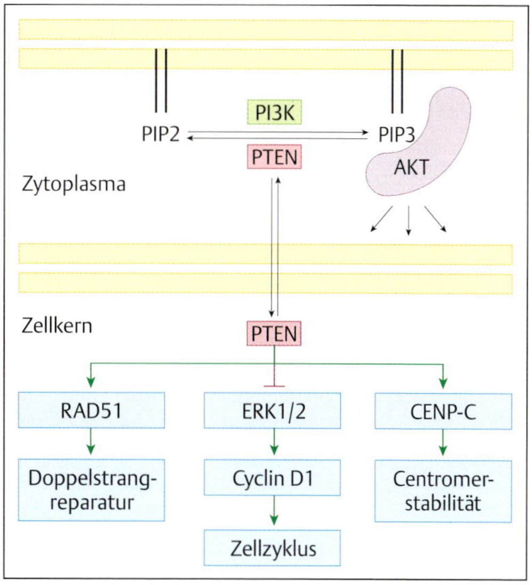

Abb. 8.**51** Funktionen von PTEN im Zellkern und im Zytoplasma.

FOXO

Transkriptionsfaktoren der Forkhead-Familie kommen in allen Eukaryonten vor. Alle Forkhead-Faktoren besitzen eine homologe zentrale DNA-bindende Domäne, die sogenannte Forkhead Box, die diesen Faktoren ihren Namen verlieh (siehe Kap. 6,

S. 139). Die 39 bekannten menschlichen FOX-Proteine bilden 19 Unterfamilien (FOXA bis FOXS), die wichtige Funktionen in ganz unterschiedlichen Bereichen ausüben, wie bei der Sprachentwicklung (FOXP) und Organogenese (FOXC) (Burgering 2008). Bei der Krebsentstehung spielen vor allem die FOXO-Gene *FOXO1–4* und 6 eine Rolle. Die Genprodukte binden als Monomere über die Forkheaddomäne an DNA. Nachfolgend werden die fünf Faktoren unter FOXO subsumiert, wenn auf gemeinsame Funktionen der Proteine Bezug genommen wird. Die Transaktivierungsdomäne in der carboxyterminalen Region des DNA-gebundenen Proteins moduliert die Transkription. FOXO kann, abhängig von seiner posttranslationalen Modifizierung, als Transkriptionsaktivator oder -repressor wirken (Abb. 8.**52**). In teilungsfähigen Zellen aktiviert FOXO die Expression der Gene, die für den CDK-Inhibitor p27Kip1 und für das Rb-homologe Protein p130 kodieren. FOXO fixiert so die Zelle am Checkpoint zwischen der G_1- und der S-Phase des Zellzyklus. Parallel dazu reprimiert FOXO auch die Expression der Cycline D1 und D2, was die Zellzyklusblockade verstärkt. In Abhängigkeit der proapoptotischen Faktoren Fas-Ligand und TRAIL kann FOXO außerdem Apoptose induzieren. Hierzu stimuliert FOXO die Expression der beiden apoptoseaktivierenden Gene der *BCL2*-Familie, *BIM* und *BNIP3*.

Die Aktivität des Transkriptionsfaktors FOXO wird über Phosphorylierung durch verschiedene Serin/Threoninkinasen reguliert. FOXO kann durch die Kinase AKT phosphoryliert werden, nach Stimulation der Zelle mit Steroiden durch die Kinase SGK (Serum and Glucocorticoid inducible Kinase) oder nach Stimulation des WNT-Signalwegs durch die Kinase CK1α (Casein Kinase 1α).

In FOXO münden also unterschiedliche Signalwege. Dennoch muss das Signal selektiv weitergeleitet werden, um eine Signalweg-spezifische Zellantwort zu bewirken. Dies wird dadurch erreicht, dass das FOXO-Protein auf drei unterschiedlichen Ebenen reguliert wird (van der Heide et al. 2004), die in Abb. 8.**52** deutlich werden: Stabilität, intrazelluläre Lokalisation und transkriptionsregulierende Aktivität. Welche dieser Ebenen die Regulation übernimmt, wird durch differenzielle Phosphorylierung entschieden. Verschiedene Kinasen phosphorylieren nur bestimmte Positionen des FOXO-Proteins. AKT phosphoryliert bevorzugt Position Ser253 des FOXO-Proteins, während SGK vor allem Position Ser315 und CK1α vor allem die Positionen Ser322 und Ser325 phosphorylieren (Abb. 8.**53**). Diese differenziellen Phosphorylierungen induzieren dann weitere Phosphorylierungen an Positionen des FOXO-Proteins, die typisch für den betreffenden Signalweg sind. Je nach Muster der Modifikation kommt es anschließend zu einer spezifischen Interaktion des Proteins mit anderen Proteinen. Im Kern ist nicht phosphoryliertes FOXO an Proteine gebunden, die die Chromatinstruktur regulieren, wie zum Beispiel das Histonacetylase-Heterodimer CBP/p300 (Abb. 8.**54**). Nukleäres FOXO hemmt die Expression von Genen, die den Zellzyklus aktivieren. Nach Aktivierung des PI3K/AKT-Signalwegs führt die Phosphorylierung durch AKT zur Ablösung von der DNA, weitere Phosphorylierungen machen das Protein zugänglich für das 14-3-3-Protein. Dadurch wird das Protein in einer Konformation stabilisiert, an die Pro-

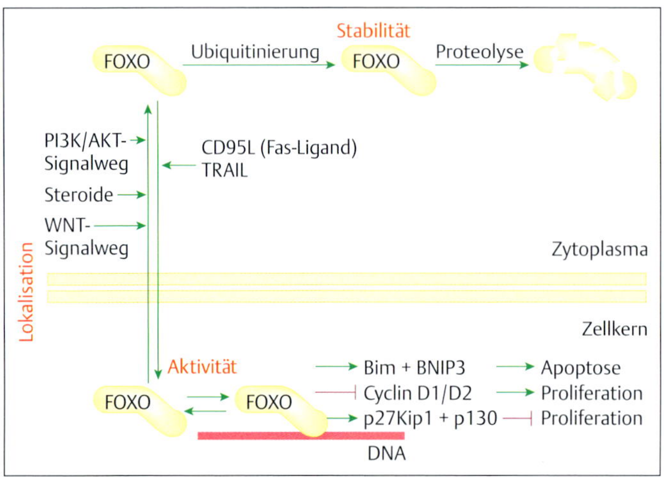

Abb. 8.**52** Funktionen des FOXO-Tumorsuppressorproteins. Im Zellkern stimuliert FOXO die Expression apoptoseaktivierender und zellzyklushemmender Gene und hemmt die Expression zellzyklusaktivierender Gene. Als Reaktion auf verschiedene Stimuli wird FOXO aus dem Zellkern ins Zytoplasma transportiert, wo es abgebaut wird. Das Protein wird also durch Modulation seiner Aktivität, seiner Lokalisation und seiner Stabilität reguliert.

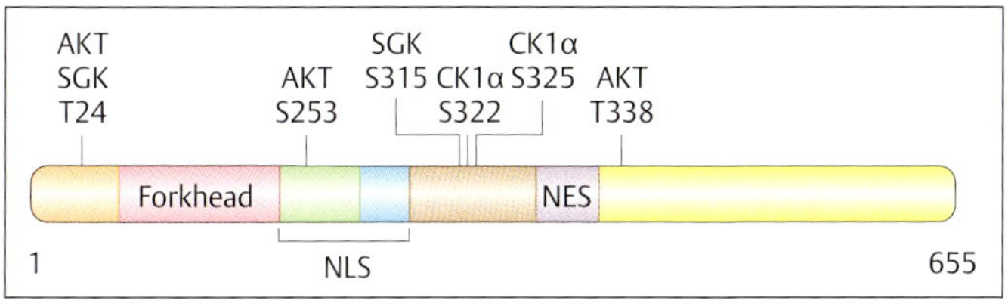

Abb. 8.**53** Struktur des FOXO-Proteins mit den wichtigsten Phosphorylierungsstellen und den verantwortlichen Kinasen. NLS: Kernlokalisationssequenz; NES: Kernexportsignal.

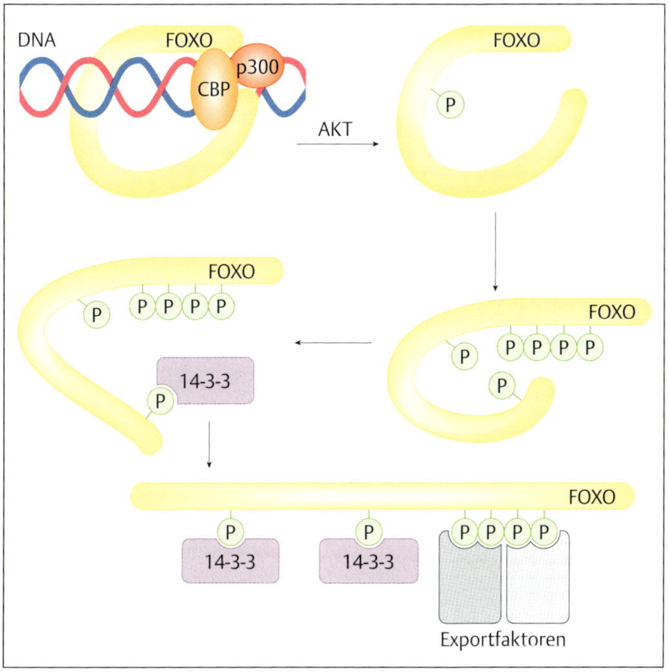

Abb. 8.**54** Regulation von FOXO im Zellkern. In Abwesenheit eines Wachstumssignals ist FOXO an DNA gebunden und blockiert die Transkription. Nach Phosphorylierung durch AKT dissoziiert FOXO von der DNA, weitere Phosphorylierungen durch weitere Kinasen machen das Protein dann zugänglich für 14-3-3; anschließend können nukleäre Exportfaktoren binden, was zum Export von FOXO ins Zytoplasma führt (Quelle: van der Heide 2004).

teine binden können, die den Export aus dem Zellkern einleiten (van der Heide et al. 2004). Nach Export aus dem Kern wird das FOXO-Protein ubiquitiniert und abgebaut. Als Konsequenz wird die Expression wichtiger Gene gestoppt, die den Zellzyklus inhibieren und Apoptose aktivieren.

Diese und viele weitere experimentelle Befunde sprechen für eine Tumorsuppressorfunktion von FOXO-Proteinen. Die intakte Funktion des FOXO3-Proteins ist mit der Lokalisation des Proteins im Kern verknüpft. Die Lokalisation des FOXO3-Proteins im Zytoplasma von Mammakarzinomzellen korreliert mit einer schlechten Prognose, während es im Zellkern deren Östrogen-abhängige Zellteilung unterdrückt (Zou et al. 2008). Die induzierte FOXO4-Expression verlangsamt das Wachstum und verringert die Aggressivität von Tumoren in Mäusen. In vielen Rhabdomyosarkomen und in Lymphozyten von Patienten mit AML wurden Translokationen der Gene *FOXO1*, *FOXO3* und *FOXO4* gefunden. Diese Translokationen führen zu Fusionsproteinen des C-terminalen Abschnitts der FOXO-Proteine mit den N-terminalen Regionen anderer Transkriptionsfaktoren: Pax3 oder Pax7 mit FOXO1 und MLL mit FOXO3 oder FOXO4. Chimäre Pax-FOXO- und MLL-FOXO-Transkriptionsfaktoren können nicht mehr durch die Kinase AKT reguliert werden, sondern sind im Zellkern lokalisiert, wo sie konstitutiv die Genexpression aktivieren (Katoh u. Katoh 2004).

8.5.3 WNT-Signalweg

► Der WNT-Signalweg ist nach dem MAPK-Signalweg derjenige Weg, in dem in menschlichen Tumoren signalübertragende Proteine am häufigsten mutiert sind (Klaus u. Birchmeier 2008). Mit seinen zahlreichen Tumorsuppressorproteinen und Onkoproteinen spielt der WNT-Signalweg eine Rolle bei etwa 90 % der kolorektalen Karzinome, 80 % der

Pankreaskarzinome, 30 % der Magenkarzinome, 50 % der Ovarialkarzinome und einem signifikanten Anteil an hepatozellulären und Prostatakarzinomen (Tab. 8.**13**). In mehr als 90 % aller metaplastischen Mammakarzinome, einer seltenen Form des Mammakarzinoms, ist der WNT-Signalweg überaktiviert. Die häufigsten Ursachen sind Mutationen in β-Catenin, APC, Axin und WISP-3 (WNT1-inducible-signaling Pathway Protein 3) (Hayes et al. 2008).

Namengebend für den Signalweg war der extrazelluläre Wachstumsfaktor, der den Signalweg aktiviert. Der Begriff WNT (ausgesprochen „wint") ist eine Fusion aus den Namen des Segmentpolaritätsgens der Fruchtfliege Drosophila Wingless (*wg*) und des Proto-Onkogens *Int-1* der Maus. Mutationen im Gen Wingless führen zu einer flügellosen Variante der Fliegen. Die virale Aktivierung des *Int-1*-Gens fördert bei Mäusen die Entwicklung von Brustkrebs. Die hochkonservierten sezernierten Glykoproteine der Wnt-Proteinfamilie kontrollieren als lokale Mediatoren neben vielen Aspekten der embryonalen Entwicklung auch die Zellproliferation. Beim Menschen sind 19 Gene bekannt, die für Wnt-Faktoren kodieren (www.stanford.edu/%7Ernusse/wntgenes/humanwnt.html). Nachfolgend werden die Faktoren unter der Sammelbezeichnung Wnt zusammengefasst, wenn auf gemeinsame Funktionen Bezug genommen wird.

Schlüsselprotein des klassischen WNT-Signalwegs ist das Proto-Onkoprotein β-Catenin. In Abwesenheit des Wnt-Signalmoleküls wird die zytosolische Konzentration des β-Catenins durch einen Multiproteinkomplex, den sogenannten „destruction complex", reguliert (Abb. 8.**55**). Neben anderen Proteinen sind an der Bildung des Multiproteinkomplexes die Proteine APC (Adenomatöse Polyposis coli) und Axin sowie die Kinasen Casein-Kinase-1α (CK1α) und Glykogensynthase-Kinase-3β (GSK-3β) beteiligt. CK1α phosphoryliert β-Catenin an Position 45, worauf weitere Phosphorylierungen durch GSK-3β folgen. An das phosphorylierte β-Catenin werden dann von der Ubiquitinligase β-TRCP (β-Transducin Repeat-containing Protein) Ubiquitinpeptide angehängt. β-TRCP wird vom Korezeptor LRP5 (LDL-Receptor Protein 5) oder LRP6 aktiviert, der selbst vom Tumorsuppressorprotein Dkk (Dickkopf) gehemmt wird. Das ubiquitinierte β-Catenin-Protein ist damit für den Abbau im Proteasom markiert. Auf diese Weise wird die Menge an β-Catenin im Zytosol und im Zellkern gering gehalten. Im Zellkern bindet der Transkriptionsfaktor TCF/LEF an

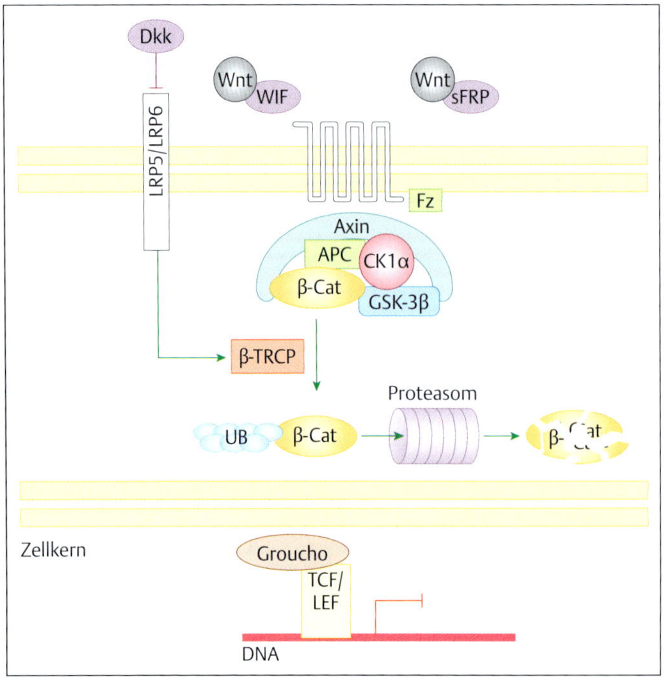

Abb. 8.**55** Zelle ohne Wnt-Signal. β-Catenin (β-Cat) wird nach Bindung an einen Multiproteinkomplex aus APC, Axin und den beiden Kinasen CK1α und GSK-3β zuerst phosphoryliert und dann von der Ubiquitinligase β-TRCP ubiquitiniert. Das ubiquitinierte Protein wird vom Proteasom erkannt und proteolytisch abgebaut. Im Zellkern bindet TCF/LEF an Groucho und verhindert die Genexpression.

Tabelle 8.**13** Tumoren, in denen Proteine des WNT-Signalwegs mutiert sind.

Tumor	Protein	Anteil [%]
Mammakarzinom	Wnt	10
kolorektales Karzinom	APC, β-Catenin	90
Magenkarzinom	β-Catenin	30
Melanom	β-Catenin, APC	25
Ovarialkarzinom	β-Catenin, Axin, APC	50
Prostatakarzinom	β-Catenin, APC, hTRCP	10
hepatozelluläres Karzinom	β-Catenin, Axin	20
Pankreaskarzinom	β-Catenin, APC	80

Transkriptionsrepressoren, wodurch Genexpression und Zellteilung blockiert werden. Aufgrund der geringen zellulären β-Catenin-Konzentration wird die Funktion von TCF/LEF nicht beeinflusst. Die Bindung des Wnt-Faktors an den Rezeptor und damit die Aktivierung des WNT-Signalwegs kann verhindert werden durch Bindung an die Proteine WIF (WNT inhibiting Factor) oder sFRP (Secreted Frizzled-related Protein).

Zur Aktivierung des WNT-Signalwegs bindet Wnt an einen Membranrezeptor der Fz-Familie (Fz: Frizzled) und an den Korezeptor LRP5/6 (Abb. 8.**56**). Nach Dimerisierung von Fz und LRP5/6 wird das Signal ins Zytosol weitergeleitet. LRP5/6 wird von CK1α phosphoryliert. Es kommt zur Bindung von Dishevelled (DVL) an Fz, zur Bindung von Axin an das phosphorylierte LRP5/6, zur Destabilisierung des Multiproteinkomplexes und damit zur verringerten Phosphorylierung von β-Catenin. Nicht phosphoryliertes β-Catenin wird im Gegensatz zum phosphorylierten Protein nicht ubiquitiniert. Die β-Catenin-Konzentration im Zytosol und im Zellkern steigt an. Im Zellkern aktiviert β-Catenin durch Bindung an mehrere Proteine einen Transkriptionsfaktor der TCF/LEF-Familie (T-Cell Factor/Lymphoid enhancing Factor) und induziert so die Expression von Zielgenen. Wichtige Zielgene kodieren den Zellzyklusaktivator Cyclin D1 und den Transkriptionsfaktor Myc.

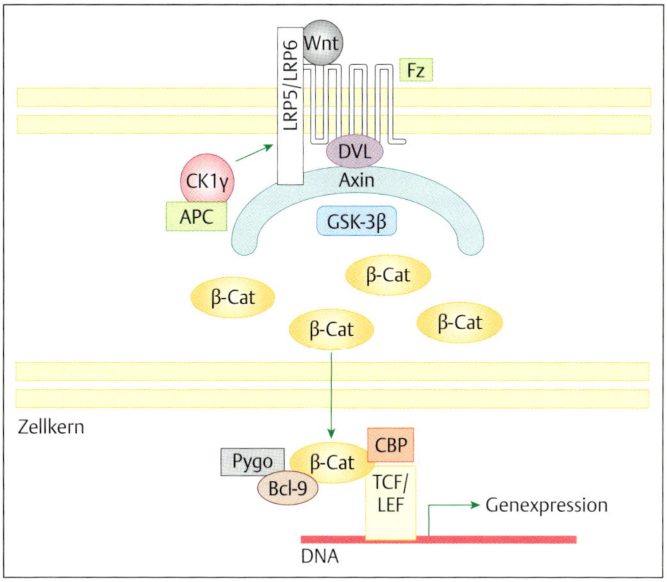

Abb. 8.**56** Normale Zelle mit stimuliertem WNT-Signalweg. Nach Dimerisierung des Fz-Rezeptors mit dem Korezeptor LRP5 oder LRP6 durch Bindung des Wnt-Faktors kommt es zur Erhöhung der Konzentration von β-Catenin im Zytosol und im Zellkern. β-Catenin aktiviert den Transkriptionsfaktor TCF/LEF, dieser aktiviert die Genexpression.

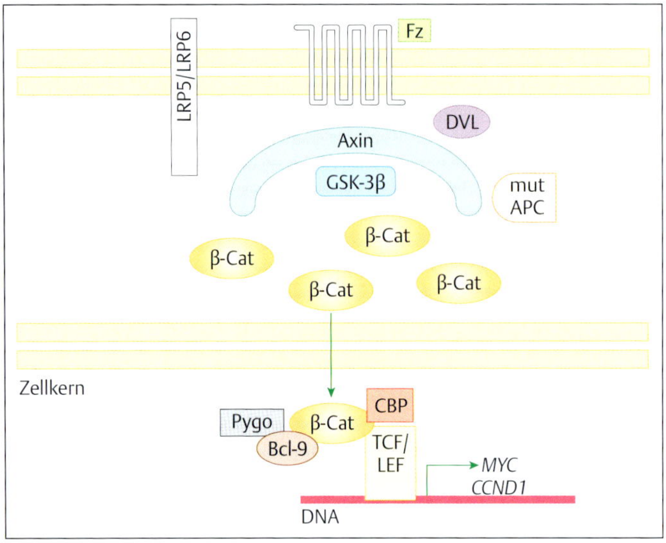

Abb. 8.**57** Tumorzelle mit *APC*-Mutation. Das mutierte und dadurch verkürzte APC-Protein kann seine Funktion als essenzielles Protein des Multiproteinkomplexes zum Abbau von β-Catenin nicht mehr erfüllen. Es kommt zur Konzentrationserhöhung von β-Catenin im Zytosol und im Zellkern. β-Catenin aktiviert den Transkriptionsfaktor TCF/LEF, dieser aktiviert die Genexpression, u. a. der Proto-Onkogene *MYC* und *CCND1*. Der WNT-Signalweg ist also aktiviert, obwohl kein extrazelluläres Signal zur Aktivierung vorhanden ist.

Hemmung des WNT-Signalwegs. Zahlreiche Tumorsuppressorproteine hemmen direkt oder indirekt den WNT-Signalweg. Dazu gehören Wnt5A, das die Bindung des Wnt-Proteins an den Rezeptor inhibiert, sowie Axin und APC, die notwendig sind für den Aufbau des „destruction complex" und für die Bindung von β-Catenin an GSK-3β. Zu den beteiligten Proto-Onkoproteinen gehören Wnt und β-Catenin. Mutationen von Proteinen im WNT-Signalweg, wie etwa inaktivierende Mutationen im *APC*-Gen, führen zur Überaktivierung des Signalwegs und zur Erhöhung der Konzentration des β-Catenins (Abb. 8.**57**). Mutationen der Phosphorylierungsstellen in β-Catenin blockieren die Phosphorylierung. So weist β-Catenin auch in Abwesenheit des entsprechenden Signals eine erhöhte Stabilität auf.

WNT-Signalweg in der Dickdarmschleimhaut

Die Dickdarmschleimhaut ist ein schnell regenerierendes Gewebe; sie erneuert sich etwa alle 24–36 Stunden. Verantwortlich für die Neubildung sind 6–8 teilungsfähige Stammzellen an der Basis der Krypte. Diese Zellen erhalten aktivierende Signale von Stromazellen, die den Wachstumsfaktor Wnt ausschütten (Giles et al. 2003) (Abb. 8.**58**). Neu gebildete Zellen wandern in Richtung Darmlumen. Auf ihrem Weg nimmt die Konzentration an Wnt und an anderen lebensnotwendigen Faktoren immer mehr ab, die Zellen differenzieren zu absorptiven Zellen, Siegelringzellen und endokrinen Zellen. In oberen Regionen der Krypte ist die Konzentration der Überlebensfaktoren so gering, dass die Zellen absterben und in das Lumen des Darms abgegeben werden. Der Untergang dieser Zellen wird durch den mechanischen Stress der Fäzes und apoptoseinduzierende Faktoren von Zellen unterhalb der Muscularis mucosae weiter gefördert. Im Fall von Mutationen in einem Gen des WNT-Signalwegs sind Differenzierung, Überleben und Teilung der Zelle nicht vom Wnt-Signal und von weiteren Faktoren aus der Kryptenbasis abhängig. Die Zelle teilt sich auch in oberen Bereichen der Krypte weiter. Hinzu kommt, dass die Zelle mit aktiviertem Signalweg nicht weiter zur Kryptenspitze wandert, also nicht mehr in Regionen mit apoptotischen Signalen und erhöhter mechanischer Belastung gelangt. Es kommt zur Dysplasie, der ersten Stufe der Tumorbildung (siehe Kap. 10, S. 324).

APC

Das APC-Protein ist ein Tumorsuppressorprotein mit vielfältigen Wirkungen (Aoki u. Taketo 2007). Der Funktionsverlust des Proteins wirkt sich aus auf den Zellzyklus, die Zellteilung, die Zellwanderung sowie der Segregation der Chromosomen auf die Tochterzellen. Das *APC*-Gen wurde entdeckt als hauptverantwortliches Gen für die Erbkrankheit **familiäre adenomatöse Polyposis coli** (FAP) (Kinzler et al. 1991). Kurz danach erkannte man, dass Mutationen im *APC*-Gen nicht nur verantwortlich für diese vererbte Krebsform sind, sondern auch für mehr als zwei Drittel aller nicht vererbten (sporadischen) kolorektalen Karzinome (Powell et al. 1992). Muta-

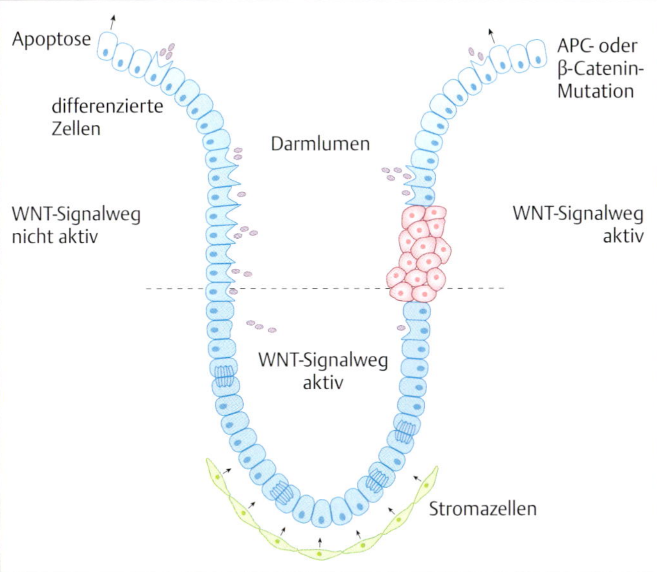

Abb. 8.**58** Regulation der Erneuerung des Dickdarmepithels durch den WNT-Signalweg. An der Basis geben Stromazellen Wnt und andere Faktoren zur Aktivierung der Zellteilung an die Umgebung ab. In teilungsfähigen Zellen wird der WNT-Signalweg aktiviert, die Zelle teilt sich. Die Zelle wandert von der Kryptenbasis in Richtung Darmlumen. In oberen Regionen der Krypte ist der Signalweg nicht aktiv (links), die Zelle erhält Apoptosesignale und stirbt ab. Wenn der WNT-Signalweg aufgrund einer Mutation permanent aktiv ist (rechts), wandert die Zelle nicht weiter, sondern teilt sich weiterhin, das Epithel wird dysplastisch (Quelle: Giles et al. 2003).

tionen im *APC*-Gen sind sehr wahrscheinlich das erste und initiierende Ereignis bei der Entstehung eines sporadischen Kolonkarzinoms.

Struktur und Interaktionspartner. In der 2843 Aminosäuren langen Proteinsequenz wurden neben den funktionellen Domänen für die Dimerisierung und den Kernexport auch Interaktionsdomänen für die Bindung zahlreicher Proteine identifiziert (Abb. 8.**59**). Wichtige Proteinbindungspartner sind β-Catenin, Tubulin und EB1. Fast alle *APC*-Genmutationen führen zum vorzeitigen Stopp der Translation und zum Verlust des carboxyterminalen Proteinabschnitts. In diesem Bereich liegen die Bindungsregionen für die Proteine Tubulin, Axin und EB1. Dies legt nahe, dass ein Verlust dieser Interaktionen bei der Tumorentstehung eine Rolle spielt. Die Interaktion mit Tubulin als Baustein der Mikrotubuli und EB1, das an die Plus-Enden der Mikrotubuli bindet und deren Dynamik reguliert, ist wichtig für die APC-stimulierte Zellwanderung. Die Interaktion mit Axin, einem Tumorsuppressorprotein des WNT-Signalwegs, ist essenziell für den Aufbau des „destruction complex", der die Konzentration von β-Catenin reguliert.

Funktionen von APC bei der Tumorentwicklung. Die Inaktivierung des *APC*-Gens ist eines der frühesten bisher bekannten Ereignisse in der Tumorentwicklung. Wie kann die Inaktivierung eines einzigen Gens zu einer Abfolge von Ereignissen führen, die aus einer in den Gesamtkontext des Organs eingefügten und gesunden Zelle eine aggressive und schnell wachsende Tumorzelle machen? Folgende

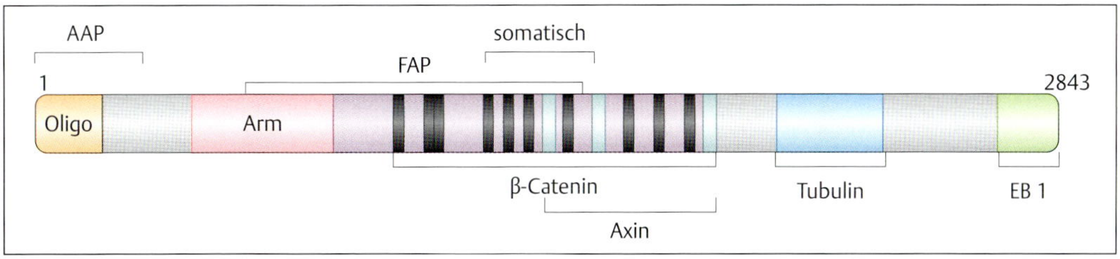

Abb. 8.**59** APC-Protein mit Interaktionspartnern und Mutationsregionen. β-Catenin bindet an zehn (schwarz), Axin an drei repetitive Sequenzmotive (türkis). Die Mutationen liegen fast ausschließlich in der vorderen Hälfte des Proteins und führen zu dessen Verkürzung. Diese bewirkt den Verlust wichtiger funktioneller Domänen. AAP: Attenuated adenomatous Polyposis coli; FAP: klassische familiäre adenomatöse Polyposis coli; Oligo: Oligomerisierungsdomäne; Arm: Armadillo-Repeat-Region (siehe auch Kap. 5).

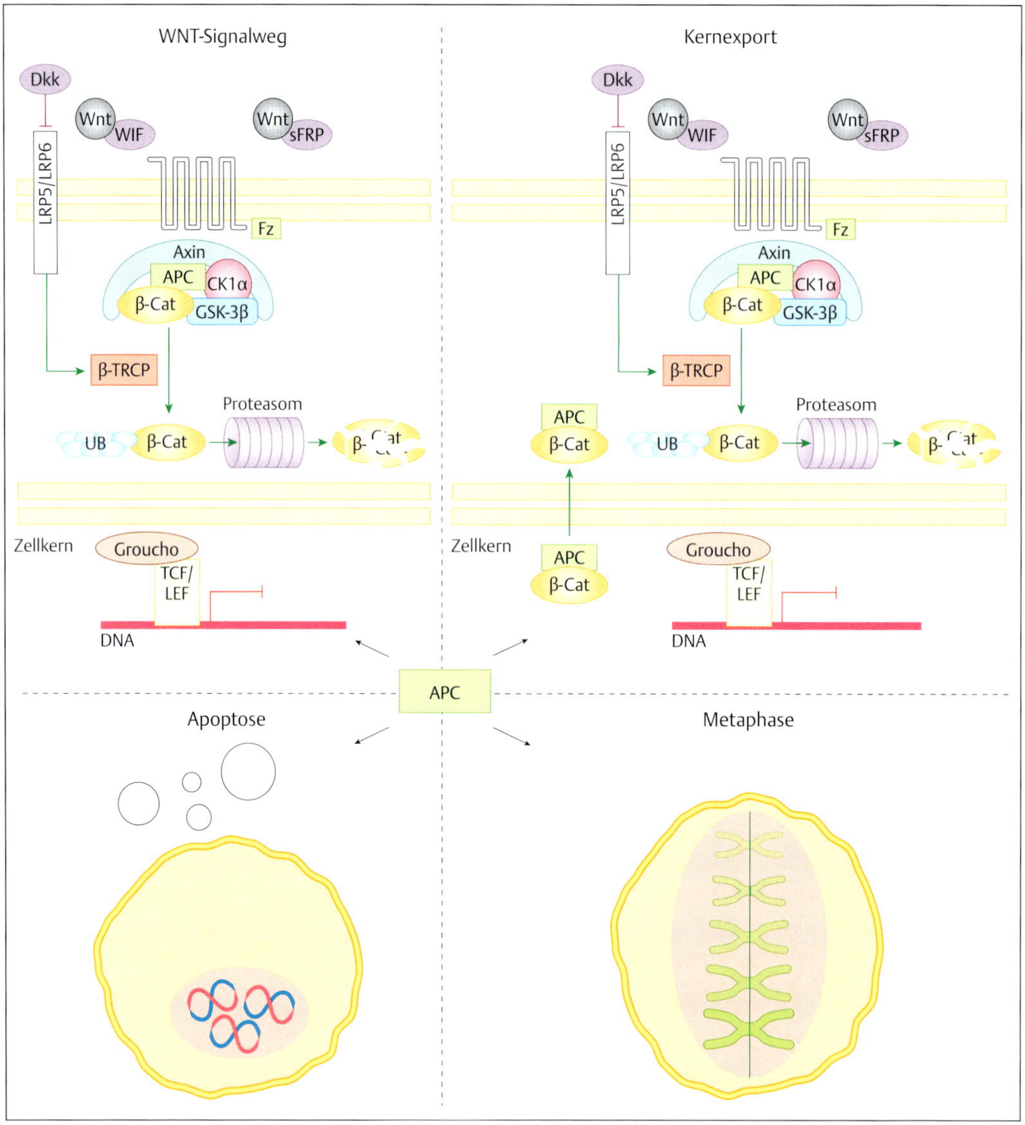

Abb. 8.**60** Funktionen des APC-Proteins im Überblick.

Funktionen des APC-Proteins spielen dabei eine Rolle (Abb. 8.**60**):

1. Das APC-Protein reguliert den WNT-Signalweg. In Abwesenheit des Wnt-Signals ist APC zusammen mit anderen Proteinen verantwortlich für die geringe Konzentration des Proto-Onkoproteins β-Catenin im Zytosol.
2. Außerdem sorgt APC dafür, dass β-Catenin aus dem Zellkern transportiert wird. In Zellen ohne intaktes APC-Protein ist die β-Catenin-Menge im Zellkern erhöht, was zu einer dauerhaften Aktivierung des WNT-Signalwegs führt. Die Zielgene des Signalwegs, wie beispielsweise *CCND1* (Cyclin-D1-Gen) und *MYC*, werden exprimiert, was zur Aktivierung des Zellzyklus führt.
3. Das APC-Protein kontrolliert die Apoptose. Zellen ohne funktionelles APC-Protein sind relativ unempfindlich gegenüber apoptotischen Signalen. Umgekehrt führt die erhöhte Expression des intakten *APC*-Gens zur Apoptose.
4. Große Bedeutung hat das Protein bei der Chromosomensegregation in der späten Metaphase der Zellteilung bei der Krebsentstehung (Rusan u. Peifer 2008). In der Metaphase ist das APC-Pro-

tein an den Kinetochoren lokalisiert, wo die Enden der Mikrotubuli ansetzen. APC ermöglicht die Bindung der Mikrotubuli an die Kinetochoren. Fehlt diese Verbindung, werden die tetraploiden Chromosomen nicht auseinander gezogen. Es entsteht also eine tetraploide Tochterzelle. Zellen mit verkürztem APC-Protein weisen eine chromosomale Instabilität (CIN) auf. In diesen Zellen findet keine stabile und gleichmäßige Chromosomenverteilung auf die Tochterzellen statt. Tatsächlich ist der Anteil aller Darmtumoren, die CIN-positiv sind, mit 85 % etwa genauso hoch wie der Anteil mit APC-Mutationen. Für die CIN-Ausprägung genügt bereits eine monoallelische Mutation des *APC*-Gens. Die dadurch verursachten Chromosomenschäden und -ungleichverteilungen können dann zum Verlust weiterer Tumorsuppressorgene (u. a. zur Inaktivierung des zweiten *APC*-Allels) bzw. zur Translokation und Amplifikation von Proto-Onkogenen führen.

Nach dem Knudson-Modell des erhöhten Krebsrisikos aufgrund vererbter Mutationen wirken Mutationen im Tumorsuppressorgen *APC* rezessiv. In sporadischen Tumoren wird zwar häufig eine biallelische Inaktivierung des *APC*-Gens gefunden, aber es sind auch Tumoren mit monoallelischer Mutation des *APC*-Gens beschrieben. Dafür gibt es zwei mögliche Erklärungen:

- Die betroffenen Zellen sind haploinsuffizient für das APC-Protein. In diesem Fall reicht die Expression des verbleibenden gesunden Allels nicht aus, um eine adäquate Menge des APC-Proteins zu synthetisieren.
- Ein alternatives Modell ist die dominant-negative Wirkung des verkürzten APC-Proteins im Homodimer. Im Komplex aus verkürztem und gesundem APC-Protein wird die Funktion des gesunden Monomers vom verkürzten Dimer gehemmt (Joslyn et al. 1993).

β-Catenin

Catenine (lat. catena: Kette) wurden erstmals als Verbindungsproteine zwischen dem Zelladhäsionsmolekül E-Cadherin und den Aktinfilamenten des Zytoskeletts beschrieben (siehe Kap. 9, S. 294). Neben der E-Cadherin-Aktin-Brückenfunktion hat β-Catenin eine wichtige Funktion im WNT-Signalweg. Wenn der Signalweg nicht aktiv ist, wird β-Catenin in Anwesenheit von APC, Axin und den Serin/Threonin-Kinasen CK1α, GSK-3α und GSK-3β phosphoryliert. Phosphoryliertes β-Catenin wird von einer Ubiquitin-Ligase ubiquitiniert und anschließend vom 26S-Proteasom abgebaut. Die Aktivierung des Signalwegs führt zur Hemmung der Kinasen und dazu, dass β-Catenin nicht phosphoryliert wird. Unphosphoryliertes β-Catenin hat eine längere Halbwertszeit, die β-Catenin-Konzentration im Zytosol und im Zellkern steigt (Abb. 8.**61**). Im Zellkern bindet und aktiviert β-Catenin einen Transkriptionsfaktor der TCF/LEF-Familie. Die Wirkung des WNT-Signalwegs wird also vor allem über die Konzentration von β-Catenin reguliert.

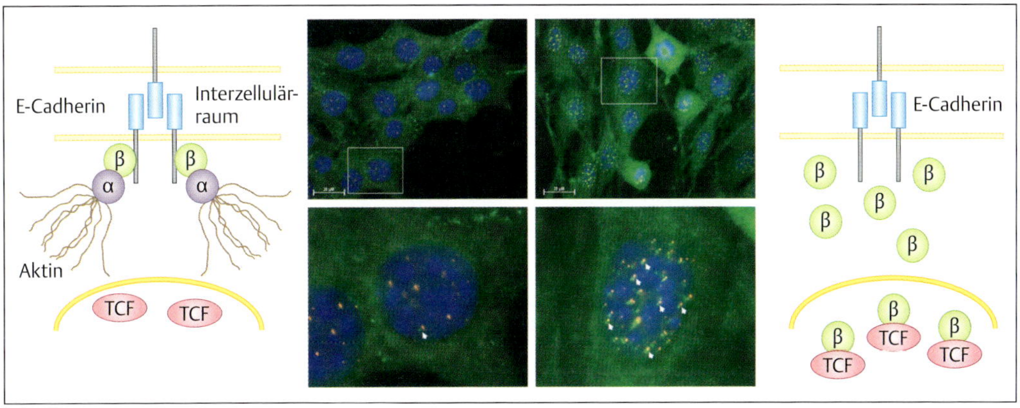

Abb. 8.**61** Folgen der Aktivierung des WNT-Signalwegs. Die vier mikroskopischen Bilder zeigen kultivierte Zellen, in denen β-Catenin (grün), TCF (rot) und die Zellkerne (blau) gefärbt wurden. Oben sind Übersichtsbilder, darunter Ausschnitte gezeigt. Links: Der Signalweg ist nicht aktiviert. β-Catenin (β, grün) bindet an den Zellgrenzen an die zytoplasmatische Domäne von E-Cadherin, die Zellkerne enthalten wenig TCF. Rechts: Nach Aktivierung des Signalwegs erhöht sich die Menge des β-Catenins im Zytosol und im Zellkern. Weiße Pfeile zeigen auf TCF/β-Catenin-Komplexe. Fotografien freundlicherweise zur Verfügung gestellt von Dr. Sonja Röhrs.

Hohe Konzentrationen von unphosphoryliertem β-Catenin im Zellkern aktivieren TCF/LEF.

Struktur. β-Catenin gehört zur Familie der Armadillo-Proteine, die eine zentrale Domäne haben, die aus repetitiven Arm-Motiven besteht. Das 42 Aminosäuren lange Arm-Motiv wurde ursprünglich im Drosophila- Segmentpolaritätsgen und β-Catenin-Ortholog *Armadillo* identifiziert. Zur Arm-Familie gehören Plakoglobin (γ-Catenin), p120-Catenin (δ-Catenin), APC und zahlreiche andere Proteine (Anastasiadis u. Reynolds 2000). Im β-Catenin bilden die zwölf Arm-Motive eine Superhelix, die eine positiv geladene Grube formen (Huber et al. 1997) (Abb. 8.**62**). In diese Grube binden negativ geladene Interaktionspartner wie TCF/LEF, APC und E-Cadherin. Die negative Ladung und damit die Affinität dieser Proteine wird durch Phosphorylierung deutlich erhöht. Nach Bindung an phosphoryliertes Axin und APC im Destruction-Komplex wird β-Catenin zuerst von CK1α an S45, dann von GSK-3β an S41, S37 und S33 phosphoryliert (Daugherty u. Gottardi 2007). β-Catenin, das an den Positionen 33 und 37 phosphoryliert ist, wird vom β-TRCP-Ligase-Komplex erkannt, ubiquitiniert und anschließend vom Proteasom abgebaut (Abb. 8.**63**).

Fast alle bekannten Mutationen im β-Catenin-kodierenden *CTNB1*-Gen führen zum Verlust einer der Phosphorylierungsstellen für die Kinasen CK1α und GSK-3β (Polakis 2007). Mutiertes β-Catenin kann nicht phosphoryliert und daher auch nicht abgebaut werden. β-Catenin-Mutationen findet man z. B. in Hirn-, Haut-, Magen- und Lebertumoren. In der Mehrzahl der kolorektalen Karzinome ohne APC-Mutation – dies sind etwa 10 % aller kolorektalen Karzinome – ist β-Catenin mutiert. APC- und β-Catenin-Mutationen treten niemals gemein-

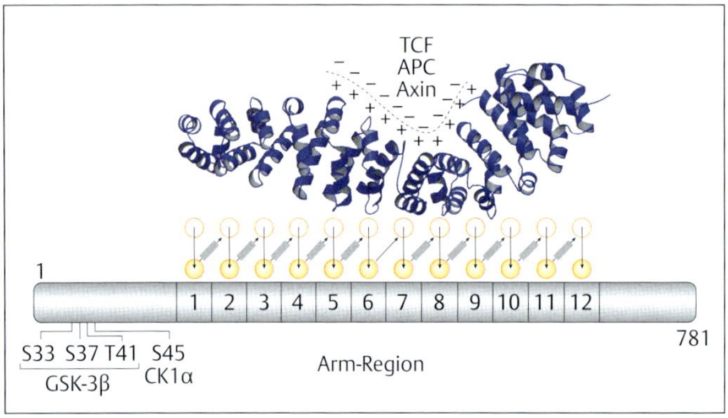

Abb. 8.**62** Struktur von β-Catenin. Die Arm-Region besteht aus zwölf repetitiven Motiven, die jeweils aus zwei oder drei kurzen Helices bestehen. Der Verlauf der helikalen Abschnitte ist dargestellt (Kreise und Rechtecke). Die Arm-Motive bilden eine grubenförmige Superhelix. In die positiv geladene Grube binden negativ geladene (phosphorylierte) Proteine. In der aminoterminalen Region liegen die Phosphorylierungsstellen für CK1α und GSK-3β (erstellt und freundlicherweise zur Verfügung gestellt von Dr. Ingrid Vetter auf der Basis des Eintrags 2bct in der PDB-Datenbank (www.rcsb.org) von Huber et al. 1997).

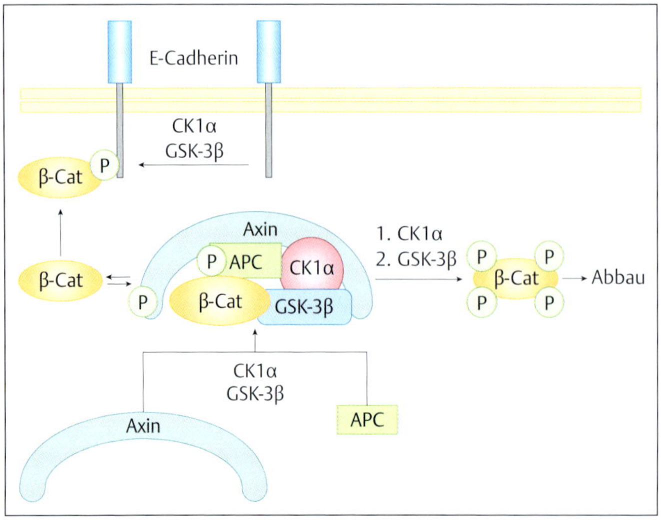

Abb. 8.**63** Regulation von β-Catenin durch die Kinasen CK1α und GSK-3β. Nach Phosphorylierung von APC und Axin bildet sich der „destruction complex". β-Catenin bindet an phosphoryliertes Axin und APC, wird mehrfach phosphoryliert und anschließend abgebaut. β-Catenin kann auch an phosphoryliertes E-Cadherin binden, wo es eine Brückenfunktion zwischen E-Cadherin mit Aktin einnimmt.

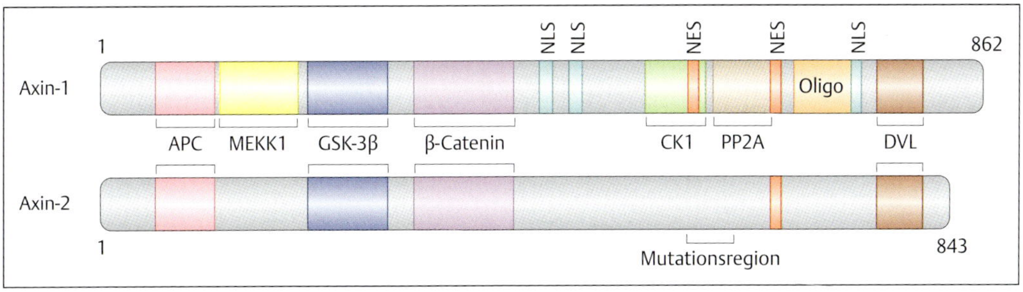

Abb. 8.**64** Strukturen von Axin-1 und Axin-2. Während die Mutationen in Axin-1 gleichmäßig über die Sequenz verteilt sind, liegen fast alle Mutationen in Axin-2 in einer Mutationsregion zwischen Aminosäure 637 und 714. NLS: Kernlokalisationssequenz; NES: Kernexportsequenz; PP2A: Proteinphosphatase 2A; MEKK1: MEK-Kinase 1.

sam in derselben Zelle auf, was zu dem Befund passt, dass die beiden Mutationen ähnliche biochemische Effekte haben. Dennoch gibt es einige wichtige Unterschiede: Ein Adenom mit β-Catenin-Mutation entwickelt sich im Vergleich zu einem Adenom mit APC-Mutation weniger wahrscheinlich zu einem invasiven Karzinom. Außerdem wurde bisher keine Keimbahnmutation in β-Catenin gefunden, passend zu dem Befund, dass es überhaupt nur wenige Proto-Onkogene gibt, die in der Keimbahn mutiert sind.

Axin

Das Gen *AXIN* wurde nach seiner Aktivität benannt, nach Induktion in Mäuseembryonen die Bildung einer zweiten Körperachse zu induzieren (Salahshor u. Woodgett 2005). Beim Menschen gibt es zwei *AXIN*-Gene: *AXIN1* und *2*, die zu 45 % homolog sind (Abb. 8.**64**). Die beiden Gene sind an mindestens drei Signalwegen beteiligt, und zwar am

- stressaktivierten Signalweg über die Kinase SAPK (Stress activated Protein Kinase),
- TGF-β-Signalweg,
- WNT-Signalweg (Abb. 8.**65**).

Die Produkte der *AXIN*-Gene, Axin-1 und Axin-2 (Conductin), sind essenziell für den Abbau von β-Catenin in Zellen mit nicht aktiviertem WNT-Signalweg. In der Zelle besteht eine umgekehrte Korrelation zwischen den Konzentrationen von Axin-1 und β-Catenin. Die Aktivierung des WNT-Signalwegs führt zum Abbau von Axin-1. Beide Axin-Proteine binden an APC, GSK-3β und β-Catenin. Voraussetzung für die Funktion von Axin-1 ist die Homodimerisierung. Das Axin-1-Dimer bildet ein Gerüst für die Proteine des Destruction Complex, der die Menge des β-Catenins reguliert. Die Inaktivierung eines der beiden *AXIN*-Gene durch eine Mutation führt zur Erhöhung der β-Catenin-Konzentration. Mutationen im *AXIN1*-Gen sind gleichmäßig über das gesamte Gen verteilt. Es gibt aber Unterschiede zwischen den Mutationen in verschiedenen Tumorarten. Größere Deletionen wurden vor allem in Medulloblastomen beobachtet, während Punktmutationen in Lebertumoren häufiger vorkommen. Von den Mutationen betroffen sind fast immer die Regionen des Proteins, die für die Interaktion mit APC, β-Catenin oder GSK-3β verantwortlich sind. Mutiertes Axin kann also nicht mehr als Gerüst für die Bindung der genannten Proteine dienen. Die Folge ist ein Anstieg der β-Catenin-Konzentration. Mutationen in Axin2 liegen fast ausschließlich in einer kurzen Region im carboxyterminalen Viertel des Proteins und führen beinahe immer zum vorzeitigen Abbruch der Translation und zum Verlust der DVL-bindenden Domäne.

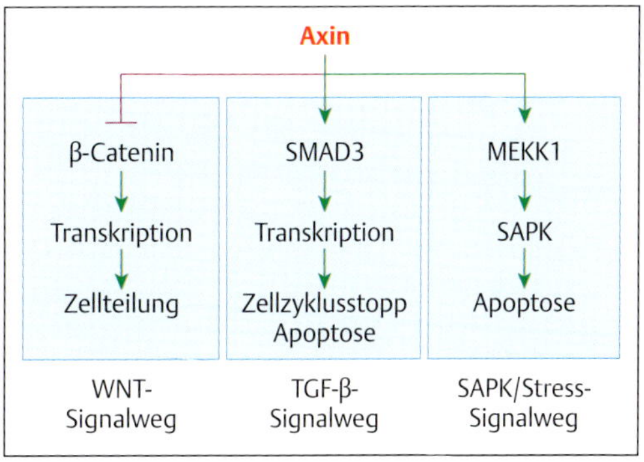

Abb. 8.**65** Funktionen von Axin. Im WNT-Signalweg ist Axin mitverantwortlich für den Abbau von β-Catenin, im TGF-β-Signalweg stimuliert Axin die Phosphorylierung von SMAD3 und im SAPK/Stress-Signalweg aktiviert Axin die Kinase MEKK1, die dann SAPK phosphoryliert, was zur Apoptose führt.

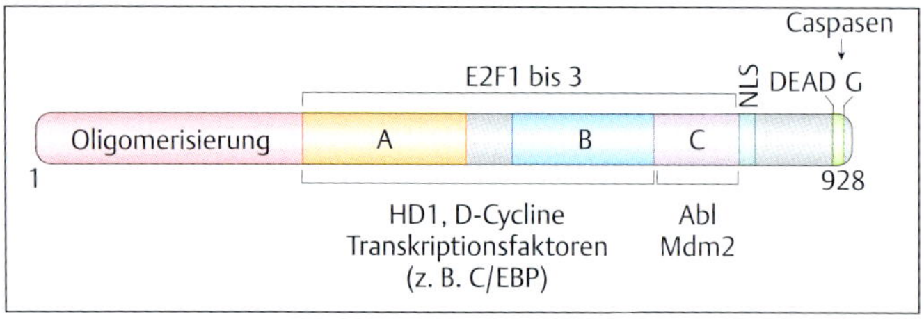

Abb. 8.**66** Struktur und Bindungspartner des Rb-Proteins. NLS: Kernlokalisationssequenz; DEADG: Erkennungssequenz für Caspasen; HD1: Histon-Deacetylase 1.

8.5.4 p53/Rb-Signalnetzwerk

Die beiden Tumorsuppressorproteine Rb und p53 sind zentrale Bestandteile eines gemeinsamen Signalnetzwerks zur Regulation des Zellzyklus und der Apoptose (Yamasaki 2003). Man geht davon aus, dass das p53/Rb-Netzwerk in praktisch allen Tumoren des Menschen durch Defekte in Genen, die für Proteine dieses Netzwerks kodieren, gestört ist. Rb und p53 werden aufgrund ihres engen Zusammenspiels und mehrerer Gemeinsamkeiten in einem Kapitel beschrieben.

Sowohl p53 als auch Rb regulieren den Zellzyklus am Übergang von der G_0-Ruhephase in die G_1-Phase oder der G_1- in die S-Phase. Signale, die von beiden Proteinen ausgehen, münden in der Regulation von Cyclin-Kinasen.

Rb

Nach Analyse der Stammbäume von Familien, in denen das erbliche Retinoblastom auftrat, formulierte Knudson die „Two-Hit"-Hypothese zu Beginn der 1970er-Jahre (siehe Kap. 5, S. 100). Auf Basis dieser Hypothese konnte Mitte der 1980er-Jahre das verantwortliche Gen *RB1* identifiziert und kloniert werden. Damit war *RB1* das erste bekannte Tumorsuppressorgen. Erbliche *RB1*-Mutationen sind über alle Exons des Gens und den Promotor verteilt und führen fast immer zu einem funktionslosen Protein oder zum vorzeitigen Abbau der mutierten mRNA des Gens. In den Zellen des erblichen Retinoblastoms ist das zweite Allel durch verschiedene Mechanismen inaktiviert, sodass in Retinoblastomen kein funktionelles Rb-Protein nachweisbar ist. In Tumoren mit somatischen Mutationen des *RB1*-Gens, wie beispielsweise in kleinzelligen Lungenkarzinomen sowie Mamma-, Blasen- und Prostatakarzinomen, werden häufiger als in hereditären Tumoren mutierte Rb-Proteine exprimiert (siehe Kap. 5, S. 100).

Struktur des Rb-Proteins

Das *RB1*-Gen kodiert für ein nukleäres, 928 Aminosäuren langes Phosphoprotein mit verschiedenen, funktionell bedeutenden Domänen (Abb. 8.**66**). Die N-terminale Domäne vermittelt die Oligomerisierung von Rb-Proteinen. Weiter C-terminal folgt die sogenannte Rb-Tasche (engl. Rb-pocket). Diese besteht aus zwei durch eine kurze Aminosäuresequenz getrennte A- und B-Subdomänen. Die Bedeutung der Rb-Bindungstasche wird dadurch deutlich, dass sämtliche in menschlichen Tumoren gefundene Punktmutationen in der Bindungstasche liegen. Weiter C-terminal folgt die C-Domäne, an die sich eine nukleäre Lokalisationssequenz anschließt. Am Carboxyterminus findet sich eine Konsensussequenz (DEADG) zur Spaltung durch Caspasen (Tan u. Wang 1998). Zu Rb gibt es zwei homologe und strukturell verwandte Proteine, die auf der Basis ihrer relativen Molmasse differenziert werden (p107-Rb und p130-Rb). Auf Aminosäureebene beträgt die Homologie zwischen Rb und den beiden Rb-ähnlichen Proteinen ungefähr 30 %. In allen drei Proteinen sind die beiden Subdomänen der Rb-Tasche am stärksten konserviert, ansonsten ist die Ähnlichkeit zwischen Rb und den beiden verwandten Proteinen gering (Mulligan u. Jacks 1998).

Effektorfunktionen des Rb-Proteins

Es wurde eine Vielzahl zellulärer Proteine identifiziert, die in vivo und/oder in vitro an das Rb-Protein binden (Mulligan u. Jacks 1998) (Tab. 8.**14**). Die Rb-Bindungsstellen einiger Proteine sind durch typische Aminosäuresequenz-Motive charakterisiert. Proteine mit einem LXCXE-Motiv binden beispielsweise an die Bindungstasche des Rb-Proteins (X steht für eine beliebige Aminosäure). Die C-Domäne der gering phosphorylierten Form des Rb-Proteins bindet und aktiviert die Abl-Tyrosinkinase, die

Tabelle 8.**14** Bindungsproteine von Rb.

Protein	Funktion
Transkriptionsfaktoren	
E2F1–3	Kontrolle von Wachstum und Apoptose
TAFII250	Regulation der RNA-Polymerase II
Elf-1	Transkription in lymphoiden Zellen
C/EBP	Differenzierung von Adipozyten
MyoD1	Differenzierung von Myozyten
Enzyme	
Histon-Deacetylase 1	Repression der Transkription
Abl	Tyrosinkinase
Cycline	
D	Zellzykluskontrolle G_1-Phase
E	Zellzykluskontrolle G_1-, S-Phase
A	Zellzykluskontrolle S-, G_2-Phase
sonstige	
Mdm2	Hemmung von p53

u. a. an der Regulation der Transkription beteiligt ist (Raitano et al. 1997). Rb besitzt am C-terminalen Ende eine konservierte DEADG-Caspase-Erkennungssequenz, die in den Rb-ähnlichen Proteinen p107-Rb und p130-Rb nicht vorkommt. Verschiedene Auslöser der Apoptose wie etwa CD95-Ligand, TNF-α, aber auch der Entzug von Überlebensfaktoren wie IL-3, führen durch proteolytische Spaltung an dieser Erkennungssequenz zur Abspaltung eines C-terminalen Peptids. Das verkürzte Rb-Protein wird durch weitere Proteolyse rasch abgebaut. Der kausale Zusammenhang zwischen der Spaltung von Rb durch Caspasen und der Apoptose wird durch Versuche belegt, in denen in *Rb1*$^{-/-}$-Fibroblasten eine Rb-Mutante ohne die Caspase-Erkennungssequenz exprimiert wurde. Während bei Expression von Wildtyp-Rb durch TNF Apoptose induziert wurde, waren Zellen mit der Rb-Mutante gegen die TNF-induzierte Apoptose refraktär (Tan u. Wang 1998) (Abb. 8.**67**).

Kontrolle des Zellzyklus durch Rb

Rb ist ein Vermittler zwischen Zellzyklus und verschiedenen Regelkreisen der Zelle. Die vielfältigen Funktionen des Rb-Proteins können in zwei Gruppen eingeteilt werden: Hemmung des Zellzyklus und Aktivierung der Zelldifferenzierung. Beide Funktionen werden durch die Bindung des Rb-Proteins an Transkriptionsfaktoren vermittelt.

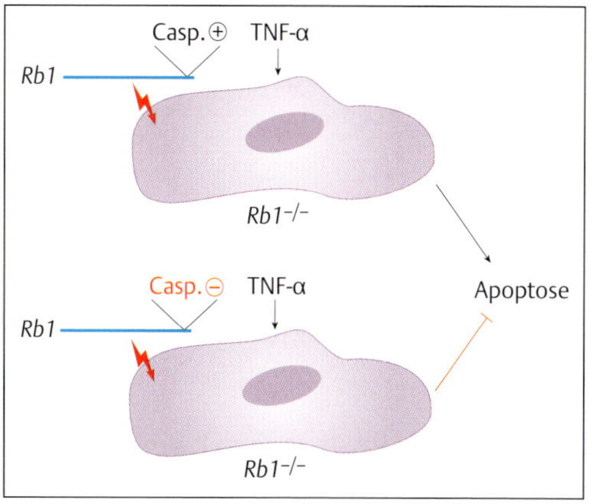

Abb. 8.**67** In *Rb1*$^{-/-}$-Fibroblasten induziert TNF-α nach Transfektion mit einer *Rb1*-Wildtyp-cDNA Apoptose. Das Rb-Protein besitzt eine Caspase-Schnittstelle. Nach Expression eines mutierten Gens mit deletierter Caspase-Erkennungssequenz trat nach TNF-α-Gabe keine Apoptose auf (Quelle: Tan u. Wang 1998).

Am besten verstanden ist der inhibierende Effekt von Rb auf den Zellzyklus. Rb kann die Zellzyklusprogression von der G_1- in die S-Phase blockieren. In manchen Zellen ohne funktionsfähiges Rb führt die Rekonstitution von Rb zu einem Wachstumsstopp. Dies wird durch ein Experiment mit der humanen Osteosarkom-Zelllinie Saos-2 deutlich (Abb. 8.**68**). Saos-2-Zellen exprimieren ein inaktives, am C-Terminus trunkiertes Rb-Protein. Durch Transfektion von *Rb1*-cDNA oder Mikroinjektion des Rb-Proteins wurde das Wachstum in der späten G_1-Phase am Restriktionspunkt blockiert; zudem beobachtete man Anzeichen von Differenzierung und Zellalterung. Durch zusätzliche Transfektion einer cDNA, die für das Rb-inaktivierende T-Antigen des SV40-Virus kodiert, wurden die Effekte wieder aufgehoben (Goodrich et al. 1991; Qin et al. 1992). Das in Saos-2-Zellen exprimierte Rb-Protein verbleibt in seiner unterphosphorylierten, aktiven Form. Diese zellzyklusabhängige Phosphorylierung weist auf einen zusätzlichen Defekt auf der Ebene der Cycline bzw. cyclinabhängigen Kinasen hin. Die Tatsache, dass rekonstituiertes Rb normalerweise im Verlauf des Zellzyklus durch cyclinabhängige Kinasen rasch inaktiviert wird, ist wahrscheinlich der Grund dafür, dass in Rb-negativen Zelllinien nach Expression von Rb nicht regelmäßig eine Wachstumshemmung eintritt.

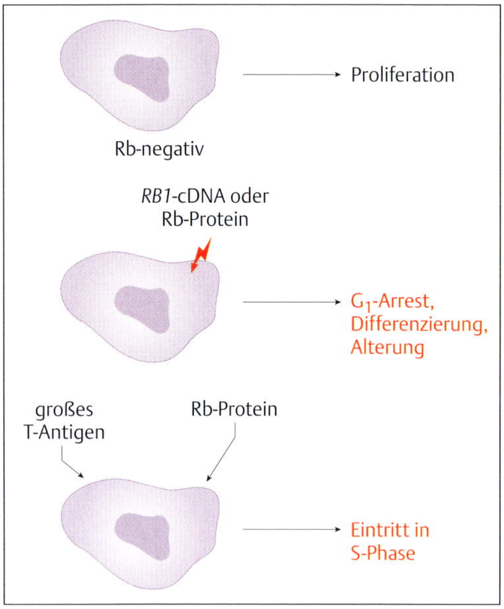

Abb. 8.**68** Rb bewirkt in der Rb-negativen Zelllinie einen Arrest in der G_1-Phase, der durch das große T-Antigen des SV40-Virus wieder aufgehoben werden kann (Quellen: Quin et al. 1992; Goodrich et al. 1991).

Interaktion von Rb mit Transkriptionsfaktoren

Das Rb-Protein ist selbst kein Transkriptionsfaktor, es bindet nicht direkt an DNA. Es interagiert aber mit mehr als 70 verschiedenen Transkriptionsfaktoren, die ihrerseits sequenzspezifisch an DNA binden können. Die wichtigsten Interaktionspartner des Rb-Proteins sind Transkriptionsfaktoren der E2F-Familie, die nachfolgend unter der Bezeichnung E2F zusammengefasst werden (Sun et al. 2007). E2F-Proteine sind für die Überschreitung des Restriktionspunkts und den Eintritt der Zelle in die S-Phase von entscheidender Bedeutung. E2F-Transkriptionsfaktoren lagern sich mit sogenannten DP-Proteinen (DP1 und 2) zu transkriptionell aktiven Heterodimeren zusammen. E2F1–3 binden Sequenzen der Bindungstasche des Rb-Proteins in seiner hypophosphorylierten Form. Durch die Bindung hemmt Rb die Transkriptionsaktivierung durch E2F (Abb. 8.**69**). Solange Rb aktiv ist, ist E2F also inaktiv und die DNA kann nicht repliziert werden. In seiner freien Form aktiviert E2F1 die Transkription von Genen, deren Produkte für den Eintritt in die S-Phase und die Replikation der DNA benötigt werden. E2F1-aktivierte Gene kodieren u. a. für Myc, Thymidin-Kinase, Dihydrofolat-Reduktase, DNA-Polymerase α, CDK1 und p19ARF. Die zentrale Bedeutung von E2F1 für den Eintritt in die S-Phase wird durch Experimente belegt, in denen E2F1 entweder überexprimiert oder die Wirkung von E2F-Transkriptionsfaktoren blockiert wurde (Abb. 8.**70**). Nach Mikroinjektion von E2F1 traten ruhende Ratten-Fibroblasten in die S-Phase ein. Wurde eine E2F1-Mutante ohne Transaktivierungsdomäne injiziert, blieb der Eintritt in die S-Phase aus (Johnson et al. 1993).

Im E2F-Protein liegen die Transaktivierungsdomäne und die Rb-interagierende Domäne direkt nebeneinander. Sehr wahrscheinlich wird die Transaktivierungsdomäne von E2F durch das Rb-Protein sterisch gehemmt. Zusätzlich rekrutiert das Rb-Protein die Histon-Deacetylase HD1 an das Chromatin und bewirkt durch diesen epigenetischen Mechanismus das Abschalten (engl. silencing) des E2F-Locus.

Das von cyclinabhängigen Kinasen phosphorylierte Rb kann nicht mehr an E2F binden und damit auch nicht mehr die Proliferation hemmen. Der Funktions- und Phosphorylierungsstatus des Rb-Proteins korreliert eng mit dem Zellzyklus. Rb wird in der späten G_1-Phase an mehreren Serin- und Threoninresten phosphoryliert. Die Phosphorylierung wird bis zur Mitose beibehalten, in deren Verlauf Rb dann durch eine Phosphatase

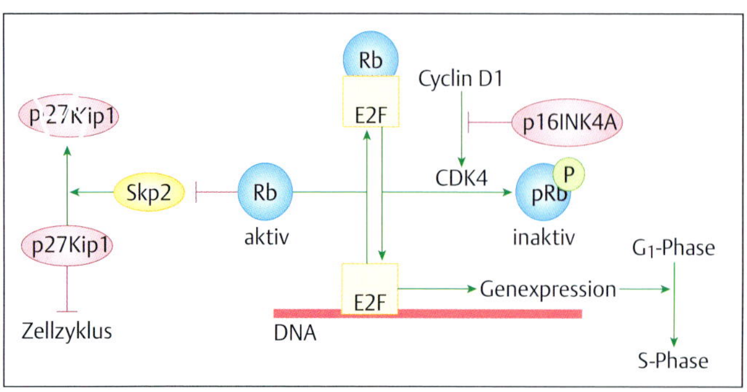

Abb. 8.**69** Zellzyklusregulierende Funktion des Rb-Proteins. Rb bindet an E2F und verhindert dessen transkriptionsaktivierende Funktion. Der Rb-E2F-Komplex dissoziiert nach Phosphorylierung von Rb.

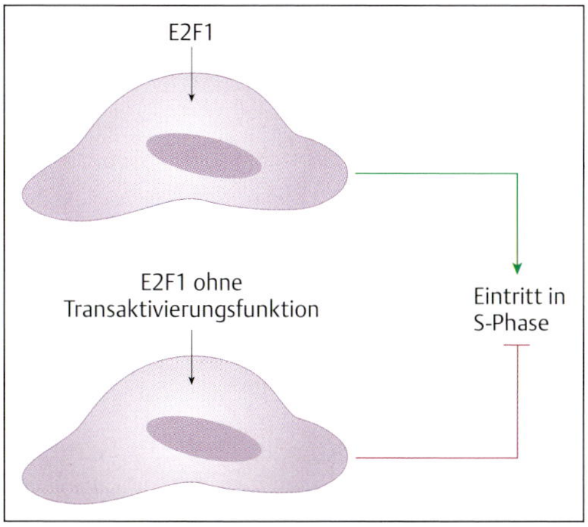

Abb. 8.**70** Nach Mikroinjektion von E2F1 in ruhende Rattenfibroblasten treten die Zellen in die S-Phase ein. Die Injektion von E2F-Protein ohne Transaktivierungsfunktion hat keinen Effekt (Quelle: Johnson et al. 1993).

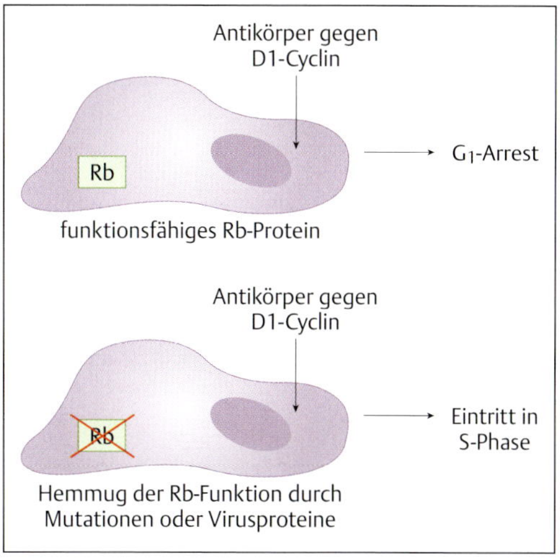

Abb. 8.**71** Mikroinjektion von Antikörpern gegen Cyclin D1 bewirken einen Arrest in der G_1-Phase nur bei Expression eines funktionsfähigen Rb-Proteins (Quelle: Lukas et al. 1994).

dephosphoryliert wird. In der G_0- und zu Beginn der G_1-Phase ist Rb daher nur gering phosphoryliert (hypophosphorylierte Form) (siehe Kap. 7, S. 179).

Ein Teil der Phosphorylierungsstellen von Rb liegt in Motiven, die für Substrate von cyclinabhängigen Kinasen typisch sind. In der Tat wird Rb in vitro durch cyclinabhängige Kinasen im Komplex mit Cyclinen phosphoryliert. Für die Regulation der Rb-Phosphorylierung sind in vivo vor allem die D- und E-Cyclin-abhängigen Kinasen relevant. Das Rb-Protein geht eine direkte Bindung mit D-Cyclinen ein. Die Bedeutung von D-Cyclin-abhängigen Kinasen wird u. a. dadurch belegt, dass bei Hemmung von D-Cyclin-abhängigen Kinasen in der G_1-Phase Rb in der gering phosphorylierten Form verbleibt. Wie das in Abb. 8.**71** dargestellte Experiment zeigt, führt die Inaktivierung von D1-Cyclin nur in Anwesenheit von funktionsfähigem Rb zu einem G_1-Arrest (Lukas et al. 1994).

Die in Tumoren identifizierten Rb-Mutationen haben denselben Effekt wie die Phosphorylierung. Phosphoryliertes Wildtyp-Rb kann genau wie mutiertes Rb nicht mit E2F interagieren. Die Relevanz der Rb-E2F-Interaktion wurde experimentell bestätigt. Die Inaktivierung des E2F4-Gens in Mäusen mit nur einem funktionsfähigen *Rb1*-Allel führt dazu, dass die Tumoren später und in milderer Form auftreten als in *Rb1*-mutierten Mäusen mit intaktem E2F-Gen (Lee et al. 2002). Die Interaktion mit E2F und die Hemmung der Transaktivierung sind nicht die einzigen Funktionen des Rb-Proteins. Rb hemmt auch die Aktivität von Skp2 (S Phase Kinase associated Protein 2), der Untereinheit einer Ubiquitin-Ligase. Der wichtige CDK-Inhibitor p27Kip1 kann nicht mehr ubiquitiniert werden und wird nicht mehr zum weiteren Abbau dem Proteasom zugeführt. p27Kip1 hat so eine längere Halbwertszeit und inhibiert den Zellzyklus über einen längeren Zeitraum (Abb. 8.**69**).

Die Rb-phosphorylierenden Kinasen CDK2 und CDK4 werden von Cyclin D1 aktiviert, durch den CDK-Inhibitor p16INK4A gehemmt. Daraus wird ersichtlich, dass p16INK4A ein Tumorsuppressorprotein, CDK4 und Cyclin D1 hingegen Proto-Onkoproteine sind. Der Pfad, in dem diese Proteine liegen, ist in praktisch jedem Karzinom des Menschen durch Mutationen in einem der kodierenden Gene gestört (Abb. 8.**72**). In einem einzelnen Tumor ist allerdings in der Regel nur eines der Gene mutiert. Wenn der Pfad einmal ausgeschaltet ist, bieten Mutationen in anderen Proteinen dieses Pfads somit keinen weiteren Wachstumsvorteil. Dies ist eines der besten Beispiele dafür, dass in Tumoren des Menschen Pfade mit einer linearen Abfolge von Ursache und Wirkung abgegrenzt werden können.

Kontrolle der Apoptose durch Rb

Der Funktionsverlust von Rb fördert unter bestimmten Bedingungen die Proliferation, unter anderen Bedingungen jedoch auch den Zelluntergang durch Apoptose (Delston u. Harbour 2006). Die Bedeutung des Rb-Proteins für die

Signalweg	Mutationen	Tumoren
p16INK4A	Deletion Punktmutation Promotormethylierung	Gliome, verschiedene Karzinome, Sarkome, ALL familiäres malignes Melanom
D_1-Cyclin	Translokation Amplifikation	Mantelzell-Lymphom, Nebenschilddrüsenadenom, Karzinome im Kopf-Hals-Bereich, Ösophagus-, Blasen-, Mammakarzinome
CDK4	Amplifikation	Sarkome, Gliome familiäres malignes Melanom
Rb	Deletion Punktmutation Inaktivierung durch E7-Protein von Papillomaviren	Sarkome, kleinzelliges Lungenkarzinom, Blasen-, Prostata-, Zervixkarzinom familiäres Retinoblastom

Abb. 8.**72** Komponenten des afferenten Rb-Signalwegs, die von Mutationen betroffen sind.

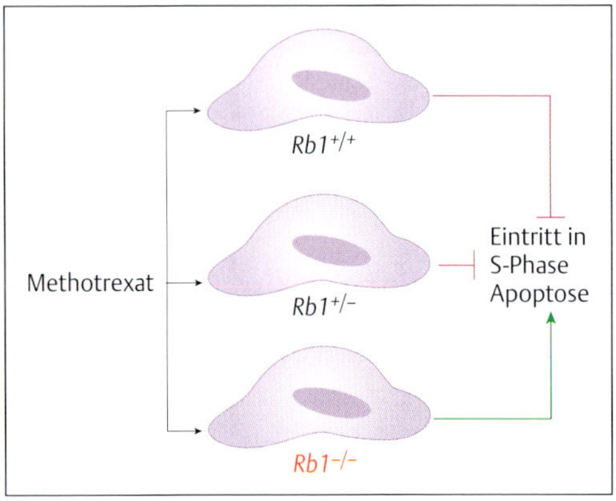

Abb. 8.**73** Die Behandlung von murinen embryonalen Fibroblasten mit Methotrexat führt in *Rb1*$^{-/-}$-Fibroblasten zum Eintritt in die S-Phase, ein Teil der Zellen geht mit Zeichen der Apoptose unter (Quelle: Almasan et al. 1995).

Apoptose ist in Abb. 8.**73** beispielhaft dargestellt. In embryonalen Fibroblasten von *Rb1*$^{-/-}$-Knockout-Mäusen, die mit Methotrexat behandelt wurden, wurde Apoptose ausgelöst (Almasan et al. 1995). Bei gleicher Methotrexat-Dosierung war dies in *Rb1*$^{+/+}$-Wildtyp-Fibroblasten nicht der Fall. In homozygoten *Rb1*-negativen Mausembryonen werden im Nervensystem und in der Augenlinse vermehrt Apoptosen beobachtet. Wie Transfektionsversuche zeigten, wird die Apoptose – genau wie die Aktivierung der Proliferation – in Abwesenheit von Rb durch E2F1 vermittelt. E2F1 induziert die Transkription des für p19ARF kodierenden *CDKN2A* (*ARF*)-Gens, das ein wichtiges funktionelles Bindeglied zwischen Rb und p53 ist (s. u.).

Regulation der Zelldifferenzierung durch Rb

Eine weitere wichtige Funktion des Rb-Proteins ist die Aktivierung der Zelldifferenzierung. In diesem Fall blockiert Rb nicht einen Transkriptionsfaktor, wie bei der Blockierung des Zellzyklus, sondern es aktiviert Transkriptionsfaktoren durch direkte Interaktion (Abb. 8.**74**). Zu diesen Faktoren gehören MyoD und MEF2, die die Bildung von reifen Muskelzellen aus Myoblasten stimulieren (De Falco et al. 2006), und Cbfa1/Runx2, die die Bildung von reifen Knochenzellen aus Osteoblasten regulieren (Tho-

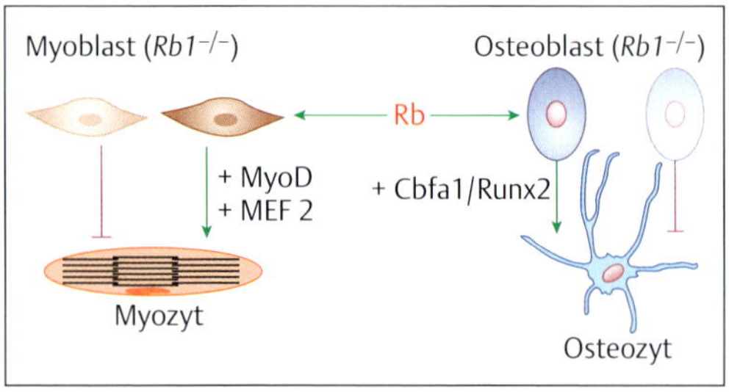

Abb. 8.**74** Schematische Darstellung der Wirkung von Rb auf die Differenzierung. Rb-negative Vorläuferzellen differenzieren erst nach Expression von Rb. Durch Interaktion mit MyoD oder mit MEF2 induziert Rb die Differenzierung eines Myoblasten zum reifen Myozyt, durch Interaktion mit Cbfa1/Runx2 die Differenzierung eines Osteoblasten zum reifen Osteozyt.

mas et al. 2001). Die Wirkung von Rb auf die Zelldifferenzierung ist ausgesprochen gewebsspezifisch. Dies könnte eine Erklärung dafür sein, dass bei Inaktivierung eines *RB1*-Allels in der Keimbahn Tumoren nur in wenigen Geweben auftreten – beim Menschen in der Retina und bei Mäusen in der Hypophyse.

Inaktivierung von Rb in Mäusen

Mäuseembryonen, in denen beide *Rb1*-Allele ausgeschaltet sind, entwickeln sich bis zum 12. Tag normal. Im weiteren Verlauf beobachtet man Defekte der Erythropoese und des Nervensystems. Im Blut treten vermehrt kernhaltige Erythrozyten als Zeichen einer gestörten Differenzierung auf. Im Nervensystem findet man sowohl einen massiven Untergang von Zellen als auch ektope Zellteilungen. In Mäusen mit nur einem funktionsfähigen *Rb1*-Allel treten Tumoren der Hypophyse auf (Vidal et al. 2007). Aus diesen Versuchsergebnissen ergeben sich einige wichtige Schlüsse:

- Der Verlust der Rb-Funktion kann eine inadäquate Proliferation bewirken.
- Der Verlust der Rb-Funktion kann zum Untergang von Zellen durch Apoptose führen.
- Das Rb-Protein beeinflusst die Differenzierung, es ist für das Überleben der Zellen in frühen Differenzierungsphasen der Embryonalentwicklung jedoch nicht essenziell.
- Der Verlust eines *Rb1*-Allels in der Keimbahn disponiert für Tumoren.

Das erste Mausmodell, das annähernd dem menschlichen Retinoblastom entspricht, wurde im Jahr 2004 entwickelt (Zhang et al. 2004). Dazu wurde das *Rb1*-Gen und das *Rb1*-homologe Gen *p107-Rb* spezifisch in Retina-Vorläuferzellen ausgeschaltet. Im Gegensatz zu normalen Retina-Vorläuferzellen differenzierten die Zellen nicht, sondern teilten sich auch noch nach der Geburt und bildeten gutartige kleine Tumoren (Tab. 8.**15**). Invasive und aggressive Retinoblastome, vergleichbar mit den menschlichen Tumoren, entstanden erst, als zusätzlich zu den genannten Genen noch das p53-kodierende Gen *Trp53* ausgeschaltet wurde. Unklar ist, warum in Retinoblastomen der Maus zwei *Rb1*-homologe Gene und *Trp53* mutiert sein müssen, während in menschlichen Retinoblastomen und anderen Tumoren Mutationen in *p107-Rb* und *p130-Rb* selten sind und *RB1/TP53*-Doppelmutationen praktisch niemals gefunden werden. In viral induzierten Tumoren des Menschen sind allerdings sowohl Rb als auch p53 durch virale Proteine inaktiviert (s. u.). Dazu passt auch die Tatsache, dass spontane Retinoblastome bisher nur beim Menschen beobachtet wurden, obwohl das Rb-Protein in allen Vertebraten vorkommt. Offensichtlich können Rb-homologe Proteine die Entstehung des Retinoblastoms in vielen Organismen, allerdings nicht beim Menschen, verhindern.

Tabelle 8.**15** *Rb1*-Knock-out-Mausmodelle.

Genotyp			Phänotyp
Rb1	p107-Rb	Trp53	
–/–	+/+	+/+	letal in Embryonalperiode
–/+	+/+	+/+	Hypophysentumor
–/–*	–/–*	+/+	gutartiger Tumor der Retina
–/–*	–/–*	–/+*	Retinoblastom

* konditionaler Knock-out in Retina-Vorläuferzellen.

p53

p53 ist dasjenige Tumorsuppressorprotein, das in Tumoren des Menschen am häufigsten mutiert ist. p53 wurde im Jahr 1979 von Arnold Levine, David Lane, Lloyd Old und Pierre May als zellulärer Interaktionspartner des großen T-Antigens des tumorauslösenden SV40-Virus entdeckt (Lane u. Crawford 1979; Linzer u. Levine 1979; Kress et al. 1979; DeLeo et al. 1979). Im Jahr 1983 konnte das kodierende *Trp53*-Gen von Moshe Oren und Arnold Levine identifiziert und kloniert werden (Oren u. Levine 1983). (Das p53-kodierende Gen wird in der Maus *Trp53* und im Menschen *TP53* genannt.) Über die Frage, ob *TP53* ein Proto-Onkogen oder ein Tumorsuppressorgen ist, wurde lange diskutiert. Ursprünglich hielt man *TP53* für ein Proto-Onkogen, denn man hatte eine *TP53*-Gensequenz, die für ein funktionsloses Protein kodiert, für die Wildtypsequenz gehalten. In einigen Tumoren fand man eine im Vergleich dazu veränderte Sequenz, also die eigentliche normale Gensequenz, die für ein Protein kodierte, das die Genexpression bestimmter Proteine aktivierte. So nahm man an, dass durch die scheinbare Mutation das Protein Funktionen gewinnt, was für ein Onkogen sprechen würde. Tatsächlich ist es aber genau umgekehrt. Die Sequenz für das funktionelle und transkriptionsaktivierende p53-Protein ist die normale Sequenz. Erst 1989 gelang durch Sequenzvergleiche und biochemische Experimente der endgültige Beweis der Tumorsuppressorfunktion. Aufgrund seiner großen Bedeutung für die Entstehung und Progression von Tumoren des Menschen wurde das Protein p53 im Jahr 1993 von der Zeitschrift Science zum Molekül des Jahres gewählt.

Phänotyp von *Trp53*-Knock-out-Mäusen

Die Bedeutung von p53 für Entwicklung und Tumordisposition wurde in Mäusen untersucht, deren *Trp53*-Allele in der Keimbahn inaktiviert worden waren (siehe Kap. 5, S. 98). In Tieren ohne funktionelle *Trp53*-Allele wurden je nach genetischem Hintergrund in einem geringen Prozentsatz weiblicher Tiere Neuralrohrdefekte gefunden. Die überwiegende Zahl der Tiere zeigte jedoch im Verlauf der Embryonalentwicklung keine Auffälligkeiten. Nach der Geburt entwickelten die homozygoten Knock-out-Mäuse jedoch sehr bald Tumoren, unter denen Lymphome und Weichteilsarkome dominierten. Bei den heterozygoten *Trp53*$^{+/-}$-Tieren traten ebenfalls Tumoren auf; hier wurden Lymphome, Weichteilsarkome und Osteosarkome etwa zu gleichen Anteilen beobachtet (Attardi u. Donehower 2005). Diese Befunde zeigen zum einen, dass *Trp53* für die normale Embryonalentwicklung und frühe postnatale Entwicklung weitgehend entbehrlich ist. Zum anderen geht der Verlust von p53 mit einer ausgeprägten Tumordisposition einher. Von allen Genen, deren Inaktivierung mit einer erhöhten Tumorrate einhergeht, trifft auf *Trp53* somit der Begriff „Tumorsuppressorgen“ am besten zu.

Struktur des p53-Proteins

p53 besteht aus mehreren funktionellen Domänen, an die zahlreiche zelluläre und virale Interaktionspartner binden (Chumakov 2007; Ko u. Prives 1996) (Abb. 8.**75**). Die transkriptionsregulierende Funktion der aminoterminalen Region wird durch Phosphorylierung an mehreren Positionen reguliert. An diese Region binden u. a. das adenovirale Protein E1B-55 kD und das p53-Regulatorprotein Mdm2. An die mittlere DNA-Bindungsdomäne bindet das große T-Antigen des SV40-Virus. Das E6-Protein der onkogenen humanen Papillomaviren (HPV) Typ 16 und 18, das die Degradation des p53-Moleküls induziert, bindet an die carboxyterminale Domäne. Die C-terminalen 30 Aminosäuren bilden die sogenannte regulatorische Domäne, die die spezifische DNA-Bindung hemmt. Diese Hemmung wird durch Phosphorylierung durch Proteinkinase C oder Caseinkinase II aufgehoben. Die häufigsten Mutationen in menschlichen Tumoren liegen in der DNA-Bindungsdomäne und führen zu einem defekten p53-Protein, das entweder überhaupt nicht mehr an DNA oder nicht mehr an spezifische Sequenzen der DNA binden kann (siehe Kap. 6, S. 157) (Olivier et al. 2004). Zusätzlich zu p53 gibt es beim Menschen die beiden p53-ähnlichen Proteine p63 und p73. Bisher wurden im *TP73*-Gen keine und im *TP63*-Gen nur wenige Mutationen beschrieben (Ikawa et al. 1999).

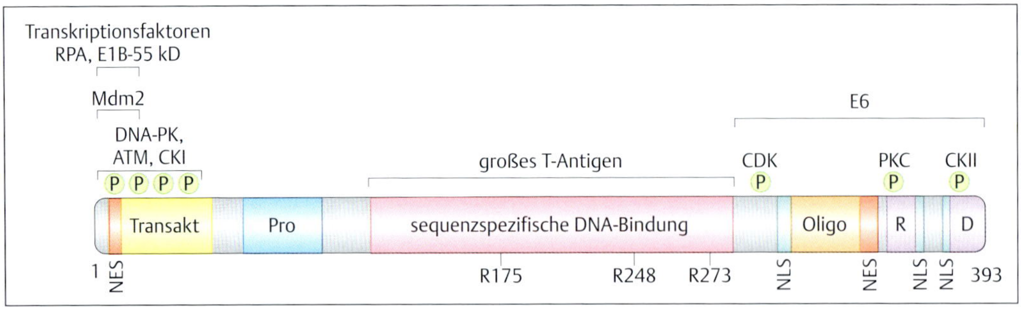

Abb. 8.**75** Struktur des p53-Proteins mit Funktionen, Phosphorylierungsstellen, verantwortlichen Kinasen und Bindungspartnern. Die Positionen der drei häufigsten Mutationen sind gezeigt. ATM: Mitglied der Familie von DNA-Proteinkinasen; CKI und II: Caseinkinasen I und II; CDK: cyclinabhängige Kinasen; PKC: Proteinkinase C; RPA: „replication protein A“; Transakt: Transaktivierungsdomäne; Pro: prolinreiche Domäne; Oligo: Tetramerisierungsdomäne; RD: regulatorische Domäne; NES: Kernexportsequenz; NLS: Kernlokalisationssequenz; P: Phosphorylierungsstellen.

Interaktionspartner von p53

Unter den Proteinen, die mit p53 assoziieren, lassen sich verschiedene Gruppen unterscheiden (Ko u. Prives 1996) (Tab. 8.**16**). Viele Proteine sind direkt oder indirekt an der Regulation der Transkription beteiligt. Bei einigen Proteinen handelt es sich um generelle Transkriptionsfaktoren, die Bestandteil der TFIIH- und TFIID-Transkriptionsfaktorkomplexe sind. Andere Proteine wirken als spezifische Aktivatoren der Transkription wie z. B. WT-1, das Produkt des Krankheitsgens des Wilms-Tumors. p53 interagiert ferner mit Proteinen, die an der Replikation und Reparatur der DNA beteiligt sind. Unter den Kinasen, die p53 phosphorylieren, befinden sich neben der Caseinkinase II und der Abl-Tyrosinkinase auch Kinasen, die durch DNA-Läsionen aktiviert werden. Für die Regulation von Zellzyklus und Apoptose spielt die Interaktion mit dem Mdm2-Protein eine zentrale Rolle.

Tabelle 8.**16** Bindungsproteine von p53.

Protein	Funktion
Transkriptionsfaktor	
TBP	Bindung an TATA-Box
TAFII60	Aktivierung der RNA-Polymerase II
WT-1	Produkt des Wilms-Tumor-Gens
DNA-Replikation und Reparatur	
RPA	DNA-Exzisions-Reparatur
XPD	DNA-Exzisions-Reparatur
XPB	DNA-Exzisions-Reparatur
Onkogenprodukt	
Mdm2	p53-Hemmung
Kinase	
Caseinkinasen I und II	Serinkinasen
Abl	Tyrosinkinase

p53 und Mdm2

Mdm2, das Produkt des *MDM2*-Gens (MDM2: Murine double Minute Chromosome-2), wurde ursprünglich als amplifiziertes Gen auf einem „double minute chromosome" in einer transformierten murinen Zelllinie identifiziert (siehe Kap. 5, S. 89). Mdm2 ist der wichtigste negative Regulator von p53. Etwa ein Drittel der menschlichen Weichteilsarkome trägt Amplifikationen des *MDM2*-Gens (Oliner et al. 1992). In mehr als der Hälfte der Tumoren mit funktionellen p53- und Rb-Proteinen konnte eine Überexpression des *MDM2*-Gens nachgewiesen werden (Momand et al. 2000).

Mdm2 bindet an den Aminoterminus und verhindert die transkriptionsaktivierende Funktion des p53-Proteins. Außerdem katalysiert Mdm2 als

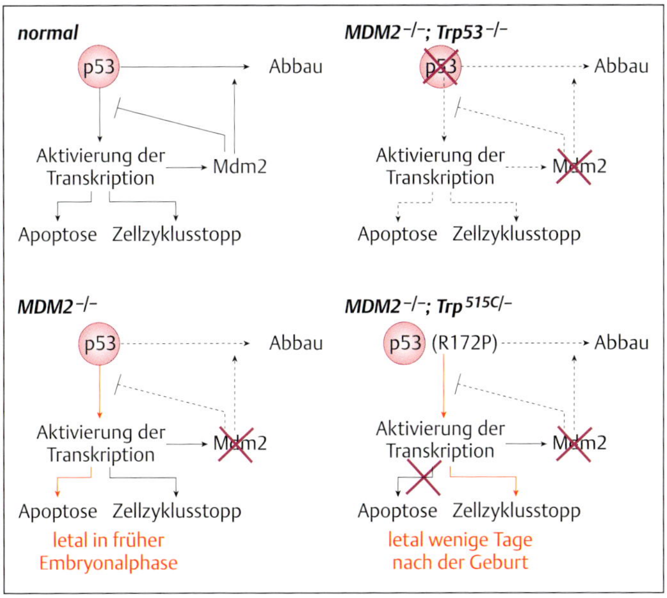

Abb. 8.**76** Zusammenspiel von p53 und Mdm2 in der normalen Zelle (links oben) und in verschiedenen Mausmodellen. Ausgeschaltete Gene sind mit einem roten Kreuz, abgeschwächte Wirkungen durch gestrichelte Linien, verstärkte Wirkungen durch rote Linien gekennzeichnet.

E3-Ubiquitin-Ligase die Ubiquitinierung von p53 und leitet so dessen proteolytischen Abbau ein (Abb. 8.**76**). Da das *MDM2*-Gen durch p53 aktiviert wird, besteht ein negativer Rückkopplungsmechanismus, der unter Normalbedingungen zu niedrigen zellulären p53-Konzentrationen führt. Wie in Kap. 5 (S. 123) erläutert, führen DNA-Schäden zu einer posttranslationalen Veränderung von p53, die die Bindung an Mdm2 und damit die ubiquitinvermittelte Proteolyse verhindert. Dies führt zu einer erhöhten zellulären p53-Konzentration.

Mausmodelle

Die Zusammenhänge zwischen den Funktionen von p53 und Mdm2 wurden in mehreren transgenen Mausmodellen untersucht (Poyurovsky u. Prives 2006). Der biallelische Knock-out von Mdm2 ist letal. Ursache ist die massive Apoptose durch überaktives p53 in Zellen des frühen Embryos (Jones et al. 1995; Montes de Oca et al. 1995). Wahrscheinlich wird die ungeregelte Konzentrationserhöhung von p53 in der frühen Embryonalentwicklung durch Stresssignale wie Hypoxie verursacht, und die Zellen gehen in der Folge durch Apoptose unter. Wenn das *Trp53*-Gen zusätzlich ausgeschaltet wird, sind die Mäuse hingegen lebensfähig. Zur Verhinderung der embryonalen Letalität genügt die Ausschaltung der apoptoseaktivierenden Funktion des *Trp53*-Gens (Liu et al. 2007a). Dazu wurde die 515C-Mutante des *Trp53*-Gens verwendet, die für das Protein p53R172P kodiert. Dieses Protein hat unveränderte hemmende Wirkung auf den Zellzyklus, aber keine apoptoseaktivierende Funktion. *Mdm2*-Knock-out-Mäuse mit *Trp515C*-Gen sterben allerdings ungefähr zwei Wochen nach der Geburt durch unzureichende Teilung der neuronalen und hämatopoetischen Vorläuferzellen.

Aktivierung von p53

p53-Konzentration und -Aktivität werden durch verschiedene zelluläre Stressfaktoren beeinflusst (Vogelstein et al. 2000). Neben DNA-Doppelstrangbrüchen zählen dazu die Verminderung von Ribonukleosid-Triphosphaten, Störungen der mitotischen Spindel, Hypoxie, Glucosemangel und die Aktivierung von Onkogenen (Levine et al. 2006) (Abb. 8.**77**). Diese Signale aktivieren teilweise noch unbekannte Mediatorproteine, die die Interaktion zwischen Mdm2 und p53 verhindern und so den Abbau von p53 hemmen.

Vielfältige Wirkungen von p53

Die Aktivierung von p53 durch DNA-Schäden kann auf Ebene der Zelle, des Gewebes und des Organismus verschiedene Auswirkungen haben (Rodier et al. 2007) (Abb. 8.**78**). Die Aktivierung der Expression von Genen, die den Zellzyklus stoppen (z. B. *CDN1A*), verhindert, dass die Mutation bei der Replikation auf die neue DNA und damit auf die Tochterzellen übertragen wird. Wird die DNA repariert, hat der DNA-Schaden keine langfristige Konsequenz. Ist die Reparatur fehlerhaft und kann der Zellzyklus nicht dauerhaft angehalten werden, wird der DNA-Schaden an die Tochterzellen weitergegeben. Dies kann zur Akkumulation weiterer Mutationen und zur Tumorbildung führen. Bei einem schweren DNA-Schaden, wie etwa einem DNA-Doppelstrangbruch, induziert p53 die Expression von apoptoseaktivierenden Genen (z. B. *BAX*). Zusätzlich kann p53 in die Mitochondrien wandern und dort antiapoptotische Proteine wie Bcl-2 hemmen. In manchen Geweben, wie im Bindegewebe und in manchen Epithelgeweben, kann p53 auch Seneszenz einleiten. Darunter versteht man ein komplexes genetisches Programm, das im dauerhaften und irreversiblen Stopp des Zellzyklus mündet (siehe Kap. 7, S. 191). Auf Ebene des Gewebes und des Organismus haben Apoptose und Seneszenz langfristig ähnliche Konsequenzen, nämlich den Verlust von

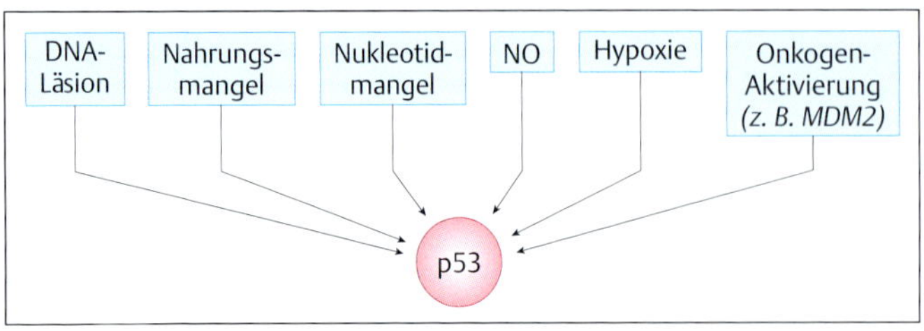

Abb. 8.**77** Signale, die p53 aktivieren.

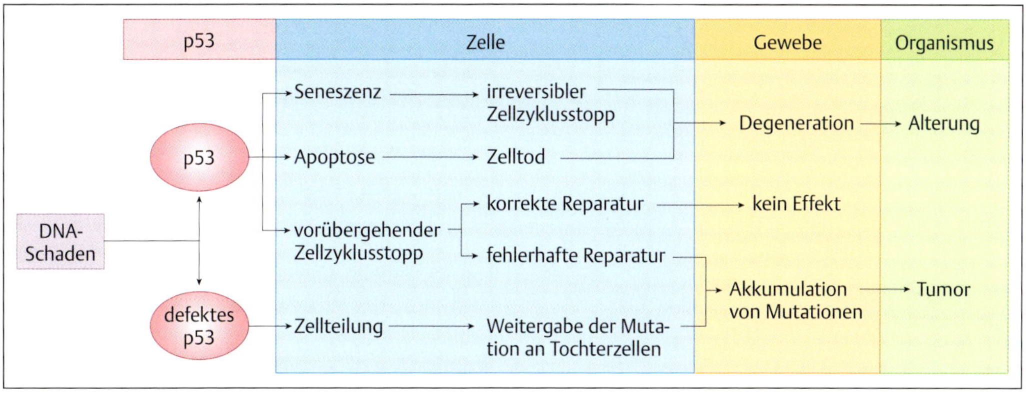

Abb. 8.**78** Überblick über die Auswirkungen der p53-Funktion auf Zell-, Gewebs- und Organismusebene.

Stamm- und Stromazellen und damit die Degeneration und die Alterung des Gewebes. Umgekehrt schützen Apoptose und Seneszenz einzelner Zellen mit DNA-Mutation das Gewebe und den Organismus vor potenziellen Tumorzellen. Aufgrund dieser Funktion wird p53 auch „Wächter des Genoms“ genannt (Lane 1992). Warum hat die Evolution diese wichtigen Aufgaben in die Hände eines einzigen Proteins gelegt? Eine mögliche Antwort ist, dass die Regulation mehrerer wichtiger, miteinander verknüpfter Signalwege durch ein einziges Protein effizient und leicht zu beeinflussen ist. Der Preis für die Effizienz ist die leichte Verwundbarkeit, die sich in der hohen Mutationsrate des *TP53*-Gens in Tumoren widerspiegelt.

Aktivierung der Transkription

Die Wirkung von p53 als Transkriptionsfaktor wird in Kap. 6 (S. 157) ausführlich beschrieben. p53-Tetramere aktivieren an p53-Konsensussequenzen die Transkription. Nicht für alle Gene mit p53-Konsensussequenzen in den regulatorischen Sequenzen konnte durch entsprechende Versuche wie z. B. durch Reportergen-Assays belegt werden, dass nach Bindung von p53 die Transkription aktiviert wird. Für die nachfolgend besprochenen Gene ist eine Aktivierung durch p53 hingegen abgesichert (Riley et al. 2008) (Abb. 8.**79**). Ein für das Verständnis der p53-Funktion wichtiges Gen ist das *CDKN1A*-Gen. Das Genprodukt, p21Cip1, ist ein universeller Inhibitor von Cyclin-CDK-Komplexen.

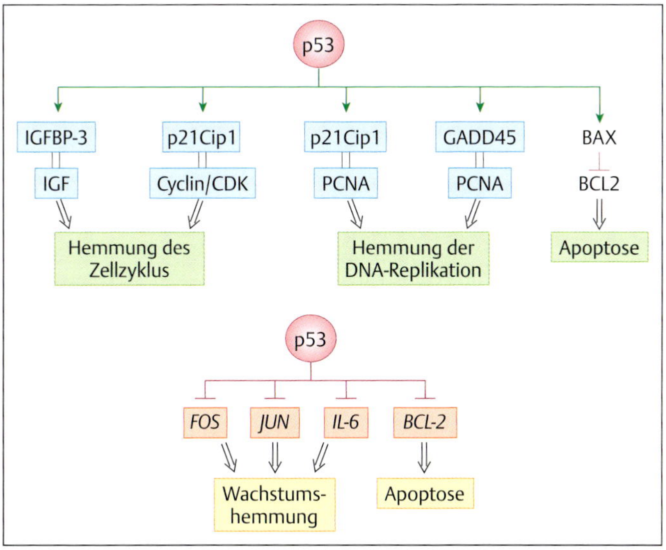

Abb. 8.**79** Oben: Gene, deren Transkription von p53 aktiviert wird, mit direkten Interaktionspartnern. Unten: Gene, deren Transkription durch p53 gehemmt wird. Die dicken Pfeile geben den Nettoeffekt von p53 wieder.

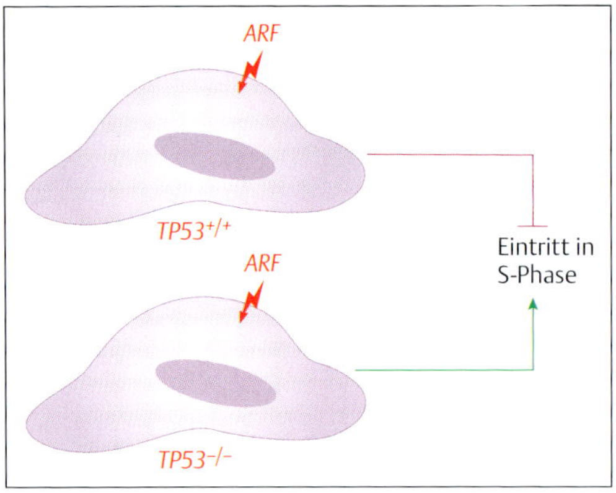

Abb. 8.**80** Durch Überexpression von *CDKN2A* (*ARF*) wird der Eintritt in die S-Phase in p53-positiven, nicht jedoch in p53-negativen Fibroblasten gehemmt. p19ARF liegt demnach in einem afferenten Signalweg zu p53 (Quelle: Kamijo et al. 1997).

p21Cip1 bindet auch an PCNA (Proliferating Cell nuclear Antigen), eine Untereinheit der DNA-Polymerase δ. Ein weiteres p53-induziertes Gen ist *GADD45*. Die Bezeichnung des kodierten Proteins bezieht sich auf den Befund, dass die zelluläre Konzentration durch Wachstumsstopp und ionisierende Bestrahlung erhöht wird (Growth Arrest and Damage dependent). GADD45 assoziiert wie auch p21Cip1 mit PCNA und hemmt so die DNA-Replikation in der S-Phase. p53 aktiviert weiterhin das für das IGF-Bindungsprotein-3 (IGFBP-3) kodierende Gen. Die durch IGFBP-3-vermittelte Hemmung der IGF-Wirkung stellt einen weiteren Mechanismus dar, über den p53 in bestimmten Situationen eine wachstumshemmende Wirkung ausüben könnte.

Während die Transkription von Genen, die ein p53-Antwort-Element enthalten, durch Wildtyp-p53 stimuliert wird, wird durch Überexpression von Wildtyp-p53 zugleich die Expression anderer Gene gehemmt (Abb. 8.**79**). Hierzu zählen die für die Wachstumsregulation bedeutenden Onkogene *FOS* und *JUN* sowie die für IL-6 und für den Apoptosehemmer Bcl-2 kodierenden Gene. Die Hemmung der Transkription wird auf die Interaktion von p53 mit Proteinen zurückgeführt, die an die TATA-Box binden (z. B. TBP, TATA-Box binding Protein). Gene ohne TATA-Box werden daher von Wildtyp-p53 nicht beeinflusst (Ko u. Prives 1996).

Zellzyklusstopp durch p53

Eine wichtige Auswirkung der Aktivierung von p53 ist der vorübergehende Stopp des Zellzyklus am G_1/S-Checkpoint (engl. cellular quiescence). In normalen Zellen mit ungeschädigter DNA beträgt die Halbwertszeit von p53 weniger als 20 Minuten, da das Protein laufend von Mdm2 ubiquitiniert und anschließend abgebaut wird. Das Gleichgewicht von p53-Abbau und -Neubildung kann sich durch Hemmung des p53-Abbaus auf die Seite der p53-Bildung verschieben, sodass sich innerhalb weniger Minuten die p53-Konzentration um mehrere Größenordnungen erhöht. Der häufigste Stimulus, der zur Hemmung des p53-Abbaus führt, ist eine DNA-Schädigung. Ein DNA-Schaden, etwa durch UV-Strahlung, führt über Mutationssensorproteine zur Aktivierung von Kinasen. Diese phosphorylieren p53 an Positionen, die für die Interaktion mit Mdm2 wichtig sind, und heben so die p53/Mdm2-Interaktion auf (s. o.). p53 wird nicht mehr abgebaut, sondern akkumuliert in der Zelle, da es laufend nachgeliefert wird. Die hohe p53-Konzentration führt u. a. zur Expression des CDK-Inhibitors p21Cip1. Dieser hemmt die Cyclinkinase CDK4 und verhindert so die Phosphorylierung des Rb-Proteins, was zur Inhibition des Transkriptionsfaktors E2F führt. Die Transkription wird nicht mehr aktiviert und der Eintritt in die S-Phase und damit die Mitose werden verhindert. Die DNA kann nicht repliziert werden, und potenzielle Mutationen können nicht an die Tochterzellen weitergegeben werden. Die Pause des Zellzyklus soll der Zelle die notwendige Zeit geben, um die DNA zu reparieren. Sobald dies geschehen ist, wird p53 nicht mehr phosphoryliert und kann wieder mit Mdm2 interagieren, was zur Ubiquitinierung und zum Abbau führt. Die Konzentration von p53 sinkt, Rb wird phosphoryliert, die DNA kann repliziert werden und der Zellzyklus läuft wieder an.

Der basale Mechanismus zur Regulation der zellulären p53-Konzentration wird durch verschiedene zelluläre Einflüsse moduliert. Die Aktivierung von Proto-Onkogenen wie *RAS* oder *MYC* kann eine Erhöhung der p53-Konzentration bewirken. Ein solcher onkogener Stress führt zur Erhöhung der Konzentration des Proteins p19ARF. p19ARF ist das Produkt des *CDKN2A*-Gens, das zwei alternative Leserahmen besitzt und auf dem *INK4a*/*ARF*-Locus liegt (Sherr et al. 2005). Die beiden kodierten Proteine besitzen keine strukturelle Ähnlichkeit und werden unabhängig voneinander reguliert. Die Bezeichnung ARF bezieht sich auf den alternativen Leserahmen (Alternate Reading Frame). p19ARF liegt in einem ternären Komplex mit Mdm2 und p53 vor. In diesem Komplex hemmt p19ARF die Wirkung von Mdm2. Dies wird durch verschiedene Experimente belegt. In Zellen, die p19ARF verstärkt exprimieren, beobachtet man eine erhöhte Konzentration von p53 und eine Expression von p21Cip1, einem der Zielgene von p53. Dies geht mit einem Stopp in der späten G_1-Phase des Zellzyklus einher. In *Trp53*$^{-/-}$-Zellen hat die Überexpression von p19ARF hingegen keinen Arrest in der G_1-Phase zur Folge (Kamijo et al. 1997) (Abb. 8.**80**). Da ionisierende Strahlen in *ARF*$^{-/-}$-Fibroblasten zu einer regelrechten Stabilisierung von p53 führen, liegt p19ARF nicht in dem Signalweg, der nach Exposition gegenüber genotoxischen Agenzien zu einer Aktivierung von p53 führt. Die Expression von p19ARF wird durch E2F1 stimuliert (Prives 1998). Das zweite Protein, das vom *CDKN2A*-Gen kodiert wird, ist der CDK4,6-Inhibitor p16INK4a, der die Phosphorylierung und damit die Inaktivierung von Rb hemmt. Das *CDKN2A*-Gen belegt exemplarisch, wie eng die Funktionen von Rb und p53 verknüpft sind (Levine et al. 2006).

Aktivierung der Apoptose durch p53

Das Schlüsselexperiment, das erstmals auf den apoptoseaktivierenden Mechanismus von p53 hinwies, wurde mit einer temperaturempfindlichen p53-Mutante durchgeführt (Abb. 8.**81**). Die Mutante mit einem Valin-Rest in Position 135 verhält sich bei 32–33°C (permissive Temperatur) wie

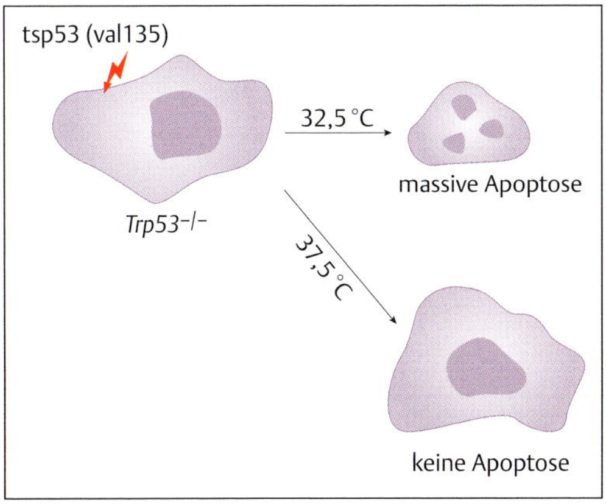

Abb. 8.**81** Die temperaturempfindliche (ts) Mutante p53(val135) induziert in der Leukämiezelllinie M1 in Wildtyp-Konformation (32,5°C), nicht jedoch in mutanter Konformation (37,5°C) Apoptose (Quelle: Yonish-Rouach et al. 1991).

Wildtyp-p53, bei 37–38°C (restriktive Temperatur) hingegen wie mutantes p53. In einer p53-negativen murinen Leukämiezelllinie wurde die temperaturempfindliche p53-Mutante exprimiert. Bei restriktiver Temperatur (mutante Konformation) proliferierten die Zellen ohne Anzeichen einer morphologischen Veränderung. Wurden die Zellen auf permissive Temperatur abgekühlt (Wildtyp-Konformation), wurde in Abwesenheit von IL-6 ein massiver Zelluntergang infolge von Apoptosen beobachtet (Yonish-Rouach et al. 1991). p53 aktiviert sowohl den extrinsischen als auch den intrinsischen Weg der Apoptose. Ein Beispiel für ein p53-aktiviertes Gen, das den extrinsischen Weg aktiviert, ist das *FAS*-Gen, das für einen Rezeptor der TNF-Superfamilie kodiert. Der intrinsische Apoptoseweg wird von Genen der *BCL2*-Familie stimuliert, insbesondere vom p53-induzierten *BAX*-Gen. BAX ist ein direkter Gegenspieler von Bcl-2 und mitverantwortlich für die Permeabilisierung der Mitochondrienmembran, das Schlüsselereignis des intrinsischen Weges der Apoptose-Initiation (siehe Kap. 7, S. 187) (Levine et al. 2006).

Induktion von Seneszenz durch p53

Zelluläre Senezenz bezeichnet einen dauerhaften und irreversiblen Zellzyklusstopp (siehe Kap. 7, S. 191). Hinweise auf eine Rolle von p53 bei der Seneszenz kamen aus Studien mit transgenen Mausmodellen (Rodier et al. 2007) (Tab. 8.**17**). Die Ku80-Knock-out-Maus zeigte bereits nach wenigen Wochen einen Phänotyp, den eine normale Maus erst nach ungefähr zwei Jahren entwickelt, mit Hautatrophie, Leberdegeneration und Osteopenie. Das Protein Ku80 bildet mit Ku70 ein DNA-bindendes Heterodimer, das die DNA-PK (DNA-dependent Proteinkinase) an DNA-Strangenden rekrutiert und so die nicht homologe Endverknüpfung (Non-homologous End Joining, NHEJ) einleitet (siehe Kap. 5, S. 126). Möglicherweise geht mit dem Verlust des Ku80-Proteins die Fähigkeit zur NHEJ und damit ein wichtiger Mechanismus der Reparatur von Strangbrüchen verloren. Ku80-negative embryonale Fibroblasten zeigten in Zellkultur beschleunigte replikative Zellalterung. Dieser Phänotyp konnte durch heterozygote Ausschaltung des *Trp53*-Gens verhindert werden: *Ku80*$^{-/-}$*Trp53*$^{+/-}$-Zellen zeigten einen ähnlichen Phänotyp wie Wildtyp-Zellen. Der Versuch diesen Effekt auch in vivo nachzuvollziehen gelang nicht. In *Ku80*$^{-/-}$*Trp53*$^{+/-}$-Mäusen wurde ein möglicher hemmender Effekt auf die

Tabelle 8.**17** Mausmodelle zur Veranschaulichung der Wirkung von p53 auf die Seneszenz.

Genotyp		Phänotyp
Ku80	***Trp53***	
–/–	+/+	frühe Alterung
–/–*	+/–*	schnelle replikative Zellalterung
–/–	+/–	früher Tod durch Tumoren
+/+	+/m	Tumorresistenz, schnelle Alterung

* Zellmodell m: s. Text

Zellalterung durch den Verlust der tumorsupprimierenden Funktion von *Trp53* überdeckt, was sich im frühen Tod der Mäuse durch Tumoren in mehreren Organen äußerte. Direkte Hinweise auf eine aktivierende Funktion des p53-Proteins auf die Zellalterung lieferte ein Mausmodell mit verstärkter p53-Funktion (Tyner et al. 2002). Das p53m-Protein wird im Gegensatz zum normalen p53-Protein nicht von elf Exons, sondern nur von den fünf terminalen Exons kodiert, hat eine längere Halbwertszeit und eine erhöhte transaktivierende Aktivität. Heterozygote $Trp53^{+/m}$-Mäuse zeigen einerseits bis ins Alter von 18 Monaten Resistenz gegen Tumoren. Andererseits haben sie eine um bis zu 30 % kürzere Lebenserwartung als Wildtypmäuse. Todesursachen waren typische Alterungszeichen, wie Atrophien der lymphatischen Organe, der Leber, der Haut und der Muskeln. Anscheinend fördert die erhöhte p53-Aktivität bei Mäusen die Tumorresistenz auf Kosten der Alterung. Umgekehrt führen geringe p53-Menge und Aktivität zu einem erhöhten Tumorrisiko (Abb. 8.**82**). Anhaltspunkte für eine vergleichbare Funktion des p53-Proteins auf die Zellalterung beim Menschen lieferten populationsgenetische Studien (Bonafe et al. 2004). Das Gleichgewicht zwischen Krebssuszeptibilität und Alterung wird beeinflusst durch einen Arginin-Prolin-Polymorphismus an Position 72. Individuen mit dem Genotyp Pro/Pro haben zwar ein höheres Risiko an Krebs zu erkranken, aber eine um bis zu 41 % höhere allgemeine Lebenserwartung als solche mit dem Genotyp Arg/Arg (van Heemst et al. 2005). Dieses Ergebnis passt zu dem Befund, dass p53Arg ein stärkerer Apoptose-Induktor ist als p53Pro (Dumont et al. 2003).

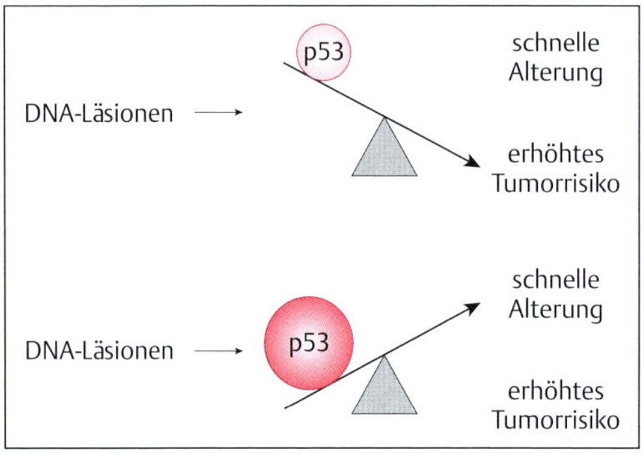

Abb. 8.**82** Gleichgewicht zwischen p53-Aktivität, Seneszenz und Tumorrisiko. Die p53-Aktivität wird durch die Kugelgröße symbolisiert.

Molekulare Wirkungsmechanismen von p53 in der Onkogenese

Abb. 8.**83** fasst die molekularen Mechanismen zusammen, die der Entstehung menschlicher Tumoren durch Mutationen des p53-kodierenden Gens bzw. der Assoziation von p53 mit zellulären Proteinen zugrunde liegen können (Vogelstein u. Kinzler 1992):

- Durch Verlust eines oder beider Allele ist die p53-Synthese verringert oder aufgehoben (**b**). Dies führt zur Verminderung oder zum Verlust der p53-Wirkung.
- Die häufigsten Veränderungen des *TP53*-Gens in menschlichen Tumoren sind Missense-Mutationen (siehe Kap. 5, S. 94), die direkt oder über einen dominant-negativen Mechanismus zum Verlust der Fähigkeit führen, mit DNA zu interagieren (**c**).
- Durch zusätzlichen Verlust des Wildtyp-Allels entstehen Oligomere, die nur noch aus mutiertem p53 bestehen und p53-Antwortelemente nicht mehr binden (**d**).
- Mdm2, dessen Gen in etwa einem Drittel menschlicher Weichteilsarkome amplifiziert ist, vermittelt den proteolytischen Abbau und blockiert die Transaktivierungsdomäne von p53(**e**). p19ARF blockiert die Wirkung von Mdm2. Durch Funktionsverlust von p19ARF bleibt Mdm2 aktiv, die Funktion von p53 wird blockiert und das Protein abgebaut.
- Das E6-Protein des HPV bindet an p53 und induziert den proteolytischen Abbau des Proteins (**f**).

Zusammenspiel von Rb und p53

In Abb. 8.**84** ist ein vereinfachtes Modell der Interaktion von Signalwegen der Rb- und p53-Tumorproteine dargestellt, die in die Regulation von Prolifera-

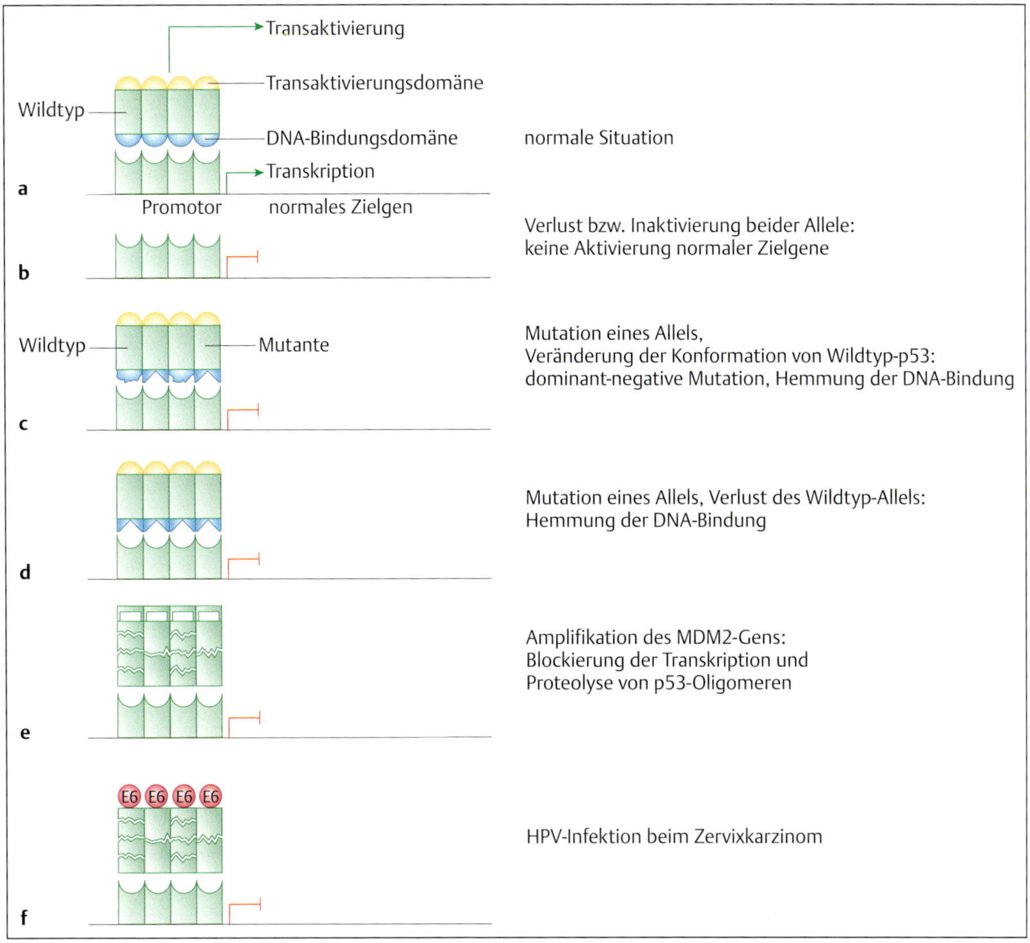

Abb. 8.**83** Molekulare Wirkungsmechanismen von p53 in der humanen Onkogenese (Quelle: Vogelstein u. Kinzler 1992).

tion und Apoptose involviert sind (Harris u. Levine 2005). In ruhenden Zellen liegt Rb im unterphosphorylierten (aktiven) Zustand vor und hemmt die E2F-Transkriptionsfaktoren. p53 wird durch Mdm2-vermittelte Proteolyse auf einem niedrigen Niveau gehalten. Genomische Läsionen bewirken eine Stabilisierung von p53, die die Mdm2-vermittelte Proteolyse blockiert. Unter bestimmten Voraussetzungen führt stabilisiertes p53 zur Apoptose, unter anderen Bedingungen wird über die Transkription von p21Cip1 die Phosphorylierung von Rb blockiert und ein Stopp in der G_1-Phase ausgelöst. Durch Inaktivierung des Rb-Proteins, beispielsweise durch das E1A-Onkoprotein, wird E2F transkriptionell aktiv. Eines der E2F1-aktivierten Gene ist *ARF*. Das Genprodukt, p19ARF, hemmt die Mdm2-vermittelte Proteolyse von p53. Hierdurch wird p53 stabilisiert und unter bestimmten Bedingungen Apoptose induziert. Die apoptosefördernde Wirkung von Myc scheint über die verstärkte Transkription des *ARF*-Gens reguliert zu werden.

Das Gleichgewicht zwischen Proliferation und Apoptose kann nur dann aufrechterhalten werden, wenn die durch äußere und innere Faktoren ausgelösten Signalwege genau aufeinander abgestimmt sind. Durch Aktivierung oder Inaktivierung von Tumorproteinen, die in diesen Signalwegen liegen, kann die Balance zwischen den verschiedenen Signalwegen gestört werden. In diesen Situationen ist nicht selten Apoptose die Folge. Das Risiko, dass durch Mutationen ein neues Gleichgewicht geschaffen wird, das Proliferation favorisiert, ist relativ gering. Dies ist möglicherweise einer der Gründe dafür, dass die maligne Transformation einer von

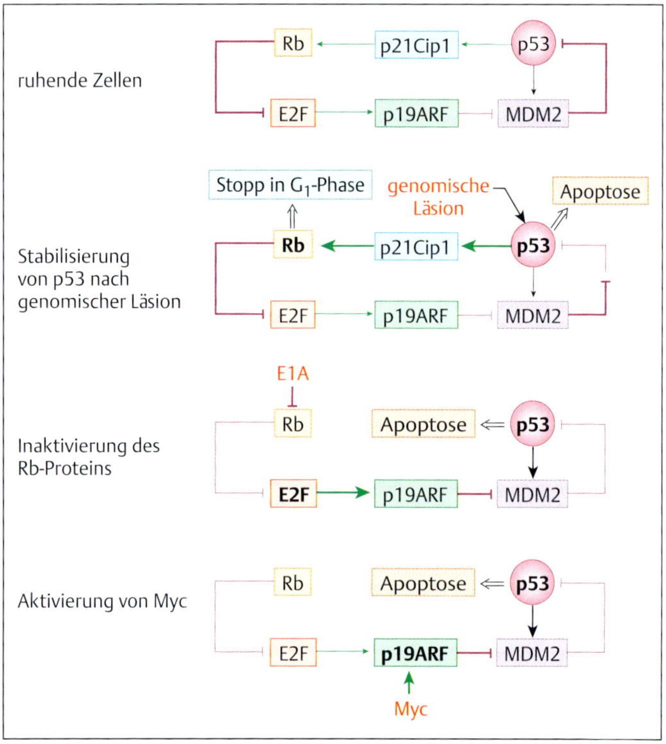

Abb. 8.**84** Zusammenspiel von Rb und p53. Die Dicke der Linien entspricht der Stärke der Wirkungen.

10^{17} Körperzellen nur einmal in der Lebenszeit von drei Menschen eintritt (Evan u. Littlewood 1998).

Inaktivierung von Rb und p53 durch virale Proteine

Die Tumorsuppressorproteine Rb und p53 können nicht nur durch Mutationen ihrer kodierenden Gene, sondern auch durch virale Proteine inaktiviert werden (Klein 2002). Tatsächlich kodieren alle bekannten DNA-Viren, die beim Menschen über virusspezifische Proteine Tumoren auslösen können, Proteine, die Rb oder p53 binden und inaktivieren (Tab. 8.**18**). Beispiele sind die Proteine E6 und E7 der Virussubtypen 16 und 18 der HPV-Familie, die die Bildung von Zervixkarzinomen verursachen können. Das HPV-Protein E6 bindet an p53, das E7-Protein an Rb, beide Tumorproteine werden hierdurch inaktiviert. Als Folge werden Zellzyklus und Proliferation aktiviert und Apoptose gehemmt. p53 kann zudem seine Funktion als „Wächter des Genoms" nicht mehr ausüben. Ähnlich wirken die Proteine E1A und E1B des Typ-5-Adenovirus und das große T-Antigen des SV40-Virus (Pipas u. Levine 2001). Das Epstein-Barr-Virus aus der Familie der Herpesviren gilt als Mitursache des Burkitt-Lymphoms. Die direkte Interaktion des Proteins EBNA-1 mit p53 führt zur Inaktivierung des Proteins und zur Hemmung der Apoptose. DNA-Tumorviren sind ein weiterer Hinweis für die wichtige Rolle der Inaktivierung des Rb/p53-Signalnetzwerks bei der Tumorbildung.

Tabelle 8.**18** Viren, die das Rb/p53-Signalnetzwerk inaktivieren.

Virus	virales Protein, das p53 inaktiviert	virales Protein, das Rb inaktiviert
HPV16, 18	E6	E7
Polyomavirus	T-Ag	T-Ag
Adenovirus	E1B	E1A
HTLV-I	–	Tax
SV40	großes T-Antigen (T-Ag)	T-Ag
Epstein-Barr-Virus	EBNA-1	–

Onkolytische Virustherapie

Der spezifische Effekt des Adenovirus auf das Rb/p53-Netzwerk bildete die Grundlage zur Anwendung eines neuen Virus in der onkolytischen Virustherapie (McCormick 2003). Wird eine gesunde Zelle mit dem Wildtypvirus infiziert, kommt es zur Expression des adenoviralen Proteins E1B55 (Abb. 8.**85**). E1B55 bindet an das zelluläre Tumorsuppressorprotein p53 und inaktiviert es. Die p53-Inaktivierung ist Voraussetzung für die anschließende Replikation des Virus und die Lyse der Zelle. In einem modifizierten Virus der Firma Onyx Pharmaceuticals, genannt ONYX-015, ist das Gen *E1B* deletiert, sodass sich das Virus nicht in Zellen mit intaktem *TP53*-Wildtyp-Gen vermehren kann (Bischoff et al. 1996). Normale Zellen ohne *TP53*-Mutation bleiben also intakt. Ist das *TP53*-Gen dagegen mutiert und das p53-Protein inaktiv, kann sich das Virus vermehren, die Zelllyse wird nicht verhindert. Die Injektion des Virus in *TP53*-negative Xenografts führte zur Regression der Tumoren. Klinische Studien konnten diese Wirkung teilweise bestätigen. Weiterführende Experimente zeigten allerdings, dass sich das Virus auch in einigen gesunden Zellen mit normalem p53-Protein vermehren kann. Aufgrund seiner vielversprechenden Wirkung in Kombination mit klassischen Zytostatika wurde das Virus zur Kombinationstherapie in einigen asiatischen Ländern zugelassen. Seit der Entwicklung von ONYX-015 als Prototyp der onkolytischen Viren wurden zahlreiche weitere tumorspezifische Viren entwickelt (Crompton u. Kirn 2007).

8.5.5 TGF-β/SMAD-Signalweg

Die Superfamilie der TGF-β-Wachstumsfaktoren (TGF: Transforming Growth Factor) umfasst mehr als 30 Proteine aus 110–140 Aminosäuren, benannt nach dem prototypischen Faktor TGF-β1. Dazu gehören verschiedene TGF-β-Formen, Aktivine, Inhibine und morphogenetische Knochenproteine (Bone morphogenetic Proteins, BMPs).

Die Bezeichnung „transforming growth factor" bezieht sich auf frühe Untersuchungen, die zur Entdeckung des Faktors geführt haben. In zellbiologischen Modellen wurden Faktoren gesucht, die in Fibroblasten phänotypische Zeichen der Transformation auslösen. Einer der Faktoren wurde als TGF-β bezeichnet. Im weiteren Verlauf stellte sich heraus, dass TGF-β die Proliferation epithelialer Zellen im Gegensatz zu mesenchymalen Zellen hemmt und somit einer malignen Transformation entgegenwirkt (Attisano u. Wrana 1998; Glasgow u. Mishra 2008). TGF-β-Wachstumsfaktoren bilden über kovalente Disulfidbrücken Homo- oder Heterodimere und binden an Rezeptor-Serin- bzw. -Threoninkinasen mit spezifischen Bindungseigenschaften für verschiedene Untergruppen der TGF-β-Familie. Die wichtigsten Klassen von TGF-β-Rezeptor-Serin/Threoninkinasen sind die Transmembranproteine Typ I und Typ II mit einer kurzen aminoterminalen extrazellulären Domäne, einer Transmembrandomäne und einer intrazellulären katalytischen Domäne (Prime et al. 2004) (Abb. 8.**86**). Der Typ-II-Rezeptor bildet in Abwesenheit des Liganden ein Homodimer mit konstitutiver Kinaseaktivität.

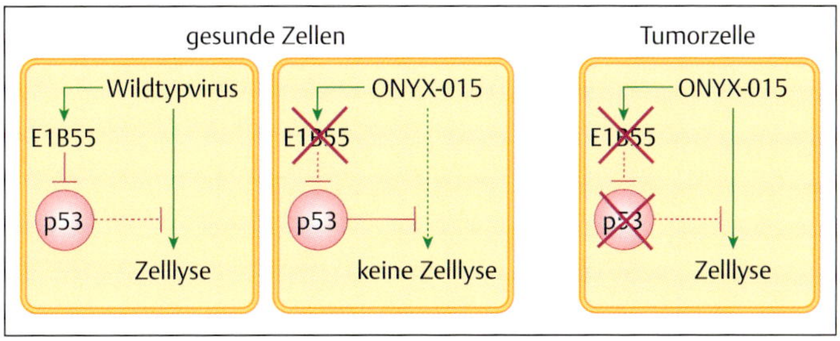

Abb. 8.**85** Adenovirus ONYX-015. Die Infektion einer gesunden Zelle mit dem Wildtypvirus führt zur Inaktivierung von p53 (links). Dadurch kann das Virus repliziert werden und die Zelle lysiert. Im Virus ONYX-015 ist E1B55 deletiert. Das ONYX-015-Virus kann in der Normalzelle nicht repliziert werden, da die inaktivierende Wirkung von p53 nicht gehemmt wird. Entsprechend kann die Zelllyse einer Tumorzelle mit mutiertem p53 nicht verhindert werden (rechts).

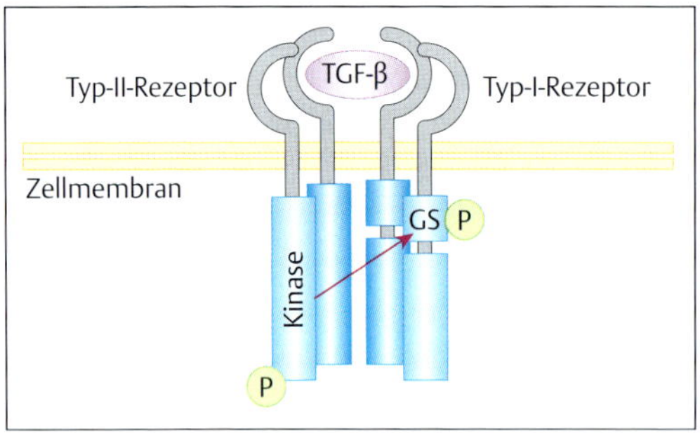

Abb. 8.**86** TGF-β-Rezeptor und seine Aktivierung. Nach Bindung von TGF-β an den TGF-β-Typ II-Rezeptor bildet sich ein Tetramer aus jeweils zwei Monomeren der TGF-β-Typ I- und -Typ-II-Rezeptoren. Der Typ-I-Rezeptor wird dann an Serinresten innerhalb seiner Glycin-Serin-reichen Domäne (GS) vom konstitutiv aktiven Typ-II-Rezeptor phosphoryliert (P) und dadurch aktiviert (Quelle: Prime et al. 2004).

Diese wird durch Ligandenbindung nicht beeinflusst. Für die Übertragung des Signals ins Zellinnere ist die Gegenwart des Typ-I-Rezeptors notwendig. Die Ligandenspezifität wird also durch die extrazelluläre Domäne des Typ-II-Rezeptors bestimmt, während die Spezifität der Signalweiterleitung durch den Typ-I-Rezeptor festgelegt wird (Wrana et al. 1992).

Wenn nachfolgend Wirkungen des TGF-β/SMAD Signalwegs dargestellt werden, beziehen sich diese auf die Wirkung von TGF-β. Die Signale werden vom TGF-β-Rezeptor über sogenannte SMAD-Proteine weitergegeben. SMAD-Proteine sind homolog zum Drosophila-Protein Mad (Mother against Decapentaplegic) und zum Protein SMA aus *C. elegans*. Die Bezeichnung „SMAD" bezieht sich auf diese Homologien. Beim Menschen sind neun SMAD-Proteine bekannt, von denen die meisten spezifisch für bestimmte TGF-β-Rezeptortypen sind. Die Bindung von TGF-β an den TGF-β-Typ-II-Rezeptor führt zur Aktivierung der Serin/Threoninkinase-Aktivität des Typ-I-Rezeptors. Dieser phosphoryliert die Proteine SMAD2 und SMAD3, die dann mit SMAD4 einen oligomeren Komplex bilden, der in den Zellkern transloziert wird. Hier bilden SMAD-Proteine mit einem DNA-Bindungsprotein einen multimeren DNA-Bindungskomplex. Es gibt experimentelle Hinweise, dass SMAD4 auch direkt an die DNA binden kann (Abb. 8.**87**). SMAD6 und SMAD7 verhindern die Interaktion von SMAD2 und SMAD3 mit SMAD4. Die Expression von SMAD6 und SMAD7 wird durch TGF-β-Rezeptoren aktiviert, sodass

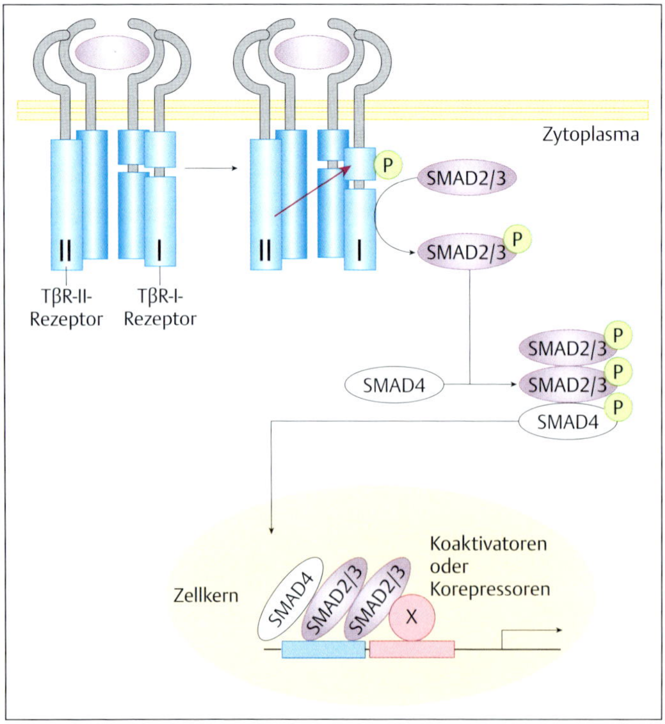

Abb. 8.**87** TGF-β-Signalweg. Nach Bildung des Tetramers aus TGF-β-Typ I- (TβR-I) und Typ-II- (TβR-II) Rezeptor wird der Typ-I-Rezeptor phosphoryliert. Dieser phosphoryliert dann SMAD2 oder SMAD3, das nachfolgend zusammen mit SMAD4 in den Zellkern wandern und dort die Transkription beeinflussen kann (Quelle: Derynck u. Zhang 2003).

eine negative Rückkopplungsschleife entsteht (Derynck u. Zhang 2003; Shi u. Massague 2003).

Der TGF-/SMAD-Signalweg reguliert Proliferation, Apoptose, Differenzierung und Zellmigration. Welche dieser Wirkungen überwiegt, hängt vom Zellzyklusstadium und vom Zelltyp ab. Proteine, die den Signalweg aktivieren, gelten als Tumorsuppressorproteine. TGF-β induziert die Transkription von Genen, die u. a. für den Plasminogen-Aktivator-Inhibitor-1 und die CDK-Inhibitoren p15INK4b und p21Cip1 kodieren.

TGF-β-Signalweg in Tumoren

Bisher wurden in sporadischen Tumoren keine Mutationen in Mitgliedern der TGF-β-Familie gefunden. Allerdings ist das *TGFB*-Gen in vielen Tumoren geringer exprimiert als im Normalgewebe. Somatische Mutationen im TGF-β/SMAD-Signalweg findet man in TGF-β-Rezeptoren sowie in SMAD2 und SMAD4. Das *TGFBR2*-Gen enthält kurze Nukleotid-Repeats, die das Gen gegenüber Replikationsfehlern besonders anfällig machen. Daher sind Mutationen im *TGFBR2*-Gen in Tumoren mit Mikrosatelliten-Instabilität sehr häufig, beispielsweise in Tumoren von Patienten mit hereditärem nicht polypösem kolorektalem Karzinom (HNPCC) (siehe Kap. 5, S. 114). TGF-β-Rezeptor-Typ-II-Mutationen sind späte Ereignisse in der kolorektalen Karzinogenese und finden sich auch häufig in Magen-, Pankreas- und Lungentumoren. Mutationen im *TGFBR1*-Gen kommen in Ovarialkarzinomen, Pankreastumoren und anderen Tumoren vor (Massague et al. 2000). In kolorektalen Karzinomen werden gelegentlich auch Mutationen im *SMAD2*-Gen gefunden (Eppert et al. 1996). Außer den *SMAD2*- und *SMAD4*-Genen scheinen in menschlichen Tumoren keine weiteren *SMAD*-Gene von Mutationen betroffen zu sein. Während bisher keine Mutationen in SMAD6 und SMAD7 gefunden wurden, zeigen viele Tumoren Überexpression der kodierenden Gene, die mit fortgeschrittenen Tumorstadien und einer schlechten Prognose korreliert. Ursache für diesen Zusammenhang ist möglicherweise die inhibierende Wirkung des SMAD7 auf das Tumorsuppressorprotein Rb (Hill u. Treisman 1995; Hata et al. 1998).

SMAD4

Die chromosomale Region 18q21 ist in Tumoren häufig deletiert. Hier liegen verschiedene Gene, die für Proteine des TGF-β-Signalwegs kodieren (*SMAD2*, *SMAD4* und *SMAD7*). Das am häufigsten mutierte Gen in dieser Region ist *SMAD4*. Ursprünglich wurde es als Tumorsuppressorgen *DPC4* (Deleted in pancreatic Carcinoma) in Pankreaskarzinomen beschrieben (Hahn et al. 1996). Somatische *SMAD4*-Deletionen und Punktmutationen findet man auch in vielen anderen Karzinomen. Keimbahnmutationen im *SMAD4*-Gen disponieren für das **juvenile Polyposis-Syndrom** (JPS). Jugendliche JPS-Patienten entwickeln hamartomatöse Polypen im Magen-Darm-Trakt, die zwar anfangs gutartig sind, aber bösartig entarten können (Massague et al. 2000). In der kolorektalen Karzinogenese wird SMAD4 relativ spät inaktiviert. Der Verlust von SMAD4 spielt eine wichtige Rolle beim Übergang eines nicht invasiven in einen invasiven Tumor, da das Protein unter physiologischen Bedingungen die Expression wichtiger Gene stimuliert, die für Zelladhäsionsmoleküle (z. B. E-Cadherin) und Proteine der extrazellulären Matrix (z. B. Laminin 5) kodieren. Nach Verlust des *SMAD4*-Tumorsuppressorgens werden diese Gene nur noch in geringer Menge exprimiert.

8.5.6 JAK/STAT-Signalweg

> Die Aktivierung des JAK/STAT-Signalwegs hat je nach zellulärer Umgebung unterschiedliche Wirkungen. Die Expression der mindestens sieben STAT-Proteine (STAT: Signal Transducers and Activators of Transcription) ist abhängig vom Zelltyp. In hämatopoetischen Zellen führt die Aktivierung des Signalwegs durch Interleukine zur Proliferation, in Epithelzellen vermittelt der Signalweg u. a. Zelladhäsion.

Der JAK/STAT-Signalweg ähnelt vom Prinzip der Signalübertragung her dem TGF-β/SMAD-Signalweg. Der Signalweg beginnt mit der Aktivierung eines Cytokinrezeptors, beispielsweise durch Interferone, Erythropoetin oder Thrombopoetin. Die Rezeptoren tragen keine intrazelluläre Kinasedomäne, sondern rekrutieren nach Aktivierung die Januskinasen JAK1 und JAK2 an die zytoplasmatische Seite des Rezeptors (Abb. 8.**88**). Die Tyrosinkinasen JAK1 und JAK2 phosphorylieren sich gegenseitig und den Rezeptor. Anschließend binden die Proteine STAT1, STAT3 und STAT5 mit ihren SH2-Domänen an diese Tyrosinreste und werden phosphoryliert. Die phosphorylierten Proteine dimerisieren und wandern in den Kern, wo sie an spezifische

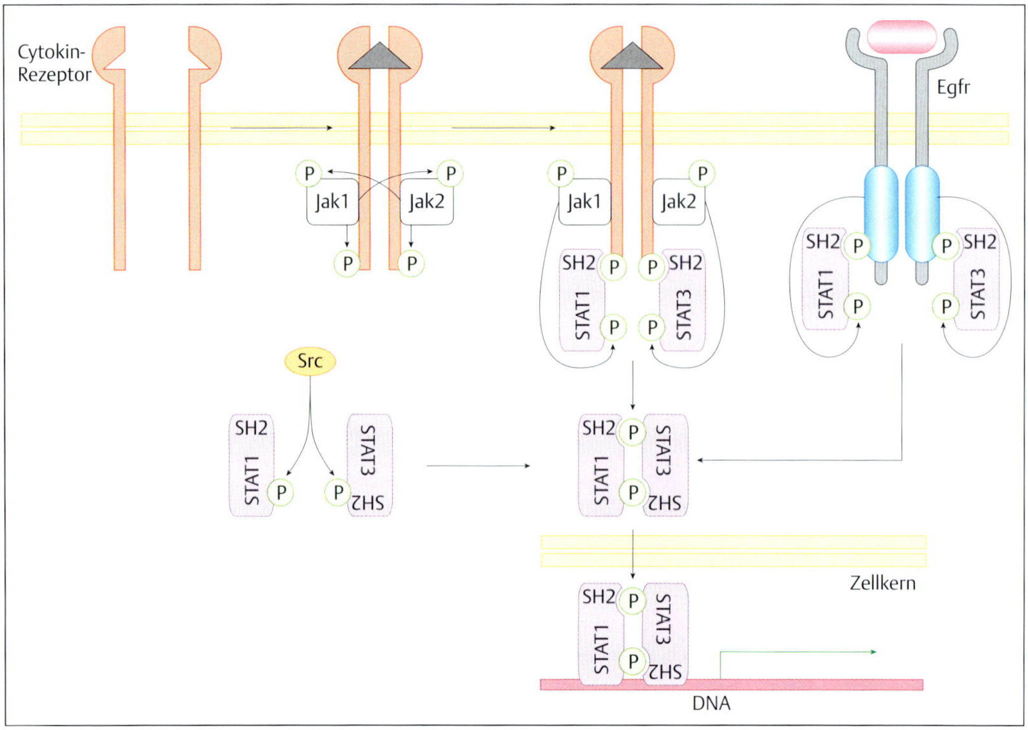

Abb. 8.**88** Der JAK/STAT-Signalweg. Nach Phosphorylierung durch JAKs können die STATs an DNA binden und die Transkription aktivieren. In Tumoren können STATs auch durch Src oder durch den EGF-Rezeptor (Egfr) phosphoryliert werden.

DNA-Motive binden. Typische DNA-Bindungsmotive für STAT-Proteine sind die Sequenzmotive GAS (Gamma activated Sequence), APRE (Acute-Phase Response Element), ISRE (Interferon-stimulated Response Element) und die MGF-Box (Mammary Gland Factor), die die Wirkungen der Interferone vermitteln. Wichtige Zielgene, deren Expression durch den JAK/STAT-Signalweg reguliert wird, sind *MYC* und *CCND2*. STATs stimulieren auch die Bildung von SOCS-Proteinen (SOCS: Suppressor of Cytokine Signalling), die ihrerseits JAKs hemmen. Dies ist ein wichtiger negativer Rückkopplungsmechanismus zur Regulation des Signalwegs.

Über den JAK/STAT-Signalweg werden Signale zahlreicher Cytokine vermittelt. Die Spezifität der

Tabelle 8.**19** Kombinationen der Proteine des JAK/STAT-Signalwegs, die durch Cytokine stimuliert werden.

Cytokin	Kinasen	STAT-Proteine	DNA-Erkennungsmotiv
IFNα	TYK2, JAK1	STAT1, STAT2	ISRE
IFNγ	JAK1, JAK2	STAT1	GAS
IL-6, IL-10, G-CSF	JAK1, JAK2, TYK2	STAT3	APRE
IL-12	JAK2, TYK2	STAT4	verschiedene
IL-2	JAK1, JAK3	STAT5	MGF-Box
EPO	JAK2	STAT5	MGF-Box
IL-4	JAK1, JAK3	STAT6	verschiedene

EPO: Erythropoietin; G-CSF: Granulocyte-Colony-stimulating Factor; IFN: Interferon; IL: Interleukin; JAK: Januskinase; TYK: Tyrosinkinase.

Signalweiterleitung und -antwort wird durch die Kombination der unterschiedlichen Kinasen mit den unterschiedlichen STAT-Proteinen, die an verschiedene DNA-Erkennungsmotive binden, gewährleistet (Yoshimura et al. 2005) (Tab. 8.**19**).

In vielen Leukämien, wie etwa der CML, ist der Signalweg durch STAT5-Überexpression aktiviert (Valentino u. Pierre 2006). In Karzinomen kann die Überexpression des Interleukinrezeptors zur verstärkten Aktivierung des Signalwegs führen. In vielen Melanomen wird STAT3 von Src und in fast allen Kopf-und-Hals-Tumoren vom EGF-Rezeptor phosphoryliert und ist dadurch unabhängig von den beiden JAKs konstitutiv aktiv (Song u. Grandis 2000).

8.5.7 Hedgehog-Signalweg

> Die Gene des Hedgehog-Signalwegs sind von der Fliege bis zum Menschen hochkonserviert (Jacob u. Lum 2007). Der Signalweg steuert die Entwicklung der Extremitäten und verschiedener Organe in frühen Embryonalstadien. In Organen des Erwachsenen ist der Signalweg notwendig für das Überleben und die Teilung somatischer Stammzellen.

Der Signalweg ist nach seinem extrazellulären Liganden Hedgehog (engl., Igel) benannt. Neben dem am besten untersuchten **Sonic Hedgehog** (SHH) gibt es beim Menschen die beiden homologen Proteine **Desert Hedgehog** und **Indian Hedgehog**. Hedgehog-Proteine werden posttranslational mit einem Lipidanker (Cholesterol) modifiziert und wirken als parakrine Wachstumsfaktoren. Der SHH-Signalweg beginnt mit der SHH-Bindung an den Transmembranrezeptor patched (Abb. 8.**89**). Wahrscheinlich inhibiert patched (PTCH) die Fusion von Vesikeln, in deren Membran das Protein Smoothened (SMO) verankert ist. Die Bindung von SHH an PTCH hebt diese Hemmung auf. Dann kommt es zur Aktivierung der drei GLI-Transkriptionsfaktoren, von denen GLI1 und GLI2 die Transkription aktivieren und GLI3 die Transkription hemmt. Die Details dieser Aktivierung sind noch unverstanden. Wahrscheinlich sind die inaktiven GLI-Faktoren an das Mikrotubuli-Zytoskelett gebunden. Die Aktivierung des Hedgehog-Signalwegs führt zur Ablösung und zur Translokation der GLI-Faktoren in den Zellkern. Diese Ablösung wird aktiviert durch fused und gehemmt durch SUFU (Suppressor of Fused) und durch die Proteinkinase A (PKA). GLI1 und GLI2 aktivieren Zellwachstum und Zellteilung. Störungen des Hedgehog-Signalwegs im Embryo durch Mutationen oder teratogene Sub-

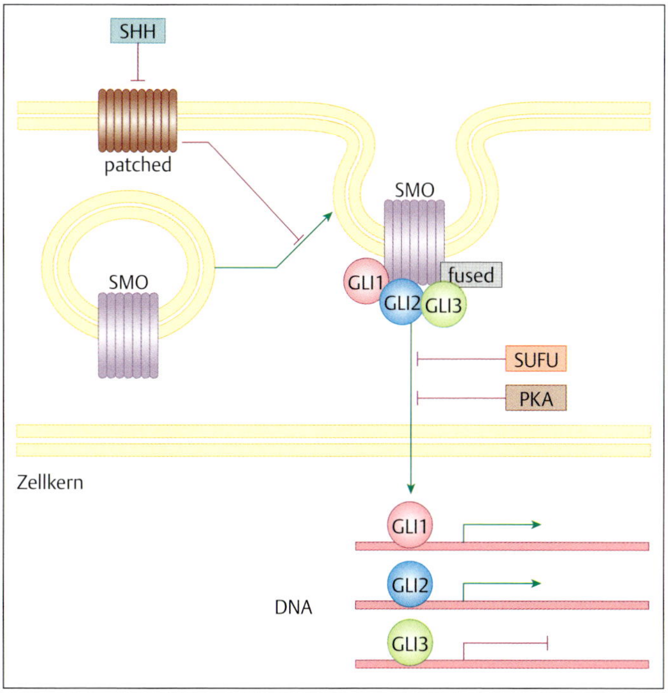

Abb. 8.**89** Hedgehog-Signalweg.

stanzen führen zu starken Missbildungen, etwa zum Fehlen kompletter Extremitäten oder Organe. Durch experimentelle Aktivierung des Signalwegs lassen sich kultivierte Hautstammzellen in Tumorzellen transformieren.

Hedgehog-Signalweg in Tumoren

In wenigen Basaliomen der Haut und Medulloblastomen wurden aktivierende Punktmutationen in *SHH* identifiziert (di Pasca u. Hebrok 2003). Die Überexpression des *Shh*-Gens in der Maus führt zu Basaliomen. Aktivierende Mutationen in *SMO* konnten in 20 % aller menschlichen Basaliome gefunden werden. In einigen Gliomen konnten Gene der *GLI*-Gengruppe als amplifiziert und überexprimiert identifiziert werden. Inaktivierende Keimbahnmutationen in den beiden Inhibitorgenen des Hedgehog-Signalwegs *PTCH* und *SUFU* führen zu erblichen Krebssyndromen. Während *SUFU*-Mutationen das erbliche Risiko für Medulloblastome erhöhen, sind erbliche Mutationen in *PTCH* verantwortlich für das **Gorlin-Syndrom**, das zu Medulloblastomen und Basaliomen führt. Neuere Untersuchungen zeigten, dass der Hedgehog-Signalweg auch bei der Entstehung weiterer Tumoren, wie etwa des kleinzelligen Lungenkarzinoms und des Pankreaskarzinoms eine wichtige Rolle spielt (Liu et al. 2007b).

Therapie: Inhibitoren des Hedgehog-Signalwegs

Die Bemühungen in den Hedgehog-Signalweg therapeutisch einzugreifen, führten zu ersten Erfolgen (Xie 2008) (Tab. 8.**20**). Mit Anti-SHH-Antikörpern konnte das Wachstum neuronaler Vorläuferzellen gehemmt werden. Die größten Hoffnungen beruhen auf SMO-Hemmstoffen, wie etwa dem pflanzlichen steroidalen Alkaloid Cyclopamin und dessen semisynthetischem Derivat KAAD-Cyclopamin. Cyclopamin hemmte in ersten klinischen Studien das Wachstum von Medulloblastomen sowie von Pankreas- und Lungenkarzinomen. Genau wie Cyclopamin binden auch die vier synthetischen Moleküle SANT1–4 direkt an SMO und hemmen die Aktivierung der GLI-Proteine (Chen et al. 2002). Das pflanzliche Diterpen Forskolin aktiviert die Adenylylcyclase. Der dadurch erhöhte cAMP-Spiegel führt zur Aktivierung der PKA und zur Hemmung der GLI-Aktivierung. Die Proliferation neuronaler Vorläuferzellen lässt sich mit Forskolin in Zellkultur verhindern.

8.5.8 Notch-Signalweg

Der Notch-Signalweg ist einer der grundlegenden Signalwege, die die Entwicklung vielzelliger Organismen steuern (Nichols et al. 2007). In der Embryonalentwicklung induziert Notch Unterschiede zwischen benachbarten Zellen durch laterale Hemm- und Induktionsmechanismen. Im Verlauf dieser Prozesse entwickeln sich benachbarte Zellen gleicher Herkunft in völlig unterschiedliche Richtungen. Der Notch-Signalweg reguliert die Eigenschaften von Gewebsstammzellen und ist in die Histogenese und Organogenese praktisch aller Organsysteme involviert.

Tabelle 8.**20** Inhibitoren des Hedgehog-Signalwegs.

Inhibitor	Target	Effekt	System
anti-SHH-Antikörper	SHH	Hemmung der Proliferation	neuronale Vorläuferzellen der Maus
Cyclopamin, KAAD-Cyclopamin	SMO	Blockade des Signalwegs, Hemmung des Tumorwachstums	Medulloblastome, kleinzellige Lungenkarzinome, Pankreastumoren
SANT1–4	SMO	Hemmung des Signalwegs	kultivierte Zellen
Cur61414	SMO	Hemmung der Proliferation	Basaliom-Modellsystem
Forskolin	PKA	Hemmung der Proliferation	neuronale Vorläuferzellen der Maus
anti-GLI Antisense RNA	GLI	Prävention der GLI-induzierten Tumorbildung	Mausmodell

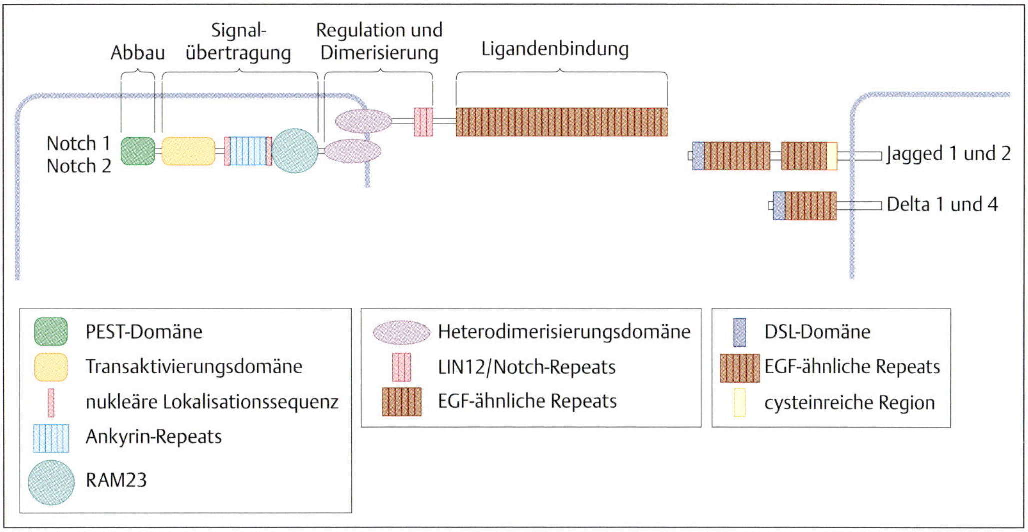

Abb. 8.**90** Struktur von Notch und Notch-Liganden (Quelle: Bolos et al. 2007).

In Säugern kommen vier Notch-Proteine vor (Notch1–4). Es handelt sich um Typ-I-Rezeptoren (N-Terminus außen, C-Terminus innen), die die Zellmembran einmal passieren (Abb. 8.**90**). Für die Bindung von Liganden an die extrazelluläre Domäne sind repetitive EGF-ähnliche Domänen kritisch. Weiterhin kommen in der extrazellulären Domäne sogenannte LIN12/Notch-Repeats (LNR) vor, die die Aktivierung des Rezeptors in Abwesenheit von Liganden verhindern. Unter den funktionell be-

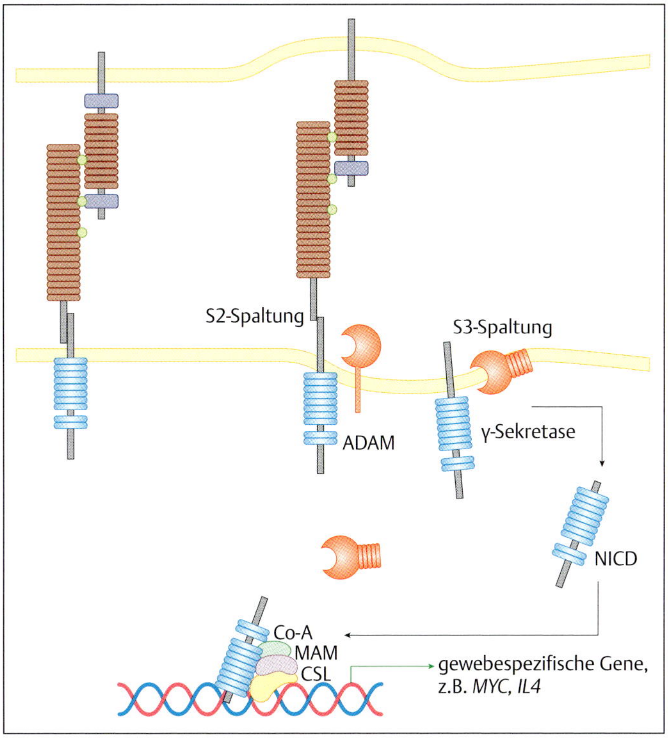

Abb. 8.**91** Notch-Signalweg. NICD: Notch intracellular Domain.

deutenden Domänen des intrazellulären Rezeptorabschnitts befindet sich eine Domäne mit Ankyrin-Motiven, die Protein-Wechselwirkungen vermittelt, eine Transaktivierungsdomäne und eine sogenannte PEST-Domäne (reich an Prolin (P), Glutaminsäure (E), Serin (S) und Threonin (T)), die für den Abbau im Proteasom erforderlich ist. Notch-Rezeptoren werden als einzelkettige Vorläufermoleküle synthetisiert, die vor dem Einbau in die Zellmembran durch eine Protease gespalten werden. Da der Notch-Rezeptor später noch weiter prozessiert wird, wird die Spaltstelle mit S1 gekennzeichnet. Die beiden Anteile des Rezeptors bleiben über nicht kovalente Bindungen miteinander assoziiert (Abb. 8.**91**).

In Säugerzellen kommen mindestens fünf membrangebundene Notch-Liganden vor: Jagged1, Jagged2, Dll1, Dll3 und Dll4 (Dll: Delta-like). Die Bezeichnungen Jagged (gezackt) und Delta stammen aus der Drosophila-Genetik. Die Liganden besitzen am N-terminalen Ende eine sogenannte DSL-Domäne, die von repetitiven EGF-Motiven gefolgt wird. Bei Kontakt mit Notch bleiben die Liganden membranassoziiert. Für die Aktivierung des Notch-Signalwegs ist somit ein direkter Zell-Zell-Kontakt erforderlich.

Der Bindung eines Notch-Liganden an seinen Rezeptor folgen zwei Schritte einer proteolytischen Prozessierung. Zunächst spaltet die Protease ADAM10 (A Disintegrin and Metalloproteinase, siehe Kap. 9, S. 311) den Rezeptor an der S2-Position auf der extrazellulären Seite nahe der Transmembrandomäne. Es folgt eine dritte Spaltung (S3) innerhalb der transmembranösen Domäne durch eine γ-Secretase mit Präsenilin als einer der funktionell wichtigen Komponenten. Hierdurch wird das abschließende Spaltprodukt, die intrazelluläre Domäne des Notch-Rezeptors (Notch intracellular Domain, NICD) freigesetzt. NICD wandert in den Zellkern, wo es an den Transkriptionsfaktor CSL (alternative Bezeichnung: CBF1) bindet. Diese Bindung geht einher mit der Entfernung transkriptionshemmender Bindungsproteine wie Histon-Deacetylasen und Korepressoren und der Rekrutierung von Histon-Acetyltransferasen und Koaktivatoren (siehe Kap. 6, S. 139). Die zentrale Bedeutung des Notch-Signalwegs für die frühe Determinierung von Differenzierungswegen impliziert, dass viele der durch Notch regulierten Gene zelltypspezifisch exprimiert werden (Bolos et al. 2007).

Notch-Signalweg in Tumoren

Den ersten Hinweis, dass Notch-Proteine bei der Entstehung von Tumoren des Menschen eine Rolle spielen könnten, lieferten akute T-Zell-Leukämien (T-ALL). Als Folge der Translokation t(7;9) gelangt ein Abschnitt des *NOTCH1*-Gens unter die Kontrolle des T-Zellrezeptor-β-Genlocus (*TCB@*). Der Verlust der extrazellulären Domäne generiert ein konstitutiv aktives Notch1-Derivat. Die Translokation t(7;9) kommt nur in 1 % der T-Zell-ALL vor. Aktivierende somatische Mutationen im Notch1-Protein wurden allerdings in mehr als 50 % von T-Zell-ALL-Patienten und T-Zell-ALL-Zelllinien nachgewiesen (Grabher et al. 2006). Die Mutationen betreffen zwei Regionen des Rezeptors:

- Missense-Mutationen in der Heterodimerisierungsdomäne heben die Hemmung des Signalwegs durch die extrazelluläre Domäne auf.
- Alternativ ist die PEST-Domäne im zytoplasmatischen Anteil betroffen. Hierdurch wird der proteasomale Abbau gestoppt und die zelluläre Konzentration erhöht (O'Neil u. Look 2007).

Als einer der Insertionsorte des MMTV (Mouse mammary Tumour Virus) wurde das *Notch4*-Gen identifiziert. Durch die Insertion wird ein konstitutiv aktives Notch4-Protein gebildet, dem die extrazelluläre Domäne fehlt. Wenn ein solches Proteinkonstrukt in der Brustdrüse transgener Mäuse exprimiert wird, kommt es zur Fehlentwicklung der Brustdrüse und im weiteren Verlauf zur Entstehung gering differenzierte Adenokarzinome. Da zusätzlich zu diesen tierexperimentellen Befunden der Notch-Signalweg die Selbsterneuerung in Stammzellen der Brustdrüse reguliert, hat man angenommen, dass der Signalweg auch an der Entstehung von Mammakarzinomen des Menschen beteiligt sein könnte. In der Tat ist der Signalweg in vielen Mammakarzinomen dysreguliert. Mutationen der Notch-Gene kommen in Mammakarzinomen allerdings nur relativ selten vor (Wood et al. 2007; Lee et al. 2007).

Durch konditionelle Inaktivierung des *Notch1*-Gens in der Epidermis können in der Maus Karzinome induziert werden, die Basalzellkarzinomen des Menschen ähneln (Nicolas et al. 2003). In diesem experimentellen Beispiel ist Notch1 ein Tumorsuppressor. Dies zeigt, dass Notch je nach Gewebe und Kontext als Onkoprotein oder Tumorsuppressor wirken kann.

Dll4 ist ein Notch-Ligand, der ausschließlich auf Endothelzellen vorkommt. Die Bedeutung dieses Liganden für die Angiogenese wird daraus ersichtlich, dass das *DLL4*-Gen neben dem für VEGF (Vascular endothelial Growth Factor) kodierenden Gen das einzige bekannte Gen ist, bei dem bereits eine Haploinsuffizienz, d. h. der Funktionsverlust eines Allels, embryonal letal ist. In beiden Fällen beruht die Letalität darauf, dass kein funktionsfähiges Gefäßnetzwerk entsteht. Dll4 und Notch-Rezeptoren spielen auch bei der Tumorangiogenese eine Rolle. Die Hemmung von Dll4 in Tumoren bewirkt eine überschießende Bildung von Blutgefäßen, die aber weitgehend funktionsunfähig sind.

8.5.9 NF-κB-Signalweg

NF-κB (Nuclear Factor kappa B) wurde ursprünglich als B-Zell-spezifischer Transkriptionsfaktor beschrieben, der an den Enhancer des Igκ-Leichtketten-Gens bindet und die Expression der κ-Kette der Immunglobuline in B-Zellen reguliert. In der Folge wurde deutlich, dass die Aktivität von NF-κB in allen Zellarten induzierbar ist (Bonizzi u. Karin 2004; Hayden u. Ghosh 2008). Man unterscheidet zwei Pfade der NF-κB-Aktivierung. Der klassische Pfad (Abb. 8.**92**), der zuerst aufgeklärt wurde, wird hauptsächlich durch proinflammatorische Cytokine (z. B. TNF-α, IL-1β) und Pathogene aktiviert. Proinflammatorische Peptide binden an ihre Zellmembranrezeptoren, Pathogene bzw. ihre Abbauprodukte an sogenannte „toll-like receptors" (TLR). TLR4 wird hauptsächlich durch Lipopolysaccharide gram-negativer Bakterien aktiviert, TLR2 bindet ein breites Spektrum mikrobieller Produkte, TLR3 ist ein Rezeptor für doppelsträngige Virus-RNA und TLR9 erkennt unmethylierte bakterielle DNA. Alle diese Liganden aktivieren über ihre Rezeptoren den klassischen NF-κB-Pfad. Dies belegt, dass NF-κB im Zentrum der angeborenen Immunantwort und inflammatorischer Reaktionen steht. Der alternative Pfad der NF-κB-Aktivierung reguliert die Entwicklung lymphatischer Organe und die adaptive Immunantwort.

Klassischer Pfad der Aktivierung. In Säugerzellen umfasst die NF-κB -Familie fünf Mitglieder, nämlich NF-κB1 (p105/p50), NF-κB2 (p100/p52), RelA (p65), RelB und c-Rel (Rel: Retikuloendotheliale Lymphomatose). NF-κB1 und NF-κB2 werden als große Precursor-Proteine synthetisiert, die posttranslatorisch zu den DNA-bindenden Untereinheiten p50 bzw. p52 prozessiert werden. Alle NF-κB-Proteine besitzen eine zum Proto-Onkoprotein Rel homologe Domäne, die eine nukleäre Lokalisationssequenz (NLS) enthält, die Dimerisierung steuert, sequenzspezifisch an DNA bindet und mit den inhibitorischen IκB-Proteinen interagiert. Nur RelA, RelB und c-Rel besitzen eine Transaktivierungsdomäne. NF-κB-Proteine bilden verschiedene Homo- und Heterodimere mit unterschiedlicher Wirkung auf

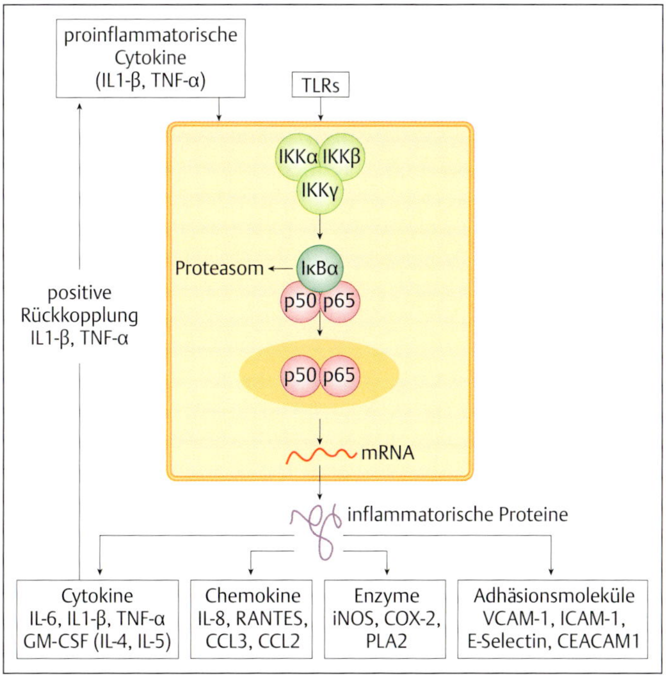

Abb. 8.**92** Klassischer NF-κB-Weg. Der Weg wird durch inflammatorische Mediatoren und Pathogene aktiviert. Die durch IL-1β und TNF-α ausgelösten Signale werden durch positive Rückkopplung verstärkt. CEACAM: Carcinoembryonic Antigen related Cell Adhesion Molecule; COX-2: Cyclooxygenase-2; iNOS: Inducible nitric Oxide Synthase; ICAM: Intercellular Adhesion Molecule; GM-CSF: Granulocyte Macrophage Colony-stimulating Factor; PLA2: Phospholipase A2; VCAM: Vascular Cell Adhesion Molecule; TLR: Toll-like Receptor; TNF-α: Tumornekrosefaktor α (Quelle: Bonizzi u. Karin 2004).

die Transkription. p50 und p52 reprimieren die Transkription, wenn sie nicht mit einem Faktor dimerisieren, der eine Transaktivierungsdomäne besitzt.

NF-κB-Dimere sind im Zytoplasma an IκB-Proteine gebunden, die mit der Rel-Homologie-Domäne interagieren und die NLS der NF-κB-Proteine maskieren. Man unterscheidet drei typische IκB-Proteine: IκBα, IκBβ und IκBε. IκB-Moleküle halten NF-κB-Proteine im Zytoplasma fest. Im Zentrum der Regulation des NF-κB-Pfades steht der IKK-Komplex, der aus den katalytischen Untereinheiten IKKα und IKKβ und der regulatorischen IKKγ-Untereinheit besteht. Der Kinasekomplex wird nach Bindung von Liganden (z. B. an Cytokin- und Toll-like-Rezeptoren) aktiviert. Im klassischen Weg ist es vor allem die IKKβ-Untereinheit, die IκB-Proteine an Serinresten phosphoryliert und hierdurch deren Polyubiquitinierung und den Abbau im 26S-Proteasom einleitet. Durch den Abbau der IκB-Proteine werden die NF-κB-Dimere freigesetzt (im klassischen Weg überwiegend p50-RelA-Dimere). Diese gelangen über die nukleäre Erkennungssequenz in den Zellkern und regulieren nach Bindung an die DNA die Transkription. Bei der Übertragung der Signale von Rezeptoren zu IkB-Kinasen sind im klassischen Weg vor allem zwei Proteingruppen von Bedeutung, nämlich TNF-Rezeptor-aktivierte Faktoren (TRAFs) und Rezeptor-interagierende Proteine (RIPs). TRAF-2 bindet an den TNF-Rezeptor 1, TRAF-6 liegt im Toll/IL-6-Signalweg. RIPs sind Adapterproteine, die die TRAF-vermittelte IKK-Aktivierung unterstützen (Bonizzi u. Karin 2004; Hayden u. Ghosh 2008).

Neben den „typischen" IκB-Proteinen (IκBα, IκBβ, IκBε) gibt es zwei weitere IκB-Proteine, deren Wirkungsmechanismen sich von denjenigen der typischen IκBs unterscheiden. Bcl-3, das ausschließlich im Zellkern vorkommt, besitzt als einziges IκB-Protein eine Transaktivierungsdomäne und assoziiert mit den NF-κB-Proteinen p50 bzw. p52. Das fünfte Mitglied, IκBζ, reguliert ebenfalls die Transkription. Wie für alle Wege der Signaltransduktion gilt auch für den NF-κB-Weg, dass er in ein Netzwerk anderer Signaltransduktionswege eingebunden ist. So kann der Weg beispielsweise auch indirekt über PI3-Kinasen und AKT aktiviert werden, ferner gibt es Verbindungen zum Jun-Signalweg (Bonizzi u. Karin 2004). Der NF-κB-Weg übt seine Funktionen über seine vielen unterschiedlichen Zielgene aus. NF-κBs aktivieren Gene, deren Produkte Entzündungsreaktionen hervorrufen und unterhalten, Proliferation, Motilität und Migration stimulieren, Zelladhäsion vermitteln und Apoptose hemmen (Abb. 8.**92**). Beispiele sind *NFKBIA*, das die negative Rückkopplung vermittelt, sowie *MYC* und *CCND1* (Cyclin D1), die die Proliferation aktivieren. Zudem werden sowohl proapoptotische Proteine wie der FAS-Rezeptor und CD95L als auch antiapoptotische Proteine wie FLIP und Bcl-XL aktiviert. Außerdem sind das für iNOS (induzierbare NO-Synthase) kodierende *NOS2A*-Gen und das für Cyclooxygenase 2 kodierende *PTGS2*-Gen wichtige Zielgene, die eine Rolle beim Entzündungsvorgang spielen. Im Normalfall schützt der NF-κB-Signalweg gesunde Immunzellen vor Apoptose im entzündeten Gewebe. Damit wird klar, dass die Überaktivierung des Signalwegs zur Tumorentstehung führen kann (siehe Kap. 10, S. 335) (Greten et al. 2004; Pikarsky et al. 2004). Der klassische NF-κB-Weg kann sowohl in Epithelzellen als auch in myeloischen Zellen aktiviert sein. Dies ist für das Verständnis der Wirkung im Rahmen der Onkogenese wichtig. Aktuelle Informationen zu NF-κB finden sich im Internet unter www.NF-kB.org.

NF-κB-Signalweg in Tumoren

Wie für viele Signalwege gilt auch für den NF-κB-Weg, dass die Entdeckung eines retroviralen Onkogens zuerst auf die Bedeutung für die Tumorentstehung hinwies. Das Onkogen des Rel-Virus kodiert für eine Transaktivierungsdomäne, die auch in NF-κB-Proteinen vorkommt. Die Bezeichnungen RelA, c-Rel und RelB beziehen sich auf diese Domäne. Das *REL*-Gen des Menschen ist vor allem bei malignen Erkrankungen der B-Lymphozyten mutiert. Amplifikationen des Gens findet man in etwa der Hälfte der Hodgkin-Lymphome und in 10–20 % der Non-Hodgkin-Lymphome. In bis zu 10 % der Hodgkin-Lymphome ist IκB durch inaktivierende Mutationen in beiden *IKBA*-Allelen ausgeschaltet und der NF-κB-Weg konstitutiv aktiv. Einige Patienten mit CLL zeigen eine charakteristische t(14;19)-Translokation, in deren Folge das *BCL3*-Gen verstärkt exprimiert wird. In ungefähr 2 % der B- und T-Zell-Leukämien ist der *NFKB2*-Locus verändert (Courtois u. Gilmore 2006). Der NF-κB-Weg ist auch in vielen Karzinomen konstitutiv aktiv, so beispielsweise in Mamma-, Prostata-, Lungen-, Pankreas-, Ösophagus-, Zervix- und kolorektalen Karzinomen. In Mammakarzinomen zählt der NF-κB-Signalweg zu denjenigen Pfaden, deren Komponenten am häufigsten mutiert sind (Wood et al. 2007). In denjenigen Tumoren, in denen der Pfad nicht durch Mutationen gestört ist, beruht die Aktivierung wahrscheinlich auf dem Crosstalk mit anderen Signalwegen, wie dem PI3K-AKT-Weg.

Therapie: antiinflammatorische Wirkstoffe mit antineoplastischer Wirkung

NF-κB wirkt in vielen Zellen und Situationen antiapoptotisch. Da NF-κB in vielen Tumoren des Menschen konstitutiv aktiv ist, kann aktives NF-κB mit der Wirkung von Chemotherapeutika interferieren, die in Tumorzellen Apoptose induzieren. In verschiedenen In-vitro- und In-vivo-Modellen wurde gezeigt, dass die Hemmung von NF-κB die Wirksamkeit von Chemotherapeutika verbessern kann. Dies gilt für Irinotecan, Doxorubicin und Cisplatin. Nach Phosphorylierung durch IKKβ wird IκB polyubiquitiniert und im 25S-Proteasom abgebaut. Durch Hemmung des Ubiquitin-Proteasomen-Weges wird u. a. auch die Wirkung von IκB verstärkt und der NF-κB-Weg blockiert. Die antineoplastische Wirkung von Proteasomen-Hemmern ist zumindest teilweise auf die Blockierung des NF-κB-Weges zurückzuführen (Nakanishi u. Toi 2005).

Eines der Gene, das durch NF-κB-Proteine aktiviert wird, ist das *PTGS2*-Gen, das für die Cyclooxygenase-2 (COX-2) kodiert. Cyclooxygenasen sind Schlüsselenzyme der Biosynthese der Prostanoide (Prostaglandine, Prostacycline, Thromboxane, Leukotriene). Ihre Hemmung durch Wirkstoffe, die nicht zu den Steroiden gehören (Non-steroidal anti-inflammatory Drugs, NSAIDs) gehört seit Langem zum Standardrepertoire der Behandlung chronisch entzündlicher Erkrankungen wie rheumatoide Arthritis und Osteoarthritis. Cyclooxygenasehemmer wie Acetylsalicylsäure (ASS) sind zudem als fiebersenkende und schmerzlindernde Mittel in weitem Gebrauch. In menschlichen Zellen kommen zwei Isoenzyme der Cyclooxygenase vor. Während COX-1 konstitutiv aktiv ist, wird COX-2 durch NF-κB induziert. Diesem Enzym wird daher die eigentliche Funktion im Rahmen entzündlicher Erkrankungen beigemessen. COX-2 ist ein besonders geeignetes Zielmolekül, um die Bedeutung einer Entzündungsreaktion für Tumorentstehung und Progression in geeigneten Modellsystemen zu untersuchen.

Tiermodell

Mäuse mit einer Deletion des APC-Proteins (ApcΔ716) entwickeln eine große Zahl an Darmpolypen und dienen als Modell für die familiäre adenomatöse Polyposis coli (FAP) des Menschen. ApcΔ716-Mäuse wurden mit Mäusen ohne funktionelles *Ptgs2* (Cox-2)-Gen gekreuzt. In den Nachkommen dieser Mäuse war die Anzahl der Darmpolypen deutlich reduziert; die wenigen Polypen, die entstanden, waren zudem kleiner als in den Kontrolltieren. Ein vergleichbarer Effekt wurde in den ApcΔ716-Mäusen auch durch Gabe eines selektiven COX-2-Inhibitors erzielt (Oshima et al. 1996). Die große Bedeutung der Reaktionsprodukte der Cyclooxygenasen bei der Tumorentstehung wurde auch direkt im Mausmodell der FAP überprüft. Nach Ausschaltung des Prostaglandinrezeptors EP2 war die Zahl der Polypen ähnlich deutlich vermindert wie im Modell ohne COX-2-Aktivität (Sonoshita et al. 2001). Diese Tiermodelle belegen eindrucksvoll, dass durch Hemmung der Entzündungsreaktion auch Tumorentstehung und Tumorwachstum gehemmt werden können.

Auch für Tumoren des Menschen gilt, dass eine Behandlung mit COX-Inhibitoren das Risiko für

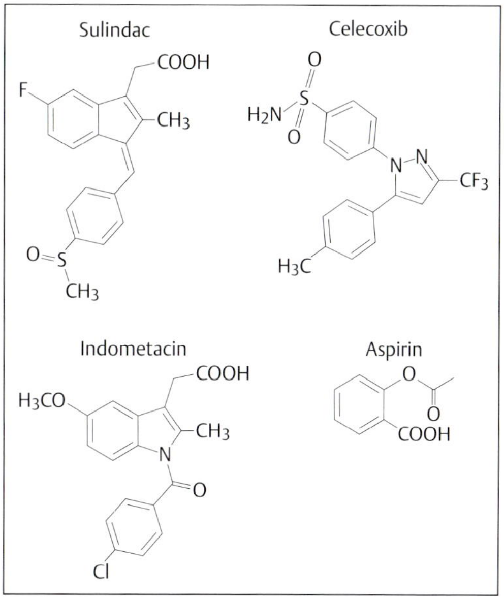

Abb. 8.**93** Nicht steroidale anti-inflammatorische Substanzen, für die eine hemmende Wirkung auf das Tumorwachstum nachgewiesen wurde.

die Entstehung und Progression von Tumoren reduzieren kann (Ulrich et al. 2006) (Abb. 8.**93**). Dies wurde zuerst an Patienten mit FAP gezeigt. Eine einjährige Behandlung mit dem NSAID-Wirkstoff Sulindac verminderte die Zahl der Polypen und bewirkte eine Regression vorhandener Polypen. COX-2-Hemmer können auch das Risiko für spontane kolorektale Karzinome vermindern. Aufgrund ihrer kardiovaskulären Nebenwirkungen sind diese Wirkstoffe allerdings für eine generelle Chemoprävention bei Personen mit durchschnittlichem Krebsrisiko nicht geeignet (Brown u. DuBois 2005; Karin 2005). Dagegen ist die präventive Gabe von Sulindac an symptomfreie Patienten mit nachgewiesener Keimbahnmutation im *APC*-Gen die einzige Möglichkeit, die Entstehung kolorektaler Adenome und Karzinome hinauszuzögern. Die Wirkung der NSAIDs auf das Tumorwachstum beruht nicht nur auf der Inhibition der Cyclooxygenase (Ricchi et al. 2003). NSAIDs wirken auch auf *PTGS2*-negative Tumorzellen und unabhängig von der COX-2-Menge in der Zelle (Elder et al. 1997). Für Aspirin konnte eine hemmende Wirkung auf den NF-κB-Signalweg nachgewiesen werden, während Celecoxib (Celebrex) die antiapoptotische Wirkung von AKT hemmt. Sulindac, Aspirin und Indometacin induzieren die Expression verschiedener Caspasen und können so die Apoptose aktivieren.

Literatur

Almasan A, Yin Y, Kelly RE et al. Deficiency of retinoblastoma protein leads to inappropriate S-phase entry, activation of E2F-responsive genes, and apoptosis. Proc Natl Acad Sci USA 1995; 92: 5436–5440

Anastasiadis PZ, Reynolds AB. The p120 catenin family: complex roles in adhesion, signaling and cancer. J Cell Sci 2000; 113 (Pt 8): 1319–1334

Aoki K, Taketo MM. Adenomatous polyposis coli (APC): a multi-functional tumor suppressor gene. J Cell Sci 2007; 120: 3327–3335

Arslan M A, Kutuk O, Basaga H. Protein kinases as drug targets in cancer. Curr Cancer Drug Targets 2006; 6: 623–634

Attardi LD, Donehower LA. Probing p53 biological functions through the use of genetically engineered mouse models. Mutat Res 2005; 576: 4–21

Attisano L, Wrana JL. Mads and Smads in TGF beta signalling. Curr Opin Cell Biol 1998; 10: 188–194

Azam M, Latek RR, Daley GQ. Mechanisms of autoinhibition and STI-571/imatinib resistance revealed by mutagenesis of BCR-ABL. Cell 2003; 112: 831–843

Bargmann CI, Hung MC, Weinberg RA. Multiple independent activations of the neu oncogene by a point mutation altering the transmembrane domain of p185. Cell 1986; 45: 649–657

Bischoff JR, Kirn DH, Williams A et al. An adenovirus mutant that replicates selectively in p53-deficient human tumor cells. Science 1996; 274: 373–376

Bolos V, Grego-Bessa J, de la Pompa JL. Notch signaling in development and cancer. Endocr Rev 2007; 28: 339–363

Bonafe M, Salvioli S, Barbi C et al. The different apoptotic potential of the p53 codon 72 alleles increases with age and modulates in vivo ischaemia-induced cell death. Cell Death Differ 2004; 11: 962–973

Bonizzi G, Karin M. The two NF-kappaB activation pathways and their role in innate and adaptive immunity. Trends Immunol 2004; 25: 280–288

Bos JL, Rehmann H, Wittinghofer A. GEFs and GAPs: critical elements in the control of small G proteins. Cell 2007; 129: 865–877

Brown JR, DuBois RN. COX-2: a molecular target for colorectal cancer prevention. J Clin Oncol 2005; 23: 2840–2855

Buchdunger E, Cioffi C L, Law N et al. Abl protein-tyrosine kinase inhibitor STI571 inhibits in vitro signal transduction mediated by c-kit and platelet-derived growth factor receptors. J Pharmacol Exp Ther 2000; 295: 139–145

Burgering BM. A brief introduction to FOXOlogy. Oncogene 2008; 27: 2258–2262

Carnero A, Blanco-Aparicio C, Renner O et al. The PTEN/PI3K/AKT signalling pathway in cancer, therapeutic implications. Curr Cancer Drug Targets 2008; 8: 187–198

Chan JM, Stampfer MJ, Giovannucci EL. What causes prostate cancer? A brief summary of the epidemiology. Semin Cancer Biol 1998; 8: 263–273

Chang EH, Furth ME, Scolnick EM et al. Tumorigenic transformation of mammalian cells induced by a normal human gene homologous to the oncogene of Harvey murine sarcoma virus. Nature 1982; 297: 479–483

Chen JK, Taipale J, Young KE et al. Small molecule modulation of Smoothened activity. Proc Natl Acad Sci USA 2002; 99: 14071–14076

Chester KA, Mayer A, Bhatia J et al. Recombinant anti-carcinoembryonic antigen antibodies for targeting cancer. Cancer Chemother Pharmacol 2000; 46 (Suppl): S8–12

Chumakov PM. Versatile functions of p53 protein in multicellular organisms. Biochemistry (Mosc) 2007; 72: 1399–1421

Chung JH, Eng C. Nuclear-cytoplasmic partitioning of phosphatase and tensin homologue deleted on chromosome 10 (PTEN) differentially regulates the cell cycle and apoptosis. Cancer Res 2005; 65: 8096–8100

Cichowski K, Jacks T. NF1 tumor suppressor gene function: narrowing the GAP. Cell 2001; 104: 593–604

Collins VP, James CD. Gene and chromosomal alterations associated with the development of human gliomas. FASEB J 1993; 7: 926–930

Courtois G, Gilmore TD. Mutations in the NF-kappaB signaling pathway: implications for human disease. Oncogene 2006; 25: 6831–6843

Couty JP, Gershengorn MC. Insights into the viral G protein-coupled receptor encoded by human herpesvirus type 8 (HHV-8). Biol Cell 2004; 96: 349–354

Crompton AM, Kirn DH. From ONYX-015 to armed vaccinia viruses: the education and evolution of oncolytic virus development. Curr Cancer Drug Targets 2007; 7: 133–139

Czernilofsky AP, Levinson AD, Varmus HE et al. Nucleotide sequence of an avian sarcoma virus oncogene (src) and proposed amino acid sequence for gene product. Nature 1980; 287: 198–203

Daugherty RL, Gottardi CJ. Phospho-regulation of Beta-catenin adhesion and signaling functions. Physiology (Bethesda) 2007; 22: 303–309

Davies H, Bignell GR, Cox C et al. Mutations of the BRAF gene in human cancer. Nature 2002; 417: 949–954

De Falco G, Comes F, Simone C. pRb: master of differentiation. Coupling irreversible cell cycle withdrawal with induction of muscle-specific transcription. Oncogene 2006; 25: 5244–5249

DeLellis RA. Pathology and genetics of thyroid carcinoma. J Surg Oncol 2006; 94: 662–669

DeLeo AB, Jay G, Appella E et al. Detection of a transformation-related antigen in chemically induced sarcomas and other transformed cells of the mouse. Proc Natl Acad Sci USA 1979; 76: 2420–2424

Delston RB, Harbour JW. Rb at the interface between cell cycle and apoptotic decisions. Curr Mol Med 2006; 6: 713–718

Derynck R, Zhang YE. Smad-dependent and Smad-independent pathways in TGF-beta family signalling. Nature 2003; 425: 577–584

Dhomen N, Marais R. New insight into BRAF mutations in cancer. Curr Opin Genet Dev 2007; 17: 31–39

Di Pasca MM, Hebrok M. Hedgehog signalling in cancer formation and maintenance. Nat Rev Cancer 2003; 3: 903–911

Dorsam RT, Gutkind JS. G-protein-coupled receptors and cancer. Nat Rev Cancer 2007; 7: 79–94

Downward J. Role of receptor tyrosine kinases in G-protein-coupled receptor regulation of Ras: transactivation or parallel pathways? Biochem J 2003; 376: e9–10

Druker BJ, Tamura S, Buchdunger E et al. Effects of a selective inhibitor of the Abl tyrosine kinase on the growth of Bcr-Abl positive cells. Nat Med 1996; 2: 561–566

Dumont P, Leu JI, Della PA et al. The codon 72 polymorphic variants of p53 have markedly different apoptotic potential. Nat Genet 2003; 33: 357–365

Elder DJ, Halton DE, Hague A et al. Induction of apoptotic cell death in human colorectal carcinoma cell lines by a cyclooxygenase-2 (COX-2)-selective nonsteroidal anti-inflammatory drug: independence from COX-2 protein expression. Clin Cancer Res 1997; 3: 1679–1683

Engelman JA, Luo J, Cantley LC. The evolution of phosphatidylinositol 3-kinases as regulators of growth and metabolism. Nat Rev Genet 2006; 7: 606–619

Eppert K, Scherer SW, Ozcelik H et al. MADR2 maps to 18q21 and encodes a TGFbeta-regulated MAD-related protein that is functionally mutated in colorectal carcinoma. Cell 1996; 86: 543–552

Evan G, Littlewood T. A matter of life and cell death. Science 1998; 281: 1317–1322

Fantl WJ, Johnson DE, Williams LT. Signalling by receptor tyrosine kinases. Annu Rev Biochem 1993;(62: 453–481

Giles RH, van Es JH, Clevers H. Caught up in a Wnt storm: Wnt signaling in cancer. Biochim Biophys Acta 2003; 1653: 1–24

Glasgow E, Mishra L. Transforming growth factor-beta signaling and ubiquitinators in cancer. Endocr Relat Cancer 2008; 15: 59–72

Goll J, Uetz P. The elusive yeast interactome. Genome Biol 2006; 7: 223

Golub TR, Barker GF, Lovett M et al. Fusion of PDGF receptor beta to a novel ets-like gene, tel, in chronic myelomonocytic leukemia with t(5;12) chromosomal translocation. Cell 1994; 77: 307–316

Goodrich DW, Wang NP, Qian YW et al. The retinoblastoma gene product regulates progression through the G1 phase of the cell cycle. Cell 1991; 67: 293–302

Grabher C, von Boehmer H, Look AT. Notch 1 activation in the molecular pathogenesis of T-cell acute lymphoblastic leukaemia. Nat Rev Cancer 2006; 6: 347–359

Greten FR, Eckmann L, Greten TF et al. IKKbeta links inflammation and tumorigenesis in a mouse model of colitis-associated cancer. Cell 2004; 118: 285–296

Gschwind A, Fischer OM, Ullrich A. The discovery of receptor tyrosine kinases: targets for cancer therapy. Nat Rev Cancer 2004; 4: 361–370

Hahn SA, Schutte M, Hoque AT et al. DPC4, a candidate tumor suppressor gene at human chromosome 18q21. 1. Science 1996; 271: 350–353

Harris SL, Levine AJ. The p53 pathway: positive and negative feedback loops. Oncogene 2005; 24: 2899–2908

Hata A, Shi Y, Massague J. TGF-beta signaling and cancer: structural and functional consequences of mutations in Smads. Mol Med Today 1998; 4: 257–262

Hayden MS, Ghosh S. Shared principles in NF-kappaB signaling. Cell 2008; 132: 344–362

Hayes MJ, Thomas D, Emmons A et al. Genetic changes of Wnt pathway genes are common events in metaplastic carcinomas of the breast. Clin Cancer Res 2008; 14: 4038–4044

Hayman MJ, Enrietto PJ. Cell transformation by the epidermal growth factor receptor and v-erbB. Cancer Cells 1991; 3: 302–307

Hill CS, Treisman R. Transcriptional regulation by extracellular signals: mechanisms and specificity. Cell 1995; 80: 199–211

Huber AH, Nelson WJ, Weis WI. Three-dimensional structure of the armadillo repeat region of beta-catenin. Cell 1997; 90: 871–882

Ikawa S, Nakagawara A, Ikawa Y. p53 family genes: structural comparison, expression and mutation. Cell Death Differ 1999; 6: 1154–1161

Ishizawar R, Parsons SJ. c-Src and cooperating partners in human cancer. Cancer Cell 2004; 6: 209–214

Jacob L, Lum L. Deconstructing the hedgehog pathway in development and disease. Science 2007; 318: 66–68

Johnson DG, Schwarz JK, Cress WD et al. Expression of transcription factor E2F1 induces quiescent cells to enter S phase. Nature 1993; 365: 349–352

Jones SN, Roe AE, Donehower LA et al. Rescue of embryonic lethality in Mdm2-deficient mice by absence of p53. Nature 1995; 378: 206–208

Joslyn G, Richardson DS, White R et al. Dimer formation by an N-terminal coiled coil in the APC protein. Proc Natl Acad Sci USA 1993; 90: 11109–11113
Kamijo T, Zindy F, Roussel MF et al. Tumor suppression at the mouse INK4a locus mediated by the alternative reading frame product p19ARF. Cell 1997; 91: 649–659
Karakas B, Bachman KE, Park BH. Mutation of the PIK3CA oncogene in human cancers. Br J Cancer 2006; 94: 455–459
Karin M. Inflammation-activated protein kinases as targets for drug development. Proc Am Thorac Soc 2005; 2: 386–390
Katoh M, Katoh M. Human FOX gene family (Review). Int J Oncol 2004; 25: 1495–1500
Kinzler KW, Nilbert MC, Su LK et al. Identification of FAP locus genes from chromosome 5q21. Science 1991; 253: 661–665
Klaus A, Birchmeier W. Wnt signalling and its impact on development and cancer. Nat Rev Cancer 2008; 8: 387–398
Klein G. Perspectives in studies of human tumor viruses. Front Biosci 2002; 7: d268–d274
Knowles MA, Hornigold N, Pitt E. Tuberous sclerosis complex (TSC) gene involvement in sporadic tumours. Biochem Soc Trans 2003; 31: 597–602
Ko LJ, Prives C. p53: puzzle and paradigm. Genes Dev 1996; 10: 1054–1072
Kolibaba KS, Druker BJ. Protein tyrosine kinases and cancer. Biochim Biophys Acta 1997; 1333: F217–F248
Konstantinopoulos PA, Karamouzis MV, Papavassiliou AG. Post-translational modifications and regulation of the RAS superfamily of GTPases as anticancer targets. Nat Rev Drug Discov 2007; 6: 541–555
Kress M, May E, Cassingena R et al. Simian virus 40-transformed cells express new species of proteins precipitable by anti-simian virus 40 tumor serum. J Virol 1979; 31: 472–483
Lane DP. Cancer. p53, guardian of the genome. Nature 1992; 358: 15–16
Lane DP, Crawford LV. T antigen is bound to a host protein in SV40-transformed cells. Nature 1979; 278: 261–263
Lee EY, Cam H, Ziebold U et al. E2F4 loss suppresses tumorigenesis in Rb mutant mice. Cancer Cell 2002; 2: 463–472
Lee SH, Jeong EG, Yoo NJ et al. Mutational analysis of NOTCH1, 2, 3 and 4 genes in common solid cancers and acute leukemias. APMIS 2007; 115: 1357–1363
Leevers SJ, Paterson HF, Marshall CJ. Requirement for Ras in Raf activation is overcome by targeting Raf to the plasma membrane. Nature 1994; 369: 411–414
Levine AJ, Hu W, Feng Z. The P53 pathway: what questions remain to be explored? Cell Death Differ 2006; 13: 1027–1036
Li J, Yen C, Liaw D et al. PTEN, a putative protein tyrosine phosphatase gene mutated in human brain, breast, and prostate cancer. Science 1997; 275: 1943–1947
Linzer DI, Levine AJ. Characterization of a 54K dalton cellular SV40 tumor antigen present in SV40-transformed cells and uninfected embryonal carcinoma cells. Cell 1979; 17: 43–52
Liu G, Terzian T, Xiong S et al. The p53-Mdm2 network in progenitor cell expansion during mouse postnatal development. J Pathol 2007a; 213: 360–368
Liu MS, Yang PY, Yeh TS. Sonic hedgehog signaling pathway in pancreatic cystic neoplasms and ductal adenocarcinoma. Pancreas 2007b; 34: 340–346
Lohrisch C, Piccart M. An overview of HER2. Semin Oncol 2001; 28: 3–11
Lowenstein EJ, Daly RJ, Batzer AG et al. The SH2 and SH3 domain-containing protein GRB2 links receptor tyrosine kinases to ras signaling. Cell 1992; 70: 431–442
Lukas J, Muller H, Bartkova J et al. DNA tumor virus oncoproteins and retinoblastoma gene mutations share the ability to relieve the cell"s requirement for cyclin D1 function in G1. J Cell Biol 1994; 125: 625–638
Marone R, Cmiljanovic V, Giese B et al. Targeting phosphoinositide 3-kinase: moving towards therapy. Biochim Biophys Acta 2008; 1784: 159–185
Massague J, Blain SW, Lo RS. TGFbeta signaling in growth control, cancer, and heritable disorders. Cell 2000; 103: 295–309
McCormick F. Cancer-specific viruses and the development of ONYX-015. Cancer Biol Ther 2003; 2: S157–S160
Micke P, Basrai M, Faldum A et al. Characterization of c-kit expression in small cell lung cancer: prognostic and therapeutic implications. Clin Cancer Res 2003; 9: 188–194
Momand J, Wu HH, Dasgupta G. MDM2–master regulator of the p53 tumor suppressor protein. Gene 2000; 242: 15–29
Montes de Oca LR, Wagner DS, Lozano G. Rescue of early embryonic lethality in mdm2-deficient mice by deletion of p53. Nature 1995; 378: 203–206
Morrison DK, Cutler RE. The complexity of Raf-1 regulation. Curr Opin Cell Biol 1997; 9: 174–179
Mulligan G, Jacks T. The retinoblastoma gene family: cousins with overlapping interests. Trends Genet 1998; 14: 223–229
Nagar B, Bornmann WG, Pellicena P et al. Crystal structures of the kinase domain of c-Abl in complex with the small molecule inhibitors PD173955 and imatinib (STI-571). Cancer Res 2002; 62: 4236–4243
Nakanishi C, Toi M. Nuclear factor-kappaB inhibitors as sensitizers to anticancer drugs. Nat Rev Cancer 2005; 5: 297–309
Nichols JT, Miyamoto A, Weinmaster G. Notch signaling – constantly on the move. Traffic 2007; 8: 959–969
Nicolas M, Wolfer A, Raj K et al. Notch1 functions as a tumor suppressor in mouse skin. Nat Genet 2003; 33: 416–421
O'Neil J, Look AT. Mechanisms of transcription factor deregulation in lymphoid cell transformation. Oncogene 2007; 26: 6838–6849
Oak JS, Matheu MP, Parker I et al. Lymphocyte cell motility: the twisting, turning tale of phosphoinositide 3-kinase. Biochem Soc Trans 2007; 35: 1109–1113
Oliner JD, Kinzler KW, Meltzer PS et al. Amplification of a gene encoding a p53-associated protein in human sarcomas. Nature 1992; 358: 80–83
Olivier M, Hussain SP, de Caron FC et al. TP53 mutation spectra and load: a tool for generating hypotheses on the etiology of cancer. IARC Sci Publ 2004; Vol.157: 247–270

Oren M, Levine AJ. Molecular cloning of a cDNA specific for the murine p53 cellular tumor antigen. Proc Natl Acad Sci USA 1983; 80: 56–59

Oshima M, Dinchuk JE, Kargman SL et al. Suppression of intestinal polyposis in Apc delta716 knockout mice by inhibition of cyclooxygenase 2 (COX-2). Cell 1996; 87: 803–809

Pawson T, Nash P. Assembly of cell regulatory systems through protein interaction domains. Science 2003; 300: 445–452

Pawson T, Raina M, Nash P. Interaction domains: from simple binding events to complex cellular behavior. FEBS Lett 2002; 513: 2–10

Pawson T, Scott JD. Signaling through scaffold, anchoring, and adaptor proteins. Science 1997; 278: 2075–2080

Pikarsky E, Porat RM, Stein I et al. NF-kappaB functions as a tumour promoter in inflammation-associated cancer. Nature 2004; 431: 461–466

Pimienta G, Pascual J. Canonical and alternative MAPK signaling. Cell Cycle 2007; 6: 2628–2632

Pipas JM, Levine AJ. Role of T antigen interactions with p53 in tumorigenesis. Semin Cancer Biol 2001; 11: 23–30

Planchon SM, Waite KA, Eng C. The nuclear affairs of PTEN. J Cell Sci 2008; 121: 249–253

Pluk H, Dorey K, Superti-Furga G. Autoinhibition of c-Abl. Cell 2002; 108: 247–259

Polakis P. The many ways of Wnt in cancer. Curr Opin Genet Dev 2007; 17: 45–51

Powell SM, Zilz N, Beazer-Barclay Y et al. APC mutations occur early during colorectal tumorigenesis. Nature 1992; 359: 235–237

Poyurovsky MV, Prives C. Unleashing the power of p53: lessons from mice and men. Genes Dev 2006; 20: 125–131

Prime SS, Pring M, Davies M et al. TGF-beta signal transduction in oro-facial health and non-malignant disease (part I). Crit Rev Oral Biol Med 2004; 15: 324–336

Prives C. Signaling to p53: breaking the MDM2-p53 circuit. Cell 1998; 95: 5–8

Qin XQ, Chittenden T, Livingston DM et al. Identification of a growth suppression domain within the retinoblastoma gene product. Genes Dev 1992; 6: 953–964

Raitano AB, Whang YE, Sawyers CL. Signal transduction by wild-type and leukemogenic Abl proteins. Biochim Biophys Acta 1997; 1333: F201–F216

Reichert JM, Valge-Archer VE. Development trends for monoclonal antibody cancer therapeutics. Nat Rev Drug Discov 2007; 6: 349–356

Ricchi P, Zarrilli R, Di Palma A et al. Nonsteroidal anti-inflammatory drugs in colorectal cancer: from prevention to therapy. Br J Cancer 2003; 88: 803–807

Riley T, Sontag E, Chen P et al. Transcriptional control of human p53-regulated genes. Nat Rev Mol Cell Biol 2008; 9: 402–412

Rodier F, Campisi J, Bhaumik D. Two faces of p53: aging and tumor suppression. Nucleic Acids Res 2007; 35: 7475–7484

Rusan NM, Peifer M. Original CIN: reviewing roles for APC in chromosome instability. J Cell Biol 2008; 181: 719–726

Salahshor S, Woodgett JR. The links between axin and carcinogenesis. J Clin Pathol 2005; 58: 225–236

Samuels Y, Diaz LA Jr., Schmidt-Kittler O et al. Mutant PIK3CA promotes cell growth and invasion of human cancer cells. Cancer Cell 2005; 7: 561–573

Sawyers CL. Disabling Abl-perspectives on Abl kinase regulation and cancer therapeutics. Cancer Cell 2002; 1: 13–15

Schechter AL, Hung MC, Vaidyanathan L et al. The neu gene: an erbB-homologous gene distinct from and unlinked to the gene encoding the EGF receptor. Science 1985; 229: 976–978

Scheffzek K, Ahmadian MR, Kabsch W et al. The Ras-RasGAP complex: structural basis for GTPase activation and its loss in oncogenic Ras mutants. Science 1997; 277: 333–338

Schindler T, Bornmann W, Pellicena P et al. Structural mechanism for STI-571 inhibition of abelson tyrosine kinase. Science 2000; 289: 1938–1942

Sharma SK, Pedley RB, Bhatia J et al. Sustained tumor regression of human colorectal cancer xenografts using a multifunctional mannosylated fusion protein in antibody-directed enzyme prodrug therapy. Clin Cancer Res 2005; 11: 814–825

Sherr CJ, Bertwistle D, Den BW et al. p53-Dependent and -independent functions of the Arf tumor suppressor. Cold Spring Harb Symp Quant Biol 2005; 70: 129–137

Sherr CJ, Rettenmier CW, Sacca R et al. The c-fms proto-oncogene product is related to the receptor for the mononuclear phagocyte growth factor, CSF-1. Cell 1985; 41: 665–676

Shi Y, Massague J. Mechanisms of TGF-beta signaling from cell membrane to the nucleus. Cell 2003; 113: 685–700

Song JI, Grandis JR. STAT signaling in head and neck cancer. Oncogene 2000; 19: 2489–2495

Sonoshita M, Takaku K, Sasaki N et al. Acceleration of intestinal polyposis through prostaglandin receptor EP2 in Apc(Delta 716) knockout mice. Nat Med 2001; 7: 1048–1051

Stasi R. Gemtuzumab ozogamicin: an anti-CD33 immunoconjugate for the treatment of acute myeloid leukaemia. Expert Opin Biol Ther 2008; 8: 527–540

Summy JM, Gallick GE. Src family kinases in tumor progression and metastasis. Cancer Metastasis Rev 2003; 22: 337–358

Sun A, Bagella L, Tutton S et al. From G0 to S phase: a view of the roles played by the retinoblastoma (Rb) family members in the Rb-E2F pathway. J Cell Biochem 2007; 102: 1400–1404

Talamonti MS, Roh MS, Curley SA et al. Increase in activity and level of pp60c-src in progressive stages of human colorectal cancer. J Clin Invest 1993; 91: 53–60

Tan X, Wang JY. The caspase-RB connection in cell death. Trends Cell Biol 1998; 8: 116–120

Thomas DM, Carty SA, Piscopo DM et al. The retinoblastoma protein acts as a transcriptional coactivator required for osteogenic differentiation. Mol Cell 2001; 8: 303–316

Thomas SM, Brugge JS. Cellular functions regulated by Src family kinases. Annu Rev Cell Dev Biol 1997; 13: 513–609

Tokunaga E, Oki E, Egashira A et al. Deregulation of the Akt pathway in human cancer. Curr Cancer Drug Targets 2008; 8: 27–36

Tyner SD, Venkatachalam S, Choi J et al. p53 mutant mice that display early ageing-associated phenotypes. Nature 2002; 415: 45–53
Uetz P, Giot L, Cagney G et al. A comprehensive analysis of protein-protein interactions in Saccharomyces cerevisiae. Nature 2000; 403: 623–627
Ulrich CM, Bigler J, Potter JD. Non-steroidal anti-inflammatory drugs for cancer prevention: promise, perils and pharmacogenetics. Nat Rev Cancer 2006; 6: 130–140
Valentino L, Pierre J. JAK/STAT signal transduction: regulators and implication in hematological malignancies. Biochem Pharmacol 2006; 71: 713–721
van der Heide LP, Hoekman MF, Smidt MP. The ins and outs of FoxO shuttling: mechanisms of FoxO translocation and transcriptional regulation. Biochem J 2004; 380: 297–309
van der Geer P, Hunter T, Lindberg RA. Receptor protein-tyrosine kinases and their signal transduction pathways. Annu Rev Cell Biol 1994; 10: 251–337
van Heemst D, Mooijaart SP, Beekman M et al. Variation in the human TP53 gene affects old age survival and cancer mortality. Exp Gerontol 2005; 40: 11–15
Varmus H. Harold Varmus. Interview by Errol C. Friedberg. Nat Rev Mol Cell Biol 2008; 9: 502–503
Vetter IR, Wittinghofer A. The guanine nucleotide-binding switch in three dimensions. Science 2001; 294: 1299–1304
Vidal A, Carneiro C, Zalvide JB. Of mice without pockets: mouse models to study the function of Rb family proteins. Front Biosci 2007; 12: 4483–4496
Vivanco I, Sawyers CL. The phosphatidylinositol 3-Kinase AKT pathway in human cancer. Nat Rev Cancer 2002; 2: 489–501
Vlahos CJ, Matter WF, Hui KY et al. A specific inhibitor of phosphatidylinositol 3-kinase, 2-(4-morpholinyl)-8-phenyl-4H-1-benzopyran-4-one (LY294002). J Biol Chem 1994; 269: 5241–5248
Vogelstein B, Kinzler KW. p53 function and dysfunction. Cell 1992; 70: 523–526
Vogelstein B, Lane D, Levine AJ. Surfing the p53 network. Nature 2000; 408: 307–310
Wan PT, Garnett MJ, Roe SM et al. Mechanism of activation of the RAF-ERK signaling pathway by oncogenic mutations of B-RAF. Cell 2004; 116: 855–867
Waterfield MD, Scrace GT, Whittle N et al. Platelet-derived growth factor is structurally related to the putative transforming protein p28sis of simian sarcoma virus. Nature 1983; 304: 35–39
Weiss A, Schlessinger J. Switching signals on or off by receptor dimerization. Cell 1998; 94: 277–280
Werner H, LeRoith D. The role of the insulin-like growth factor system in human cancer. Adv Cancer Res 1996; 68: 183–223
Wilhelm S, Chien DS. BAY 43-9006: preclinical data. Curr Pharm Des 2002; 8: 2255–2257
Wittinghofer A, Pai EF. The structure of Ras protein: a model for a universal molecular switch. Trends Biochem Sci 1991; 16: 382–387
Wong S, Witte ON. The BCR-ABL story: bench to bedside and back. Annu Rev Immunol 2004; 22: 247–306
Wood LD, Parsons DW, Jones S et al. The genomic landscapes of human breast and colorectal cancers. Science 2007; 318: 1108–1113
Wrana JL, Attisano L, Carcamo J et al. TGF beta signals through a heteromeric protein kinase receptor complex. Cell 1992; 71: 1003–1014
Xie J. Implications of hedgehog signaling antagonists for cancer therapy. Acta Biochim Biophys Sin (Shanghai) 2008; 40: 670–680
Yaffe MB. Phosphotyrosine-binding domains in signal transduction. Nat Rev Mol Cell Biol 2002; 3: 177–186
Yamasaki L. Role of the RB tumor suppressor in cancer. Cancer Treat Res 2003; 115: 209–239
Yonish-Rouach E, Resnitzky D, Lotem J et al. Wild-type p53 induces apoptosis of myeloid leukaemic cells that is inhibited by interleukin-6. Nature 1991; 352: 345–347
Yoshimura A, Nishinakamura H, Matsumura Y et al. Negative regulation of cytokine signaling and immune responses by SOCS proteins. Arthritis Res Ther 2005; 7: 100–110
Zangemeister-Wittke U. Antibodies for targeted cancer therapy – technical aspects and clinical perspectives. Pathobiology 2005; 72: 279–286
Zhang J, Schweers B, Dyer MA. The first knockout mouse model of retinoblastoma. Cell Cycle 2004; 3: 952–959
Zou Y, Tsai WB, Cheng CJ et al. Forkhead box transcription factor FOXO3a suppresses estrogen-dependent breast cancer cell proliferation and tumorigenesis. Breast Cancer Res 2008; 10: R21

9 Maligne Progression: molekulare Grundlagen und klinische Bedeutung

Zusammenfassung

Bösartige Tumoren unterscheiden sich von gutartigen dadurch, dass Tumorzellen in ihre Umgebung eindringen und sich in entfernten Geweben und Organen absiedeln. Der Motor der Zellbewegung ist das **Aktinzytoskelett**, bei dessen Regulation Phosphatidylinositol-3-Kinasen (**PI3-Kinasen**) eine Schlüsselrolle spielen. Pharmaka, die auf die Hemmung der PI3-Kinasen abzielen, beeinflussen u. a. auch die Beweglichkeit der Zellen. Die Position von Epithelzellen in einem Zellverband wird wesentlich durch Moleküle bestimmt, die den Kontakt zu den benachbarten Zellen und zur Basalmembran herstellen. Wenn die Funktion dieser Moleküle gestört ist, können einzelne Zellen oder Zellverbände in die Umgebung eindringen. Das funktionell bedeutendste Zelladhäsionsmolekül von Epithelien ist **E-Cadherin**, dessen Verlust mit einer verstärkten Motilität und invasivem Wachstum von Tumorzellen einhergeht. Dies ist mit einer schlechten Prognose der Patienten verbunden. Proteinasen unterstützen die Tumorprogression auf vielfältige Weise. Sie können umgebende Bindegewebsstrukturen abbauen, Zellkontakte kappen und bioaktive Peptide aus ihrer Bindung an der Zellmembran oder an Bestandteile des Bindegewebes befreien. Um Proteinasen therapeutisch zu beeinflussen, muss deren Funktion zielgenau getroffen werden. Ein wachsender Tumor ist durch eine Unterversorgung mit Sauerstoff bedroht. Tumorzellen haben wirkungsvolle Mechanismen gegen einen möglichen Sauerstoffmangel entwickelt.

▶ Unter maligner Progression versteht man die Ausbreitung transformierter Zellen im Organismus.

Während der malignen Progression verändert sich der Kontakt der Tumorzellen zueinander. Im weiteren Verlauf treffen die bösartigen Zellen auf Zellen und Strukturen, mit denen die Zellen des Gewebes oder Organs, aus dem der Tumor entstanden ist, im gesunden Organismus nicht in Berührung kommen. Die nicht malignen Zellen reagieren ihrerseits auf den Kontakt mit den Tumorzellen. Im Zentrum der Kapitel zur malignen Progression stehen daher die Auseinandersetzung der Tumorzelle mit ihrer Umgebung und die Auseinandersetzung der Umgebung mit der Tumorzelle. Um die molekularen und zellulären Grundlagen dieser Prozesse verstehen zu können, werden in diesem Kapitel zunächst einige grundlegende Zusammenhänge und Begriffe definiert und erläutert. Für Proteine, die während der malignen Progression eine wichtige Rolle spielen, werden Veränderungen der Struktur und Regulation in Tumoren dargestellt. Die zentrale Bedeutung dieser Moleküle legt nahe, sie in der Diagnose und als Zielstrukturen (engl. targets) für molekulare Therapien zu nutzen. Im Zusammenhang mit diesen Molekülen werden daher diagnostische Anwendungen und gezielte Therapieansätze beschrieben. Kap. 10 (S. 324) widmet sich den verschiedenen Phasen der malignen Progression im funktionellen Zusammenhang.

9.1 Organisation epithelialer Zellverbände

▶ Die geordnete Struktur eines Epithels beruht wesentlich auf Kontaktstellen, die die Zellen untereinander sowie mit der extrazellulären Matrix und dem intrazellulären Zytoskelett verbinden (Abb. 9.**1**).

Eine Kontaktstelle, die allen Epithelien gemeinsam ist, ist die **Zonula occludens** (engl. **tight junction**). Sie dient als selektive Permeabilitätsbarriere zwischen Lumen und Interzellulärraum. Adhärente Kontaktstellen (**Zonula adherens**, engl. adherens junctions) stellen den Kontakt von Epithelzellen untereinander und mit der extrazellulären Matrix einerseits und Aktinfilamenten in der Zelle andererseits her. In Epithelien hat die Zonula adherens häufig die Form sogenannter **Adhäsionsgürtel**

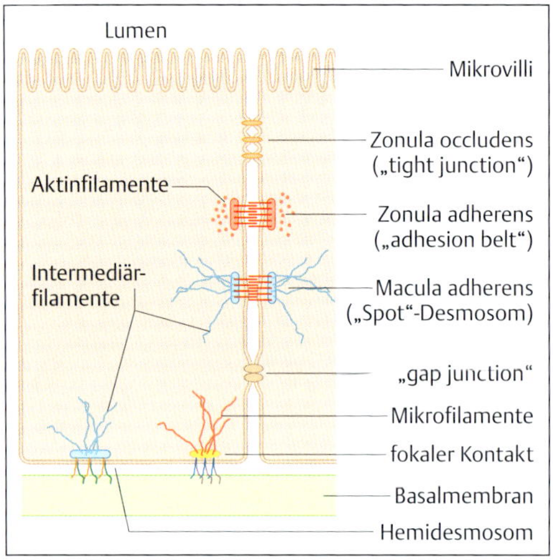

Abb. 9.**1** Schematische Darstellung epithelialer Kontaktstellen. Die Zonula occludens („tight junction") trennt das Lumen vom Interzellulärraum. Der „Adhäsionsgürtel" verläuft um die Zelle herum und erlaubt so eine plastische Formgebung. Interzelluläre Interaktionen der Adhäsionsgürtel werden von E-Cadherin vermittelt. In Desmosomen und Hemidesmosomen sind Intermediärfilamente verankert. Hemidesmosomen binden an die Basalmembran. „Gap junctions" dienen dem Stoffaustausch.

(engl. **adhesion belt**). Diese sind durch Bündel von Aktinfasern gekennzeichnet, die an der Innenseite der Zellen entlanglaufen. In adhärenten Kontaktstellen, die Epithelzellen miteinander verbinden, ist das Zelladhäsionsmolekül **E-Cadherin** von herausragender funktioneller Bedeutung. In adhärenten Kontaktstellen zwischen Epithelzellen und extrazellulärer Matrix sind **Integrine** die wichtigsten Zellmembranrezeptoren. Integrine binden hier an Bestandteile der Basalmembran wie Laminin und Kollagen IV.

Desmosomen sind interzelluläre Kontaktstellen, die in der Zelle die Verbindung zu Intermediärfilamenten herstellen. In Epithelzellen handelt es sich hierbei um Keratinfilamente. Desmosomen und Keratinfilamente bilden zusammen ein Netzwerk, das das ganze Epithel durchzieht und ihm Widerstand gegen Zugkräfte verleiht. Die wesentlichen Adhäsionsproteine von Desmosomen sind Desmogleine und Desmocolline, die zur Superfamilie der Cadherine gehören. **Hemidesmosomen**, die an der Grenze zur extrazellulären Matrix liegen und in denen ebenfalls Keratinfilamente verankert sind, unterscheiden sich strukturell und funktionell von Desmosomen (Gumbiner 1996). In Tab. 9.**1** sind Funktionen und Bestandteile von Zell-Zell- und Zell-Matrix-Kontakten zusammengefasst.

9.2 Extrazelluläre Matrix

> Die extrazelluläre Matrix (ECM), die im Verlauf der malignen Progression von Karzinomzellen invadiert und abgebaut wird, besteht in der Regel aus zwei Kompartimenten, nämlich der Basalmembran und dem interstitiellen Bindegewebe.

Lokalisation, Zusammensetzung und Funktion von Basalmembran und interstitiellem Bindegewebe weisen deutliche Unterschiede auf. Die Basalmembran ist eine bindegewebige Membran ohne Zellen, die Epithel- und Endothelzellen vom interstitiellen Bindegewebe trennt, Muskelzellen umgibt und in Nierenglomerula als Filter dient. Das interstitielle Bindegewebe enthält – je nach Gewebetyp

Tabelle 9.**1** Zell-Zell- und Zell-Matrix-Kontakte.

Adhäsionsform	Funktion	adhäsive(s) Protein(e)
Zonula occludens (Tight Junction)	undurchlässiger Abschluss des Gewebeverbands	Occludin, Claudin
Zonula adherens (Adhesion belt)	plastische Formgebung, gürtelförmige Zell-Zell-Verbindung	E-Cadherin-E-Cadherin
Macula adherens (Desmosom)	punktförmige feste Zell-Zell-Verbindung	Desmoglein-Desmocollin
Gap Junction	kommunizierende Zell-Zell-Verbindung	Connexin
fokale Adhäsion	Zell-Matrix-Anheftung	Integrin-Fibronectin, Laminine
Hemidesmosom	Verankerung auf Basalmembran	Integrin$\alpha6\beta4$-Laminin5

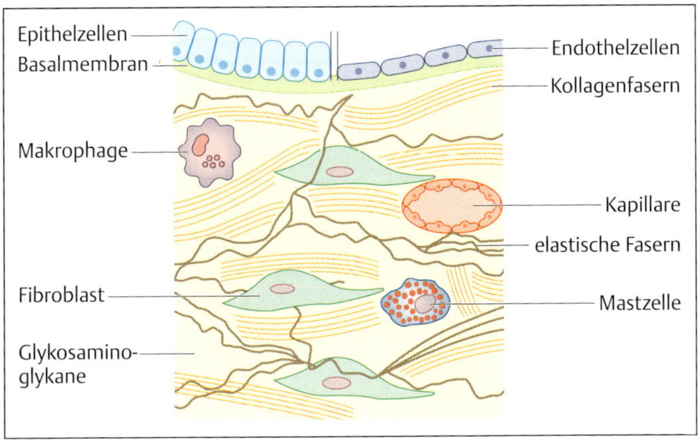

Abb. 9.**2** Aufbau und Bestandteile des Bindegewebes unterhalb der Basalmembran von Epithelien und Endothelien.

– Fibroblasten, Osteoblasten, Chondrozyten, Makrophagen und Mastzellen, die in einer Matrix von Kollagenfasern, Glykoproteinen und Proteoglykanen eingebettet sind. Den prinzipiellen Aufbau von Epithel, Endothel, Basalmembran und Bindegewebsstroma zeigt Abb. 9.**2**.

9.2.1 Basalmembran

> Die Basalmembran reguliert Zellwachstum und Gewebearchitektur.

Elektronenmikroskopisch lassen sich die an die Zellen angrenzende **Lamina rara** und die darunter liegende **Lamina densa** unterscheiden. Die Hauptbestandteile der Basalmembran sind in Tab. 9.**2** wiedergegeben. Kollagen Typ IV macht mehr als die Hälfte der Basalmembranproteine aus. Im Gegensatz zu anderen Kollagentypen bildet Typ IV Kollagen keine Fibrillen, sondern ordnet sich zu einem maschenartigen Netzwerk an (Prockop u. Kivirikko 1995). In die durch das Kollagengerüst vorgegebene Struktur sind Glykoproteine und Proteoglykane integriert. Das funktionell bedeutsamste Glykoprotein ist **Laminin**, das mit Kollagen IV und Heparansulfat-Proteoglykanen interagiert (Abb. 9.**3**). Es kommen mindestens 15 Laminin-Isoformen vor, die im Folgenden als Laminin zusammengefasst werden. Laminin besteht aus drei Ketten, die, wie elektronenoptische Untersuchungen zeigten, in Form eines Kreuzes angeordnet sind. Das komplexe Glykoprotein bindet an Rezeptoren der Zellmembran und vermittelt Motilität, Wachstum und Differenzierung. An der Zellbindung sind Domänen im zentralen Bereich des Moleküls und im C-terminalen Abschnitt der A-Kette beteiligt (Martin u. Timpl 1987). Die Basalmembran enthält als weiteren Bestandteil das Heparansulfat-Proteoglykan Perlecan. Hauptanteil des Glykans sind sulfatierte repetitive Disaccharideinheiten aus N-Acetyl-Glukosamin und Glucuron- bzw. Iduronsäure. Die Heparansulfat-Seitenketten des Proteoglykans vermitteln Zelladhäsion und beeinflussen durch Bindung von Wachstumsfaktoren wie beispielsweise FGF

Tabelle 9.**2** Hauptbestandteile der Basalmembran.

Bestandteil	Struktur	Eigenschaften
Typ IV Kollagen	$[\alpha1(IV)]_2\alpha2(IV)$	Basalmembran-spezifisch, Hauptbestandteil, netzartige Struktur, Interaktion mit Heparansulfat-Proteoglykanen und Integrinen
Laminin	A-, B1-, B2-Untereinheiten	Basalmembran-spezifisch, Bindung an Zellmembranprotein, Interaktion mit Proteoglykanen und Zellmembranrezeptoren
Perlecan	Core-Protein, 2–3 Heparansulfat-Seitenketten	Interaktion mit Typ IV Kollagen und Laminin
Entactin (Nidogen)	Einzelkette	Basalmembran-spezifisch, Interaktion mit Laminin

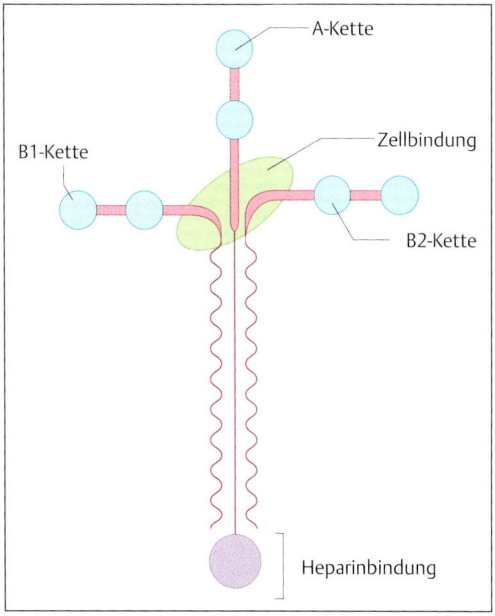

Abb. 9.3 Strukturmodell von Laminin. Das Molekül besteht aus drei Untereinheiten (A-, B1- und B2-Kette). B1- und B2-Ketten sind über eine Disulfidbrücke miteinander verknüpft (Quelle: Martin u. Timpl 1987).

und Chemokinen aktiv Zellproliferation und -migration (Kjellen u. Lindahl 1991).

9.2.2 Interstitielles Bindegewebe

> Das interstitielle Bindegewebe ist eine komplexe Matrix aus Kollagenfasern, Glykoproteinen und Proteoglykanen, in die Fibroblasten und weitere Zellen wie Makrophagen und Mastzellen eingebettet sind.

Zusammensetzung und Verhältnis der verschiedenen Bindegewebskomponenten zueinander richten sich nach den unterschiedlichen funktionellen Anforderungen in verschiedenen Organen und Geweben wie beispielsweise in Knochen, Sehnen, Knorpel, Ligamenten, Faszien und Stroma. In Tab. 9.3 sind wichtige Bestandteile des interstitiellen Bindegewebes aufgeführt.

Kollagenfasern. Sie machen bis zu 90 % der organischen Bestandteile des interstitiellen Bindegewebes und etwa ein Viertel der gesamten Proteinmasse des Körpers aus. Die häufigsten Kollagene des interstitiellen Bindegewebes sind die Typen I und III. In

Tabelle 9.3 Hauptbestandteile des interstitiellen Bindegewebes.

Bestandteil	Struktur	Eigenschaften
Typ I Kollagen	$[\alpha1(I)]_2\alpha2(I)$, Tripelhelix	Strukturbildung, mechanische Festigkeit, Interaktion mit anderen Bestandteilen der ECM
Typ III Kollagen	$[\alpha1(III)]_3$, Tripelhelix	Strukturbildung, mechanische Festigkeit, Interaktion mit anderen Bestandteilen der ECM
Fibronectin	2 Untereinheiten, 210 kD und 250 kD	Strukturbildung, Bindung an Kollagene, Heparansulfat und Zellen
Elastin	72 kD, in Fibrillen kovalent vernetzt	Elastizität
Proteoglykane		
Versican	Chondroitinsulfat-Glykosaminoglykan, Hyaluronat-Bindungsdomäne, Lectindomäne	Strukturbildung, Interaktion mit ECM-Komponenten und Zellen
Decorin	Chondroitinsulfat/Dermatansulfat-Glykosaminoglykan	Kollagen-Fibrillogenese
Biglykan	Chondroitinsulfat/Dermatansulfat-Glykosaminoglykan	Kollagen-Fibrillogenese
Hyaluronsäure	Disaccharideinheiten aus Glukuronsäure und N-Acetylglukosamin, 500–5000kD	Strukturbildung, Wasserretention, Interaktion mit Versican

ECM: extrazelluläre Matrix.

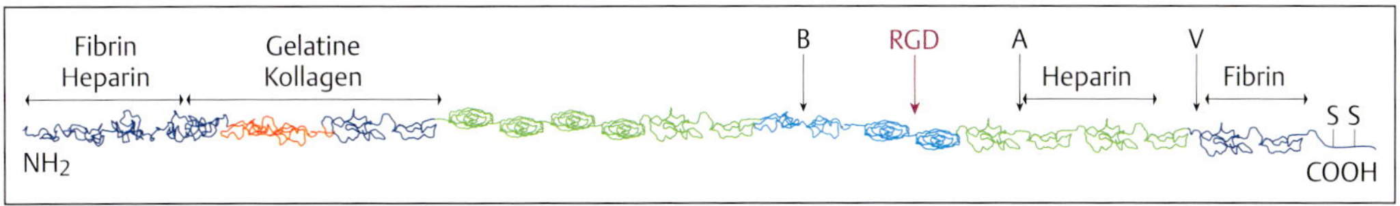

Abb. 9.**4** Fibronectin-Modell. Die RGD-Sequenz bezeichnet den Bereich der Zellbindung. Die Buchstaben B, A und V beziehen sich auf Bereiche, in denen in Spleißvarianten Aminosäuresequenzen inseriert sind (Quelle: Leahy et al. 1996).

elastischen Geweben wie Blutgefäßen und Lunge findet man zusätzlich Elastinfibrillen.

Proteoglykane. Im interstitiellen Bindegewebe dominieren unter den Glykosaminoglykanen Chondroitinsulfat/Dermatansulfat und Hyaluronsäure. Die Chondroitinsulfat/Dermatansulfat-Glykokonjugate sind an Core-Proteine unterschiedlicher Größe und Primärstruktur gebunden. Das größte Proteoglykan des Bindegewebsstromas ist Versican, das dem großen Chondroitinsulfat-Proteoglykan Aggrecan verwandt ist. Beide Chondroitinsulfat-Proteoglykane assoziieren mit Hyaluronsäure und bilden so die hydrophile Füllsubstanz der extrazellulären Matrix. Weiterhin kommen mit Decorin und Biglykan zwei kleine Chondroitinsulfat/Dermatansulfat-Proteoglykane vor, die die Fibrillogenese von Kollagenfasern regulieren (Kjellen u. Lindahl 1991).

Fibronectin. Das für die Steuerung der zellulären Organisation des interstitiellen Bindegewebes bedeutsamste Glykoprotein ist Fibronectin. Es besteht aus zwei hoch homologen Untereinheiten, die über Disulfidbrücken verknüpft sind (Leahy et al. 1996) (Abb. 9.**4**). Über seine Bindungsdomänen für Heparansulfat und Kollagen interagiert Fibronectin mit anderen Bestandteilen der ECM. Außerdem besitzt Fibronectin eine Zellbindungsdomäne, die durch experimentelle Proteolyse auf das Tripeptid RGD (Arg-Gly-Asp) eingeengt werden konnte. Diese Zellbindungsdomäne bindet Zellmembranrezeptoren der Integrinfamilie. RGD-Sequenzen kommen nicht nur in Fibronectin, sondern auch in anderen adhäsiven Molekülen (beispielsweise Vitronectin, Fibrinogen) vor. Fibronectin vermittelt neben der Zelladhäsion auch die Migration von Zellen im Verlauf von Morphogenese und Wundheilung. Bei diesen Prozessen spielt die chemotaktische Wirkung von Fibronectin eine wichtige Rolle.

Vitronectin. Dieses Plasmaglykoprotein wird hauptsächlich in der Leber synthetisiert. Es ist Bestandteil der ECM, in der es mit elastischen Fasern assoziiert ist. Das Glykoprotein spielt eine wichtige Rolle bei Hämostase und Wundheilung. Vitronectin besitzt eine Integrinbindungsdomäne mit einem RGD-Motiv. Weitere Domänen binden an Kollagen, Heparin, Plasminogen und den Plasminogenaktivator-Inhibitor, PAI-1 (Preissner 1991).

9.3 Aktinzytoskelett als intrinsischer Motor der Zellbewegung

9.3.1 Aktin und assoziierte Proteine

Die gerichtete Bewegung von Einzelzellen umfasst vier Phasen (Pollard u. Borisy 2003) (Abb. 9.**5**):

1. Vorstülpung (Protrusion) des vorderen Zellpols
2. Adhäsion an das Substrat
3. Retraktion des hinteren Anteils der Zelle
4. Deadhäsion

Bei der gerichteten Bewegung von Zellen in zweidimensionaler Kultur zeigt sich bei Aufsicht auf die Zelle am vorderen Zellpol ein breiter beweglicher Saum, der als **Lamellipodium** bezeichnet wird. Die Organisation dieses Zellsaums ist entscheidend für die Vorwärtsbewegung. Lamelläre Fragmente von Keratinozyten, denen Zellkern, Centrosomen, Microtubuli und die meisten Organellen fehlen, können sich nach wie vor gerichtet bewegen. Diese zellintrinsische Eigenschaft wurde mit einem molekularen Autopiloten verglichen (Pollard u. Borisy 2003). Wenn sich Zellen in einer ECM bewegen, wird die Vorwärtsbewegung durch das umgebende Bindegewebe behindert. In diesen Fällen wird das Bindegewebe am vorderen Zellpol durch Metalloproteinasen abgebaut. Solche Strukturen, die Vorwärtsbewegung und proteolytische Aktivität miteinander verbinden, werden als **Podosomen** bezeichnet. Podosomen werden beispielsweise von Makrophagen gebildet. In transformierten Zellen werden Podosomen auch als **Invadopodien** bezeichnet (Yamaguchi u. Condeelis 2007; Yamaguchi et al. 2006). (Abb. 9.**6**).

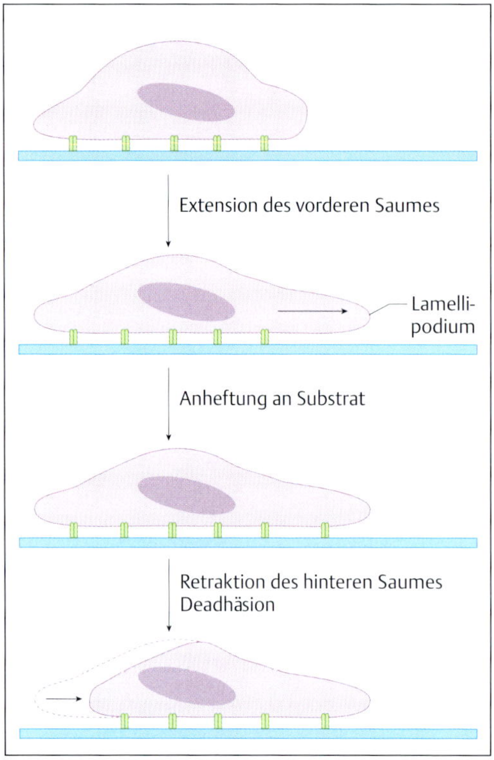

Abb. 9.**5** Phasen der Migration eines Fibroblasten in zweidimensionaler Zellkultur.

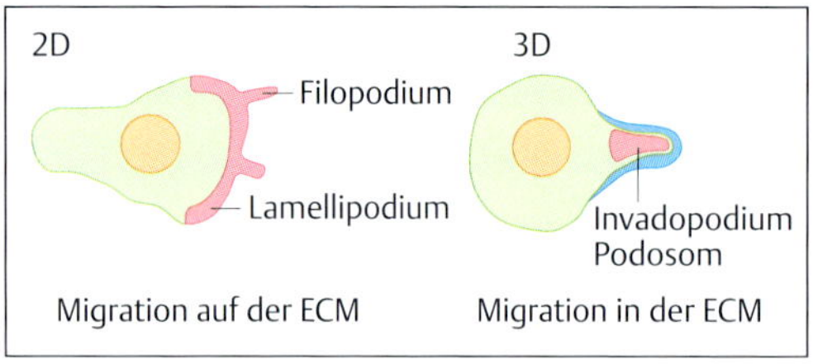

Abb. 9.**6** Zellmigration und Membranprotrusionen in verschiedenen Umgebungen. Die gerichtete Bewegung ist in Zellkulturschalen durch typische Lamellipodien am führenden Zellpol gekennzeichnet. Filopodien sind dünne Ausziehungen des vorderen Zellsaums. In bindegewebigen 3D-Matrizes kann die Fortbewegung der Tumorzellen derjenigen von Makrophagen ähneln. Makrophagen bilden typische Protrusionen (Vorstülpungen) aus, die als Podosomen oder Invadopodien bezeichnet werden. Das Eindringen dieser Strukturen in die bindegewebige Matrix setzt deren Abbau durch Proteasen voraus (Quelle: Yamaguchi et al. 2006).

Struktur der Aktinfilamente. Die Motilität von Zellen beruht auf der Dynamik von Aktinfilamenten. Aktinfilamente (**F-Aktin**: filamentöses Aktin) sind zweisträngige helikale Polymere, die aus Aktinuntereinheiten (**G-Aktin**: globuläres Aktin) aufgebaut sind. In der Zelle kommen sie in Form linearer Stränge, als zweidimensionale Netzwerke oder dreidimensionale Gele vor. Die höchste Konzentration an Aktinfilamenten findet sich unmittelbar unterhalb der Zellmembran, dem sogenannten **Kortex**. Aktinbündel unterstützen die Bildung von Ausstülpungen der Zellmembran, so beispielsweise von fadenförmigen Filopodien oder Podosomen. Aktinfasern können in Assoziation mit Myosin II die Zelle durchziehen. Diese sogenannten **Stressfasern** üben eine Zugspannung aus, die sich je nach Verankerung der Zelle auf die Zelle selbst oder ihre Umgebung auswirkt.

In der Zelle lagern sich monomere Aktinmoleküle zu Aktinfilamenten zusammen. Jedes Aktinfilament besitzt ein Minus- (–) und ein Plusende (+). Nach dem elektronenmikroskopischen Erscheinungsbild wird im Englischen das Minusende auch als „pointed“ (spitz) und das Plusende als „barbed“ (bärtig) bezeichnet. Thermodynamisch ist das Wachstum der Filamente in Plus-Richtung favorisiert. Die Bildung neuer Aktinfilamente aus Aktinmonomeren wird als **Nukleation** bezeichnet.

Vorwärtsbewegung von Zellen. Hierfür ist die Polymerisation von Aktinfilamenten unmittelbar an der Innenseite der vorderen Zellmembran verantwortlich. Die bei der Aktinpolymerisation entwickelte Kraft drückt die Zellmembran nach vorne. Im Verlauf der gerichteten Migration einer Zelle wirkt diese Kraft von innen auf einen breiten Membransaum. Ausschließlich lineares Wachstum einzelner Aktinfilamente könnte einen solchen auf eine breite Ebene verteilten Druck nicht ausüben. Die Aktinfilamente des Kortex verzweigen sich vielmehr permanent im Verlauf ihres Wachstums und generieren auf diese Weise auf der Innenseite der Zellmembran zahlreiche Druckpunkte. Dieser Vorgang wird an zwei entscheidenden Punkten reguliert, nämlich an den Verzweigungsstellen und an der Innenseite der Zellmembran. Ein funktionell wichtiger Proteinkomplex an den Verzweigungsstellen von Aktinfilamenten ist der ARP2/3-Komplex (ARP: Actin related Protein). Der Komplex führt nur dann zur Nukleation von Aktinfilamenten, wenn er mit einem Protein der sogenannten WASP/WAVE-Familie assoziiert ist. Proteine der WASP/WAVE-Familie binden und aktivieren einerseits den ARP2/3-Komplex und assoziieren andererseits mit Aktinmonomeren. Das gebundene Aktinmonomer lagert sich mit den beiden ARP-Proteinen zu einem Trimer zusammen, von dem das wei-

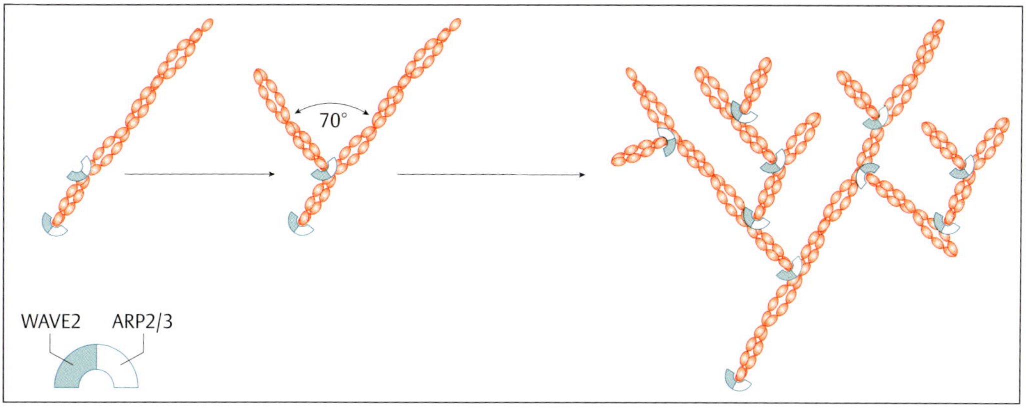

Abb. 9.**7** Nukleation und Verzweigung von Aktinfilamenten durch den ARP2/3-WAVE2-Komplex.

tere Wachstum der Filamente ausgeht (Pollard u. Borisy 2003) (Abb. 9.**7**).

Die Bezeichnung WASP leitet sich ab vom **Wiskott-Aldrich-Syndrom**, einer Erbkrankheit, die durch eine inaktivierende Mutation im Gen *WASP* (Wiskott-Aldrich-Syndrom-Protein) verursacht wird. Die Abwesenheit des Proteins in Thrombozyten und Leukozyten führt zu Blutungen und Störungen der Immunabwehr. Das WASP-Protein kommt nur in hämatopoetischen Zellen vor. Da die Oberflächen hämatopoetischer Zellen von Patienten mit Wiskott-Aldrich-Syndrom ungewöhnlich glatt erscheinen, hat man schon früh einen Zusammenhang zwischen der Ätiologie dieser Krankheit und Störungen des Zytoskeletts vermutet. Ein zu WASP homologes Protein wurde aufgrund der hohen Konzentration im Nervengewebe als N-WASP bezeichnet. Dieses Protein findet sich auch in anderen Geweben (Takenawa u. Suetsugu 2007). Die C-terminalen Domänen von WASP und N-WASP sind homolog zu einer Domäne des Proteins Verprolin. Das erste WAVE-Protein wurde aufgrund einer Homologie mit dieser Domäne identifiziert und entsprechend bezeichnet (WASP/Verprolin). Inzwischen sind drei WAVE-Proteine bekannt. Die WASP/WAVE-Proteinfamilie umfasst somit fünf Mitglieder. Alle Mitglieder besitzen eine Domäne, die mit G-Aktin und eine weitere Domäne, die mit dem ARP2/3-Komplex assoziiert. Die Mitglieder unterscheiden sich hinsichtlich ihrer zellulären Expression und assoziierten Proteinen, insbesondere der kleinen GTPasen. In **Lamellipodien** bindet WAVE2 an den ARP2/3-Komplex. Die Domänenstruktur des WAVE2-Proteins ist in Abb. 9.**8** dargestellt.

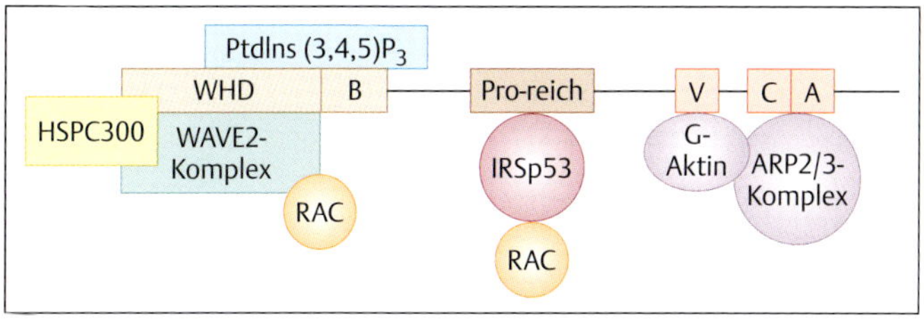

Abb. 9.**8** Domänenstruktur des WAVE2-Proteins. Die WASP-Homologie-Domäne (WHD) bindet über Phosphatidylinositol(3,4,5)-Trisphosphat (PtdIns(3,4,5)P_3) an die Innenseite der Zellmembran und vermittelt über einen Proteinkomplex indirekt die Bindung an Rac. Die prolinreiche Domäne bindet über IRSp53 (Insulinrezeptor-Substratprotein, Mr 53000) an Rac. Die V (Verprolin)-ähnliche Domäne bindet monomeres Aktin, das den Kontakt zum wachsenden Aktinfilament herstellt und so den Druck auf die Zellmembran vermittelt. Die C/A (Cofilin/Acidic)-Domäne bindet und aktiviert den ARP2/3-Komplex und stimuliert so die Nukleation von Aktinfilamenten (Quelle: Takenawa u. Suetsugu 2007).

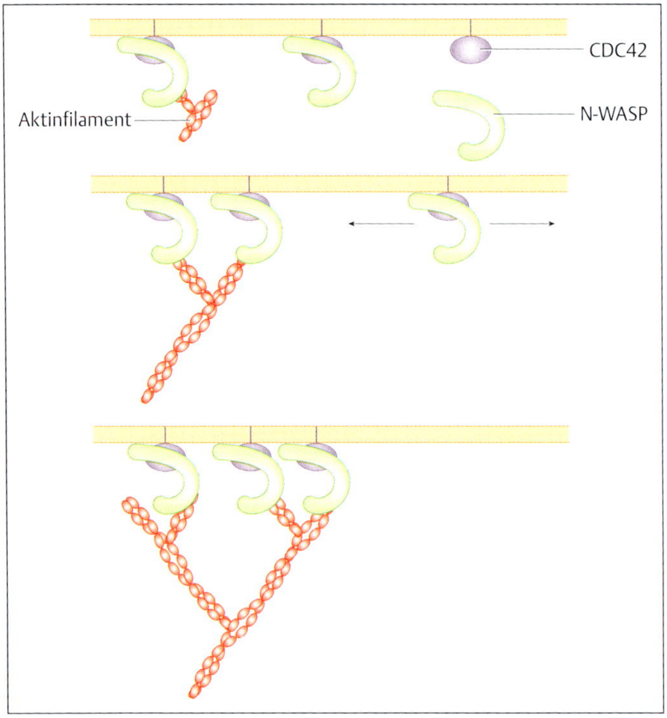

Abb. 9.**9** Kontakt wachsender Aktinfilamente mit der Innenseite der Zellmembran am Beispiel von N-WASP. N-WASP (gelb) assoziiert mit CDC42 (violett) an der Innenseite der Zellmembran. Dem wachsenden Aktinfilament wird ein N-WASP-gebundenes Aktin-Monomer präsentiert. In der Folge werden weitere Verzweigungen initiiert, die zu einer lokalen Vermehrung der Plus-Enden von Aktinfilamenten und einer Assoziation mit N-WASP führen. Hierdurch wird die Zellmembran von innen nach vorne gedrückt (Quelle: Co et al. 2007).

Erst kürzlich wurde der Mechanismus aufgeklärt, über den wachsende Aktinfilamente den Kontakt zur Innenseite der Zellmembran herstellen. Der Mechanismus wurde bisher nur für N-WASP bewiesen, ist jedoch wahrscheinlich auch auf andere WAVE-Proteine übertragbar. Für den Mechanismus ist die Assoziation von Aktinmonomeren mit der V-Domäne der WAVE-Proteine wichtig. N-WASP ist über eine Bindungsstelle für CDC42 mit der Innenseite der Zellmembran assoziiert. Dem wachsenden Aktinfilament wird ein N-WASP-gebundenes Aktinmonomer mit dem Minus-Ende präsentiert. Nach Bindung des Aktinfilaments an das Monomer kann über eine Aktivierung des ARP2/3-Komplexes eine weitere Verzweigung initiiert werden (Co et al. 2007) (Abb. 9.**9**). WAVE2 könnte über die PtdIns (3,4,5)-Bindungsdomäne an der Innenseite der Zellmembran verankert sein und so eine ähnliche Funktion wie N-WASP ausüben.

9.3.2 Regulation der Zellmotilität durch Rho-GTPasen

Die Organisation des Aktinzytoskeletts wird von kleinen GTPasen der Rho-Familie beeinflusst. In der Reihenfolge der Signalübertragung liegen diese GTPasen zwischen PI3-Kinasen und dem Aktinzytoskelett. Im menschlichen Genom wurden 22 Gene identifiziert, die für Proteine mit einer Rho-Konsensussequenz kodieren (Vega u. Ridley 2007). Auf Basis struktureller Homologien lassen sich die Proteine in verschiedene Gruppen einteilen. Aus funktioneller Sicht sind die GTPasen der Rho-, Rac- und CDC42-Gruppen von besonderer Bedeutung (Tab. 9.**4**). Den Mitgliedern der jeweiligen Gruppen sind funktionelle Grundprinzipien gemeinsam, wenn sich auch ihre Wirkungen im Detail unterscheiden können. Zum besseren Verständnis werden nachfolgend die jeweiligen Gruppen als Rho, Rac und CDC42 zusammengefasst. Die Nomenklatur ist nicht eindeutig, da sich die Bezeichnung „Rho" sowohl auf die gesamte Familie der GTPasen mit einer Rho-Konsensussequenz als auch auf eine

Tabelle 9.**4** Mitglieder der Rho-Familie von GTPasen (Rho-, Rac- und CDC42-GTPasen).

Rho	Rac	CDC42
RhoA	Rac1	CDC42
RhoB	Rac2	TC10
RhoC	Rac3	TCL
	RhoG	andere

Untergruppe der Familie bezieht. Wenn nachfolgend die Bezeichnung „Rho-Protein", „Rho-GTPase" oder nur „Rho" verwendet wird, dann ist die Untergruppe gemeint. Für GTPasen mit der Rho-Konsensussequenz wird die Bezeichnung „Rho-Familie" gewählt.

Wie die Ras-GTPasen durchlaufen auch die GTPasen der Rho-Familie einen Zyklus von GTP-Bindung, GTP-Hydrolyse und GDP-Dissoziation. Die aktive GTP-bindende Form nimmt hierbei die Funktion als Effektor wahr. Die Zyklen von aktiver und inaktiver Form sind in besonderer Weise dazu geeignet, die dynamische Umgestaltung des Aktinzytoskeletts zu regulieren.

Die aktive GTP-bindende Form von GTPasen der Rho-Familie wird durch Guaninnukleotid-Austauschfaktoren (Guanine Nucleotide Exchange Factors, GEFs) und GTPase-aktivierende Proteine (GAPs) reguliert. Das menschliche Genom enthält etwa 70 Gene, die für Rho-GEFs kodieren und etwa 80 Gene, die für Rho-GAPs kodieren. Daneben wurden einige Faktoren beschrieben, die den GTP-Austausch hemmen (Guaninnukleotid-Dissoziationsinhibitoren, GDIs) (Burridge u. Wennerberg 2004). Diese Zahlen lassen auf ein komplexes regulatorisches Netzwerk schließen, das bisher nur teilweise verstanden ist.

Die zentrale Bedeutung kleiner GTPasen der Rho-Familie für die Organisation des Zytoskeletts wurde in zwei wegweisenden Studien beschrieben (Ridley u. Hall 1992; Ridley et al. 1992). Die Injektion konstitutiv aktiver GTPasen in kultivierte Fibroblasten führt zu Veränderungen der Zellform und der Organisation der Aktinfilamente. Nach Injektion von Rho durchziehen kontraktile Fasern, sogenannte **Stressfasern**, die gesamte Zelle. Rac führt zur Ausbildung von **Lamellipodien** und zu einer Kräuselung der Zellmembran auf der Oberfläche der Zelle („membrane ruffles"). Man beobachtet eine Konzentrierung von Aktin im Zellkortex. Nach Injektion von CDC42 zeigen sich stachelförmige Ausziehungen der Zellmembran, sogenannte **Filopodien**. In Abb. 9.**10** ist die Wirkung von Rho, Rac und CDC42 schematisch wiedergegeben. Aus den geschilderten und weiteren Versuchen lassen sich wesentliche Funktionen der GTPasen ableiten. Rho bewirkt über die Aktivierung der sogenannten Rho-Kinase eine Phosphorylierung der leichten Kette von Myosin II. Durch Kontraktion von Myosin II wird die Spannung in der Zelle erhöht, was zur Bildung von Stressfasern führt (Burridge u. Wennerberg 2004). Stressfasern sind an den Bindungsstellen von Integrinen verankert und durchziehen die gesamte Zelle. Durch Assoziation mit Myosin II sind Stressfasern kontraktil und für die Retraktion des hinteren Zellpols bei gerichteter Bewegung verantwortlich. Die durch CDC42 induzierten Filopodien dienen als Sensoren der Zelle für ihre Umgebung. CDC42 ist zudem an der Polarisierung der Zelle beteiligt.

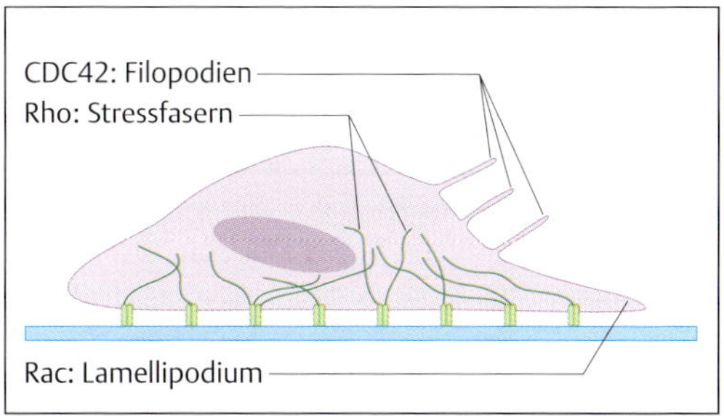

Abb. 9.**10** Wirkungen von Rho, Rac und CDC42.

Rac-GTPasen regulieren die Ausbildung und Motilität von Lamellipodien. Die gezielte Ausschaltung des *Rac1*-Gens, nicht jedoch der anderen Gene der *Rac*-Gruppe, ist in der Maus embryonal letal (Sugihara et al. 1998; Vega u. Ridley 2007). Aufgrund der herausragenden funktionellen Bedeutung von Rac1 bezieht sich die Bezeichnung „Rac" nachfolgend im Wesentlichen auf Rac1. Die Rac-vermittelte Bildung von Lamellipodien setzt die Anwesenheit des WAVE2-Proteins voraus. Dies ergibt sich u. a. aus dem Befund, dass nach Ausschaltung des *WAVE2*-Gens in Fibroblasten keine Lamellipodien vorhanden sind. Rac ist indirekt über Proteine in einem größeren Proteinkomplex sowie über IRSp53 (Insulin-Rezeptor-Substrat-Protein mit Molekulargewicht von 53kD) auch mit WAVE2 assoziiert. WAVE2 besitzt eine Bindungsstelle für PtdIns(3,4,5)P_3. Damit bildet WAVE2 mit seinen assoziierten Proteinen eine Brücke zwischen dem Produkt der PI3-Kinase, PtdIns(3,4,5)P_3 (PIP3) und dem Aktinzytoskelett, insbesondere dem funktionell bedeutenden ARP2/3-Komplex. Diese Brückenfunktion wird durch Rac reguliert (Abb. 9.**8**) (Takenawa u. Suetsugu 2007).

Die wesentlichen Interaktionen, über die aktiviertes Rac zur Ausbildung von Lamellipodien führt, sind in Abb. 9.**11** wiedergegeben. Rac bindet über zwei verschiedene Proteine an WAVE2. Dieses trägt seinerseits zur Aktinpolymerisation und insbesondere zur Verzweigung in Assoziation mit dem ARP2/3-Komplex bei.

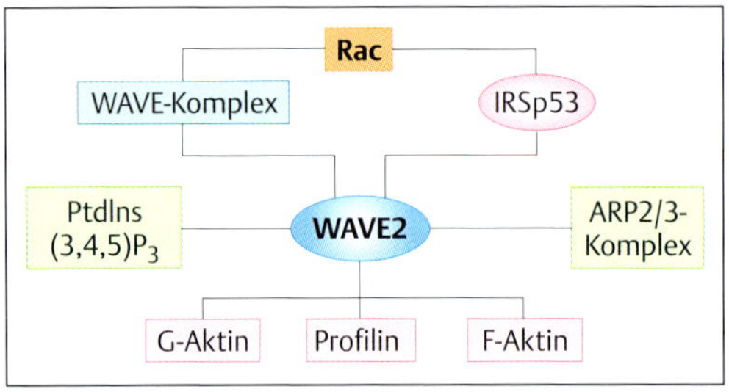

Abb. 9.**11** Kommunikation zwischen Rac, WAVE2 und dem Aktinzytoskelett (Quelle: Takenawa u. Suetsugo 2007).

9.3.3 Regulation von Rac durch Guaninnukleotid-Austauschfaktoren (GEFs)

Rho-GTPasen, so auch Rac, werden von Guaninnukleotid-Austauschfaktoren (Guanine Nucleotide Exchange Factors, GEFs) aktiviert und von GTPase aktivierenden Proteine (GAPs) gehemmt (siehe Kap. 8, S. 225). Die Regulation der Rac-Aktivität geschieht im Wesentlichen auf Ebene der GEFs. Auf struktureller Basis werden zwei Familien von GEFs unterschieden:

- DBL-Familie: Das erste Rho-GEF wurde durch Transfektion einer DNA aus einem B-Zell-Lymphom in NIH3T3-Zellen nachgewiesen (Eva et al. 1988). Das transformierende Gen wurde entsprechend als DBL bezeichnet. DBL enthält eine Region von ungefähr 240 Aminosäuren, die zu der Region eines Hefeproteins homolog ist, das als GEF von CDC42 Knospung und Zellpolarität reguliert. In der Folge konnte für DBL auch in Säugerzellen eine Funktion als GEF für die GTPase CDC42 nachgewiesen werden. Seit der Beschreibung von DBL wurden im Menschen 68 weitere Proteine mit DBL-Homologiedomänen gefunden. Viele dieser Proteine wirken als GEFs für Rac (Rossman et al. 2005).
- DOCK-Familie: Die Benennung leitet sich von einem Protein ab, das ursprünglich in Assoziation mit dem Adapterprotein CRK entdeckt wurde und als DOCK 180 (Dedicator of Cytokinesis) bezeichnet wurde. Die Familie umfasst elf Mitglieder, die nach der aktuellen Nomenklatur mit nachgestellter Ziffer unterschieden werden (DOCK1–11). Für DOCK180 (DOCK1) konnte die Funktion als Rac-GEF bewiesen werden (Cote u. Vuori 2007).

Alle GEFs der DBL-Familie besitzen neben der DBL-Domäne eine PH-Domäne (Pleckstrin-Homologie Domäne). Über diese Domäne binden die Faktoren an PtdIns(4,5)P_2 (PIP2) und PtdIns(3,4,5)P_3. DOCK-Proteine besitzen ebenfalls eine Domäne, die an PtdIns(4,5)P_3 und PtdIns(3,4,5)P_3 bindet (DHR1, DOCK-Homologie-Region-1).

9.3.4 Podosomen und Invadopodien

Die von Makrophagen und Tumorzellen ausgehenden Podosomen und Invadopodien dringen in die ECM ein. Neben Src-homologen Tyrosinkinasen ist auch das N-WASP-Protein an der Ausbildung dieser Strukturen beteiligt. Da N-WASP ebenfalls den ARP2/3-Komplex aktiviert, scheint N-WASP ein wichtiger Vermittler der onkogenen Wirkung von Tyrosinkinasen der Src-Familie zu sein (Takenawa u. Suetsugu 2007).

9.4 Moleküle der Zell- und Substratadhäsion

Der Kontakt von Zellen multizellulärer Organismen wird durch Zelladhäsionsmoleküle vermittelt. Diese regulieren die dynamischen Prozesse der Morphogenese im Verlauf der Embryonalentwicklung und der Regeneration von Organen. Sie bestimmen ferner die Gewebs- und Organarchitektur.

Mobile Zellen wie Granulozyten bewegen sich mittels Zelladhäsionsmolekülen an diejenigen Orte des Körpers, an denen die Zellen in physiologischen und pathologischen Situationen benötigt werden (Gumbiner 1996).

Zelladhäsionsmoleküle vermitteln den Kontakt von Zellen untereinander und die Adhärenz von Zellen an Bestandteile der ECM. Im Rahmen eines Zell-Zell-Kontakts können Adhäsionsmoleküle an identische Moleküle der Partnerzelle binden. Eine solche Bindung, bei der Ligand und Rezeptor gleich sind, wird als **homophile Bindung** bezeichnet. Sind Ligand und Rezeptor verschieden, handelt es sich um eine **heterophile Bindung**. Ein weiteres Kriterium zur Unterscheidung der Zell-Zell-Verbindung ist die Zellart. Die Adhärenz von Zellen der gleichen Zellart wird **homotypisch**, die Adhärenz verschiedener Zelltypen **heterotypisch** genannt. In Abb. 9.**12** sind die verschiedenen Arten der Bindung zusammengefasst.

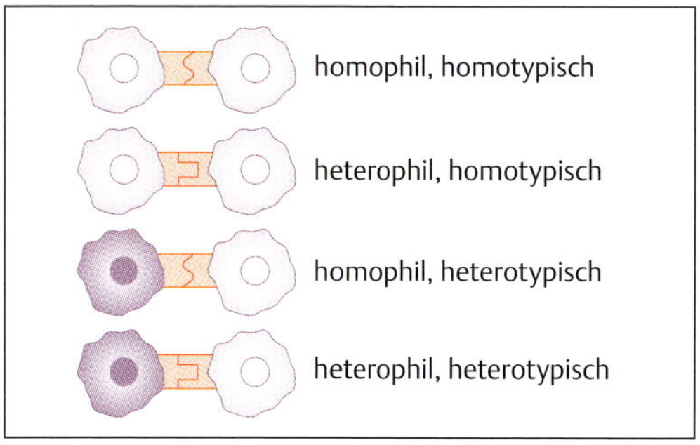

Abb. 9.**12** Formen der durch Zelladhäsionsmoleküle vermittelten Interaktionen.

Zelladhäsionsmoleküle sind an allen Schritten der malignen Progression beteiligt. Durch Verlust und Dysregulation von Zelladhäsionsmolekülen geht die geordnete Gewebsstruktur verloren, Tumorzellen können sich aus dem Gewebsverband lösen. Voraussetzung für die Infiltration bindegewebiger Strukturen ist die Expression von Adhäsionsmolekülen, die an Bestandteile der ECM binden. Die Bindung von Zellmembranrezeptoren lymphogen metastasierender Tumorzellen an Liganden der Lymphgefäße ist eine wichtige Voraussetzung für die Bildung von Lymphknotenmetastasen. Hämatogen metastasierende Tumorzellen können über Zelladhäsionsmoleküle an Endothelzellen und die endotheliale Basalmembran binden und damit die Bildung von Fernmetastasen einleiten.

Im Folgenden werden Struktur und Funktion von Zelladhäsionsmolekülen dargestellt, für die eine Mitwirkung an der malignen Progression belegt ist.

9.4.1 Cadherine

Struktur

> Cadherine spielen eine Schlüsselrolle bei der Herstellung spezifischer interzellulärer Kontakte.

Die Superfamile der Cadherine umfasst mehr als 100 Glykoproteine mit einer extrazellulären, einer transmembranösen und einer zytoplasmatischen Domäne. Die extrazelluläre Domäne vermittelt calciumabhängig Zelladhäsion, die zytoplasmatische Domäne stellt in der Regel den Kontakt zum Zytoskelett her. Die Bezeichnung „Cadherin" resultiert aus einer Zusammenziehung des Begriffs „calciumabhängiges Adherin" (Wheelock u. Johnson 2003).

Man unterscheidet verschiedene Untergruppen der Cadherine (Tab. 9.**5**):

- sogenannte klassische Cadherine
- Cadherine von Desmosomen (Desmogleine, Desmocolline)
- Protocadherine, die im Nervensystem vorkommen

Wichtige Vertreter klassischer Cadherine, die bei der malignen Progression eine Rolle spielen, sind E-Cadherin und N-Cadherin sowie VE-Cadherin (Gumbiner 2005). Klassische Cadherine besitzen fünf extrazelluläre Domänen; zwischen den Domänen liegen die Bindungsstellen für Calciumionen, die für die adhäsive Funktion der Cadherine essenziell sind. Die Interaktion von Cadherinmolekülen auf einander gegenüberliegenden Zellen (*trans*-Interaktion) wird durch die N-terminalen Domänen vermittelt. Ein Modell, das aus der Kristallstruktur einer Ektodomäne abgeleitet wurde, zeigt Abb. 9.**13**. Nach diesem Modell vermitteln Tryptophanreste der N-terminalen Domäne die homophile Bindung in *trans*. Diese Bindung ist im Allgemeinen spezifisch, d. h. ein bestimmtes Cadherin wie etwa E-Cadherin bindet an E-Cadherin, nicht jedoch an ein anderes Cadherin (z. B. N-Cadherin). In wenigen Fällen werden jedoch auch heterophile Interaktionen zwischen unterschiedlichen Cadherinen beobachtet (Gumbiner 2005).

In der Progression maligner Tumoren spielt E-Cadherin eine herausragende Rolle, da es das wesentliche Cadherin von Epithelien ist. E-Cadherin ist das Produkt des *CDH1*-Gens. Im Verlauf der Embryonalentwicklung wird *CDH1* bereits im Blastomerstadium exprimiert, das Genprodukt ist an der Kompaktierung der Blastomere beteiligt. Im weiteren Verlauf findet sich E-Cadherin in allen Epithelien unabhängig davon, ob sie aus Ekto-, Meso-

Tabelle 9.**5** Mitglieder der Cadherin-Superfamilie.

Subtyp	Beispiel
klassische Cadherine	Typ I: E-Cadherin, N-Cadherin
	Typ II: VE-Cadherin
desmosomale Cadherine	Desmocolline, Desmogleine
atypische Cadherine	T-Cadherin, LI-Cadherin
Protocadherine	α-, β-, γ-Protocadherine
Cadherin-ähnliche Signalproteine	FAT, Daschous, Flamingo

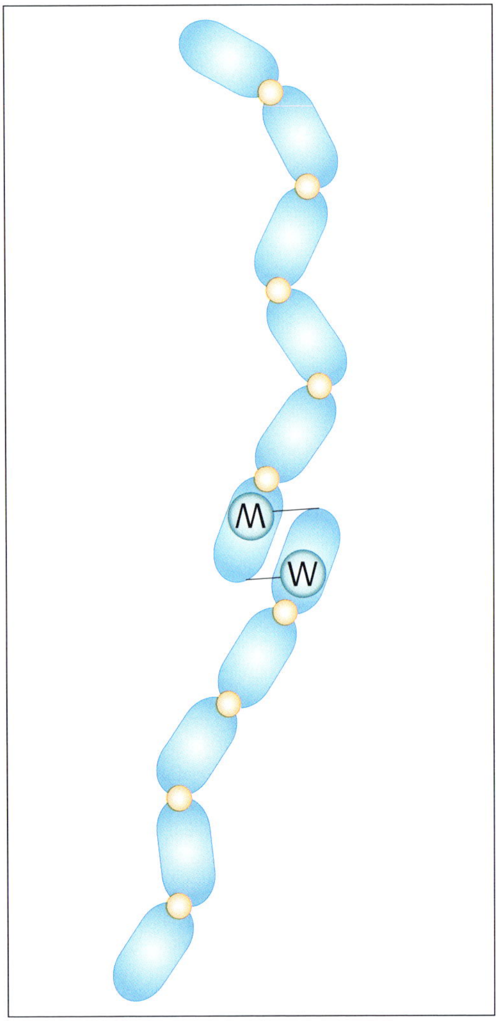

Abb. 9.**13** Modell zur Interaktion von E-Cadherin-Monomeren in *trans*. Die Bindung wird durch Tryptophanreste (W) vermittelt. Dieses Modell ist am ehesten mit kristallografischen und elektronenoptischen Befunden vereinbar (Quelle: Gumbiner 2005).

oder Entoderm entstehen. Im Epithel des Dünndarms ist E-Cadherin in adhärenten Kontaktstellen konzentriert, in anderen Epithelien findet es sich entlang der lateralen Zelloberfläche. Wie Versuche mit Knock-out-Mäusen gezeigt haben, ist die Abwesenheit von E-Cadherin nicht mit dem Leben vereinbar. Die Embryonen sterben bereits vor dem Stadium der Blastozyste.

Signaltransduktion

Die von Cadherinen vermittelte Zelladhäsion ist ein dynamischer Prozess, der einerseits von Topologie und Differenzierungsstadium der Zellen abhängt und andererseits auch darauf zurückwirkt. Cadherine sind somit nicht nur Adhäsions-, sondern auch wichtige Signalmoleküle. Die Übertragung extrazellulärer Signale in die Zelle wird durch die zytoplasmatische Cadherindomäne vermittelt (Conacci-Sorrell et al. 2002; Gumbiner 2005; Nelson u. Nusse 2004).

Catenine. Zytoplasmatische Proteine, für die als Erste eine Assoziation mit klassischen Cadherinen beschrieben wurde, wurden als Catenine bezeichnet (lat. Kette, Verbindung). Die Familie der Catenine umfasst α- und β-Catenin, γ-Catenin (Plakoglobin) und δ-Catenin (p120-Catenin). Das bei der Krebsentstehung bedeutendste Catenin ist β-Catenin, das auch im WNT-Signalweg eine zentrale Rolle spielt (siehe Kap. 8, S. 243). β-Catenin bindet sowohl an die zytoplasmatische Domäne klassischer Cadherine als auch an α-Catenin (Abb. 9.**14**), einen wichtigen Regulator des Aktinzytoskeletts. Das Protein bindet entweder an β-Catenin oder an Aktin (Gates u. Pfeifer 2005). γ-Catenin ist identisch mit Plakoglobin, einem Protein, das zuerst aus Desmosomen isoliert wurde. Wie β-Catenin bindet auch γ-Catenin sowohl an die zytoplasmatische Cadherindomäne als auch an α-Catenin. Ein weiteres Protein, das mit der zytoplasmatischen Domäne klassischer Cadherine assoziiert, ist p120-Catenin. Das Protein wurde ursprünglich als Substrat der Src-Tyrosinkinase entdeckt. p120-Catenin moduliert die Wirkung von Cadherinen, indem es den Cadherin-Turnover an der Zelloberfläche und über die Beeinflussung von RhoA, Rac und Cdc42 auch die Dynamik des Zytoskeletts reguliert (Reynolds u. Roczniak-Ferguson 2004).

Vaskulär-endotheliales Cadherin (VE-Cadherin) ist ein spezieller Vertreter der klassischen Cadherine, das in Kontaktstellen aneinandergrenzender Endothelzellen vorkommt. Die Kontaktstellen von Endothelzellen besitzen im Gegensatz zu denjenigen der Epithelzellen keine Desmosomen. In endothelialen Kontaktstellen nimmt VE-Cadherin sowohl die Funktion klassischer Cadherine adhärenter Kontaktstellen („adherens junctions“) als auch desmosomaler Cadherine wahr. Die zytoplasmatische Domäne bindet wie andere klassische Cadherine β-Catenin, das seinerseits über α-Catenin das Aktinzytoskelett reguliert. Andererseits bindet γ-Catenin an Vimentin, das Intermediärfilament en-

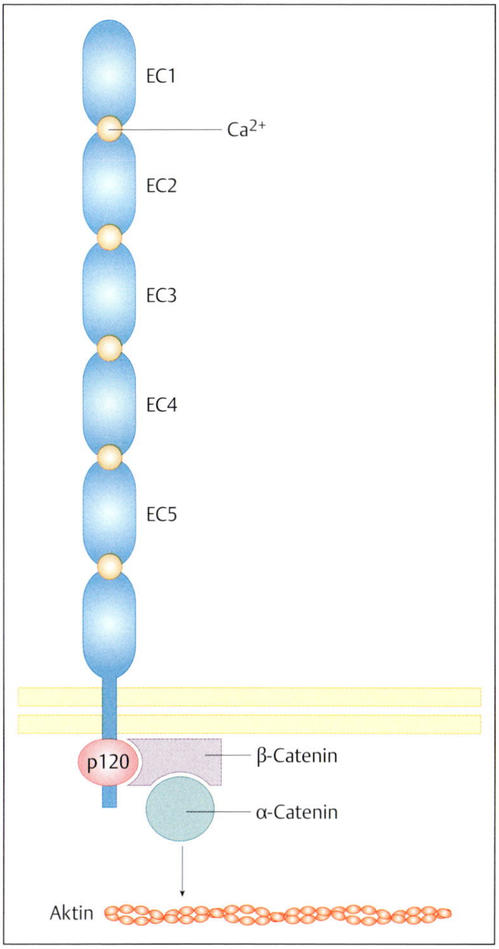

Abb. 9.**14** Interaktion von E-Cadherin mit Cateninen. β-Catenin bindet an die zytoplasmatische Domäne von E-Cadherin und an α-Catenin. α-Catenin reguliert die Polymerisation des Aktinzytoskeletts. β-Catenin und p120-Catenin wirken als Transkriptionsfaktoren (Quelle: Gumbiner 2005).

dothelialer Zellen (Angst et al. 2001; Wheelock u. Johnson 2003).

Regulation der Transkription

Das *CDH1*-Gen besitzt in 5'-Richtung des Transkriptionsstarts spezielle DNA-Motive, die als **E-Boxen** bezeichnet werden. An diese Sequenzen binden Trankriptionsfaktoren, die die Expression des *CDH1*-Gens reprimieren. Wie viele andere Proteine, die die Morphogenese beeinflussen, wurden einige Vertreter dieser Gruppe von Transkriptionsfaktoren zuerst in Drosophila beschrieben und nach dem Phänotyp von Nullmutanten bezeichnet. Die Transkriptionsfaktoren TWIST und SNAIL spielen eine entscheidende Rolle bei der Morphogenese nicht nur in Embryonen der Fruchtfliege, sondern auch in Embryonen von Vögeln und Vertebraten. Andere Repressoren, die an den *CDH1*-Promotor binden, sind die Faktoren SIP1 und E12/E47 (Conacci-Sorrell et al. 2002).

Verlust der E-Cadherin-Funktion in menschlichen Karzinomen

In der Mehrzahl menschlicher Karzinome ist der Verlust von E-Cadherin auf eine verminderte Transkription des *CDH1*-Gens durch Promotormethylierung oder eine veränderte Regulation durch Transkriptionsfaktoren zurückzuführen. In einigen Tumorarten wird E-Cadherin auch durch Sequenzmutationen des *CDH1*-Gens inaktiviert. Hierbei handelt es sich vor allem um Magen- und Mammakarzinome. Inaktivierende Mutationen des *CDH1*-Gens werden vor allem in solchen Tumoren gefunden, in denen sich die Tumorzellen diffus und weitgehend vereinzelt ausbreiten (Conacci-Sorrell et al. 2002).

Mutationen des *CDH1*-Gens wurden sowohl bei spontanen als auch bei erblichen Formen des Magenkarzinoms beschrieben. Inaktivierende Mutationen im *CDH1*-Gen finden sich nur in Karzinomen vom diffusen, nicht jedoch vom intestinalen Typ. Wie bei anderen Tumorsuppressorgenen führen die meisten Mutationen zu einem vorzeitigen Kettenabbruch oder zum Verlust größerer Proteinabschnitte. In Abb. 9.**15** sind *CDH1*-Mutationen beim hereditären diffusen Magenkarzinom wiedergegeben (Brooks-Wilson et al. 2004). Beim diffusen Magenkarzinom wird das zweite *CDH1*-Allel in der Regel durch Promotormethylierung inaktiviert (Machado et al. 2001).

Das *CDH1*-Gen ist in etwa der Hälfte infiltrativer lobulärer Mammakarzinome, nicht jedoch in infiltrativen duktalen oder medullären Mammakarzinomen mutiert (Berx et al. 1996; Berx u. van Roy 2001). Das zweite *CDH1*-Allel ist in der Regel durch LOH deletiert. Die meisten Mutationen führen zu einem Kettenabbruch und resultieren in sezernierten E-Cadherin-Fragmenten. Dies erklärt, warum E-Cadherin im Tumor nicht mehr nachweisbar ist. Somatische Mutationen des *CDH1*-Gens, die in sporadischen Magen- und Mammakarzinomen gefunden wurden, sind in Abb. 9.**16** dargestellt.

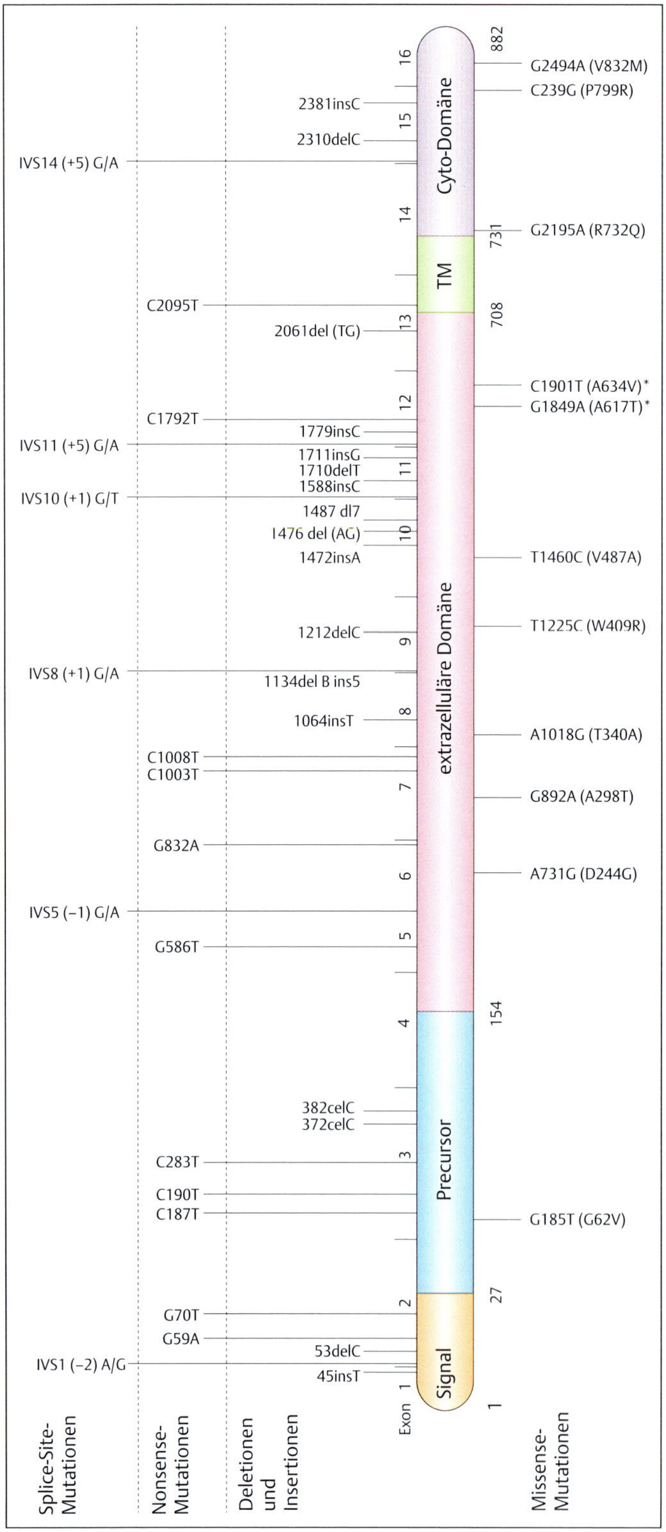

Abb. 9.**15** Mutationen im E-Cadherin (*CDH1*)-Gen bei Patienten mit hereditärem diffusem Magenkarzinom. Die mit einem Stern gekennzeichneten Mutationen wurden auch in sporadischen diffusen Magenkarzinomen beobachtet. Polymorphismen sind nicht dargestellt (Quelle: Brooks-Wilson et al. 2004).

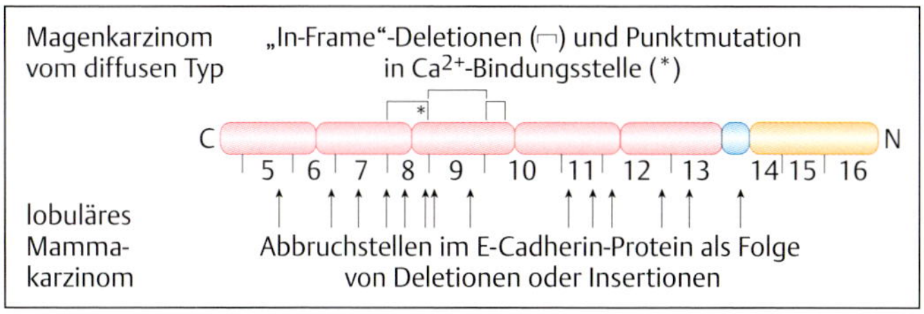

Abb. 9.**16** Mutationen von E-Cadherin beim spontanen Magenkarzinom vom diffusen Typ (Quelle: Becker et al. 1994) und beim lobulären Mammakarzinom. Die durch Zahlen markierten Abschnitte beziehen sich auf die kodierenden Exons (Quelle: Berx et al. 1996).

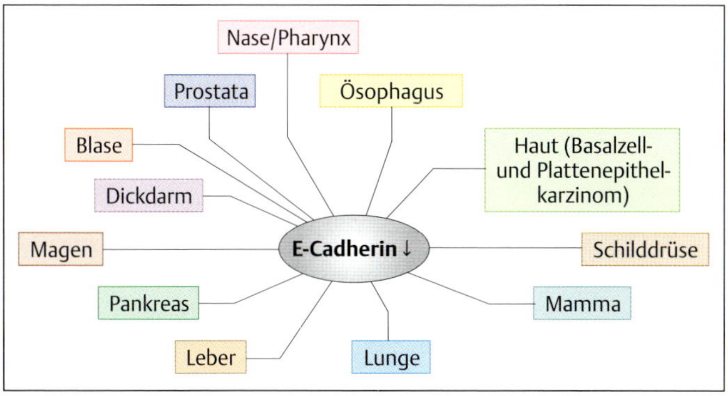

Abb. 9.**17** Organe und Gewebe als Ursprungsort von Karzinomen, in denen eine verminderte Expression von E-Cadherin beschrieben wurde (Quelle: Bracke et al. 1990).

Das für β-Catenin kodierende Gen ist in verschiedenen menschlichen Tumoren mutiert. Hierauf wird im Rahmen des WNT-Signalweges eingegangen (siehe Kap. 8, S. 243).

E-Cadherin-Expression in menschlichen Tumoren, Tumorstadium und Prognose

In vielen unterschiedlichen menschlichen Karzinomen ist die Expression des *CDH1*-Gens vermindert, ohne dass Mutationen hierfür verantwortlich gemacht werden können (Hajra u. Fearon 2002). Mögliche Ursachen für die verminderte Expression können die Wirkung von Repressoren der Transkription und/oder die Promotormethylierung sein. In Abb. 9.**17** sind Karzinome aufgeführt, in denen eine Herabregulation des *CDH1*-Gens nachgewiesen wurde (Bracke et al. 1996). In Abb. 9.**18** sind Mechanismen wiedergegeben, die in menschlichen Tumoren zu einem Verlust der Funktion von E-Cadherin führen können.

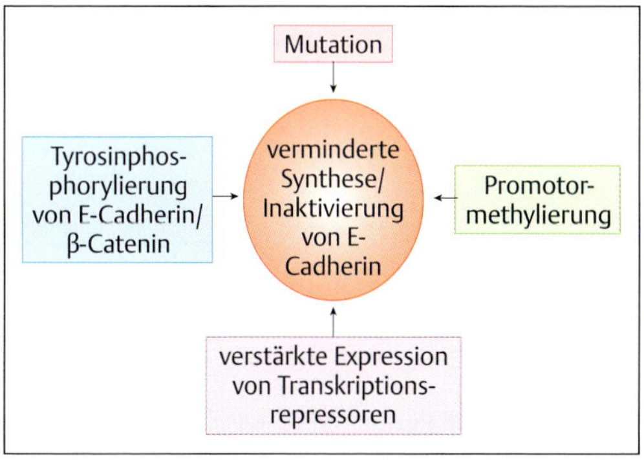

Abb. 9.**18** Mechanismen der funktionellen Inaktivierung von E-Cadherin in Tumoren des Menschen.

9.4.2 Integrine

Struktur und Bindungsspezifität

> Mitglieder der Integrin-Familie vermitteln die Bindung von Zellen an Bestandteile der extrazellulären Matrix (ECM), an Zelladhäsionsmoleküle sowie an Komponenten des Blutgerinnungs- und Komplementsystems.

Integrine besitzen einen zentralen Stellenwert für die Struktur von Epithelien und Endothelien, für den Aufbau des Bindegewebes sowie für Entzündungsreaktionen und Wundheilung (Hynes 2002). Alle Integrine sind Heterodimere, die aus einer α- und einer β-Untereinheit aufgebaut sind (Abb. 9.**19**). In Säugerzellen werden acht β- und 18 α-Untereinheiten gebildet; bisher sind 24 verschiedene Kombinationen von Untereinheiten bekannt. Integrine kommen ubiquitär vor. Eine bestimmte

Zellart kann verschiedene Integrine exprimieren. Manche Integrine finden sich in vielen unterschiedlichen Zellarten, andere sind hingegen spezifisch für eine bestimmte Zellart. So finden sich β2-Integrine nur in Leukozyten und das α6β4-Integrin nur in Epithelzellen. Die Bindungsspezifität eines bestimmten Integrins hängt von der jeweiligen Kombination von Untereinheiten ab. In Abb. 9.**20** sind die bekannten Kombinationen der Untereinheiten der Integrine und die entsprechenden Liganden dargestellt.

Beide Integrin-Untereinheiten bestehen jeweils aus einer extrazellulären Domäne, einem transmembranösen hydrophoben Segment sowie einer bis auf eine Ausnahme (β4-Integrin) kurzen zytoplasmatischen Domäne. Die beiden Untereinheiten assoziieren über nicht kovalente Bindungen. An der Bindung der Liganden sind beide Untereinheiten beteiligt. Die Funktion von Integrinen hängt von der Anwesenheit divalenter Kationen ab, die Art der Kationen beeinflusst Affinität und Spezifität der Bindung. Die zytoplasmatischen Domänen der Integrine sind für den Kontakt zum Zytoskelett und für die Signalübertragung verantwortlich.

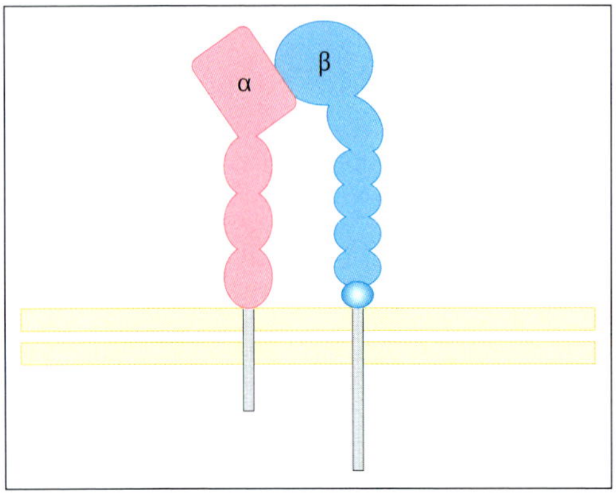

Abb. 9.**19** Schematische Darstellung eines Integrin-Dimers.

Durch proteolytischen Abbau von Fibronectin wurden Peptide gewonnen, deren inhibitorische Wirkung auf die Bindung von Fibroblasten an Fibronectin getestet wurde. Auf diese Weise wurde nachgewiesen, dass die Bindungsstelle für Fibronectin aus einem Tripeptid mit der Sequenz Arg-Gly-Asp (RGD) besteht. RGD-Sequenzen kommen auch in anderen Integrinliganden vor; in Abb. 9.**20** sind Liganden mit RGD-Bindungssequenzen den entsprechenden Integrinen zugeordnet. Neben der RGD-Sequenz gibt es weitere Erkennungssequenzen für Integrine, so beispielsweise die HHLGGAK-QAGDV-Sequenz in der γ-Kette von Fibrinogen (Rezeptor αIIbβ3) oder die QIDS-Sequenz in VCAM-1 (Rezeptor: α4β1) (Mizejewski 1999; Plow et al. 2000).

Regulation der Bindungsaktivität von Integrinen

Die meisten Zellen adhärieren nur in bestimmten Situationen oder an bestimmten Orten an die ECM oder an andere Zellen. Viele Integrine sind daher

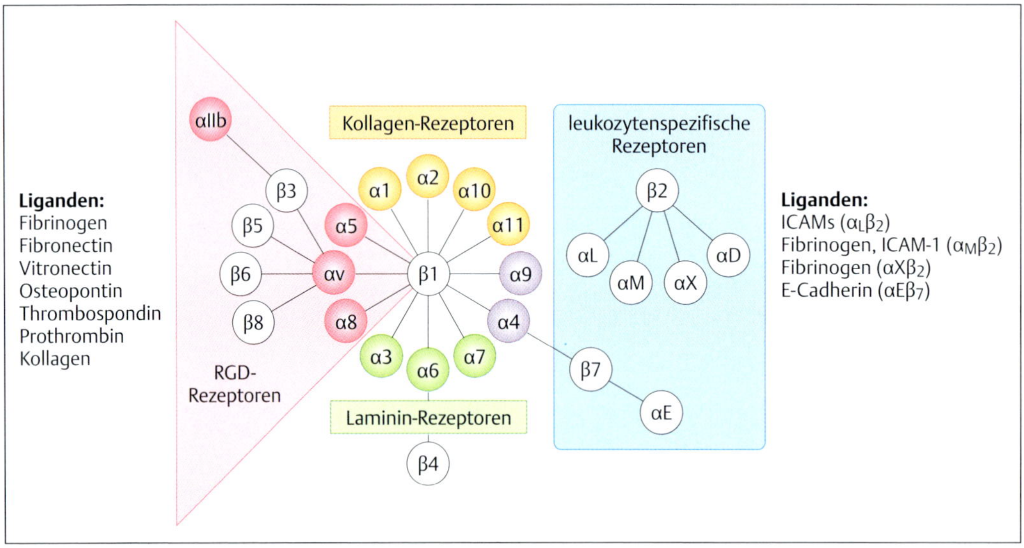

Abb. 9.**20** Rezeptoren der Integrin-Familie. Die Auflistung der Liganden ist nicht erschöpfend (Quelle: Hynes 2002).

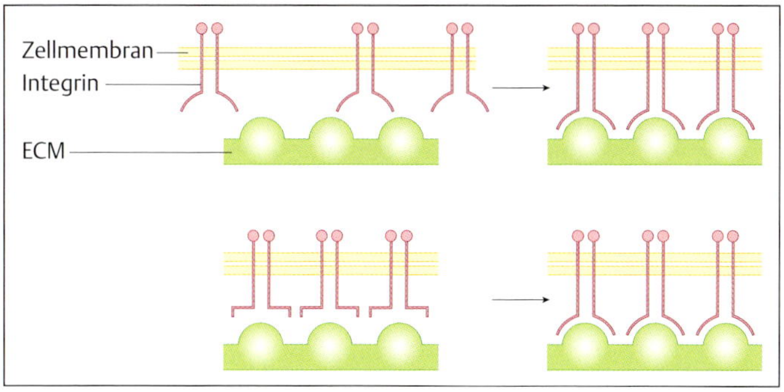

Abb. 9.**21** Induzierung der Bindung von Integrinen an Liganden durch Ausbildung von Clustern (oben) und Konformationsänderung (unten). Beide Effekte werden durch intrazelluläre Signale beeinflusst („inside-out signalling").

nicht konstitutiv aktiv. Sie befinden sich auf der Zelloberfläche vielmehr in einem inaktiven Zustand, in dem sie weder Liganden binden noch Signale in die Zelle übertragen. Erst wenn physiologische oder pathologische Zustände es erfordern, wird die Bindungsfunktion der Integrine aktiviert (Hynes 2002). Es gibt zwei Möglichkeiten, wie Bindungs- und Signalfunktionen der Integrine aktiviert werden können:

- Zum einen können sich Integrine bei der Bindung an Liganden der ECM aneinanderlagern und sogenannte **Cluster** bilden. Im Verlauf der Cluster-Bildung werden die Integrine aktiviert. Die Signalübertragung geschieht in diesem Fall überwiegend von außen nach innen.
- Der Affinitätsstatus kann auch primär durch intrazelluläre Signale reguliert werden. In Thrombozyten wurde erstmals gezeigt, dass das αIIbβ3-Integrin erst nach Aktivierung der Thrombozyten – beispielsweise durch Thrombin – an Fibrinogen bindet. Den veränderten Bindungseigenschaften liegt eine Konformationsänderung zugrunde. Die Modulation der Bindungseigenschaften von Integrinen wird als „**Inside-out signalling**" bezeichnet (Abb. 9.**21**).

Neben β3-Integrinen können auch β1, β2 und β7-Integrine in unterschiedlichen Affinitätszuständen vorkommen. Die Affinität dieser Integrine wird durch Proteine reguliert, die mit den zytoplasmatischen Domänen der Integrine assoziieren.

Assoziation von Integrinen mit dem Zytoskelett

Als integrale Bestandteile der Zellmembran vermitteln Integrine den Kontakt zwischen extrazellulären Liganden – wie etwa Bestandteilen der ECM – und dem Zytoskelett und beeinflussen so Form und Beweglichkeit von Zellen (Zamir u. Geiger 2001). Mit Ausnahme des α6β4-Integrins interagieren Integrine mit dem Aktinzytoskelett. Die β4-Untereinheit besitzt im Vergleich zu den anderen Integrinen eine deutlich größere zytoplasmatische Domäne, die an Intermediärfilamente bindet. Die Interaktion von Integrinen mit dem Zytoskelett ist am besten für fokale Adhäsionsstellen kultivierter Fibroblasten untersucht. Werden Fibroblasten in Zellkulturschalen gezüchtet, ist der größte Teil der unteren Zelloberfläche mehr als 50 nm vom Substrat entfernt. In bestimmten Regionen, den fokalen Adhäsionsstellen oder fokalen Kontakten, beträgt dieser Abstand nur 10–15 nm. An diesen Stellen binden Integrine an Bestandteile der ECM. Die zytoplasmatischen Integrindomänen binden an verschiedene Proteine, die einerseits den Kontakt mit Aktinfilamenten herstellen und andererseits die Interaktion der verschiedenen Komponenten regulieren. Integrine mit β1- oder αv-Untereinheiten können die Bildung fokaler Adhäsionsstellen initiieren und steuern. Fokale Adhäsionsstellen sind dynamische Strukturen, die sich im Verlauf von Zellproliferation und -motilität rasch auf- und abbauen.

In fokalen Adhäsionsstellen binden Integrine an Bestandteile der ECM, wie Fibronectin, und bilden Cluster. In der Folge lagern sich an die zytoplasmatischen Domänen, insbesondere der β1- und β3-Untereinheiten, viele Proteine an (Giancotti u. Ruoslahti 1999; Zamir u. Geiger 2001). Verschiedene Befunde sprechen dafür, dass die Komplexierung der zytoplasmatischen Proteine von **Talin** ausgeht (Calderwood u. Ginsberg 2003). Talin ist ein Homodimer, das an zwei β-Untereinheiten der Integrine binden kann und deren Zusammenlagerung so auf der zytoplasmatischen Seite fördert. Da Talin auch F-Aktin bindet, kommt es zu einer ersten lockeren Verknüpfung zwischen den Integrin-Clustern und Aktinfilamenten. Diese Bindung wird

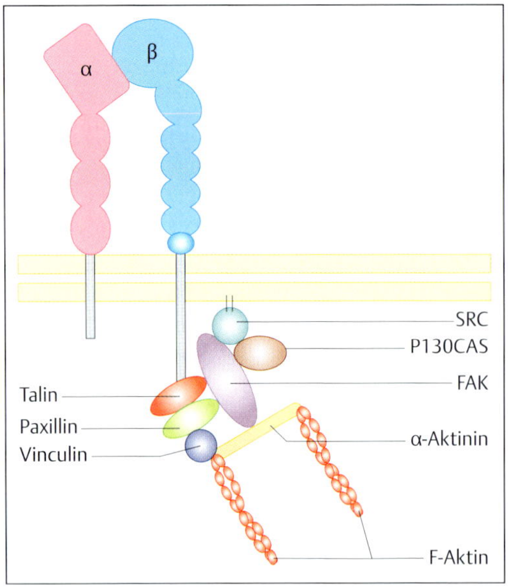

Abb. 9.**22** Proteine, die in fokalen Kontaktstellen in Assoziation mit der β-Kette des Integrin-Heterodimers nachgewiesen wurden. Die Dynamik des Proteinkomplexes wird entscheidend von der fokalen Adhäsionskinase (FAK) beeinflusst. Über die direkte oder indirekte Assoziation mit aktinbindenden Proteinen werden Aktinfilamente reguliert. Über die Aktivierung von Mitgliedern der Src-Familie werden E-Cadherin/β-Catenin und Rac beeinflusst.

durch die Anlagerung der aktinbindenden Proteine **Paxillin** und **Vinculin** verstärkt. In Adhäsionsstellen ist auch Aktinin nachweisbar, das an Vinculin bindet und Aktinfilamente verknüpft. Die Zusammensetzung des zytoplasmatischen Proteinkomplexes ist in Abb. 9.**22** schematisch wiedergegeben. In der vereinfachenden Darstellung sind nicht alle der in fokalen Adhäsionsstellen nachgewiesenen mehr als 50 Proteine gezeigt. Die Zahl dieser Proteine, ihr funktioneller Zustand und ihre Bindungspartner hängen vom Zustand der Zelle ab. In migrierenden Zellen unterscheiden sich frische Adhäsionsstellen am vorderen Zellpol, die länger halten müssen, deutlich von Adhäsionsstellen am hinteren Zellpol, die kurz vor der Auflösung stehen.

Im Prinzip sind fokale Adhäsionsstellen ein Artefakt, der in der Folge einer zweidimensionalen Kultivierung von Fibroblasten entsteht. Die dreidimensionale Wirklichkeit ist dagegen deutlich komplexer. Zudem besitzen andere Zellen wie Epithelzellen andere Integrine als Fibroblasten. Die Zusammensetzung fokaler Adhäsionsstellen ist daher nur ein grobes Modell, das an die jeweiligen Zelltypen und ihre Umgebung angepasst werden muss.

Regulation und Signalübertragung

Assoziation und Dissoziation von Proteinen an den zytoplasmatischen Domänen von Integrinen werden durch posttranslationale Modifikationen, insbesondere durch Phosphorylierung, reguliert. Bei der Regulation Integrin-assoziierter zytoplasmatischer Proteine spielen vor allem zwei Kinasen eine Rolle, nämlich die Kinase fokaler Adhäsionsstellen (Fokal Adhesion Kinase, FAK) und die integrinbindende Kinase ILK (Integrin linked Kinase). Wie Versuche mit Knock-out-Mäusen gezeigt haben, ist die Abwesenheit von FAK (Ilic et al. 1995) oder ILK (Sakai et al. 2003) nicht mit dem Leben vereinbar.

FAK. Bei der FAK handelt es sich um eine zytoplasmatische Phosphotyrosinkinase (Gabarra-Niecko et al. 2003; Mitra et al. 2005). Fibroblasten aus FAK-Knock-out-Mäuseembryonen weisen verstärkte fokale Adhäsionsstellen auf, deren Lösung gestört ist (Webb et al. 2004). Die Aktivität der FAK reguliert somit eher die Lösung als die Bildung fokaler Adhäsionsstellen. Hierfür spricht auch, dass FAK-Knock-out-Fibroblasten in ihrer Motilität gestört sind. In Abb. 9.**23** sind Domänenstruktur und Interaktionspartner der FAK gezeigt (Mitra et al. 2005). Der Name der FERM-Domäne leitet sich von ihrer Homologie zu Domänen anderer zytoskelettaler Proteine ab (Four point one (4.1) Protein, Ezrin, Radixin, Moesin). Die FERM-Domäne bindet direkt an das Zytoskelettprotein Ezrin und kommuniziert mit anderen Tyrosinkinasen wie dem PDGF- und EGF-Rezeptor. Von besonderer funktioneller Bedeutung ist der Tyrosinrest an Position 397 zwischen der ersten prolinreichen Region und der Kinasedomäne. Dieser Rest wird durch FAK in *cis* oder *trans* autophosphoryliert. Der phosphorylierte Rest bindet die SH2-Domänen von Src-Kinasen, die ihrerseits die Tyrosinreste an Position 861 und 925 phosphorylieren. Mit diesen Phosphotyrosinresten entstehen Dockingpositionen für weitere Proteine. Außerdem werden die prolinreichen Regionen am C-terminalen Ende des Proteins für Bindungspartner zugängig. Src-Kinasen phosphorylieren auch Tyrosinreste in der Kinasedomäne, hierdurch wird die FAK aktiviert. Src-Kinasen sind somit von zentraler Bedeutung für die FAK-Aktivität und ihre Interaktion mit Bindungspartnern. Außer Src-Kinasen binden auch PLCγ und PI3-Kinasen an den Phosphotyrosinrest 397. Dieser am weitesten N-terminal liegende Phosphotyrosinrest ist für die Signalübertragung außerdem wichtig, da er über die Bindung an GRB2 mit Ras und dem MAPK-Signalweg verknüpft ist. Für Motilität und

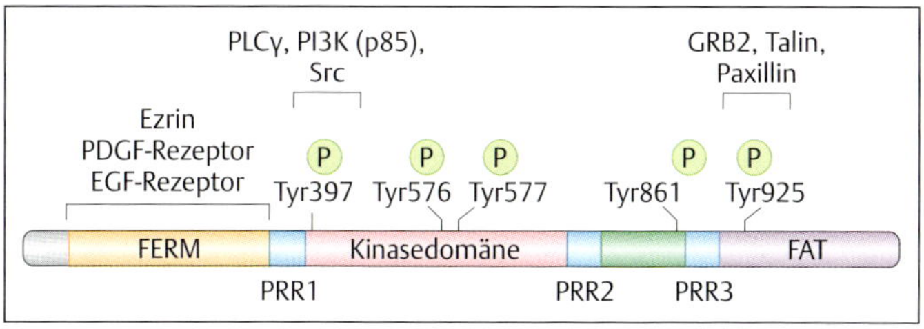

Abb. 9.**23** Domänenstruktur, Tyrosinphosphorylierungsstellen und Bindungspartner der fokalen Adhäsionskinase FAK. Der Tyrosinrest in Position 397 wird autophosphoryliert. Src-Kinasen phosphorylieren die restlichen Tyrosinreste. GRB2 bindet mit einer SH2-Domäne an den Phosphotyrosinrest 925, Talin und Paxillin assoziieren mit der FAT-Domäne. FERM: Four point one (4.1), Ezrin, Radixin, Moesin; FAT: Focal Adhesion targeting; PRR: prolinreiche Region (Quelle: Mitra et al. 2005).

invasives Wachstum ist die Interaktion der beiden N-terminalen prolinreichen Regionen der FAK mit P130CAS bedeutend. Über die Assoziation mit dem Adapterprotein CRK führt von P130CAS ein Signalweg zur JUN-Kinase (Juliano 2002). Die N-terminale FAT-Domäne (FAT: Focal Adhesion targeting) stellt über Talin und Paxillin den Kontakt zur β-Kette von Integrinen her.

ILK. Die ILK ist eine Serin/Threonin-Kinase, die nur im Komplex mit zwei weiteren Proteinen, PINCH-1 und Parvin, stabil ist (Hannigan et al. 2005; Legate et al. 2006; Wu 2005). Die Bezeichnung des einen Proteins deutet an, dass die Entdecker das Protein für besonders bedeutsam hielten (PINCH: Particularly interesting new Cysteine-Histidine rich Protein). Von den beiden homologen PINCH-Proteinen, PINCH-1 und PINCH-2, dominiert PINCH-1 aus funktioneller Sicht. Das dritte Protein in dem Komplex ist Parvin, von dem ebenfalls zwei Varianten bekannt sind (α-Parvin und β-Parvin). Der trimere Komplex setzt sich im Zytosol zusammen und wird dann an die zytoplasmatischen Domänen von β1- und β3-Integrinen transloziert. ILK bindet direkt an die zytoplasmatischen Domänen der Integrine und wird zudem über PIP3 an der Innenseite der Zellmembran fixiert. Über die Bindung an F-Aktin und Aktinin verankert α-Parvin Aktinfilamente; außerdem wird Paxillin gebunden, das ebenfalls mit Aktinfilamenten interagiert. Von dem Komplex gehen verschiedene Wege aus, die die Dynamik des Zytoskeletts regulieren. So bindet PINCH-1 an eine SH3-Domäne des NCK-2-Adapterproteins. NCK interagiert seinerseits mit Proteinen der WASP-Familie und stellt so eine Brücke zum ARP2/3-Komplex her. β-Parvin, das alternativ zu α-Parvin an die ILK binden kann, interagiert mit einem GEF für Rac und CDC42 (α-PIX: PAK-interactive Exchange Factor). Von ILK verläuft über die Bindung von AKT ein apoptosehemmender Pfad. In Abb. 9.**24** sind wichtige Interaktionen von ILK, PINCH-1 und α- bzw. β-Parvin dargestellt.

Expression von Integrinen, FAK und ILK in menschlichen Tumoren

In Tab. 9.**6** sind Untersuchungen zur Expression von Integrinen in Tumoren des Menschen zusammengefasst. Die Integrinexpression kann im Vergleich zum entsprechenden Normalgewebe verstärkt oder abgeschwächt sein. Dies hängt mit den unterschiedlichen Funktionen der Integrine in der Stabilisierung von Zellkontakten einerseits und der Adhärenz mobiler Zellen andererseits zusammen. In vielen Tumoren findet man im Vergleich zum Normalgewebe eine erhöhte Expression des Gens, das für FAK kodiert. Insbesondere in invasiv wachsenden Tumoren und in Metastasen wird eine hohe Expression beobachtet (Gabarra-Niecko et al. 2003). Auch das *ILK*-Gen ist in vielen Tumoren überexprimiert (Hannigan et al. 2005) (Abb. 9.**25**).

Therapie

Experimentell lässt sich die Metastasierung nach intravenöser Applikation von Melanomzellen in die Lunge durch Blockierung von Integrinen hemmen. Die Interaktion der Integrine an Laminin konnte mit einem Peptid aus der Bindungsregion von Laminin (Iwamoto et al. 1987), die Interaktion mit RGD-haltigen Liganden (beispielsweise Fibronectin) mit einem RGD-haltigen Peptid blockiert werden (Humphries et al. 1986). Beide Peptide hemmten die Lungenmetastasierung, wenn sie jeweils zusammen mit den Melanomzellen injiziert wurden. In der Folge wurden

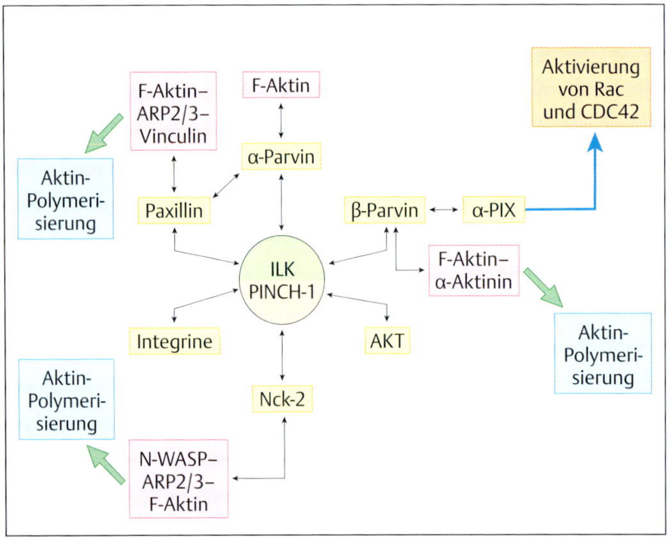

Abb. 9.**24** Interaktionen, die von ILK und PINCH-1 ausgehen. Zu dem Komplex gehört auch Parvin. Da dem Komplex entweder α- oder β-Parvin angehört und die beiden Proteine unterschiedliche Bindungspartner haben, werden die Parvine getrennt von dem zentralen heterodimeren Komplex dargestellt. Die Doppelpfeile beziehen sich auf direkte Interaktionen, die grünen Pfeile beziehen sich auf die Auswirkungen auf das Aktin-Zytoskelett. Der blaue Pfeil gibt die Auswirkung auf kleine G-Proteine wieder (Quelle: Wu 2005).

Tabelle 9.**6** Veränderung der Integrinexpression in Primärtumoren im Vergleich zum entsprechenden Normalgewebe (Quelle: Mizejewski 1999).

Tumorgewebe	Integrine									
	α1β1	α2β1	α3β1	α4β1	α5β1	α6β1	αvβ1	αvβ3	α6β4	αvβ5
Mamma	↓	gzV	gzV	↓		gzV	↓	↓	gzV	
Kolon	↓	↓	gzV		↓	gzV		↓		
Niere			↑			gzV				
Lunge (NSCLC)		↓	gzV			↓	gzV	gzV		
Melanom	↓	gzV	↑	↑	gzV	↓		↑	gzV	
Ovar			↑		↓					
Haut (Plattenepithel)		↓	↓	↓		↓		↓	↑	

gzV: gestörte zelluläre Verteilung; bei unsicherer Datenlage keine Angaben.

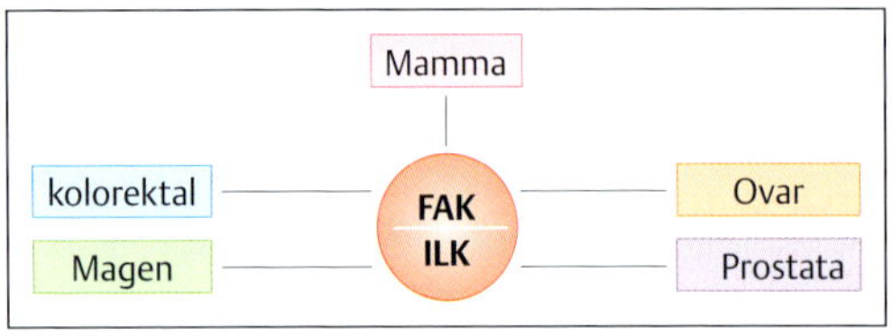

Abb. 9.**25** Expression von FAK und ILK in Tumoren des Menschen. In Tumoren der aufgeführten Gewebe wurde eine deutlich höhere Expression von FAK (Focal Adhesion Kinase) und ILK (Integrin linked Kinase) nachgewiesen als in den entsprechenden Normalgeweben.

verschiedene Hemmsubstanzen für Integrine entwickelt und für klinische Studien zugelassen (Tab. 9.**7**).

Die integrinvermittelte Bindung adhärenter Zellen an Liganden der ECM wirkt als Schutz gegen Apoptose. Signale, die von Integrinen ausgehen, machen Tumorzellen resistent gegen apoptoseinduzierende Therapieansätze (CAM-RR: Cell Adhesion-mediated Radioresistance; CAM-CR: Cell Adhesion-mediated Chemoresistance). Tiermodelle deuten darauf hin, dass die Wirksamkeit einer Strahlentherapie in Kombina-

Tabelle 9.**7** Hemmsubstanzen für Integrine in klinischer Testung (Quelle: Hehlgans et al. 2007).

Hemmsubstanz	Integrin	Tumoren
monoklonaler Antikörper	α5β1	metastasierendes Nierenzellkarzinom
		metastasierendes Melanom
	αvβ3	fortgeschrittene solide Tumoren
		Leukämien
		metastasierendes Melanom
		Prostatakarzinom
Thalidomid	Integrin αv- u. β3-Promotor	malignes Gliom
Peptid	αvβ3, αvβ5	Nierenzellkarzinom
		fortgeschrittenes Melanom
		Kolonkarzinom
		Glioblastom
		Lymphome
		akute myeloische Leukämie

tion mit funktionellen Inhibitoren von Integrinen erhöht werden kann (Hehlgans et al. 2007).

9.4.3 Immunglobulin-Superfamilie

Strukturelle Merkmale von Mitgliedern der Immunglobulin-Superfamilie

Mitglieder der Ig-Superfamilie (Ig: Immunglobulin) sind direkt oder indirekt an der Immunabwehr und der Zell-Zell-Erkennung beteiligt. Aber auch Wachstumsfaktorrezeptoren gehören zur Ig-Superfamilie.

Aus der Sequenzierung des humanen Genoms ergeben sich 381 Proteine mit Ig-Domänen und 930 unterschiedliche Domänen, nach der C2H2-Zinkfinger-Domäne ist die Ig-Domäne die häufigste Domäne in menschlichen Proteinen (Venter et al. 2001). Im Folgenden werden Zelladhäsionsmoleküle der Ig-Superfamilie als Ig-CAMs bezeichnet (CAM: Cell Adhesion Molecule) (Williams u. Barclay 1988). Ig-CAMs werden von diversen Zelltypen gebildet, wie Epithel-, Endothel- und Nervenzellen sowie von Leukozyten. Entsprechend dieser heterogenen Expression sind Ig-CAMs an verschiedenen biologischen Prozessen beteiligt, so beispielsweise an der Morphogenese epithelialer Gewebe, an der Entstehung des Netzwerks der Blutkapillaren, an der Immunabwehr und an der Entwicklung des Nervensystems (Juliano 2002).

Das gemeinsame Strukturmerkmal von Mitgliedern der Ig-Superfamilie ist der sogenannte Immunglobulin-Fold, eine strukturelle Domäne, deren dreidimensionale Struktur zuerst in Immunglobulinen aufgeklärt wurde (Williams und Barclay, 1988) (Abb. 9.**26**). Hierauf basiert die Namensgebung für die Superfamilie. Der Immunglobulin-Fold besteht aus zwei β-Faltblattstrukturen mit antiparallelen β-Strängen, die jeweils 5–10 Aminosäuren umfassen. In den β-Strängen wechseln sich hydrophobe mit hydrophilen Aminosäuren ab. Die hydrophoben Aminosäuren liegen zwischen den beiden Faltblättern und halten diese über hydrophobe Wechselwirkungen zusammen, die hydrophilen Aminosäuren sind nach außen gerichtet. Häufig, aber nicht immer, werden die beiden Faltblätter über eine Disulfidbrücke stabilisiert. Grundsätzlich lassen sich bei Mitgliedern der Ig-Superfamilie Folds unterscheiden, die entweder der variablen (V-Domäne) oder einer konstanten Domäne (C-Domänen) von Immunglobulinen entsprechen. Die C-Domänen werden nach der Struktur der Stränge in solche vom C1- oder C2-Typ unterschieden.

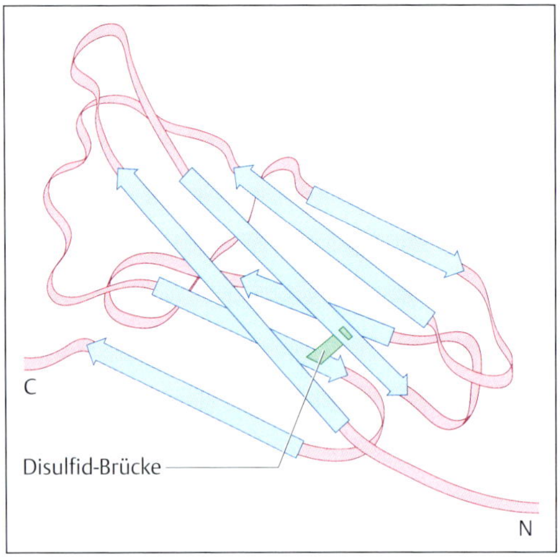

Abb. 9.**26** Faltung der konstanten Domäne eines Immunglobulins. Die Pfeile entsprechen den Peptiden, die in einer β-Faltblattstruktur angeordnet sind, der grüne Balken symbolisiert eine Disulfidbrücke.

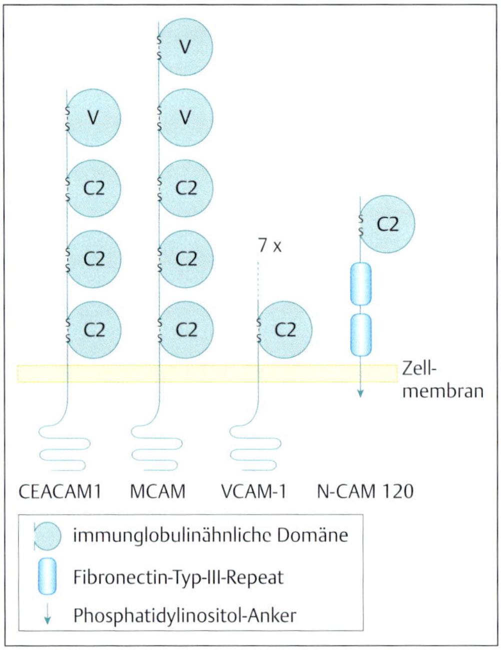

Abb. 9.**27** Schematische Darstellung von Adhäsionsmolekülen der Immunglobulin-Superfamilie. CEACAM1: Carcinoembryonic Antigen related Cell Adhesion Molecule; MCAM: Melanoma Cell Adhesion Molecule; VCAM: Vascular Cell Adhesion Molecule; N-CAM: Neural Cell Adhesion Molecule.

Das Immunglobulin-β-Faltblatt bildet den strukturellen Kern der Ig-Domäne. Mitglieder der Ig-Superfamilie können aus einer oder mehreren Domänen aufgebaut sein. Viele CAMs der Ig-Familie besitzen in ihrem extrazellulären Anteil ausschließlich Ig-Domänen. In anderen Ig-CAMs sind die Ig-Domänen mit weiteren, beispielsweise zu Fibronectin homologen Domänen, kombiniert. Die meisten Vertreter der Ig-Superfamilie sind in der Zellmembran verankert. Nur wenige Mitglieder wie etwa Immunglobuline (Antikörper) werden sezerniert. In Abb. 9.**27** ist die Domänenstruktur von einigen Mitgliedern der Ig-Superfamilie dargestellt.

Die extrazellulären Domänen von Zelladhäsionsmolekülen der Ig-Superfamilie können hochglykosyliert sein. Die Oligosaccharide sind in der Regel N-glykosidisch mit Asparaginresten verknüpft. Die Zuckerreste schützen Ig-CAMs vor proteolytischem Abbau. Es finden sich jedoch auch spezifische Glykostrukturen, die eine funktionelle Bedeutung bei der Zell-Zell-Erkennung haben. Auf manchen Ig-CAMs finden sich beispielsweise Sialyl-Lewis-x- und Lewis-x-Reste, die mit C-Typ-Lectinen interagieren können.

Signaltransduktion durch CAMs der Ig-Superfamilie

Adhäsionsmoleküle der Ig-Superfamilie sind entweder über einen Phosphatidylinositol-Rest in der Membran verankert, oder sie besitzen eine transmembranöse und eine zytoplasmatische Domäne. In den zytoplasmatischen Domänen mancher Mitglieder der Ig-Superfamilie finden sich Sequenzmotive, die bei der intrazellulären Signalübertragung eine Rolle spielen. Hierbei handelt es sich um die Motive ITAM (Immunoreceptor Tyrosine-based Activation Motif) und ITIM (Immunoreceptor Tyrosine-based Inhibition Motif).

Die ITAM-Konsensussequenz lautet YXXL/IX_{6-12}YXXL/I (X steht für eine beliebige Aminosäure). Die beiden Tyrosinreste und die C-terminalen Aminosäuren entsprechen Motiven, die SH2-Gruppen binden (siehe Kap. 8, S. 204). Das ITAM-Motiv findet sich in den zytoplasmatischen Anteilen von Rezeptoren des Immunsystems, die nach Bindung entsprechender Liganden Zellen aktivieren. Die Konsensussequenz des ITIM-Motivs lautet

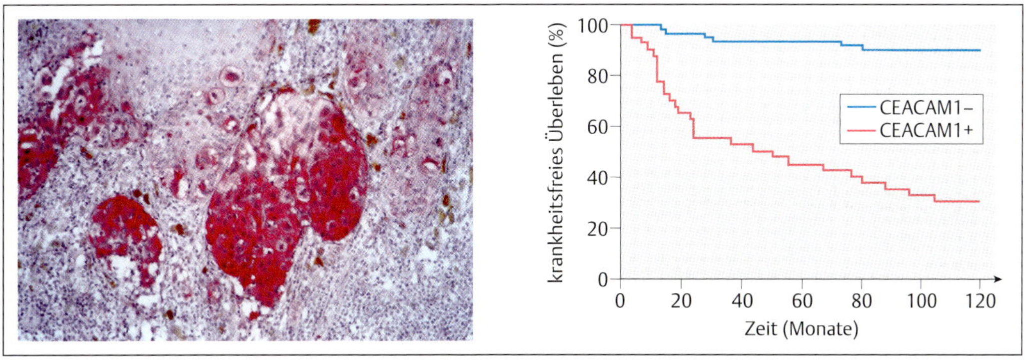

Abb. 9.**28** Expression des Adhäsionsmoleküls CEACAM1 an der invasiven Front eines Melanoms (rote Färbung, links. Mit freundlicher Unterstützung von U. Schumacher, Hamburg). Melanompatienten, in deren Tumoren CEACAM1 nachweisbar ist, haben eine deutlich kürzere Überlebenszeit als Patienten ohne CEACAM1-Expression im Tumor (Quelle: Thies et al. 2002).

S/V/IXYXXI/L/V. Das Motiv wurde zuerst im Fc-Rezeptor-IIB (FcRIIB) beschrieben und kommt u. a. in sogenannten KI-Rezeptoren (KI: Killer Cell inhibitory) von Lymphozyten vor. Das Motiv findet sich in Rezeptoren des Immunsystems und verschiedenen Ig-CAMs wie CEACAM1 (Carcinoembryonic Antigen-related Cell Adhesion Molecule 1).

Veränderungen von Ig-CAMs in menschlichen Tumoren

Zur Ig-Superfamilie gehören auch Zellmembranrezeptoren wie der PDGF- und der FGF-Rezeptor. Diese Rezeptoren können in menschlichen Tumoren durch Mutationen aktiviert sein. Im Gegensatz dazu sind Gene, die für Zelladhäsionsmoleküle der Ig-Superfamilie kodieren, in der Regel nicht mutiert. Die Expression von Ig-CAMs ist allerdings in vielen menschlichen Tumoren verändert. Viele für Ig-CAMs kodierenden Gene sind in den einen Tumorentitäten über- und in anderen Tumorentitäten unterexprimiert. Die Funktionen der Ig-CAMs können daher nur im Zusammenhang mit anderen Bestandteilen der Zellmembran und des Signalapparats sowie dem Funktionszustand der Zelle insgesamt gesehen werden. Zudem kommen verschiedene Splice-Varianten eines Ig-CAMs vor, deren Expression in verschiedenen Geweben und Tumorentitäten unterschiedlich sein kann. Schließlich hängen die Glykosylierung von Ig-CAMs und die Interaktion mit Lectinen vom Zelltyp und vom Aktivierungszustand der Zelle ab.

Für einen funktionellen Zusammenhang zwischen der Expression eines Ig-CAMs und der malignen Progression würde auch ein Zusammenhang zwischen der Expression in Tumoren und der Metastasierung und damit der Prognose der Patienten sprechen. Ein solcher Zusammenhang wurde für MCAM (Johnson 1991) und CEACAM1 (Thies et al. 2002) (Abb. 9.**28**) in Melanomen des Menschen gefunden. Das *CEACAM1*-Gen wird in vielen Melanomen an der invasiven Wachstumsfront der Tumorzellen exprimiert, zudem bleibt in Metastasen von CEACAM1-positiven Primärtumoren die Expression erhalten. Auch diese Befunde legen eine aktive Funktion von CEACAM1 an der Progression des malignen Melanoms nahe.

9.4.4 CD44

CD44 bezeichnet eine Gruppe heterogener Glykokonjugate, die in unterschiedlichen Formen gebildet werden. Strukturell und funktionell gehört CD44 zur Familie der hyaluronsäurebindenden Hyaladherine. Weitere Mitglieder dieser Familie sind das Link-Protein des Knorpels sowie die Proteoglykane Aggrecan und Versican (Naor et al. 1997; Ponta et al. 2003).

Die Peptidketten der CD44-Glykokonjugate werden durch ein einziges Gen kodiert, das aus 20 Exons besteht. Proteinsequenzen, die durch die ersten fünf Exons kodiert werden, finden sich in allen CD44-Formen. Die in 3'-Richtung folgenden zehn Exons unterliegen alternativen Spleißmechanismen. Hierdurch können verschiedene Exons in unterschiedlicher Kombination in die mRNA integriert werden. Die Exons werden häufig als variante Exons (v-Exons) bezeichnet. CD44 ohne variante Exondomänen wird auch als Standardform (CD44s) bezeichnet. CD44-Peptidketten werden

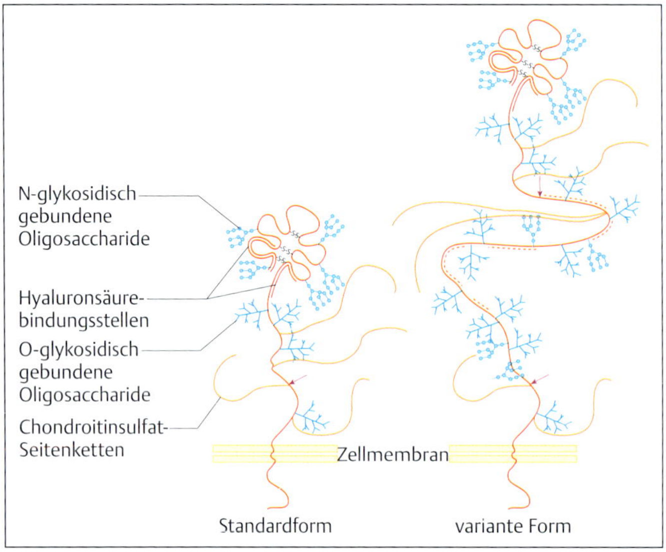

Abb. 9.**29** Struktur der Standard- und einer varianten Form von CD44. Der Pfeil in der Standardform bezeichnet die Insertionsstelle für variante Exondomänen. Zwischen den Pfeilspitzen in der varianten Form liegen die varianten Exondomänen (Quelle: Günthert et al. 1995).

posttranslatorisch ausgiebig glykosyliert. Die Art der Glykosylierung hängt von der jeweiligen Isoform, der Zellart sowie dem Differenzierungs- und Aktivierungszustand der Zellen ab. CD44s enthält sechs N- und sieben O-glykosidische Glykosylierungsstellen, außerdem vier Serin-Glycin-Motive, an die Chondroitinsulfat- oder Heparansulfat-Glykosaminoglykane gebunden sein können. Alternative Exondomänen enthalten weitere Glykosylierungsstellen. In Abb. 9.**29** ist die Struktur von Standard-CD44 und einer varianten Form schematisch dargestellt.

Proteine, die mit der zytoplasmatischen Domäne von CD44 assoziieren, regulieren die subzelluläre Lokalisation, die Interaktion mit dem Zytoskelett und die Signalübertragung. In der zytoplasmatischen Domäne kommt ein basisches Aminosäuremotiv vor, das mit ERM-Proteinen (ERM: Ezrin, Radixin, Moesin) und mit Merlin interagiert. ERM-Proteine, nicht jedoch Merlin, stellen eine Brücke zum Aktinzytoskelett her. Wie in Kap. 10 (S. 340) ausgeführt, handelt es sich bei dem für Merlin kodierenden Gen um das Neurofibromatose 2-Tumorsuppressorgen.

CD44-Isoformen werden in verschiedenen Geweben gebildet. Leukozyten sowie Zellen mesodermalen und neuroektodermalen Ursprungs exprimieren die Standardform, Epithelien in der Regel Isoformen mit varianten Exondomänen.

Die strukturelle Vielfalt von CD44 spiegelt sich in verschiedenen Funktionen wider, die von der Isoform und der Glykosylierung abhängen. Die meisten Funktionen betreffen den Zell-Zell- und Zell-Matrix-Kontakt. Hyaluronsäure ist der wichtigste CD44-Ligand. Das Glykosaminoglykan Hyaluronsäure ist ein Hauptbestandteil des Bindegewebes, der den Gewebsturgor reguliert. Die Interaktion von zellulärem CD44 mit Hyaluronsäure sowie mit anderen Bestandteilen der ECM unterstützt die Wanderung von Zellen durch die ECM und die Ansiedlung in bestimmten Gewebskompartimenten. CD44-Antikörper interferieren mit einer Vielzahl physiologischer Prozesse – so beispielsweise mit der Lymphopoese, der Migration von Leukozyten, der Absiedlung von hämatopoetischen Stammzellen im Knochenmark und von Lymphozyten im Thymus sowie der Interaktion zwischen B- und T-Zellen. Häufig sind die genauen molekularen und zellulären Grundlagen, die diesen und anderen Funktionen von CD44 zugrunde liegen, noch nicht geklärt. CD44 ist ein bedeutender Marker verschiedener Gewebs- und Tumorstammzellen.

9.4.5 Glykane und Lectine

Glykane

In der Elektronenmikroskopie stellt sich die Oberfläche eukaryonter Zellen als ein Saum dar, der **Glykokalix** genannt wird. Die Glykokalix von Schleimhäuten begrenzt innere Lumina beispielsweise von Drüsen oder Verdauungsorganen. Entsprechend ist diese Struktur am apikalen Zellpol lokalisiert, wo sie keinen Kontakt mit Basalmembran oder interstitiellem Bindegewebe hat. Dies ändert sich, wenn Epithelzellen im Verlauf der malignen Transformation ihre Polarität verlieren und in das umgebende Bindegewebe eindringen. Der Verlust der Polarität und das invasive Wachstum führen dazu, dass Strukturen aufeinander treffen, die unter normalen Bedingungen keinen Kontakt miteinander haben.

Die Bezeichnung Glykokalix bezieht sich auf den Hauptbestandteil der äußeren Zellbegrenzung, die aus komplexen Oligosaccharidstrukturen besteht. Die Glykanketten sind entweder an Lipide oder Proteine gebunden. **Glykolipide** bestehen demnach aus einem Glykan- und Lipidanteil, **Glykoproteine** aus einem Glykan- und Proteinanteil. Glykoproteine werden entsprechend der Verknüpfung der Glykanketten mit dem Proteinanteil in zwei große Gruppen eingeteilt:

- Die eine Gruppe umfasst Glykoproteine mit einer O-glykosidischen Verknüpfung der Glykanseitenketten mit Serin oder Threonin. Der Zuckerrest, der die glykosidische Bindung eingeht, ist N-Acetylgalactosamin (GalNAc). Glykoproteine mit dieser Form der glykosidischen Bindung werden auch als **Mucine** bezeichnet.
- In der N-glykosidischen Bindung ist N-Acetylglucosamin (GlcNAc) an den Asparaginrest der Peptidkette gebunden. Bei dieser Klasse der Glykoproteine handelt es sich um membranständige oder sezernierte Glykoproteine (Brooks et al., 2002; Varki et al., 1999).

Lectine

Lectine sind Proteine, die über ihre CRDs (Carbohydrate Recognition Domains) Zuckerstrukturen erkennen. Lectine können innerhalb der Zelle, in der Zellmembran oder außerhalb der Zelle wirken. Für die Progression von Tumoren sind Lectine wichtig, auf die die Zelloberflächenglykane der Tumorzelle im Verlauf der Ausbreitung im Gewebe treffen. Solche Lectine kommen auf verschiedenen Zellarten vor, so auf Makrophagen, Lymphozyten und Endothelzellen. Zu dieser Gruppe von Lectinen zählt die große Familie der C-Typ-Lectine. Die Bezeichnung C-Typ bezieht sich auf Ca^{2+}-Ionen, die für die Bindungsaktivität der Lectine erforderlich sind (Sharon u. Lis 2003).

Selectine. Bedeutende Mitglieder der C-Typ-Lectin-Familie sind die Selectine (Selective Lectin-dependent Cell Adhesion Molecule). Selectine spielen eine wichtige Rolle bei der Bindung von Leukozyten an das Endothel und wurden in diesem Zusammenhang zuerst beschrieben (Vestweber u. Blanks 1999).

Man unterscheidet drei strukturell verwandte Selectine, die entsprechend ihrem Vorkommen als L-, E- und P-Selectine (L: Leukozyten-, E: Endothel-, P: Platelet) bezeichnet werden. Selectine besitzen eine vergleichbare Struktur (Abb. 9.**30**). N-terminal befindet sich jeweils die CRD, die die Bindungsspezifität bestimmt. Es folgt eine Domäne mit Homologie zum epidermalen Wachstumsfaktor EGF (Epidermal Growth Factor) sowie eine variable Zahl kurzer repetitiver Konsensussequenzen, die in komplementbindenden Proteinen gefunden werden. Selectine besitzen eine hydrophobe transmembranöse Sequenz und eine kurze zytoplasmatische Domäne.

E- und P-Selectine binden an neuraminsäurehaltige Lewis-Blutgruppen-Derivate. Die Interaktion von Leukozyten mit E- und P-Selectin lässt sich durch Antikörper gegen das Sialyl-Lewis x-Hapten (sLe x-Hapten) und durch sLe x-haltige Oligosaccharide hemmen. Dies zeigt, dass sLe x ein wichtiger Teil der Selectin-Liganden ist. Die Feinspezifitäten von E- und P-Selectin unterscheiden sich jedoch (Kannagi et al. 2004).

L-Selectin wird konstitutiv in allen Leukozyten exprimiert und vermittelt die Bindung dieser Zellen an das Endothel von Venolen der Lymphknoten (engl. high endothelial venules). E-Selectin wird von Endothelzellen innerhalb von 2–8 Stunden nach Stimulation mit inflammatorischen Cytokinen wie beispielsweise Interleukin-1 (IL-1) und Tumornekrosefaktor α (TNF-α) gebildet. Die Expression wird auf Ebene der Transkription reguliert. P-Selec-

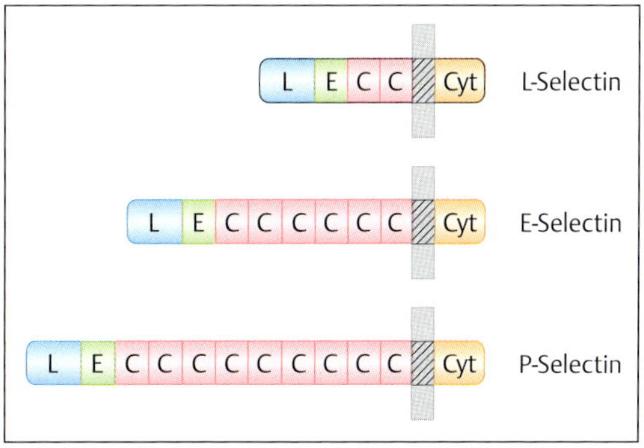

Abb. 9.**30** Struktur von Selectinen. L: Lectindomäne vom C-Typ; E: EGF-ähnliche Domäne; C: Komplementbindungsprotein-ähnliche Domäne; Cyt: zytoplasmatische Domäne; schraffiert: transmembranöse Domäne.

tin wird in den Granula von Thrombozyten und in den Weibel-Palade-Körpern von Endothelzellen gespeichert. Nach Stimulierung mit Thrombin gelangt P-Selectin innerhalb von Sekunden auf die Zelloberfläche.

Die wesentlichen Funktionen von Selectinen lassen sich wie folgt zusammenfassen:

- L-Selectin ist ein sogenannter Homing-Rezeptor, der Leukozyten in Lymphknoten dirigiert.
- E-Selectin vermittelt die Bindung von Granulozyten und Monozyten an Endothelien in entzündeten Geweben.
- P-Selectin spielt sowohl im Rahmen von Entzündungen als auch bei der Blutgerinnung eine wichtige Rolle.

Diagnose

Durch monoklonale Antikörper werden auf Tumorzellen verschiedene Glykanstrukturen erkannt. Viele dieser Strukturen sind Teil von Glykoproteinen, die im Verlauf der Tumorprogression in die Blutbahn abgegeben werden. Einige dieser Glykostrukturen werden als Tumormarker in der Verlaufskontrolle von Tumoren eingesetzt. Die Nomenklatur der antigenen Epitope, die durch die Antikörper erkannt wurden, ging häufig von derjenigen Kavität einer Mikrotiterplatte aus, in der der betreffende Zellklon der antikörperproduzierenden Hybridomzelle nach limitierender Verdünnung identifiziert worden war. Eine solche Nomenklatur ist wenig anschaulich. Der sogenannte CA 19-9-Test wird in der Diagnostik des Pankreaskarzinoms eingesetzt. Der in dem Test verwendete monoklonale Antikörper bindet das Sialyl-Lewis a-Epitop (Orntoft u. Vestergaard 1999). Mit der Entwicklung neuer, gegen definierte molekulare Zielstrukturen gerichteter Therapieverfahren, die gegen fortgeschrittenere Tumorstadien Anwendung finden, könnten Glykane als Tumormarker in Zukunft an Bedeutung gewinnen.

MUC1 ist ein Glykoprotein vom Mucin-Typ, das von verschiedenen Epithelien gebildet wird. In Mammakarzinomen ist die Länge der O-glykosidisch gebundenen Glykane verkürzt. Hierdurch wird das Proteingerüst des Glykoproteins für monoklonale Antikörper zugängig. Mit einem dieser Antikörper, CA 15-3, kann MUC1 im Serum bei Patientinnen mit fortgeschrittenen Mammakarzinomen nachgewiesen werden (Hanisch u. Muller 2000).

Therapie

MUC1 dient auch als Ansatzpunkt für eine neue Form der Immuntherapie. Der therapeutische Impfstoff Stimuvax (L-BLP25) enthält ein in Liposomen verpacktes Peptid, das einer 25 Aminosäuren langen Teilsequenz des MUC1 entspricht. Dieses Peptid soll das Immunsystem des Patienten anregen, die MUC1-produzierenden Tumorzellen anzugreifen. In einer Phase-II-Studie konnte die Überlebenszeit von Patienten mit kleinzelligem Lungenkarzinom durch Stimuvax um mehr als das Doppelte verlängert werden (Bradbury u. Shepherd 2008).

9.5 Proteinasen

Proteinasen werden entsprechend struktureller Eigenschaften des enzymatisch aktiven Zentrums, Unterschieden im pH-Optimum, Abhängigkeit von Kationen und der Empfindlichkeit gegen Inhibitoren eingeteilt. Beispiele sind Serin-, Cystein-, Threonin-, Aspartat- und Metalloproteinasen.

Im Folgenden werden Serin- und Metalloproteinasen behandelt, denen bei der malignen Progression ein besonderer Stellenwert zukommt.

9.5.1 uPA-System

Funktion des uPA-Systems

uPA bezeichnet den **Plasminogenaktivator vom Urokinasetyp**. uPA ist in ein komplexes regulatorisches Netzwerk, das uPA-System, eingebunden. Dessen zentrale Funktionen sind Fibrinolyse und Wundheilung. Für die Narbenbildung als Abschluss der Wundheilung ist eine umfangreiche Neu- und Umbildung des Bindegewebes erforderlich. Hauptsubstrate von **Plasmin**, dem Effektorenzym des uPA-Systems, sind daher neben Fibrinogen und Fibrin Bestandteile der ECM (Andreasen et al. 1997).

Plasminogen, das inaktive Proenzym von Plasmin, wird hauptsächlich in der Leber gebildet. Es kommt sowohl in löslicher Form im Blut und in

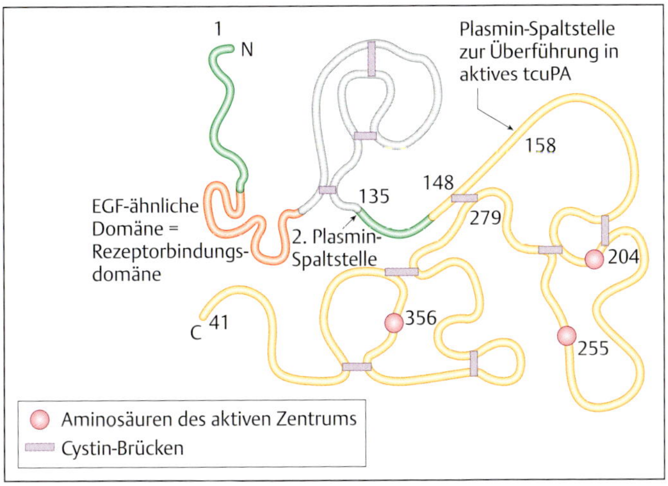

Abb. 9.**31** Modell von einkettigem uPA (Single Chain uPA, scuPA). Durch Spaltung von scuPA zwischen den Aminosäuren 158 und 159 durch Plasmin entsteht das enzymatisch aktive hochmolekulare, zweikettige uPA, durch zusätzliche Spaltung an der zweiten Plasmin-Spaltstelle ein niedrigmolekulares, ebenfalls enzymatisch aktives uPA (Quelle: Pollänen et al. 1991).

der extrazellulären Flüssigkeit als auch in zellmembrangebundener Form vor. Plasminogen ist ein einkettiges Polypeptid, das durch enzymatische Spaltung der Peptidkette in das zweikettige, enzymatisch aktive Plasmin überführt wird. Plasmin, eine Serinproteinase, spaltet neben Fibrin auch Bestandteile der extrazellulären Matrix und der Basalmembran wie Fibronectin, Laminin, Thrombospondin und nicht fibrilläre Kollagene. Plasmin aktiviert durch proteolytische Spaltung andere Proteinasen wie uPA und Matrix-Metalloproteinasen. Der wichtigste Plasmininhibitor ist α_2-Antiplasmin.

Plasminogen wird durch Plasminogenaktivatoren in die aktive Form überführt. Man unterscheidet zwei Hauptformen von Plasminogenaktivatoren (PA), nämlich denjenigen vom Gewebetyp (Tissue-type Plasminogen Activator, tPA) sowie denjenigen vom Urokinasetyp (uPA). Die Sequenzhomologie der beiden Plasminogenaktivatoren beträgt etwa 40 %. Nur für uPA ist eine Bedeutung für die maligne Progression experimentell belegt.

uPA wird als einzelkettiges Proenzym synthetisiert (Single Chain uPA, scuPA). Das Protein wird durch Plasmin und andere Proteinasen gespalten und in eine zweikettige Form überführt (Two Chain uPA, tcuPA) (Tapiovaara et al. 1996) (Abb. 9.**31**). Das Hauptsubstrat von uPA ist Plasminogen.

In der extrazellulären Flüssigkeit kommen verschiedene Inhibitoren von Plasminogenaktivatoren vor, die zur Familie der Serinproteinase-Inhibitoren (**Serpine**) gehören. Von diesen Inhibitoren weisen die Plasminogenaktivator-Inhibitoren 1 und 2 (PAI-1 und PAI-2) eine hohe Spezifität für uPA auf. Beide Inhibitoren binden aktives tcuPA und eine tcuPA-Variante mit geringerem Molekulargewicht, nicht jedoch scuPA. PAI-1 bindet an Vitronectin und wird auf diese Weise in einer aktiven Konformation stabilisiert.

Für uPA existiert ein spezifischer, hochaffiner Zellmembranrezeptor, der über einen kovalent gebundenen Phosphatidylinositolrest in der Zellmembran verankert ist. uPA-Rezeptor und PAI-1 sind nicht nur Komponenten des fibrinolytischen Systems, sie sind auch an Prozessen der Zelladhäsion und Migration beteiligt. Ein Ligand des uPA-Rezeptors in der ECM ist **Vitronectin**. Vitronectin ist ein Plasmaprotein, das sich im Verlauf der Wundheilung in der ECM ablagert. Die Interaktionen des uPA-Systems mit Vitronectin spielen bei der Wundheilung eine Rolle.

Expression von Komponenten des uPA-Systems in menschlichen Tumoren

Die Expression von Komponenten des uPA-Systems wurde auf Proteinebene mittels immunhistochemischer Methoden und auf mRNA-Ebene mittels In-situ-Hybridisierung analysiert. Immunhistochemische Untersuchungen erlauben im Gegensatz zur In-situ-Hybridisierung keine sichere Entscheidung darüber, ob Lokalisation und Syntheseort übereinstimmen. So ist es möglich, dass uPA von Nichttumorzellen gebildet und an den uPA-Rezeptor von Tumorzellen gebunden wird. Prinzipiell können die Komponenten des uPA-Systems aus Tumorzellen und akzessorischen Zellen wie Endothelzellen, Fibroblasten und infiltrierenden Leukozyten

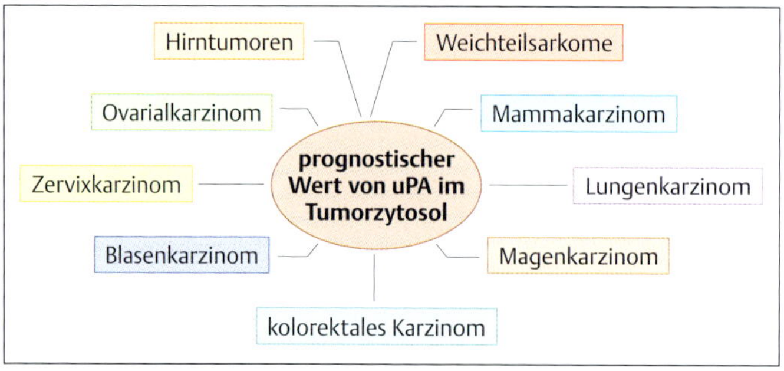

Abb. 9.**32** Tumoren, in denen erhöhten Konzentrationen von uPA im Tumorzytosol ein prognostischer Wert beigemessen wird.

stammen. Untersuchungen von Karzinomen mittels In-situ-Hybridisierung ergaben fast ausnahmslos, dass der uPA-Rezeptor von den Tumorzellen exprimiert wird. uPA selbst kann dagegen von Tumorzellen, Fibroblasten, Leukozyten und Endothelzellen gebildet werden. Wie in kolorektalen Karzinomen zuerst gezeigt wurde, ist die Expression von uPA in Fibroblasten, die der invasiven Tumorfront unmittelbar benachbart sind, häufig stärker ausgeprägt als in den übrigen Fibroblasten des Tumorstromas (Pyke et al. 1991).

Klinische Bedeutung von Komponenten des uPA-Systems

Die Konzentration von uPA lässt sich im Zytosol von Tumorzellen und in Homogenaten des Tumorgewebes mithilfe immunchemischer Methoden quantitativ bestimmen. Für viele Tumoren gilt, dass die Konzentration von uPA direkt mit der Aggressivität der Erkrankung korreliert. Dies wurde zuerst für Mammakarzinome gezeigt (Duffy et al. 1990). Hohe uPA-Konzentrationen weisen bei dieser Erkrankung auf fortgeschrittene Krankheitsstadien und eine schlechte Prognose der Patientinnen hin. Die uPA-Konzentration im Tumorgewebe ist neben dem Lymphknotenstatus der beste Prognoseparameter. Auch für andere Tumoren gilt, dass hohe uPA-Konzentrationen im Tumorgewebe mit fortgeschritteneren Tumorstadien und einer schlechteren Prognose verbunden sind (Decock et al. 2005). In Abb. 9.**32** sind Tumoren aufgeführt, für die ein solcher Zusammenhang gesichert wurde.

Ausgehend vom hohen prognostischen Wert von uPA wurde die Korrelation weiterer Komponenten des uPA-Systems mit Krankheitsstadien und Prognose untersucht. Neben uPA kommt PAI-1 die größte prognostische Bedeutung zu. Die Analyse von Patientinnen mit Mammakarzinomen ergab, dass hohe PAI-1-Konzentrationen mit einer schlechten Prognose einhergehen und dass PAI-1 ein von uPA unabhängiger prognostischer Parameter ist. Werden beide Parameter zusammen beurteilt, ergibt sich eine gute prognostische Aussagekraft (Foekens et al. 1994). Der für Mammakarzinome beschriebene Zusammenhang gilt auch für andere Tumoren, so für Magen- und Ovarialkarzinome sowie Adenokarzinome der Lunge (Decock et al. 2005).

Unter Berücksichtigung der Funktion von uPA ist es nachvollziehbar, dass hohe uPA-Konzentrationen im Tumorgewebe mit einer schlechten Prognose einhergehen. Die Tatsache, dass dies auch für PAI-1 gilt, ist schwerer verständlich. Denn die bis jetzt bekannten Daten zur Funktion von PAI-1 in In-vitro-Invasionsassays sind widersprüchlich; es wurden sowohl positive als auch negative Effekte beschrieben. Wie zuvor dargestellt ist PAI-1 Teil eines komplexen Systems, das Proteolyse, Zelladhäsion und ECM-Struktur reguliert. Die aktuelle Wirkung von PAI-1 hängt von der Aktivität bzw. von der Konzentration der beteiligten Komponenten und ihrer räumlichen Zuordnung zueinander ab.

Bei Drucklegung lagen noch keine gesicherten Daten aus klinischen Studien vor, in denen uPA als Zielstruktur für therapeutische Interventionen diente (Decock et al. 2005).

9.5.2 Kallikreine

Die Familie der Kallikreine umfasst Serin-Proteinasen, die durch 15 verschiedene Gene kodiert werden (*KLK1–15*). Der bekannteste Vertreter dieser Familie ist das prostataspezifische Antigen (KLK3 oder PSA), ein Tumormarker für das Prostatakarzinom. Kallikreine werden hauptsächlich von epithelialen

Zellen der Haut, Brustdrüse, Prostata und des Pankreas gebildet und in Körperflüssigkeiten wie Schweiß, Milch, Seminalplasma und Pankreassaft sezerniert. Strukturelle Charakteristika der Kallikreine zeigen, dass ihre enzymatische Aktivität derjenigen von Trypsin oder von Chymotrypsin ähnelt. Die physiologische Funktion von PSA besteht darin, die Samenflüssigkeit zu verflüssigen und deren Koagulation zu verhindern. In der Haut scheinen Kallikreine an der Schuppenbildung beteiligt zu sein. Die Funktion anderer Kallikreine ist noch offen. Durch veränderte Polarität und invasives Wachstum können Kallikreine in die interstitielle Flüssigkeit und die Blutbahn gelangen. Zudem kommen die Kallikreine mit Substraten in Berührung, deren Proteolyse in einem funktionellen Zusammenhang mit der Tumorprogression stehen könnte. Kallikreine aktivieren Proteinasen anderer Familien wie uPA, Matrix-Metalloproteinasen und ADAMs (s. u.). Ferner werden IGF-bindende Proteine (IGFBPs) von Kallikreinen abgebaut. Auch Bestandteile der ECM wurden als Substrate von Kallikreinen identifiziert. In Tab. 9.**8** sind Substrate von Kallikreinen aufgeführt, die in einem Zusammenhang mit Tumorwachstum und Tumorprogression stehen.

Tabelle 9.**8** Kallikrein-Substrate mit potenzieller Bedeutung für die Tumorprogression (Quelle: Borgono u. Diamandis 2004).

Kallikrein	Substrat(e)
KLK1	pro-MMP2, pro-MMP9
	IGFBP3
KLK2	pro-KLK3
	IGFBP2, IGFBP3, IGFBP4, IGFBP5
	pro-uPA
	Fibronectin
	ADAMTS8-Precursor, Cadherin-related Tumour Suppressor homologue Precursor, Kollagen IX α-Kette
KLK3	IGFBP3, IGFBP4
	latentes TGF-β
	Fibronectin, Laminin, Fibrinogen
	Lys-Plasminogen
KLK4	pro-KLK3
	pro-uPA
KLK6	Fibrinogen, Kollagen I und IV, Laminin und Fibronectin
	Plasminogen
KLK13	Plasminogen
KLK14	Matrilin-4, Laminin-α-Kette, Laminin-α5-Kette, Kollagen IV α1-Kette, Kollagen XII α3-Kette
KLK15	pro-KLK3
	pro-uPA

ADAMTS8: a Disintegrin and Metalloproteinase with Thrombospondin Type 1 Motif 8; IGF: Insulin-like Growth Factor; IGFBP: IGF binding Protein; pro-MMP: pro-Matrix Metalloprotease; pro-uPA: pro-Urokinase Plasminogen Activator.

9.5.3 Matrix-Metalloproteinasen und ADAMs

Matrix-Metalloproteinasen

Matrix-Metalloproteinasen (MMPs) umfassen eine Gruppe sezernierter oder membranständiger Enzyme, die Bestandteile des interstitiellen Bindegewebes und der Basalmembran abbauen können. Unter physiologischen Bedingungen sind die Enzyme an der Remodellierung des Bindegewebes, beispielsweise im Verlauf der Embryogenese sowie des Wachstums und der Involution hormonabhängiger Organe beteiligt. Basierend auf ihrer Substratspezifität wurden MMPs ursprünglich in drei Gruppen eingeteilt:

- **Kollagenasen** bauen fibrilläre Kollagene ab.
- Bevorzugte Substrate der **Stromelysine** sind Proteoglykane und Glykoproteine.
- **Gelatinasen** degradieren nicht fibrilläre und denaturierte fibrilläre Kollagene.

Historisch beruht die Bezeichnung vieler MMPs auf ihrer Substratspezifiät. Auf der Basis ihrer Primärstruktur werden MMPs durch Ziffern gekennzeichnet (MMP1, MMP2 usw.) (Sternlicht u. Werb 2001).

Struktur. Allen MMPs gemeinsam ist eine strukturell homologe aminoterminale Region mit einem Signalpeptid und einer Propeptiddomäne, die zur Aktivierung der Enzyme abgespalten wird, sowie eine katalytische Domäne. Letztere weist ein aus fünf Aminosäuren bestehendes Motiv auf, das für die Bindung von Zinkionen und die enzymatische Aktivität essenziell ist.

MMPs können auf der Basis weiterer funktioneller Domänen in Untergruppen eingeteilt werden. Mit

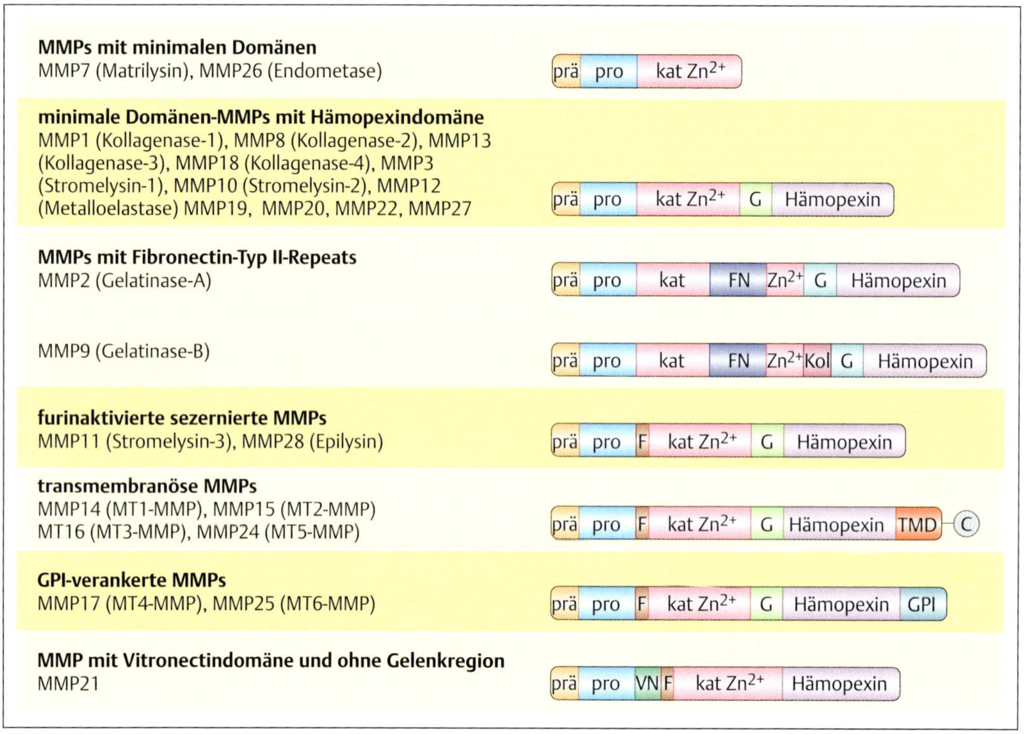

Abb. 9.**33** Domänenstruktur von Matrix-Metalloproteinasen. VN: Vitronectin; FN: Fibronectin-ähnliche Domäne; F: Furin-Erkennungsdomäne; G: Gelenkregion (engl. hinge); GPI: Glykosylphosphatidylinositol;TMD: transmembranöse Domäne; kat: katalytische Domäne; Kol: Kollagendomäne.

Ausnahme von MMP7 (Matrilysin) und MMP23 besitzen alle MMPs eine Hämopexin-ähnliche Domäne, die bei der Substratbindung eine Rolle spielt. In MMP2 (Gelatinase A) und MMP9 (Gelatinase B) finden sich Fibronectin-ähnliche Kollagenbindungsdomänen, Gelatinase-B enthält zudem noch eine Kollagen-ähnliche Domäne. Fibronectin- und Kollagendomänen vermitteln die Interaktion mit Bestandteilen der ECM. Eine Untergruppe der MMPs ist über eine hydrophobe Sequenz in der Zellmembran verankert (MMPs vom Membrantyp, MT-MMPs). Einige MMPs (MMP11 (Stromelysin), MMP28 (Epilysin) sowie transmembranöse und GPI-verankerte MMPs enthalten eine Spaltstelle für Furine. Furine sind Serpin-Proteinasen, die Proteine intrazellulär prozessieren. In Abb. 9.**33** sind wesentliche MMPs mit Domänenstruktur und Substratspezifität wiedergegeben (Sternlicht u. Werb 2001).

Wie andere Proteinasen werden auch MMPs in Form inaktiver Proenzyme synthetisiert. Die Aktivierung der MMPs kann durch Autoproteolyse oder durch andere Proteinasen erfolgen. Die Aktivität der MMPs wird durch Inhibitoren reguliert. Das Serumprotein α2-Makroglobulin ist ein genereller Inhibitor der MMPs. Weiterhin gibt es eine Gruppe spezifischer, im Gewebe vorkommender Inhibitoren, die sogenannten TIMPs (Tissue Inhibitors of Metalloproteases). Die vier Mitglieder der TIMP-Familie (TIMP-1 bis TIMP-4) unterscheiden sich u. a. bezüglich ihrer Assoziation mit bestimmten MMPs und der Gewebsverteilung.

ADAM und ADAMTS

Eine weitere Familie von Proteinasen mit katalytischen MMP-Domänen sind die Proteinasen der ADAM-Familie (ADAM: A Disintegrin and Metalloprotease), die nach strukturellen Merkmalen in zwei Unterfamilien eingeteilt wird. Die ebenfalls unter der Bezeichnung ADAM subsumierte Unterfamilie umfasst membrangebundene Mitglieder, die Mitglieder der ADAMTS-Familie werden sezerniert. Die Domänenstruktur von Vertretern der beiden Subfamilien ist in Abb. 9.**34** dargestellt. In Pro-

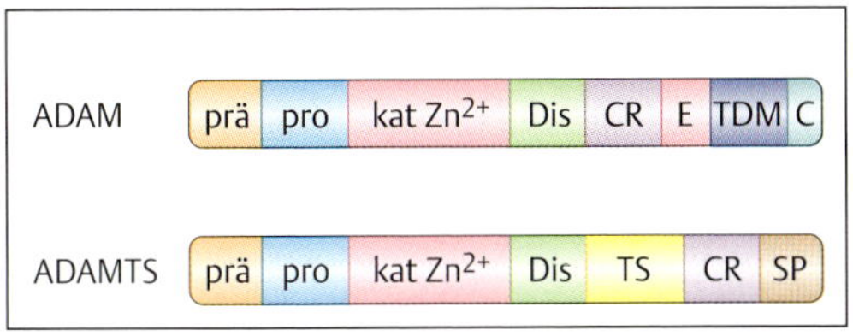

Abb. 9.**34** Domänenstruktur von ADAM (A Disintegrin and Metalloproteinase)-Proteinasen und ADAMTS (ADAM-Proteinasen mit Thrombospondin-Motiv)-Proteinasen. Dis: Disintegrindomäne; CR: cysteinreiche Domäne; E: EGF-ähnliche Domäne; TMD: transmembranöse Domäne; C: zytoplasmatische Domäne; TS: Thrombospondin-ähnliche Domäne; SP: Spacer-Domäne.

teinasen der ADAM-Unterfamilie kommen Propeptid-, Metalloproteinase-, Disintegrin-, cysteinreiche, EGF-ähnliche und zytoplasmatische Domänen vor. Die Bezeichnung der ADAMTS-Gruppe bezieht sich auf eine Thrombospondin-Domäne, die zusätzlich zu den Metallo- und Disintegrindomänen vorkommt. Den sezernierten ADAMTS-Proteinasen fehlen transmembranöse und zytoplasmatische Domäne. Manchen Mitgliedern der ADAM-Familie fehlt die Zink-Bindungssequenz in der katalytischen Domäne. Diese Proteine besitzen daher keine proteolytische Aktivität.

Funktionen von MMPs und ADAMs

Die Bezeichnung sowohl der Familie der MMPS als auch einzelner Familienmitglieder beruht auf der Beobachtung, dass die Proteinasen Bestandteile der ECM abbauen (Tab. 9.**9**). Aus funktioneller Sicht wurde die Substratspezifität der MMPs zunächst mit der Vorstellung verbunden, dass sich mobile Zellen durch den Abbau von Bindegewebskomponenten der Basalmembran und des interstitiellen Bindegewebes „Raum schaffen“. Diese vereinfachende Betrachtungsweise ist im weiteren Verlauf einer differenzierteren Vorstellung zur Funktion der MMPs gewichen. Bindegewebskomponenten wie Kollagene, Laminin und Fibronectin nehmen entscheidenden Einfluss auf Zellproliferation und Morphogenese. Wenn MMPs Bindegewebsbestandteile verändern, die das Verhalten von Zellen steuern, hat dies entsprechende Auswirkungen auf die Eigenschaften der Zellen. Die Spaltung nativer fibrillärer Kollagene führt beispielsweise zur Freilegung kryptischer RGD-Sequenzen, die dann mit dem $\alpha v\beta 3$-Integrin interagieren können. Die Verankerung von Zellen an diese kryptischen Bindungsstellen kann Wachstum und Überleben von Zellen, so auch von Tumorzellen, fördern. Andererseits können MMPs auch Apoptose auslösen, wenn die Verankerung substratabhängiger Zellen durch Abbau der subzellulären Matrix zerstört wird. Dieser Mechanismus spielt beim physiologischen Zelluntergang, so bei der Involution der Brustdrüse, eine Rolle. Die MMP-katalysierte Proteolyse kann auch zur Bildung neuer löslicher Bindegewebskomponenten führen. Wie später dargestellt, können durch MMPs Faktoren freigesetzt werden, die die Neubildung von Blutgefäßen in Tumoren hemmen. ADAMs können über ihre Integrin-Bindungsdomäne die Bindung von Zellen an Liganden der ECM auch direkt verhindern.

Viele Wachstumsfaktoren sind an Komponenten der ECM gebunden, die somit zum einen als Reservoir für Wachstums- und Differenzierungsfaktoren dient. Durch die Assoziation der Faktoren mit der ECM werden zum anderen Struktur und Bewegung von Zellen und Zellverbänden im dreidimensionalen Raum reguliert. Wenn Matrixkomponenten, die an der Bindung der Faktoren beteiligt sind, abgebaut werden, werden die Faktoren freigesetzt und aktiviert (Abb. 9.**35**). Decorin, ein Kollagen-assoziiertes Proteoglykan, bildet z. B. ein Reservoir für TGF-β. Wenn TGF-β durch die Wirkung von MMPs dieses Reservoir verlässt, kann es seine biologischen Funktionen entfalten.

MMPs und ADAMs beeinflussen die Zellfunktion durch Spaltung von Rezeptoren und Liganden, die Wachstum, Zelladhäsion und Differenzierung regulieren. Der Abbau von Zellmembranmolekülen kann mit deren Funktionsverlust einhergehen. Durch gezielte Proteolyse können jedoch auch Liganden, Rezeptoren und Zelladhäsionsmoleküle aus der Zellmembran freigesetzt und aktiviert werden. Insbesondere proteolytisch aktive ADAMs, speziell ADAM17 und ADAM10, sind auf die Abspaltung von Zellmembranmolekülen spezialisiert. Die Enzyme werden daher auch als „Sheddasen“ bezeichnet (abgeleitet aus dem Englischen; to shed: häuten, abwerfen). MMPs können auch Zelladhäsionsmoleküle, wie E-Cadherin, von der Zellmembran abspalten. Die Funktion der Adherens Junctions wird in der Folge nicht nur durch das Fehlen von E-Cadherin beeinträchtigt. Lösliches E-Cadherin kann zudem die Funktion von membrangebundenem Cadherin blockieren. MMPs können auch kleinmolekulare Liganden von der Zelloberfläche abspalten und so deren Wirkung modulieren. Alle Liganden für EGF-Rezeptoren liegen in membrangebundener Form vor und werden durch ADAMs, insbesondere

Tabelle 9.**9** Substrate von Matrix-Metalloproteinasen (MMPs) (Quelle: Sternlicht u. Werb 2001).

MMP	1	2	3	7	8	9	10	12	13	14	16
ECM-Proteine											
Aggrecan	+	+	+	+	+	+	+	+	+	+	
Kollagen I	+	+	–	+	+	–		+	+	+	
Kollagen II	+				+	–			+	+	
Kollagen III	+	+	+	–	+	–	+		+	+	+
Kollagen IV	–	+	+	+	–	+	+	+	–		
Decorin	–	+	+	+		+					
Elastin	–	+	+	+		+	+	+			
Fibronectin	+	+	+	+	–	–		+	+	+	+
IGFBPs	+	+	+								
Laminin	+	+	+	+		+		+		+	
Link-Protein	+	+	+	+		+	+				
andere Proteine											
α1-AC	+	+	+			–					
α2-M	+	–	+		+	+		+	+	+	+
α1-PI	+	+	+	+	+	+		+	+		+
E-Cadherin			+	+							
Fibrin	+	+	+			+					+
Fibrinogen	+	+	+	+	+	+	+		+	+	+
IL1α	–	–	–			–					
IL1β	+	+	+			+					
proMMP2										+	+
proTGF-β		+				+					
proTNF-α	+	+	+	+		+			+		+
Plasminogen		+	+	+		+			+		

+: Substrat; –: kein Substrat; Leerstelle: nicht bekannt; α1-AC: α1-Antichymotrypsin; α2-M: α2-Makroglobulin; α1-PI: α1-Proteinaseinhibitor.

ADAM17, für die parakrine Signalübertragung von der Zellmembran abgespalten. Weitere Beispiele sind Fas-Ligand und TNFα. Durch die Wirkung von MMPs und ADAMs können auch die extrazellulären Anteile von Zellmembranrezeptoren freigesetzt werden. So spaltet MMP-2 den FGF-Rezeptor 1 an einer juxtamembranösen Erkennungssequenz. Als Konsequenz werden keine Signale mehr in die Zelle übertragen, und Liganden werden zudem durch die lösliche Ligandenbindungsdomäne des Rezeptors abgefangen. Die biologische Bedeutung des Rezeptor-Sheddings wird durch das **TNF-Rezeptor-assoziierte periodische febrile Syndrom** (**TRAPS**) belegt. Bei TRAPS-Patienten ist die Erkennungssequenz für ADAMs in der extrazellulären Domäne des Rezeptors mutiert. Dadurch wird der Rezeptor durch ADAMs nicht erkannt und kann nicht abgebaut werden. Die erhöhte Dichte von TNFα-Rezeptoren führt zu einer erhöhten Empfindlichkeit der Zielzellen für TNFα, was mit Fieberschüben einhergeht (Blobel 2005).

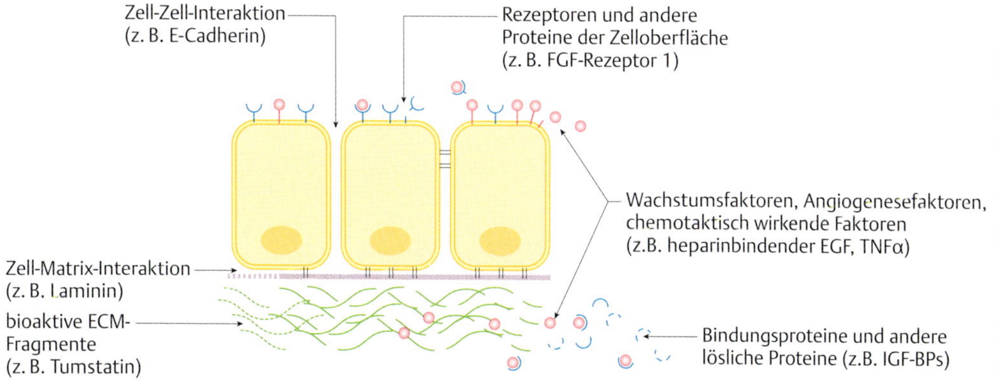

Abb. 9.**35** Zellbiologische Wirkungen von Matrix-Metalloproteinasen und ADAMs (Quelle: Sternlicht u. Werb 2001).

Hormone und andere Botenstoffe, die im Blut und in anderen Körperflüssigkeiten vorkommen, können durch MMPs und ADAMs inaktiviert oder aktiviert werden. Durch proteolytische Spaltung wird beispielsweise die Wirkung von Angiotensin I und II begrenzt. Andererseits können durch den Abbau von Bindungsproteinen Hormone und Wachstumsfaktoren wirksam werden. So bauen MMPs IGF-Bindungsproteine ab und setzen aktives IGF1 frei.

Die zellbiologischen Wirkungen von MMPs und ADAMs sind in Abb. 9.**35** zusammengefasst.

Expression von MMPs und ADAMs in menschlichen Tumoren

Solide Tumoren bestehen aus den eigentlichen Tumorzellen und akzessorischen Zellen wie Fibroblasten, Endothelzellen und Leukozyten. Untersuchungen menschlicher Karzinome ergaben, dass sich Synthese und Lokalisation der verschiedenen MMPs sowohl hinsichtlich der Zellart als auch der Position der Zellen im Tumor unterscheiden. Wie für das uPA-System gilt auch für Metalloproteinasen, dass ein Nachweis auf Proteinebene keine zuverlässige Zuordnung zu einer bestimmten Zellart erlaubt, da die Lokalisation der sezernierten MMPs im Tumor variiert. Die Zuordnung von MMP-Synthese und Zellart geschieht daher besser mittels In-situ-Hybridisierung auf mRNA-Niveau. In Tab. 9.**10** sind Ergebnisse solcher Studien für das Mammakarzinom wiedergegeben (Egeblad u. Werb 2002).

Die systematische Sequenzierung und der Vergleich mit allen in der RefSeq-Datenbank geführten menschlichen Genen ergab, dass sich unter den 140 Tumorgen-Kandidaten kolorektaler Karzinome Gene befanden, die eine MMP (MMP2), zwei Mit-

Tabelle 9.**10** Expression von Matrix-Metalloproteinasen (MMPs) und MMP-Inhibitoren in Mammakarzinomen des Menschen.

Proteinase/Inhibitor	Zellart
MMP-1	Tumorzellen; Stromazellen an invasiver Front
MMP-2	Stromazellen an invasiver Front
MMP-3	Tumorzellen; Stromazellen peritumoral
MMP-7	Tumorzellen
MMP-9	Tumorzellen; Makrophagen; Endothelzellen; Perizyten
MMP-11	Tumorzellen im Übergang zu EMT; Stromazellen
MMP-12	Makrophagen
MMP-13	Tumorzellen; Myofibroblasten
MMP-14	Stromazellen
TIMP-1	Tumorzellen; Stromazellen
TIMP-2	Stromazellen
TIMP-3	intratumorale Fibroblasten

Um die Synthese den betreffenden Zellen sicher zuordnen zu können, sind nur Ergebnisse von In-Situ-Hybridisierungen aufgeführt. EMT: epithelial-mesenchymale Transition. (Quelle: Egeblad u. Werb 2002).

glieder der ADAM-Familie (ADAM19, ADAM29) und drei Mitglieder der ADAMTS-Familie (ADAMTS18, ADAMTS20, ADAMTSL3) kodieren. Auch in Pankreaskarzinomen waren Gene, die für Mitglieder der ADAM-Familie (ADAM, ADAMTS) kodieren, häufig mutiert (Jones et al. 2008; Wood et al. 2007). Dieser hohe Anteil an Proteinasen mit einer Metalloproteinasedomäne belegt die Bedeutung der Enzyme in der kolorektalen und pankreatischen Karzinogenese. Im Gegensatz zum kolorektalen Karzinom war bei Mammakarzinomen nur eine Proteinase mit MMP-Domäne mutiert (ADAM12).

Die Expression von MMPs unterscheidet sich in fast allen Tumorarten vom Normalgewebe. Die Expression vieler MMPs im Tumorgewebe korreliert mit invasivem Wachstum und fortgeschrittenen Tumorstadien. Für einzelne MMPs wurde aber auch ein umgekehrter Zusammenhang beschrieben. In manchen klinischen Studien wurde außerdem eine Korrelation zwischen hohen TIMP-1- oder TIMP-2-Konzentrationen im Tumor und einer schlechten Prognose gefunden (Egeblad u. Werb 2002).

Inhibitoren von MMPs und ADAMs in der Tumortherapie

In Tumoren ist eine Vielzahl von Proteinasen der MMP-, ADAM- und ADAMTS-Gruppen aktiv. Einzelne Proteinasen werden von der Tumorzelle selbst oder von Zellen des Tumorstroma gebildet. Je nach Proteinase und funktionellem Zusammenhang können die Proteinasen Tumorwachstum und -progression positiv oder negativ beeinflussen. Es ist daher nicht verwunderlich, dass sich MMP-Inhibitoren mit breitem Wirkungsspektrum in klinischen Therapiestudien nicht bewährt haben. In zukünftigen Studien sollten spezifische Proteinasehemmer eingesetzt werden, die auf bestimmte Proteinasen zugeschnitten sind. Zuvor ist es jedoch erforderlich, die funktionelle Bedeutung einzelner Proteinasen für Tumorwachstum und Progression beispielsweise in gut definierten Tiermodellen voneinander abzugrenzen (Turk 2006).

9.6 Chemokine

Chemokine sind chemotaktische Cytokine, die eine gerichtete Migration von Leukozyten bewirken. Ihre Produktion wird durch inflammatorische Cytokine, Wachstumsfaktoren und Pathogene induziert. Chemokine regulieren in ihren Zielzellen Gene, deren Produkte Migration, invasives Wachstum, Zell-Matrix-Interaktion und Zellüberleben steuern.

Zielzellen der Chemokine wandern entlang eines Konzentrationsgradienten in Richtung höherer Konzentrationen. Entsprechend der Zahl und der Nachbarschaft der ersten Cysteine am aminoterminalen Ende werden Chemokine in vier Klassen eingeteilt: CXC, CC, C und CX3C. Der Mensch besitzt mehr als 50 verschiedene Chemokine. Manche Chemokine sind auch unter Bezeichnungen bekannt, die vor der Einführung einer einheitlichen Nomenklatur gegeben wurden. Ein gebräuchliches Synonym für CXCL12 ist SDF-1 (Stromal Cell derived Factor-1) und für CCL5 RANTES (Regulated on Activation, normal T-Cell expressed, secreted) (Balkwill 2004).

Chemokinrezeptoren gehören zur Klasse der Rezeptoren mit sieben transmembranösen Domänen, deren Signaltransduktion über G-Proteine verläuft. Die Mehrzahl der Rezeptoren bindet mehrere verschiedene Chemokine. Sechs Rezeptoren interagieren jedoch nur mit jeweils einem Liganden. Zu diesen spezifischen Rezeptoren gehört der CXCR4-Rezeptor, der das Chemokin CXCL12 (SDF-1) bindet.

Chemokine werden von verschiedenen Zellarten wie Leukozyten, Fibroblasten, Endothelzellen und Epithelzellen gebildet, Chemokinrezeptoren kommen auf Leukozyten und Endothelzellen vor. Manche Epithelzellen exprimieren auch unter Normalbedingungen Chemokinrezeptoren; häufiger findet man epitheliale Chemokinrezeptoren jedoch in maligne transformierten Zellen. Das Netzwerk aus Chemokinen und Chemokinrezeptoren reguliert den zellulären Bestand des Tumorstromas, in dem Makrophagen, Granulozyten, Lymphozyten, Endothelzellen und Fibroblasten vorkommen. Im Rahmen von Invasion und Metastasierung können Chemokine aber auch die Wanderungsrichtung von Tumorzellen vorgeben, wenn die Tumorzelle die entsprechenden Rezeptoren besitzt.

Für manche Chemokine wurde ein Zusammenhang zwischen der Expression in Tumoren und der Prognose der Patienten gefunden. So korreliert die Expression des Chemokins CCL5 in Mammakarzinomen mit fortgeschrittenen Tumorstadien (Azenshtein et al. 2002). Da dieses Chemokin Leukozyten anzieht, deutet ein solcher Zusammenhang darauf hin, dass Leukozyten in der Umgebung des Tumors die Tumorprogression beeinflussen können. Auf der Seite der Tumorzellen geht vor allem die Expression des CXCR4-Rezeptors mit einer schlechten Prognose einher.

9.7 Hypoxie-induzierbare Faktoren (HIFs)

9.7.1 Funktion Hypoxie-induzierbarer Faktoren

> Viele der zellulären Antworten auf Hypoxie sind auf eine veränderte Expression kritischer Gene zurückzuführen. Transkriptionsfaktoren, die in erster Linie die Expression von Genen auf einen hypoxischen Stimulus hin regulieren, sind die Hypoxie-induzierbaren Faktoren (HIFs) (Pouyssegur et al. 2006; Semenza 2003).

Das expansive Wachstum solider Tumoren aufgrund einer erhöhten Proliferationsrate und/oder einer verminderten Apoptoserate führt zu einer verminderten Versorgung des Tumorgewebes mit Nährstoffen und Sauerstoff. Dem begegnet der Tumor vor allem mit zwei Maßnahmen: Zum einen stimuliert er das Wachstum neuer Blutgefäße, zum anderen versuchen die Tumorzellen, der Region der Unterversorgung durch Invasion der besser versorgten Peripherie zu entkommen. Insbesondere der Mangel an Sauerstoff ist ein entscheidender Faktor, der invasives Wachstum und Angiogenese stimuliert.

HIFs, die zur Familie der basischen Helix-Loop-Helix-Transkriptionsfaktoren (bHLH) gehören, binden an spezifische Sequenzen in Promotoren oder Enhancern der Zielgene. Diese Sequenzen werden als Hypoxie-regulierte Elemente (Hypoxia regulated Elements, HREs) bezeichnet und weisen die Kernsequenz 5'-RCGTG-3' auf. Die Transkriptionsfaktoren bestehen aus einer gemeinsamen, konstitutiv vorhandenen β-Einheit, die mit jeweils einer von drei α-Einheiten dimerisiert. HIF-1α und HIF-2α stimulieren gemeinsame, aber auch für den jeweiligen Faktor spezifische Gene, HIF-3α wirkt wahrscheinlich als Antagonist. Die HIF-Aktivität wird hauptsächlich durch die Stabilität der α-Untereinheit reguliert. Bei hohem Sauerstoffgehalt im Gewebe werden die HIF-α-Proteine rasch abgebaut, unterhalb einer relativen Sauerstoffsättigung von 5 % (entsprechend einem Partialdruck von 40 mmHg) nimmt die Stabilität und damit auch die Aktivität der Transkriptionsfaktoren kontinuierlich zu bis hinab zu einer Sättigung von 0,2–0,1 % (1,6–0,8 mmHg).

Als Sensoren für den Sauerstoffpartialdruck, die die Stabilität der HIF-1α-Einheit regulieren, wirken Dioxygenasen, deren Aktivität vom Sauerstoff-

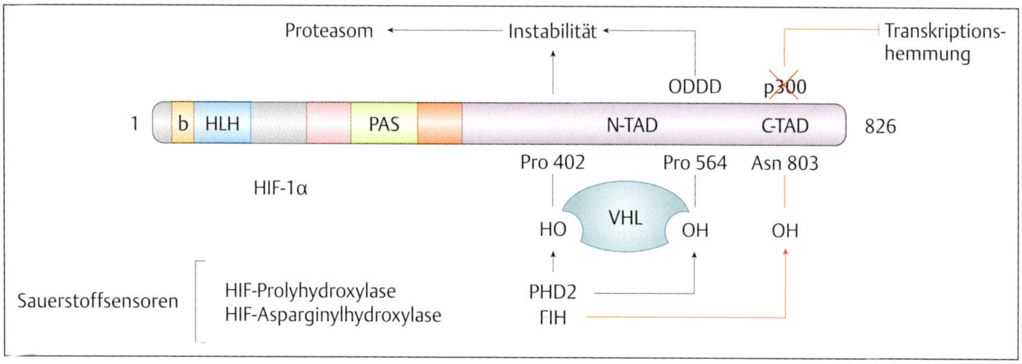

Abb. 9.**36** Mechanismen der Inaktivierung von HIF-1α. Die Aktivität der Prolylhydroxylase 2 (PHD2, Prolylhydroxylase-Domänen-Protein 2) und Asparaginylhydroxylase (FIH, Factor inhibiting HIF-1α) ist maximal bei hohem Sauerstoffpartialdruck. Nach Hydroxylierung von zwei Prolinresten durch PHD2 bindet HIF-1α das von-Hippel-Lindau-Protein (VHL), die Erkennungskomponente einer E3-Ubiquitin-Ligase. Nach Ubiquitinierung wird HIF-1α im Proteasom abgebaut. Die Asparaginylhydroxylase hydroxyliert einen Aspararaginrest in der C-terminalen Transaktivierungsdomäne (C-TAD). Hierdurch werden die Interaktion mit Koaktivatoren (z. B. p300) und die Transkription gehemmt. bHLH- und PAS-Domänen binden an die DNA. TADs sind Transaktivierungsdomänen. ODDD: Oxygen-dependent degradation domain (Quelle: Pouysségur et al. 2006).

partialdruck im Gewebe abhängt. Eine Klasse dieser Enzyme besitzt Prolylhydroxylasedomänen (PHDs), die zwei Prolinreste der HIF-1α-Untereinheit in Position 402 und 564 hydroxylieren (Abb. 9.**36**). Die Hydroxylierung dieser Prolinreste stellt eine notwendige und hinreichende Bedingung für die Bindung eines Proteins dar, dessen Gen bei einer erblichen Tumorerkrankung, der von-Hippel-Lindau-Erkrankung (VHL), in der Keimbahn inaktiviert ist. VHL-Patienten erkranken an multiplen, hoch vaskularisierten Tumoren in definierten Organen, wie etwa an Phäochromozytomen (Tumoren des Nebennierenmarks) oder Hämangioblastomen (Blutgefäßtumor des zentralen Nervensystems und der Retina). Ungefähr eines von 35000 Neugeborenen trägt ein mutiertes Allel. Beide Allele des VHL-Gens sind auch bei einem sporadischen Nierentumor, dem klarzelligen Nierenkarzinom, durch Mutation oder durch Hypermethylierung inaktiviert (Kaelin 2004). Das VHL-Protein ist Bestandteil eines E3-Ubiquitin-Ligase-Komplexes. Nach Ubiquitinierung der HIF-1α-Untereinheit wird diese im Proteasom abgebaut. Dieser Abbau ist bei hohem Sauerstoffpartialdruck äußerst effektiv; HIF-1α gehört zu den zellulären Proteinen mit der kürzesten Halbwertszeit (<5 min). Unter den drei PHD-Isoenzymen ist PHD2 das Schlüsselenzym, das den Abbau von HIF-1α steuert.

Neben der PHD2-Prolylhydroxylase wirkt eine Asparaginylhydroxylase als Sauerstoffsensor, der die Aktivität von HIF-Untereinheiten reguliert. Dieses Enzym wird auch als HIF-1-inhibierender Faktor (Factor inhibiting HIF-1α, FIH) bezeichnet. Das Enzym hydroxyliert einen Asparaginrest in der C-terminalen Transaktivierungsdomäne von HIF-1α. Hierdurch wird die Interaktion dieser Domäne mit Koaktivatoren der Transkription gehemmt (Pouyssegur et al. 2006). Somit kontrollieren die beiden metabolischen Sensoren PHD2 und FIH Abbau und Inaktivierung der HIF-1α-Untereinheit. Hierdurch bleibt der HIF-Weg bei guter Sauerstoffversorgung blockiert.

Neben den beschriebenen sauerstoffabhängigen Mechanismen der HIF-1α-Regulation gibt es auch Wege, die unabhängig von der Sauerstoffspannung im Gewebe die Aktivität von HIF-1α steigern. Hierzu gehören vor allem die durch Wachstumsfaktoren aktivierten Signalwege. Der Sinn dieser Regulationswege besteht darin, die aus einer Zelle entstehenden beiden Tochterzellen gegen die Folgen eines potenziellen Sauerstoffmangels zu schützen.

Sowohl Sauerstoff als auch VHL verringern die Konzentration von HIF-1α. Die erhöhte HIF-Konzentration in Gewebsregionen mit geringer Sauerstoffkonzentration oder in Tumoren ohne funktionelles VHL führt dagegen zu einer Stabilisierung von HIF-1α und zur Aktivierung der Hypoxie-Antwort-Elemente (HREs). Diese finden sich in regulatorischen Sequenzen von Genen, deren Produkte unterschiedliche Funktionen ausüben, die im Zusammenhang mit dem durch den Sauerstoffmangel verursachten zellulären Stress stehen. Im Rahmen des Tumorwachstums sind vor allem solche Gene bedeutend, die die Expansion und Invasion von Tumoren ermöglichen bzw. stimulieren. In diesem Zusammenhang unterscheidet man zellintrinsische und zellextrinsische Effekte von HIF-1α:

- Zu den zellintrinsischen Wirkungen zählen die Regulation von Glucosemetabolismus, Proliferation, Zellüberleben/Apoptose und Motilität.
- Zellextrinsische Effekte wirken sich auf den Zusammenhalt des Epithels, die Remodellierung der ECM und die Angiogenese aus (Semenza 2003) (Abb. 9.**37**).

Antioxidanzien, die reaktive Sauerstoffspezies (Reactive Oxygen Species, ROS; z. B. H_2O_2, Sauerstoffradikale) abfangen, weisen in verschiedenen experimentellen Systemen eine tumorhemmende Wirkung auf. ROS werden nicht unter hyperoxischen, sondern unter hypoxischen Bedingungen verstärkt gebildet (Kaelin 2005). ROS können das zweiwertige Eisenion der PDH2 oxidieren und das Enzym auf diese Weise inaktivieren. Dies hat eine Stabilisierung von HIF-1α zur Folge (Abb. 9.**38**). In einem experimentellen Tumormodell wurde gezeigt, dass Antioxidanzien wie N-Acetylcystein oder Ascorbat die zelluläre Konzentration von HIF-1α vermindern und das Tumorwachstum hemmen. Wurden die für den proteasomalen Abbau von HIF-1α kritischen Prolinreste ausgetauscht, trat der hemmende Effekt der Antioxidanzien nicht ein. Dies weist darauf hin, dass der tumorhemmende Ef-

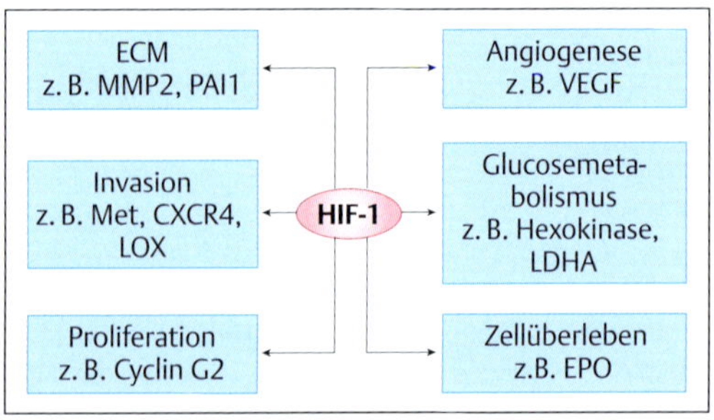

Abb. 9.**37** Produkte HIF-1-regulierter Gene.

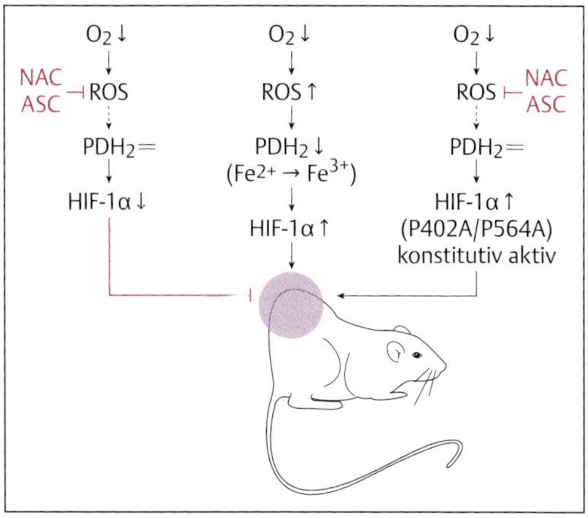

Abb. 9.**38** Bedeutung von HIF-1α für die Wirkung reaktiver Sauerstoff-Spezies. Bei niedrigem Sauerstoffpartialdruck entstehen verstärkt reaktive Sauerstoff-Spezies (ROS). Diese inaktivieren die Prolylhydroxylase 2 durch Oxidation des Eisenions. Hierdurch wird der Abbau von HIF-1α durch das Proteasom verhindert. In einem Xenotransplantationsmodell (humanes B-Zell-Lymphom) wird das Tumorwachstum durch Antioxidanzien (NAC, N-Acetylcystein; ASC, Ascorbat) gehemmt. Die Hemmung des Tumorwachstums tritt nicht ein, wenn HIF-1α durch Austausch der kritischen Prolinreste stabilisiert wird (Quelle: Gao et al. 2007).

fekt von Antioxidanzien auf der verminderten zellulären Konzentration von HIF-1α beruht (Gao et al. 2007). Dies wirkt dem Effekt von reaktiven Sauerstoffspezies entgegen. Möglicherweise ist eine adjuvante Therapie mit Antioxidanzien bei solchen Tumoren sinnvoll, bei denen eine kausale Beziehung zwischen der Funktion von HIF-1α und dem Tumorwachstum besteht.

9.7.2 Therapeutische Aspekte von HIFs

Die Aktivierung des HIF-Weges ist ein Abwehrmechanismus gegen Sauerstoffmangel in der Zelle. Der HIF-Weg ist wichtig bei der Anwendung therapeutischer Strategien, in denen die Sauerstoffzufuhr in das Tumorgewebe gezielt reduziert wird, oder in denen therapeutisch wirksame Sauerstoffradikale durch Bestrahlung generiert werden. Ein bedeutendes, klinisch bereits eingeführtes Konzept der Tumortherapie besteht darin, die Gefäßversorgung des Tumors zu unterbinden (siehe Kap. 10, S. 376). Hierdurch wird jedoch in den Tumorzellen der HIF-Weg aktiviert. Dies hat Konsequenzen, die dem gewünschten Effekt der antiangiogenetischen Therapie entgegenwirken (Brahimi-Horn u. Pouyssegur 2007). So werden Pfade aktiviert, die das invasive Wachstum der Tumorzellen in Richtung höherer Sauerstoffspannung verstärken. Ferner werden adaptive Mechanismen in Gang gesetzt (Abb. 9.**39**). Hierzu zählt zum einen eine Verstärkung der anaeroben Glykolyse. LDHA, ein Isoenzym der Lactatdehydrogenase, gehört zu denjenigen Enzymen, deren Synthese durch HIF-1α stimuliert wird. HIF-1α initiiert auch Mechanismen, die der intrazellulären Ansäuerung in Folge der anaeroben Glykolyse entgegenwirken. So wird der Export saurer Valenzen über den Amilorid-sensitiven Na^+/H^+-Austauscher (NHE1) und den H^+/Lactat-Kotransporter verstärkt. Intrazelluläres CO_2 diffundiert durch die Plasmamembran ins Interstitium und wird durch zellmembranständige Ecto-Carboanhydrasen (CAIX und CAXII) in Kohlensäure umgewandelt. Das daraus entstehende Bicarbonat wird durch Cl^-/HCO_3^--Austauscher in die Zelle transportiert und führt so zur intrazellulären Alkalisierung. Um eine Resistenz der Tumorzellen gegen eine antiangiogenetische und damit auch sauerstoff- und glucosereduzierende Therapie zu vermeiden, wurde vorgeschlagen, die durch HIF-1α induzierten Resistenzmechanismen therapeutisch gezielt anzugehen.

Es wurden weitere Ansätze vorgeschlagen, die Wirkung insbesondere von HIF-1α zu hemmen (Semenza 2003). Zum einen wird versucht, durch kleinmolekulare Verbindungen die Wirkung des Faktors direkt zu blockieren. Ein indirekter Weg besteht darin, durch die Blockade der Signalwege von Wachstumsfaktoren auch die Aktivität von HIF-1α zu reduzieren. Bei einer generellen Hemmung der HIF-1α-Wirkung ist zu bedenken, dass auch die Aktivität in Nichttumorzellen blockiert wird. So ist HIF-1α ein essenzieller Faktor für die Wirkung myeloider Zellen im Rahmen von Entzündungsprozessen (Cramer et al. 2003).

Bei den genannten Ansätzen einer gegen HIF-1α gerichteten Therapie muss auch beachtet werden, dass eine verminderte Sauerstoffspannung im Tumorgewebe eine Resistenz gegen eine Bestrahlungstherapie zur Folge haben kann. Dies beruht darauf, dass die durch die Bestrahlung gebildeten und therapeutisch wirksamen Sauerstoffradikale vermindert gebildet werden.

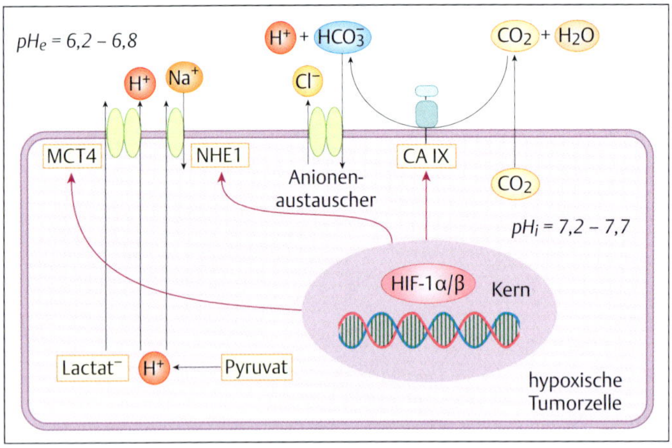

Abb. 9.**39** Regulation der pH-Homöostase durch HIF-1α/β. Der Export von Lactat und Protonen aus der Zelle wird durch HIF-1α/β-vermittelte Transkription von Genen gesteuert, die für den H^+/Lactat-Monocarboxylat-Transporter (MCT4) und den Amilorid-empfindlichen Na^+/H^+-Austauscher (NHE1) kodieren. HIF-1α/β verstärkt ferner die Transkription der Carboanhydrase IX (CA IX), die Bicarbonat bereitstellt, das durch Bicarbonat-Transporter in die Zelle gelangt und den pH_i erhöht. Aufgrund dieser Regulationsmechanismen ist der extrazelluläre pH-Wert im Tumorgewebe geringer als im Normalgewebe (Quelle: Brahimi-Horn u. Pouyssegur 2007).

Tabelle 9.**11** Fänger von Sauerstoffradikalen.

Substanz	**Wirkprinzip**	**ROS**					
		ROOH	**RO•**	**ROO•**	**OH•**	**O_2^-•**	**H_2O_2**
EGCG und andere Catechine	direkte Reaktion		x	x			
Flavonoide (z. B. Quercetin)	direkte Reaktion			x		x	
β-Carotin (Provit. A)	direkte Reaktion			x			
Ascorbinsäure (Vit. C)	direkte Reaktion				x	x	x
Tocopherol (Vit. E)	direkte Reaktion			x			
Coenzym Q (Vit. Q 10)	direkte Reaktion	x					
Selen/Glutathion	Bestandteil/Substrat der Glutathionperoxidase	x					x
Eisen	Bestandteil der Katalase						x
Zink, Mangan, Kupfer	Bestandteile von Superoxiddismutasen					x	

9.7.3 Antioxidanzien zur Tumorprävention?

Antioxidanzien, die ROS (beispielsweise H_2O_2, Sauerstoffradikale) abfangen, weisen in verschiedenen experimentellen Systemen eine tumorpräventive und auch wachstumshemmende Wirkung auf. ROS können das zweiwertige Eisenion der PDH2 (Pyruvatdehydrogenase-2) oxidieren und das Enzym auf diese Weise inaktivieren. Dies hat eine Stabilisierung von HIF-1α zur Folge. Möglicherweise ist eine adjuvante Therapie mit Antioxidanzien bei solchen Tumoren sinnvoll, bei denen eine kausale Beziehung zwischen der Funktion von HIF-1α und dem Tumorwachstum besteht. Antioxidativ wirken viele Vitamine und viele sekundäre Pflanzenmetabolite. Beispiele sind Vitamin A, das Catechin EGCG aus grünem Tee und das Flavonoid Quercetin aus Äpfeln (Tab. 9.**11**). Allerdings gibt es keine Anhaltspunkte dafür, dass die zusätzliche Aufnahme von Antioxidanzien bei ausgewogener Ernährung das Krebsrisiko verringert. Die überhöhte Aufnahme bestimmter Vitamine in konzentrierter Form kann sogar negative Effekte haben. Eine Studie zur Vitamin A Prävention von Lungenkrebs bei Rauchern wurde abgebrochen, als sich andeutete, dass zusätzliches Vitamin A das Krebsrisiko erhöht.

Literatur

Andreasen PA, Kjoller L, Christensen L et al. The urokinase-type plasminogen activator system in cancer metastasis: a review. Int J Cancer 1997; 72: 1–22

Angst BD, Marcozzi C, Magee AI. The cadherin superfamily: diversity in form and function. J Cell Sci 2001; 114: 629–641

Azenshtein E, Luboshits G, Shina S et al. The CC chemokine RANTES in breast carcinoma progression: regulation of expression and potential mechanisms of promalignant activity. Cancer Res 2002; 62: 1093–1102

Balkwill F. Cancer and the chemokine network. Nat Rev Cancer 2004; 4: 540–550

Becker KF, Atkinson MJ, Reich U et al. E-cadherin gene mutations provide clues to diffuse type gastric carcinomas. Cancer Res 1994; 54: 3845–3852

Berx G, Cleton-Jansen AM, Strumane K et al. E-cadherin is inactivated in a majority of invasive human lobular breast cancers by truncation mutations throughout its extracellular domain. Oncogene 1996; 13: 1919–1925

Berx G, van Roy F. The E-cadherin/catenin complex: an important gatekeeper in breast cancer tumorigenesis and malignant progression. Breast Cancer Res 2001; 3: 289–293

Blobel CP. ADAMs: key components in EGFR signalling and development. Nat Rev Mol Cell Biol 2005; 6: 32–43

Bracke ME, van Roy FM, Mareel MM. The E-cadherin/catenin complex in invasion and metastasis. Curr Top Microbiol Immunol 1996; 213: 123–161

Bradbury PA, Shepherd FA. Immunotherapy for lung cancer. J Thorac Oncol 2008; 3: S164–170

Brahimi-Horn MC, Pouyssegur J. Oxygen, a source of life and stress. FEBS Lett 2007; 581: 3582–3591

Brooks SA, Dwek MV, Schumacher U. Functional and molecular glycobiology. Oxford: Bios; 2002

Brooks-Wilson AR, Kaurah P, Suriano G et al. Germline E-cadherin mutations in hereditary diffuse gastric cancer: assessment of 42 new families and review of genetic screening criteria. J Med Genet 2004; 41: 508–517

Burridge K, Wennerberg K. Rho and Rac take center stage. Cell 2004; 116: 167–179

Calderwood DA, Ginsberg MH. Talin forges the links between integrins and actin. Nat Cell Biol 2003; 5: 694–697

Co C, Wong DT, Gierke S et al. Mechanism of actin network attachment to moving membranes: barbed end capture by N-WASP WH2 domains. Cell 2007; 128: 901–913

Conacci-Sorrell M, Zhurinsky J, Ben-Ze"ev A. The cadherin-catenin adhesion system in signaling and cancer. J Clin Invest 2002; 109: 987–991

Cote JF, Vuori K. GEF what? Dock180 and related proteins help Rac to polarize cells in new ways. Trends Cell Biol 2007; 17: 383–393

Cramer T, Yamanishi Y, Clausen BE et al. HIF-1alpha is essential for myeloid cell-mediated inflammation. Cell 2003; 112: 645–657

Decock J, Paridaens R, Cufer T. Proteases and metastasis: clinical relevance nowadays? Curr Opin Oncol 2005; 17: 545–550

Duffy MJ, Reilly D, O'Sullivan C et al. Urokinase-plasminogen activator, a new and independent prognostic marker in breast cancer. Cancer Res 1990; 50: 6827–6829

Egeblad M, Werb Z. New functions for the matrix metalloproteinases in cancer progression. Nat Rev Cancer 2002; 2: 161–174

Eva A, Vecchio G, Rao CD et al. The predicted DBL oncogene product defines a distinct class of transforming proteins. Proc Natl Acad Sci USA 1988; 85: 2061–2065

Foekens JA, Schmitt M, van Putten WL et al. Plasminogen activator inhibitor-1 and prognosis in primary breast cancer. J Clin Oncol 1994; 12: 1648–1658

Gabarra-Niecko V, Schaller MD, Dunty JM. FAK regulates biological processes important for the pathogenesis of cancer. Cancer Metastasis Rev 2003; 22: 359–374

Gao P, Zhang H, Dinavahi R et al. HIF-dependent antitumorigenic effect of antioxidants in vivo. Cancer Cell 2007; 12: 230–238

Gates J, Pfeifer M. Can 1000 reviews be wrong? Actin, alpha-catenin, and adherens junctions. Cell 2005; 123: 769–772

Giancotti FG, Ruoslahti E. Integrin signaling. Science 1999; 285: 1028–1032

Gumbiner BM. Cell adhesion: the molecular basis of tissue architecture and morphogenesis. Cell 1996; 84: 345–357

Gumbiner BM. Regulation of cadherin-mediated adhesion in morphogenesis. Nat Rev Mol Cell Biol 2005; 6: 622–634

Günthert U, Stauder R, Mayer B et al. Are CD44 variant isoforms involved in human tumour progression? Cancer Surv 1995; 24: 19–42

Hajra KM, Fearon ER. Cadherin and catenin alterations in human cancer. Genes Chromosomes Cancer 2002; 34: 255–268

Hall A. Rho GTPases and the actin cytoskeleton. Science 1998; 279: 509–514

Hanisch FG, Muller S. MUC1: the polymorphic appearance of a human mucin. Glycobiology 2000; 10: 439–449

Hannigan G, Troussard AA, Dedhar S. Integrin-linked kinase: a cancer therapeutic target unique among its ILK. Nat Rev Cancer 2005; 5: 51–63

Hehlgans S, Haase M, Cordes N. Signalling via integrins: implications for cell survival and anticancer strategies. Biochim Biophys Acta 2007; 1775: 163–180

Humphries MJ, Olden K, Yamada KM. A synthetic peptide from fibronectin inhibits experimental metastasis of murine melanoma cells. Science 1986; 233: 467–470

Hynes RO. Integrins: bidirectional, allosteric signaling machines. Cell 2002; 110: 673–687

Ilic D, Furuta Y, Kanazawa S et al. Reduced cell motility and enhanced focal adhesion contact formation in cells from FAK-deficient mice. Nature 1995; 377: 539–544

Iwamoto Y, Robey FA, Graf J et al. YIGSR, a synthetic laminin pentapeptide, inhibits experimental metastasis formation. Science 1987; 238: 1132–1134

Johnson JP. Cell adhesion molecules of the immunoglobulin supergene family and their role in malignant transformation and progression to metastatic disease. Cancer Metastasis Rev 1991; 10: 11–22

Jones S, Zhang X, Parsons DW et al. Core signaling pathways in human pancreatic cancers revealed by global genomic analyses. Science 2008 321: 1801–1806

Juliano RL. Signal transduction by cell adhesion receptors and the cytoskeleton: functions of integrins, cadherins, selectins, and immunoglobulin-superfamily members. Annu Rev Pharmacol Toxicol 2002; 42: 283–323

Kaelin WG Jr. The von Hippel-Lindau tumor suppressor gene and kidney cancer. Clin Cancer Res 2004; 10: 6290S–6295S

Kaelin WG Jr. ROS: really involved in oxygen sensing. Cell Metab 2005; 1: 357–358

Kannagi R, Izawa M, Koike T et al. Carbohydrate-mediated cell adhesion in cancer metastasis and angiogenesis. Cancer Sci 2004; 95: 377–384

Kjellen L, Lindahl U. Proteoglycans: structures and interactions. Annu Rev Biochem 1991; 60: 443–475

Leahy DJ, Aukhil I, Erickson HP. 2.0 A crystal structure of a four-domain segment of human fibronectin encompassing the RGD loop and synergy region. Cell 1996; 84: 155–164

Legate KR, Montanez E, Kudlacek O et al. ILK, PINCH and parvin: the tIPP of integrin signalling. Nat Rev Mol Cell Biol 2006; 7: 20–31

Machado JC, Oliveira C, Carvalho R et al. E-cadherin gene (CDH1) promoter methylation as the second hit in sporadic diffuse gastric carcinoma. Oncogene 2001; 20: 1525–1528

Martin GR, Timpl R. Laminin and other basement membrane components. Annu Rev Cell Biol 1987; 3: 57–85

Mitra SK, Hanson DA, Schlaepfer DD. Focal adhesion kinase: in command and control of cell motility. Nat Rev Mol Cell Biol 2005; 6: 56–68

Mizejewski GJ. Role of integrins in cancer: survey of expression patterns. Proc Soc Exp Biol Med 1999; 222: 124–138

Naor D, Sionov RV, Ish-Shalom D. CD44: structure, function, and association with the malignant process. Adv Cancer Res 1997; 71: 241–319

Nelson WJ, Nusse R. Convergence of Wnt, beta-catenin, and cadherin pathways. Science 2004; 303: 1483–1487

Orntoft TF, Vestergaard EM. Clinical aspects of altered glycosylation of glycoproteins in cancer. Electrophoresis 1999; 20: 362–371

Plow EF, Haas TA, Zhang L et al. Ligand binding to integrins. J Biol Chem 2000; 275: 21785–21788

Pollänen J, Stephens RW, Vaheri A. Directed plasminogen activation at the surface of normal and malignant cells. Adv Cancer Res 1991; 57: 273–328

Pollard TD, Borisy GG. Cellular motility driven by assembly and disassembly of actin filaments. Cell 2003; 112: 453–465

Ponta H, Sherman L, Herrlich PA. CD44: from adhesion molecules to signalling regulators. Nat Rev Mol Cell Biol 2003; 4: 33–45

Pouyssegur J, Dayan F, Mazure NM. Hypoxia signalling in cancer and approaches to enforce tumour regression. Nature 2006; 441: 437–443

Preissner KT. Structure and biological role of vitronectin. Annu Rev Cell Biol 1991; 7: 275–310

Prockop DJ, Kivirikko KI. Collagens: molecular biology, diseases, and potentials for therapy. Annu Rev Biochem 1995; 64: 403–434

Pyke C, Kristensen P, Ralfkiaer E et al. Urokinase-type plasminogen activator is expressed in stromal cells and its receptor in cancer cells at invasive foci in human colon adenocarcinomas. Am J Pathol 1991; 138: 1059–1067

Reynolds AB, Roczniak-Ferguson A. Emerging roles for p120-catenin in cell adhesion and cancer. Oncogene 2004; 23: 7947–7956

Ridley AJ, Hall A. The small GTP-binding protein rho regulates the assembly of focal adhesions and actin stress fibers in response to growth factors. Cell 1992; 70: 389–399

Ridley AJ, Paterson HF, Johnston CL et al. The small GTP-binding protein rac regulates growth factor-induced membrane ruffling. Cell 1992; 70: 401–410

Rossman KL, Der CJ, Sondek J. GEF means go: turning on RHO GTPases with guanine nucleotide-exchange factors. Nat Rev Mol Cell Biol 2005; 6: 167–180

Sakai T, Li S, Docheva D et al. Integrin-linked kinase (ILK) is required for polarizing the epiblast, cell adhesion, and controlling actin accumulation. Genes Dev 2003; 17: 926–940

Semenza GL. Targeting HIF-1 for cancer therapy. Nat Rev Cancer 2003; 3: 721–732

Sharon N, Lis H. Lectins. 2nd ed. Dodrecht, Boston, London: Kluwer Academic Publishers; 2003

Sternlicht MD, Werb Z. How matrix metalloproteinases regulate cell behavior. Annu Rev Cell Dev Biol 2001; 17: 463–516

Sugihara K, Nakatsuji N, Nakamura K et al. Rac1 is required for the formation of three germ layers during gastrulation. Oncogene 1998; 17: 3427–3433

Takenawa T, Suetsugu S. The WASP-WAVE protein network: connecting the membrane to the cytoskeleton. Nat Rev Mol Cell Biol 2007; 8: 37–48

Tapiovaara H, Alitalo R, Vaheri A. Plasminogen activation on tumor cell surface and its involvement in human leukemia. Adv Cancer Res 1996; 69: 101–133

Thies A, Moll I, Berger J et al. CEACAM1 expression in cutaneous malignant melanoma predicts the development of metastatic disease. J Clin Oncol 2002; 20: 2530–2536

Turk B. Targeting proteases: successes, failures and future prospects. Nat Rev Drug Discov 2006; 5: 785–799

Varki A, Cummings R, Esko J et al. Essentials of glycobiology. New York: Cold Spring Harbor Laboratory Press; 1999

Vega FM, Ridley AJ. SnapShot: Rho Family GTPases. Cell 2007; 129: 1430

Venter JC, Adams MD, Myers EW et al. The sequence of the human genome. Science 2001; 291: 1304–1351

Vestweber D, Blanks JE. Mechanisms that regulate the function of the selectins and their ligands. Physiol Rev 1999; 79: 181–213

Webb DJ, Donais K, Whitmore LA et al. FAK-Src signalling through paxillin, ERK and MLCK regulates adhesion disassembly. Nat Cell Biol 2004; 6: 154–161

Wheelock MJ, Johnson KR. Cadherins as modulators of cellular phenotype. Annu Rev Cell Dev Biol 2003; 19: 207–235

Williams AF, Barclay AN. The immunoglobulin superfamily–domains for cell surface recognition. Annu Rev Immunol 1988; 6: 381–405

Wood LD, Parsons DW, Jones S et al. The genomic landscapes of human breast and colorectal cancers. Science 2007; 318: 1108–1113

Wu C. PINCH, N(i)ck and the ILK: network wiring at cell-matrix adhesions. Trends Cell Biol 2005; 15: 460–466

Yamaguchi H, Condeelis J. Regulation of the actin cytoskeleton in cancer cell migration and invasion. Biochim Biophys Acta 2007; 1773: 642–652

Yamaguchi H, Pixley F, Condeelis J. Invadopodia and podosomes in tumor invasion. Eur J Cell Biol 2006; 85: 213–218

Zamir E, Geiger B. Molecular complexity and dynamics of cell-matrix adhesions. J Cell Sci 2001; 114: 3583–3590

10 Mechanismen der malignen Progression

"Unless the problems associated with interpretation of human data are recognized, there is disturbing possibility that unnecessarily complex and/or irrelevant mechanisms are being proposed for 'non-phenomena'." (Weiss 1992)

10.1 Stadien der malignen Progression

> Unter maligner Progression versteht man die Ausbreitung transformierter Zellen im Organismus. Auf der Basis von histologischen, zytologischen und zellbiologischen Untersuchungen lassen sich verschiedene Schritte der malignen Progression abgrenzen.

Die Progression von Karzinomen umfasst im Vergleich zu Sarkomen einige spezifische Schritte, die mit der Organisation des Epithels zusammenhängen. Die maligne Progression soll daher am Beispiel des Karzinoms dargestellt werden (Abb. 10.**1**).

Die morphologischen Veränderungen, die man innerhalb eines Epithels im Verlauf der malignen Transformation beobachten kann, lassen sich gut am Beispiel des Zervixkarzinoms darstellen, da aufgrund von Vorsorgeuntersuchungen eine differenzierte Beurteilung einzelner Stadien möglich ist. In dem unverhornten Plattenepithel teilen sich nur die an die Basalmembran angrenzenden Zellen. Zu den höheren Zellschichten hin werden die Zellen flacher und verlassen schließlich den Zellverband. Die mildeste morphologische Veränderung ist die Hyperplasie, in der das Epithel verdickt und der Anteil der Mitosen in den Zellen der basalen Zellschicht vermehrt ist. Im Stadium der Dysplasie finden sich Mitosen auch in Zellschichten oberhalb der basalen Zellschicht. Die Zellen sind morphologisch verändert (vielgestaltig, polymorph), weisen in den oberen Zellschichten aber noch Zeichen der Differenzierung auf. Im Carcinoma-in-situ (CIS) enthalten alle Zellschichten unreife, polymorphe und proliferierende Zellen. Der Karyotyp einiger Zellen ist verändert. Im CIS ist im Gegensatz zum Karzinom die Basalmembran noch intakt (Abb. 10.**1a**).

- Der Übergang vom normalen Epithel zum CIS ist somit durch eine zunehmend geringere Differenzierung gekennzeichnet, die sich u. a. in einer **veränderten Zellform**, einer **gestörten Position der Zellen zueinander** und einem zunehmenden **Verlust der Gewebsstruktur** äußert.
- Im weiteren Verlauf durchdringen die Tumorzellen die Basalmembran und erfüllen damit ein wesentliches Definitionskriterium maligner Tumoren (Abb. 10.**1b**).
- Ab einer bestimmten Größe sinkt die Sauerstoffspannung im Tumor unter eine kritische Grenze. Um in Gebiete mit besserer Sauerstoffversorgung zu gelangen, wandern Tumorzellen in das umgebende Bindegewebe ein (**Invasion**). Hierbei können sie aktiv Bestandteile des Bindegewebes abbauen (**Destruktion**).
- Die Tumorzellen treten in Kontakt mit ihrer Umgebung. Sie induzieren eine **Entzündungsreaktion**, die mit der Freisetzung von Botenstoffen und der Synthese von Bindegewebe (**Stroma**) einhergeht.
- Der Tumor induziert die Ausbildung neuer Blutgefäße, um sich mit Sauerstoff und Nährstoffen zu versorgen (**Angiogenese**).
- In invasiv wachsenden Karzinomen beobachtet man Tumorzellnester oder einzelne Tumorzellen, die sich aus dem Zellverband gelöst haben. Voraussetzung hierfür ist der **Verlust der Zell-Zell-Adhäsion**, die für den Zusammenhalt des normalen Epithels verantwortlich ist.
- Der **Einbruch von Tumorzellen in Lymph- und/oder Blutgefäße** ist der erste Schritt zur Metastasierung. Dringen Tumorzellen in die Lymphabflusswege ein, bilden sich zunächst Absiedlungen in den regionären Lymphknoten. Über die Lymphabflusswege bzw. infiltrierte Blutgefäße gelangen Tumorzellen in die Blutbahn.
- Wenn adhärent wachsende Zellen den Substratkontakt, in vivo beispielsweise zur Basalmembran, verlieren, wird in der Regel Apoptose ausgelöst. In Tumorzellen, die in der Blutbahn über-

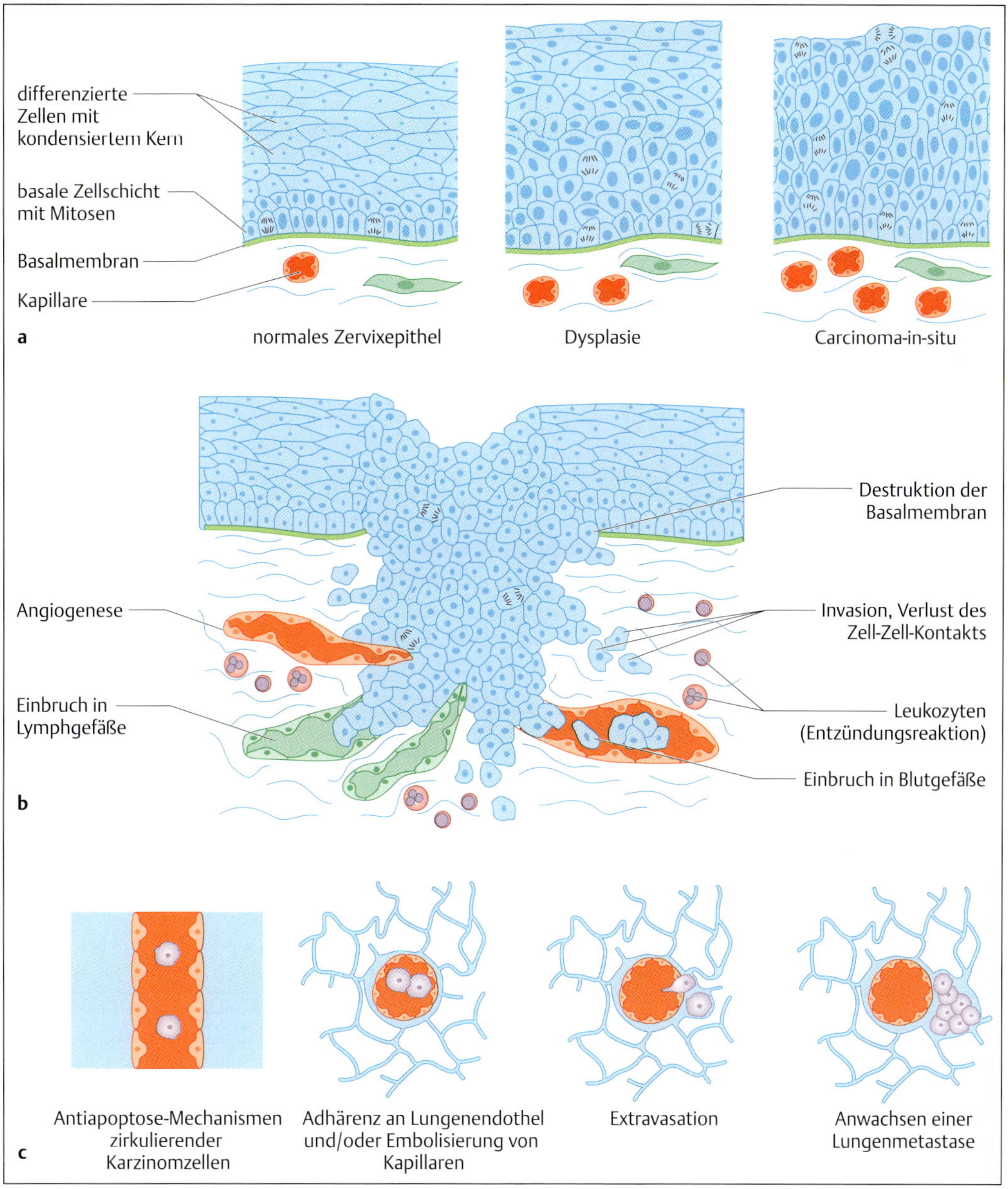

Abb. 10.**1 a** Dysplasie und Carcinoma-in-situ des Zervixepithels. Im dysplastischen Epithel sind die Mitosen nicht mehr auf die basale Zellschicht beschränkt; die Zellen sind polymorph, weisen in den höheren Zellschichten aber noch eine regelrechte Differenzierung auf. Im Carcinoma-in-situ finden sich Mitosen in allen Zellschichten, die Differenzierung ist weitgehend aufgehoben. Einzelne Zellen besitzen einen veränderten Karyotyp. Dysplasie und insbesondere Carcinoma-in-situ sind durch eine erhöhte Kapillardichte unterhalb der Basalmembran gekennzeichnet. **b** Eigenschaften eines invasiv wachsenden Karzinoms. **c** Schritte der hämatogenen Metastasierung.

leben, müssen Mechanismen zum **Schutz gegen Apoptose** aktiv sein (Abb. 10.1**c**).

- In etwa 90 % aller Karzinome bilden sich Fernmetastasen in denjenigen Kapillarbetten, in die die Tumorzellen entsprechend der anatomischen Lokalisation des Tumors zuerst gelangen. Dies kann über eine **Embolisierung der Endstrombahn** oder durch **Adhärenz der Tumorzellen an das Endothel** geschehen.

- Die Tumorzellen durchdringen das Endothel mit der endothelialen Basalmembran (**Extravasation**), invadieren das subendotheliale bindegewebige Stroma und im weiteren Verlauf das Parenchym des betreffenden Organs. Die Tumorzelle teilt sich und wächst zu einer Metastase aus (Abb. 10.**1c**).

10.2 Histopathologische Einteilung von Tumoren

> In der histopathologischen Klassifikation von Tumoren wird das Herkunftsgewebe der Tumoren (**Typing**), die Reife von Zellen und Geweben (**Grading**) und die Ausbreitung der Tumoren (**Staging**) beurteilt.

Auf Basis der histologischen Klassifikation von Tumoren werden Therapieentscheidungen und prognostische Aussagen getroffen. Unter den epithelialen Tumoren, die mehr als 90 % aller Tumoren ausmachen, werden dem Ausgangsgewebe entsprechend Plattenepithel-, Adeno- und Übergangszellkarzinome unterschieden. Sarkome werden – ebenfalls vom Ausgangsgewebe ausgehend – in Osteo-, Chondro- und Fibrosarkome unterteilt. Das Grading bezieht sich auf die Ähnlichkeit eines Tumors zum Ausgangsgewebe. Als Beispiel soll das Adenokarzinom dienen, ein Tumor drüsenbildender Epithelgewebe. Wenn die Drüsenstrukturen noch gut erkennbar sind, spricht man von einem hohen Differenzierungsgrad, das Grading ist niedrig (G1). Mit abnehmendem Differenzierungsgrad steigt das Grading. Tumoren ohne erkennbare Differenzierung wird die Gradingstufe G4 zugeordnet. Die verschiedenen Differenzierungsstufen sind in Abb. 10.**2** für ein einfaches Zylinderepithel dargestellt.

TNM-Klassifikation. Die Ausbreitung eines Tumors wird durch die TNM-Klassifikation erfasst, die von der „Union internationale contre le cancer (UICC)" (www.uicc.org) eingeführt wurde. Die TNM-Klassifikation ist eine empirische Einteilung, die auf statistischen Untersuchungen basiert und als Grundlage für Diagnose, Therapie und Prognose von soliden Tumoren dient. Die wichtigsten Kriterien bei dieser Einteilung sind

- Tumorgröße **T** (T1–T4),
- Streuung der Tumorzellen in regionäre Lymphknoten **N** (engl. sentinel lymph nodes, N0–N2),
- Metastasierung in entfernt liegende Organe **M** (M0 oder M1).

Ein kleiner Tumor, der in wenige nahe Lymphknoten metastasiert hat und bei dem keine Fernmetastasen nachweisbar sind, wird demnach mit T1N1M0 klassifiziert.

10.3 Tumorstroma

Zusammenfassung

Ein Tumor muss als eine Einheit der eigentlich transformierten Zelle und der umgebenden Zellen und Gewebsstrukturen angesehen werden. Die Umgebung des Tumors besteht aus Bindegewebe und Zellen wie Fibroblasten, Makrophagen, Granulozyten und Lymphozyten (Tumorstroma, engl. microenvironment). Manche Tumorarten wie zum Beispiel Mammakarzinome können überwiegend aus nicht epithelialem Tumorstroma bestehen. Die Tumorzellen beeinflussen ihre Umgebung, und die Umgebung wirkt auf die Tumorzellen zurück. Invadierende Tumorzellen induzieren in ihrer Umgebung oft eine Reaktion, die bei der Wundheilung beobachtet wird. Im Gegensatz zu normalen Wunden sind unbehandelte Tumoren allerdings Wunden, die nicht heilen. Tumoren und Entzündungsreaktionen sind eng vergesellschaftet. Tumoren können einerseits auf dem Boden chronischer Entzündungen entstehen. Andererseits lösen Tumorzellen fast immer eine Entzündungsreaktion aus, die die Tumorpro-

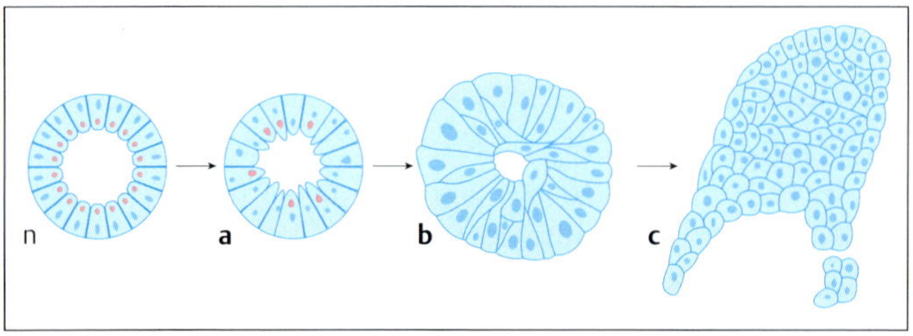

Abb. 10.**2** Verschiedene Differenzierungsgrade am Beispiel eines einschichtigen, schleimbildenden Zylinderepithels. **n** normales Epithel; **a** relativ hohe Differenzierung, Schleimbildung z. T. noch erhalten; **b** geringe Differenzierung, Drüsenstruktur noch erkennbar; **c** fehlende Differenzierung.

gression vorantreiben kann. Entzündungszellen produzieren Proteinasen und chemotaktisch wirkende Substanzen und können so einen aktiven Beitrag zur Ausbreitung der Tumorzellen leisten. Die Bedeutung der Entzündungsreaktion für die Tumorprogression wird u. a. dadurch belegt, dass entzündungshemmende Pharmaka auch das Tumorwachstum hemmen können (s. Kap. 8, S. 277).

10.3.1 Begriffsbestimmung

Epithelien sind in der Regel von Bindegewebe umgeben. Im Bindegewebe verlaufen Blut- und Lymphgefäße, die für Ernährung, Sauerstofftransport und den Abtransport von Flüssigkeit und Abfallprodukten verantwortlich sind. Neben dieser eher passiven Funktion nimmt die bindegewebige Matrix jedoch auch eine aktive Funktion bei der Gestaltung von Geweben und Organen wahr. Dies wird durch Experimente belegt, in denen Epithelien und bindegewebige Matrizes unterschiedlicher Organe in vivo kombiniert wurden. Kommen etwa Epithel und Mesenchym der Brustdrüse zusammen, entwickelt sich die typische baumartige Struktur des Mammaepithels. Wird das Mammaepithel hingegen mit dem Mesenchym einer Speicheldrüse kombiniert, ähnelt die epitheliale Struktur eher derjenigen einer Speicheldrüse. Umgekehrt kann das Mesenchym aus der Brustdrüse in Epithelien aus anderen Geweben Milchproduktion induzieren (Nelson u. Bissell 2006).

Tumoren sind aberrante Organe, in denen die Regeln der Histogenese zwar gestört, jedoch nicht völlig außer Kraft gesetzt sind. Wie für normale Gewebe gilt daher auch für Karzinome, dass eine reziproke Interaktion zwischen der epithelialen und der nicht epithelialen Umgebung existiert. Im Verlauf des Wachstums muss der Tumor die Zufuhr von Sauerstoff und Nährstoffen sichern. Da die hierfür erforderlichen Gefäße im Bindegewebe verlaufen, muss er auch für den Nachschub an Bindegewebe sorgen. Tumorepithelien können ihre unmittelbare Umgebung so manipulieren, dass sie den eigenen Expansionsbestrebungen dient. Es wäre daher zu einfach, die Eigenschaften eines Karzinoms einseitig auf den epithelialen Anteil zu beziehen.

Derjenige Anteil eines Tumors, der nicht aus offensichtlich transformierten Zellen besteht, wird im Allgemeinen als **Tumorstroma** bezeichnet. Dieser Begriff basiert primär auf der Beobachtung histologischer Schnitte; die Bedeutung dieses Gewebsanteils für die funktionellen Eigenschaften des Tumors wurde erst später deutlich. Um diesen funktionellen Aspekt zu berücksichtigen, wurde in der englischsprachigen Literatur der Begriff „microenvironment" geprägt. Im Folgenden schließt der Begriff „Tumorstroma" den funktionellen Aspekt mit ein und wird im Sinne von „microenvironment" verwendet. Unter **Desmoplasie** wird die (überschießende) Bildung bindegewebiger Anteile in einem Tumor verstanden. Der Anteil des Stromas in verschiedenen Tumorarten unterscheidet sich deutlich. In Mamma-, Magen- und Pankreaskarzinomen kann der Stromaanteil bis zu 90 % ausmachen, in Melanomen ist er hingegen gering.

Tabelle 10.**1** Zusammensetzung des Tumorstromas.

Blut- und Lymphgefäße	**fibroblastoide Zellen**
Endothelzellen	Fibroblasten
Perizyten	Myofibroblasten
Basalmembran: Laminin, Kollagen IV, Proteoglykane	glatte Muskelzellen
Entzündungszellen	**extrazelluläre Matrix**
Makrophagen	Fibrin
dendritische Zellen	Fibronectin
Granulozyten	Kollagene (I, III, VI, XV, XVIII)
Mastzellen	Laminin 7
Lymphozyten	Proteoglykane
	Hyaluronsäure

Die Zusammensetzung des Tumorstromas ist in Tab. 10.**1** wiedergegeben. Die Bestandteile der extrazellulären Matrix (ECM) werden überwiegend durch Fibroblasten und fibroblastenähnliche Zellen synthetisiert. Ein bedeutender Bestandteil der Matrix ist jedoch auch **Fibrin**, das aus dem Blutplasma stammt und aus undichten Blutgefäßen des Tumors austritt. In der bindegewebigen Matrix verlaufen Blut- und Lymphgefäße. Aus funktioneller Sicht sind Entzündungszellen ein besonders wichtiger Bestandteil der Mikroumgebung des Tumors (Mueller u. Fusenig 2004; Tlsty u. Coussens 2006).

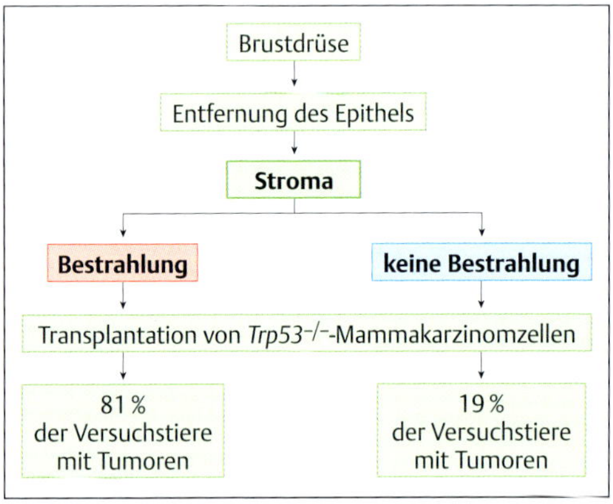

Abb. 10.**3** Tumorstroma als Zielstruktur der Karzinogenese. Aus den Brustdrüsen von Mäusen wurde der epitheliale Anteil entfernt. Die Inzidenz von Tumoren nach Transplantation einer Mammakarzinomzelllinie (CDMMA-D, beide *Trp53*-Allele mutiert) war deutlich höher, wenn das Tumorstroma zuvor bestrahlt worden war (Quelle: Barcellos-Hoff u. Ravani 2000).

10.3.2 Einfluss der Umgebung auf die Tumorentstehung

Bestrahlung oder chemische Karzinogene können in Nagetieren Mammakarzinome induzieren. Da es sich hierbei um mutagene Agenzien handelt und Mammakarzinome aus Epithelzellen entstehen, liegt der Schluss nahe, dass ausschließlich die Epithelzellen betroffen sind, die nach Transformation den malignen Phänotyp bestimmen. Es gibt jedoch experimentelle Hinweise, dass die durch Karzinogene veränderte Umgebung auf epitheliale Tumorzellen zurückwirkt. Um die Bedeutung der direkten Umgebung von Mammaepithelzellen für die Karzinogenese nachzuweisen, wurden die epithelialen Anteile aus dem Fettpolster der Brustdrüsen von Nagern entfernt. Der verbleibende Gewebsanteil wurde dann einer karzinogenen Behandlung unterzogen, anschließend wurden Mammaepithelzellen reimplantiert. In dem in Abb. 10.**3** dargestellten Versuch wurde das Brustgewebe nach Entfernung der epithelialen Anteile bestrahlt (Barcellos-Hoff u. Ravani 2000). Anschließend wurde eine Mammaepithelzelllinie reimplantiert, in der beide *TP53*-Allele inaktiviert waren. Wenn die Tumorzellen in die vorbestrahlte Umgebung transplantiert wurden, entwickelten sich deutlich mehr Tumoren als in den nicht bestrahlten Kontrolltieren. Auch für chemische Karzinogene wurde gezeigt, dass sie nicht nur auf Epithelien, sondern auch auf deren Umgebung eine tumorpromovierende Wirkung ausüben können (Maffini et al. 2004). In dem in Abb. 10.**4** dargestellten Versuch wurden Ratten, denen die Epithelzellen aus den Brustdrüsen entnommen worden waren, mit dem Karzinogen N-Nitrosomethylharnstoff behandelt. Nach Retransplantation der Epithelzellen entstanden nur in den

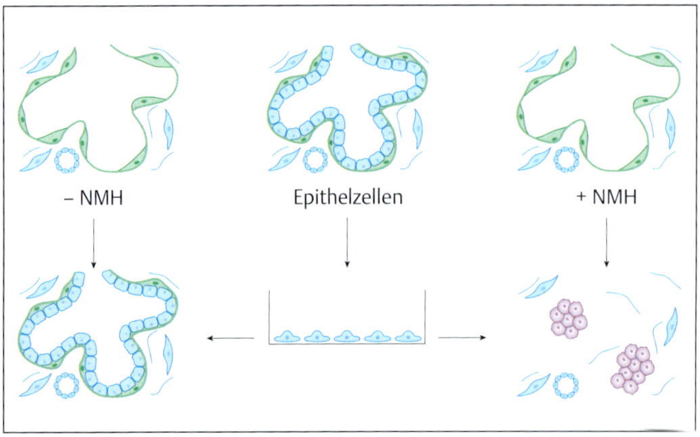

Abb. 10.**4** Tumorstroma als Zielstruktur der Karzinogenese. Aus Brustdrüsen der Ratte wurden die epithelialen Anteile entfernt und in Zellkultur überführt. Den Ratten wurde anschließend das Karzinogen N-Nitrosomethylharnstoff (NMH) zugeführt. Nach Retransplantation der Epithelzellen in die Fettpolster der Brustdrüse der NMH-behandelten Tiere, nicht jedoch der unbehandelten Tiere, entwickelten sich Karzinome, und zwar unabhängig davon, ob die Epithelzellen in einem NMH-haltigen Medium kultiviert worden waren oder nicht (Quelle: Maffini et al. 2004).

karzinogenbehandelteten Tieren Karzinome. Interessanterweise war es ohne Belang, ob die Epithelzellen vor der Retransplantation in An- oder Abwesenheit des Karzinogens kultiviert worden waren. Diese Versuche zeigen, dass an der physikalisch oder chemisch ausgelösten Karzinogenese nicht nur Epithelzellen, sondern auch die unmittelbare Umgebung der Epithelzellen beteiligt sind.

In der Folge sollen die molekularen und zellulären Grundlagen dargestellt werden, die der tumorfördernden Wirkung der Umgebung transformierter Epithelien zugrunde liegen.

10.3.3 Verwundung und Entzündung

Das erste Onkogen, das beschrieben wurde, war das v-*src*-Onkogen des Rous-Sarcoma-Virus (RSV). Diese Entdeckung, die mit dem Nobelpreis ausgezeichnet wurde, hat entscheidend dazu beigetragen, Krebs als eine genetische Erkrankung zu betrachten. Dabei werden die Randbedingungen, die nach der Infektion von Hühnerküken mit dem RSV-Virus Tumoren auslösten, häufig übersehen. Im infizierten Küken wachsen nämlich spontan zunächst keine Tumoren. Erst wenn eine Wunde gesetzt wird, entsteht am Ort der Verwundung ein Tumor (Martins-Green et al. 1994; Sieweke et al. 1989) (Abb. 10.**5**). Die Tatsache, dass Tumoren in vielen Aspekten der geweblichen Organisation von Wunden ähneln, ist bereits lange bekannt. Tumoren wurden daher als Wunden bezeichnet, die nicht heilen (Dvorak 1986). Um die Beziehung zwischen Wunde, Entzündung und Tumor zu verstehen, sei zunächst der Ablauf der Wundheilung dargestellt.

Wundheilung. Durch eine Verwundung werden das Endothel und das subendotheliale Gewebe geschädigt. An das subendotheliale Gewebe adhärieren Thrombozyten, die nach Aktivierung verkleben und einen Pfropf bilden. Im Verlauf der nachfolgenden plasmatischen Gerinnung wird der Pfropf durch das Fibringerüst stabilisiert. In dieser initialen Phase der Blutstillung werden viele Substanzen freigesetzt, die den weiteren Verlauf der Wundheilung bestimmen. Zu diesen Faktoren gehören Arachidonsäuremetabolite, Heparin, Thrombin, Fibrinogen und Wachstumsfaktoren wie PDGF, TGF-β1 und FGF-2. Manche der freigesetzten Faktoren wirken chemotaktisch auf Granulozyten, Monozyten, Fibroblasten und Myofibroblasten, die in das verwundete Gewebe einwandern und ihrerseits wieder biologisch aktive Botenstoffe ausschütten. Von den Fibroblasten werden Bestandteile der ECM synthetisiert, die im weiteren Verlauf modelliert und schließlich zu einer Narbe organisiert werden. Wundheilung geht somit mit einer Entzündungsreaktion einher; das entzündlich veränderte Gewebe wird als Granulationsgewebe bezeichnet. Trotz der Vielzahl der zellulären und molekularen Komponenten, die in einem komplexen Netzwerk interagieren, entsteht als Endpunkt der Wundheilung eine organisierte Narbe. Die Zusammensetzung des Tumorstromas ist mit dem im Verlauf der Wundheilung entstehenden Granulationsgewebe vergleichbar, ein Endpunkt vergleichbar der physiologischen Wundheilung wird allerdings nicht erreicht. Die Organisation der unmittelbaren Umgebung transformierter Zellen kann mit dem vergeblichen Versuch einer Narbenbildung verglichen werden.

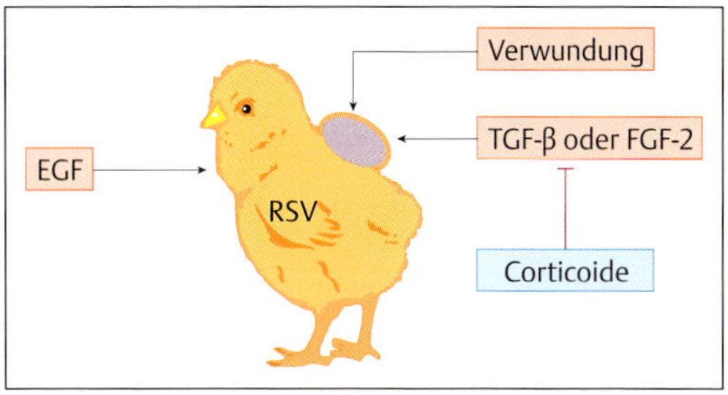

Abb. 10.**5** Verwundung und Entzündung bei der RSV-induzierten Tumorentstehung. Die Infektion von Küken mit dem Rous-Sarcoma-Virus (RSV) reicht alleine nicht aus, um Tumoren zu induzieren. Erst nach Verwundung oder nach lokaler Injektion von TGF-β oder FGF-2 werden Tumoren induziert. Die Tumorentstehung wird durch entzündungshemmende Corticoide gehemmt. Nach Applikation von EGF entstehen keine Tumoren (Quelle: Martins-Green et al. 1994).

Wie später erläutert, ist das Blutgefäßsystem von Tumoren durchlässig. Dies führt dazu, dass Fibrinogen aus der Blutbahn in das interstitielle Gewebe austritt. Man geht davon aus, dass die Umwandlung von Fibrinogen in Fibrin dazu beiträgt, die Wundreaktion in Tumoren zu unterhalten.

Eine Entzündungsreaktion ist nicht nur eine Begleiterscheinung der Tumorprogression; insbesondere chronische Entzündungen können auch Tumoren auslösen. Man schätzt, dass ungefähr 15 % der malignen Tumoren des Menschen auf dem Boden chronisch-entzündlicher Veränderungen entstehen. In Tab. 10.**2** sind Erkrankungen aufgeführt, die mit chronischen Entzündungen und einem erhöhten Risiko für Tumorerkrankungen einhergehen (Coussens u. Werb 2002).

Tabelle 10.**2** Chronische Entzündungen, die mit Tumorerkrankungen assoziiert sind.

Entzündung	Tumor
Bronchitis	Lungenkarzinom
Colitis ulcerosa	Kolonkarzinom
Refluxösophagitis	Ösophaguskarzinom
Gastritis (*Helicobacter pylori*)	Magenkarzinom
Virushepatitis (B, C)	Leberzellkarzinom
Cystitis (Schistosomiasis)	Blasenkarzinom

10.3.4 Molekulare und zelluläre Grundlagen der Stromareaktion

Von Beginn an besteht eine enge Interaktion zwischen Tumorzellen und Komponenten der unmittelbaren Tumorumgebung, die der Stromareaktion zugrunde liegt. Die Veränderung der Umgebung kann primär durch die transformierten Tumorzellen ausgelöst werden. Faktoren, die von den Tumorzellen gebildet werden, können verschiedene Zielzellen der Umgebung ansteuern. So aktiviert TGF-β Fibroblasten, CCL2 (MCP1) wirkt chemotaktisch auf Monozyten und VEGF (Vascular endothelial Growth Factor) stimuliert Endothelzellen und initiiert die Angiogenese. Die Tumorumgebung kann aber auch die endgültige maligne Transformation erst auslösen. Viren oder chemische Karzinogene können in Zellen genomische Veränderungen initiieren, ohne dass eine phänotypische Entartung der Zellen sichtbar wäre. Das Tumorwachstum wird in diesen Modellen erst durch tumorpromovierende Substanzen oder Ereignisse ausgelöst, die selbst nicht mutagen wirken (siehe Kap. 3, S. 43). In RSV-infizierten Hühnern kann die Verwundung durch inflammatorische Mediatoren wie TGF-β und FGF-2, nicht jedoch durch EGF ersetzt werden (Abb. 10.**5**). Da die Entstehung von Tumoren durch Corticosteroide unterdrückt werden kann, muss die Entzündungsreaktion als das eigentliche tumorpromovierende Ereignis angesehen werden (Martins-Green et al. 1994). Auch chemische Tumorpromotoren wie Phorbolester gehen mit einer starken Entzündungsreaktion einher.

Eine inflammatorische Reaktion kann auch indirekt Folge der VEGF-Wirkung sein. Der Faktor wurde initial auch als „Vascular Permeability Factor" bezeichnet, da er die Permeabilität von Blutgefäßen erhöht. Aus den Gefäßen treten Plasminogen sowie Fibrinogen und weitere Gerinnungsfaktoren aus (Abb. 10.**6**). Die Gerinnung wird durch den „Tissue Factor" ausgelöst, der von den Tumorzellen und anderen Zellen des Stromas stammen kann. Parallel zur Gerinnung wird die Fibrinolyse durch uPA aktiviert. Nach Transplantation von Fibringelen kommt es zu einer Entzündungsreaktion. Dieser Befund zeigt, dass Fibrin und dessen Spaltprodukte eine Entzündung auslösen können. Im weiteren Verlauf entsteht ein Gewebe, das dem Granulationsgewebe der Wundheilung ähnelt. Fibrin wird sukzessive durch Kollagen III und Kollagen I ersetzt (Dvorak 1986).

Im Folgenden werden anhand experimenteller Befunde verschiedene Komponenten des Tumorstromas hinsichtlich ihrer potenziellen Wirkung auf Entstehung und Progression maligner Tumoren er-

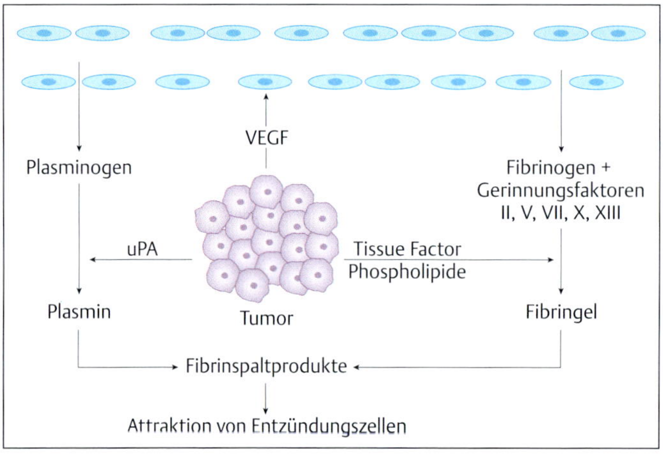

Abb. 10.**6** Tumoren sind Wunden, die nicht heilen. VEGF erhöht die Permeabilität der Blutgefäße. Dies hat den Austritt von Plasminogen, Fibrinogen und weiteren Gerinnungsfaktoren zur Folge. Der für die Gerinnung erforderliche Tissue Factor und Phospholipide werden von den Tumorzellen geliefert. Das von den Tumorzellen gebildete uPA setzt Plasmin aus Plasminogen frei. Plasmin spaltet das vernetzte Fibringel und setzt Fibrinspaltprodukte frei, die als Entzündungsmediatoren wirken. Der aktuelle Gehalt an Fibrin im Tumor hängt vom Gleichgewicht zwischen Gerinnung und Fibrinolyse ab (Quelle: Dvorak 1986).

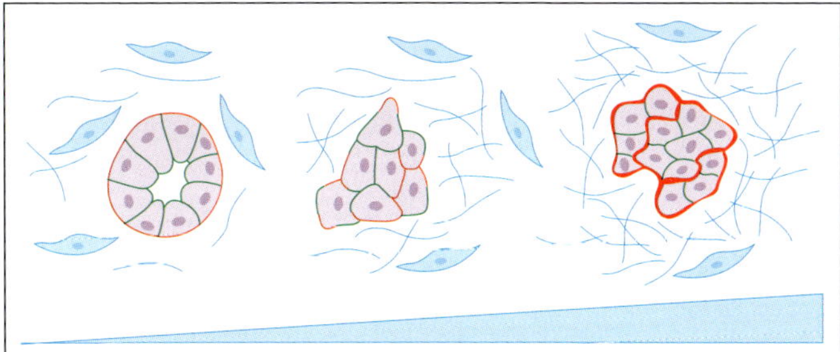

Abb. 10.**7** Auswirkung des Tumorstromas auf die Differenzierung von Mammakarzinomzellen in vitro. Die Steifigkeit der Bindegewebsumgebung beeinflusst die Morphologie von Mammaepithelzellen. Wenn Mammaepithelzellen in einer gering konzentrierten Kollagen-I-Matrix kultiviert werden, bilden die Zellen gut differenzierte acinusartige Strukturen aus. β-Catenin (grün) ist zwischen den Acinuszellen an der Innenseite der Zellmembran lokalisiert, α6β4-Integrin (rot) an der Basis. Mit steigender Kollagenkonzentration und Steifigkeit der Bindegewebsmatrix geht die organisierte Acinusstruktur und die regelrechte Lokalisation von β-Catenin und Integrin verloren (Quelle: nach Ergebnissen von Paszek et al. 2005).

läutert. Verglichen mit den komplexen Interaktionen zwischen Tumorzellen und Komponenten des Tumorstromas sind die Zusammenhänge notwendigerweise stark vereinfacht und exemplarisch an experimentellen Modellen dargestellt.

Extrazelluläre Matrix (ECM)

Desmoplastisches Tumorstroma enthält im Vergleich zum Stroma von Normalgeweben große Mengen an Fibronectin, Proteoglykanen und vor allem an fibrillären Kollagenen (Kollagen I, Kollagen III). In manchen Tumoren, wie Mamma-, Magen- und Pankreaskarzinomen, kann der Bindegewebsanteil bis zu 90 % betragen. Die ECM des ausgereiften Stromagewebes besteht überwiegend aus Kollagen I. Die Epithelzellen des Tumors sind somit im Gegensatz zu Zellen normaler Epithelien in einer steifen Kollagenmatrix eingebettet. Bei Patientinnen mit Mammakarzinomen ohne diagnostizierte Lymphknotenmetastasen ist eine starke Desmoplasie im Primärtumor im Vergleich zu Tumoren ohne eine solche Reaktion häufiger mit einer späteren Metastasierung verbunden (Colpaert et al. 2001). Zudem geht eine Narbenbildung nach Biopsie benigner Mammaläsionen mit einem doppelten Risiko für ein Mammakarzinom einher (Jacobs et al. 1999). Auf Basis dieser und weiterer Befunde wurde vermutet, dass Veränderungen der Bindegewebsmatrix unabhängig von weiteren entzündlichen Reaktionen das Verhalten der Tumorzellen beeinflussen können. Die in Abb. 10.**7** dargestellten Versuchsergebnisse sprechen für einen solchen Zusammenhang. Mammaepithelzellen wurden in einer bindegewebigen Matrix aus Basalmembranbestandteilen und ansteigenden Konzentrationen von Kollagen I kultiviert. Mit steigender Kollagenkonzentration wurde die Matrix steifer. Bei niedriger Kollagenkonzentration bildeten sich acinusartige Strukturen, β-Catenin war interzellulär und α6β4-Integrin an der Basis der Acini lokalisiert. Mit ansteigender Kollagenkonzentration und Steifigkeit der Matrix ging diese geordnete Struktur verloren (Paszek et al. 2005).

Fibroblasten

Der Phänotyp von Fibroblasten des Tumorstromas unterscheidet sich vom Phänotyp normaler „ruhender“ Fibroblasten, er ähnelt demjenigen von Fibroblasten des Wundheilungsgewebes (Bhowmick et al. 2004b; Kalluri u. Zeisberg 2006). Diese Fibroblasten werden als aktivierte Fibroblasten, peritumorale Fibroblasten, reaktive Stromafibroblasten, tumorassoziierte Fibroblasten oder CAFs (Cancer associated Fibroblasts) bezeichnet. Aktivierte Fibroblasten des Tumorstromas werden durch den Nachweis von α-Aktin glatter Muskelzellen identifiziert. Aktivierte Fibroblasten müssen von Epithelzellen unterschieden werden, die sich durch eine epithelial-mesenchymale Transition (EMT) dem Phänotyp von Fibroblasten annähern können.

Tiermodelle

Fibroblasten sind die Hauptquelle für Kollagene des Tumorstromas. Sie sind somit indirekt an den zuvor beschriebenen Effekten der ECM auf die Tumorprogression beteiligt. Versuche, in denen Fibroblasten zusammen mit Epithelzellen transplantiert wurden, weisen jedoch darauf hin, dass Fibroblasten den malignen Phänotyp der Epithelzellen bereits vor der Organisation des reifen Tumorstromas aktiv beeinflussen können. In dem in Abb. 10.**8** dargestellten Experiment wurde gezeigt, dass Prostatakarzinome durch humane Fibroblasten induziert werden konnten – allerdings nur dann, wenn die Fibroblasten aus Prostatakarzinomen stammten. Fibroblasten, die aus benignen Prostatahyperplasien isoliert worden waren, unterstützten das Tumorwachstum nicht (Olumi et al. 1999). Auch in spontanen Tumormodellen wurde nachgewiesen, dass Fibroblasten das Tumorgeschehen aktiv unterstützen (Abb. 10.**9**). Die Rolle von TGF-β bei diesen Vorgängen wurde in transgenen Mäusen untersucht, die das mit *lox*-Sequenzen versehene, für TGF-βRII kodierende Gen trugen. Diese Mäuse wurden gekreuzt mit Mäusen, die eine Cre-Rekombinase unter der Kontrolle des *S100a4*-Promotors exprimierten. Da der Promotor des *S100a4*-Gens spezifisch in Fibroblasten aktiviert wird, wird in den Nachkommen der beiden Mäusestämme das *Tgfbr2*-Gen in Fibroblasten deletiert. In den Mäusen entwickelten sich im oberen Magenanteil spontan Plattenepithelkarzinome. Der Versuch zeigt zum einen, dass Fibroblasten eine Transformation des Magenepithels verursachen können. Zum anderen wurde TGF-β als wichtiger Mediator der Proliferationskontrolle durch Epithelzellen identifiziert (Bhowmick et al. 2004a).

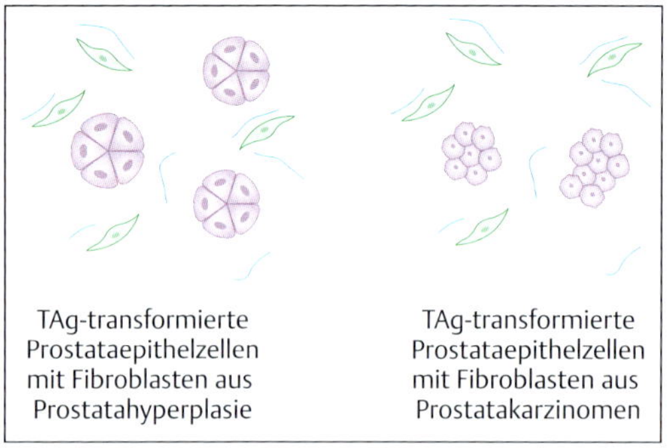

Abb. 10.**8** Bedeutung von tumorassoziierten Fibroblasten für die Prostatakarzinogenese. Fibroblasten aus Prostatakarzinomen, nicht jedoch aus Prostatahyperplasien des Menschen induzieren in T-Antigen (TAg)-transformierten humanen Prostataepithelzellen einen malignen Phänotyp. Die Zellen wurden in Kollagen-I-Gel eingebettet und unter die Nierenkapsel von immundefizienten Ratten transplantiert (Quelle: Olumi et al. 1999).

Makrophagen

Unter den Leukozyten des Tumorstromas kommt Makrophagen aufgrund ihrer vielfältigen Funktionen eine besondere Bedeutung zu. Vorläufer der Makrophagen im peripheren Blut sind die Monozy-

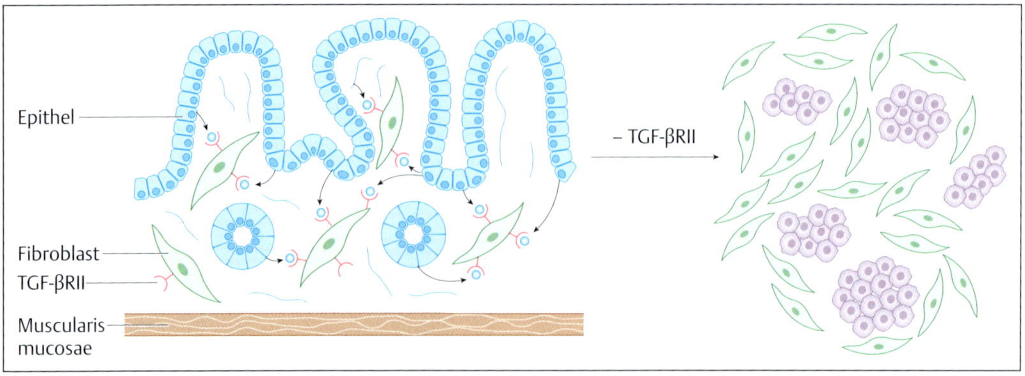

Abb. 10.**9** Bedeutung von Fibroblasten für die Karzinogenese. Die gezielte Ausschaltung des TGF-β-Rezeptors II in Fibroblasten hat ein Plattenepithelkarzinom im oberen Magen zur Folge. Die Cre-Rekombinase, die das mit *loxP*-Sequenzen flankierte *Tgfbr2*-Gen ausgeschaltet hat, stand unter Kontrolle des *S100a4*-Genpromotors, der ein Fibroblasten-spezifisches Protein kodiert (Quelle: Bhowmick et al. 2004).

ten. Makrophagen spielen nicht nur bei der Infektabwehr, sondern auch bei der Wundheilung eine wichtige Rolle; Versuchstiere ohne Monozyten und Makrophagen weisen schwere Störungen der Wundheilung auf (DiPietro 1995). Makrophagen sind aber auch an der Morphogenese von Geweben beteiligt. Dies zeigte sich zuerst in CSF-1-defizienten Mäusen (CSF: Colony stimulating Factor). CSF-1 ist essenziell für die Differenzierung von Monozyten zu Makrophagen. In Abwesenheit von Makrophagen ist die Verzweigung von Drüsengängen im Verlauf der Morphogenese des Brustdrüsengewebes gestört (Pollard 2004).

Makrophagen sind einerseits an der Abwehr von Pathogenen beteiligt, andererseits können sie invasive Wachstumsvorgänge bei der Verzweigung von Brustdrüsengängen unterstützen. Diese unterschiedlichen Funktionen erklären, dass diese Zellen im Rahmen der Tumorprogression sowohl eine hemmende als auch eine unterstützende Funktion haben können. Klinische Studien legen allerdings eher eine tumorpromovierende Funktion von Makrophagen nahe. In der großen Mehrzahl menschlicher Tumoren korreliert die erhöhte Anzahl an Makrophagen im Primärtumor mit einer schlechten Prognose der Patienten. Dies gilt vor allem für Mamma-, Prostata-, Ovarial- und Zervixkarzinome (Coussens u. Werb 2002).

Tiermodell

Die Hypothese, dass Makrophagen die Tumorentwicklung fördern, wurde in einem Mausmodell bestätigt, in dem durch Expression des *PyMT*-Transgens in Brustdrüsen Mammakarzinome induziert wurden. In Abwesenheit von CSF-1 war die Zahl von Makrophagen im Tumorgewebe drastisch reduziert. Dies ging mit einer geringeren invasiven Wachstumstendenz der Primärtumoren und einer deutlich verminderten Zahl an Lungenmetastasen einher (Lin et al. 2001) (Abb. 10.**10**). In einem anderen Modell wurden Makrophagen durch Immunisierung gegen ein Makrophagenprotein ausgeschaltet. Dies war mit einer Verminderung spontaner und experimenteller Lungenmetastasen verbunden (Luo et al. 2006).

Attraktion von Makrophagen. Für die initiale Attraktion von Makrophagen durch maligne transformierte Zellen kommen verschiedene Faktoren in Betracht:

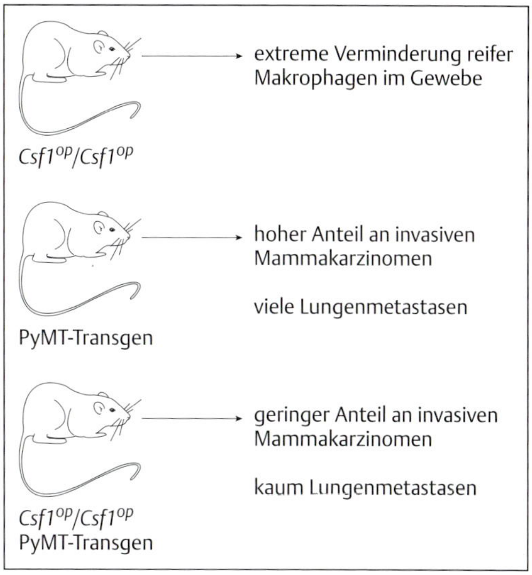

Abb. 10.**10** Bedeutung von Makrophagen für die Tumorprogression. CSF-1 (Colony stimulating Factor-1) reguliert die Zahl und Differenzierung von Makrophagen. In Mäusen, denen CSF-1 fehlt (*Csf1*^{op}/*Csf1*^{op}), sind kaum Makrophagen in den Geweben vorhanden. Mäuse, in denen das PyMT (Polyoma Middle T)-Antigen in Brustdrüsenzellen exprimiert wird, entwickeln regelmäßig invasive Mammakarzinome, die in die Lunge metastasieren. In *Csf1*^{op}/*Csf1*^{op}-Mäusen, die das PyMT-Antigen in der Brustdrüse exprimieren, wuchsen die Primärtumoren weniger invasiv, Lungenmetastasen wurden nur ganz vereinzelt beobachtet (Quelle: Lin et al. 2001).

- Tumorzellen können Chemokine produzieren (CCL2 [MCP1], CCL5 [Rantes]), die auf Monozyten chemotaktisch wirken.
- Fibrin und Fibrinspaltprodukte bewirken ebenfalls eine Einwanderung von Makrophagen.
- Tumorzellen können auf gewebsständige Zellen (Makrophagen, Mastzellen) treffen, die nach Aktivierung durch diesen Kontakt chemoattraktive Substanzen ausschütten.
- Makrophagen akkumulieren in hypoxischen Geweben. In diesem Fall könnten Zelltrümmer chemotaktisch wirken, oder Makrophagen siedeln sich bei ihrer Migration durch Gewebe bevorzugt in hypoxischen Regionen an.

Eine Aktivierung der tumorassoziierten Makrophagen unterhält und verstärkt die Entzündungsreaktion (Pollard 2004).

Bedeutung von Makrophagen für die maligne Progression. Makrophagen können die maligne Pro-

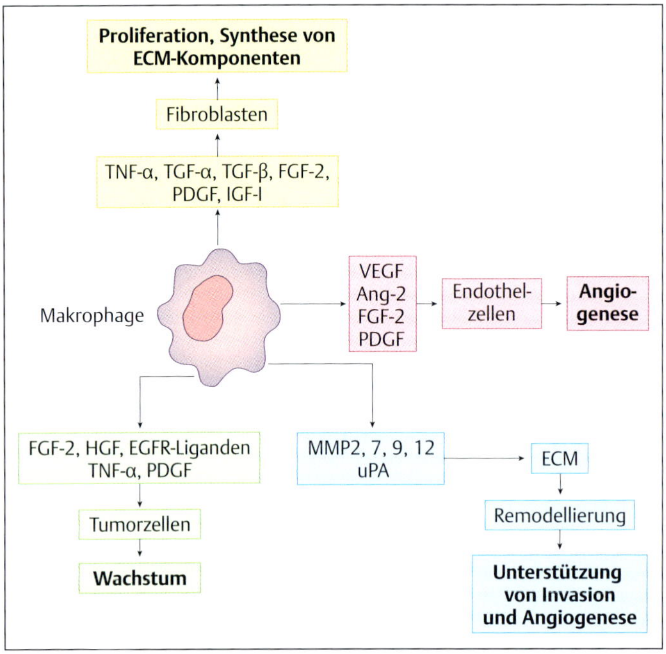

Abb. 10.**11** Wirkung von Makrophagen auf Tumorzellen, Tumorstroma und Angiogenese.

gression auf verschiedene Weise unterstützen (Abb. 10.**11**). Wachstumsfaktoren aus Makrophagen wie EGF-Rezeptor-Liganden, Scatter Factor/HGF wirken direkt auf die Tumorzelle und induzieren Proliferation und Migration. Makrophagen sezernieren ferner angiogenetische Faktoren wie VEGF, Angiopoietin-2, FGF-2 und PDGF. Die Bedeutung von Makrophagen für die Angiogenese wird insbesondere bei der Wundheilung deutlich. Faktoren wie PDGF, IGF-1, FGF-2 und TGF-β1 stimulieren die Proliferation von Fibroblasten und die Synthese von Bestandteilen der ECM. Makrophagen setzen ferner verschiedene Matrix-Metalloproteinasen (MMPs) frei, die das bindegewebige Stroma remodellieren. Wie später gezeigt, setzt Tumorangiogenese eine Remodellierung der ECM voraus. MMPs befreien außerdem angiogenetische Faktoren wie VEGF und FGF-2 aus ihrer Bindung an Bestandteile des Bindegewebes.

Makrophagen unterstützen das invasive Wachstum von Tumorzellen. In dem in Abb. 10.**12** dargestellten Versuch wurden Zellen auf dem Boden einer Kulturschale ausplattiert und mit einem Kollagen-I-Gel überschichtet. Zellen einer Mammakarzinomlinie drangen nur dann in das Gel ein, wenn sie zusammen mit Makrophagen kultiviert wurden (Goswami et al. 2005). In In-vivo-Modellen wurde vor allem der Makrophagen-spezifischen MMP-9 eine Funktion bei der Tumorprogression zugeordnet. Da MMP-9 auch die Angiogenese unterstützt, ist schwer abzugrenzen, ob die invasive oder die an-

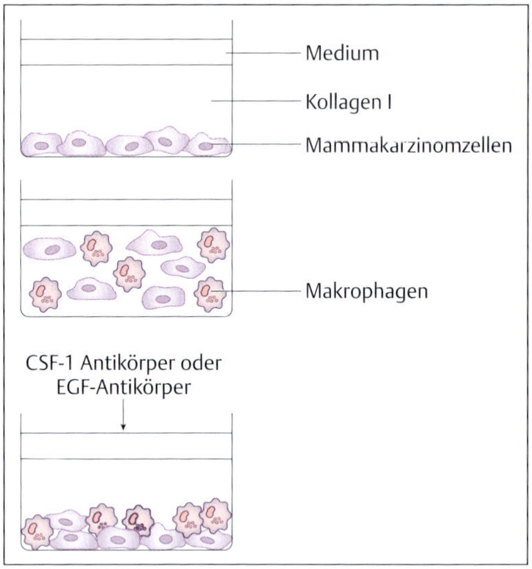

Abb. 10.**12** Bedeutung von Makrophagen für das invasive Wachstum von Mammakarzinomzellen. Mammakarzinomzellen invadieren nur in Anwesenheit von Makrophagen eine Kollagen-I-Matrix. Die Invasion wird sowohl durch Antikörper gegen das von Mammakarzinomzellen gebildete CSF-1 als auch durch Antikörper gegen das von Makrophagen gebildete EGF gehemmt (Quelle: Goswami et al. 2005).

giogenetische Komponente die Tumorprogression stärker beeinflusst.

10.3.5 NF-κB – Mediator von Inflammation und Tumorprogression

Der NF-κB-Weg steht im Zentrum der Entzündungsreaktion (siehe Kap. 8, S. 275). Da in klinischen und epidemiologischen Untersuchungen ein Zusammenhang zwischen chronischer Entzündung und der Entstehung menschlicher Tumoren gefunden wurde, wurde die Bedeutung des NF-κB-Weges für Tumorentstehung und -progression in verschiedenen tierexperimentellen Tumormodellen untersucht. In diesen Modellen wurde deutlich, dass die Wirkung von NF-κB von den betroffenen Zellen und Organen und insbesondere von Art und Ausprägung des inflammatorischen Stimulus abhängt.

Tiermodelle

In Abb. 10.**13** ist ein Modell gezeigt, in dem durch eine Kombination von Karzinogen und inflammatorischem Stimulus Kolonkarzinome induziert wurden (Greten et al. 2004). In diesem Modell war es möglich, das *Ikbkb*-Gen gezielt entweder im epithelialen oder im myeloischen Kompartiment auszuschalten. Wenn die antiapoptotische Wirkung des NF-κB-Weges im Kolonepithel ausgeschaltet wurde, sank in Folge der hohen Apoptoserate die Inzidenz der Tumoren. Allerdings entsprach die Größe derjenigen Tumoren, die entstanden, den Tumoren mit unbeeinflusstem NF-κB-Weg. Wurde der Weg in den myeloischen Zellen und damit auch in Makrophagen ausgeschaltet, wuchsen weniger Tumoren, die zudem auch kleiner waren. Dies wurde auf die verminderte Wirkung inflammatorischer Cytokine zurückgeführt.

Abhängig von Modell und inflammatorischer Situation kann die Blockierung des NF-κB-Weges Tumorentstehung und -progression positiv oder negativ beeinflussen. Dies wird aus der Gegenüberstellung von zwei experimentellen Ansätzen zur hepatischen Karzinogenese deutlich (Karin u. Greten 2005). In der *Abcb4* (*Mdr-2*)-Knock-out-Maus ist der Transport von Gallensäuren aus den Hepatozyten gestört. Dies verursacht eine schwere Hepatitis, auf deren Boden im weiteren Verlauf Leberzellkarzinome entstehen. In diesem Modell wird in den Hepatozyten der NF-κB-Weg durch TNF-α aktiviert, das aus myeloischen Zellen und Endothelzellen in den periportalen Feldern stammt (Pikarsky et al. 2004). Der NF-κB-Weg wurde in diesem Mausmodell in unterschiedlichen Phasen der Entzündung und Karzinogenese ausgeschaltet (Abb. 10.**14**). Eine wirksame Hemmung der Karzinogenese konnte erst im Stadium zwischen Dysplasie und Karzinomentstehung erreicht werden; dies war mit massivem Zelluntergang durch Apoptose verbunden. Dieser Befund spricht dafür, dass genotoxische Einflüsse die Zelle besonders vulnerabel auf den Entzug von NF-κB reagieren lassen. In einem zweiten Modell der hepatischen Karzinogenese wurden Leberzellkarzinome durch einmalige Gabe von Diethylnitrosamin induziert (Maeda et al. 2005). In diesem Modell traten nach Blockierung des NF-κB-Weges vermehrt Tumoren auf, sie waren grö-

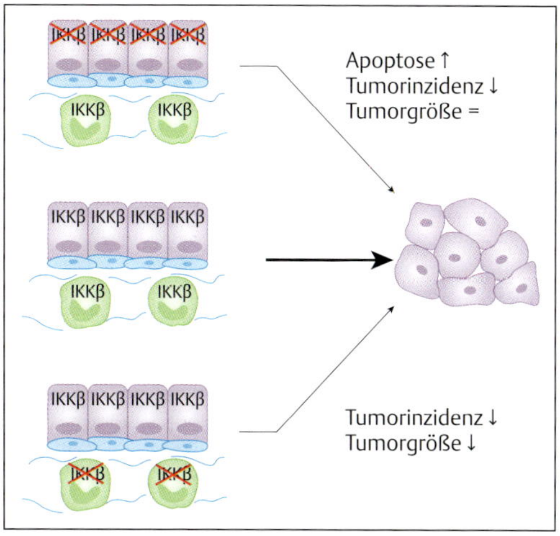

Abb. 10.**13** Beeinflussung der Karzinogenese durch den NF-κB-Signalweg im epithelialen und myeloischen Zellkompartiment. In einem Modell entzündlicher Darmerkrankungen wird die Entstehung von Tumoren negativ beeinflusst, wenn der NF-κB-Signalweg gezielt in Enterozyten oder in myeloischen Zellen ausgeschaltet wird. Den Mäusen wurde das Karzinogen Azoxymethan injiziert und Dextransulfatnatrium (DSN) gefüttert. Diese Behandlung induziert Karzinome auf dem Boden einer entzündlichen Darmerkrankung. Durch gezielte Deletion des für IKKβ kodierenden *Ikbkb*-Gens reagieren die Epithelzellen empfindlicher auf die durch DSN induzierte Apoptose. Die Anzahl der Tumoren ist daher vermindert, die Tumorgröße ist nicht betroffen. Wird das *Ikbkb*-Gen in myeloiden Zellen ausgeschaltet, synthetisieren diese Zellen weniger proinflammatorische Cytokine. Dies geht mit einer Reduktion sowohl der Tumorzahl als auch der Tumorgröße einher (Quelle: Greten et al. 2004).

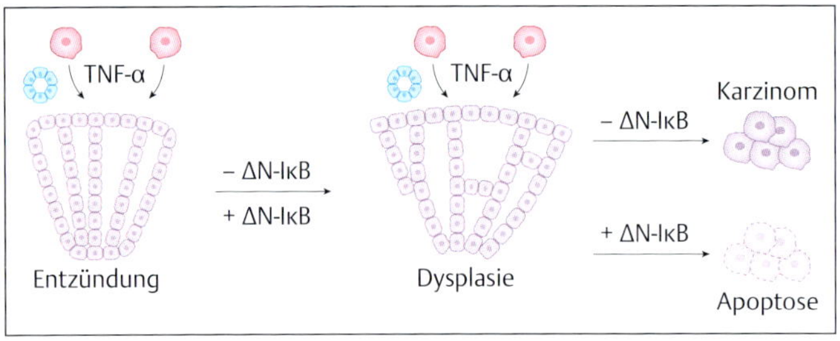

Abb. 10.**14** Hepatokarzinogenese durch NF-κB-vermittelte Apoptosehemmung. Im *Abcb4* (*Mdr2*)-K. o.-Modell der Leberzellkarzinogenese verläuft die Karzinogenese über die Sequenz Entzündung – Dysplasie – Karzinom. TNF-α, das von Entzündungszellen und Endothelzellen gebildet wird, induziert in den Leberzellen den NF-κB-Signalweg. Der Signalweg ließ sich durch ein induzierbares, konstitutiv aktives ΔN-IκB-Konstrukt hemmen. Die Hemmung des NF-κB-Signalweges hatte keinen Effekt auf die Entwicklung dysplastischer Foci. Im Stadium der malignen Transformation führte die Hemmung des NF-κB-Weges jedoch zu massiver Apoptose der transformierten Zellen. Hierdurch wurde der Übergang der Dysplasie ins Karzinom gehemmt (Quelle: Pikarsky et al. 2004).

ßer und wuchsen aggressiver. Auch in diesem Modell wurde ein vermehrter Zelluntergang beobachtet, allerdings handelte es sich im Gegensatz zum vorherigen Modell um Nekrosen, nicht um Apoptosen. Der Unterschied zum vorherigen Modell wird auf die Tatsache zurückgeführt, dass Nekrosen in ihrer Umgebung eine Entzündungsreaktion induzieren, Apoptosen dagegen nicht. Dass die Umgebung einen entscheidenden Beitrag für das Tumorwachstum in diesem Modell liefert, wurde deutlich, als der NF-κB-Weg sowohl in Hepatozyten als auch in Kupffer-Zellen ausgeschaltet worden war. Jetzt war die Tumorlast 16-mal geringer. Offensichtlich hatten inflammatorische Cytokine die Tumorprogression in denjenigen Hepatozyten verstärkt, die dem Zelluntergang entgangen waren. Dass die Bedeutung des NF-κB-Weges für die Karzinogenese vom jeweiligen Gewebe abhängt, wird durch Modelle der Hautkarzinogenese bestätigt. Die Blockierung des NF-κB-Weges in muriner und menschlicher Epidermis führt zur Entstehung von Plattenepithelkarzinomen (Dajee et al. 2003; van Hogerlinden et al. 1999).

10.4 Invasives Wachstum

10.4.1 Hypoxie als Motor des invasiven Wachstums

Das expansive Wachstum solider Tumoren aufgrund einer erhöhten Proliferationsrate und/oder einer verminderten Apoptoserate führt zu einer verminderten Versorgung des Tumorgewebes mit Nährstoffen und Sauerstoff. Je nach Dichte und Struktur des Gewebes können kleine Moleküle wie Sauerstoff, Glukose und Aminosäuren maximal über eine Strecke von 70–100 µm frei diffundieren. Diese Distanz entspricht ungefähr einer Schicht von 5–10 Zellen. Tumorzellen, die weiter als zehn Zellschichten von einem Blutgefäß entfernt sind, können zwei Strategien anwenden, um der drohenden Hypoxie zu entgehen. Zum einen können sie das Wachstum neuer Blutgefäße stimulieren, und zum anderen können sie versuchen, der Region der Unterversorgung durch Invasion in die besser versorgte Peripherie zu entkommen. Sauerstoffmangel ist ein entscheidender Faktor zur Stimulation des invasiven Wachstums und der Angiogenese. Die Auswirkung des Sauerstoffmangels auf das invasive Wachstum ist in Abb. 10.**15** gezeigt. In diesem Fall ist der Motor des invasiven Wachstums der Met-Rezeptor, dessen Expression durch Hypoxie induziert wird.

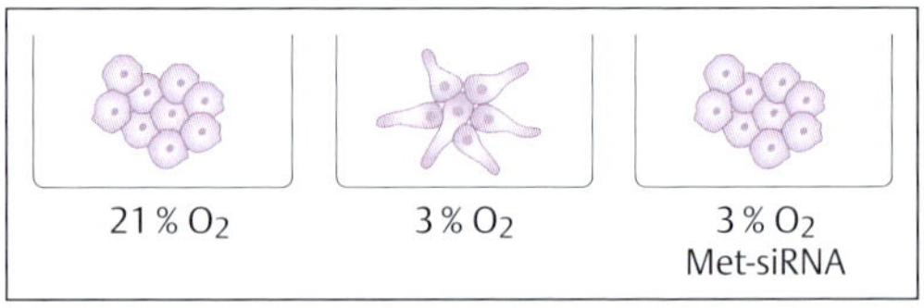

Abb. 10.**15** Induktion von Met und invasivem Wachstum durch Hypoxie. Zelllinien eines Osteosarkoms (U2-OS) oder von Ovalzellen der Leber (MLP-29) wurden als Sphäroide kultiviert und in Kollagen I eingebettet. Unter normoxischen Bedingungen (21 % O_2) blieb die Form der Sphäroide erhalten. Bei Hypoxie (3 % O_2) invadierten die Zellen die Kollagenmatrix. Dieser Effekt wurde durch Abschalten der Met-Expression mittels siRNA blockiert (Quelle: Pennacchietti et al. 2003).

10.4.2 Intrinsische und extrinsische Bedingungen der Zellmotilität

Im Verlauf der lokalen Ausbreitung von Tumoren dringen Tumorzellen in Lymphspalten oder das umgebende Bindegewebe ein. Die Invasion dieser Gewebsstrukturen setzt voraus, dass die Zellen beweglich sind. Untersuchungen an Mammakarzinomen der Ratte haben gezeigt, dass Zellen von Tumoren mit hoher Metastasierungsrate sich im Gewebe deutlich schneller bewegen als Tumoren mit einer niedrigen Metastasierungsrate (Condeelis u. Segall 2003). Es besteht demnach nicht nur ein Zusammenhang zwischen der Motilität der Tumorzellen und der lokalen Invasion, sondern auch zwischen Motilität und Metastasierung.

Die Motilität der Tumorzellen wird von intrinsischen (zelleigenen) Mechanismen und von extrinsischen Einflüssen bestimmt. Das Aktinzytoskelett ist der intrinsische Motor der Bewegung und Ausbreitung von Zellen. Art und Richtung der Bewegung von Zellen wird maßgeblich von der Umgebung, also von extrinsischen Faktoren, beeinflusst. Bei der Invasion der Lymphwege verfolgt die Tumorzelle einen Weg, auf dem sich normalerweise dendritische Zellen bewegen (Randolph et al. 2005). Dabei greift die Tumorzelle auf Mechanismen zurück, die unter physiologischen Bedingungen der Beweglichkeit von Leukozyten zugrunde liegen. Die gerichtete Bewegung von Zellen, so auch von Tumorzellen, kann einem Konzentrationsgradienten von Faktoren folgen, die von Zellen in der Umgebung gebildet werden. Die gerichtete, durch einen externen Reiz ausgelöste Bewegung von Zellen wird als **Chemotaxis** bezeichnet. Wenn chemotaktisch wirksame Substanzen die Zelle in gleicher Konzentration umgeben, reagiert diese mit zufälligen Bewegungen in verschiedene Richtungen. Eine solche Bewegung nennt man **Chemokinese**.

10.4.3 Formen der Migration von Tumorzellen im Bindegewebe

> Prinzipiell unterscheidet man drei Formen der zellulären Fortbewegung: das amöboide Gleiten, die mesenchymale Migration und die kollektive Bewegung epithelialer Gewebeverbände.

Tumorzellen können sich ähnlich wie Granulozyten und Lymphozyten als einzelne Zellen in der ECM bewegen. Diese Zellen gehen nur wenige und gering affine Kontakte mit Bestandteilen der extrazellulären Matrix ein. Ähnlich wie eine Amöbe gleiten sie eher durch das Gewebe und verformen sich, wenn sie auf Hindernisse stoßen. Diese „amöboide" Migration ist typisch für Leukämiezellen, kann aber auch bei Zellen solider Tumoren beobachtet werden.

Die Migration von Tumorzellen kann auch derjenigen von Bindegewebszellen wie beispielsweise von Fibroblasten ähneln. Fibroblasten gehen relativ feste Bindungen mit den Bestandteilen des Bindegewebes ein. Die Übertragung der Bindung auf das Aktinzytoskelett bewirkt starke Zugspannungen innerhalb der Zelle. Eine solche Bewegungsform, die als mesenchymal bezeichnet wird, ist typisch für Tumoren von Bindegewebszellen wie Fibrosarkome. Aber auch gering differenzierte Karzinomzellen können durch diesen Bewegungstyp gekennzeichnet sein. Der mesenchymale Bewegungstyp ist nicht notwendigerweise auf Einzelzellen beschränkt; die Zellen können auch kettenförmig aneinander gereiht sein.

Insbesondere Karzinomzellen bewegen sich häufig in Form von Epithelverbänden durch Lymphspalten und Bindegewebe. Diese Form der Bewegung wird unter physiologischen Bedingungen vor allem im Verlauf der Embryonalentwicklung beobachtet, so beispielsweise bei der Gastrulation oder der Ausbildung von Drüsenstrukturen. Einzelne Epithelzellen, die den Zellverband verlassen, erleiden in der Regel den programmierten Zelltod (**Anoikis**, griech. Heimatlosigkeit). Die Bewegung in Zellverbänden könnte demnach ein Schutz gegen Apoptose sein.

Wenn eine bestimmte Form der Bewegung, etwa eine mesenchymale Migration, durch externe Substanzen blockiert wird, können Tumorzellen auf alternative Bewegungsformen ausweichen. Wenn beispielsweise der Kontakt der Zellen zu Bestandteilen des Bindegewebes gehemmt wird, kann eine mesenchymale oder kollektive Form der Bewegung in eine amöboide Form übergehen. Dies muss bei therapeutischen Ansätzen berücksichtigt werden, die auf eine Unterbrechung des Kontakts von Tumorzellen zu Bestandteilen des Bindegewebes abzielen (Friedl u. Wolf 2003) (Abb. 10.**16**).

Migrationsstrategie	Tumortyp
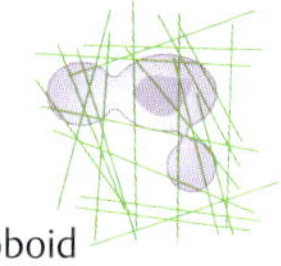 amöboid	Lymphom Leukämie SCLC
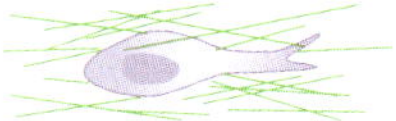 mesenchymal (Einzelzellen) mesenchymal (Ketten)	Fibrosarkom Glioblastom anaplastische Tumoren
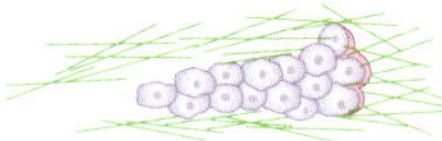 Cluster/Kohorten	Karzinom Melanom
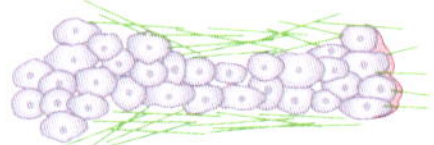 multizelluläre Stränge	Karzinom vaskuläre Tumoren

Abb. 10.**16** Strategien der Tumorinvasion. SCLC: small cell lung cancer; Einzelheiten siehe Text (Quelle: Friedl u. Wolf 2003).

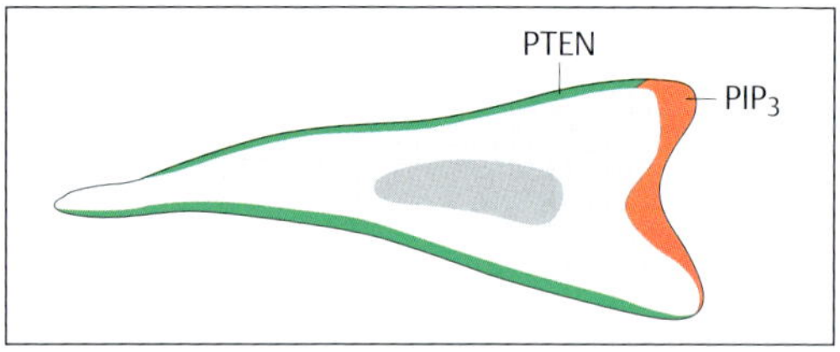

Abb. 10.**17** Lokalisation von PtdIns(3,4,5)P_3 (PIP3) und PTEN in polarisierten *Dictyostelium*-Zellen (nach Ergebnissen von Ridley et al. 2003).

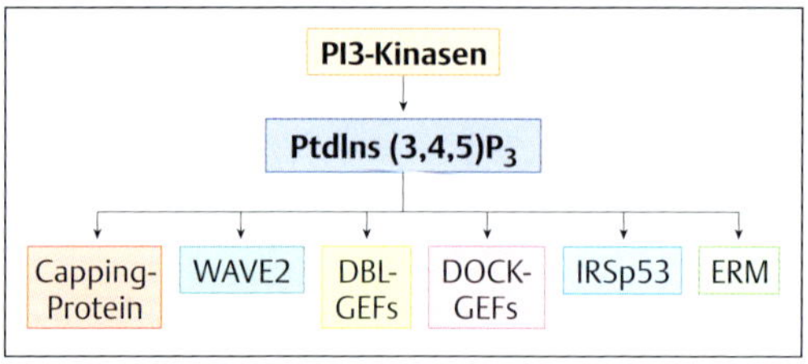

Abb. 10.**18** Proteine des Aktinzytoskeletts, die an PtdIns (3,4,5)P_3 binden. Das Capping-Protein beendet die Verlängerung des Plus-Endes von Aktinfilamenten.

10.4.4 Ursachen für die erhöhte Motilität von Tumorzellen

Signatur der Y-Verzweigung von Aktinfilamenten in metastasierenden Tumoren

Die Analyse des Transkriptoms von Tumoren kann Hinweise auf biochemisch aktive Pfade liefern. In der Datenbank Oncomine sind mehr als 20000 Transkriptomprofile aus Tumoren gespeichert (www.oncomine.org/). Die Analyse von Transkriptomen zeigte, dass in metastasierenden Tumoren die Gensignatur, die der Verzweigung der Aktinfilamente zugrunde liegt, aktiv ist. Wie zuvor ausgeführt (vgl. Abb. 9.**7** und Abb. 9.**9** in Kap. 9), ist die Verzweigung der Aktinfilamente an den ARP2/3-Bindungsstellen Grundlage der zellulären Motilität. Die Aktivierung dieses Mechanismus ist somit eng mit der Metastasierung gekoppelt (Rhodes u. Chinnaiyan 2005).

Phosphatidylinositol-3-Kinasen als zentrale Regulatoren der Zellmotilität

In migrierenden Zellen ist PtdIns(3,4,5)P_3 (PIP3) am vorderen Zellpol konzentriert. Diese Verteilung von PtdIns(3,4,5)P_3 beruht auf der entsprechenden Lokalisation der PI3-Kinasen und von PTEN (Abb. 10.**17**). Während sich PI3-Kinasen im führenden Membrananteil der Zellen befinden, ist PTEN an den Seiten und im hinteren Teil lokalisiert. Durch diesen Mechanismus werden schwache chemotaktische Gradienten in der Zelle verstärkt. Die PtdIns(3,4,5)P_3-Konzentration am vorderen Zellpol wird durch einen positiven Rückkopplungsmechanismus weiter erhöht. Nach der Bindung von GEFs an PtdIns(3,4,5)P_3 wird die kleine GTPase Rac aktiviert. Nach Assoziation mit Aktinfilamenten erhöht Rac seinerseits über einen noch unklaren Mechanismus die Aktivität der PI3-Kinase. Die zentrale Rolle, die PtdIns(3,4,5)P_3 bei der Migration von Zellen spielt, wird durch die vielen Zytoskelettproteine belegt, die an das Lipid binden (Abb. 10.**18**).

PI3-Kinasen regulieren über die Synthese von PtdIns(3,4,5)P_3 Polarität und Motilität. Die zentrale Bedeutung, die PI3-Kinasen für die Beweglichkeit von Zellen haben, wurde nach gezielter Überexpression des Gegenspielers der PI3-Kinase, der PtdIns(3,4,5)-Phosphatase PTEN, in Fibroblasten deutlich. Eine Überexpression der Phosphatase verminderte die Motilität, während umgekehrt eine verringerte Expression die Motilität verstärkte (Tamura et al. 1998). Das PIK3CA-Isoenzym gehört zu denjenigen Proto-Onkoproteinen, die in Tumoren

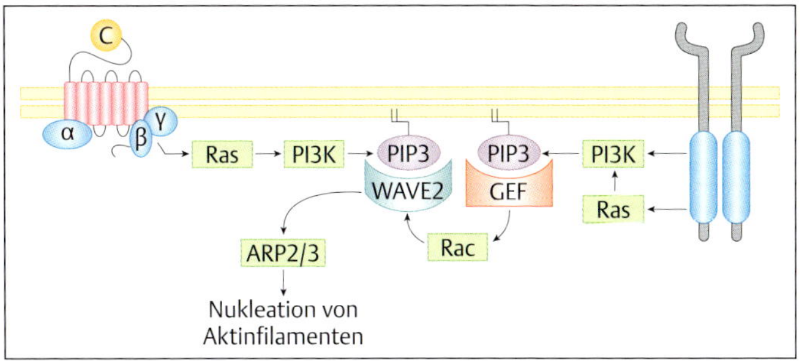

Abb. 10.**19** Wege, die von Rezeptoren mit Tyrosinkinaseaktivität und von Chemokin-Rezeptoren über PI3-Kinasen zur Aktinpolymerisierung führen können. Das von PI3-Kinasen gebildete PtdIns(3,4,5)P_3 (PIP3) bindet Guanin-nukleotid-Austauschfaktoren (GEFs), die Rac aktivieren. Rac aktiviert seinerseits WAVE2, das über seine PH-Domäne mit PIP3 an der Zellmembran assoziieren kann und über die Bindung des ARP2/3-Komplexes zur Nukleation von Aktinfilamenten führt.

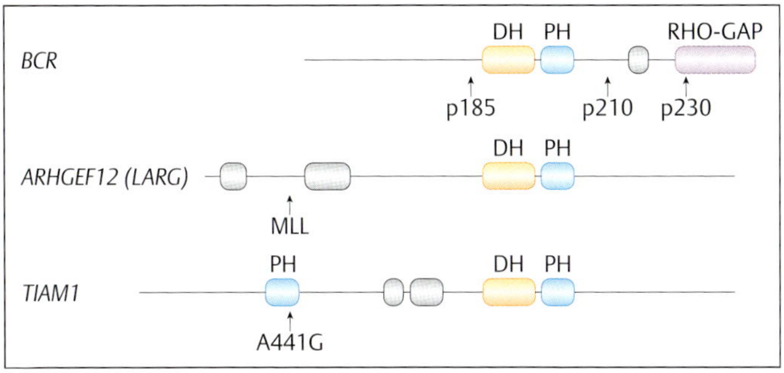

Abb. 10.**20** Mutationen in Tumorgenen, die zu veränderten RHO-GEFs führen. DH-Domäne: DBL-Homologie-Domäne; PH-Domäne: Pleckstrin-Homologie-Domäne (Quelle: Rossman et al. 2005).

des Menschen am häufigsten durch Mutationen aktiviert werden (siehe Kap. 5, S. 92). Zellen, in denen die normale PIK3CA durch häufig vorkommende Mutanten ersetzt wurde, zeigten ein deutlich verstärktes invasives Wachstum. Zudem metastasierten die Zellen nach intravenöser Injektion im Gegensatz zu Wildtypzellen ausgiebig in verschiedene Organe (Samuels et al. 2005).

PIK3CA gehört zu den PI3-Kinasen der Klasse IA, die durch Rezeptor-Tyrosinkinasen aktiviert werden. Im Gegensatz hierzu werden PI3-Kinasen der Klasse IB durch G-Protein-gekoppelte Rezeptoren aktiviert. Rezeptoren von Chemokinen zählen zu dieser Gruppe. Wie PI3-Kinasen der Klasse IA besitzen die katalytischen Untereinheiten der Klasse IB Ras-Bindungsdomänen, die eine funktionelle Verbindung zu aktiviertem Ras bilden können (Abb. 10.**19**).

Guaninnukleotid-Austauschfaktoren (GEFs)

Die PI3-Kinase wird durch Mutationen in afferenten Signalwegen stimuliert. Isoenzyme der PI3-Kinase können auch selbst durch Mutationen aktiviert werden. Mutationen von Proteinen in efferenten Signalwegen der PI3-Kinase sind dagegen selten. Es wurden Mutationen in GEFs beschrieben, deren Bedeutung für die maligne Transformation jedoch nicht immer eindeutig geklärt ist (Rossman et al. 2005) (Abb. 10.**20**). Wie in Kap. 9 (S. 292) erläutert, wurde der erste Rho-GEF als Produkt eines transformierenden Gens in diffusen B-Zell-Lymphomen identifiziert und entsprechend mit *DBL* bezeichnet (Eva et al. 1988; Hart et al. 1994). Das Gen wurde allerdings wahrscheinlich erst im Verlauf der Transfektion aktiviert. In myeloischen Leukämien wurde ein Rearrangement des *ARHGEF12*-Gens (Rho Guanine Nucleotide Exchange Factor 12) und des *MLL*-Gens (Mixed Lineage Leukemia) beschrieben. Bei dem GEF-Anteil des MLL-GEF-Fusionsproteins handelt es sich um einen Rho-GEF. Da das trunkierte Rho-GEF12-Protein in Kooperation mit RAF Fibroblasten transformiert, könnte der Partner des MLL-Anteils aktiv an der Transformation beteiligt sein (Reuther et al. 2001).

Es gibt auch unabhängig von PI3-Kinasen Wege, die zu einer erhöhten Motilität von Tumorzellen führen. Einer dieser Wege verläuft von aktiviertem Ras über TIAM1, einem Rac-spezifischen GEF, zu Rac. In ca. 10 % der untersuchten Nierenkarzinome und Karzinomzelllinien des Menschen wurde eine Punktmutation in TIAM1 (T-Cell Lymphoma Invasion and Metastasis 1) gefunden (Engers et al.

2000). Zusätzlich zu den DBL-Homologie (DH)- und Pleckstrin-Homologie (PH)-Domänen trägt TIAM1 eine Ras-Bindungsdomäne, sodass eine direkte Brücke zwischen Ras und Rac hergestellt werden kann. Über diesen Mechanismus unterstützt TIAM1 unter bestimmten Bedingungen die transformierende Wirkung von Ras-Mutanten. In einem In-vivo-Modell zeigte sich, dass TIAM1$^{-/-}$ Mäuse weitgehend resistent gegen die Induktion von Hauttumoren durch chemische Karzinogene waren (Malliri et al. 2002).

GTPasen der Rho-Familie

Da die Motilität von Tumorzellen Grundlage des invasiven Wachstums von Primärtumoren und der Evasion von Tumorzellen aus der Blutbahn in den Ort der Metastasenbildung ist, sollten GTPasen der Rho-Familie als zentrale Regulatoren der Motilitätsmaschinerie insbesondere in invasiv wachsenden und metastasierenden Tumoren häufig mutiert sein. Dies ist jedoch nicht der Fall. Im Gegensatz zu Ras, dessen GTPase-Aktivität in Tumoren häufig durch Punktmutationen blockiert oder durch Ras-GAPs nicht aktivierbar ist, finden sich vergleichbare Mutationen in Mitgliedern der Rho-Familie nicht (Sahai u. Marshall 2002). Dies ist wahrscheinlich darauf zurückzuführen, dass die Zellmotilität gerade auf dem permanenten Umschalten zwischen den aktiven und inaktiven Formen der Rho-Proteine beruht. Ras-ähnliche Mutationen in Rho hätten daher eine verringerte Motilität zur Folge. Mutationen, die die Motilität fördern, liegen dagegen in Komponenten, die der Motilitätsmaschinerie funktionell vorgelagert sind. Sie bewirken eine erhöhte Taktfrequenz und können auch mit einer erhöhten Konzentration der Faktoren einhergehen, die an der Regulation der Motilität beteiligt sind.

Merlin und ERM-Proteine

Neben den gelegentlichen Mutationen in Rho-GEFs wurden auch Mutationen in Proteinen beschrieben, die direkt mit dem Aktinzytoskelett assoziiert sind. Eines dieser Proteine wird durch das *NF2*-Tumorsuppressorgen kodiert, das einer seltenen erblichen Tumorerkrankung, der Neurofibromatose vom Typ II, zugrunde liegt (McClatchey u. Giovannini 2005). Das Krankheitsbild ist durch Schwann-Zell-Tumoren der Hörnerven gekennzeichnet. Das vom *NF2*-Gen kodierte Protein weist Homologien mit einer Gruppe von Proteinen auf, die nach den ersten identifizierten Mitgliedern als ERM-Proteine (ERM: Ezrin, Radixin, Moesin) bezeichnet werden (McClatchey 2003). Das Produkt des *NF2*-Gens wurde aufgrund der Ähnlichkeit zu diesen Proteinen **Merlin** (Moesin/Ezrin/Radixin-like Protein) genannt. Merlin und ERM-Proteine sind Mitglieder der Protein-4.1-Superfamilie. Die Bezeichnung 4.1 bezieht sich auf die elektrophoretische Trennung von Membranproteinen humaner Erythrozyten. Das 4.1-Protein ist an der Innenseite der Zellmembran lokalisiert, wo es Kontakte mit dem Aktinzytoskelett herstellt. Man nimmt an, dass ERM-Proteine über eine Interaktion mit dem Aktinzytoskelett spezielle Membrandomänen organisieren. Durch Überexpression von Merlin wird die Rac1-vermittelte Signalübertragung gehemmt, während der Verlust von Merlin umgekehrt mit einer verstärkten Rac1-Aktivität einhergeht. Ein hoher Prozentsatz der Mäuse mit $Nf^{+/-}$-Genotyp entwickelten Osteosarkome mit einer ausgeprägten Tendenz zur Metastasierung. Die intravenöse Injektion von *Nf*-defizienten Maus-Fibroblasten in Nacktmäuse führte ebenfalls zu einer ausgeprägten Metastasierung

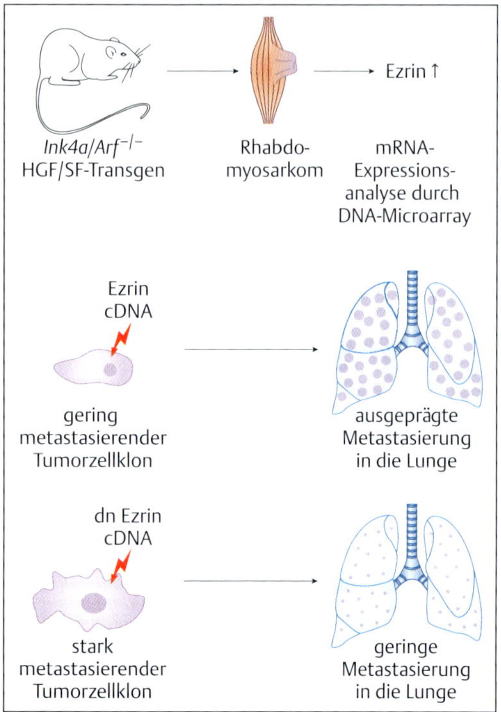

Abb. 10.**21** Beeinflussung der Metastasierung durch Ezrin. Ezrin verstärkt die Metastasierung in einem Rhabdomyosarkom-Modell der Maus. dn: dominant-negativ (Quelle: Yu et al. 2004).

(McClatchey et al. 1998). Dies könnte auf die verstärkte Aktivität von Rac zurückzuführen sein.

Ezrin. Während es sich bei Merlin um das Produkt eines Tumorsuppressorgens handelt, wurde Ezrin eine aktive Rolle bei der Progression mesenchymaler Tumoren zugewiesen. Ezrin ist essenziell für die migratorische Wirkung von HGF/Scatter Factor (Bretscher et al. 2002). In menschlichen Osteosarkomen wurde mit DNA-Arrays eine hohe Expression von Ezrin gefunden. Bei Kindern mit Osteosarkomen korreliert die Expression von Ezrin im Tumor mit einer schlechten Prognose (Khanna et al. 2004). Auch in malignen Tumoren der quer gestreiften Muskulatur (Rhabdomyosarkome) ist Ezrin verstärkt exprimiert. In einem Mausmodell wurde gezeigt, dass Ezrin das metastatische Potenzial von Rhabdomyosarkomzellen erhöhen kann (Yu et al. 2004) (Abb. 10.**21**).

FAK (Focal Adhesion Kinase) und ILK (Integrin linked Kinase)

Wie in Abb. 9.25 in Kap. 9 gezeigt, beobachtet man in vielen Tumoren des Menschen eine Überexpression der fokalen Adhäsionskinase (FAK). FAK ist ein essenzielles Enzym, das die Interaktion von Zellen mit der ECM reguliert. Von der FAK führen verschiedene Wege zur Regulation der Motilität (Abb. 10.**22**). Kinasen der Src-Familie sind von zentraler Bedeutung für die Aktivierung der FAK. Sie leiten aber auch Signale zur Aktivierung von Rac und im weiteren Verlauf zur Ausbildung von Lamellipodien weiter. Da die FAK mit PI3-Kinasen interagiert, kann auch auf diesem Weg die Ausbildung von Lamellipodien unterstützt werden. In Assoziation mit der FAK phosphorylieren Src-Kinasen β-Catenin und tragen so zur epithelial-mesenchymalen Transition (EMT) bei. Über Rho-A führt schließlich auch ein Weg zur Auflösung von Integrin-Clustern (Mitra et al. 2005).

Wie für die FAK gilt auch für die ILK (Integrin linked Kinase), dass das Enzym in vielen Tumoren verstärkt exprimiert ist, und dass dies mit einer schlechten Prognose einhergeht. In der Signalübertragung ist der IPP-Komplex (IPP: ILK-PINCH-Parvin) ein wichtiger Knotenpunkt (Abb. 9.**24**, Kap. 9). Ein Weg zur Regulation der Motilität verläuft über die Bindung von α-PIX, einem Guaninnukleotid-Austauschfaktor (GEF) für Rac, und CDC42. Ein anderer Weg verläuft über die Phosphorylierung und Aktivierung der MLC-Kinase (MLC: Myosin light Chain) (Wu 2005) (Abb. 10.**23**).

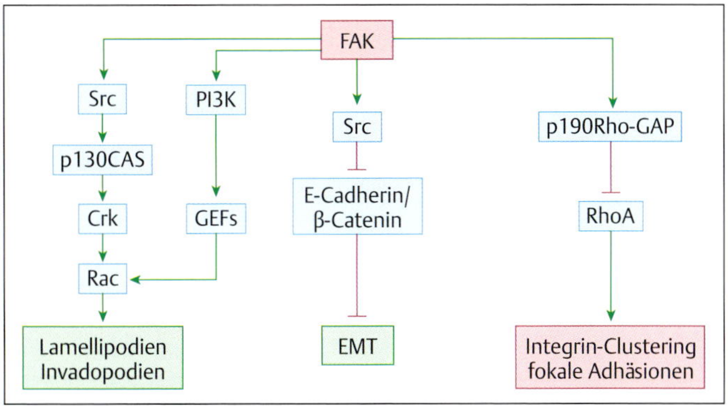

Abb. 10.**22** Einfluss der fokalen Adhäsionskinase (FAK) auf Motilität, Invasion und Proliferation. Als erster Schritt in der FAK-vermittelten Signalübertragung werden Mitglieder der Src-Familie an einen Phosphotyrosinrest von FAK gebunden. Nach Tyrosinphosphorylierung von FAK durch Src-Kinasen bindet p130CAS an FAK; p130 CAS wird seinerseits an Tyrosinresten phosphoryliert und assoziiert mit dem Adapterprotein Crk. In der Folge wird Rac in der GTP-bindenden Form stabilisiert. Die p85-Untereinheit der PI3-Kinase bindet ebenfalls an FAK. PI3-Kinase aktiviert direkt oder indirekt über PIP3 Guaninnukleotid-Austauschfaktoren, die Rac in die aktive GTP-bindende Form überführen. Src-Kinasen phosphorylieren auch β-Catenin, hemmen so die E-Cadherin-vermittelte Zelladhäsion und induzieren eine epithelial-mesenchymale Transition (EMT). Schließlich wird Rho-GAP durch Tyrosinphosphorylierung aktiviert und RhoA dadurch gehemmt. Dies begünstigt die Auflösung fokaler Adhäsionen. Insgesamt unterstützt FAK somit die Zellmotilität.

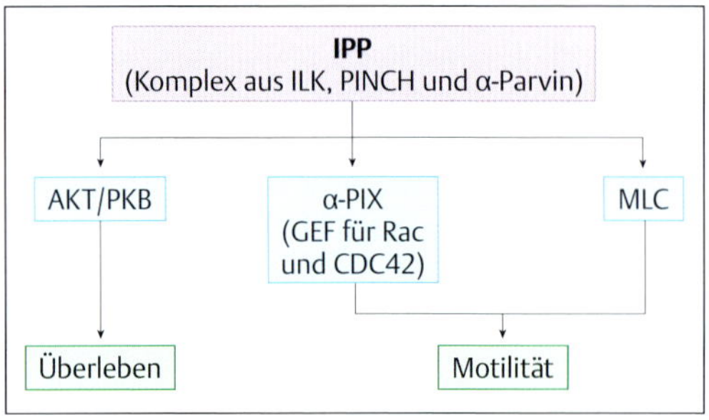

Abb. 10.**23** Einfluss des IPP-Komplexes auf Überleben und Motilität von Zellen. AKT/PKT assoziiert mit dem IPP-Komplex und wird in vitro durch ILK (Integrin-linked Kinase) phosphoryliert. Die damit verbundene Aktivierung der AKT/PKB-Kinase wirkt antiapoptotisch. α-Parvin im IPP-Komplex assoziiert mit dem Guaninnukleotid-Austauschfaktor α-PIX (PAK-interacting Exchange Factor), der RAC-1 und CDC42 aktiviert. Hierdurch werden die Ausbildung von Lamellipodien und eine gerichtete Bewegung der Zellen stimuliert. Auch die Phosphorylierung der Myosin light Chain Kinase (MLC) unterstützt die Motilität (Quelle: Wu 2005).

10.4.5 Bedeutung von Adhäsionsmolekülen für Gewebestruktur und invasives Wachstum

> Struktur und Dynamik eines Gewebes werden durch ein komplexes Zusammenspiel von Adhäsionsmolekülen bestimmt. In neoplastischen Geweben ist dieses Zusammenspiel gestört.

Histopathologisch äußert sich dies in einer im Vergleich zum Normalgewebe verminderten Differenzierung. Mit abnehmender Differenzierung lösen sich Zellverbände oder einzelne Zellen aus dem Gewebsverband. Vorausgesetzt, diese Zellen sind mobil und mit den erforderlichen Bindungsproteinen ausgestattet, invadieren sie Lymphspalten und/oder das interstitielle Bindegewebe. Der Verlust der Gewebsstruktur und invasives Wachstum sind daher oft miteinander gekoppelt. Dies wird durch klinische Erfahrungen belegt. Für viele Tumoren besteht ein enger Zusammenhang zwischen Tumordifferenzierung und Prognose der Patienten, die in der Regel durch Fernmetastasen als Folge des invasiven Tumorwachstums bestimmt wird.

Da die Struktur eines Gewebes wesentlich durch Zelladhäsionsmoleküle bestimmt wird, kann der Verlust adhäsiver Eigenschaften Ursache für eine geringe Differenzierung und invasive Wachstumseigenschaften des Tumors sein. Zelladhäsionsmoleküle, deren Funktionsverlust die maligne Progression fördert, sind funktionell als Tumorsuppressoren zu betrachten. Der Funktionsverlust eines Adhäsionsmoleküls kann durch unterschiedliche Mechanismen bedingt sein:

- Durch Mutationen können funktionelle Domänen verändert oder unvollständige (trunkierte) Proteine synthetisiert werden. Die verminderte Synthese eines Adhäsionsproteins ist häufig durch eine verminderte Transkription bedingt.
- Die Funktion kann auch auf posttranslatorischer Ebene, so durch veränderte Glykosylierung oder Proteolyse, gestört sein.
- Die Topologie von Adhäsionsmolekülen in der Zellmembran spielt eine wichtige Rolle. Mit abnehmender Differenzierung beobachtet man häufig eine Umverteilung von Adhäsionsmolekülen in der Zellmembran. Hierdurch kann die Ordnung des komplexen Adhäsionssystems verloren gehen.

Invadierende epitheliale Tumorzellen binden häufig an Bindegewebsbestandteile wie Fibronectin und Kollagen I, mit denen sie unter physiologischen Bedingungen nicht in Berührung kommen. Um diesen Kontakt herzustellen, müssen die entsprechenden Zellmembranrezeptoren neu exprimiert werden. Solche Rezeptoren beeinflussen den malignen Phänotyp auf eine dominante Weise.

E-Cadherin-Verlust und epithelial-mesenchymale Transition

Im Verlauf der frühen Embryonalentwicklung verlassen Zellen das Epithel des Neuralrohrs und entwickeln sich zu mesenchymalen Zellen, die durch ein hohes Maß an Motilität gekennzeichnet sind. Dieser Vorgang wird als epithelial-mesenchymale Transition (EMT) bezeichnet (Gumbiner 2005). In invasiv wachsenden epithelialen Tumoren beobachtet man häufig eine morphologische Veränderung der Epithelzellen, die den Veränderungen im Verlauf der Embryonalentwicklung ähneln. In Anlehnung an die Embryonalentwicklung wird die Veränderung von Epithelzellen zu Fibroblasten-ähnlichen motilen Zellen im Verlauf der Tumorprogression ebenfalls als EMT bezeichnet, auch wenn eine vollständige und bleibende Konversion von

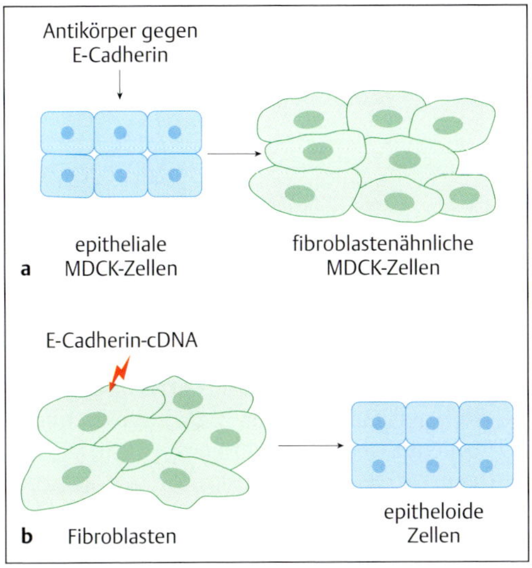

Abb. 10.**24** **a** Bedeutung von E-Cadherin für die epithelial-mesenchymale Transition (EMT). Nach Behandlung mit E-Cadherin-Antikörpern nehmen epitheliale MDCK-Zellen in der Zellkultur eine Fibroblasten-ähnliche Gestalt an (Quelle: Behrens et al. 1989). **b** Bedeutung von E-Cadherin für die mesenchymal-epitheliale Transition (MET). Nach Transfektion von Fibroblasten mit einer für E-Cadherin kodierenden cDNA nehmen diese in der Zellkultur eine epitheliale Form an (Quelle: Hatta et al. 1988).

Epithel- in Mesenchymzellen nur selten beobachtet wird (Thiery 2003).

E-Cadherin ist von zentraler Bedeutung für die Morphogenese und den Erhalt epithelialer Gewebsstrukturen. Wenn die Synthese oder die Funktion von E-Cadherin gestört wird, geht die Struktur des Gewebsverbands verloren, die epithelialen Zellen nehmen eine fibroblastoide Form an und werden mobil. Die Bedeutung von E-Cadherin für die EMT wurde zuerst mithilfe eines monoklonalen Antikörpers nachgewiesen, der gegen ein Zelloberflächenantigen einer epithelialen Zelllinie gerichtet war. Bei der Zelllinie handelte es sich um die MDCK-Linie (Madin-Darby-Canine Kidney) aus dem Nierenepithel des Hundes. Unter entsprechenden Zellkulturbedingungen weist diese Zelllinie in vitro viele Eigenschaften eines normalen Epithels auf. Der monoklonale Antikörper bewirkte in Zellkultur, dass die differenzierten Epithelzellen eine undifferenzierte, Fibroblasten-ähnliche Form annahmen (Imhof et al. 1983). Später stellte sich heraus, dass es sich bei dem durch den monoklonalen Antikörper erkannten Antigen um E-Cadherin handelte (Behrens et al. 1989) (Abb. 10.**24a**). Während Epithelzellen durch Blockierung von E-Cadherin eine Fibroblasten-ähnliche Form annehmen, kann man umgekehrt in Fibroblasten durch Expression von E-Cadherin eine epitheloide Form induzieren (Hatta et al. 1988) (Abb. 10.**24b**). Dies zeigt, dass E-Cadherin für die Morphogenese von Epithelien von zentraler Bedeutung ist.

Ein Verlust von E-Cadherin beeinflusst nicht nur die Morphogenese, sondern auch das invasive Wachstum. Dies wurde durch Experimente gezeigt, in denen MDCK-Zellen auf Kollagengel in Ab- und Anwesenheit des Antikörpers kultiviert wurden (Abb. 10.**25**). Auf Kollagengel kultivierte MDCK-Zellen zeigen keine Tendenz zur Infiltration des Gels. Wird die Zell-Zell-Adhäsion durch Antikörper gegen E-Cadherin blockiert, invadieren die Zellen das Gel (Behrens et al. 1989). Umgekehrt lässt sich das invasive Wachstum von v-H-*ras* transformierten MDCK-Zellen durch Expression von E-Cadherin blockieren (Vleminckx et al. 1991).

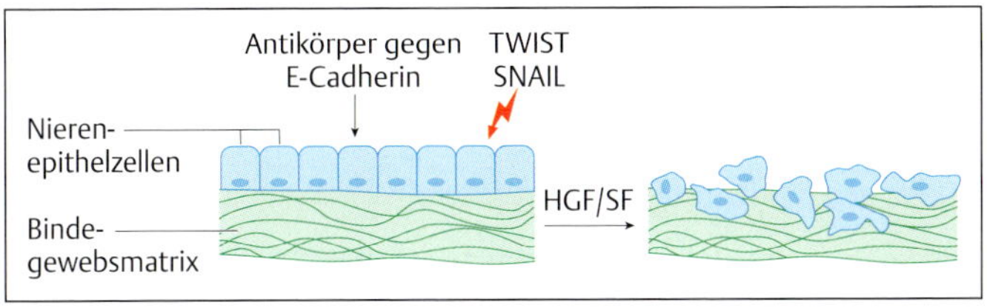

Abb. 10.**25** Invasives Wachstum durch Verlust von E-Cadherin. Nierenepithelzellen wachsen auf bindegewebigen Matrizes wie z. B. Kollagengel als Epithel-ähnlicher Monolayer. E-Cadherin-Antikörper (Behrens et al. 1989), die Transfektion mit TWIST (Yang et al. 2004) oder SNAIL (Cano et al. 2000) oder die Aktivierung der Rezeptor-Tyrosinkinase Met durch HGF/SF (Hepatocyte Growth Factor/Scatter Factor) (Birchmeier et al. 2003) bewirken die mesenchymale Transition von MDCK-Zellen und die Invasion von Kollagengel. Dies geht mit einem Funktionsverlust von E-Cadherin einher.

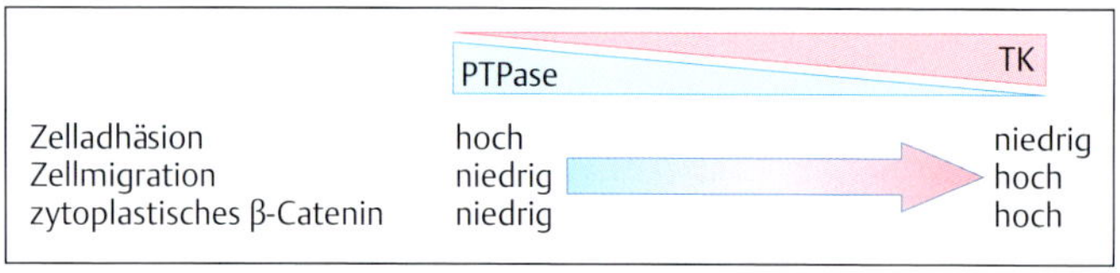

Abb. 10.**26** Tyrosinphosphorylierung und E-Cadherin-Aktivität. Tyrosinkinasen (TK) bewirken die Dissoziation des Cadherin-β-Catenin-Komplexes und inaktivieren so E-Cadherin. Tyrosinphosphatasen (PTPase) haben den gegenteiligen Effekt (Quelle: Nelson u. Nusse 2004).

Der Invasionsassay wurde auch mit menschlichen Tumorzellen durchgeführt, so beispielsweise mit Zelllinien aus Blasen-, Mamma-, Bronchial- und Pankreaskarzinomen. Zellen mit starker E-Cadherin-Expression wiesen im Allgemeinen eine nur geringe Tendenz zur Invasion auf, während der Verlust von E-Cadherin mit einer Invasion des Kollagengels einherging. Nach Transfektion einer für E-Cadherin kodierenden *CDH1*-cDNA in E-Cadherin-negative Zellen verloren die Zellen ihre invasive Eigenschaft (Frixen et al. 1991). Die extrazelluläre Domäne von E-Cadherin kann auch durch Matrix-Metalloproteinasen (MMP-3 und MMP-7) abgespalten werden. Dies hat ein verstärktes invasives Wachstum zur Folge (Egeblad u. Werb 2002) (Abb. 9.**35**, Kap. 9).

Die strukturelle und funktionelle Integrität des Cadherin-Catenin-Komplexes wird durch Phosphorylierung reguliert. Die Phosphorylierung von β-Catenin und E-Cadherin an Serin/Threoninresten stabilisiert den Komplex und damit auch die adhäsive Bindung. Die Phosphorylierung von β-Catenin an Tyrosinresten durch Src-Kinase oder Tyrosinkinaserezeptoren löst hingegen die Assoziation von β-Catenin mit E-Cadherin (Abb. 10.**26**). Damit geht die adhäsive Funktion von E-Cadherin verloren. Ein bedeutendes Zielgen Hypoxie-induzierbarer Faktoren ist das *MET*-Gen, das für den Rezeptor des Scatter-Faktors/HGF kodiert. Wie der Name sagt, bewirkt der Scatter-Faktor eine Auflösung von Epithelverbänden. Dies ist auf die Inaktivierung von E-Cadherin durch Met-vermittelte Tyrosinphosphorylierung von β-Catenin zurückzuführen (Abb. 10.**25**) (Birchmeier et al. 2003).

Tiermodelle zur Bedeutung von E-Cadherin

Die Bedeutung von E-Cadherin für die maligne Progression wurde auch in In-vivo-Modellen nachgewiesen. Die konditionelle Ausschaltung von E-Cadherin in Geweben der Maus führt nicht zur Entstehung von Tumoren. Erst in Verbindung mit tumorinitiierenden Veränderungen in anderen Genen bzw. Proteinen bewirkt der Verlust von E-Cadherin einen Phänotyp, der mit einer verstärkten Invasion und Metastasierung einhergeht.

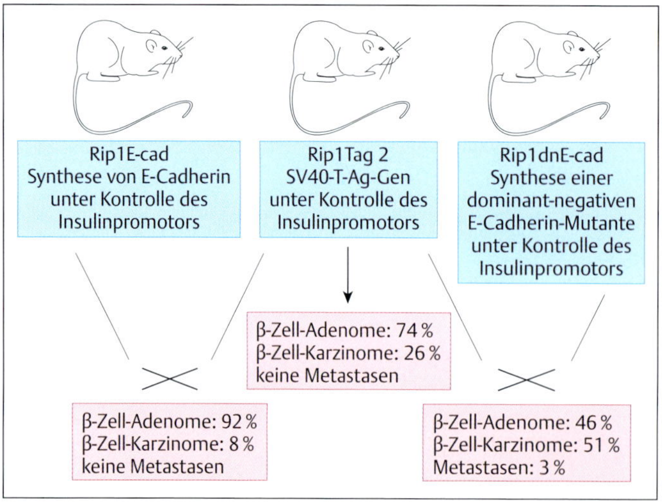

Abb. 10.**27** Progression von β-Zell-Tumoren des Pankreas durch Funktionsverlust von E-Cadherin. Die Kreuze symbolisieren die Kreuzung der verschiedenen Mauslinien. (Quelle: Perl et al. 1998).

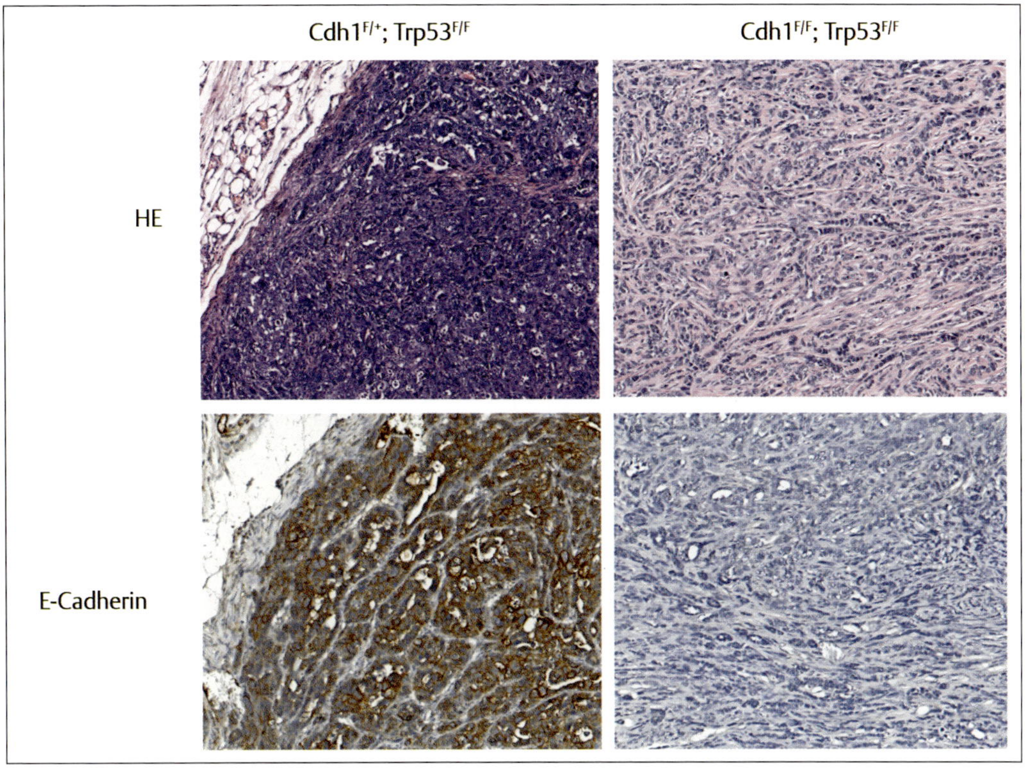

Abb. 10.**28** Induktion eines invasiven lobulären Karzinoms im Mammaepithel der Maus durch konditionale Inaktivierung von E-Cadherin und p53. Solange noch ein *Cdh1* (E-Cadherin)-Allel funktionsfähig ist (linke Seite), entwickeln sich Adenokarzinome. Erst wenn E-Cadherin vollständig ausgeschaltet ist, entspricht die Histologie einem invasiven lobulären Karzinom (rechte Seite). HE: Hämatoxylin-Eosin-Färbung; E-Cadherin: E-Cadherin-Färbung (mit freundlicher Genehmigung von Prof. P. Derksen, Dept. of Medical Oncology, UMC Utrecht).

In einem Mausmodell, in dem das große T-Antigen des SV40-Virus unter Kontrolle des Insulinpromotors exprimiert wird (*Rip1Tag2*-Mäuse) (siehe Kap. 3, S. 46), sind die Rb- und p53-Tumorsuppressorproteine in den β-Zellen des Pankreas inaktiviert. Die Mäuse entwickeln Adenome und in geringerem Prozentsatz auch Karzinome der Langerhans'schen Inseln des Pankreas. Metastasen lassen sich in diesem Modell nicht nachweisen. Wird dieser Mausstamm mit einem Stamm gekreuzt, in dem eine dominant-negative E-Cadherin-Mutante unter Kontrolle des Insulinpromotors exprimiert wird, beobachtet man einen höheren Anteil an Karzinomen und in einigen Tieren auch Metastasen (Perl et al. 1998) (Abb. 10.**27**).

Wie in Kap. 9 (S. 295) ausgeführt, ist in etwa der Hälfte der Mammakarzinome vom lobulären Typ das für E-Cadherin kodierende Gen (*CDH1*) inaktiviert. In einem Tumormodell der Maus konnten viele Eigenschaften dieses Tumortyps rekonstruiert werden. Auch in diesem Modell führte die konditionale Inaktivierung von E-Cadherin im Mammagewebe nicht zu einer erhöhten Anzahl der Tumoren. Erst zusammen mit der Inaktivierung des *Trp53*-Gens entwickelten sich Tumoren, deren Phänotyp in vielen Aspekten menschlichen Mammakarzinomen vom lobulären Typ entsprach (Abb. 10.**28**). Im Gegensatz zu den Mammakarzinomen, die durch den alleinigen Verlust von p53 hervorgerufen wurden, invadierten die E-Cadherin-negativen Tumorzellen das umgebende Stroma und induzierten ausgiebig Tumorangiogenese. Die Tumoren zeigten zudem eine verstärkte lymphatische und Fernmetastasierung (Derksen et al. 2006).

Zu den Genen, die durch HIF-1α stimuliert werden, zählen auch Gene, die für Lysylhydroxylasen kodieren. Diese Enzyme aktivieren die Funktion des Transkriptionsfaktors SNAIL

(SNAI1), der die Transkription des für E-Cadherin kodierenden *CDH1*-Gens blockiert. SNAIL und ein weiterer, als TWIST (H-twist) bezeichneter Transkriptionsfaktor induzieren über die Hemmung der *CDH1*-Transkription EMT. Für SNAIL wurde gezeigt, dass transfizierte MDCK-Zellen im Gegensatz zu nicht transfizierten MDCK-Zellen in Nacktmäusen zu Tumoren auswachsen (Cano et al. 2000).

Die histologische Inspektion von Tumoren und Zellkulturversuche belegen, dass sich Tumorzellen häufig in Form von Clustern durch die ECM bewegen. In diesen Zellclustern ist die Expression von E-Cadherin und β-Catenin nicht verringert. In invadierenden Karzinomzellclustern lässt sich an der invasiven Front häufig ein als Podoplanin bezeichnetes Mucin-ähnliches Protein nachweisen.

Tiermodell zur Bedeutung von Podoplanin

Die Funktion von Podoplanin wurde unter Kontrolle des Insulinpromotors der Ratte (*Rip1*) in Inselzellen des Pankreas transgener Mäuse exprimiert (*Rip1Podo*) (Wicki et al. 2006). Um in den Pankreasinseln Tumoren zu induzieren, wurden die Tiere mit *Rip1Tag2*-Mäusen gekreuzt (*Rip1-Podo*; *Rip1Tag2*). Inselzelltumoren der *Rip1Podo; Rip1Tag2*-Tiere wuchsen invasiv in Form von Clustern. Im Gegensatz zu Tumoren der *Rip1Tag2*-Mäuse war in den Tumorzellen eine deutliche Expression von E-Cadherin erkennbar. Wie weitere Versuche belegen, vermittelt Podoplanin invasives Wachstum auch in Anwesenheit von funktionsfähigem E-Cadherin. An der invasiven Tumorfront ist Podoplanin mit Ezrin kolokalisiert. Dies geht mit einem Rearrangement des Aktinzytoskeletts einher. Offenbar stimuliert Podoplanin intrinsische Mechanismen der Motilität.

Integrine und der Verlust des Kontakts zur ECM

Während E-Cadherin für den interzellulären Kontakt von Epithelien essenziell ist, stellen Integrine den Kontakt zur Basalmembran her. Der Integrin-vermittelte Kontakt von Epithelzellen zur Basalmembran reguliert Proliferation, Differenzierung und insbesondere das Überleben von Epithelzellen. Normale Epithelzellen, die den Kontakt zur Basalmembran verloren haben, werden in der Regel apoptotisch. Apoptose, die durch den Verlust des Substratkontakts ausgelöst wird, wird auch als **Anoikis** bezeichnet. Wenn die Funktion von Integrinen verloren geht, die an die Basalmembran binden, müssen in der Tumorzelle kompensatorische Mechanismen in Gang gesetzt werden, die Anoikis verhindern. Hierauf wird in Kap. 10.5.3 eingegangen.

Um die Bedeutung der Bindung von Integrinen an die ECM für die Epithelstruktur zu beurteilen, muss man Integrine mit der entsprechenden Bindungsspezifität untersuchen. In Abb. 10.**29** sind die Ergebnisse solcher Versuche dargestellt. Das α2β1-Integrin bindet an Kollagen. In vielen Mammakarzinomen beobachtet man einen Verlust dieses Integrins. Das Integrin wurde in einer β1-positiven, α2-negativen, gering differenzierten Mammakarzinom-Zelllinie durch Transfektion einer für α2 kodierenden cDNA de novo exprimiert (Zutter et al. 1995). Im Gegensatz zu Kontrollzellen differenzierten die transfizierten Zellen in einer dreidimensionalen bindegewebigen Matrix zu drüsenähnlichen Strukturen. Während die Differenzierung in α2β1-negativen Mammakarzinomzellen durch Neuexpression des Integrins aktiviert wird, geht eine Herabregulation umgekehrt mit einer geringen Differenzierung einher. Die Behandlung einer drüsenbildenden Zelllinie mit α2-Antisense-RNA-

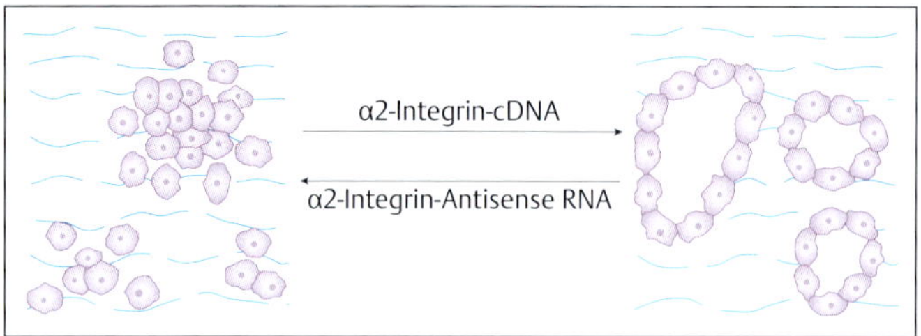

Abb. 10.**29** Bedeutung von Integrinen für die Differenzierung. Die Transfektion einer murinen Mammakarzinomzelllinie (Mm5MT) mit einer für α2-Integrin kodierenden cDNA induziert in einem ECM-ähnlichen Gel (Matrigel) die Ausbildung tubulärer Strukturen (nach Zutter et al. 1995). Eine humane Mammakarzinomzelllinie (T47D), in der die α2-Integrin-Expression durch eine Antisense-RNA reduziert wurde, verlor die Fähigkeit, in einem Kollagen-I-Gel drüsenähnliche Strukturen zu bilden (Quelle: Keely et al. 1995).

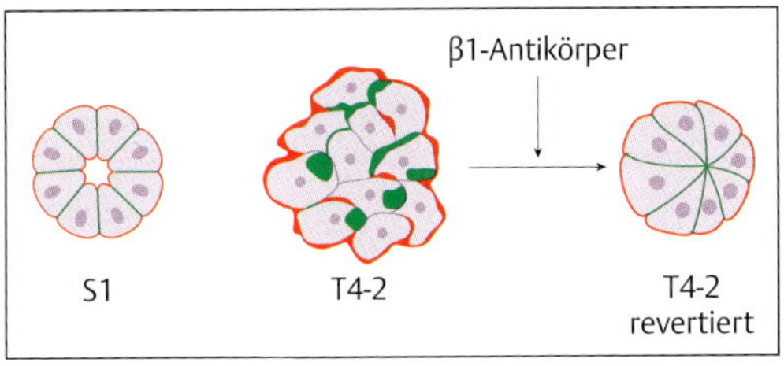

Abb. 10.**30** Bedeutung von Integrinen für die Differenzierung. Die Zelllinie S1, die aus der Brustdrüse einer Frau gewonnen wurde, ist nicht tumorigen. Sie bildet in Matrigel Acini aus, mit β-Catenin an den interzellulären Zellmembranen (grün) und basal lokalisiertem β4-Integrin (rot). Durch vielfache Passagierung wurde aus dieser Zelllinie die tumorigene Zelllinie T4-2 gewonnen, die unstrukturiert wächst. Durch Behandlung mit funktionshemmenden β1-Integrin-Antikörpern wird die Morphologie revertiert und ein Wachstum in Form von Acini induziert (Quelle: nach Ergebnissen von Kenny u. Bissell 2003).

Oligonukleotiden führte mit der Reduktion der Integrin-Expression zum Verlust der glandulären Differenzierung (Keely et al. 1995). Diese Versuche weisen darauf hin, dass der Verlust von α2β1-Integrin in Mammakarzinomen ursächlich mit dem Verlust der Differenzierung zusammenhängt. β1 ist diejenige Integrin-Untereinheit, die mit den meisten α-Untereinheiten assoziieren kann (Abb. 9.**20**, Kap. 9). Bei Expression basalmembranbindender β1-Integrine würde man eine tumorsupprimierende Funktion erwarten, bei Heterodimeren, die an Kollagen I, Fibronectin und andere ECM-Moleküle binden, eher eine aktive invasionsfördernde Wirkung.

In der Tat sind Versuche zur Ausschaltung des β1-Integrins stark vom jeweiligen Kontext abhängig. Abb. 10.**30** gibt dafür ein Beispiel (Kenny u. Bissell 2003). Aus einer nicht tumorigenen Zelllinie, die ursprünglich aus einer gutartigen fibrozystischen Erkrankung der Brustdrüse gewonnen worden war, wurde eine tumorigene Variante gewonnen. Die Zelllinien wurden in einer dreidimensionalen Matrix aus Matrigel kultiviert. Die wesentliche Komponente in dieser Matrix, die die Morphologie der kultivierten Zellen bestimmt, ist Laminin-1. Die nicht maligne Zelllinie differenzierte in Matrigel zu azinären Strukturen, die den Drüsenstrukturen in vivo ähnelten. Antikörper, die die Funktion von β1-Integrinen blockierten, hatten auf die beiden Zelllinien sehr verschiedene Wirkungen. In der gut differenzierten Zelllinie führten die Antikörper zu massiver Apoptose. Wurde hingegen die tumorigene Zelllinie mit den Antikörpern behandelt, bildeten sich azinäre Strukturen aus, die denjenigen der nicht tumorigenen Zelllinie glichen. Die Antikörperbehandlung der Zelle führte auch zu einem verminderten Tumorwachstum in einem immundefizienten Wirt. Während das β1-Integrin somit für das Überleben normaler Mammaepithelzellen essenziell ist, trägt das Integrin in Tumoren zu einer geringen Differenzierung der Zellen und zum Tumorwachstum bei.

10.4.6 Invasion des Bindegewebes

Methodische Aspekte

Die molekularen Grundlagen des invasiven Wachstums von Tumorzellen können in verschiedenen experimentellen Modellen untersucht werden. Um aus diesen Modellen Rückschlüsse auf das Wachstum menschlicher Tumoren zu ziehen, muss man die Möglichkeiten und Grenzen solcher Systeme berücksichtigen. Grundsätzlich gilt, dass sich die Eigenschaften der Tumorzellen und der ECM gegenseitig beeinflussen. Wenn eine Tumorzelle in der einen Matrix eine bestimmte Verhaltensweise zeigt, kann sie sich in einer anderen Umgebung völlig anders verhalten. Umgekehrt können sich auch Zellen verschiedener Tumoren in der gleichen Matrix unterschiedlich verhalten. Durch stabile Expression fluoreszierender Proteine (beispielsweise greenfluorescentprotein, GFP) ist eine längerfristige Beobachtung von Tumorzellen möglich. Allerdings ist zu bedenken, dass GFP in hoher Konzentration toxisch wirken kann. Fluoreszierende Farbstoffe, die in die Zellmembran integriert werden, stellen eine weitere Möglichkeit der Zellmarkierung dar.

Grundsätzlich neigen Zell- oder Tiermodelle, in denen ein oder mehrere Gene überexprimiert werden, zu Artefakten. Dies gilt besonders für Modelle des invasiven Wachstums, und hier wiederum besonders nach Überexpression von Proteinase-Genen. Die Funktion extrazellulär wirksamer Proteinasen wird gewöhnlich durch Interaktion mit anderen Proteinen in der Zellmembran oder der ECM räumlich und zeitlich genau reguliert. Bei einer überhöhten Konzentration können sich Proteinasen in der Regel einer solchen Regulation entziehen.

In-vitro-Modelle. Hier werden häufig Matrizes verwendet, die normale Bindegewebskomponenten enthalten; quantitative Relation und strukturelle Anordnung dieser Komponenten entsprechen jedoch nicht der In-vivo-Situation. Beispiele sind Kollagen-I-Gele oder Matrigel, das u. a. Kollagen IV, Laminin und Heparansulfat-Proteoglykane enthält. Das Verhalten der Tumorzellen wird entscheidend durch Art und Konzentration der Komponenten und deren Relation zueinander bestimmt. Dies ist im Zusammenhang mit der Stromareaktion in Abb. 10.**7** dargestellt. Der Vorteil künstlicher Bindegewebsmatrizes besteht darin, dass die Zusammensetzung gezielt manipuliert und das Verhalten der Zellen genau beobachtet werden kann. Entscheidend ist auch, welche Zellart für In-vitro-Versuche verwendet wird. Mesenchymale Zellen sind auf ein Leben in einer bindegewebigen Matrix eingestellt. Dem entspricht der Besatz mit Integrinen und (Metallo-)Proteinasen. Wenn solche Zellen eine bindegewebige Matrix invadieren, greifen sie auf vorhandene zelleigene Mechanismen zurück. Im Gegensatz dazu können normale Epithelzellen primär nicht in Bindegewebe einwandern. Die Verallgemeinerung von Befunden zur Invasion bindegewebiger Matrices durch mesenchymale Zellen hat in der Vergangenheit einige Fehlentwicklungen, beispielsweise bei der Entwicklung von Inhibitoren der Matrix-Metalloproteinasen, mit verursacht.

In-vivo-Modelle. In-vivo-Modelle des invasiven Wachstums lassen genauere Rückschlüsse als Zellkulturmodelle auf Mechanismen zu, die in menschlichen Tumoren wirksam sind. Allerdings haben auch diese Modelle methodische und wissenschaftliche Grenzen. Grundsätzlich sind Transplantationsmodelle von spontanen Tumormodellen zu unterscheiden. Der klinischen Situation am nächsten kommen Modelle, in denen sich in genetisch modifizierten Mäusen Tumoren spontan entwickeln. In diesen Modellen ist allerdings die direkte Beobachtung der Zellen im Verlauf der Entwicklung des Primärtumors nur selten möglich. In In-vivo-Modellen wird häufig der Endpunkt der Progression, nämlich die Metastasierung, bestimmt. In diesem Fall ist das invasive Wachstum nur ein Schritt der Progression – wenn auch ein entscheidender. Wenn keine weitere Information über die Eigenschaften des Primärtumors vorliegt, ist es oft nicht möglich, eine bestimmte molekulare Veränderung einer definierten Phase der Tumorprogression zuzuordnen. In neuen Tiermodellen können transplantierte, fluoreszenzmarkierte Tumorzellen mittels Multi-Photonen-Mikroskopie in vivo und in Echtzeit beobachtet werden. Diese Modelle sind zurzeit am besten geeignet, Motilität und invasives Wachstum von Tumorzellen den molekularen Eigenschaften der Tumorzelle einerseits und den Eigenschaften des Wirtes andererseits zuzuordnen.

Durch Verwendung induzierbarer, gewebsspezifischer Promotoren lassen sich in-vivo molekulare Veränderungen bestimmten Zellarten oder Geweben zuordnen. Dies ist nicht möglich, wenn pharmakologische Inhibitoren systemisch appliziert werden. Im Verlauf der Tumorangiogenese migrieren Endothelzellen im interstitiellen Bindegewebe. Hierbei greifen sie auf Mechanismen zurück, die auch von Tumorzellen verwendet werden. Wenn die Funktionen von Integrinen oder Metalloproteinasen durch pharmakologische Inhibitoren gehemmt werden, können sowohl Endothelzellen als auch Tumorzellen betroffen sein. Es ist daher oft nicht abzugrenzen, ob die Hemmung des Tumorwachstums auf eine Hemmung der Invasion, der Tumorangiogenese oder beider Phänomene beruht.

Zelladhäsionsmoleküle und Proteinasen

Integrine und Metalloproteinasen sind an der Stromareaktion von Tumoren beteiligt. Die Stromareaktion geht immer auch mit einer Ortsveränderung der Tumorzellen und der akzessorischen Zellen des Stromas einher. Der Übergang zwischen Stromareaktion und Tumorinvasion ist daher fließend.

Zuvor wurden die verschiedenen Formen der Migration von Tumorzellen in bindegewebigen Matrizes beschrieben. Abhängig von der Migration (amöboid, mesenchymal, Cluster) und der Dichte und Vernetzung der Matrix müssen Tumorzellen die Matrix abbauen, um sich fortzubewegen. Parallel dazu müssen die Zellen mit ihrem vorderen Pol an Bestandteile der Matrix andocken, um eine Verankerung für die anschließende Kontraktion der Aktomyosinfasern zu generieren und auf diese Weise den hinteren Zellpol in Wanderungsrichtung ziehen zu können. Integrine vermitteln die Adhärenz der Zellen an Bestandteile der ECM, während Proteinasen – insbesondere Matrix-Metalloproteinasen (MMPs) – die Matrix abbauen. Für die Fortbewegung von Zellen in der ECM ist demnach ein fokussiertes Zusammenspiel zwischen Integrinen und MMPs Voraussetzung.

Viele In-vitro-Befunde belegen, dass Integrine für die Fortbewegung von Tumorzellen in bindegewebigen Matrizes essenziell sind. Als Beispiel soll die Invasion einer Amnionmembran des Hühnerembryos durch menschliche Melanomzellen beschrieben werden. Viele Integrine binden an definierte Sequenzmotive in Molekülen der ECM (siehe Kap. 9, S. 297). Das bedeutendste Motiv ist das Tripeptid RGD, das in Fibronectin und Kollage-

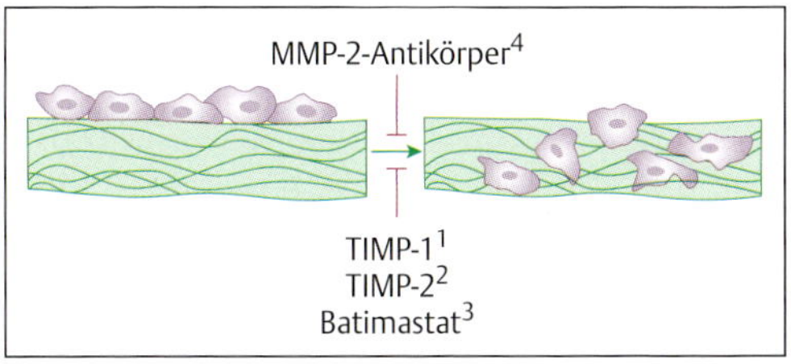

Abb. 10.**31** Matrix-Metalloproteinasen (MMPs) und invasives Wachstum. Antikörper gegen MMP-2, TIMP-1, TIMP-2 und Batimastat (synthetischer MMP-Inhibitor) hemmen die Invasion von ECM-Membranen durch Tumorzellen (Quellen: [1]Schultz et al. 1988; [2]DeClerck et al. 1991, 1992; Alvarez et al. 1990; [3]Davies et al. 1993; [4]Albini et al. 1991; Khokha et al. 1989).

nen vorkommt (Abb. 9.**20**, Kap. 9). Die Adhäsion von Zellen an bindegewebige Matrizes lässt sich durch Peptide mit diesem Sequenzmotiv hemmen. Nach Aussaat der Melanomzellen drangen diese in eine bindegewebige Amnionmembran ein. RGD-Peptide hemmten auch die Invasion (Gehlsen et al. 1988).

Hemmversuche belegen, dass MMPs für die Invasion von ECMs durch Tumorzellen erforderlich sind. Als MMP-Inhibitoren wurden Antikörper, TIMP1 und 2 sowie der synthetische MMP-Hemmer Batimastat (BB-94) verwendet (Abb. 10.**31**). MMPs unterstützen das invasive Wachstum auch unter In-vivo-Bedingungen. In einem Mausmodell wurde das *Mmp3*-Gen im Mammaepithel unter die Kontrolle eines induzierbaren Promotors gestellt. Nach Anschalten der MMP3-Synthese bildeten sich invasive Tumoren mit den Anzeichen einer EMT (Sternlicht et al. 1999).

MMPs bauen Proteine der ECM ab. Hierdurch können kryptische Epitope der Matrixproteine freigesetzt werden, die mit Integrinen interagieren und auf diese Weise die Motilität von Tumorzellen stimulieren. Dies wurde in einem Versuch deutlich, in dem die Migration menschlicher Mammakarzinomzellen durch Filter untersucht wurde, die mit Fibronectin, Kollagen IV, Laminin I oder Laminin V beschichtet waren (Giannelli et al. 1997) (Abb. 10.**32**). Die beschichteten Membranen wurden von den Tumorzellen nicht durchdrungen. In Anwesenheit von MMP2 passierten die Zellen die Laminin-V-Matrix, nicht jedoch die anderen Matrizes. Antikörper gegen α3β1-Integrin hemmten die Passage. Weitere Analysen ergaben, dass in der γ2-Kette von Laminin V eine kryptische Domäne verborgen ist, die erst nach proteolytischer Spaltung das Integrin bindet. Eine kryptische Integrinbindungsdomäne wurde auch in Kollagen IV nachgewiesen (Xu et al. 2001). Laminin V und Kollagen IV sind Bestandteile der Basalmembran. Durch proteolytische Spaltung der Membran könnte in sehr frühen Phasen der Tumorprogression die Motilität der Tumorzellen stimuliert werden, ohne dass sich die Expression von Integrinen ändern muss.

Beim fokussierten Abbau der ECM sind membrangebundene MMPs, insbesondere die MMP14 (MT1-MMP), von zentraler Bedeutung. Wenn Tumorzellen das entsprechende Gen verstärkt exprimieren, bilden sie in Kollagen-I-Gelen kleine Kanäle aus, die eine kollektive Bewegung nachfolgender Tumorzellen ermöglichen (Wolf et al. 2007). Tumorzellen verfügen aber auch über Mechanismen, lösliche MMPs an der Zellmembran zu fokussieren. Dies wurde zuerst für die MMP2 (Gelatinase A) gezeigt, die in Assoziation mit dem αvβ3-Integrin Kollagen IV abbaut. Die Bindung an αvβ3-Integrin wird durch die Hämopexindomäne von MMP2 vermittelt. Wie Transfektionsversuche mit Melanomzellen zeigten, wird der Abbau von Kollagen IV in vitro durch Assoziation von MMP2 mit αvβ3-Integrin stimuliert (Abb. 10.**33**). Melanomzellen, die zwar die αv-, nicht jedoch die β3-Untereinheit exprimierten, bauten Kollagen IV in Anwesenheit von MMP2 nur geringfügig ab. Wurde die Expression des intakten αvβ3-Integrins durch Transfektion mit einer *ITGB3 (β3)*-cDNA induziert, war die Abbaurate etwa verdreifacht. Durch Zugabe eines MMP2-Fragments, das nur aus der Hämopexindomäne bestand,

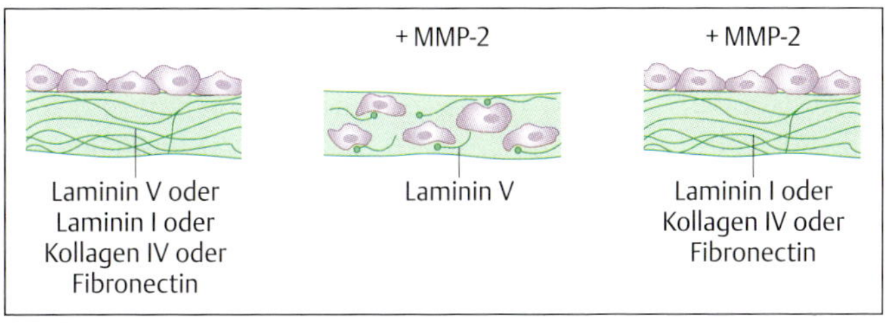

Abb. 10.**32** MMP-2 und Integrinbindung durch Laminin V. MMP-2 legt in Laminin V, nicht aber in anderen ECM-Proteinen, eine kryptische Bindungsstelle für das α3β1-Integrin frei. Dies bewirkt, dass humane Mammakarzinomzellen in eine Laminin-V-Matrix einwandern (Quelle: Gianelli et al. 1997).

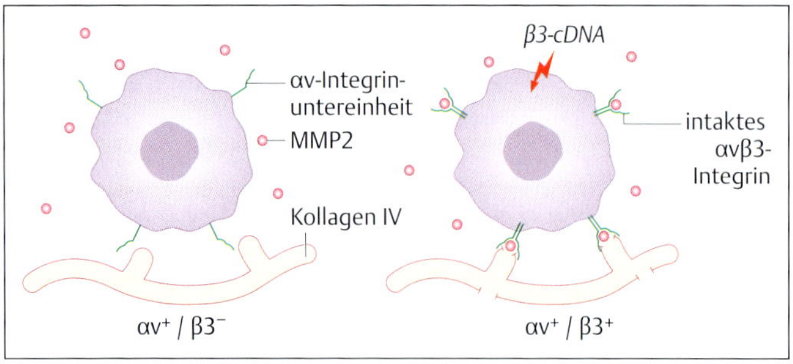

Abb. 10.**33** Lokale Fokussierung der MMP2-Wirkung durch αvβ3-Integrin. Eine αv-positive, β3-negative Melanomzelllinie baut nach exogener Zugabe von MMP2 (Gelatinase A) Kollagen IV in vitro nicht ab. Nach Transfektion einer *ITGB3 (β3)*-cDNA wird Kollagen IV hingegen degradiert (Quelle: Brooks et al. 1996).

wurde die kollagenolytische Aktivität in Anwesenheit von MMP2 gehemmt (Brooks et al. 1996).

Zellmembranintegrierte MMPs können auch Zelladhäsionsmoleküle von der Zellmembran abspalten und auf diese Weise die Migration von Tumorzellen steuern. CD44 ist ein Adhäsionsmolekül, das an Hyaluronat und andere Bestandteile der ECM bindet. Die Standardform dieses Adhäsionsmoleküls (siehe Kap. 9, S. 305) wird durch die membranständige MT1-MMP (MMP14) von der Zellmembran abgespalten. Hierdurch wird die Beweglichkeit gewisser Tumorzellen, so beispielsweise aus menschlichen Pankreaskarzinomen, moduliert. Wird die MMP-Spaltstelle in CD44 durch gezielte Mutagenese blockiert, hat dies eine Migrationshemmung zur Folge. Man geht davon aus, dass CD44 initial den Kontakt zu Matrixmolekülen herstellt. Um eine Weiterbewegung der Zelle zu ermöglichen, wird CD44 von der Zellmembran proteolytisch entfernt (Kajita et al. 2001).

In Kap. 10.3.4 (S. 330) wurde die Kooperation zwischen Tumorzellen und akzessorischen Zellen bei der Bildung und Remodellierung des Tumorstromas beschrieben. Über die Remodellierung des bindegewebigen Stromas hinaus können akzessorische Zellen auch das invasive Wachstum von Tumorzellen unterstützen. Fibroblasten sind eher als epitheliale Zellen in der Lage, Bindegewebe auf- und abzubauen. Diese Eigenschaft von Fibroblasten können sich Karzinomzellen zunutze machen. Zellen bestimmter Plattenepithelkarzinome können die ECM nur in Gegenwart von Fibroblasten invadieren. Die Fibroblasten befinden sich immer am führenden Zellpol, wo sie die Matrix abbauen und die kollektive Bewegung der Karzinomzellen vorbereiten (Gaggioli et al. 2007). Wie in Abb. 10.**12** gezeigt, kann die Invasion einer bindegewebigen Matrix durch Tumorzellen auch von Makrophagen unterstützt werden. Dafür sind die MMPs der Makrophagen verantwortlich. Dies wurde in In-vivo-Modellen gezeigt. HPV-induzierte Hautkarzinome (HPV: humanes Papillomavirus) wachsen in MMP9-defizienten Mäusen weniger invasiv als in Mäusen mit funktionsfähiger MMP9. Wenn den MMP9-defizienten Mäusen durch Knochenmarktransplantation MMP9-positive myeloische Zellen zugeführt werden, entspricht das invasive Wachstum wieder den *Mmp9*$^{+}$/$^{+}$-Tieren (Coussens et al. 2000).

Wachstumsfaktoren und Chemokine

Wie in Kap. 10.4.4 (S. 338) ausgeführt, ist der PI3-Kinase-Weg ein zentraler Regulator der Zellmotilität. Die Aktivität der PI3-Kinase kann durch intrinsische Mechanismen wie Mutationen in Tyrosinkinase-Rezeptoren und Signalproteinen aktiviert werden. In diesem Fall ist die erhöhte Motilität der Tumorzellen unabhängig von externen Faktoren. Migration und Invasion können jedoch auch durch externe parakrine Faktoren stimuliert werden. Bei der Analyse der differenziellen Genexpression von Zellen von Mammakarzinomen und deren Tumorumgebung fiel auf, dass insbesondere die Chemokine CXCL14 und CXCL12 bereits im Stadium duktaler intraepithelialer Neoplasien in myoepithelialen Zellen und in Myofibroblasten stark exprimiert wurden (Allinen et al. 2004). CXCR4, der Rezeptor für CXCL12, ist auf Mammaepithelzellen und Karzinomzellen vorhanden. Chemokine könnten demnach in sehr frühen Tumorstadien das Auswandern von Tumorzellen aus dem Epithel stimulieren. Da das *CXCR4*-Gen eines der HIF-1α-Zielgene ist, führt Sauerstoffmangel dazu, dass Tumorzellen verstärkt auf das Chemokin CXCL12 ansprechen.

In dem in Abb. 10.**12** gezeigten Experiment stimulieren Mammakarzinomzellen die Makrophagen mit CSF-1, und die Makrophagen stimulieren ihrerseits die Mammaepithelzellen mit EGF. Diese wechselseitige Stimulation ist die Voraussetzung dafür, dass die Tumorzellen in Anwesenheit von Makrophagen die Kollagenmatrix invadieren.

10.5 Metastasierung

Zusammenfassung

Die Metastasierung ist die bedrohlichste Eigenschaft bösartiger Tumoren. Die wichtigsten Metastasierungswege sind Lymph- und Blutgefäße. Lymphgefäße sind großporig und setzen invadierenden Tumorzellen nur wenig Widerstand entgegen. Die Bewegung von Tumorzellen Richtung Lymphknoten wird durch **Chemokine** unterstützt. Eine hämatogene Metastasierung kann entweder indirekt über die Lymphwege oder direkt durch Eindringen von Tumorzellen in Blutgefäße erfolgen und umfasst eine Reihe diskreter Schritte:

- Wenn Zellen den Kontakt zu ihrer Umgebung verlieren, werden sie normalerweise apoptotisch. Tumorzellen aktivieren **Anti-Apoptosemechanismen**, um in der Zirkulation zu überleben.
- Um als Metastasen auszuwachsen, müssen Tumorzellen zunächst in den Blutgefäßen arretieren. Dies kann durch **Embolisierung** oder **Thrombosierung** geschehen.
- Um in das umgebende Gewebe zu gelangen, muss die Tumorzelle die Blutgefäßwand durchdringen (**Evasion**).
- Der kritischste Schritt der Metastasierung ist das Wachstum in fremder Umgebung. Nur ein Bruchteil der Tumorzellen, die in fremde Organe auswandern, wächst zu Metastasen aus. Einzelne Tumorzellen können über lange Zeit im Gewebe überleben, ohne Metastasen auszubilden (**Mikrodisseminierung**). Viele Beobachtungen sprechen dafür, dass Metastasen von **Tumorstammzellen** ausgehen, die eine spezielle Nische benötigen, um sich asymmetrisch zu teilen und das Metastasenwachstum zu unterhalten. Die Ausschaltung von Tumorstammzellen ist daher auch eine Perspektive, die Wurzeln von Metastasen zu kappen.

▶ Unter **Metastasierung** (griech. Metastasae: Übersiedlung) versteht man die Ausbildung von Tochtergeschwülsten aus Zellen des Primärtumors. 90 % der Patienten mit bösartigen Erkrankungen versterben in Folge der Metastasierung. Metastasierung ist somit das zentrale Merkmal der Bösartigkeit.

Die Tumorzellen des Primärtumors können über afferente Lymphbahnen in Lymphknoten einwandern. Diesen Weg bezeichnet man als **lymphogene Metastasierung**. Wenn Tumorzellen über den Blutstrom in entfernte Organe gelangen, spricht man von einer **hämatogenen Metastasierung**. Lymphknoten, in die die Lymphe aus einem bestimmten Gewebs- oder Organareal fließt, werden als **regionäre** (engl. sentinel) **Lymphknoten** bezeichnet. Derjenige Lymphknoten, der als erster die Lymphe aufnimmt, ist der sogenannte **Wächterlymphknoten**. Wenn dieser Lymphknoten metastasenfrei ist, trifft dies mit großer Wahrscheinlichkeit auch auf die anderen regionären Lymphknoten zu. Eine hämatogene Metastasierung kann durch Tumorzellen ausgelöst werden, die aus dem Primärtumor unmittelbar in die Blutgefäße eingebrochen sind. Eine hämatogene Metastasierung kann auch die Folge einer Besiedelung von Lymphknoten sein. In diesem Fall gelangen die Tumorzellen über efferente Lymphbahnen und den Ductus thoracicus oder rechten Lymphgang ins venöse Blut. Metastasen, die in der Folge einer hämatogenen Metastasierung entstehen, werden als **Fernmetastasen** bezeichnet und so von **Lymphknotenmetastasen** unterschieden. Schließlich können Tumorzellen in Körperhöhlen auch direkt vom Primärtumor ausgesät werden (per continuitatem, etwa vom Ovarialkarzinom in die Bauchhöhle).

10.5.1 Intravasation

Manche Tumoren wie beispielsweise Sarkome metastasieren ausschließlich über die Blutbahn. In diesem Fall ist eine notwendige Bedingung für die hämatogene Metastasierung, dass Tumorzellen des Primärtumors sich einen Weg in die Blutgefäße bahnen. Bei vielen Karzinomen, die sowohl lymphogen als auch hämatogen metastasieren, ist nicht gesichert, ob die Tumorzellen direkt aus dem Primärtumor oder indirekt über Lymphknotenmetastasen in die Blutbahn gelangt sind.

Mit modernen Methoden der Video- und Multiphotonen-Mikroskopie lässt sich die Intravasation einzelner Zellen genau verfolgen (Condeelis u. Segall 2003). In einem Mammakarzinom-Modell der Ratte wurden mit GFP markierte Karzinomzellen mit hohem und niedrigem Metastasierungspotenzial orthotop in Fettpolster transplantiert. Es zeigte sich, dass die Zellen mit hohem Metastasierungspotenzial sich in Richtung Gefäße bewegten, die Zellen mit niedrigem Metastasierungspotenzial hingegen nicht. In diesem Modell zwängten sich die Tumorzellen in einer amöboiden Form der Bewegung durch die bindegewebige Ummantelung der Gefäße, ohne diese abzubauen. Im Modell der Chorioallantoismembran des Hühnerembryos wurde dagegen gezeigt, dass Proteinasen für die Intravasion essenziell sind (Kim et al. 1998).

Als Ursache für die gerichtete Bewegung der Tumorzellen in Richtung Blutgefäße kommen chemotaktische Stimuli direkt aus dem Blut, aus Endothelzellen und Perizyten (PDGF) oder aus gefäßständigen Makrophagen (Wachstumsfaktoren der EGF-Familie) infrage (Condeelis u. Segall 2003; Wyckoff et al. 2007). Makrophagen scheinen die Intravasation aktiv zu unterstützen. Dies konnte mit dem MMTV/PyMT-Modell des Mammakarzinoms gezeigt werden, bei dem Zellen des Mammakarzinoms in Assoziation mit gefäßständigen Makrophagen in die Blutgefäße eindrangen. Die Bedeutung der Makrophagen für die Intravasation von Tumorzellen wird auch durch die Anzahl zirkulierender Tumorzellen im CSF-1-defizienten Mausmodell unterstützt. Wie in Kap. 10.3.4 (S. 333) ausgeführt, sind bei CSF-1-Defizienz gewebsständige Makrophagen drastisch vermindert. Mammakarzinome in CSF-1-defizienten Mäusen sind von deutlich weniger zirkulierenden Tumorzellen begleitet als solche in Mäusen mit intaktem CSF-1 (Wyckoff et al. 2007).

Wie später ausgeführt (siehe Kap. 10.6, S. 378), bilden viele Tumorzellen den Angiogenesefaktor VEGF, der das Einwachsen von Blutkapillaren in den Tumor induziert. VEGF wurde ursprünglich auch als „Vascular Permeability Factor" bezeichnet, da er die Durchlässigkeit der Blutgefäße erhöht. Es ist vorstellbar, dass die angiogene und gefäßpermeabilitätssteigernde Wirkung von VEGF das Eindringen von Tumorzellen in Blutgefäße erst ermöglicht.

Zusammenfassend spielen bei der Intravasation von Tumorzellen Proteinasen, akzessorische Zellen und die Permeabilität neu gebildeter Tumorkapillaren eine wichtige Rolle.

10.5.2 Lymphatische Metastasierung

In den Gefäßen des Lymphsystems werden Gewebsflüssigkeit und Makromoleküle aus dem Interstitium in das venöse Blut transportiert. Ferner gelangen durch Lymphkapillaren und Lymphgefäße Antigene und antigenpräsentierende Zellen aus dem interstitiellen Gewebe in die Lymphknoten. Das Lymphsystem ist somit ein wichtiger Bestandteil der Immunabwehr. Schließlich sind Lymphgefäße auch an der Resorption von Nahrungsfetten beteiligt (Karpanen u. Alitalo 2007).

Aufbau und Eigenschaften des Lymphsystems. Lymphkapillaren im Gewebe sind darauf spezialisiert, Flüssigkeit, Makromoleküle und extravasierte Zellen aufzunehmen. Aus den Lymphkapillaren werden Flüssigkeit und Zellen über Sammelgefäße zu den Lymphknoten transportiert. Über weitere Lymphknotenstationen gelangt die Lymphe schließlich durch den Ductus thoracicus oder den rechten Lymphgang ins venöse Blut. Die ausgereifteren Lymphgefäße, die zu den Sammelgefäßen führen, und die Sammelgefäße selbst sind von glatten Muskelzellen umgeben. Die Lymphgefäße sind aus ballonartigen Segmenten (Lymphangions) aufgebaut, die von glatten Muskelzellen umgeben sind und von Klappen unterteilt werden. Da die Klappen den Lymphfluss nur in Richtung Lymphknoten zulassen, bewirkt die Kontraktion der Muskelzellen eines Segments den Transport der Lymphe und der darin befindlichen Zellen in Richtung Lymphknoten. Bei dem lymphatischen Kapillarsystem handelt es sich um ein relativ offenes System, das Tumorzellen wenig Widerstand entgegensetzt. Der gerichtete Flüssigkeitsstrom in den Lymphgefäßen begünstigt ferner die Fortbewegung der Tumorzellen in Richtung Lymphknoten. In den reiferen Lymphgefäßen wird dieser gerichtete Flüssigkeitsstrom durch periphere Muskelzellen und interne Klappen unterstützt. Schließlich können Tumorzellen auf chemotaktische Signale reagieren, die normalerweise die gerichtete Bewegung antigenpräsentierender Zellen regulieren. Diese Eigenschaften des Lymphsystems erklären die Tatsache, dass Tumoren häufig über die Lymphwege metastasieren.

Tumorzellen reagieren auf chemotaktische Signale, die normalerweise die gerichtete Bewegung dendritischer Zellen steuern. Dendritische Zellen wandern aus der Peripherie durch die Lymphgänge in den Lymphknoten, um dort ihr antigenes Cargo den T-Helfer-Zellen zu präsentieren (Randolph et al. 2005). Die Mobilisierung von dendritischen Zellen aus der Peripherie in die Lymphknoten wird durch den „gate-keeper" Chemokin-Rezeptor CCR7 reguliert. So zeigen CCR7-defiziente Mäuse einen deutlichen Defekt in der Migration von dendritischen Zellen zu Lymphknoten. Liganden des CCR7-Chemokin-Rezeptors sind CCL19 und/oder

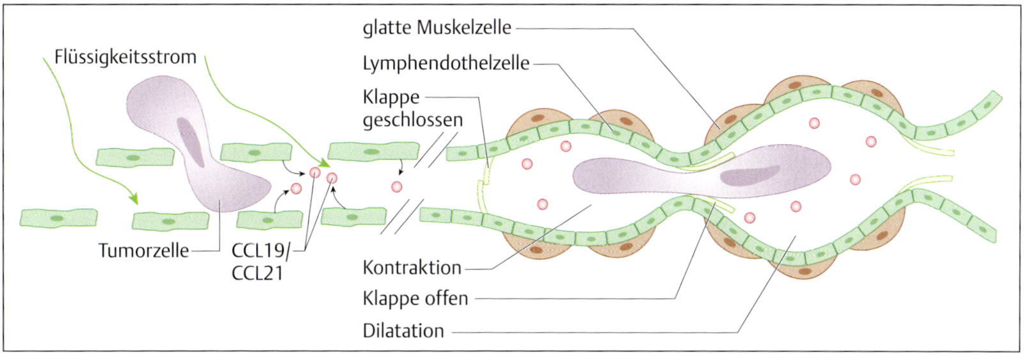

Abb. 10.**34** Mechanismen der lymphatischen Metastasierung. Der gerichtete Flüssigkeitsstrom und die Fenestrierung unterstützten das Eindringen der Tumorzellen in die Lymphkapillaren. Die von den Lymphendothelien sezernierten Chemokine CCL19 und CCL 21 wirken chemotaktisch. In den größeren Lymphgefäßen wird der gerichtete Flüssigkeitsstrom durch Klappen und sukzessive Kontraktion der Segmente zwischen den Klappen (Lymphangions) gesteigert. Die Bewegung der Tumorzellen in Richtung Lymphknoten wird dadurch verstärkt.

CCL21, die von Lymphendothelien gebildet werden. Die molekularen Mechanismen, die der gerichteten Wanderung dendritischer Zellen zugrunde liegen, können auch in Tumorzellen wirksam werden. In tierexperimentellen Untersuchungen wurde nachgewiesen, dass die Expression von CCR7 in B16-Melanomzellen die lymphatische Metastasierung verstärkt (Wiley et al. 2001). Die Untersuchung menschlicher Tumoren ergab, dass beispielsweise in Mammakarzinomen die Chemokinrezeptoren CCR7, aber auch CXCR4 verstärkt exprimiert werden (Muller et al. 2001). Menschliche Mammakarzinome metastasierten in SCID-Mäusen in die regionären Lymphknoten, wenn CXCR4 exprimiert wurde. Die Metastasierung CXCR4-positiver Tumoren konnte durch Antikörper gegen diesen Rezeptor gehemmt werden. Mechanismen, die der lymphatischen Metastasierung von Tumorzellen zugrunde liegen, sind in Abb. 10.**34** zusammengefasst.

Tumorzellen können Faktoren bilden, die die Neubildung von Lymphgefäßen stimulieren. In experimentellen Modellen ging die Neubildung von Lymphgefäßen mit einer verstärkten lymphatischen Metastasierung einher. Hierauf wird später eingegangen.

10.5.3 Anoikis und Amorphose

Für adhärent wachsende Zellen wie Epithel- und Endothelzellen ist der Kontakt zur ECM eine wichtige Bedingung für den Erhalt vitaler Funktionen. Adhärent wachsende Zellen, die sich von der ECM ablösen, sind nicht überlebensfähig. Kultivierte Epithel- und Endothelzellen sterben nach Verlust des Substratkontakts auch unter optimalen Wachstumsbedingungen und bei hohen Konzentrationen von Wachstumsfaktoren.

In normalen, adhärent wachsenden Zellen wird nach Verlust des Kontakts zur ECM das Apoptoseprogramm ausgelöst. Dies wurde in vitro erstmals an humanen Endothelzellen nachgewiesen (Abb. 10.**35**). Ohne ECM-Kontakt zeigen sich typi-

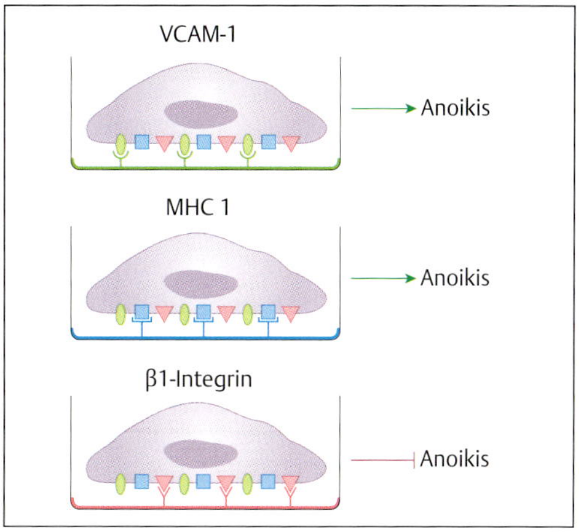

Abb. 10.**35** Immobilisierte Antikörper gegen β1-Integrin verhindern Anoikis. Zellkulturschalen wurden mit Antikörpern gegen verschiedene Zellmembranantigene humaner Endothelzellen beschichtet. Antikörper gegen β1-Integrin verhindern Anoikis, nicht jedoch Antikörper gegen VCAM-1 (Vascular Cell Adhesion Molecule-1) oder Klasse I-Histokompatibilitäts-Antigene (MHC I) (Quelle: Meredith et al. 1993).

sche Merkmale der Apoptose wie Fragmentierung des Zellkerns, Abbau der DNA und Transkription Apoptose-spezifischer Gene (Meredith et al. 1993). Der gleiche Effekt wurde auch für verschiedene Epithelzellen beschrieben. Die Ablösung adhärenter Zellen von der ECM geht mit einer Abrundung der Zellen einher. Die Abrundung von Zellen kann auch durch Störung der Aktinpolymerisation induziert werden. Auch in diesem Fall wird das Apoptoseprogramm ausgelöst, der Untergang der Zellen wurde als „Amorphose" (griech., amorphosos, unförmig) bezeichnet (Martin u. Leder 2001).

Das Apoptoseprogramm verhindert unter physiologischen Bedingungen, dass „heimatlose" Zellen dem Organismus schaden, indem sie sich in fremden Geweben ansiedeln. Metastasierende Tumorzellen unterlaufen diese physiologische Kontrolle. Sie sind nicht länger auf den ECM-Kontakt angewiesen und überleben auch unter extremen Bedingungen in Lymph- und Blutbahnen. Tumorzellen müssen somit über Mechanismen verfügen, die ihnen das Überleben nach Verlust des Substratkontakts und der damit verbundenen Formveränderung ermöglichen (Mehlen u. Puisieux 2006).

Wenn Resistenz gegen Anoikis eine wichtige Voraussetzung für die Metastasierung ist, sollte ein Zusammenhang zwischen Apoptoseresistenz und Metastasierungspotenzial bestehen. Dies wurde durch Analyse des Apoptoseprogramms in Zellen mit hohem und niedrigem Metastasierungspotenzial nach Lösung des Kontakts zur ECM überprüft. Während in Zellen mit niedrigem Metastasierungspotenzial das Apoptoseprogramm ausgelöst wurde, galt das für Zellen mit hohem Metastasierungspotenzial nicht (Glinsky et al. 1997). Die Analyse von Genexpressionprofilen ergab, dass in vielen fortgeschrittenen Tumoren antiapoptotische Gene verstärkt und proapoptotische Gene nicht oder vermindert exprimiert werden. Für viele Expressionsprodukte solcher Gene wurde in funktionellen Untersuchungen gezeigt, dass sie Anoikis und Metastasierung beeinflussen können (Abb. 10.**36**). Da Anoikis und Amorphose eng zusammenhängen, wurde auch nach Genen gesucht, deren Produkte Apoptose verhindern, wenn die Polymerisierung des Aktinzytoskeletts gestört wird und sich die Zellen in der Folge abrunden. Ein experimenteller Ansatz, solche Gene zu finden, ist in Abb. 10.**37** dargestellt. Aus einer amorphoseresistenten Zelllinie wurden Gene in eine amorphoseempfindliche Zelllinie überführt. Nach Hemmung der Aktinpolymerisation überlebten nur solche Zellklone, in denen Apoptose durch die aufgenommenen Gene verhindert wurde. Als das für die Blockierung der Amorphose verantwortliche Gen wurde das für BcL-XL kodierende *BCL2L1*-Gen identifiziert (Martin et al. 2004).

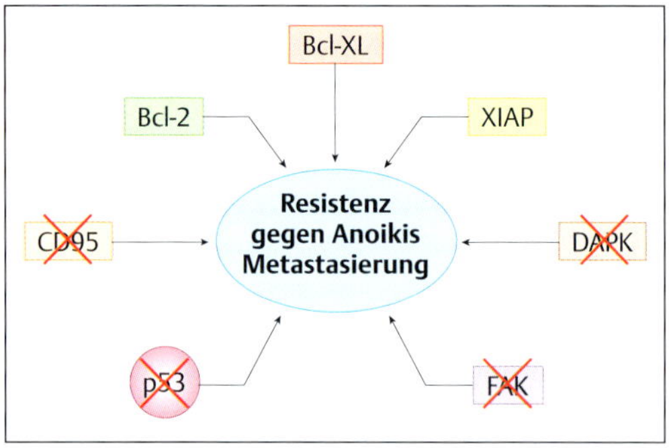

Abb. 10.**36** Proteine, für die in experimentellen Systemen eine Beeinflussung von Anoikis und Metastasierung nachgewiesen wurde. Bcl-2, Bcl-XL und XIAP sind apoptosehemmende Proteine, die Anoikis verhindern und Metastasierung fördern. Für p53, FAK, DAP-Kinase und CD95 wurde gezeigt, dass die funktionelle Inaktivierung Resistenz gegen Anoikis induziert und Metastasierung fördert (Quelle: Zitationen in Mehlen u. Puisieux 2006).

Wie in Kap. 9 (S. 300) gezeigt, verlaufen wichtige Signalwege von Integrinen über die Kinase fokaler Adhäsionsstellen (FAK) und die ILK (Integrin linked Kinase). Beide Kinasen besitzen Bindungsstellen für PI3-Kinasen. Von den PI3-Kinasen führt der Signalweg zur AKT-Kinase, deren Aktivität Apoptose verhindert. Da metastasierende Tumorzellen ohne Substratkontakt überleben, müssen apoptosehemmende Signalwege, die durch den Substratkontakt der nicht transformierten Zelle aktiviert werden, in der Tumorzelle konstitutiv aktiv sein. Dabei handelt es sich häufig um Signalwege von Tyrosinkinasen. Beispiele sind MET, EGFR, TRKB oder konstitutiv aktives Ras.

Resistenz gegen Anoikis und Amorphose sind keine Garantie dafür, dass Tumorzellen in fremden Geweben zu Metastasen auswachsen. Die Mehrzahl der Tumorzellen, die die Blutbahn verlassen, wird im Gewebe apoptotisch. Hierauf wird später eingegangen.

10.5.4 Muster der hämatogenen Metastasierung

Um in der Blutbahn weiter zu wachsen oder aus der Blutbahn auszutreten, müssen zirkulierende Tumorzellen zunächst im Kapillarbett anhalten. Es wurden

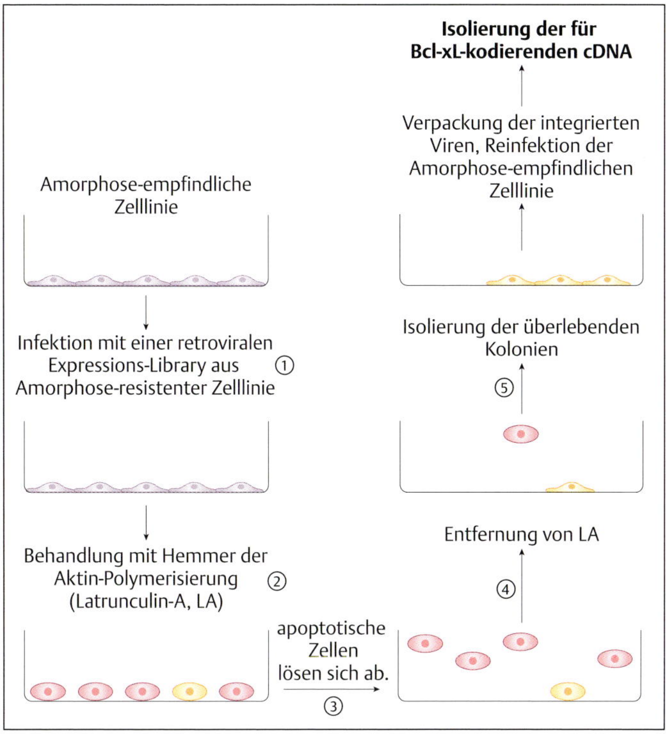

Abb. 10.**37** Isolierung eines Anti-Amorphosegens. Wenn die Polymerisierung des Aktinzytoskeletts gehemmt wird, runden adhärente Zellen ab und werden apoptotisch. Dieser Vorgang wird als „Amorphose" bezeichnet. Eine amorphoseempfindliche Zelllinie (10A-Ras-Zellen) wurde retroviral mit DNA aus einer amorphoseresistenten Zelllinie (MDA-MB-231) infiziert. Nach Hemmung der Aktinpolymerisation durch Latrunculin-A (LA) überleben nur solche Zellen, die amorphosehemmende Gene exprimieren. Die entsprechenden Zellklone wurden nach Entzug von LA isoliert. Das integrierte Virus wurde erneut verpackt und für die Infektion der amorphosesensitiven Zelllinie verwendet. Nach erneuter LA-Behandlung wurden aus den resistenten Klonen die für Bcl-XL-kodierende cDNA isoliert (Quelle: Martin et al. 2004).

verschiedene Mechanismen postuliert, die diesem Anhalten der Tumorzellen zugrunde liegen. Um die Übertragbarkeit dieser Mechanismen auf die Situation im Patienten abzuschätzen, müssen Metastasierungsmuster der Primärtumoren von Tumorpatienten berücksichtigt werden. Die zuverlässigsten Quellen zu Mustern der Metastasierung sind Autopsiedaten, die vor der Zeit der systemischen Therapie von Patienten erhoben wurden. Die wahrscheinlich umfangreichste Sammlung von Autopsiebefunden von Tumorpatienten vor der Zeit einer systemischen Tumortherapie hat der Züricher Pathologe H. E. Walther veröffentlicht (Walther 1948). Für das anatomische Verständnis der Fernmetastasierung sind nachfolgende Befunde bedeutend:

- Da das arterielle Blut aus der Lunge in alle anderen Organe fließt, metastasieren Lungenkarzinome potenziell in alle Organe wie Leber, Knochen, Gehirn, Niere und Schilddrüse.
- Das erste Kapillarbett nach der Leber ist die Lunge. Entsprechend fanden sich bei 53 von 54 metastasierenden Leberkarzinomen Metastasen in der Lunge.
- Das venöse Blut aus dem Gastrointestinaltrakt gelangt über die Pfortader in die Leber. Karzinome des Gastrointestinaltrakts wie des Kolons und des Pankreas metastasieren bevorzugt in die Leber.
- Das venöse Blut der meisten Organe gelangt über die Vena cava und das rechte Herz in die Lunge. Von 1654 Tumoren verschiedener Lokalisation waren bei 622 systemische Metastasen nachweisbar, nur in 3,7 % dieser Fälle waren die Lungen frei von Metastasen.
- Die Daten belegen, dass in ungefähr 90 % der 3584 untersuchten Primärtumoren der Ort der Fernmetastasierung durch die anatomischen Bedingungen des Blutflusses vorgegeben ist.
- Es gibt auch Tumoren, die überzufällig in bestimmte Organe metastasieren. Dies trifft auf Mammakarzinome zu. Während in der Statistik von Walther bei 10 % der Lungenkarzinome Knochenmetastasen vorhanden waren, lag dieser Wert für Mammakarzinome bei 34 %. Auf die molekularen Mechanismen einer organspezifischen Metastasierung wird später eingegangen.

10.5.5 Molekulare und zelluläre Mechanismen der Arretierung von Tumorzellen in der Blutbahn

Das Anhalten von Tumorzellen in der Endstrombahn wurde häufig mit der Arretierung von weißen Blutzellen, beispielsweise von Granulozyten, an Orten der Entzündung verglichen. Entzündungsmediatoren wie TNF-α oder Interleukin-1 (IL-1) bewirken, dass in Endothelzellen die Gene für P-Selectin und E-Selectin sowie für die Adhäsionsmoleküle ICAM-1 (Intercellular Adhesion Molecule-1) und VCAM-1 (Vascular Cell Adhesion Molecule-1) exprimiert werden. Leukozyten besitzen auf ihrer Oberfläche Glykane, die mit den endothelialen Lectinen interagieren. Die Interaktion dieser Glykane mit den endothelialen Lectinen bewirkt, dass die Leukozyten am Rand der Blutgefäße entlang rollen (rollieren) und dabei abbremsen. Chemokine induzieren in Granulozyten die Expression von Integrinen. β2-Integrine vermitteln die Bindung an ICAM-1 und α4β1-Integrin die Bindung an VCAM-1 auf der Endotheloberfläche. Im weiteren Verlauf dringen die Granulozyten in die Räume zwischen den Endothelzellen ein, wo sie mit endothelialem PECAM-1 (Platelet endothelial Cell Adhesion Molecule) interagieren. Leukozyten treten im Allgemeinen in den postkapillären Venolen aus der Blutbahn aus (Panes u. Granger 1998).

Während weiße Blutzellen darauf programmiert sind, die Blutbahn durch ein geregeltes molekulares Programm zu verlassen, verfügen Epithelzellen nicht über ein solches Programm. Die Arretierung von Tumorzellen ist daher allenfalls in Teilschritten mit der Arretierung von weißen Blutzellen vergleichbar. Ein bedeutender Unterschied zwischen Leukozyten und Tumorzellen besteht zudem in der Größe der Zellen. Der Durchmesser von Kapillaren beträgt 3–8 µm, der von Granulozyten ungefähr 14 µm, der Durchmesser von Tumorzellen liegt hingegen häufig bei 20 µm und mehr. Aufgrund ihrer Größe können viele Tumorzellen die Kapillaren nicht passieren und verstopfen sie passiv. Ob dies eintritt, hängt u. a. von der Verformbarkeit der Tumorzellen und dem Blutfluss ab.

10.5.6 Interaktion von Tumorzellen mit Adhäsionsmolekülen des Endothels

In der Folge werden molekulare Mechanismen der Adhäsion von Tumorzellen an das Endothel und die subendotheliale Basalmembran dargestellt. Viele dieser Befunde wurden anhand des Modells der experimentellen Metastasierung erhoben, da das Schicksal der Tumorzellen in der Blutbahn in diesem Modell eher verfolgt werden kann als bei der spontanen Metastasierung. Bei der experimentellen Metastasierung werden die Tumorzellen in die Vene injiziert, während eine spontane Metastasierung von einem spontan entstandenen oder transplantierten Tumor ausgeht (siehe Kap. 3, S. 44). Die Aussagen, die in Modellen der experimentellen Metastasierung gemacht werden können, hängen wesentlich von den Eigenschaften der injizierten Tumorzellen ab. Häufig werden Tumorzellklone verwendet, die hinsichtlich der gewünschten Eigenschaft selektiert wurden. Daher sind eine Verallgemeinerung der experimentellen Befunde und auch ein Rückschluss auf die klinische Situation nur begrenzt möglich.

Die Interaktion von Glykanen weißer Blutzellen mit Selectinen bremst Leukozyten auf ihrem Weg in einen Entzündungsherd. Voraussetzung hierfür ist allerdings, dass die Selectine auch vorhanden sind bzw. deren Expression durch Entzündungsmediatoren stimuliert wird.

Dass endotheliales E-Selectin an Glykane von Tumorzellen binden kann, wurde durch das in Abb. 10.**38** gezeigte Schlüsselexperiment belegt. Um die mögliche Bedeutung von Sialyl-Lewis x (sLe x)- und Sialyl-Lewis a (sLe a)-Glykokonjugaten für die Adhärenz von Tumorzellen an das Endothel zu untersuchen, wurde die Interaktion von zwei Zelllinien mit kultivierten Endothelzellen untersucht. Eine Lungenkarzinom-Zelllinie exprimierte sLe x, eine Kolonkarzinom-Zelllinie sLe a. Um die Synthese von E-Selectin zu stimulieren, wurden die Endothelzellen mit IL-1 behandelt. Die Bindung der Lungenkarzinomzellen an die Endothelzellen ließ sich mit sLe x-Antikörpern, nicht jedoch mit sLe a-Antikörpern hemmen. Umgekehrt hemmten sLe a-, nicht jedoch sLe x-Antikörper die Adhärenz der Kolonkarzinomzellen. Die Bindung beider Zelllinien wurde durch einen Antikörper gegen E-Selectin blockiert. Ein Kontrollantikörper gegen VCAM-1, einen Liganden für α4β1- und α4β7-Integrine, hatte keinen Effekt (Takada et al. 1993). Dieses Ex-

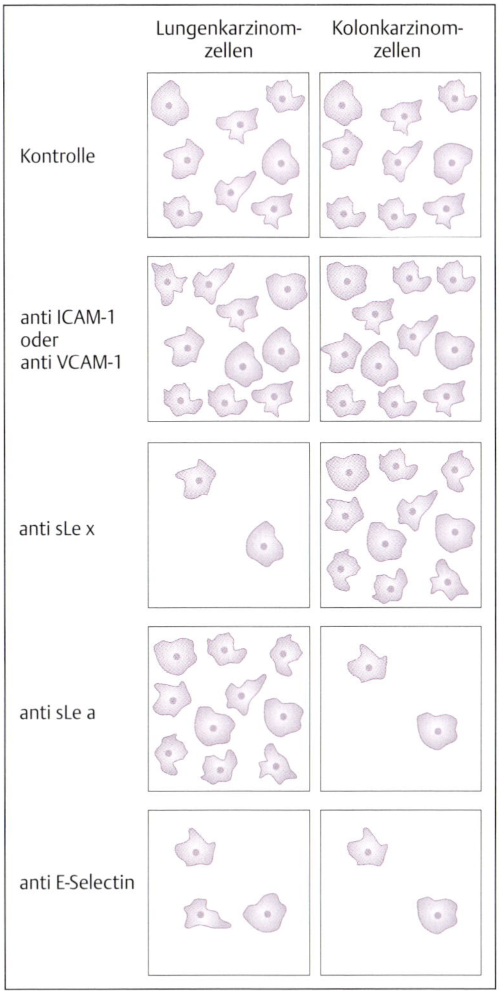

Abb. 10.**38** Adhärenz von humanen Lungenkarzinomzellen (QG56) und Kolonkarzinomzellen (Colo 201) an IL-1-stimulierte Nabelschnur-Endothelzellen. Die Adhäsion der Lungenkarzinomzellen wird durch sLe x-Antikörper, die Adhärenz der Kolonkarzinomzellen durch sLe a-Antikörper gehemmt. E-Selectin-Antikörper blockieren die Bindung beider Zelllinien. Antikörper gegen die endothelialen Adhäsionsmoleküle ICAM-1 oder VCAM-1 hatten keinen Effekt (Quelle: Takada et al. 1993).

periment zeigt, dass die Adhärenz von Tumorzellen an aktiviertes Endothel von verschiedenen E-Selectin-Liganden vermittelt werden kann.

Tiermodelle

Die Interaktion von Tumorzellen mit E-Selectin kann auch in vivo die hämatogene Metastasierung fördern. Hierzu zwei Beispiele:

- Eine Variante der Kolonkarzinom-Zelllinie HT29 metastasierte in Nacktmäusen nach intravenöser Injektion bevorzugt in die Lungen, wenn im Wirt die Expression von E-Selectin zuvor durch IL-1 stimuliert wurde. Die Metastasierung konnte sowohl durch einen Antikörper gegen sLe x (Dejana et al. 1992) als auch durch lösliches rekombinantes E-Selectin (Mannori et al. 1997) gehemmt werden.
- Aus einer Lungenkarzinom-Zelllinie der Maus konnte ein Klon gewonnen werden, der bevorzugt in die Leber metastasiert. In einem syngenen Mausmodell wurde die Lebermetastasierung durch einen Antikörper gegen E-Selectin nahezu vollständig gehemmt. Die Stimulierung der E-Selectin-Expression durch ein Cytokin war in diesem Modell nicht erforderlich (Brodt et al. 1997).

Nach Interaktion mit endothelialen Selectinen binden Leukozyten über Integrine u. a. an das endotheliale Adhäsionsmolekül VCAM1. Hemmversuche belegen, dass Tumorzellen, vergleichbar mit Leukozyten, über ein Integrin an VCAM-1 binden können. In einem Mausmodell wurden Melanomzellen Versuchstieren intravenös appliziert, die zuvor mit TNF-α behandelt worden waren. Mit zunehmender Dosis von TNF-α stieg auch die Zahl der Lungenmetastasen. Die Lungenmetastasierung wurde sowohl durch Antikörper gegen VCAM-1 als auch gegen α4β1-Integrin gehemmt (Okahara et al. 1994). Tumorzellen können auch über einen Lamininrezeptor an die endotheliale Basalmembran andocken. Dies wurde durch Hemmversuche mit einem Peptid nachgewiesen, das die Interaktion des 67 kD-Lamininrezeptors mit der B1-Kette von Laminin blockiert (Iwamoto et al. 1987).

10.5.7 Thrombosierung der Endstrombahn

Tumorzellen assoziieren nach intravenöser Injektion nicht selten im folgenden Kapillarbett mit Thrombozyten und Fibrin (Nierodzik u. Karpatkin 2006). Ein Abbremsen und Andocken ist dann nicht notwendig. In verschiedenen Tiermodellen wurde gezeigt, dass ein kausaler Bezug zwischen der durch Tumorzellen verursachten Thrombosierung und der Metastasierung besteht. So wurde in Versuchstieren die Zahl der Thrombozyten durch die Gabe von Antikörpern gegen Blutplättchen gesenkt. Dies hatte eine deutliche Verminderung der experimentell induzierten Metastasen zur Folge (Pearlstein et al. 1984). In Mäusen, bei denen aufgrund eines genetischen Defekts in der Blutbahn nur sehr wenige Thrombozyten zirkulieren, betrug die Zahl der experimentellen Lungenmetastasen einer Melanomzelllinie im Vergleich zu Kontrolltieren nur 6% (Camerer et al. 2004).

Der extrinsische Weg der Blutgerinnung wird durch ein als „tissue factor" bezeichnetes Protein ausgelöst. **Tissue Factor** kommt auf bestimmten Fibroblasten, Endothelien und Makrophagen, aber auch auf vielen Tumorzellen vor. Tissue Faktor aktiviert eine Proteinase-Kaskade, beginnend mit der Proteinase Faktor VII, der seinerseits den an der Oberfläche aktivierter Thrombozyten gebundenen Faktor X aktiviert. Faktor X setzt Prothrombin zu Thrombin um, und Thrombin spaltet Fibrinogen zu Fibrin.

Thrombin fördert die hämatogene Metastasierung

- über seine Funktion als wichtige physiologische Serinproteinase der plasmatischen Gerinnung,
- dadurch, dass es z. B. am Ort der Thrombenbildung endotheliale Adhäsionsmoleküle wie E-Cadherin degradiert und so die Extravasion der Tumorzellen unterstützt,
- dadurch, dass es nach Bindung an seinen Rezeptor die Thrombozyten aktiviert. Dies führt dazu, dass αIIbβ3-Integrin in eine aktive Konformation überführt wird und an Fibrinogen bindet.

Auf vielen Tumorzellen kommen Integrine vor, die Proteine mit einer RGD-haltigen Sequenz, so auch Fibrinogen, binden. Eines dieser Integrine ist das αvβ3-Integrin. In Versuchen mit Varianten einer Mammakarzinomzelllinie zeigte sich, dass Zellen mit Expression einer aktivierten Form des αvβ3-Integrins im SCID-Maus-Modell bevorzugt metastasierten. Die Metastasierung wurde durch einen Antikörper gehemmt, der ausschließlich an die aktivierte, nicht jedoch an die inaktive Form des αvβ3-Integrins band (Felding-Habermann et al. 2001). Fibrinogen übt demnach durch Bindung an das αIIbβ3-Integrin von Thrombozyten und das αvβ3-Integrin der Tumorzellen eine Brückenfunktion aus (Abb. 10.**39**). Zu den Inhaltsstoffen von Thrombozyten zählen auch Angiogenesefaktoren wie VEGF-A und Angiopoietin-2, die nach Stimulierung durch Thrombin freigesetzt werden. Thrombin unterstützt demnach auch indirekt die Tumorangiogenese.

Thrombin spielt für die Ausbildung metastatischer Thromben eine wichtige Rolle. Blutplättchen können die Metastasierung aber auch unabhängig von Thrombin unterstützen. Dies ergibt sich aus dem Vergleich genetisch modifizierter Mäuse, in denen die Blutstillung auf verschiedenen Ebenen gestört war (Camerer et al. 2004) (Tab. 10.**3**). Allen Tieren wurden Tumorzellen einer Variante der B16-Melanomzelllinie injiziert. *Nfe2*$^{-/-}$-Mäuse besitzen praktisch keine zirkulierenden Blutplättchen. In diesen Tieren war die Zahl der Metastasen am deutlichsten reduziert. Die Thrombozyten von *Par4*$^{-/-}$-Mäusen reagieren nicht auf Thrombin. In *Par4*$^{-/-}$- und in Fibrinogen-defizienten Tieren war die Zahl der Metastasen weniger stark reduziert als in Tieren ohne zirkulierende Blutplättchen. Diese Befunde zeigen einerseits, dass Blutplättchen bei der hämatogenen Metastasierung eine Schlüsselrolle spielen, dass es andererseits aber neben thrombinabhängigen auch thrombinunabhängige Mechanismen gibt, über die Thrombozyten die Metastasierung fördern. Bei den thrombinunabhängigen Mechanismen spielen Selectine eine wichtige Rolle.

Während E-Selectin die direkte Adhärenz von Tumorzellen an das Endothel vermittelt, ist P-Selectin und in gewissen Situationen auch L-Selectin an der Embolisierung der Endstrombahn durch Tumor- und assoziierte Zellen beteiligt. Wie Experimente mit P-Selectin-defizienten Mäusen zeigten, ist die Lungenmetastasierung subkutan transplantierter Tumoren im Vergleich zu Kontrolltieren vermindert (Borsig et al, 2001; Kim et al., 1998). Diese Effekte führten zu einer geringeren Adhärenz der Thrombozyten an die Mucine der Tumorzellen und zu einer verminderten Zahl von Thrombozyten in den Tumoremboli. Menschliche Tumorzellen können auch L-Selectin-Liganden tragen. Werden solche Tumorzellen in die Venen L-Selectin-defizienter immunkompromittierter Mäuse injiziert, bilden sich weniger Metastasen als in Mäusen mit normaler L-Selectin-Expression (Borsig et al. 2002). In weiteren Untersuchungen wurde nachge-

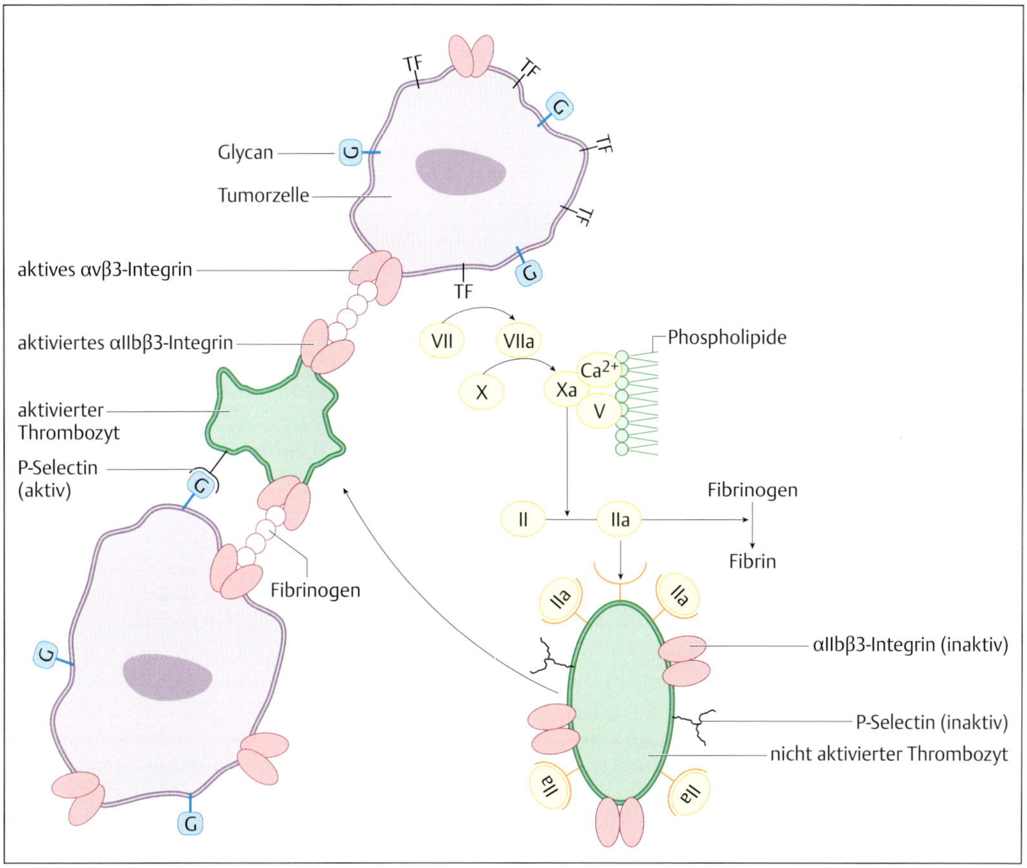

Abb. 10.**39** Ausbildung eines metastatischen Thrombus. Tissue Factor (TF) in der Zellmembran der Tumorzellen aktiviert Faktor VII, der seinerseits Faktor X in Assoziation mit Faktor V, Ca^{2+} und Phospholipiden (z. B. von Thrombozyten) aktiviert. Aktiver Faktor X katalysiert die Umsetzung von Faktor II (Prothrombin) in Faktor IIa (Thrombin). Thrombin katalysiert die Bildung von Fibrin aus Fibrinogen. Thrombin bindet an Rezeptoren auf Thrombozyten, die daraufhin aktiviert werden. Durch die Aktivierung der Thrombozyten wird die Konformation des αIIbβ3-Integrins so verändert, dass Fibrinogen gebunden wird. Fibrinogen bindet auch an αvβ3-Integrin der Tumorzelle. In Folge der Überbrückung von Thrombozyten und Tumorzellen durch Fibrinogen bildet sich ein metastatischer Thrombus aus, der durch Fibrin vernetzt wird. Der Thrombus wird durch Bindung von P-Selectin an Glykane (G) der Tumorzelle weiter stabilisiert (vgl. Nierodzik u. Karpatkin 2006).

Tabelle 10.**3** Auswirkung verschiedener Gendefekte auf die hämatogene Metastasierung in Mausmodellen.

Gen	Phänotyp	Anzahl der Lungenmetastasen [% vom Wildtyp]
Nfe2$^{-/-}$	durch Mangel eines Transkriptionsfaktors extreme Verminderung zirkulierender Thrombozyten	6
Par4$^{-/-}$	Verlust eines durch Thrombin aktivierten Rezeptors, Thrombozyten reagieren nicht auf Thrombin	14
Fga$^{-/-}$	durch Fibrinogenmangel Störung der zellulären und plasmatischen Gerinnung	24

wiesen, dass Leukozyten über L-Selectin an die Tumorzell-Thrombozyten-Emboli andocken. Da Leukozyten am Ort der Embolisierung auch mit den Endothelzellen interagieren, könnten sie das Anwachsen von Metastasen unterstützen (Laubli et al. 2006).

Therapie

Verschiedene klinische Studien weisen darauf hin, dass bei Patienten mit relativ geringer Tumorlast die Behandlung mit Heparin (LMWH, Low molecular Weight Heparin) die Wahrscheinlichkeit der Metastasierung verringern und so den Verlauf der Erkrankung positiv beeinflussen kann (Nierodzik u. Karpatkin 2006).

10.5.8 Intravaskuläres Wachstum oder Extravasation

Nach Arretierung in der Endstrombahn, in der Regel in den Kapillaren, können die Tumorzellen die Blutbahn schnell verlassen und in das umgebende Gewebe wandern. Dieser Prozess wird als **Extravasation** bezeichnet. Tumorzellen können aber auch zunächst in den Blutgefäßen verbleiben und sich dort teilen. Welcher Weg beschritten wird, hängt sowohl von den Eigenschaften der Tumorzellen als auch der Blutgefäße in den Zielgeweben der Metastasen ab. So sind in den Sinusoiden der Leber die Voraussetzungen für eine rasche Extravasation besonders günstig. Zwischen den Endothelzellen gibt es keine Tight Junctions, das Zytoplasma mancher Endothelzellen ist fenestriert („durchlöchert") und eine Basalmembran fehlt. In anderen Zielorganen, wie in der Lunge, müssen die Tumorzellen hingegen Tight Junctions und Basalmembran passieren (Chambers et al. 2002).

Das Verhalten von Tumorzellen in der Endstrombahn kann am genauesten und in Echtzeit mittels Videomikroskopie in vivo an intakten Organen und Blutgefäßen verfolgt werden. So ist es möglich, GFP-markierte Tumorzellen in Gefäßen der Lunge oder Leber im lebenden Versuchstier zu beobachten. Die Beobachtung von Gefäßen in der Pleura von Versuchstieren ergab, dass mesenchymale Tumorzellen in Arteriolen in Assoziation mit Thrombozyten und Fibrin(ogen) an das Endothel banden. Die Tumorzellen nahmen zwar Kontakt mit der Basalmembran auf, aber sie verblieben in der Blutbahn, wo sie sich nach 2–3 Tagen teilten und im weiteren Verlauf schnurförmig in den Kapillaren ausbreiteten (Al-Mehdi et al. 2000). Der Kontakt zur Basalmembran wurde durch $\alpha 3\beta 1$-Integrin und Laminin-5 vermittelt. Ein ganz anderes Verhalten von Tumorzellen wurde in der Leber nach Injektion von B16-Melanomzellen in die Pfortader beobachtet. Unmittelbar nach der Injektion arretierten die Zellen größenbedingt in den Lebersinusoiden. Von den 185 Zellen, die nach drei Tagen beobachtet werden konnten, hatten alle bis auf vier Zellen die Blutbahn vollständig verlassen (Luzzi et al. 1998). Wie im nächsten Abschnitt ausgeführt, wuchsen von den extravadierten Zellen allerdings nur wenige zu Metastasen aus.

Die hier dargestellten und weitere Befunde belegen, dass das initiale Wachstum von Fernmetastasen sowohl innerhalb als auch außerhalb von Blutgefäßen stattfinden kann.

10.5.9 „Seed and Soil"

„The ability of cancer cells to grow in a specific site therefore depends on features that are inherent to the cancer cell, features inherent to the organ and the active interplay between these factors." (Chambers et al. 2002)

Die zuvor erwähnte Statistik von H. E. Walther (Walther 1948) belegt, dass einige Tumoren bevorzugt in bestimmte Organe metastasieren. Knochenmetastasen werden beispielsweise überzufällig häufig bei Mamma- und Prostatakarzinomen beobachtet. Die hohe Rate an Knochenmetastasen wurde beim Prostatakarzinom auf den retrograden Blutfluss bei erhöhtem abdominellem Druck zurückgeführt. Beim Mammakarzinom muss es sich hingegen um eine besonders günstige Beziehung zwischen den Tumorzellen („seed" für Samen) und dem aufnehmenden Gewebe („soil" für Boden), in diesem Fall dem Knochengewebe, handeln. Leonard Weiss hat den Blutfluss mit der Häufigkeit von Metastasen in bestimmten Organen verglichen und hieraus eine Präferenz für die Absiedelung von Metastasen abgeleitet (Weiss 1992). Er fand beispielsweise, dass die Schilddrüse ein bevorzugtes Organ für die Metastasierung von Mamma-, Ovarial- und Ösophaguskarzinomen ist. In anderen Geweben – wie in der Skelettmuskulatur – siedeln sich hingegen nur selten Metastasen an. Die Organpräferenz der Metastasierung wurde auch experimentell bestätigt. So wurde die experimentelle Metastasierung von B16-Melanomzellen in transplantierte Organe verglichen. Während die Niere nur in 14% der

Tabelle 10.**4** Lungen-Metastasierungsgene und ihre Funktion.

Gen	Genprodukt	Funktion
EREG	Epiregulin	Ligand von Mitgliedern der EGF-Rezeptorfamilie
CXCL1	Gro1/CXCL1-Chemokin	Ligand des CXCR2-Rezeptors
MMP1	MMP-1 (Kollagenase 1)	Abbau der extrazellulären Matrix (ECM)
MMP2	MMP-2 (Gelatinase A)	Abbau der ECM
SPARC	Secreted Protein acidic rich in Cystein (Osteonectin)	Deadhäsion, Regulation der ECM-Produktion
IL13RA2	Interleukin-13 Decoy-Rezeptor α	Bindung und Neutralisierung von IL-13
VCAM1	Vascular Cell Adhesion Molecule 1 (VCAM-1)	endotheliales Adhäsionsmolekül; Bindung von α4β1-Integrin
ID1	Inhibitor of Differentiation	Transkriptionsfaktor
PTGS2/COX2	Cyclooxygenase-2 (COX-2)	Prostaglandin-Biosynthese

Gene, die in einem Klon der humanen MDA-MB-231-Mammakarzinom-Zelllinie, die in die Lunge metastasiert, im Vergleich zur parenteralen Zelllinie verstärkt exprimiert werden. Die kombinierte Ausschaltung der ID1-, VCAM1- oder IL13RA2-Gene hemmte die Lungenmetastasierung am deutlichsten. Die kombinierte Ausschaltung von Epiregulin und COX-2 löste Apoptose aus. In Abwesenheit von Epiregulin und COX-2 sowie MMP-1 und MMP-2 ist die Evasion der Tumorzellen gehemmt (Quellen: Minn et al. 2005; Gupta et al. 2007).

Versuchstiere betroffen war, fanden sich Metastasen in Lunge und Ovar in ungefähr 70 %.

Für Tumorzellen von Primärtumoren bestimmter Gewebe scheinen in manchen Organen somit besonders günstige Bedingungen für die Absiedelung beziehungsweise das Wachstum von Metastasen vorzuherrschen. Dieses Phänomen wurde von dem englischen Chirurgen Paget mit einem Samen verglichen, der in bestimmten Böden besonders gut aufgeht: „Seed and Soil" (Paget 1889).

Da bestimmte Klone von Tumorzellen bevorzugt in bestimmte Organe metastasieren, können die molekularen Eigenschaften dieser Klone verglichen und aus den Unterschieden Rückschlüsse auf die molekularen Grundlagen einer organspezifischen Metastasierung gezogen werden. Theoretisch sollten die molekularen Grundlagen der Organpräferenz von Tumorzellen („seed") auch Rückschlüsse auf die Eigenschaften des Organs zulassen, die die Metastasen unterhalten („soil").

Manche Tumorzelllinien lassen sich so züchten, dass bestimmte Klone in bestimmte Organe von Versuchstieren metastasieren. Dies gilt beispielsweise für die menschliche Mammakarzinom-Zelllinie MDA-MB-231, von der Klone abgeleitet wurden, die nach intravenöser Applikation entweder bevorzugt in die Lunge oder in die Knochen von immundefizienten Mäusen metastasierten (Gupta u. Massague 2006). Um Gene zu identifizieren, deren Produkte für die organspezifische Metastasierung verantwortlich sind, wurden die Genexpressionsprofile der Ursprungslinie und der Klone mit entsprechenden Metastasierungsmustern in mRNA-Expressionsarrays verglichen. In dem Klon, der in die Lunge metastasierte, waren die in Tab. 10.**4** aufgeführten Gene besonders stark exprimiert (Gupta et al. 2007; Minn et al. 2005). Um die Relevanz der Gene und Genprodukte für die Metastasierung zu untersuchen, wurde die kodierende mRNA durch siRNA ausgeschaltet. Nach Ausschaltung der *ID1*-, *VCAM1*- oder *IL13RA2*-Gene war die Lungenmetastasierung am deutlichsten reduziert, ohne dass das Tumorwachstum nennenswert betroffen war. Diese Gene scheinen somit eine besondere Funktion bei der organspezifischen Metastasierung zu haben. Wenn die für Epiregulin (*EREG*) und Cyclooxigenase-2 (*PTGS2*) kodierenden Gene ausgeschaltet wurden, wurde Apoptose ausgelöst. Diese Genprodukte waren somit für das Überleben der Zellen in Blutbahn und fremdem Gewebe verantwortlich. Die Transkription der *EREG*-, *PGH2*-, *MMP1*- und *MMP2*-Gene wird in Endothelzellen durch VEGF stimuliert; in der in die Lunge metastasierenden Tumorzelllinie ist die Transkription hingegen nicht von VEGF abhängig. Aus diesem Zusammenhang ergab sich die Vermutung, dass die Genprodukte eine besondere Bedeutung für die Interaktion der Tumorzellen mit Endothelzellen haben. In der Tat

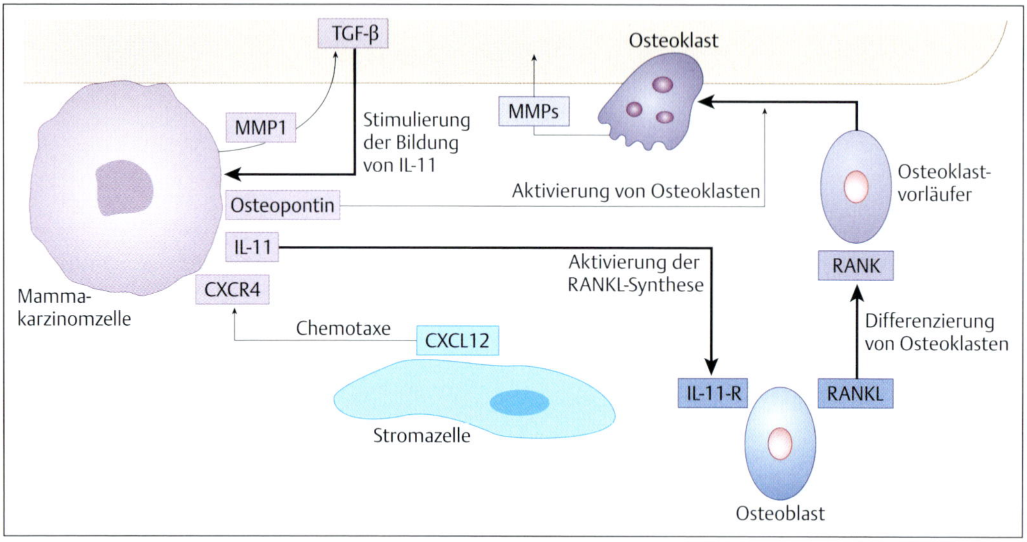

Abb. 10.**40** Circulus vitiosus des Knochenabbaus durch Metastasen des Mammakarzinoms. Die rot unterlegten Faktoren werden in Klonen der humanen MDA-MB-231-Mammakarzinom-Zelllinie, die in den Knochen metastasieren, verstärkt exprimiert. Das von Stromazellen des Knochenmarks gebildete CXCL12-Chemokin bindet an den CXCR4-Rezeptor der Tumorzellen, die entlang des Chemokingradienten ins Knochenmark wandern. IL-11 stimuliert in Osteoblasten die Synthese von RANKL (RANK-Ligand). RANKL bindet an RANK (Receptor Activator of NF-kappa B) von Osteoklasten-Vorläufern und stimuliert so die Differenzierung zu Osteoklasten. Differenzierung zu und Aktivierung von Osteoklasten wird durch Osteopontin verstärkt. Matrix-Metalloproteinasen der Osteoklasten und der Tumorzellen (MMP1) setzen TGF-β aus der Knochenmatrix frei. TGF-β stimuliert die Synthese von IL-11 und unterhält auf diese Weise den Circulus vitiosus (Quelle: Kang et al. 2003).

blieben Tumorzellen, bei denen alle vier Gene ausgeschaltet worden waren, in den Lungengefäßen gefangen. Die Zellen waren somit nicht mehr in der Lage, aus der Blutbahn in das Gewebe auszuwandern. Die Extravasion der Tumorzellen wurde auch durch kombinierte Applikation eines EGF-Rezeptor-Antikörpers (Cetuximab) und eines Cyclooxigenase-2-Inhibitors (Celecoxib) bzw. eines MMP-Inhibitors verhindert (Gupta et al. 2007).

Knochenmetastasen von Mammakarzinomen des Menschen sind osteolytisch, d. h. die Metastasen bewirken einen Abbau der Knochensubstanz. Um die molekularen Grundlagen der Knochenmetastasierung und der durch Metastasen verursachten Osteolyse aufzuklären, wurde von der zuvor beschriebenen Mammakarzinom-Zelllinie MDA-MB-231 ein weiterer Klon generiert, der bevorzugt in den Knochen metastasiert (Kang et al. 2003). Das mRNA-Expressionsmuster dieses Klons wurde mit Expressionsmustern von Klonen verglichen, die nicht in den Knochen metastasieren. In dem knochenspezifischen Metastasierungsklon waren Gene aktiv, die für den Chemokinrezeptor CXCR4, IL-11, MMP1 und Osteopontin kodierten. Die funktionelle Bedeutung dieser Faktoren für die Knochenmetastasierung wurde durch Transfektion der entsprechenden cDNAs in die parenterale MDA-MB-231-Zelllinie nachgewiesen. Mit Ausnahme von MMP1 hatte die Expression einzelner Faktoren nur einen geringen Effekt auf die Knochenmetastasierung. Durch verschiedene Kombinationen von Faktoren (beispielsweise IL-11, Osteopontin, CXCR4 oder IL-11, Osteopontin, MMP-1) wurden Knochenmetastasierung und der damit verbundene Knochenabbau dramatisch verstärkt. Unter Berücksichtigung der Wirkungen der beteiligten Faktoren wurde der in Abb. 10.**40** dargestellte Circulus vitiosus der Osteolyse durch Mammakarzinommetastasen vorgeschlagen.

10.5.10 Ineffizienz der hämatogenen Metastasierung

Werden Versuchstieren Tumorzellen aus einer Zellkultur in die Schwanzvene injiziert, so wachsen nur wenige der injizierten Zellen zu Metastasen aus (Fidler 1970). Dieses Phänomen wurde als „metastatic inefficiency" bezeichnet (Weiss et al. 1982).

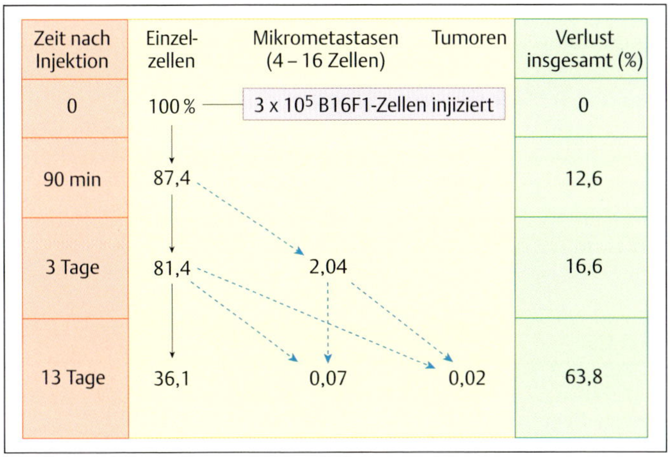

Abb. 10.**41** Schicksal der B16F1-Tumorzellen in der Leber von Mäusen, denen die Tumorzellen in die Pfortader injiziert worden waren. Die gestrichelten Linien deuten auf den möglichen Ursprung der Metastasen hin (Quelle: Luzzi et al. 1998).

Um das Schicksal der Tumorzellen nach Verlassen der Blutbahn im Gewebe zu verfolgen, wurden B16-Melanomzellen Versuchstieren in die Pfortader injiziert. Nach drei Tagen hatten zwar fast alle Zellen die Blutbahn verlassen, allerdings war nur eine von 40 Zellen zu Kolonien ausgewachsen. Nach weiteren zehn Tagen waren die meisten dieser Kolonien wieder verschwunden, und nur 2 % der zunächst angewachsenen Kolonien waren zu makroskopisch sichtbaren Tumoren ausgewachsen (Abb. 10.**41**) (Luzzi et al. 1998). Zu diesem Zeitpunkt war noch etwa ein Drittel der extravadierten Zellen ohne Anzeichen einer Proliferation im Gewebe vorhanden. Vergleichbare Ergebnisse wurden auch mit Tumorzellen erzielt, die in die Lunge metastasiert waren. Der wichtigste limitierende Faktor für die hämatogene Metastasierung ist somit das Wachstum der Zellen im fremden Gewebe, nicht die Extravasion aus der Blutbahn. Die meisten Tumorzellen, die aus der Blutbahn ins Gewebe austreten, wachsen nicht zu Metastasen aus. Tumorzellen können allerdings auch außerhalb der Blutbahn als einzelne Zellen längere Zeit überleben. Ein solcher Zustand der Tumorzellen wird als „dormancy" (Ruhezustand) bezeichnet.

Auch beim Menschen sind offenbar nur wenige der im Blut zirkulierenden Tumorzellen in der Lage, eine Metastase auszubilden. Ein ungewollter Versuch mit Patientinnen mit Tumoren bestätigte diese Vermutung. Diese Patientinnen hatten durch Aussaat von Tumorzellen in die Bauchhöhle einen ausgeprägten Aszites entwickelt (Tarin et al. 1984). Wenn in diesen Fällen die Aszitesflüssigkeit regelmäßig abpunktiert wird, kommt es zu einem massiven Eiweißverlust. Um dies zu vermeiden, wurde bei den Patientinnen die Aszitesflüssigkeit in die Vena cava abgeleitet. Auf diese Weise wurde der Eiweißverlust verhindert, allerdings gelangten aus der Bauchhöhle vitale Tumorzellen in großer Zahl in das periphere Blut. Erstaunlicherweise wurden bei über der Hälfte der Patientinnen in der Autopsie keine Fernmetastasen nachgewiesen. Bei einigen Patientinnen wurden einzelne Tumorzellen im Gefäßbaum oder auch im interstitiellen Gewebe beobachtet, die Tumorzellen waren jedoch nicht zu soliden Metastasen ausgewachsen.

Viele experimentelle Befunde deuten darauf hin, dass die große Mehrzahl der Tumorzellen, die aus der Blutbahn in fremde Gewebe auswandert, durch Apoptose untergeht. Der Befund, dass antiapoptotische Mechanismen die hämatogene Metastasierung fördern, ist somit eher auf ein Überleben der Tumorzellen im fremden Gewebe als in der Blutbahn zurückzuführen. Dies ist plausibel, da Tumorzellen, die sich aus dem Verband des Primärtumors gelöst haben, nur kurze Zeit in der Blutbahn zirkulieren, bevor sie in der Endstrombahn arretieren und ins Gewebe auswandern. Dass Apoptose im Fremdgewebe das Angehen von Fernmetastasen limitiert, wurde durch direkte Beobachtung metastatischer Tumorzellen in der Lunge von Versuchstieren nachgewiesen (Wong et al. 2001). Zelllinien mit hohem und niedrigem metastatischem Potenzial besiedelten die Lunge in gleichem Ausmaß. Allerdings gingen die wenig metastasierenden Zellen bereits 1–2 Tage nach Austritt in die Lungen unter. Durch Expression des Anti-Apoptoseproteins Bcl-2 wurde in embryonalen Rattenzellen der Zelluntergang im Fremdgewebe verhindert und das Anwachsen von Metastasen gefördert. Der Wirt kann sich gegen Metastasierung auch dadurch schützen, dass er in Tumorzellen Apoptose induziert. In einem Transplantationsmodell wuchsen Melanomzellen, die den apoptosevermittelnden Rezeptor Fas exprimierten, aggressiv als Primärtumor, wiesen aber eine geringe Tendenz zur Lungenmetastasierung auf. Wurden die Zellen allerdings in eine Fas-Ligand-defiziente Maus transplantiert, kam es zu deutlich mehr Lungenmetastasen (Owen-Schaub et al. 1998).

10.5.11 Die metastatische Nische

Tumorzellen, die in fremde Gewebe einwandern, suchen oft geeignete Areale auf, in denen sie überleben und proliferieren können. B16-Melanomzellen, die in die Lunge metastasieren, siedeln sich beispielsweise um arterielle und venöse Gefäße herum an, wo sie dann zu Metastasen heranwachsen. Gewebsareale, in denen metastatische Zellen überleben und proliferieren, werden als metastatische Nische bezeichnet. Die metastatische Nische kann durch den Primärtumor auch aktiv vorbereitet werden (prämetastatische Nische). Dies wurde in einem Mausmodell gezeigt, in dem Knochenmarkzellen mit GFP (Green fluorescent Protein) markiert waren (Kaplan et al. 2005). Zwei Wochen nach der intradermalen Transplantation der Tumorzellen wanderten VEGFR-1-positive Knochenmarkzellen in die Lunge und andere Organe ein. Die Cluster aus abgesiedelten Knochenmarkzellen wurden im weiteren Verlauf durch die Tumorzellen besiedelt (Abb. 10.**42**). Man nimmt an, dass die Tumorzellen lösliche Faktoren bilden, die einerseits Knochenmarkzellen mobilisieren und andererseits in den späteren Siedlungsgebieten dieser Zellen ortsständige Fibroblasten zur Synthese von Fibronectin anregen. Das α4β1-Integrin der VEGFR1-positiven Knochenmarkzellen vermittelt die Bindung an Fibronectin in der prämetastatischen Nische. In einem transgenen Mausmodell wurde gezeigt, dass VEGF-A in regionären Lymphknoten Lymphangiogenese induzieren kann, noch bevor sich Tumorzellen in den Lymphknoten ansiedeln (Hirakawa et al. 2005). Auch in diesem Fall scheint der Lymphknoten durch den Primärtumor auf die spätere Besiedelung mit Tumorzellen „vorbereitet“ zu werden.

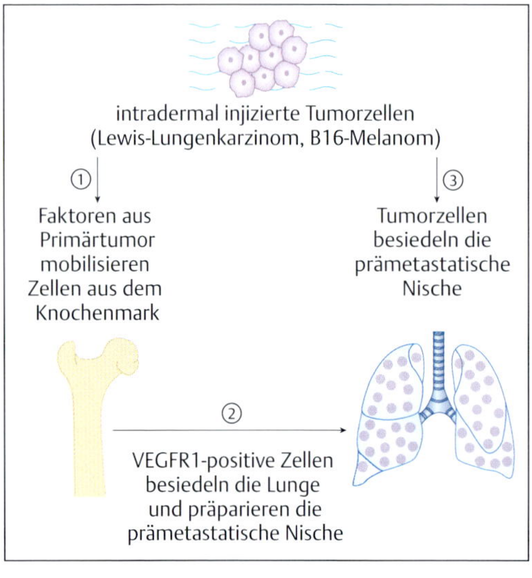

Abb. 10.**42** Die prämetastatische Nische. Lösliche Faktoren aus dem Primärtumor mobilisieren VEGFR1-positive Zellen aus dem Knochenmark. Die Knochenmarkzellen bilden in Organen (z. B. in der Lunge) Kolonien aus, in die die Tumorzellen im weiteren Verlauf einwandern (Quelle: Kaplan et al. 2005.

10.5.12 Die metastasierende Zelle

Modell der Evolution metastatischer Zellklone

Der Endpunkt der Tumorprogression besteht in der Absiedelung von Metastasen in Lymphknoten und entfernten Organen. Für das Verständnis der Progression maligner Tumoren ist es essenziell, die Eigenschaften derjenigen Zellen im Primärtumor zu kennen, die Metastasen ausbilden können.

In Kap. 2 (S. 16) wurde das Modell der klonalen Evolution von Tumoren erläutert. Dieses Modell besagt, dass die Ursprungszelle von Tumoren durch ein initiales Ereignis im Vergleich zu den benachbarten Zellen einen Wachstumsvorteil erhält. Dies führt dazu, dass die Einzelzelle zu einem Klon identischer Zellen expandiert. Eine Zelle dieses Klons wird durch ein zweites Ereignis getroffen, wodurch sich ein weiterer Wachstumsvorteil ergibt. Diese Sequenz wiederholt sich, bis eine Zelle schließlich zu einem Tumor auswächst. I. J. Fidler und Mitarbeiter isolierten aus einem Primärtumor Zelllinien mit hohem und niedrigem metastatischem Potenzial. Die Zellen mit einer hohen Mutationsrate metastasierten viel häufiger als die Zellen mit niedriger Mutationsrate. Unter der Annahme, dass die genomische Instabilität im Verlauf der klonalen Evolution zunimmt, würde dieser Befund dafür sprechen, dass die Eigenschaft der Metastasierung im Verlauf der klonalen Evolution von Tumoren spät erworben

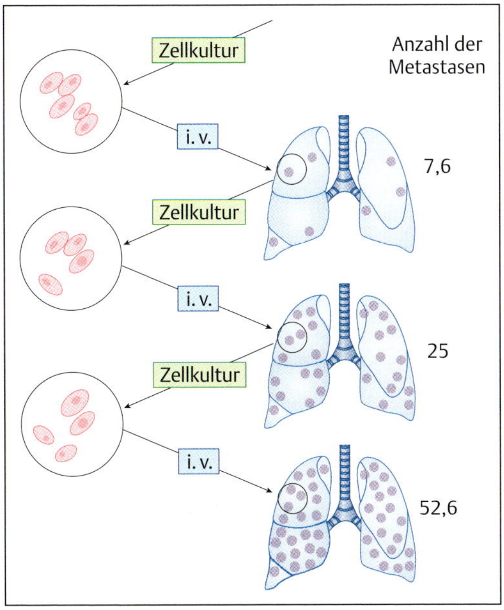

Abb. 10.**43** Steigerung des Metastasierungspotenzials durch wiederholte Transplantation und Kultivierung von Melanomzellen. Zellen der B16-Melanomzelllinie wurden Mäusen subkutan transplantiert. Zellen aus dem Primärtumor wurden kultiviert und Mäusen i. v. appliziert. Aus den entstandenen Lungenmetastasen wurden wiederum Zellen in Kultur genommen und erneut i. v. injiziert. Dieses Vorgehen wurde mehrfach wiederholt. Mit jeder Passage stieg die Zahl der Lungenmetastasen an. Es wurden somit im Verlauf der Passagierung Zellklone mit einem steigenden Potenzial zur Metastasierung generiert (Quelle: Fidler 1973).

wird, und dass nur ein geringer Anteil der Zellen des Primärtumors in der Lage ist zu metastasieren (Cifone u. Fidler 1981; Fidler u. Hart 1982). Für diese Hypothese sprechen auch die Ergebnisse des in Abb. 10.**43** dargestellten Versuchs (Fidler 1973). Zellen einer Melanomzelllinie wurden Mäusen subkutan transplantiert. Zellen aus dem Primärtumor wurden kultiviert und Mäusen intravenös appliziert. Aus den entstandenen Lungenmetastasen wurden wiederum Zellen in Kultur genommen und erneut injiziert. Dieses Vorgehen wurde mehrfach wiederholt. Mit jeder Passage stieg die Zahl der Lungenmetastasen an. Es wurden somit im Verlauf der Passagierung Zellklone mit einem steigenden Potenzial zur Metastasierung generiert.

Die metastaseninitiierende Tumorzelle

Die Untersuchung von Fernmetastasen zeigt nicht selten, dass das histologische Bild einer Metastase demjenigen des Primärtumors ähnelt. So können etwa in der Lebermetastase eines Kolonkarzinoms wie im Primärtumor Drüsenstrukturen vorkommen (Abb. 10.**44**). Da eine einzelne Metastase wie auch der Primärtumor klonalen Ursprungs ist, muss die initiale metastatische Zelle das Potenzial zur Differenzierung, wenn auch einer aberranten Differenzierung, beibehalten haben. Dies impliziert, dass sich die initiale Metastasenzelle asymmetrisch teilt. Die eine Tochterzelle schlägt den Weg der Differenzierung ein, während die zweite Tochterzelle das Potenzial zur asymmetrischen Teilung beibe-

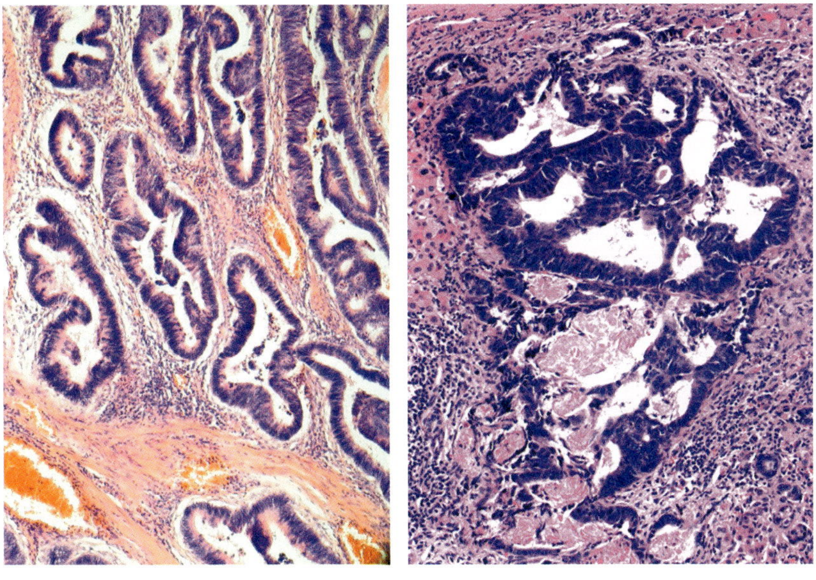

Abb. 10.**44** Drüsenstrukturen in einem primären Kolonkarzinom (links, mit freundlicher Unterstützung von Prof. H. Schäfer, Hamburg) und in der Lebermetastase eines primären Kolonkarzinoms (rechts, mit freundlicher Unterstützung von Prof. G. Klöppel, Kiel).

hält. Die metastaseninitiierende Zelle verhält sich demnach wie eine Tumorstammzelle. Es ist davon auszugehen, dass sich unter den vielen Zellen, die aus dem Primärtumor in die Zirkulation gelangen, nur einige wenige dieser metastaseninitiierenden Zellen befinden. Nur diese Zellen haben das Potenzial, zu einer Fernmetastase auszuwachsen.

Wie zuvor dargestellt, beruht die metastatische Ineffizienz hauptsächlich darauf, dass Tumorzellen, die in ein fremdes Gewebe eingewandert sind, nicht zu Metastasen auswachsen. Dieses Phänomen kann drei Ursachen haben:

- Tumorzellen werden apoptotisch.
- Tumorzellen verharren im Ruhezustand („dormancy").
- Die Vermehrung der Tumorzellen ist auf wenige Zellteilungen begrenzt, die Zellen gehen in der Folge unter.

Das Konzept der metastaseninitiierenden Tumorzelle würde diese Phänomene erklären. Die Apoptose von Tumorzellen könnte darauf beruhen, dass die Zelle bereits den Weg der Differenzierung eingeschlagen hat. Alternativ könnte es sich um eine Zelle mit Eigenschaften einer Tumorstammzelle handeln, der die geeignete Nische fehlt. Der Ruhezustand der Zellen könnte ähnliche Ursachen haben. Das Konzept der metastaseninitiierenden Zelle wird insbesondere durch das dritte Phänomen gestützt. Bei den Zellen, deren Teilungsraten limitiert sind, könnte es sich um Zellen der Transitzone handeln. Sie sterben deshalb ab, weil keine Tumorstammzelle vorhanden ist, die Zellen nachliefert. Das Konzept der klonalen Evolution kann hingegen schwer erklären, warum eine teilungsfähige Metastasenzelle die Zellteilungen nach wenigen Runden in einem Stadium einstellt, in dem die Zellen noch keine aktive Angiogenese für ihr Überleben benötigen.

Die meisten Experimente zur spontanen und experimentellen Metastasierung wurden mit Tumorzelllinien durchgeführt. Dies scheint dem Konzept der metastaseninitiierenden Zelle zu widersprechen. Allerdings lassen sich in vielen Tumorzelllinien Seitenpopulationen („side populations") abgrenzen, die Eigenschaften von Stammzellen besitzen. Möglicherweise sind metastaseninitiierende Zellen in diesen Seitenpopulationen zu finden (Hadnagy et al. 2006).

Nachweis disseminierter Tumorzellen im Knochenmark von Patientinnen mit Mammakarzinom

Im Knochenmark von Patientinnen mit Brustkrebs lassen sich Zellen nachweisen, die Cytokeratin-Antikörper binden. Da Cytokeratine normalerweise zwar in epithelialen Zellen, nicht jedoch in Zellen des Knochenmarks exprimiert werden, ist davon auszugehen, dass es sich hierbei um epitheliale Zellen handelt, die höchstwahrscheinlich aus dem Tumor stammen. Diese Zellen werden daher auch als disseminierte Tumorzellen (DTCs, Disseminated Tumour Cells) bezeichnet. DTCs kommen im Knochenmark von 20–40 % der Patientinnen mit Mammakarzinomen vor, sie werden auch in Abwesenheit von Lymphknotenmetastasen gefunden. Der Nachweis der Zellen bedeutet im Vergleich zu Patientinnen ohne positiven Befund eine schlechtere Prognose. Allerdings bleibt etwa die Hälfte der Patientinnen mit einem positiven DTC-Befund auch nach zehn Jahren metastasenfrei. Dies ist der Grund dafür, dass dem Nachweis disseminierter Tumorzellen noch kein Stellenwert in der Routinediagnostik des Mammakarzinoms zukommt (Alix-Panabieres et al. 2007).

10.6 Angiogenese und Lymphangiogenese

Zusammenfassung

Bis zu einem Durchmesser von etwa 1 mm kann ein Tumor durch Diffusion mit Sauerstoff und Nährstoffen versorgt werden. Ein solider Tumor kann diesen kritischen Durchmesser nur überschreiten, wenn er mit Blutgefäßen versorgt wird. Tumoren können die Bildung neuer Blutgefäße aus vorhandenen Blutgefäßen induzieren. Dieses Phänomen wird als **Tumorangiogenese** bezeichnet. Unter den Faktoren, die Tumorangiogenese stimulieren, sind VEGFs (Vascular endothelial Growth Factors) aus funktioneller Sicht von besonderer Bedeutung. Da die Versorgung des Tumors mit Sauerstoff und Nährstoffen so kritisch ist, hofft man, durch Unterbindung der Blutzufuhr den Tumor „auszuhungern". In Tiermodellen wurde dieses Ziel über verschiedene Wege erreicht:

- Vorhandene Tumorgefäße wurden zerstört oder thrombosiert, indem in den Tumorgefäßen spezielle Zielstrukturen angesteuert wurden.
- Von Tumoren gebildete angiogene Faktoren oder deren Rezeptoren wurden blockiert. Beispiele sind VEGF oder VEGF-Rezeptoren.
- Beim Erwachsenen ist die physiologische Angiogenese auf wenige definierte Situationen beschränkt. Die Neubildung von Blutgefäßen kann daher ohne große Nebenwirkungen auch durch Interferenz mit dem endogenen Angiogeneseprogramm gehemmt werden. Die Blutgefäße eines Tumors sind chaotisch und unstrukturiert. Hierdurch wird die Abgabe von Medikamenten in das Tumorgewebe erschwert. Es gibt Hinweise, dass durch eine „Normalisierung“ der Tumorgefäße eine bessere medikamentöse Therapie des Tumors erreicht werden kann. In der Tumortherapie von Patienten konnten bisher Erfolge mit Angiogenesehemmern nur in Kombination mit Zytostatika erzielt werden.

10.6.1 Begriffsbestimmung

Unter **Angiogenese** versteht man die Ausbildung neuer Blutgefäße aus bestehenden Blutgefäßen. Die Neubildung von Blutgefäßen im Verlauf der Embryonalentwicklung wird als **Vaskulogenese** bezeichnet. **Lymphangiogenese** bezeichnet die Ausbildung von Lymphgefäßen. Obwohl formal ein Oberbegriff, wird der Begriff „Angiogenese“ häufig nur für die Neubildung von Blutgefäßen verwendet; **Hämangiogenese** ist hier die präzisere Bezeichnung.

Nach der Geburt ist die Neubildung von Blutgefäßen auf wenige physiologische Situationen beschränkt, die in der Regel mit dem hormonabhängigen Wachstum von Geweben zusammenhängen. So ist eine Blutgefäßneubildung Voraussetzung für das Wachstum von Prostata, Brustgewebe, Endometrium und Plazenta sowie für die Reifung des Corpus luteum. Außerhalb dieser physiologischen Situationen ist der Umsatz an Endothelzellen gering. In normalen Gefäßen des Erwachsenen durchläuft zu einem gegebenen Zeitpunkt nur eine von etwa 10000 Endothelzellen den Zellzyklus (Carmeliet 2003, 2005).

In verschiedenen pathologischen Situationen kann in ruhenden Gefäßen die Bildung neuer Gefäße induziert werden, so im Rahmen von Wundheilung und Entzündungsvorgängen. Solide Tumoren können nur dann über einen Durchmesser von 1–2 mm hinauswachsen, wenn sie über neu gebildete Blutgefäße mit Sauerstoff und Nährstoffen versorgt werden.

Beim Erwachsenen befinden sich Lymphgefäße – ähnlich wie Blutgefäße – normalerweise in einem ruhenden Zustand. Pathologische Situationen, in denen neue Blutgefäße wachsen, gehen auch mit einem Wachstum von Lymphgefäßen einher. Die neuen Lymphgefäße entstehen durch Aussprossung aus vorhandenen Lymphgefäßen. Es gibt Hinweise, dass Vorläuferzellen aus dem Knochenmark zu Lymphendothelzellen differenzieren können (Karpanen u. Alitalo 2007).

10.6.2 Zelluläre Grundlagen von Angiogenese und Tumorangiogenese

Die Angiogenese vollzieht sich in diskreten Schritten, die sich durch elektronenoptische Untersuchungen voneinander abgrenzen lassen (Abb. 10.**45**). Nach Einwirkung eines angiogenen Stimulus auf ein vorhandenes Gefäß (in der Regel eine postkapilläre Venole) wird zunächst die das Gefäß umgebende Basalmembran durch proteolytische Spaltung aufgelöst. Danach wandern Endothelzellen aus dem vorhandenen Gefäß in das umgebende Bindegewebe ein. Hierbei wird die Richtung der Migration durch den Konzentrationsgradienten des angiogenen Stimulus bestimmt. Im Verlauf der Migration werden von den Endothelzellen Kontakte zu Bestandteilen des Bindegewebes hergestellt und wieder gelöst. Die an der Basis liegenden Endothelzellen teilen sich. Nach Elongation und perlschnurartiger Anordnung der Endothelzellen öffnet sich das Gefäßlumen. Die Gefäße bilden Bögen und Verzweigungen (Kollateralen) aus. Schließlich wird die Basalmembran gebildet, und es gruppieren sich glatte Muskelzellen (Perizyten) um die Gefäße.

Im Verlauf der Neubildung von Blutgefäßen können Zellen aus dem Knochenmark mobilisiert werden, die die Angiogenese direkt oder indirekt beeinflussen. Einen indirekten Einfluss üben u. a. Makrophagen aus, die angiogene Faktoren freisetzen. Aus dem Knochenmark werden aber auch endotheliale Vorläuferzellen mobilisiert, die zu Endothelzellen differenzieren und sich an der Neubildung der Blut-

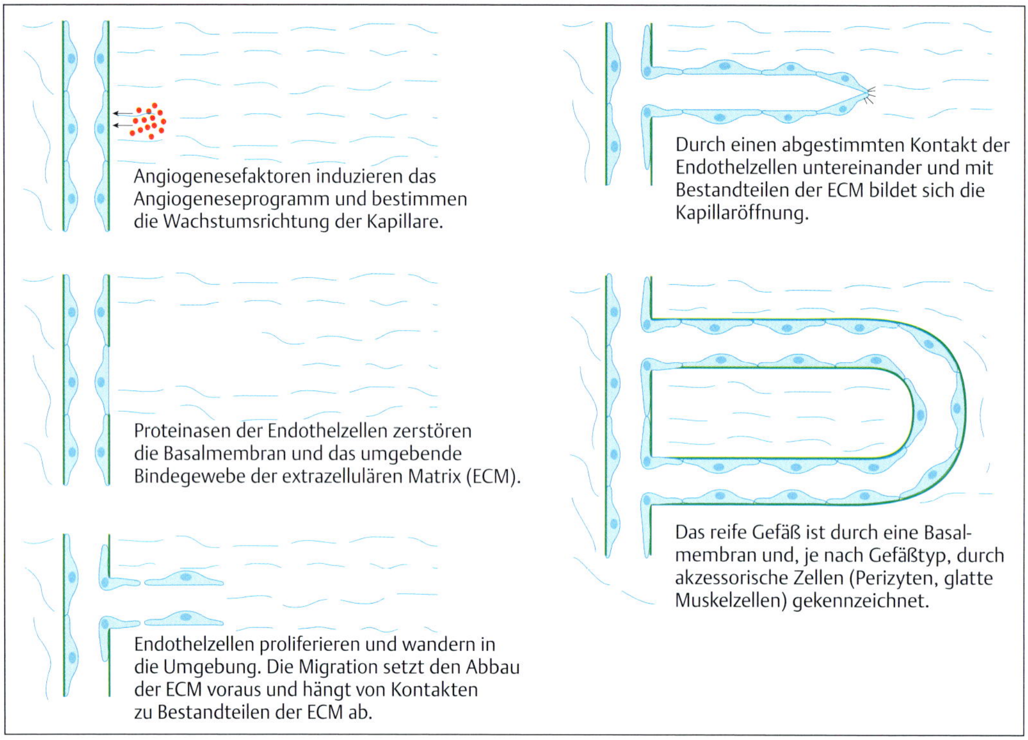

Abb. 10.**45** Phasen der Angiogenese.

gefäße beteiligen. Der Einbau von Vorläuferzellen aus dem Knochenmark in Blutgefäße wurde an Patienten nachgewiesen, deren Knochenmarkspender ein anderes Geschlecht hatten als der Empfänger. Auf Basis der chromosomalen Unterschiede konnte die Herkunft der Zellen vom Spender eindeutig gesichert werden. Ungefähr 5% der Endothelzellen der Tumorgefäße leiteten sich von Vorläuferzellen aus dem Knochenmark ab (Peters et al. 2005).

Die Blutgefäße von Tumoren unterscheiden sich deutlich von normalen Blutgefäßen. In Abb. 10.**46** sind normale Blutgefäße und Blutgefäße eines Tumors grafisch dargestellt. In den normalen Blutgefäßen erkennt man die Hierarchie von Blutgefäßen aus Arteriolen, Kapillaren und Venolen. Im Tumor bieten die Blutgefäße hingegen ein chaotisches

Tabelle 10.**5** Unterschiede zwischen normalen Blutgefäßen und Blutgefäßen eines Tumors.

normale Gefäße	Tumorgefäße
organisiert	unorganisiert
gleichmäßig verteilt	ungleichmäßig verteilt
undurchlässig	permeabel
Druck im Gefäß höher als im Interstitium	Druck in Gefäß und Interstitium vergleichbar
reif	unreif
normales Proteinmuster	verändertes Proteinmuster
unabhängig von Überlebensfaktoren	abhängig von Überlebensfaktoren

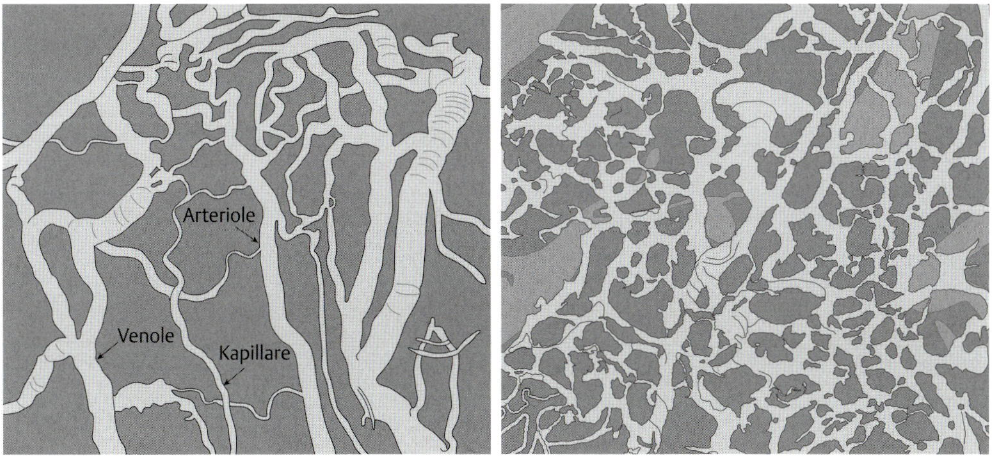

Abb. 10.**46** Verlust der Blutgefäßhierarchie in einem Tumor. Normale Blutgefäße (links) und Blutgefäße eines Tumors (rechts). Die Tumorgefäße erscheinen chaotisch, die normale Gefäßhierarchie von Arteriolen, Kapillaren und Venolen ist weitgehend verloren gegangen (Quelle: McDonald u. Choyke 2003).

Bild, die Hierarchie der Gefäße ist weitgehend aufgehoben. Blutgefäße in Tumoren sind im Gegensatz zu normalen Blutgefäßen undicht. Hierdurch kann Flüssigkeit aus den Gefäßen in den Tumor eindringen, wodurch der Gewebsdruck im Tumor ansteigt. Dies hat die Konsequenz, dass der Übergang von Medikamenten aus der Blutbahn ins Gewebe erschwert wird. Zudem wird der Abtransport der Gewebsflüssigkeit durch die Lymphgefäße verstärkt, was auch den Transport von Tumorzellen Richtung Lymphknoten erleichtert. In Tab. 10.**5** sind die Eigenschaften normaler Gefäße den Eigenschaften von Tumorgefäßen gegenübergestellt (McDonald u. Choyke 2003).

10.6.3 Bedeutung von Endothelzellen für die Nische von Gewebs- und Tumorstammzellen

Wie in Kap. 2 (S. 11) ausgeführt, wird die asymmetrische Teilung von Gewebsstammzellen durch die Umgebung, die sogenannte Nische, reguliert. Neurale Stammzellen sind in Gewebsbereichen mit einer hohen Dichte an Blutgefäßen konzentriert. Die Nische wird daher auch als vaskuläre Nische neuraler Stammzellen bezeichnet (Yang u. Wechsler-Reya 2007). Auch für hämatopoetische Zellen wird postuliert, dass neben Osteoblasten Endothelzellen an der Nischenbildung beteiligt sind. Für Hirntumoren des Menschen wurde gezeigt, dass die Abhängigkeit von Endothelzellen auch für Tumorstammzellen gilt. Transplantierte Medulloblastomzellen des Menschen wuchsen in Anwesenheit von Endothelzellen schneller und zu größeren Tumoren aus, der Anteil an Tumorstammzellen war in Anwesenheit von Endothelzellen deutlich höher als in deren Abwesenheit (Calabrese et al. 2007). Es wurde auch gezeigt, dass Tumorstammzellen die Neubildung von Blutgefäßen stärker stimulieren als differenziertere Tumorzellen (Bao et al. 2006). Diese Befunde deuten darauf hin, dass Endothelzellen einerseits die Expansion von Tumorstammzellen unterstützen können, und dass Tumorstammzellen andererseits ihre eigenen Nischen präparieren.

10.6.4 Regulation der Angiogenese

Wachstum und Reifung neuer Blutgefäße sind hochkomplexe, koordinierte Vorgänge, an denen viele Rezeptoren und Liganden beteiligt sind. Da die Blutgefäße im Tumorstroma eingebettet sind, spielen neben den Tumorzellen auch akzessorische Zellen wie Fibroblasten und Makrophagen für die Regulation der Angiogenese eine bedeutende Rolle. In Tab. 10.**6** sind Faktoren aufgeführt, die die Angiogenese in vivo positiv oder negativ beeinflussen können.

Tabelle 10.**6** Positive und negative Regulatoren der Angiogenese.

positive Regulatoren	negative Regulatoren
VEGFA, VEGFB, PlGF	Endostatin
Angiopoietin-1	Angiostatin
Ephrin A	Tumstatin
PDGF-B	Thrombospondin-1
FGF-1, FGF-2	

Wie später ausgeführt, kann die Tumorangiogenese auf zwei unterschiedliche Arten in Therapieansätze einbezogen werden. Zum einen können Moleküle, die nur in neu gebildeten Blutgefäßen exprimiert werden, zur spezifischen Anlieferung therapeutisch wirksamer Substanzen dienen. Zum anderen kann die Neubildung von Blutgefäßen gehemmt werden oder neu gebildete Gefäße können durch den Entzug von Überlebensfaktoren zur Apoptose gebracht werden. Bei der Darstellung angiogenetisch relevanter Faktoren wird der Schwerpunkt im Folgenden auf solche Faktoren gelegt, die sich im Tierversuch als therapeutische Ziele bewährt haben.

VEGF/VEGF-Rezeptorachse

Ein als VEGF bezeichneter Faktor wurde als Wachstumsfaktor für Endothelzellen im konditionierten Medium von Hypophysenzellen identifiziert. Unabhängig davon wurde ein Faktor aus dem konditionierten Medium von Tumorzellen des Meerschweinchens und einem histiozytären Lymphom des Menschen gewonnen. Der Faktor erhöht die Gefäßpermeabilität und wurde daher VPF (Vascular Permeability Factor) genannt. Beide Faktoren sind identisch, die Bezeichnung VEGF hat sich inzwischen durchgesetzt (Dvorak et al. 1995; Ferrara u. Davis-Smyth 1997).

VEGF bezeichnet eine Gruppe von Faktoren, die Wachstum und Morphogenese von Blut- und Lymphgefäßen regulieren. Die VEGF-Familie umfasst die Faktoren VEGFA, VEGFB, VEGFC, VEGFD und PlGF (Placental Growth Factor). Der für die Regulation der Angiogenese bedeutendste Faktor, VEGFA, wird häufig nur kurz als VEGF bezeichnet. Diese Bezeichnung wird hier beibehalten.

Alternativ gespleißte mRNAs kodieren für vier unterschiedliche **VEGF-Isoformen**, die entsprechend der Zahl der Aminosäuren der Bezeichnung VEGF als Suffix nachgestellt werden. Die entsprechenden Mausproteine sind eine Aminosäure kürzer als die menschlichen VEGF-Isoformen. Die Isoformen unterscheiden sich in ihrer Bindung an Heparansulfat der ECM. $VEGF_{121}$ kann frei diffundieren, $VEGF_{189}$ bindet an Heparansulfat, und $VEGF_{165}$, die dominierende Isoform, hat intermediäre Eigenschaften. Die Bindung von VEGF an Heparansulfat-Glykosaminoglykane der ECM ist für die Morphogenese von Blutgefäßen wichtig. VEGF bezeichnet im Folgenden entweder $VEGF_{165}$ oder eine Isoform, die in der zitierten Literatur nicht näher bezeichnet wurde. VEGF stimuliert die Proliferation vaskulärer Endothelzellen; das Wachstum anderer Zellarten wird nicht oder nur unwesentlich beeinflusst. VEGF ist ferner ein wichtiger Überlebensfaktor für Endothelzellen. Während der Entwicklung des Gefäßsystems bewirkt die Hemmung von VEGF die

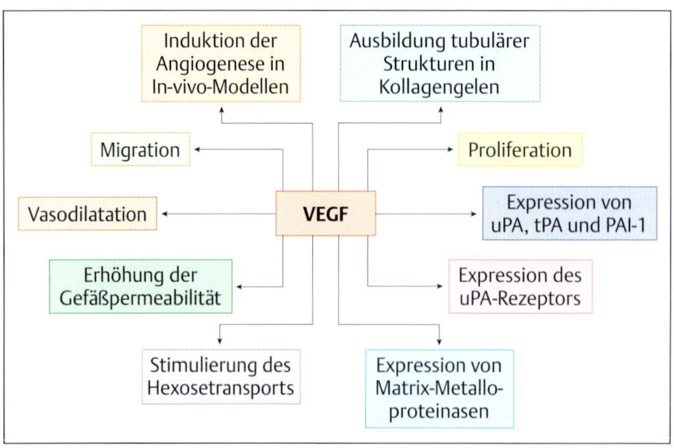

Abb. 10.**47** Wirkung von VEGF auf Endothelzellen und Gefäße.

Apoptose von Endothelzellen. VEGF beeinflusst darüber hinaus die Morphogenese. In Zellkultur bilden Endothelzellen in Anwesenheit von VEGF kapillarähnliche tubuläre Strukturen, die im weiteren Verlauf aussprossen. VEGF erhöht zudem die Permeabilität von Blutgefäßen. In Abb. 10.**47** sind wichtige Wirkungen von VEGF zusammengefasst. Zwei Arten von Stimuli führen zu einer verstärkten Expression von VEGF:

- Als zentrales Zielgen des HIF-1α-Transkriptionsfaktors wird das *VEGFA*-Gen bei Sauerstoffmangel induziert.
- Die zweite Klasse von Stimuli umfasst Wachstumsfaktoren und Onkoproteine, die im Signalweg von Wachstumsfaktoren liegen.

Beide Arten von Stimuli induzieren in Tumoren die VEGF-Synthese.

Mitglieder der VEGF-Familie binden an drei Rezeptoren (VEGFR1–3) (Abb. 10.**48**). Es handelt sich um homologe transmembranöse Rezeptor-Tyrosinkinasen, die 7 bzw. 6 extrazelluläre Immunglobulindomänen besitzen und deren zytoplasmatische Tyrosinkinasesequenz durch eine intervenierende Sequenz unterbrochen ist. Die Namen der für die Rezeptoren kodierenden Gene basieren auf älteren Bezeichnungen. Das *FLT1*-Gen (FLT1: FMS-related Tyrosin Kinase 1) kodiert für VEGFR-1, *KDR* (Kinase Insert Domain Receptor) kodiert für VEGFR-2 und *FLT4* kodiert für VEGFR-3. VEGFR-2 ist der wesentliche Rezeptor, der die mitogene, angiogene und permeabilitätserhöhende Wirkung von VEGF im Rahmen der Ausbildung und Neubildung von Blutgefäßen vermittelt. In Mäusen ohne VEGFR-2 fehlen Endothelzellen, die Entwicklung des hämatopoetischen Systems ist gestört. Offenbar steuert der Rezeptor die Differenzierung angioblastischer Vorläuferzellen. Die Funktion des VEGFR-1 ist weniger gut definiert, sie hängt vom Entwicklungsstadium und der Zellart (Endothel- oder Knochenmarkzelle) ab. Die gezielte Ausschaltung des *FLT1* (VEGFR-1)-Gens ist wie die Ausschaltung des *KDR* (VEGFR-2)-Gens embryonal letal. Die in den Embryonen beobachtete exzessive Vermehrung von Angioblasten deutet darauf hin, dass VEGFR-1 zumindest in der frühen Embryonalentwicklung die Wirkung von VEGF negativ reguliert. Auf die Wirkung des VEGF-Rezeptors 3 wird im Zusammenhang mit der Lymphangiogenese eingegangen. Zusätzlich zu VEGF-Rezeptoren bindet VEGF an die Korezeptoren Neuropilin 1 und Neuropilin 2. Im Nervensystem assistieren diese Rezeptoren den Axonen, ihren Weg zu finden. Man nimmt an, dass Neuropiline im Gefäßsystem eine ähnliche Funktion ausüben (Carmeliet u. Tessier-Lavigne 2005).

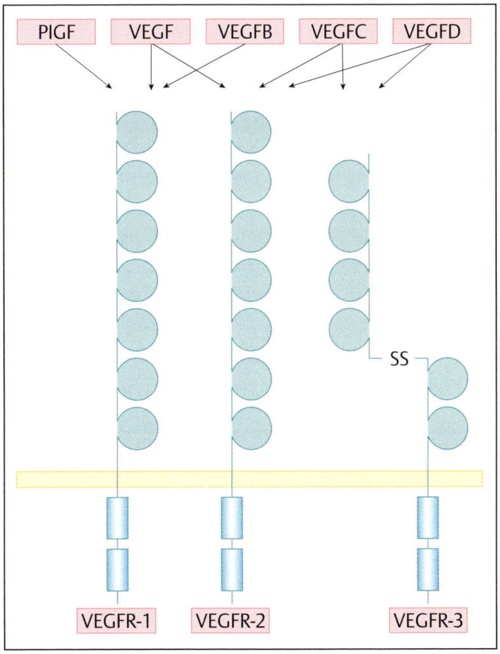

Abb. 10.**48** Interaktion von Mitgliedern der VEGF-Familie mit ihren Rezeptoren. PlGF: Placental Growth Factor; VEGF: Vascular endothelial Growth Factor.

Angiopoietin/Tie2-Achse

Angiopoietine sind homologe Peptidfaktoren, die durch gemeinsame Strukturmerkmale und die Bindung an eine als Tie2 bezeichneten Rezeptor-Tyrosinkinase gekennzeichnet sind. Angiopoietin 1 und 2 (Ang1, Ang2) sind funktionell am besten charakterisiert. Ang1 besitzt eine Fibrinogen-ähnliche Rezeptorbindungsdomäne und eine „coiled coil"-Dimerisierungsdomäne. Neben dem Tie2-Rezeptor gibt es den Tie1-Rezeptor. In den extrazellulären Domänen beider Rezeptoren kommen zwei Immunglobulin (Ig)- und drei EGF-ähnliche Domänen sowie drei Fibronectin-Typ III-Repeats vor (Abb. 10.**49**). Für den Tie1-Rezeptor wurde bislang noch kein Ligand identifiziert. Im erwachsenen Organismus wird Ang1 von perivaskulären Zellen gebildet, die Expression von Ang2 ist hingegen unter Normalbedingungen gering. In Situationen von Gefäßwachstum oder -regression wird die Synthese von Ang2 aktiviert (Shim et al. 2007; Thurston 2003).

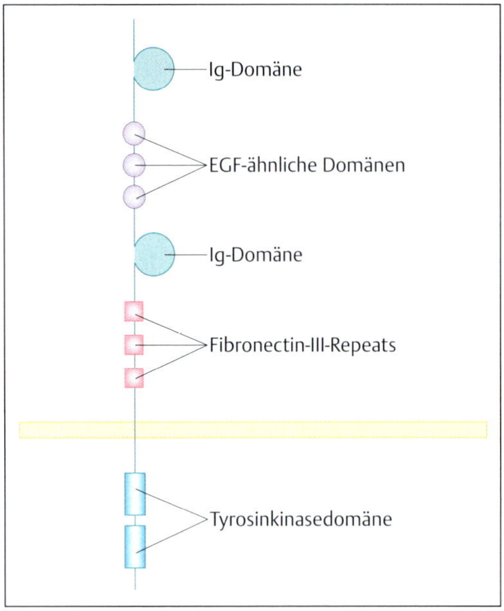

Abb. 10.**49** Struktur von Tie1- und Tie2-Rezeptor-Monomeren.

Wichtige Funktionen der Angiopoietin/Tie2-Achse ergeben sich aus dem Phänotyp von Mäusen, in denen entweder das Angiopoietin1-Gen (*Angpt1*) oder das für den Tie2-Rezeptor kodierende Gen (*Tek*) in der Keimbahn deletiert wurde. In beiden Fällen ist der Phänotyp embryonal letal. Es finden sich Defekte im Herzen sowie Einblutungen in die Gewebe. Das Gefäßsystem ist zwar angelegt, aber das Netzwerk ist nicht hierarchisch gegliedert. In den Gefäßen sind nur vereinzelt glatte Muskelzellen vorhanden, deren Assoziation mit dem Endothel zudem gestört ist. Einige der phänotypischen Merkmale der Tie2-Defizienz werden in einer hereditären Erkrankung des Menschen wiedergefunden, in der die Funktion des Tie2-Rezeptors durch Punktmutationen verändert ist. Die Erkrankung ist durch venöse Fehlbildungen mit einer verminderten Zahl an Perizyten gekennzeichnet. Wenn das *Angpt2*-Gen in Mäusen ausgeschaltet wird, werden Defekte erst nach der Geburt erkennbar. Es treten Ödeme und ein durch eine Ansammlung von fetthaltiger Lymphflüssigkeit gekennzeichneter Aszites auf. Außerdem finden sich Defekte in den Gefäßen der Retina. Für das Verständnis der Funktion von Ang1 und Ang2 ist ein Tiermodell von Bedeutung, in dem in der Keimbahn das *Angpt2*-Gen durch das *Angpt1*-Gen ersetzt wurde. In diesen Tieren wurde der Defekt des Lymphsystems, nicht jedoch der Retinagefäße kompensiert.

Aus dem Expressionsmuster der Angiopoietine, dem Phänotyp von *Angpt1*-, *Angpt2*- und *Tek* (Tie2)-Knock-out-Mäusen und weiteren funktionellen Untersuchungen wurde ein Konzept zur Funktion der Angiopoietin/Tie2-Achse entwickelt. In der Embryonalentwicklung führt Ang1 über eine Aktivierung des Tie2-Rezeptors zu einer Assoziation glatter Muskelzellen an Endothelzellen und damit zu einer Ausreifung der Blutgefäße. Im erwachsenen Organismus werden Blutgefäße durch Ang1 stabilisiert, das von glatten Muskelzellen der Gefäßwand gebildet wird. In Situationen der Neoangiogenese und der Remodellierung von Blutgefäßen ist Ang2 ein Antagonist von Ang1 und wirkt der stabilisierenden Funktion von Ang1 entgegen. Ob Ang2 die Angiogenese hemmt oder fördert, hängt vom jeweiligen Kontext ab. Wenn Ang2 vorhandene Blutgefäße destabilisiert, erfordert die Neubildung von Blutgefäßen die Einwirkung weiterer Faktoren wie VEGF. Ang2 ist ein wichtiger aktivierender Faktor bei der Reifung von Lymphgefäßen. Diese Funktion kann auch durch Ang1 erfüllt werden. Für die Remodellierung von Gefäßen, beispielsweise der Retina, ist hingegen die antagonistische Funktion von Ang2 essenziell.

EPH/Ephrin-System

EPH-Rezeptoren sind mit 16 Mitgliedern die größte Familie der Rezeptortyrosinkinasen. Die Bezeichnung EPH bezieht sich auf die Erstbeschreibung eines Mitglieds in einem erythropoietinproduzierenden hepatozellulären Karzinom des Menschen (Erythropoietin producing human hepatocellular Carcinoma). Liganden, die an EPH-Rezeptoren binden, werden als Ephrine (EPH Family Receptor interacting Proteins) bezeichnet. Auf Basis struktureller Merkmale werden EPH-Rezeptoren und Ephrine in zwei mit A und B bezeichnete Unterfamilien eingeteilt. Ephrine der Klasse A sind über Glycosylphosphatidylinositol (GPI) in der Zellmembran verankert, Ephrine der Klasse B besitzen eine transmembranöse und eine zytoplasmatische Domäne. Ursprünglich ging man davon aus, dass Ephrine der Klasse A an EPH-Rezeptoren der Klasse A und Ephrine der Klasse B an EPH-Rezeptoren der Klasse B binden. Diese strikte Einteilung trifft jedoch nicht zu (Heroult et al. 2006; Pasquale 2005).

Die Struktur von EPH-Rezeptoren und Ephrinen ist in Abb. 10.**50** schematisch wiedergegeben. Die extrazellulären Domänen der EPH-Rezeptoren be-

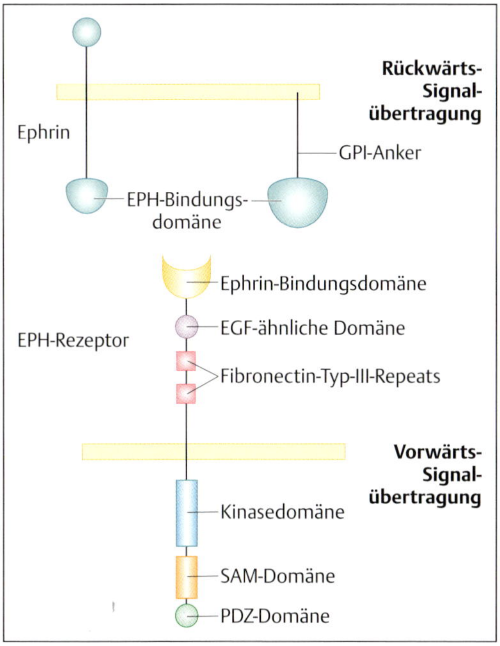

Abb. 10.**50** Struktur von EPH-Rezeptoren und Ephrinen. SAM- und PDZ-Domänen sind Protein-Interaktionsdomänen.

stehen aus zwei Fibronectin-Typ-III-Repeats, einem EGF-ähnlichen Motiv und der Ephrin-Bindungsdomäne. Der zytoplasmatische Anteil des Rezeptors besitzt die Tyrosinkinasedomäne, eine SAM-Dimerisierungsdomäne (SAM: Sterile alpha Motif) sowie eine sogenannte PDZ-Dimerisierungsdomäne. (Die Abkürzung PDZ, die sich von den zuerst entdeckten Proteinen mit dieser Domäne PSD95/SAP90, Discs large und Zonulae occludentes-1 ableitet, ist noch nichtssagender als SAM.) Ephrine besitzen extrazelluläre EPH-Rezeptor-Bindungsdomänen. Im zytoplasmatischen Anteil der EphrinB-Liganden kommt ebenfalls eine PDZ-Domäne vor. Nach Bindung von Ephrinen an EPH-Rezeptoren wird die Tyrosinkinase und damit die intrazelluläre Signalübertragung aktiviert. Diese Richtung der Signalübertragung wird als Vorwärtsübertragung (engl. forward signalling) bezeichnet. Es können auch Signale über die zytoplasmatische Domäne der EphrinB-Liganden übertragen werden (Rückwärtsübertragung, engl. reverse signalling).

EPH-Rezeptoren und Ephrine spielen eine wichtige Rolle bei der arteriovenösen Differenzierung des Blutgefäßsystems. Dies ergab sich zuerst aus der gezielten Ausschaltung der entsprechenden Gene. Mäuse mit einer Defizienz von EphrinB2 oder EPHB4 zeigen einen vergleichbaren Phänotyp. Aufgrund einer fehlenden Ausdifferenzierung der arteriellen und venösen Schenkel des Blutgefäßsystems sterben die Tiere in der Embryonalphase. Auf die Bedeutung dieses Ligand-Rezeptor-Paares für die Lymphangiogenese wird später eingegangen.

PDGF-B/PDGF-Rezeptor-β-Achse

Die Bedeutung der PDGF-B/PDGFR-β-Achse für die Reifung von Blutgefäßen wurde zuerst nach Ausschaltung des für PDGF-B kodierenden *Pdgfb*-Gens bzw. des für den PDGF-Rezeptor-β kodierenden *Pdgfrb*-Gens in der Keimbahn von Mäusen offensichtlich (Lindahl et al. 1997; Saharinen u. Alitalo 2003). Mäuse ohne PDGF-B bzw. PDGFR-β sind nicht lebensfähig, sie entwickeln in der späten Embryonalzeit Blutungen und Ödeme. In den kleineren Blutgefäßen dieser Tiere fehlen die Perizyten. Das gestörte Gefäßsystem ist durch unregelmäßige Gefäßlumina und kapilläre Mikroaneurysmen gekennzeichnet. Normalerweise bilden aussprossende Gefäße PDGF-B, das an den PDGFR-β der Perizyten bindet und die Assoziation mit den Endothelzellen induziert. In unreifen Gefäßen, in denen Perizyten fehlen, werden die Endothelzellen nach Entzug von VEGF apoptotisch. Die Assoziation mit glatten Muskelzellen bildet für Endothelzellen somit einen Schutz gegen Apoptose (Saharinen u. Alitalo 2003).

Fibroblasten-Wachstumsfaktoren

Fibroblasten-Wachstumsfaktoren (Fibroblast Growth Factor, FGF) bilden eine Familie von 22 strukturell verwandten, mitogenen Peptiden. Die am besten charakterisierten Faktoren dieser Familie sind saures (acidic) FGF (aFGF, FGF-1) und basisches FGF (bFGF, FGF-2), deren Bezeichnung sich auf den isoelektrischen Punkt der Polypeptide bezieht. Einige FGFs wurden bei der experimentellen Suche nach neuen Proto-Onkogenen entdeckt. So beruht die Erstbeschreibung von FGF-3 auf der Insertion des Maus-Brustkrebs-Virus in unmittelbarer Nachbarschaft des entsprechenden Gens. Das für FGF-4 kodierende Gen wurde in einem Transfektionsassay entdeckt. FGF-5 und FGF-6 induzieren in Fibroblasten einen transformierten Phänotyp. FGFs binden an Heparin, sie wurden daher auch als „heparinbindende Wachstumsfaktoren" bezeichnet. FGFs wirken als Wachstumsfaktoren auf eine Vielzahl von Zellen mesodermalen und neuroektodermalen Ursprungs (Presta et al. 2005).

FGF-1–4 induzieren in entsprechenden In-vivo-Assays Angiogenese. Im Rahmen der Tumorangiogenese wurde die Funktion von FGF-2 am besten untersucht. FGF-2 ist ein potentes Mitogen für vaskuläre Endothelzellen. Im Gegensatz zu den meisten sezernierten Proteinen besitzt FGF-2 keine hydrophobe Signalsequenz. Dennoch wird FGF-2 von vitalen Zellen an die Umgebung abgegeben und ist bevorzugt in der ECM lokalisiert. FGF-2 bindet an hochaffine Rezeptoren der Zellmembran, deren zytoplasmatische Domänen Tyrosinkinaseaktivität besitzen. Es wurden vier verschiedene FGF-Rezeptorgene *(FGFR1–4)* beschrieben. Endothelzellen exprimieren regelmäßig FGFR1 und unter gewissen Umständen auch FGFR2 und FGFR3. FGF-2 bindet bevorzugt an die Rezeptoren FGFR1 und FGFR2.

Im Gegensatz zu VEGF ist FGF-2 nicht lebensnotwendig. FGF-2-defiziente Mäuse sind morphologisch unauffällig und weisen keine Defekte der normalen oder stimulierten Angiogenese auf. Möglicherweise wird die FGF-2-Funktion von anderen Mitgliedern der FGF-Famlie wahrgenommen.

Integrine

In neu gebildeten Blutgefäßen sind die αvβ3-, αvβ5- und α5β1-Integrine verstärkt exprimiert. Ferner aktiviert VEGF in kultivierten Endothelzellen die α1β1- und α2β1-Integrin-Bildung. Diese Befunde legen eine funktionelle Bedeutung der Integrine für die Angiogenese nahe. Die angiogene Funktion des α5β1-Integrins wird durch die gezielte Ablation des α5-Gens bestätigt. Als Folge einer gestörten Entwicklung der Blutgefäße ist der Phänotyp embryonal letal.

Für andere Integrine ist es allerdings schwierig, die genaue Funktion für die Angiogenese zu definieren, da sich Hemmversuche und Befunde an Knock-out-Mäusen scheinbar widersprechen. Dies gilt vor allem für das αvβ3-Integrin. In Angiogeneseassays, wie in der Chorioallantoismembran des Hühnerembryos, führte die funktionelle Hemmung des Integrins auch zur Hemmung der Angiogenese. Der αv-Null-Phänotyp ist allerdings nur durch geringfügige Gefäßanomalien gekennzeichnet, β3-Knock-out- und β3/β5-Doppel-Knock-out-Mäuse sind lebensfähig und zeigen keine Gefäßanomalien. Für diese Widersprüche gibt es verschiedene Erklärungen. Aufgrund der überlappenden Spezifität der Integrine könnten im Verlauf der Embryonalentwicklung andere Integrine die Funktion des fehlenden Integrins übernehmen. Ferner wurde vorgeschlagen, dass das αvβ3-Integrin in Assoziation mit der ECM multimerisiert und nur in dieser Form das Überleben von Endothelzellen favorisiert, während das nicht ligierte Integrin hingegen die Apoptose fördert. Schließlich assoziiert αvβ3-Integrin mit dem VEGFR-2. Da in β3-Knock-out-Mäusen die Expression des VEGFR-2-Gens erhöht ist, könnte das Fehlen des Integrins auf diese Weise kompensiert werden (Ruoslahti 2002).

Proteinasen

Kollagen I ist quantitativ das bedeutendste Kollagen des interstitiellen Bindegewebes. Damit sich Endo-

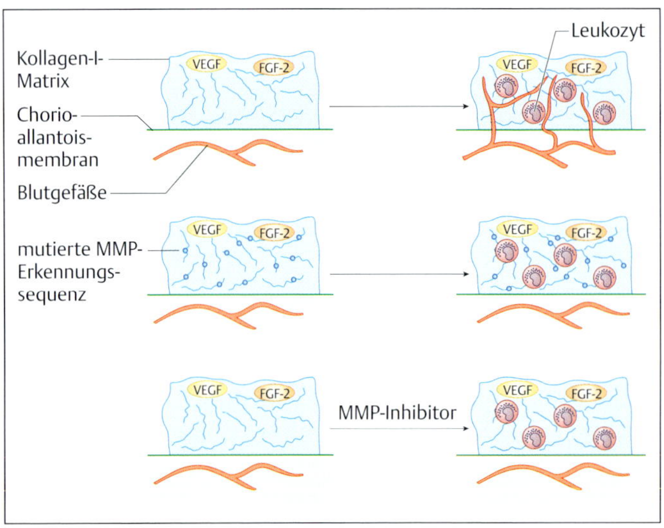

Abb. 10.**51** Abhängigkeit der Angiogenese von Matrix-Metalloproteinasen (MMPs). Eine mit VEGF und FGF-2 getränkte Kollagen-I-Matrix, die auf die Chorioallantoismembran des Hühnerembryos aufgetragen wird, induziert das Wachstum von Blutgefäßen aus der Membran in die Matrix. Wenn in der Kollagen-I-Matrix die Erkennungssequenz für MMPs so geändert wird, dass MMP1 und MMP2 nicht spalten (o), wird die Angiogenese blockiert. Derselbe Effekt wird auch mit einem synthetischen MMP-Inhibitor erzielt. Die Invasion der Matrix durch Leukozyten ist in beiden Fällen nicht betroffen (Quelle: Seandel et al. 2001).

thelzellen im Bindegewebe ausbreiten und Kapillaren ausbilden können, muss Kollagen I abgebaut werden. Dass der Abbau von Kollagen eine notwendige Voraussetzung für eine regelrechte Angiogenese ist, wurde durch das in Abb. 10.**51** dargestellte Experiment nachgewiesen (Seandel et al. 2001). Die Degradation von Kollagen durch MMPs beginnt mit der proteolytischen Spaltung durch MMP2 (interstitielle Kollagenase) zwischen den Aminosäuren Gly775 und Ile/Leu776. In Folge dieser Spaltung werden die resultierenden Tripel-Helices destabilisiert, was den weiteren Abbau ermöglicht. Auf die Chorioallantoismembran des Hühnerembryos wurde eine Kollagen-I-Matrix aufgebracht, die mit FGF-2 und VEGF getränkt war. In eine solche Matrix wandern Blutgefäße aus der embryonalen Membran ein. Das normale Kollagen I wurde durch ein gentechnisch verändertes Kollagen mit mutierter Erkennungssequenz ersetzt, das durch MMP1 und MMP2 nicht abgebaut werden konnte. In dieser mutierten Kollagenmatrix war die Zahl der Endothelzellen und Blutgefäße deutlich verringert. Andere Zellen wie Monozyten und Makrophagen drangen hingegen ungehindert in die mutierte Kollagenmatrix ein. In normalem Typ-I-Kollagen konnte die Angiogenese durch TIMP-1 oder einen synthetischen MMP-Inhibitor verhindert werden. Diese Versuche zeigen, dass der Abbau der Kollagenmatrix durch MMPs eine notwendige Voraussetzung für die Ausbildung von Blutgefäßen im interstitiellen Bindegewebe darstellt.

In Mäusen, in denen MMP-Gene in der Keimbahn ausgeschaltet wurden, verläuft die Angiogenese in der Regel unter Normalbedingungen unauffällig. In MMP9-k.o.-Mäusen wird allerdings eine gestörte Verknöcherung der Wachstumsfugen beobachtet, die mit Veränderungen der Blutgefäßbildung einhergeht (Handsley u. Edwards 2005).

Die Tatsache, dass in Mammakarzinomen und vor allem in kolorektalen Karzinomen inaktivierende Mutationen von Proteinasen der ADAM- und ADAMTS-Familien nachgewiesen wurden, spricht dafür, dass auch der Verlust der Aktivität von Proteinasen zur Karzinogenese beitragen kann. Ob hierbei ein Zusammenhang mit der Angiogenese besteht, ist allerdings noch offen.

10.6.5 Klinische Hinweise auf die Bedeutung der Angiogenese und der Lymphangiogenese für das Wachstum solider Tumoren

> Klinische und histopathologische Befunde an menschlichen Tumoren weisen darauf hin, dass der Anschluss solider Tumoren an das Blutgefäßsystem dem ungehemmten Wachstum und der weiteren Progression vorausgeht.

Der Zusammenhang zwischen Tumorprogression und Gefäßversorgung lässt sich besonders gut im Zervixepithel in den verschiedenen Stadien auf dem Weg zur Entwicklung eines Carcinoma-in-situ (CIS) zeigen. In hyperplastischen Läsionen sind die umgebenden Gefäße unverändert. In frühen Dysplasien findet sich allenfalls eine geringfügige Vermehrung der Gefäße. Erst im Verlauf der Entwicklung eines CIS beobachtet man unterhalb der Basalmembran eine deutlich erhöhte Kapillardichte. In diesem Stadium schaltet der Tumor offenbar auf einen angiogenen Phänotyp um (engl. angiogenic switch). Das Umschalten auf den angiogenen Phänotyp ist eine notwendige Voraussetzung für das invasive Wachstum des Karzinoms (Hanahan u. Folkman 1996). Der Befund, dass die neu gebildeten Gefäße zunächst keinen direkten Kontakt zu den Tumorzellen haben, spricht dafür, dass die Gefäßvermehrung durch lösliche, vom Tumorgewebe freigesetzte Faktoren vermittelt wird.

Die Versorgung von Tumoren mit Blutgefäßen lässt sich im Gewebsschnitt quantifizieren. Für manche Tumorformen konnte auf diese Weise ein Zusammenhang zwischen dem Ausmaß der Gefäßversorgung und dem Metastasierungspotenzial der Tumoren hergestellt werden. Ein Beispiel ist das Melanom: Melanome mittlerer Dicke wurden in eine Gruppe ohne und eine Gruppe mit Fernmetastasierung unterteilt. Bekannte Prognoseparameter von Melanomen wie Tumordicke und Ausmaß der Invasion waren in beiden Gruppen nicht signifikant verschieden. In der Gruppe ohne Fernmetastasen waren Zahl und mittlerer Querschnitt der Gefäße geringer als in der Gruppe mit Fernmetastasen (Srivastava et al. 1988) (Tab. 10.**7**). Auch für Mammakarzinome ergab die mikroskopische Zählung von Kapillaren und Venolen einen von anderen Prognoseparametern unabhängigen Zusammenhang zwi-

Tabelle 10.**7** Vergleich der Vaskularisation metastasierter und nicht metastasierter Melanome mittlerer Dicke (Quelle: Srivastava et al. 1988).

	mit Metastasen	ohne Metastasen
Zahl der Gefäße pro 10^{-7} m^2	7,16	5,94
maximaler Durchmesser [10^{-6} m]	49,5	37,2
Anteil der Gefäßfläche [%]	4,6	1,57

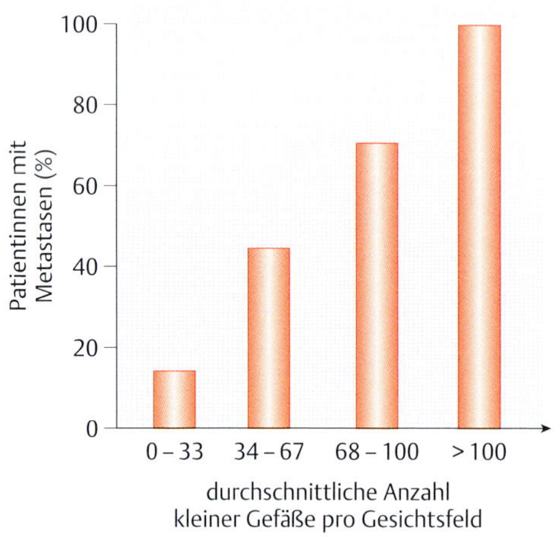

Abb. 10.**52** Anteil der Metastasen bei Patientinnen mit Mammakarzinom in Abhängigkeit von der durchschnittlichen Anzahl kleiner Gefäße pro Gesichtsfeld im Tumorgewebe (Quelle: Weidner et al. 1991).

schen Vaskularisierung und Metastasierung (Weidner et al. 1991) (Abb. 10.**52**).

Lymphgefäße sind entscheidende Wege der Metastasierung. Die Tumorzellen dringen in Lymphspalten ein und wandern in den Lymphgefäßen zu den regionären Lymphknoten, in denen sie zu Metastasen auswachsen. Lymphknotenmetastasen korrelieren mit einer schlechteren Prognose. Viele Tumoren bilden Faktoren, die die Lymphangiogenese stimulieren. Da der Nachweis solcher Faktoren im Gewebe ebenfalls mit einer schlechteren Prognose einhergehen kann, wurde postuliert, dass eine aktive Lymphangiogenese in Tumoren deren Metastasierungspotenzial erhöht.

10.6.6 Therapeutische Ansätze zur Hemmung der Blutzufuhr zu Tumoren

Die Tumorangiogenese kann prinzipiell durch zwei Ansätze gehemmt werden:
- Tumorgefäße können selektiv zerstört oder okkludiert werden.
- Die Neubildung von Blutgefäßen kann gehemmt und das Tumorwachstum auf diese Weise zumindest angehalten werden.

Verminderung der Tumormasse durch Unterbindung der Blutzufuhr

Ein einfacher experimenteller Ansatz, die Abhängigkeit des Tumorwachstums von Gefäßversorgung und Blutzufuhr nachzuweisen, besteht darin, die Blutzufuhr zu einem Tumor durch mechanischen Verschluss zuführender Gefäße zu unterbrechen. Nach subkutaner Transplantation eines Tumors wurden in Mäusen die zuführenden Blutgefäße durch Klammern chirurgisch verschlossen und nach unterschiedlicher Dauer wieder geöffnet. Nach 18-stündigem Verschluss der Gefäße kam es zu einer deutlichen Tumorregression (Denekamp et al. 1983).

Einen eindrucksvollen Beleg, dass der selektive Verschluss von Tumorgefäßen das Gewebe etablierter Tumoren vollständig zerstören kann, bietet das in Abb. 10.**53** dargestellte Experiment (Huang et al. 1997). Eine Glioblastomzelllinie der Maus wurde mit einer cDNA transfiziert, die für Interferon-γ (IFN-γ) kodiert. Nach subkutaner Transplantation wuchsen die transfizierten Zellen zu einem Tumor aus. Das von den Tumorzellen sezernierte IFN-γ induzierte in den unmittelbar angrenzenden Endothelien die Expression von Antigenen des Klasse-II-MHC (Major Histocompatibility Complex). Es wurde ein bispezifischer Antikörper hergestellt, der mit einer Bindungsstelle ein MHC-II-Antigen (I-A^d) und mit der zweiten Bindungsstelle ein rekombinantes Fragment des Tissue Factor binden konnte. Tissue Factor aktiviert im Komplex mit Gerinnungsfaktor VII den extrinsischen Weg der Blutgerinnung. Nachdem der transplantierte Tumor einen Durchmesser von ungefähr 1cm erreicht hatte, wurde der bispezifische Antikörper zusammen mit rekombinantem Tissue Factor intravenös injiziert. Diese Behandlung bewirkte in acht von 21 Mäusen eine vollständige Nekrose des Tumorge-

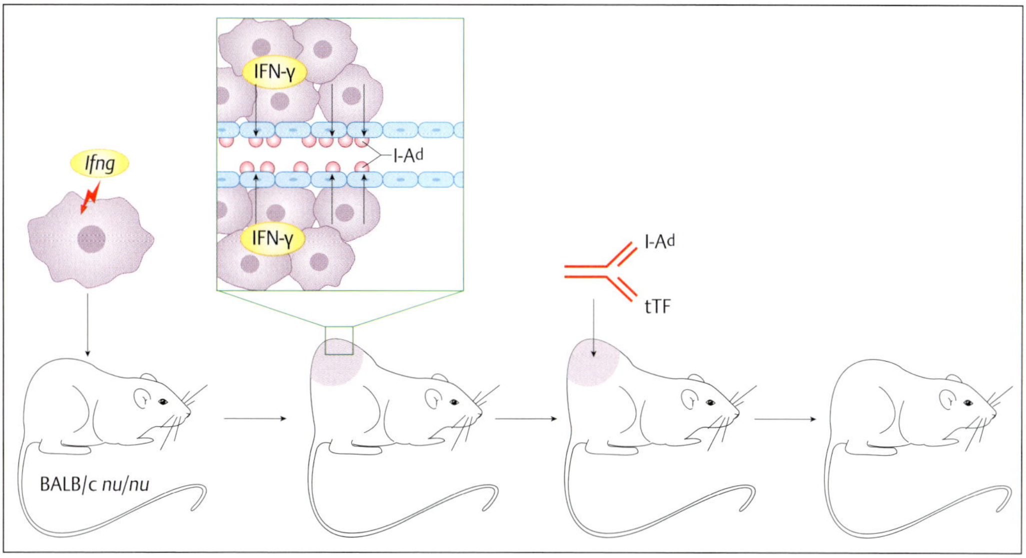

Abb. 10.**53** Zerstörung von Tumoren durch selektive Thrombosierung der Tumorgefäße. Eine murine Neuroblastomzelllinie wurde mit einer für Interferon (IFN) kodierenden cDNA (*Ifng*) stabil transfiziert. Nach subkutaner Transplantation induziert das von den Tumorzellen produzierte IFN-γ in den Tumorendothelien die Expression von I-A^d, einem MHC-II-Antigen. Nach Injektion eines bispezifischen rekombinanten Fab'-Fragments mit jeweils einer Bindungsstelle für das I-A^d-Antigen und für den Tissue Factor (TF) wird TF in den Tumorendothelien aktiviert. Dies führt zur Thrombosierung der Blutgefäße im Tumor und zur Nekrose etablierter Tumoren (Quelle: Huang et al. 1997).

webes, in weiteren fünf Mäusen eine Reduktion des Tumorvolumens um mehr als die Hälfte. Die Nekrose des Tumorgewebes beruhte auf einer selektiven Thrombosierung der Tumorgefäße. Ein direkter Effekt von rekombinantem Tissue Factor auf die Tumorzellen wurde ausgeschlossen.

Tabelle 10.**8** Tumorendothel-assoziierte Zellmembranproteine. Endotheliale Zellmembranen wurden mithilfe von Silikapartikeln fraktioniert und massenspektrometrisch analysiert (Quelle: Oh et al. 2004).

Markerprotein	**Funktion**
VEGFR-1	VEGF-Rezeptor
VEGFR-2	VEGF-Rezeptor
Tie2	Angiopoietin-Rezeptor
CEACAM1	Zelladhäsionsmolekül
Endoglin	Bestandteil des TGF-β-Rezeptorkomplexes
Neuropilin 1	VEGFR-Korezeptor
Annexin A1 u. A8	phospholipidbindende Membranproteine
Ephrin A5 u. A7	Liganden für EPHA-Rezeptoren

Das beschriebene Tiermodell ist der prinzipielle Beleg dafür, dass ein spezifischer Ligand für Blutgefäße eines Tumors in Verbindung mit einem biologisch wirksamen Effektor – in dem geschilderten Fall einem Gerinnungsaktivator – die Blutzufuhr zum Tumor unterbinden und den Tumor damit zerstören kann. Um dieses Prinzip im Patienten zu realisieren, müssen Marker gefunden werden, die ausschließlich oder zumindest präferenziell an Tumorgefäße binden. Zudem muss die Toxizität des mit dem Liganden assoziierten, biologisch aktiven Effektors begrenzt sein (Neri u. Bicknell 2005).

Tumorgefäße unterscheiden sich in vielen Aspekten von normalen Gefäßen. Wie zuvor beschrieben, werden im Verlauf der Angiogenese auf Endothelzellen Rezeptoren und Adhäsionsmoleküle exprimiert, die in reifen Gefäßen nicht vorkommen. Zudem sind die Tumorgefäße einem erheblichen hypoxischen und nutritiven Stress ausgesetzt, der das Genexpressionsmuster tief greifend verändert. Über verschiedene methodische Ansätze wurden Proteine nachgewiesen, die in Tumorendothelien bevorzugt exprimiert werden und als mögliche therapeutische Zielstrukturen dienen können. Um gezielt Bestandteile der Zellmembran von Tumorendothelien zu isolieren, wurden die Membranen mit Silicapartikeln markiert und die Proteine massenspektrometrisch identifiziert. Die nachgewiesenen Proteine sind in Tab. 10.**8** aufgeführt.

An Liganden, in der Regel Antikörper, die mit den Bindungsmolekülen der Tumorendothelien assoziieren, können verschiedene Marker oder biologisch aktive Substanzen gebunden werden. Um die selektive Anreicherung der Antikörper in den Tumoren zu zeigen, werden die Antikörper radioaktiv mit ^{131}I oder mit Eisenpartikeln markiert. Radioaktiv markierte Antikörper werden mittels Immunszintigrafie und Eisenpartikel mittels Magnetresonanztomografie nachgewiesen. Als therapeutisch wirksame Substanzen werden ^{125}I, Toxine oder Zytokine diskutiert (Neri u. Bicknell 2005).

Hemmung der Tumorangiogenese

Ein zweiter Ansatz, den Tumor von der Blutzufuhr abzuschneiden, besteht darin, die Neubildung von Tumorgefäßen zu hemmen. Da sich normalerweise nur wenige Endothelzellen im gesunden erwachsenen Organismus teilen, sollte eine solche Therapie mit geringen Nebenwirkungen verbunden sein. Bei diesem Ansatz können grundsätzlich zwei unterschiedliche therapeutische Prinzipien unterschieden werden:

- Es können angiogenetische Pfade blockiert werden, die vom Tumor selbst oder von Zellen des Tumorstromas aktiviert werden. Falls solche Pfade für das Überleben der Endothelzellen essenziell sind, würde deren Blockierung in den Endothelzellen Apoptose auslösen.
- Das morphogenetische Programm der Endothelzellen selbst bzw. assoziierter Zellen kann gehemmt werden. Prinzipiell kommen als Zielmoleküle alle Moleküle in Betracht, die für die Neubildung von Blutgefäßen benötigt werden. Erfahrungen liegen vor allem zur Blockierung von Ligand-Rezeptor-Interaktionen an der Zelloberfläche und der Signalübertragung durch Rezeptor-Tyrosinkinasen vor.

VEGF/VEGF-Rezeptorachse

VEGF ist einer der zentralen Faktoren zur Regulation von Vaskulogenese und Angiogenese. In vielen menschlichen Tumoren wurde eine verstärkte Expression der VEGF-mRNA nachgewiesen (Tab. 10.**9**). Die VEGF/VEGF-Rezeptorachse ist daher eines der bevorzugten Ziele für eine Hemmung der Tumorangiogenese. 1993 wurde erstmals darüber berichtet, dass das Wachstum von subkutan transplantierten humanen Tumorzelllinien in Nacktmäusen durch systemische intraperitoneale Gabe von VEGF-Antikörpern gehemmt werden konnte (Kim et al. 1993) (Abb. 10.**54**). Das Tumorwachstum lässt sich auch durch Ausschaltung des

Tabelle 10.**9** Tumoren des Menschen mit einer Überexpression von VEGF (Quelle: Ferrara u. Davis-Smith 1997).

intrakranielle Tumoren	Glioblastoma multiforme
	Meningeom
Schilddrüsenkarzinom	
Lungenkarzinom	
Mammakarzinom	
Tumoren des Gastrointestinaltrakts	Ösophaguskarzinom
	Magenkarzinom
	kolorektales Karzinom
	hepatozelluläres Karzinom
Tumoren des Urogenitaltrakts	Nierenkarzinom
	Blasenkarzinom
	Ovarialkarzinom
	Zervixkarzinom

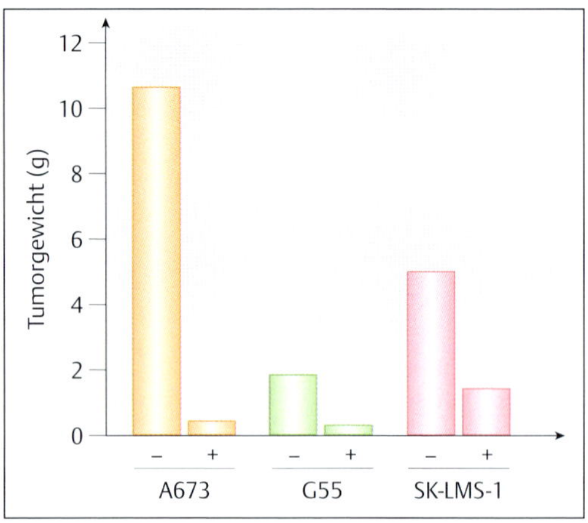

Abb. 10.**54** Wirkung eines monoklonalen VEGF-Antikörpers auf das Tumorwachstum in immundefizienten Mäusen. Nach subkutaner Injektion der angezeigten Tumorzellen wurde der Antikörper zweimal pro Woche intraperitoneal appliziert. Das Experiment endete nach fünf Wochen (Quelle: Kim et al. 1993).

VEGFR-2 unterdrücken. Dies wurde durch Antikörper gegen den VEGFR-2, Tyrosinkinaseinhibitoren, die die Signalübertragung durch den VEGFR-2 hemmen, und Antisense-Oligonukleotide gezeigt (Ferrara u. Davis-Smyth 1997).

Tiermodell

Die Bedeutung von VEGF für die Tumorangiogenese wurde auch in spontanen Tumormodellen nachgewiesen. Im *Rip1Tag2*-Modell der Inselzellkarzinogenese des Pankreas wurde untersucht, wie sich eine fehlende VEGF-Wirkung auf die Entstehung und Progression der Tumoren auswirkt. In diesem Modell ist der angiogene „switch" besonders gut definiert. Um die VEGF-Wirkung selektiv in den Inselzellen auszuschalten, wurde ein mit *loxP*-Sequenzen flankiertes VEGF-Exon durch eine Cre-Rekombinase ausgeschaltet, die unter Kontrolle des Insulinpromotors stand. In den *Rip1Tag2*/Cre;*Vegf*$^{fl/fl}$-Tieren war die Zahl der Tumoren und insbesondere die Tumorlast wesentlich geringer als in den Kontrolltieren. Die wenigen Tumoren waren klein und durch eine zentrale Nekrose gekennzeichnet. Vereinzelt waren auch größere Tumoren vorhanden. In diesen Fällen war jedoch die Ausschaltung des *VEGF*-Gens durch die Rekombinase nicht erfolgreich (Inoue et al. 2002).

Angiopoietin/Tie2-Achse

Berichte über die Wirkung von Angiopoietinen und Angiopoietinhemmern auf die Tumorangiogenese sind widersprüchlich. Dies beruht darauf, dass die Wirkungen von Ang1 und Ang2 redundant oder auch antagonistisch sein können, und dass die Wirkungen der Faktoren vom jeweiligen Kontext und von der Wirkung weiterer Faktoren, beispielsweise von VEGF abhängen. In Xenotransplantationsmodellen wurde gezeigt, dass die Blockierung von Ang2, nicht jedoch von Ang1, Angiogenese und Tumorwachstum hemmt (Oliner et al. 2004).

PDGF-B/PDGF-Rezeptor-β-Achse

Die Ausschaltung der VEGF/VEGFR-2-Achse ist vor allem im Stadium der Neubildung von Blutgefäßen wirksam. Reife Blutgefäße sind hingegen gegen den Entzug von VEGF resistent. Eine Ursache dieser Resistenz beruht darauf, dass die Endothelzellen durch glatte Muskelzellen stabilisiert werden. Wenn die Anlagerung der glatten Muskelzellen an Endothelzellen gehemmt wird, sollte demnach eine VEGF- bzw. VEGFR-2-Blockade verstärkt werden können. Dass ein solches Therapieprinzip erfolgreich sein kann, wurde im *Rip1Tag2*-Modell der β-Zell-Karzinogenese gezeigt. In der Untersuchung wurden Kinaseinhibitoren unterschiedlicher Selektivität verwendet. Eine Substanz (SU5416) hemmte selektiv die Aktivität der VEGF-Rezeptoren, eine zweite Substanz (SU6668) hemmte PDGF-Rezeptoren wesentlich effektiver als VEGF-

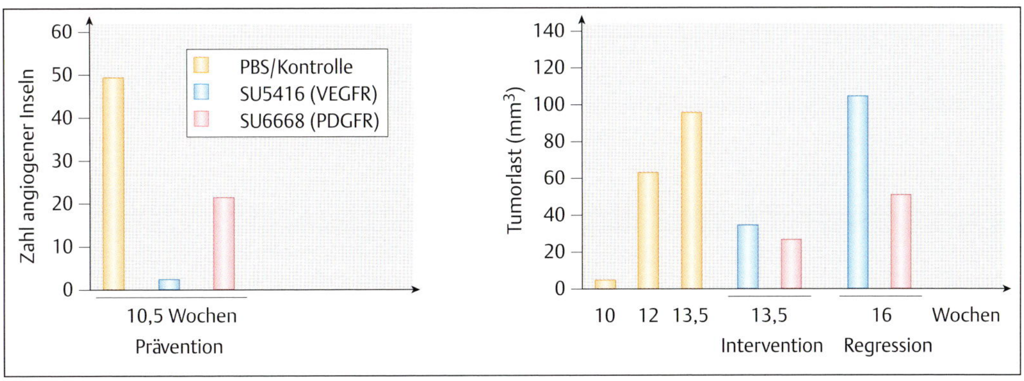

Abb. 10.**55** Behandlung von Inselzelltumoren im *Rip1-Tag2*-Modell mit zwei unterschiedlichen Tyrosinkinaseinhibitoren. SU5416 hemmt VEGF-Rezeptoren. SU6668 hemmt bevorzugt PDGF-Rezeptoren, in höherer Dosierung auch VEGF- und FGF-Rezeptoren. Im Präventionsversuch ist der VEGF-Rezeptorhemmer wirksamer, im Regressionsversuch hingegen der PDGF-Rezeptorhemmer. Die kombinierte Gabe der Tyrosinkinasehemmer war in allen drei Versuchen (Prävention, Intervention, Regression) am wirksamsten (Quelle: Bergers et al. 2003).

Rezeptoren. Die Wirksamkeit der Substanzen unterschied sich in verschiedenen Versuchsansätzen. Im Präventionsversuch (Applikation vor Transplantation) war der selektive VEGF-Rezeptor wirksamer, im Interventionsversuch (Applikation kurz nach Transplantation) war die Wirksamkeit der beiden Substanzen vergleichbar, im Regressionsversuch (Behandlung etablierter Tumoren) war schließlich diejenige Substanz wirksamer, die bevorzugt PDGF-Rezeptoren hemmte. Durch Kombination der beiden Substanzen konnte in allen Tumorstadien die größte Wirksamkeit erzielt werden (Bergers et al. 2003) (Abb. 10.**55**).

Ephrin/EPH-Achse

Der EPHA2-Rezeptor war derjenige Rezeptor, dessen mRNA in einer erythropoietinproduzierenden Zelllinie eines hepatozellulären Karzinoms identifiziert wurde und der in der Folge den Familien von Rezeptoren und Liganden ihren Namen gab. Neben hepatozellulären Karzinomen ist die Expression des Rezeptors auch in weiteren Karzinomen, beispielsweise der Brustdrüse, des Ovars, der Prostata, des Gastrointestinaltrakts und der Lunge aktiviert. In vielen Tumorarten ist eine hohe EPHA2-Expression mit fortgeschrittenen Tumorstadien und einer schlechten Prognose der Tumorerkrankung verbunden. In verschiedenen Modellen konnte Tumorangiogenese und Tumorprogression durch die Ausschaltung von EPHA2 – z. B. durch Antikörper, lösliche Rezeptorkonstrukte, Rezeptormutationen oder siRNA – gehemmt werden (Heroult et al. 2006).

FGF-2/FGF-Rezeptorachse

Tumorzellen mit forcierter Expression des *FGF2*-Gens induzierten nach Transplantation in immundefiziente Mäuse verstärkt Angiogenese. Im *Rip1-Tag2*-Modell der Inselzellkarzinogenese interferierte ein lösliches FGF-2-Rezeptorkonstrukt mit der Aufrechterhaltung der Angiogenese (Compagni et al. 2000).

Integrine

Verschiedene Integrine wurden als Zielstrukturen für eine Hemmung der Tumorangiogenese getestet (Ruoslahti 2002). αvβ3-Integrin wird in neu gebildeten Blutgefäßen im Verlauf der Wundheilung, aber auch des Tumorwachstums, gebildet. In vielen Untersuchungen wurde gezeigt, dass αvβ3-Antagonisten Tumorangiogenese und Tumorwachstum hemmen. Angiostatisch wirksame Proteinfragmente interagieren direkt oder indirekt mit diesem Integrin. Endostatin und Tumstatin binden direkt, Angiostatin indirekt über Fibrin und Vitronectin an αvβ3-Integrin. Der Wirksamkeit dieser Antagonisten widersprechen allerdings Befunde zur Ausschaltung der kodierenden Gene in der Keimbahn. So ist in β3-Integrin-Knock-out-Mäusen die Tumorangiogenese nicht vermindert, sondern verstärkt (Reynolds et al. 2002).

Proteinasen

In verschiedenen Tiermodellen wurde nachgewiesen, dass durch pharmakologische, nicht selektive Hemmung verschiedener MMPs Wachstum und Ausbreitung von Primärtumoren sowie spontane und experimentelle Metastasierung gehemmt werden können (Egeblad u. Werb 2002; Handsley u. Edwards 2005). Da MMPs nicht nur bei der Angiogenese eine Rolle spielen, ist es in diesen Modellen oft nicht möglich, den antiangiogenetischen Effekt unabhängig von anderen Wirkungen – etwa auf das invasive Wachstum – zu betrachten. Zudem ist es schwierig, die Bedeutung von Proteinasen abzugrenzen, die von Tumorzellen oder von akzessorischen Zellen produziert werden.

Klinische Studien haben gezeigt, dass die unspezifische Hemmung von Metalloproteinasen zu schweren Nebenwirkungen führt. Um Nebenwirkungen zu vermeiden, ist es sinnvoll, einzelne Proteinasen gezielt in ihrem funktionellen Kontext zu hemmen. Dies ist in Mausmodellen durch gezielte Ausschaltung der betreffenden Gene möglich. In Tumor-Transplantationsmodellen lässt sich selektiv der Beitrag der Proteinase des Wirts untersuchen. Der Beitrag von Proteinasen sowohl des Tumors als auch des Wirts kann in spontanen Tumormodellen erfasst werden.

Für die aktive Beteiligung von MMPs des Wirts an der Tumorangiogenese sprechen die folgenden experimentellen Befunde:

- In MMP2-defiziente Mäuse wurden B16-Melanomzellen transplantiert, die selbst keine MMP2 produzieren. In einer subkutanen Kammer lösten die Melanomzellen im MMP2-defizienten Wirt eine geringere Angiogenese aus als in Wildtypmäusen. Im Vergleich zu Wildtyptieren war das Volumen der subkutan transplantierten Primärtumoren geringer, zudem war die Zahl experimenteller Lungenmetastasen um die Hälfte verringert (Itoh et al. 1998).

- Nach intraperitonealer Transplantation der Zellen menschlicher Ovarialkarzinome waren Angiogenese und Tumorwachstum in MMP9-defizienten Mäusen verringert. Durch Verabreichung von Milzzellen von Wildtyptieren konnte die Tumorangiogenese in den MMP9-defizienten Tieren partiell wiederhergestellt werden (Huang et al. 2002).
- Die Bedeutung der MMP9 von Leukozyten, insbesondere von neutrophilen Granulozyten, wurde in einem Hautkarzinogenese-Modell in MMP9-defizienten Mäusen gezeigt (Coussens et al. 2000).

Tiermodell

Im *Rip1Tag2*-Modell der Inselzellkarzinogenese ist das Umschalten auf die Tumorangiogenese („angiogenic switch") besonders gut definiert (Folkman et al. 1989). Von den ungefähr 400 Inseln der Maus, die das SV40 T-Antigen exprimieren, gehen nur maximal 2 % in Adenome und Karzinome über. Limitierendes Ereignis für diesen Übergang ist die Versorgung mit Blutgefäßen. Der „angiogenic switch" hängt nicht unmittelbar mit der VEGF/VEGF-Rezeptorachse zusammen. Sowohl VEGF als auch die VEGF-Rezeptoren 1 und 2 werden nämlich in normalen Inselzellen und in den Tumorzellen konstitutiv exprimiert. Dennoch wird der „angiogenic switch" durch einen kleinmolekularen Inhibitor der VEGF-Rezeptor-Tyrosinkinase gehemmt. Interessanterweise sind in diesem Modell MMP-Inhibitoren ebenfalls wirksam. Es wurde daher der Einfluss von MMPs, insbesondere der MMP9, in entsprechenden Knock-out-Mäusen untersucht (Bergers et al. 2000). In MMP9-defizienten Tieren waren weniger angiogene Inseln vorhanden als in den Kontrolltieren desselben Wurfs. Dies ging mit einer geringeren Zahl und Größe der Tumoren einher. MMP9 wurde nicht von den Tumorzellen selbst, sondern von inflammatorischen Zellen im Tumorstroma gebildet. In Zusammenschau der Befunde ergibt sich ein Modell, in dem MMP9 im Tumorstroma gebundenes VEGF freisetzt, das in der Folge die Tumorangiogenese initiiert (Abb. 10.**56**).

MMPs können aus Proteinen des Bindegewebes Fragmente abspalten, die die Angiogenese hemmen (Tlsty u. Coussens 2006). Die Metalloproteinasen MMP2, 7, 9 und 12 können ein als Angiostatin bezeichnetes Fragment aus Plasminogen freisetzen. Ein als Endostatin bezeichnetes Proteinfragment mit antiangiogener Wirkung wird von Metalloproteinasen (u. a. MMP7, 9 und 12) aus Kollagen 18, einem Kollagen der endothelialen Basalmembran, abgespalten. Tumstatin ist ein Fragment aus der 3-Kette des Typ IV-Kollagens, das durch MMP9 freigesetzt wird. Das Proteinfragment hemmt sowohl die Proliferation als auch die Lumenbildung von Endothelzellen.

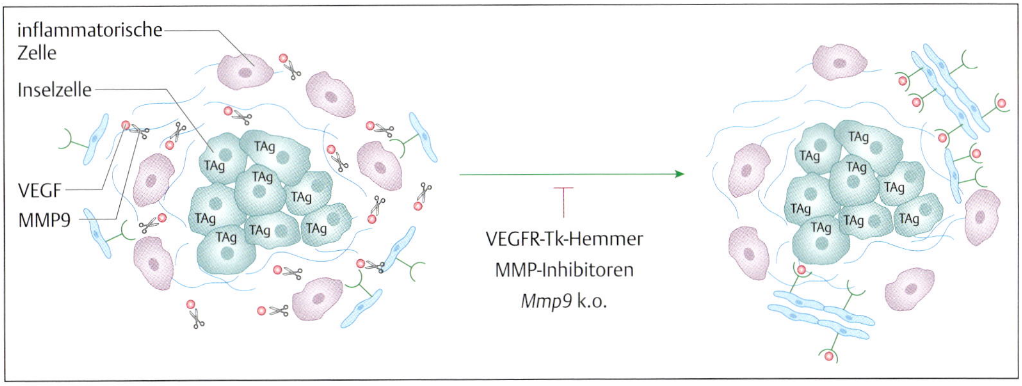

Abb. 10.**56** Hemmung der frühen Angiogenese („angiogenic switch") durch VEGF-Tyrosinkinasehemmer und MMP-Inhibitoren im *Rip1Tag2*-Modell der Inselzellkarzinogenese. Auch in *mp9*-k. o.-Mäusen findet der angiogene „switch" nicht statt. Da die transformierten Inselzellen kein VEGF bilden, muss VEGF aus einer anderen Quelle stammen. Der Befund, dass MMP9 von Makrophagen des Tumors gebildet wird, spricht dafür, dass an Bindegewebe gebundenes VEGF durch die MMP9 der Makrophagen freigesetzt wird und nach Bindung an VEGF-Rezeptoren der Endothelzellen Angiogenese initiiert (Quelle: Bergers et al. 2000).

Die Wirksamkeit der Angiogenesehemmer Angiostatin und Endostatin wurde im *Rip1Tag2*-Modell der Inselzellkarzinogenese nachgewiesen (Bergers et al. 1999).

Thrombospondin-1 ist ein Glykoprotein mit mehreren funktionellen Domänen. Es kommt in den alpha-Granula der Thrombozyten vor, wird aber auch von anderen Zellen wie Makrophagen und Endothelzellen gebildet. Thrombospondin-1 und Proteinasen mit Thrombospondindomänen hemmen unter bestimmten Bedingungen die Angiogenese. Die antiangiogenetische Wirkung von ADAMTS1 und ADAMTS8 wird durch ihre Thrombospondinmotive vermittelt (Porter et al. 2005).

10.6.7 Lymphangiogenese und lymphatische Metastasierung

In vielen Tumorarten des Menschen korreliert die Expression von VEGF-C mit Tumorprogression und Lymphknotenmetastasierung (Pepper et al. 2003). Wenn Tumorzellen mit einer forcierten VEGF-C-Synthese in immundefiziente Mäuse transplantiert werden, wird die Lymphangiogenese insbesondere in den Randbezirken des Tumors stimuliert. Zudem ist die Zahl der Metastasen in den regionären Lymphknoten deutlich erhöht. Hieraus wurde der Schluss gezogen, dass eine kausale Beziehung zwischen der tumorinduzierten Lymphangiogenese und der lymphatischen Metastasierung besteht (Karpanen u. Alitalo 2007; Pepper et al. 2003). Die Bedeutung der VEGF-C-VEGFR-3-Signaltransduktionsachse für Lymphangiogenese und lymphatische Metastasierung wird durch die Wirksamkeit verschiedener Hemmsubstanzen in verschiedenen Tumormodellen weiter unterstrichen:

- VEGF-C wurde durch ein VEGFR-3-Fusionsprotein abgefangen. Hierdurch wurde die Metastasierung in die Lymphknoten, nicht jedoch in die Lunge gehemmt (Abb. 10.**57**).
- Die Bindung von VEGF-C an den VEGF-Rezeptor-3 wurde durch einen neutralisierenden VEGFR-3-Antikörper gehemmt.
- Die Rezeptor-Tyrosinkinase wurde durch ATP-Analoga gehemmt. In allen Fällen waren Lymphangiogenese und lymphatische Metastasierung vermindert.

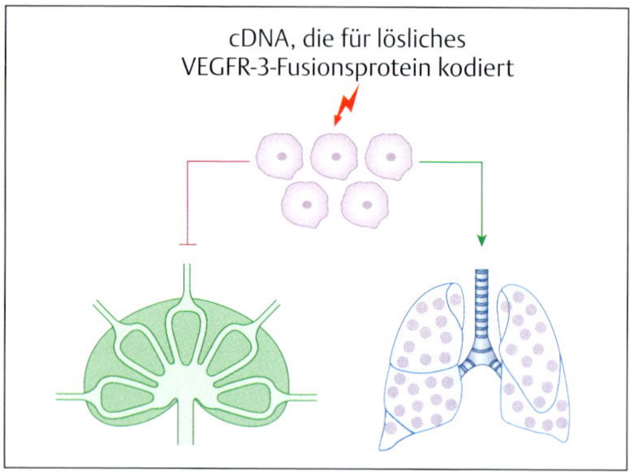

Abb. 10.**57** Bedeutung von VEGF-C für die lymphatische Metastasierung. Eine Zelllinie aus einem Lungenkarzinom des Menschen (NCI-H460-LNM35) metastasiert in immundefizienten Mäusen lymphogen und hämatogen. Transfektion der Zellen mit einer cDNA, die für ein lösliches VEGFR-3-Ig-Fusionsprotein kodiert, hemmt die Metastasierung in die Lymphknoten, nicht jedoch in die Lunge (Quelle: He et al. 2002).

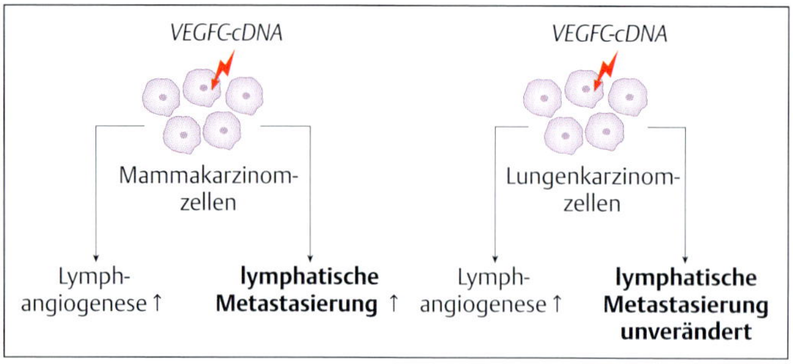

Abb. 10.**58** Bedeutung von VEGF-C für die lymphatische Metastasierung. In einer Mammakarzinomzelllinie (MDA-MB-435) bewirkte die forcierte Expression von VEGF-C eine verstärkte intratumorale Lymphangiogenese und eine erhöhte lymphatische Metastasierung (Quelle: Skobe et al. 2001). Mit einer Lungenkarzinomzelllinie (NCI-H460-N15) wurde bei forcierter VEGF-C-Expression zwar eine verstärkte Lymphangiogenese, nicht jedoch eine erhöhte Zahl an Lymphknotenmetastasen beobachtet (Quelle: He et al. 2002). Eine verstärkte intratumorale Lymphangiogenese geht somit nicht immer mit einer erhöhten lymphatischen Metastasierung einher.

Diese überzeugenden tierexperimentellen Daten können allerdings nicht uneingeschränkt auf menschliche Tumoren übertragen werden. Der Zusammenhang zwischen VEGF-C-Synthese durch die Tumorzellen und der Lymphangiogenese sowie der lymphatischen Metastasierung ist nicht immer eindeutig und von den verwendeten Zelllinien und experimentellen Bedingungen abhängig (He et al. 2002) (Abb. 10.**58**). Ein alternatives (oder ergänzendes) Modell für die Bedeutung der VEGF-C/VEGFR-3-Achse für die lymphatische Metastasierung besteht darin, dass Tumorzellen in vorhandene Lymphgefäße eindringen, und dass VEGF-C die Lymphgefäße so verändert, dass die Bewegung der Tumorzellen in Richtung Lymphknoten gefördert wird. Zu den potenziellen Mechanismen zählen die Verstärkung des Lymphflusses oder die Induktion von chemotaktischen Molekülen und Adhäsionsmolekülen.

10.6.8 Klinische Anwendung von Angiogenesehemmern

Therapeutischen Anwendungen

In klinischen Studien wurden verschiedene Substanzen getestet, die die VEGF/VEGF-Rezeptorachse hemmen (Ferrara u. Kerbel 2005; Jain et al. 2006) (Tab. 10.**10**). Hierzu zählen VEGF-Antikörper, lösliche Rezeptoren, die als VEGF-Falle (engl. trap) wirken, VEGF-Rezeptorantikörper und Tyrosinkinasehemmer. Unter Letzteren befinden sich Substanzen, die spezifisch nur den VEGFR-2, alle drei VEGF-Rezeptoren oder zusätzlich zu VEGF-Rezeptoren weitere Rezeptoren wie den PDGF-Rezeptor und c-KIT hemmen. In klinischen Phase-III-Studien haben sich zwei Therapieansätze als wirksam erwiesen. Die kombinierte Gabe des VEGF-Antikörpers Bevacizumab (Avastin) und einer Kombination von Zytostatika (Irinotecan/5-Fluorouracil/Leucovorin) führte bei Patienten mit zuvor nicht chemotherapierten, metastasierten kolorektalen Karzinomen zu einer Lebensverlängerung von knapp fünf Monaten (Hurwitz et al. 2004). Andere Phase-III-Studien haben dieses Ergebnis bestätigt. Der VEGF-Antikörper wurde daraufhin als erste antiangiogenetisch wirksame Substanz von der FDA für die Behandlung fortgeschrittener kolorektaler Karzinome zugelassen. Kleinmolekulare Kinaseinhibitoren (Sorafenib, Sunitinib) haben sich in Phase-III-Studien für die Therapie von Nierenkrebs und gastrointestinalen Stromazelltumoren als wirksam erwiesen und sind von der FDA für diese Indikation zugelassen. Da die verwendeten Kinasehemmer nicht spezifisch für VEGF-Rezeptoren sind, ist der Anteil der Angiogenesehemmung an der Wirksamkeit dieser Moleküle unklar.

Trotz dieser Erfolge ist bisher nicht bewiesen, dass eine ausschließliche antiangiogenetische Behandlung bei Tumoren des Menschen wirkt (Jain et al. 2006). Die alleinige Gabe des VEGF-Antikörpers Bevacizumab zeigte in klinischen Studien bislang keine Wirksamkeit; dies gilt auch für andere therapeutische Ansätze, die selektiv die VEGF/VEGF-Rezeptorachse hemmen.

Für den Befund, dass eine Kombinationstherapie von VEGF-Antikörpern und Zytostatika wirk-

Tabelle 10.**10** VEGF-Hemmer in klinischer Prüfung (Quelle: Jain et al. 2006).

Hemmstoff	Zielmolekül(e)
monoklonaler VEGF-Antikörper (Bevacizumab)	VEGF
löslicher VEGF-Rezeptor (VEGF-Falle)	VEGF
Peptid	VEGF
Komponente aus Haifischknorpel	VEGF-VEGF-Rezeptorbindung, MMP2, MMP9
kleinmolekulare Tyrosinkinase-Inhibitoren mit Spezifität für VEGF-Rezeptoren	VEGFR1, VEGFR2, VEGFR3
kleinmolekulare Tyrosinkinase-Inhibitoren mit Spezifität für VEGF- u. FGF-Rezeptoren	VEGFR1, VEGFR2, FGFR1, FGFR2
kleinmolekulare Tyrosinkinase-Inhibitoren mit breiter Spezifität*	VEGFR1, VEGFR2, VEGFR3, PDGFR-β, c-KIT, FLT3. EGFR

* Verschiedene Inhibitoren hemmen unterschiedliche Kombinationen von Rezeptoren.

sam ist, wurden verschiedene Mechanismen vorgeschlagen. Es ist zunächst schwer vorstellbar, dass eine Therapie, die die Ausbildung neuer Blutgefäße und damit die Blutversorgung des Tumors hemmt, die Wirksamkeit von Zytostatika verstärken soll. Möglicherweise werden proliferierende Endothelzellen durch eine Kombinationstherapie besonders getroffen. Da Vorläuferzellen aus dem Knochenmark VEGF-Rezeptoren exprimieren, könnten diese Zellen auf eine Kombinationstherapie reagieren. Ferner wurde vorgeschlagen, dass die VEGF-Hemmung zu einer „Normalisierung" der Tumorgefäße und in der Folge zu einer verbesserten Abgabe zytostatisch wirksamer Substanzen in den Tumor führt (Ferrara u. Kerbel 2005). Schließlich könnte eine zytostatische Therapie primär auf die proliferierenden Tumorzellen der Transitzone wirken, während VEGF-Hemmer die vaskuläre Nische der Tumorstammzellen treffen (Yang u. Wechsler-Reya 2007).

Trotz der Wirksamkeit in präklinischen Studien haben sich Proteinasehemmer in klinischen Studien bisher nicht bewährt. Dies ist möglicherweise auf die fehlende Selektivität der bisher getesteten Proteinasehemmer zurückzuführen (Turk 2006).

Biomarker der Angiogenese

Da nur wenige Tumorpatienten auf eine definierte antiangiogenetische Therapie reagieren, wäre es von großem Nutzen, die Wirksamkeit einer solchen Therapie anhand von Parametern des Primärtumors vorherzusagen (Jain et al. 2006). Ferner wäre es hilfreich, wenn die Wirksamkeit der Therapie in deren Verlauf durch objektive Verfahren überwacht werden könnte. Da bei Patienten mit kolorektalen Karzinomen eine Kombinationstherapie aus VEGF-Antikörpern und Zytostatika wirksam ist, wurden bei dieser Tumorart verschiedene Tumoreigenschaften einer Therapieantwort gegenübergestellt. Weder die Expression von VEGF oder die Dichte an Mikrogefäßen noch verschiedene Genmutationen (*KRAS*, *TP53*) erlaubten eine Vorhersage der Therapieempfindlichkeit. Der Nachweis von Proteinen oder Zellen im peripheren Blut wäre eine einfache Methode zur Überwachung einer antiangiogenetischen Therapie. Als mögliche Proteine wurden Angiogenesefaktoren wie VEGF getestet. Da Vorläuferzellen des Knochenmarks an der Tumorangiogenese beteiligt sein können, wurde vorgeschlagen, solche Vorläuferzellen als Biomarker zu nutzen. Allerdings gibt es bisher keine Zelloberflächenmarker, die ausschließlich auf solchen Vorläuferzellen vorkommen (Bertolini et al. 2006). Schließlich können auch bildgebende Verfahren zur Darstellung der Tumorgefäße bzw. des Blutflusses eingesetzt werden.

Literatur

Al-Mehdi AB, Tozawa K, Fisher AB et al. Intravascular origin of metastasis from the proliferation of endothelium-attached tumor cells: a new model for metastasis. Nat Med 2000; 6: 100–102

Albini A, Melchiori A, Santi L et al. Tumor cell invasion inhibited by TIMP-2. J Natl Cancer Inst 1991; 83: 775–779

Alix-Panabieres C, Muller V, Pantel K. Current status in human breast cancer micrometastasis. Curr Opin Oncol 2007; 19: 558–563

Allinen M, Beroukhim R, Cai L et al. Molecular characterization of the tumor microenvironment in breast cancer. Cancer Cell 2004; 6: 17–32

Alvarez OA, Carmichael DF, deClerck YA. Inhibition of collagenolytic activity and metastasis of tumor cells by a recombinant human tissue inhibitor of metalloproteinases. J Natl Cancer Inst 1990; 82: 589–595

Bao S, Wu Q, Sathornsumetee S et al. Stem cell-like glioma cells promote tumor angiogenesis through vascular endothelial growth factor. Cancer Res 2006; 66: 7843–7848

Barcellos-Hoff MH, Ravani SA. Irradiated mammary gland stroma promotes the expression of tumorigenic potential by unirradiated epithelial cells. Cancer Res 2000;60: 1254–1260

Behrens J, Mareel MM, van Roy FM et al. Dissecting tumor cell invasion: epithelial cells acquire invasive properties after the loss of uvomorulin-mediated cell-cell adhesion. J Cell Biol 1989; 108: 2435–2447

Bergers G, Brekken R, McMahon G et al. Matrix metalloproteinase-9 triggers the angiogenic switch during carcinogenesis. Nat Cell Biol 2000; 2: 737–744

Bergers G, Javaherian K, Lo KM et al. Effects of angiogenesis inhibitors on multistage carcinogenesis in mice. Science 1999; 284: 808–812

Bergers G, Song S, Meyer-Morse N et al. Benefits of targeting both pericytes and endothelial cells in the tumor vasculature with kinase inhibitors. J Clin Invest 2003; 111: 1287–1295

Bertolini F, Shaked Y, Mancuso P et al. The multifaceted circulating endothelial cell in cancer: towards marker and target identification. Nat Rev Cancer 2006; 6: 835–845

Bhowmick NA, Chytil A, Plieth D et al. TGF-beta signaling in fibroblasts modulates the oncogenic potential of adjacent epithelia. Science 2004a; 303: 848–851

Bhowmick NA, Neilson EG, Moses HL. Stromal fibroblasts in cancer initiation and progression. Nature 2004b; 432: 332–337

Birchmeier C, Birchmeier W, Gherardi E et al. Met, metastasis, motility and more. Nat Rev Mol Cell Biol 2003; 4: 915–925

Borsig L, Wong R, Feramisco J et al. Heparin and cancer revisited: mechanistic connections involving platelets, P-selectin, carcinoma mucins, and tumor metastasis. Proc Natl Acad Sci USA 2001; 98: 3352–3357

Borsig L, Wong R, Hynes RO et al. Synergistic effects of L- and P-selectin in facilitating tumor metastasis can involve non-mucin ligands and implicate leukocytes as enhancers of metastasis. Proc Natl Acad Sci USA 2002; 99: 2193–2198

Bretscher A, Edwards K, Fehon RG. ERM proteins and merlin: integrators at the cell cortex. Nat Rev Mol Cell Biol 2002; 3: 586–599

Brodt P, Fallavollita L, Bresalier RS et al. Liver endothelial E-selectin mediates carcinoma cell adhesion and promotes liver metastasis. Int J Cancer 1997; 71: 612–619

Brooks PC, Stromblad S, Sanders LC et al. Localization of matrix metalloproteinase MMP-2 to the surface of invasive cells by interaction with integrin alpha v beta 3. Cell 1996; 85: 683–693

Calabrese C, Poppleton H, Kocak M et al. A perivascular niche for brain tumor stem cells. Cancer Cell 2007; 11: 69–82

Camerer E, Qazi AA, Duong DN et al. Platelets, protease-activated receptors, and fibrinogen in hematogenous metastasis. Blood 2004; 104: 397–401

Cano A, Perez-Moreno MA, Rodrigo I et al. The transcription factor snail controls epithelial-mesenchymal transitions by repressing E-cadherin expression. Nat Cell Biol 2000; 2: 76–83

Carmeliet P. Angiogenesis in health and disease. Nat Med 2003; 9: 653–660

Carmeliet P. Angiogenesis in life, disease and medicine. Nature 2005; 438: 932–936

Carmeliet P, Tessier-Lavigne M. Common mechanisms of nerve and blood vessel wiring. Nature 2005; 436: 193–200

Chambers AF, Groom AC, MacDonald IC. Dissemination and growth of cancer cells in metastatic sites. Nat Rev Cancer 2002; 2: 563–572

Cifone MA, Fidler IJ. Increasing metastatic potential is associated with increasing genetic instability of clones isolated from murine neoplasms. Proc Natl Acad Sci USA 1981; 78: 6949–6952

Colpaert C, Vermeulen P, van Marck E et al. The presence of a fibrotic focus is an independent predictor of early metastasis in lymph node-negative breast cancer patients. Am J Surg Pathol 2001; 25: 1557–1558

Compagni A, Wilgenbus P, Impagnatiello MA et al. Fibroblast growth factors are required for efficient tumor angiogenesis. Cancer Res 2000; 60: 7163–7169

Condeelis J, Segall JE. Intravital imaging of cell movement in tumours. Nat Rev Cancer 2003; 3: 921–930

Coussens LM, Tinkle CL, Hanahan D et al. MMP-9 supplied by bone marrow-derived cells contributes to skin carcinogenesis. Cell 2000; 103: 481–490

Coussens LM, Werb Z. Inflammation and cancer. Nature 2002; 420: 860–867

Dajee M, Lazarov M, Zhang JY et al. NF-kappaB blockade and oncogenic Ras trigger invasive human epidermal neoplasia. Nature 2003; 421: 639–643

Davies B, Brown PD, East N et al. A synthetic matrix metalloproteinase inhibitor decreases tumor burden and prolongs survival of mice bearing human ovarian carcinoma xenografts. Cancer Res 1993; 53: 2087–2091

DeClerck YA, Perez N, Shimada H et al. Inhibition of invasion and metastasis in cells transfected with an inhibitor of metalloproteinases. Cancer Res 1992; 52: 701–708

DeClerck YA, Yean TD, Chan D et al. Inhibition of tumor invasion of smooth muscle cell layers by recombinant human metalloproteinase inhibitor. Cancer Res 1991; 51: 2151–2157

Dejana E, Martin-Padura I, Lauri D et al. Endothelial leukocyte adhesion molecule-1-dependent adhesion of colon carcinoma cells to vascular endothelium is inhibited by an antibody to Lewis fucosylated type I carbohydrate chain. Lab Invest 1992; 66: 324–330Denekamp J, Hill SA, Hobson B. Vascular occlusion and tumour cell death. Eur J Cancer Clin Oncol 1983; 19: 271–275

Derksen PW, Liu X, Saridin F et al. Somatic inactivation of E-cadherin and p53 in mice leads to metastatic lobular mammary carcinoma through induction of anoikis resistance and angiogenesis. Cancer Cell 2006; 10: 437–449

DiPietro LA. Wound healing: the role of the macrophage and other immune cells. Shock 1995; 4: 233–240

Duda DG, Jain RK, Willett CG. Antiangiogenics: the potential role of integrating this novel treatment modality with chemoradiation for solid cancers. J Clin Oncol 2007; 25: 4033–4042

Dvorak HF. Tumors: wounds that do not heal. Similarities between tumor stroma generation and wound healing. N Engl J Med 1986; 315: 1650–1659

Dvorak HF, Brown LF, Detmar M et al. Vascular permeability factor/vascular endothelial growth factor, microvascular hyperpermeability, and angiogenesis. Am J Pathol 1995; 146: 1029–1039

Egeblad M, Werb Z. New functions for the matrix metalloproteinases in cancer progression. Nat Rev Cancer 2002; 2: 161–174

Engers R, Zwaka TP, Gohr L et al. Tiam1 mutations in human renal-cell carcinomas. Int J Cancer 2000; 88: 369–376

Eva A, Vecchio G, Rao CD et al. The predicted DBL oncogene product defines a distinct class of transforming proteins. Proc Natl Acad Sci USA 1988; 85: 2061–2065

Felding-Habermann B, O'Toole TE, Smith JW et al. Integrin activation controls metastasis in human breast cancer. Proc Natl Acad Sci USA 2001; 98: 1853–1858

Ferrara N, Davis-Smyth T. The biology of vascular endothelial growth factor. Endocr Rev 1997; 18: 4–25

Ferrara N, Kerbel RS. Angiogenesis as a therapeutic target. Nature 2005; 438: 967–974

Fidler IJ. Metastasis: quantitative analysis of distribution and fate ot tumour emboli labeled with 125I-5-iodo-2'-deoxyuridine. Journal of the National Cancer Institute 1970; 45: 773–782

Fidler IJ. Selection of successive tumour lines for Metastasis. Nature New Biology 1973; 242: 148–149

Fidler IJ, Hart IR. Biological diversity in metastatic neoplasms: origins and implications. Science 1982; 217: 998–1003

Folkman J, Watson K, Ingber D et al. Induction of angiogenesis during the transition from hyperplasia to neoplasia. Nature 1989; 339: 58–61

Friedl P, Wolf K. Tumour-cell invasion and migration: diversity and escape mechanisms. Nat Rev Cancer 2003; 3: 362–374

Frixen UH, Behrens J, Sachs M et al. E-cadherin-mediated cell-cell adhesion prevents invasiveness of human carcinoma cells. J Cell Biol 1991; 113: 173–185

Gaggioli C, Hooper S, Hidalgo-Carcedo C et al. Fibroblast-led collective invasion of carcinoma cells with differing roles for RhoGTPases in leading and following cells. Nat Cell Biol 2007; 9: 1392–1400

Gehlsen KR, Argraves WS, Pierschbacher MD et al. Inhibition of in vitro tumor cell invasion by Arg-Gly-Asp-containing synthetic peptides. J Cell Biol 1988; 106: 925–930

Giannelli G, Falk-Marzillier J, Schiraldi O et al. Induction of cell migration by matrix metalloprotease-2 cleavage of laminin-5. Science 1997; 277: 225–228

Glinsky GV, Glinsky VV, Ivanova AB et al. Apoptosis and metastasis: increased apoptosis resistance of metastatic cancer cells is associated with the profound deficiency of apoptosis execution mechanisms. Cancer Lett 1997; 115: 185–193

Goswami S, Sahai E, Wyckoff JB et al. Macrophages promote the invasion of breast carcinoma cells via a colony-stimulating factor-1/epidermal growth factor paracrine loop. Cancer Res 2005; 65: 5278–5283

Greten FR, Eckmann L, Greten TF et al. IKKbeta links inflammation and tumorigenesis in a mouse model of colitis-associated cancer. Cell 2004; 118: 285–296

Gumbiner BM. Regulation of cadherin-mediated adhesion in morphogenesis. Nat Rev Mol Cell Biol 2005; 6: 622–634

Gupta GP, Massague J. Cancer metastasis: building a framework. Cell 2006; 127: 679–695

Gupta GP, Nguyen DX, Chiang AC et al. Mediators of vascular remodelling co-opted for sequential steps in lung metastasis. Nature 2007; 446: 765–770

Hadnagy A, Gaboury L, Beaulieu R et al. SP analysis may be used to identify cancer stem cell populations. Exp Cell Res 2006; 312: 3701–3710

Hanahan D, Folkman J. Patterns and emerging mechanisms of the angiogenic switch during tumorigenesis. Cell 1996; 86: 353–364

Handsley MM, Edwards DR. Metalloproteinases and their inhibitors in tumor angiogenesis. Int J Cancer 2005; 115: 849–860

Hart MJ, Eva A, Zangrilli D et al. Cellular transformation and guanine nucleotide exchange activity are catalyzed by a common domain on the dbl oncogene product. J Biol Chem 1994; 269: 62–65

Hatta K, Nose A, Nagafuchi A et al. Cloning and expression of cDNA encoding a neural calcium-dependent cell adhesion molecule: its identity in the cadherin gene family. J Cell Biol 1988; 106: 873–881

He Y, Kozaki K, Karpanen T et al. Suppression of tumor lymphangiogenesis and lymph node metastasis by blocking vascular endothelial growth factor receptor 3 signaling. J Natl Cancer Inst 2002; 94: 819–825

Heroult M, Schaffner F, Augustin HG. Eph receptor and ephrin ligand-mediated interactions during angiogenesis and tumor progression. Exp Cell Res 2006; 312: 642–650

Hirakawa S, Kodama S, Kunstfeld R et al. VEGF-A induces tumor and sentinel lymph node lymphangiogenesis and promotes lymphatic metastasis. J Exp Med 2005; 201: 1089–1099

Huang S, van Arsdall M, Tedjarati S et al. Contributions of stromal metalloproteinase-9 to angiogenesis and growth of human ovarian carcinoma in mice. J Natl Cancer Inst 2002; 94: 1134–1142

Huang X, Molema G, King S et al. Tumor infarction in mice by antibody-directed targeting of tissue factor to tumor vasculature. Science 1997; 275: 547–550

Hurwitz H, Fehrenbacher L, Novotny W et al. Bevacizumab plus irinotecan, fluorouracil, and leucovorin for metastatic colorectal cancer. N Engl J Med 2004; 350: 2335–2342

Imhof BA, Vollmers HP, Goodman SL et al. Cell-cell interaction and polarity of epithelial cells: specific perturbation using a monoclonal antibody. Cell 1983; 35: 667–675

Inoue M, Hager JH, Ferrara N et al. VEGF-A has a critical, nonredundant role in angiogenic switching and pancreatic beta cell carcinogenesis. Cancer Cell 2002; 1: 193–202

Itoh T, Tanioka M, Yoshida H et al. Reduced angiogenesis and tumor progression in gelatinase A-deficient mice. Cancer Res 1998; 58: 1048–1051

Iwamoto Y, Robey FA, Graf J et al. YIGSR, a synthetic laminin pentapeptide, inhibits experimental metastasis formation. Science 1987; 238: 1132–1134

Jacobs TW, Byrne C, Colditz G et al. Radial scars in benign breast-biopsy specimens and the risk of breast cancer. N Engl J Med 1999; 340: 430–436

Jain RK, Duda DG, Clark JW et al. Lessons from phase III clinical trials on anti-VEGF therapy for cancer. Nat Clin Pract Oncol 2006; 3: 24–40

Kajita M, Itoh Y, Chiba T et al. Membrane-type 1 matrix metalloproteinase cleaves CD44 and promotes cell migration. J Cell Biol 2001; 153: 893–904

Kalluri R, Zeisberg M. Fibroblasts in cancer. Nat Rev Cancer 2006; 6: 392–401

Kang Y, Siegel PM, Shu W et al. A multigenic program mediating breast cancer metastasis to bone. Cancer Cell 2003; 3: 537–549

Kaplan RN, Riba RD, Zacharoulis S et al. VEGFR1-positive haematopoietic bone marrow progenitors initiate the pre-metastatic niche. Nature 2005; 438: 820–827

Karin M, Greten FR. NF-kappaB: linking inflammation and immunity to cancer development and progression. Nat Rev Immunol 2005; 5: 749–759

Karpanen T, Alitalo K. Molecular Biology and Pathology of Lymphangiogenesis. Annu Rev Pathol 2008; 3: 367–397

Keely PJ, Fong AM, Zutter MM et al. Alteration of collagen-dependent adhesion, motility, and morphogenesis by the expression of antisense alpha 2 integrin mRNA in mammary cells. J Cell Sci 1995; 108 (Pt 2): 595–607

Kenny PA, Bissell MJ. Tumor reversion: correction of malignant behavior by microenvironmental cues. Int J Cancer 2003; 107: 688–695

Khanna C, Wan X, Bose S et al. The membrane-cytoskeleton linker ezrin is necessary for osteosarcoma metastasis. Nat Med 2004; 10: 182–186
Khokha R, Waterhouse P, Yagel S et al. Antisense RNA-induced reduction in murine TIMP levels confers oncogenicity on Swiss 3T3 cells. Science 1989; 243: 947–950
Kim J, Yu W, Kovalski K et al. Requirement for specific proteases in cancer cell intravasation as revealed by a novel semiquantitative PCR-based assay. Cell 1998; 94: 353–362
Kim KJ, Li B, Winer J et al. Inhibition of vascular endothelial growth factor-induced angiogenesis suppresses tumour growth in vivo. Nature 1993; 362: 841–844
Laubli H, Stevenson JL, Varki A et al. L-selectin facilitation of metastasis involves temporal induction of Fut7-dependent ligands at sites of tumor cell arrest. Cancer Res 2006; 66: 1536–1542
Lin EY, Nguyen AV, Russell RG et al. Colony-stimulating factor 1 promotes progression of mammary tumors to malignancy. J Exp Med 2001; 193: 727–740
Lindahl P, Johansson BR, Leveen P et al. Pericyte loss and microaneurysm formation in PDGF-B-deficient mice. Science 1997; 277: 242–245
Luo Y, Zhou H, Krueger J et al. Targeting tumor-associated macrophages as a novel strategy against breast cancer. J Clin Invest 2006; 116: 2132–2141
Luzzi KJ, MacDonald IC, Schmidt EE et al. Multistep nature of metastatic inefficiency: dormancy of solitary cells after successful extravasation and limited survival of early micrometastases. Am J Pathol 1998; 153: 865–873
Maeda S, Kamata H, Luo JL et al. IKKbeta couples hepatocyte death to cytokine-driven compensatory proliferation that promotes chemical hepatocarcinogenesis. Cell 2005; 121: 977–990
Maffini MV, Soto AM, Calabro JM et al. The stroma as a crucial target in rat mammary gland carcinogenesis. J Cell Sci 2004; 117: 1495–1502
Malliri A, van der Kammen RA, Clark K et al. Mice deficient in the Rac activator Tiam1 are resistant to Ras-induced skin tumours. Nature 2002; 417: 867–871
Mannori G, Santoro D, Carter L et al. Inhibition of colon carcinoma cell lung colony formation by a soluble form of E-selectin. Am J Pathol 1997; 151: 233–243
Martin SS, Leder P. Human MCF10A mammary epithelial cells undergo apoptosis following actin depolymerization that is independent of attachment and rescued by Bcl-2. Mol Cell Biol 2001; 21: 6529–6536
Martin SS, Ridgeway AG, Pinkas J, et al. A cytoskeleton-based functional genetic screen identifies Bcl-xL as an enhancer of metastasis, but not primary tumor growth. Oncogene 2004; 23: 4641–4645
Martins-Green M, Boudreau N, Bissell MJ. Inflammation is responsible for the development of wound-induced tumors in chickens infected with Rous sarcoma virus. Cancer Res 1994; 54: 4334–4341
McClatchey AI. Merlin and ERM proteins: unappreciated roles in cancer development? Nat Rev Cancer 2003; 3: 877–883
McClatchey AI, Giovannini M. Membrane organization and tumorigenesis – the NF2 tumor suppressor, Merlin. Genes Dev 2005; 19: 2265–2277
McClatchey AI, Saotome I, Mercer K et al. Mice heterozygous for a mutation at the Nf2 tumor suppressor locus develop a range of highly metastatic tumors. Genes Dev 1998; 12: 1121–1133
McDonald DM, Choyke PL. Imaging of angiogenesis: from microscope to clinic. Nat Med 2003; 9: 713–725
Mehlen P, Puisieux A. Metastasis: a question of life or death. Nat Rev Cancer 2006; 6: 449–458
Meredith JE, Jr., Fazeli B, Schwartz MA. The extracellular matrix as a cell survival factor. Mol Biol Cell 1993; 4: 953–961
Minn AJ, Gupta GP, Siegel PM et al. Genes that mediate breast cancer metastasis to lung. Nature 2005; 436: 518–524
Mitra SK, Hanson DA, Schlaepfer DD. Focal adhesion kinase: in command and control of cell motility. Nat Rev Mol Cell Biol 2005; 6: 56–68
Mueller MM, Fusenig NE. Friends or foes – bipolar effects of the tumour stroma in cancer. Nat Rev Cancer 2004 ;4: 839–849
Muller A, Homey B, Soto H et al. Involvement of chemokine receptors in breast cancer metastasis. Nature 2001; 410: 50–56
Nelson CM, Bissell MJ. Of extracellular matrix, scaffolds, and signaling: tissue architecture regulates development, homeostasis, and cancer. Annu Rev Cell Dev Biol 2006; 22: 287–309
Nelson WJ, Nusse R. Convergence of Wnt, beta-catenin, and cadherin pathways. Science 2004; 303: 1483–1487
Neri D, Bicknell R. Tumour vascular targeting. Nat Rev Cancer 2005; 5: 436–446
Nierodzik ML, Karpatkin S. Thrombin induces tumor growth, metastasis, and angiogenesis: Evidence for a thrombin-regulated dormant tumor phenotype. Cancer Cell 2006; 10: 355–362
Oh P, Li Y, Yu J et al. Subtractive proteomic mapping of the endothelial surface in lung and solid tumours for tissue-specific therapy. Nature 2004; 429: 629–635
Okahara H, Yagita H, Miyake K et al. Involvement of very late activation antigen 4 (VLA-4) and vascular cell adhesion molecule 1 (VCAM-1) in tumor necrosis factor alpha enhancement of experimental metastasis. Cancer Res 1994; 54: 3233–3236
Oliner J, Min H, Leal J et al. Suppression of angiogenesis and tumor growth by selective inhibition of angiopoietin-2. Cancer Cell 2004; 6: 507–516
Olumi AF, Grossfeld GD, Hayward SW et al. Carcinoma-associated fibroblasts direct tumor progression of initiated human prostatic epithelium. Cancer Res 1999; 59: 5002–5011
Owen-Schaub LB, van Golen KL, Hill LL et al. Fas and Fas ligand interactions suppress melanoma lung metastasis. J Exp Med 1998; 188: 1717–1723
Paget S. The distribution of secondary growths in cancer of the breast. Lancet 1889; 1: 571–573
Panes J, Granger DN. Leukocyte-endothelial cell interactions: molecular mechanisms and implications in gastrointestinal disease. Gastroenterology 1998; 114: 1066–1090
Pasquale EB. Eph receptor signalling casts a wide net on cell behaviour. Nat Rev Mol Cell Biol 2005; 6: 462–475

Paszek MJ, Zahir N, Johnson KR et al. Tensional homeostasis and the malignant phenotype. Cancer Cell 2005; 8: 241–254
Pearlstein E, Ambrogio C, Karpatkin S. Effect of antiplatelet antibody on the development of pulmonary metastases following injection of CT26 colon adenocarcinoma, Lewis lung carcinoma, and B16 amelanotic melanoma tumor cells into mice. Cancer Res 1984; 44: 3884–3887
Pennacchietti S, Michieli P, Galluzzo M et al. Hypoxia promotes invasive growth by transcriptional activation of the met protooncogene. Cancer Cell 2003; 3: 347–361
Pepper MS, Tille JC, Nisato R, Skobe M. Lymphangiogenesis and tumor metastasis. Cell Tissue Res 2003; 314: 167–177
Perl AK, Wilgenbus P, Dahl U et al. A causal role for E-cadherin in the transition from adenoma to carcinoma. Nature 1998; 392: 190–193
Peters BA, Diaz LA, Polyak K et al. Contribution of bone marrow-derived endothelial cells to human tumor vasculature. Nat Med 2005; 11: 261–262
Pikarsky E, Porat RM, Stein I et al. NF-kappaB functions as a tumour promoter in inflammation-associated cancer. Nature 2004; 431: 461–466
Pollard JW. Tumour-educated macrophages promote tumour progression and metastasis. Nat Rev Cancer 2004; 4: 71–78
Porter S, Clark IM, Kevorkian L et al. The ADAMTS metalloproteinases. Biochem J 2005; 386: 15–27
Presta M, Dell"Era P, Mitola S et al. Fibroblast growth factor/fibroblast growth factor receptor system in angiogenesis. Cytokine Growth Factor Rev 2005; 16: 159–178
Randolph GJ, Angeli V, Swartz MA. Dendritic-cell trafficking to lymph nodes through lymphatic vessels. Nat Rev Immunol 2005; 5: 617–628
Reuther GW, Lambert QT, Booden MA et al. Leukemia-associated Rho guanine nucleotide exchange factor, a Dbl family protein found mutated in leukemia, causes transformation by activation of RhoA. J Biol Chem 2001; 276: 27145–27151
Reynolds LE, Wyder L, Lively JC et al. Enhanced pathological angiogenesis in mice lacking beta3 integrin or beta3 and beta5 integrins. Nat Med 2002; 8: 27–34
Rhodes DR, Chinnaiyan AM. Integrative analysis of the cancer transcriptome. Nat Genet 2005; 37 (Suppl): S31–37
Ridley AJ, Schwartz MA, Burridge K et al. Cell migration: integrating signals from front to back. Science 2003; 302: 1704–1709
Rossman KL, Der CJ, Sondek J. GEF means go: turning on RHO GTPases with guanine nucleotide-exchange factors. Nat Rev Mol Cell Biol 2005; 6: 167–180
Ruoslahti E. Specialization of tumour vasculature. Nat Rev Cancer 2002; 2: 83–90
Sahai E, Marshall CJ. RHO-GTPases and cancer. Nat Rev Cancer 2002; 2: 133–142
Saharinen P, Alitalo K. Double target for tumor mass destruction. J Clin Invest 2003; 111: 1277–1280
Samuels Y, Diaz LA Jr., Schmidt-Kittler O et al. Mutant PIK3CA promotes cell growth and invasion of human cancer cells. Cancer Cell 2005; 7: 561–573
Schultz RM, Silberman S, Persky B et al. Inhibition by human recombinant tissue inhibitor of metalloproteinases of human amnion invasion and lung colonization by murine B16-F10 melanoma cells. Cancer Res 1988; 48: 5539–5545
Seandel M, Noack-Kunnmann K, Zhu D et al. Growth factor-induced angiogenesis in vivo requires specific cleavage of fibrillar type I collagen. Blood 2001; 97: 2323–2332
Shim WS, Ho IA, Wong PE. Angiopoietin: a TIE(d) balance in tumor angiogenesis. Mol Cancer Res 2007; 5: 655–665
Sieweke MH, Stoker AW, Bissell MJ. Evaluation of the cocarcinogenic effect of wounding in Rous sarcoma virus tumorigenesis. Cancer Res 1989; 49: 6419–6424
Skobe M, Hawighorst T, Jackson DG et al. Induction of tumor lymphangiogenesis by VEGF-C promotes breast cancer metastasis. Nat Med 2001; 7: 192–198
Srivastava A, Laidler P, Davies RP et al. The prognostic significance of tumor vascularity in intermediate-thickness (0.76-4.0 mm thick) skin melanoma. A quantitative histologic study. Am J Pathol 1988; 133: 419–423
Sternlicht MD, Lochter A, Sympson CJ et al. The stromal proteinase MMP3/stromelysin-1 promotes mammary carcinogenesis. Cell 1999; 98: 137–146
Takada A, Ohmori K, Yoneda T et al. Contribution of carbohydrate antigens sialyl Lewis A and sialyl Lewis X to adhesion of human cancer cells to vascular endothelium. Cancer Res 1993; 53: 354–361
Tamura M, Gu J, Matsumoto K et al. Inhibition of cell migration, spreading, and focal adhesions by tumor suppressor PTEN. Science 1998; 280: 1614–1617
Tarin D, Price JE, Kettlewell MG et al. Mechanisms of human tumor metastasis studied in patients with peritoneovenous shunts. Cancer Res 1984; 44: 3584–3592
Thiery JP. Epithelial-mesenchymal transitions in development and pathologies. Curr Opin Cell Biol 2003; 15: 740–746
Thurston G. Role of Angiopoietins and Tie receptor tyrosine kinases in angiogenesis and lymphangiogenesis. Cell Tissue Res 2003; 314: 61–68
Tlsty TD, Coussens LM. Tumor stroma and regulation of cancer development. Annu Rev Pathol 2006; 1: 119–150
Turk B. Targeting proteases: successes, failures and future prospects. Nat Rev Drug Discov 2006; 5: 785–799
van Hogerlinden M, Rozell BL, Ahrlund-Richter L et al. Squamous cell carcinomas and increased apoptosis in skin with inhibited Rel/nuclear factor-kappaB signaling. Cancer Res 1999; 59: 3299–3303
Vleminckx K, Vakaet L Jr., Mareel M et al. Genetic manipulation of E-cadherin expression by epithelial tumor cells reveals an invasion suppressor role. Cell 1991; 66: 107–119
Walther HE. Krebsmetastasen. Basel: Beno Schwabe & Co.; 1948
Weidner N, Semple JP, Welch WR et al. Tumor angiogenesis and metastasis – correlation in invasive breast carcinoma. N Engl J Med 1991; 324: 1–8
Weiss L. Comments on hematogenous metastatic patterns in humans as revealed by autopsy. Clin Exp Metastasis 1992; 10: 191–199
Weiss L, Mayhew E, Rapp DG et al. Metastatic inefficiency in mice bearing B16 melanomas. Br J Cancer 1982; 45: 44–53

Wicki A, Lehembre F, Wick N et al. Tumor invasion in the absence of epithelial-mesenchymal transition: podoplanin-mediated remodeling of the actin cytoskeleton. Cancer Cell 2006; 9: 261–272

Wiley HE, Gonzalez EB, Maki W et al. Expression of CC chemokine receptor-7 and regional lymph node metastasis of B16 murine melanoma. J Natl Cancer Inst 2001; 93: 1638–1643

Wolf K, Wu YI, Liu Y et al. Multi-step pericellular proteolysis controls the transition from individual to collective cancer cell invasion. Nat Cell Biol 2007; 9: 893–904

Wong CW, Lee A, Shientag L et al. Apoptosis: an early event in metastatic inefficiency. Cancer Res 2001; 61: 333–338

Wu C. PINCH, N(i)ck and the ILK: network wiring at cell-matrix adhesions. Trends Cell Biol 2005; 15: 460–466

Wyckoff JB, Wang Y, Lin EY et al. Direct visualization of macrophage-assisted tumor cell intravasation in mammary tumors. Cancer Res 2007; 67: 2649–2656

Xu J, Rodriguez D, Petitclerc E et al. Proteolytic exposure of a cryptic site within collagen type IV is required for angiogenesis and tumor growth in vivo. J Cell Biol 2001; 154: 1069–1079

Yang J, Mani SA, Donaher JL et al. Twist, a master regulator of morphogenesis, plays an essential role in tumor metastasis. Cell 2004; 117: 927–939

Yang ZJ, Wechsler-Reya RJ. Hit 'em where they live: targeting the cancer stem cell niche. Cancer Cell 2007; 11: 3–5

Yu Y, Khan J, Khanna C et al. Expression profiling identifies the cytoskeletal organizer ezrin and the developmental homeoprotein Six-1 as key metastatic regulators. Nat Med 2004; 10: 175–181

Zutter MM, Santoro SA, Staatz WD et al. Re-expression of the alpha 2 beta 1 integrin abrogates the malignant phenotype of breast carcinoma cells. Proc Natl Acad Sci USA 1995; 92: 7411–7415

Sachverzeichnis

A

Abasic sites 64
Abelson-Maus-Leukämie-Virus 84
ABL1-Gen 84 f
Abl-Kinase 219, 222, 224
Abl-Kinase-Hemmer 5 f
Abl-Onkoprotein 222 f
Abwehrsystem, antioxidatives 66
ACD (Adrenocortical Dysplasia Homolog) 128
Acetylierung 140 f
Acetylsalicylsäure 277 f
Actinomycin D 195
ADAM (A Disintegrin and Metalloprotease) 274, 312 ff, 375
ADAMTS (ADAM-Protease mit Thrombospondin-Motiv) 312 ff, 375
– Wirkung, antiangiogenetische 381 f
Adapterprotein 203 ff, 210, 227
Adenokarzinom 326
Adenom-Karzinom-Sequenz 5
Adenovirus 266
Adhäsionsgürtel 283 f
Adhäsionskinase, fokale s. FAK
Adhäsionsmolekül s. Zelladhäsionsmolekül
Adherens junction 283 f, 313 f
Aflatoxin 68 f, 70 f
AKT, Inaktivierung 240
AKT2 30
Aktin 287 ff, 331
Aktinfilament 287 f, 290, 338
– Integrin-Bindung 300
Aktinmonomer 289 f
Aktinpolymerisation 288, 339, 355
Aktinzytoskelett 283, 287 ff
– Interaktion 299 f, 340
– Organisation 290 f
– Regulator 294
Allel
– hypomorphes 124
– Methylierung 161 f
Allele Imbalance 35
Allelinaktivierung 161 f
Altersinzidenzkurve 108 f
Alu-Sequenz 65
Amine, aromatische 69
Aminosäureaustausch 64
AML1 146 ff
AML-1-ETO-Fusionsprotein 147 f
Amorphose 354 f
Amplifikation 30, 63, 87 ff
Amsterdam-Kriterien II 116
Anaphase-Promoting-Complex 178 f
Ang2 359, 371 f, 379
Angiogenese 9, 366 ff
– Biomarker 384
– Fibroblasten-Wachstumsfaktor 373 f
– Hemmung 238, 376 ff
– Makrophagen 334
– Metastasierungspotenzial 375 f
– Notch-Rezeptor 274
– Stimulation 317, 366
– Tumorprogression 324 f
Angiogenesefaktor 358, 367 f
Angiogenesehemmer 367, 381, 383 f
Angiogenic switch 381
Angiopoietin 334, 359, 371 f
Angiopoietin/Tie2-Achse 371 f, 379
Angiostatin 370, 380 f
Angpt-Gen 372
Anoikis 337, 346, 353 ff
Anti-Amorphosegen 355
Anti-Apoptose 351
Anti-Apoptoseprotein 364
Antibiotika 195
Antikörper 50, 217 ff
Antimetabolit 195
Antioxidanzien 318, 320
Anti-SHH-Antikörper 272
APAF-1 (Apoptosis activating factor-1) 188
APC-Allel, Inaktivierung 161
APC-Gen 29, 101 ff, 247
– Mutation 101 ff, 109, 249
APC-Protein 244 ff, 247 ff
Apolizubam 218
Apoptose 9, 182 ff
– Aktivierung 154, 187, 242
– – *APC*-Gen 247
– – p53 123, 263 f
– Auslöser 185, 324
– Definition 10
– Exekutionsphase 188
– Hemmung 153 f, 186, 189
– – NFκB-Signalweg 276, 335 f
– – p53-Protein-Inaktivierung 266
– Initiationsweg
– – extrinsischer 184 ff
– – intrinsischer 184, 187 f, 263
– Merkmale 353
– Rb-Protein 256
– Regulation 240
– Signalwegstörung 226
Apoptoseresistenz 354
Apoptotic
– blebs 183, 188
– bodies 183, 185, 188
APRE (Acute-Phase Response Element) 269
AP-Sites (apurinic sites) 67
ARF (Alternate Reading Frame) 230, 262
ARF-Gen 265
Arginin-Finger 232
ARHGEF12-Gen 339
ARP2/3-Komplex 288 ff, 292
Array-CGH 36
AS-605240 238
ASCO-Leitlinie (American Society of clinical Oncology) 87 f
Ascorbat 318 ff
Asparaginylhydroxylase 317 f
Assoziationsstudie 38 f, 106
Aszites 363
Ataxia telangieactasia 76, 120, 181
ATF1-EWSR 29
AT-hook-Motiv 139
ATM (Ataxia teleangiectasia mutated Homolog) 180 f
ATM-Kinase 120 f
ATR (Ataxia teleangiectasia and Rad3 related) 120 f, 180 f
ATRA (All-trans retinoid Acid) 146, 174
ATRIP (ATR interacting Protein) 120
ATR-Kinase 121
A-T-Transition 90
Autophagie 182 f, 189 ff, 240
Axin 244 f, 247, 250 f
Azathioprin 195

B

BAC-Klon 36
BAD 239
B-ALL 29
Bänder-Diagramm 138
Basaliom 72, 271 f
Basalmembran 284 ff, 324 f, 346 f
– Tumorzellkontakt 360
Basalzellkarzinom 117
Basenanaloga 195
Basenaustausch 62 ff, 67
Basen-Exzisionssystem 111 f, 181 f
Basenfehlpaarung 63, 112 f, 181 f
Basenpaarung, Blockade 71
Basenverlust 63, 111

BAX-Gen 116, 263
BCL2 29, 168, 355
- Apoptosesensibilität 189
- Wirkung 187 f
BCR (Breakpoint Cluster Region) 29, 84 f
BCR-ABL 29
BCR-ABL1 84 ff
BCR-Abl-Fusionsprotein 222 f
BECN1-Überexpression 190
Benzopyren 68 ff
Bestrahlung 319
Bethesda-Leitlinie 117
Bevacizumab 218, 383
Bibrin 328
Biglykan 286 f
Bindegewebe 286 f, 324, 327
- Tumorinvasion 347 ff
Bioinformatik 49, 59
Bisulfit-Sequenzierung 49
Blasenkarzinom 125
Bloom-Syndrom 76
Blutgefäß 369
- Neubildung 367
- Tumorinvasion 351 f
Blutgerinnung 358
BMS-387032 196 f
Boder-Sedgwick-Syndrom s. Ataxia telangieactasia
BPDE (Benzopyren-7,8-dihydrodiol-9,10-Epoxid) 70
BRAF-Gen 92, 234
B-Raf-Kinase 228 f
B-Raf-Kinase-Inhibitor 233
Branch Migration 120
BRCA1 103 ff, 121, 123 ff
BRCA2 103 ff, 123 ff
BRCT (BRCA1 carboxyl terminal) 121
Bronchialkarzinom, kleinzelliges 31
Burkitt-Lymphom 29, 45
- *MYC*-Gen 82 f, 149
Busulfan 194
B-Zellen, Differenzierung 151 f
B-Zell-Lymphom 169, 172

C

C8-Oxidation 68
CA15-3 308
CaaX-Box 232 f
caCORE (Cancer common ontologic Representation Environment) 59
Cadherin 293 ff
- E-Cadherin 249, 283 f, 293 ff
- - Abspaltung 313 f
- - Funktionsverlust 295 ff
- - Inaktivierung 295
- - Tiermodell 344
- - Verlust 342 ff
Cadherin-Catenin-Komplex 344
CAF (Cancer associated Fibroblast) 331
Ca^{2+}-Konzentration 210
Calcitonin-Test 94
CAM (Cell Adhesion Molecule) 303 ff
Cantuzumab 218
CAP (College of American Pathologists) 87 f
Carcinoma-in-situ 11, 15, 324
- Angiogenese 375
Caretaker 78
Carmustin 194
β-Carotin 320
Casein-Kinase-1α (CK1α) 244
Caspase 187 ff
Catechin 320
Catenin 294 f
α-Catenin 247, 294 f
β-Catenin 243 ff, 249 ff, 294 f
- Phosphorylierung 344
γ-Catenin 249, 294 f
δ-Catenin 249
p120-Catenin 294
C-A-Transversion 90
CBF (Core binding Factor) 146 f
CBFB-Gen 146 ff
CBP (CREB binding Protein) 143
CCAAT-Box 135
CCKNE1 30
CCL5 316 f
CCL19 353
CCND1 29 f, 178
CD44 305 f, 350
CD44-Antikörper 306
CD95L (Fas-Ligand) 185 f
CD95-Mutation 189
CDC42 290 f
CDH1-Gen 295 ff, 345
CDK (Cyclin dependent Kinase) 179, 255, 262
CDK4 30, 94
CDK-Aktivator 182
CDK-Inhibitor 179 f, 196, 255, 262
- Fehlen 181 f
- Induktion 193
CDKN2A-Gen 163 f, 262 f
C-Domäne 304
CEA (carcinoembryonales Antigen) 219
CEACAM1 304 f
Celecoxib 277 f
centiMorgan 33
CEP-17-Sonde 88
ces-2-Gen 154
Cetuximab 218
CGH (Comparative Genomic Hybridization) 36 f
Checkpoint 177 f, 180 f
Checkpoint-Kinase (CHK) 121, 180
Chemokine 316 f, 333, 350 f
Chemokinese 337
Chemokinrezeptor (CCR) 316, 353
Chemotaxis 206, 337
ChIP-auf-Chip-Array 52 f
Chondroitinsulfat 286 f, 306
Chromatid-Austausch 65
Chromatin 134, 139 ff, 159
- Dekondensation 121, 146
- Kompaktierung 142
Chromatin-Immunopräzipitation (ChIP) 52, 170
Chromatin-Remodellierungs-komplex 143
Chromosomen 4
- Bänderung 27 ff
- dizentrische 128, 130
- doppelt winzige 30
- Translokation 28, 80, 82
Chromosomenaberration 6, 30 f
Chromosomenamplifikation 30, 63, 87 ff
Chromosomenanomalie 5, 27 ff
Chromosomenbruch 28
Chromosomendeletion 29, 63 ff, 168
Chromosomenfusion 128, 130
Chromosomeninstabilität 111, 248
Chromosomeninversion 29
Chromosomen-Rearrangement 29
Chromosomenverkürzung 192
Chromosomenverlust 27 f
CIN (intraepitheliale Neoplasie) 15
Cip/Kip-Familie 180
CIS s. Carcinoma-in-situ
Cisplatin 68 f, 194 f
Cistron 166
Cluster 299
Cluster-Analyse 56
Clustering, hierarchisches 56
CNV (Copy Number Variation) 35, 37
Cockayne-Syndrom 117
Coenzym Q 66, 320
Colitis ulcerosa 98
Common Integration Sites (CIS) 22
Cowden-Syndrom 241
CpG-Dinukleotid 64
CpG-Insel 134, 144, 161
CpG-Sequenz 50
CpG-Transition 95
CRD (Carbohydrate Recognition Domain) 307
Cre-Rekombinase 47
Crypten-Focus, aberranter, nicht dysplastischer 109
CSF1 (Colony stimulating Factor 1) 213, 333
CSF1-Rezeptor 214
CSK-Familie 219
C-T-Transition 64
CXCL12 316
CXCR4 316 f, 350 f
CYC202 196
Cyclin 178 ff
- D 255, 276
- E 182
- Rb-Bindung 252
Cyclobutan 73
Cyclooxygenase 275 ff, 361 f

Cyclooxygenasehemmer 277
Cyclopamin 272
Cyclophosphamid 194
Cytarabin 195 f
Cytokine 270
- chemotaktische 316
- proinflammatorische 275
Cytosin 49, 64
- Methylierung 143 f, 161
Cytosin-Cytosin-Dimer 73
Cytosin-Deaminierung 68

D

DAPK1 191
Dasatinib 223, 225
Datenbank 58 f
Datensatz, komplexer, Interpretation 55 ff
DBL-Gen 292, 339 f
DEADG-Caspase-Erkennungssequenz 253
Death-Domäne 186
3-Deazaneoplanocin A 174
Decorin 286 f, 313
Deletion 29, 63 ff, 168
Dendrogramm 56
Depurinierung 68
Depyrimidierung 68
Dermatansulfat 286 f
Desmocollin 284, 293
Desmoglein 284, 293
Desmoplasie 327, 331
Desmosom 284
Destruction complex 244
Destruktion 324 f
DGCR8 165
DHFR-Gen 30
Dicer 165
Dickdarmschleimhaut, WNT-Signalweg 245 ff
Dideoxynukleotid 39 f
Differenzierung 347
Differenzierungsgrad 326
Di-Methyl-BenzAnthrazen 90
Dimethylnitrosamin (DMNA) 43 f
DJ-Joining 80 f
DMH (Differenzial Methylation Hybridisation) 50
DMs (double minute chromosomes) 30
DNA
- Basenaustausch 62
- End-zu-End-Verbindung 126 f
- Fehlregulation 48
- Mikroinjektion 42
- Mutationsrate 62
DNA-Abbau 188
DNA-Addukt 71, 117
DNA-Array 48
DNA-Bindungsdomäne 139
- basische 138 f, 154
DNA-Bindungsmotiv 145, 269
DNA-Crosslinker 69
DNA-Damage Response Pathways 111, 119
DNA-Doppelstrangbruch 68, 119 ff, 126
- End-End-Verbindung 126 f
DNA-Einzelstrang 123
- Prozessierung 121
DNA-Einzelstrang-bindendes Protein 114
DNA-Einzelstrangbruch 68
DNA-Erkennungsmotiv 270
DNA-Exzisions-Reparatur 259
DNA-Glycosylase 64, 111
DNA-Immunpräzipitation 50
DNA-Integrität 180 f, 194 ff
DNA-Kontrollelement 135
DNA-Kopienzahl, Variabilität 35, 37
DNA-Läsion 117, 180 f
DNA-Ligase 126
DNA-Loops, ungepaarte 112 f
DNA-Marker, polymorpher 37
DNA-Metabolismus 187
DNA-Methylierung 49 ff, 143 f, 161 ff
- Spezifität, diagnostische 173 f
DNA-Methyltransferase 143, 161 f
DNA-Methyltransferasegen 162
DNA-Methyltransferase-Inhibitor 174
DNA-Mikroarray 51 f, 55
DNA-PK 263
DNA-PKcs 126 f
DNA-PKcs-Kinase 120
DNA-Polymerase 63, 127, 195
DNA-Polymorphismus 31
DNA-Rearrangement 81
DNA-Reparatur 64, 110 ff
- Proteinfunktion, mutierte 205
- Rekombination, homologe 119 f
DNA-Replikation 63 f, 67, 127 f
DNA-Replikationsgabel 119 f, 125 f
DNA-Schaden 180, 193, 260 f
DNA-Schleife 64 f
DNA-Sequenz 52, 62
- repetitive 36 f, 64 f
- - Instabilität 114 ff
DNA-Sequenzierung 39 f
DNA-Sequenzmutation 66
DNA-Sonde 30 f
DNA-Stabilität 241
DNA-Strangbruch 67, 181
DNA-Synthese 195 f
DNA-Veränderung, spontane 61, 63 ff
DOCK-Familie 292
Doxorubicin 195
DPC4/SMAD4-Gen 106
Driver mutation 20, 77 f
DSG (Daughter Strand Gap) 119
DTCs (Disseminated Tumour Cells) 366
Duplikation 63
Dysplasie 324 f

E

E1B-Protein 266 f
E2A-HLF-Fusionsprotein 154
E2A-PBX-1-Fusionsprotein 154
E2F4-Gen 255
E6-Protein 266
E7-Protein 266
Early-Response-Gen 210
E-Box 150, 295
EGF (Epidermal Growth Factor) 206
EGF-Rezeptor 207, 210 f, 213
EGFR-Gen 30, 87, 211
Eisen 320
Elastin 286
Elongationsfaktor-2-Kinase (eEF2K) 240
Embolisierung 325, 351
Embryonalentwicklung 146, 272
Emy-Enhancer 82 f
Endonuklease 22, 64, 111
- methylierungssensitive 49 f
Endostatin 370, 380 f
Endothel, Zelladhärenz 357
Endothelzellen 353, 367, 373 f
Enhancer 135
Entzündung, chronische 329 f
Entzündungscaspase 187
Entzündungsmediator 330
Entzündungsreaktion 74, 183, 276
- Tumorstroma 324, 329 f
- Makrophagen, tumorassoziierte 333
- NF-κB 335 f
Entzündungszelle 327
env-Gen 22
EPH/Ephrin-System 372 f, 380
EPHA2-Rezeptor 380
EPH-Rezeptor 372 f
Ephrin 372 f, 380
Epigenetik 139
Epigenom 48, 161
Epigenomics 48
Epiregulin 361 f
Epithel 283 f, 327
- Transition 343
Epithelverband, Auflösung 344
Epoxide 70
Epratuzumab 218
Epstein-Barr-Virus 73 f, 82, 266
ERBB1 211
ERBB2 87 f, 211, 213
- Amplifikation 30
ERBB-Gen 92 f
ERCC (Excision Repair Cross Complementing) 118
ERG-Gen 156
ERK1/2 229
Erlotinib 223
ERM-Protein 306, 340
Erythropoetin 183
Escherichia coli 112 f
ETO 147 f
ETS-Transkriptionsfaktor 156

ETV6-Gen 148, 156
Euchromatin 134
Euklidische Distanz 56
EVI1 147
Evolution, klonale 364 f
Evolutionstheorie 16
Ewing-Sarkom 29, 156
Exekutionscaspase 185, 187
Exekutionsphase 188
Exondomäne, variante 306
Exonuklease 1 112 ff
Exonverlust 65
Expressionsmuster 55 ff, 63
Extravasion 325 f, 360, 362
Ezrin 300, 306, 341 f

F

FADD (Fas associated Death Domain) 187, 189
FAK (Focal Adhesion Kinase) 188, 219, 300 f
– Tumorwachstum 341
F-Aktin 288
Faltblatt-Schleifen-Helix-Motiv 157
Farnesylpyrophosphat (FPP) 232 f
Farnesyltransferase-Inhibitor (FTI) 233
Fas-Ligand 364
FAT-Domäne 301
FERM-Domäne 300
Fernmetastase 325, 351, 355 f
FGF (Fibroblast Growth Factor) 26, 370, 373 f
FGF-2 334
FGF-2/FGF-Rezeptorachse 380
FGFR2-Gen 30, 106
FGF-Rezeptor 305, 314, 380
Fibrin 329 f
Fibroblasten 329, 331 f
– Angiogenese-Regulation 369 f
– Matrixabbau 350
– murine 25
Fibroblastenproliferation 334
Fibroblasten-Wachstumsfaktor s. FGF
Fibronectin 286 f, 298, 364
Fibronectindomäne 312
Fibronectin-Typ-III-Repeats 372
Filopodien 291
Finger-Loop 232
Flavonoide 320
Flavopiridol 196
FLI1-EWSR1 29
FLI1-Transkriptionsfaktor 156
FLT1-Gen (FMS-related Tyrosin Kinase 1) 371
Fluoreszenz-in-situ-Hybridisierung (FISH) 30 f
Fluorouracil 195 f, 198
Focus, transformierter 25 f
Folgestrang (lagging strand) 127
Folsäureantagonist 196
Forkhead Box 241
Formamidopyrimidin 67
Forskolin 272
FOS-Proto-Onkogen 210
FOXO 239, 241 ff
Fragile sites 78
Frameshift 65
FRET-Signal 51
Frühdiagnose, molekulare 91
Funktionsgewinn (GOF) 41, 63
Funktionsverlust (LOF) 41, 63
Furine 312
Fusionsprotein 26, 80, 84 ff

G

G2/M-Checkpoint 178
GADD45 (Growth Arrest and Damage dependent) 261
gag-Gen 22
G-Aktin 288
Gammopathie 11 f
Gap junction 284
Gardner-Syndrom 101 f
GAS (Gamma activated Sequence) 269
Gate-keeper 103, 353
G-A-Transition 64, 90
G:C-A:T-Transition 95
G:C-T:A-Transversion 95
GDNF (Glial derived Growth Factor) 206
GEF (Guanine Nucleotide Exchange Factor) 230, 339 f
Gefäßfehlbildung 372
Gefäßhierarchie 368 f
Gefäßpermeabilität 370
Gefitinib 223
Gelatinase 311 f
Gemtuzumab 218 f
Gen 24, 30
– Abschaltung 144, 149, 161, 163
– antiapoptotisches 354 f
– homöotisches 136
– Inaktivierung 42 f, 162 ff
– Kopien, multiple 63
– Verdopplung 63
– virales, Transduktion 42
Gene Ontology Database 20
Genexpression 51 f, 55
– aberrante 26
Genexpressionsarray 172
Gengewinn, Nachweis, molekulargenetischer 34 ff
Genom 48
– Instabilität 78, 161
– Modifikation, reversible 49
– Sequenzierung 39 ff
– virales 21
Genomics 48
Genomik, funktionelle 41 ff
Genommutation 62
Genomschaden 111
Genomstabilität 110 ff
Genpolymorphismus 31 ff
Gen-Rearrangement 80 ff
Gensignatur 156
Gentherapie 23
Gentransfer 25 ff
Genübertragung 41 ff
Genvariante 38
Genverlust, Nachweis 34 ff
GEO-Datenbank 55
Gewebsstammzelle 12 ff
– Teilung, asymmetrische 13, 369
Glioblastom 107, 235
– *EGFR*-Gen 87, 213
GLI-Transkriptionsfaktor 271
Glivec 198, 223 ff
Glycosylase 111
Glykane 307 f, 356
Glykokalix 307
Glykoprotein 285, 307 f
Glykosaminoglykan 306
Gorlin-Syndrom 272
GPCR (G-Protein coupled Receptor) 225 f
G0-Phase 10
G1-Phase 10, 179, 181 f
G2-Phase 10, 181 f
G-Protein, trimeres 225 f, 232
Grading 8, 11, 326
Granzym B 185
GRB2 (Growth Factor Receptor bound 2) 227 f
GTG-Bänderung 27
GTPase 230, 290, 340
GTPase-Aktivator 205
GTPase-aktivierendes Protein (GAP) 230, 291
GTPase-Reaktion 231 f
GT-Phase 10
GTP-Hydrolyse 230 f, 240
Guanin, alkyliertes 70
Guaninnukleotid-Austauschfaktor (GEF) 291 f
Guaninnukleotid-Dissoziations-inhibitor (GDI) 291

H

γ-H2AX 121
Haarnadelschleife (hairpin) 165
Hämangiogenese 367
Hamartom 240 f
Haplotyp 33 f
Hautkarzinogenese 336
Hautkarzinom, HPV-induziertes 350
Hauttumor 117
Hayflick-Limit 128
HBV-Impfung 74
Hedge-hog-Signalweg 226, 271 f
HeLa-Zellen 27
Helicobacter pylori 73
Helix 136 f

Helix-Loop-Helix 138 f, 149
Helix-Loop-Helix-Transkriptionsfaktor, basischer (bHLH) 317
Hemidesmosom 284
Heparansulfat-Proteoglykan 285, 306
Heparin 360
Hepatitis-B-Virus 73 f
HER (Human epidermal Growth Factor Receptor) 211
HER2/NEU 213
HER2/NEU 87 f
HER2/NEU-Antigen 219
Herpesvirus 73
Heterochromatin 134
Heterozygotieverlust 35, 94
HGF (Hepatocyte Growth Factor) 206, 341, 343 f
HHV-8 74, 226
HIF (Hypoxie-induzierbarer Faktor) 317 ff
HIF-1α 319 f
HIF-1-inhibierender Faktor 318
Hirntumor 240
Histon 139 ff
Histon-Acetylase 143
Histonacetylierung 140 f, 174
Histon-Bindungsprotein 161 ff
Histon-Deacetylase 146 f, 160, 163
- E2F-Protein 254
Histonmarkierung 142
Histonmethylierung 140 f
Histon-Methyltransferase 174
Histon-Modifikation 49, 140 f, 154 ff
- Silencing 163
Histonphosphorylierung 140
HIV-1-Infektion 74
HLF-Gen 153 f
HLH-Motiv 138 f, 149
HMGA2-Gen 159
HMG-Protein 106, 139
Homing-Rezeptor 308
Homöobox 136, 154
Homöobox-Gen 153
Hormonrezeptor 137
Hot Spots 89, 98
Hox-11-Protein 153
HOX-Gen 155 f
HPV-16 73 f
HPV-Protein 266
HPV-Schutzimpfung 74
HRAS 26
HRAS-Gen 5, 30, 230
- Punktmutation 89 f
HREs (Hypoxia regulated Elements) 317 f
HSPA4-Gen 135
HSR (Homogeneously stained Regions) 30
HSV-tk-Gen 45
HTH-Motiv (Helix-Turn-Helix) 136
Hyaluronsäure 286 f, 306
Hybridgen 29, 84 ff
Hybridisierung
- allelspezifische 32 f
- genomische, vergleichende 36 f
Hybrid-mRNA 80
Hydroxyharnstoff 124
Hydroxylradikal 66, 72
Hypermethylierung 161
Hyperplasie 324
Hypomethylierung 161
Hypoxie 336 f
Hypoxie-induzierbarer Faktor 317 ff
Hysterese 142

I

Ibritumomab 218
ICAM-1 (Intercellular Adhesion Molecule-1) 356
Ig-CAM 303 ff
Ig-Domäne 303 f
IGF-1 (Insulin-like Growth Factor 1) 206, 261, 334
IGF-Bindungsprotein-3 261
IGF-Typ-I-Rezeptor 214 f
IG-Gen 80 ff
IG-Leichtkettengen 82
IG-Schwerkettengen 80 ff
IκB-Protein 275 ff
IL3 29
ILK (integrinbindende Kinase) 300 ff, 341
ILK-Gen 301 f
Imatinib 5, 223
Immunglobulin-Fold 303 f
Immunglobulin-Superfamilie 303 ff
Immunkonjugat 218
Imprinting 144
Infektion 73
Infiltration 11
Initiation 44
Initiationscaspase 187
Initiationskomplex 135 f
INK4a-Gen 106
INK4-Gruppe 179 f
Inositoltriphosphat (IP3) 209, 226
Inselzellkarzinogenese 150 f, 378 ff
Inselzelltumor 346
Insertion 63, 65
Insertionsmutagenese 23
Inside-out-signalling 299
Insulin-Rezeptorfamilie 214 f
Integrin 284, 297 ff
- Angiogenese 374
- Blockierung 302 f, 380
- Expression 301 f
- Kontaktverlust zur Basalmembran 346 f
- Tumorzellbewegung 348
α-Integrin 297 f, 358
β-Integrin 297 ff
Integrinbindungsdomäne, kryptische 349
Integrin-Cluster 299 f
Interferon 269
Interferon-α 198, 270
Interferon-γ 270
Interkalation 68
Interleukin 270
Interleukin-11 362 f
Interphase 10
Interstrang-Verknüpfung 68
Intrastrang-Verknüpfung 68
Intravasion 351 f
Intron 166
Invadopodien 287 f, 292
Invasion 324 f, 349
Inversion 86
Ionenkonzentration 203 f
IPP-Komplex (ILK-PINCH-PARVIN) 341
IRIF (Ionizing Radiation-induced Foci) 121
IRSp53 289, 291
ISCN (International System for Cytogenetic Nomenclature) 27
ISRE (Interferon-stimulated Response Element) 269
ITAM (Immunoreceptor Tyrosine-based Activation Motif) 304 f
ITIM (Immunoreceptor Tyrosine-based Inhibition Motif) 304 f

J

JAK/STAT-Signalweg 226, 269 f
Janus-Familie 219
Januskinase 269
JUNK-Signalweg 186 f

K

Kallikrein 311
Kapillare 356
Kaposi-Sarkom 74, 226
Karyogramm 27
Karyotyp 27
Karyotypisierung 31
Karzinogen
- biologisches 61, 73 f
- chemisches 61, 69 ff, 328
- - RAS-Mutation 90 f
- epigenetisches 67
- mutagenes 43, 67, 69
- physikalisches 61, 71 f
Karzinogenese (s. auch Tumorentstehung) 106 ff
- kolorektale 102 f, 269
- microRNA 167 ff
- Promotormethylierung 163 f
- Two-Hit-Modell 5
- Zielstruktur 328

Karzinom 8, 10 f
– hepatozelluläres 96 f, 225, 335 f
– kolorektales 11 f, 15
– – Angiogenesehemmer 383
– – Antikörpertherapie 218
– – *APC*-Gen 102 f, 161, 247
– – β-Catenin 250
– – Genamplifikation 30
– – Genmutation 107, 158 f
– – *KRAS*-Mutation 91
– – MMP-Expression 316
– – nichtpolypöses hereditäres 109, 114 ff
– – *PIK3CA*-Gen 238
– – Progressionsmodell 107 f
– – *RAF*-Mutation 234
– – *RAS*-Mutation 90
– – Screening 4
– – *TP53*-Mutation 97
– – WNT-Signalweg 243 f
Katalase 66
KDR (Kinase Insert Domain Receptor) 371
Keimbahnmutation 19, 62
Keimbahnveränderung, genetische 45 ff
Keratinfilament 284
Kinase 207, 222, 229
– cyclinabhängige 178 ff
– fokaler Adhäsionsstelle (FAK) 300
– Rb-phosphorylierende 255
Kinaseaktivator 205
Kinase-Inhibitor 223 ff
KI-Rezeptor 305
Kit 214, 225
Klassifikation, histopathologische 8, 326
Klassifikationsmerkmal 57
Klon 16 f
Klonierung, positionale 37
Knochenmetastase 361 ff
Knochensarkom 72, 89
Knock-out, konditioneller 47
Knock-out-Maus 45 ff
Koaktivator 139, 143, 152 f
Kohlenwasserstoffe, polyzyklische 69
Kollagen 286
– Abbau 349, 374 f
Kollagenase 311
Kollagenkonzentration 331
Kollagenmatrix, Tumorinvasion 351
Kollagen-Typ-I 286, 330, 374 f
Kollagen-Typ-III 286, 330
Kollagen-Typ-IV 285
Kolonkarzinom s. Karzinom, kolorektales
Komplementprotein 218
Komplex III 66
Kopplungsanalyse 37 f
Kopplungskarte (Linkage Map) 33
Korepressor 139, 143, 152 f
Korrelationskoeffzient nach Pearson 56
Kortex 288
Krankheitssuszeptibilität 38
KRAS-Gen 30, 109, 230
– Punktmutation 89 ff
Krebs, Begriffsbestimmung 1 f
Krebsdiagnose 4 ff
Krebsinzidenz 1 ff
Krebsmortalität 1 ff
Krebssyndrom, familiäres 37 f, 76, 93 f
Krebstherapie, molekular-basierte 4 ff
Ku80 263

L

Labetuzumab 218
Lamellipodien 287 ff, 291, 341
Lamina
– densa 285
– rara 285
Laminin 285 f, 347
Lamininrezeptor 358
Laminin-V 349
Lapatinib 223
Leberkarzinom 30, 74
Leberzellkarzinom 96 f, 225, 335 f
Lectine 307, 356
Leitstrang 127
Lentivirus 73
let-7-miRNA 169 f
Leucin-Zipper 138, 149
Leukämie
– akute
– – lymphatische 28, 84 f, 91 f
– – – Antikörpertherapie 218
– – – BCR-Abl-Fusionsprotein 222
– – – *RUNX1*-Gen 148
– – – Transkriptionsfaktorgen 145
– – myeloische 13 f, 29, 145
– – – *RAS*-Mutation 90
– – – Rearrangement, chromosomales 148
– – – *RUNX1*-Gen 146 ff
– – promyelozytäre 146, 174
– chronisch-lymphatische 29, 168 f
– chronisch-myeloische 6, 28 f, 84 ff
– – BCR-Abl-Fusionsprotein 222
– gemischtlinige 154
– lymphatische 80
– – frühkindliche 156
– – kindliche 148
– myelomonozytäre 214
Leukozyten 316 f
– Arretierung 356
Li-Fraumeni-Syndrom 76, 95
LIM-Domäne 152
LIM-Motiv 139
LIN12/Notch-Repeats 273
Link-Protein 305
LMO-2-Gen 152 f
LOH (Loss of Heterozygosity) 35, 37
Lonafarnib 233
Long Terminal Repeat (LTR) 21 f
Loop 64 f, 112 f
t-Loop 128 f
Louis-Bar-Syndrom 181
loxP-Sequenz 47
LSP1-Gen 106
Lungen-Adenokarzinom 90 ff
Lungenkarzinom 72, 95 ff
– *ERBB*-Mutation 93
– Hot Spots 98
– Metastasierung 356
Lungenmetastase 325, 333
Lungenmetastasierung, experimentelle 358
Lungen-Metastasierungsgen 361 f
Lungentumor, nicht kleinzelliger 233
LY294002 238
Lymphangiogenese 366 f, 382 f, 376
Lymphendothelzellen 367
Lymphgefäß 351 ff
Lymphknoten, regionärer (sentinel) 11, 326, 351
Lymphknotenmetastase 11, 293, 351
Lymphom, follikuläres 29
Lymphotoxin-α 186
Lymphozyten, Expansion, klonale 13
Lynch-Syndrom 116
Lysin 140 f

M

MAD-Protein 150
Magenkarzinom 30, 243 f, 295 ff
Major Breakpoint Region 84
α_2-Makroglobulin 312
Makrophagen 332 ff
– Angiogenese-Regulation 369 f
– Unterstüzung der Intravasion 352
Malignität 10 f
Mamma, Narbenbildung 331
Mammaepithel 327
Mammaepithelzelle, Transformation 107
Mammakarzinom 30, 107, 158
– Antikörpertherapie 218
– *CDH1*-Genmutation 297
– Chemokinrezeptor-Expression 353
– Dispositionsgen 103 ff
– E-Cadherin-Verlust 344 f
– familiäres 76
– *HER2/NEU*-Gen 87, 213
– Integrinverlust 346 f
– Knochenmetastase 356, 361 f
– MMP-Expression 315
– Mutationsanzahl 108
– NF-κB-Signalweg 276
– Notch-Signalweg 274
– Paclitaxel 197 f

- Prädispositionsdiagnostik 105
- Prognosefaktor 99 f, 213, 310
- Progressionsstadium 192
- Risiko, erhöhtes 331
- RNA-Expressionsmuster 172 f
- Screening 4
- Therapie, molekular-basierte 4 ff
- *TP3*-Mutationsstatus 99 f
- Trastuzumab 87
- Überlebensrate 5
- WNT-Signalweg 243 f
Mantelzell-Lymphom 168
MAPK3K1-Gen 106
MAPK-Signalweg 156, 226 ff
- Aktivierung 169, 189, 228
- Autophagie-Hemmung 191
- Inhibitor 225
- im Tumor 229 f
- Verbindung 239 f
Massenspektrometrie 52 f
Matrigel 347
Matrix, extrazelluläre 284 f, 287, 327 f
- - Abbau 313, 348
- - Integrin-Bindung 299
- - Remodellierung 318
- - Tumor 327 f, 331
- - Tumorinvasion 350
- - Wachstumsfaktor-Reservoir 313
Matrix-Metalloproteinase 311 ff, 348 f
- Angiogenese 334, 374 f
- Hemmung 312, 380 f
Matrix-Metalloproteinase-1 362
Matrix-Metalloproteinase-9 380 f
Matrix-Metalloproteinase-Inhibitor 315 f, 374 f, 381
Maus (s. auch Tiermodell) 43 ff
Maus-Leukämie-Virus 24
Maus-Mammary-Tumor-Virus (MMTV) 5, 22, 24
MAX-Protein 149 f
MCAM 304 f
MDC1 (Mediator of Damage Checkpoint) 121
MDCK-Zellen 343, 345
Mdm2 123, 258 ff, 264
MDM2-Gen 30, 89, 259
MDM2-Promoter-Mutation 189
MDR1 (Multidrug Resistance) 30, 198
Mechlorethamin 194
Medulloblastom 251, 271
Megabase 33
MEKK/JUNK-Signalweg 186 f
Melanom 15, 29, 72
- *BRAF*-Mutation 92, 234
- *CEACAM1*-Gen 305
- familiäres 76, 94
- *TP53*-Mutation 96
- Vaskularisation 375
MEN1 (multiple endokrine Neoplasie) 76
MEN2A 26, 76
MEN2B 76, 93
Mercaptopurin 195
Merlin (Moesin/Ezrin/Radixin-like Protein) 306, 340
Metabolom 48
Metalloproteinase 287, 311 ff
Metastasierung 11, 326, 351 ff
- Aktinfilamente 338
- E-Cadherin-Verlust 344 f
- experimentelle 44
- hämatogene 325, 351, 354 f
- - Gendefekt 359
- - Ineffizienz 363 f
- - Thrombin 358
- Hemmung 302 f
- In-vivo-Maus-Modell 48
- lymphatische 351 ff, 382 f
- Organpräferenz 361
Metastasierungsgen 361 f
Metastasierungspotenzial 354, 365, 375
Metastatische Nische 364
MET-Gen 344
Methotrexat 30, 196
5-Methylcytosin 49, 64
Methylguanin 111
Methylierung 140 f
Methylierungshybridisierung, differenzielle (DMH) 50
Methyl-N-Nitrosoharnstoff 70 f
Methyltransferase 142 f, 155
MET-Mutation 94
MFE-CP 218 f
M-FISH-Verfahren 31
M/G1-Checkpoint 178
MGF-Box 269
MIAME-Kriterien 55
Microenvironment 327
microRNA 134, 165 ff
- B-Zell-Lymphom 169
- Datenbank 167
- Leukämie, chronisch-lymphatische 168 f
- Verlust 167 ff
- Zielgen 168 f
microRNA-Signatur 172 f
Mikroarray 40 f, 51 ff
Mikrodisseminierung 351
Mikrosatellit 33 f, 114 ff
Mikrosatelliten-Instabilität 111, 116 f
Mikrotubuli 197
Minisatellit 32
Min-Maus 103
MIN⁺-Tumor 114 f
miR-Cluster 166 f, 169 f
mir15a/miR16-1-Cluster 168, 170
Mismatch-Reparatursystem 112 ff
Missense 64
Mitogen 206
Mitose 10
MLC-Kinase 341 f
MLH (MutL homolog) 113
MLL-Fusionsprotein 159 f
MLL-Gen 154 ff, 339
MLL3-Gen 158 f
MMP s. Matrix-Metalloproteinase
MMTV (Murine mammary Tumor Virus) 5, 22, 24
MOMP (Mitochondrial outer Membrane Permebilization) 187
Monoklonalität 11 f
Mortalitätsstadium 192
MRN-Komplex 121
MSH1 116
MSH2 113, 116
MSH6 113, 116
mTOR (Mammalian Target of Rapamycin) 190 f
Mucine 307 f
Multidomän-Protein 143
Multiproteinkomplex 165, 190
Mutagen 67 ff
- Angriffspunkt 70
- Sauerstoffspezies, reaktive 66 f
Mutation 16 f
- Akkumulationszeit 109
- by-stander-Mutation 78
- Definition 19, 61
- Einteilung 62 f
- irreversible 49
- Nachweismethode 20
- nicht synonyme 78
- oxidative 66 ff
- passenger-Mutation 20, 78
- Selektionsvorteil 109
- Signalwegaktivierung 229
- somatische 19 f, 62
- stille 63 f
- synonyme 78
- Ursache 61, 63
- UV-induzierte 72
Mutationsanalyse 5 f
Mutationsanzahl 108
Mutationsrate 109
Mutator-Phänotyp 114
MutH-Protein 112
MutSα 113
MutSβ 113
MYC-Gen 22 f, 29 f, 89
- Expression, verstärkte 83
- Inaktivierung 151
- Rearrangement 148 ff
- Silencing 149
- Translokation 82 f
MYC-IGH-Fusionsgen 83
MYC-MAX-Heterodimer 150
MYC-Protein, Struktur 149 ff
MYC-Proto-Onkogen 191, 210
Myeloblasten 13
Myelodysplastisches Syndrom 174, 214
Myelom, multiples 90, 168
Myoblast 256
Myosin II 288, 291
Myristinsäure 220

N

NADPH-Oxidase 66
N7-Alkylierung 68
Naphthylamin 70
Narbe 329, 331
Nasopharynxkarzinom 30
Natriumbisulfit 49
N-CAM-120 304
NCOR 143, 148
Nebenschilddrüsenadenom 29
Nekrose 182 ff
neo-Gen 42
Neomycin-Phosphotransferase 42
Neomycinresistenz-Gen 45
Neoplasie 8
– intraepitheliale 15
Netzwerk
– exponentielles 170 f
– skaleninvariantes 170 f
– transkriptionelles 171, 173
– Verlinkungsgrad 170
Netzwerkknoten 170 ff
NEU 211, 213
Neuroblastom 30, 89
Neurofibromatose 76, 235
Neurofibromin 235
Neuropilin 371, 377
Neutrophilenleukämie 85
NF1-Gen 235
NF2-Gen 340
NF-κB 239, 277, 335 f
NF-κB-Signalweg 186, 226, 275 ff
– Aktivierung 189
– Hemmung 278, 335 f
NGF (Nerve Growth Factor) 206
NGF-Rezeptor 26, 207
NHEJ (Non-homologous End Joining) 181 f, 263
N-Hydroxy-2-Acetyl-Aminofluorid 90
Nichtrezeptor-Tyrosinkinase 204 f, 219 ff
Nierenkarzinom, papilläres 76, 94, 225
NIH3T3-Zelllinie 25 f, 61
Nilotinib 223, 225
Nimotuzumab 218
Nische 13, 18
– metastatische 364
– prämetastatische 364
– vaskuläre 369
Nitrosamine 68 f
NLS (Nuclear Localization Signal) 240 f
N-Methyl-N-Nitroso-Harnstoff (MNH) 90
NMYC 89
N-Nitrosomethylharnstoff (NMH) 328
Non-Hodgkin-Lymphom 74, 151, 276
– Antikörpertherapie 218
Nonsense-Mutation 64 f
Notch-Ligand 273 f
Notch-Rezeptor 273 f
Notch-Signalweg 226, 272 ff
NRAS-Gen 89, 230
NSAIDs (Non-steroidal anti-inflammatory Drugs) 277 f
NTRK1 26
Nuclear bodies 146
Nukleation 288 f
Nukleosidanaloga 195 f
Nukleosomen 139
Nukleosomen-Remodellierungsfaktor (NURFs) 140, 163
Nukleotid-Exzisions-Reparatursystem (NER-System) 117 f
NuRD (Nucleosome Remodelling Deacetylase) 160
N-WASP 289 f

O

O-Alkylierung 68
Okazaki-Fragment 127
Oligonukleotide 51
Oligonukleotidhybridisierung, allelspezifische (ASO) 32 f
O^6-Methylguanin 111
Oncomirs 167
Onkogen 78 ff
– Amplifikation 30, 87
– Definition 19, 24
– Funktionsgewinn 41
– Identifizierung 22 ff
– Nachweis 25 f
– retrovirales 23 ff, 213
– virales (v-onc) 21 ff
– – Homologie 24
– Zellzyklus 126
v-src-Onkogen 329
Onkogen-Abhängigkeit (oncogen addiction) 91
Onkogenomik 19 ff, 48
Onkoinformatik 59
Onkologie, molekulare 4 f
– – Methoden 19 ff
Onkovirus 73
ONYX-015-Virus 266 f
Opsonierung 218
Oregovomab 218
Orphan-Rezeptor 87
Osteoblast 256
Osteopontin 362 f
Osteosarkom 340
Ovarialkarzinom 30, 76, 197
– Antikörpertherapie 218
Oxaliplatin 194
8-Oxoguanin 67
Ozonschicht 72

P

p110α-Untereinheit 237 f
P13K/AKT-Signalweg 235 ff
$p16^{INK4A}$ 255
p19ARF-Protein 262 f
p21Cip1 261 f, 264
p53BP1 121
p53-Datenbank 95
p53-Defizienz 98 f
p53-Mutation 95, 157 f
p53-Protein 157 f, 257 ff
– Abbau 262, 264 f
– Aktivierung 123, 187, 260
– Apoptose 263
– Inaktivierung 130, 157, 265 f
– Konzentration 259 f, 262
– Netzwerk, regulatorisches 171
– Seneszenz 263 f
– Verlust 169
– Wirkung 260 f, 264 f
– Zellzyklusstopp 262 f
p53/Rb-Netzwerk 192 f, 251 ff
p53/Rb-Signalweg 226, 266
Paclitaxel (Taxol) 197
Paired Box (Domäne, konservierte) 151
Palmitinsäure 220
Panitumumab 218
Pankreaskarzinom 90 f, 106, 316
– FTI-Therapie 233
Papillom 241
Papillomavirus, humanes (HPV) 73
PARP-Inhibitor (polyADP-Ribose-Polymerase) 125
Parvin 301 f
Passenger mutation 20, 77 f
Pathway 58
PAX5-Fusionsprotein 152
PAX5-Gen 151 f
Paxillin 300 f
Pax-Protein 151 f
PBX1-Gen 154
PcG-Protein 162
PcG-Zielgen 164
PCNA (Proliferating Cell nuclear Antigen) 261
PCR (Polymerase-Kettenreaktion) 51
– methylierungsspezifische 49, 174
PDGF (Platelet derived Growth Factor) 206, 213, 334
PDGF-B/PDGF-Rezeptor-β-Achse 373, 379
PDGF-Rezeptor 207, 210 f, 305
PDGF-Rezeptor-β 373, 379
PDGF-Rezeptorfamilie 213 f
PDK (Phosphatidylinositol dependent Kinase) 239
PDZ-Dimerisierungsdomäne 373
PECAM-1 (Platelet endothelial Adhesion Molecule-1) 356
Penetranz 38
Perizyten 367 f, 372 f

Perlecan 285
PEST-Domäne 273
Pfad, Störung 110
Pfadanalyse 172
P-Glykoprotein 30, 198
Phagozytose 188 f
Phänotyp 102
- maligner 19 f, 78, 107 ff
- - Beeinflussung 41, 167
- - Reversion 161
PH-Domäne 203 f, 292
pH-Homöostase 320
Philadelphia-Chromosom 6, 28, 84
γ-Phosphat 207 f, 231
Phosphatidylinositol 236
Phosphatidylinositol-3-Kinase s. PI3K
Phosphatidylinositol(4,5)biphosphat (PIP2) 204, 236 f
Phosphatidylinositol(3,4,5)triphosphat (PIP3) 204, 236 f
Phospholipase C (PLC) 211, 228 f
Phosphoprotein p53 95
Phosphoproteomics 54
Phosphorylierung 125, 140 f, 208
Phosphotyrosin-Antikörper 54
Phosphotyrosin-Phosphatase 221
PI3K (Phosphatidylinositol-3-Kinase) 92, 235 ff, 283
- Zellmotilität 338 ff
PI3K/AKT-Signalweg 226, 240
- Hemmung 191, 240
PI3K-Inhibitor 238
PIGF (Placental Growth Factor) 370 f
PIK3CA-Gen 92, 237 f
PIKK (PI3-Kinase-like-Kinases) 120
PINCH-Protein 301 f
PIP2 204, 236 f
PIP3 204, 236 f
Piperin 70
Plakoglobin 294
Plasmid 42
Plasmin 309, 330
Plasmininhibitor 309
Plasminogen 309, 330
Plasminogenaktivator vom Urokinasetyp 308 ff
Plasminogenaktivator-Inhibitor (PAI) 287, 309 f
PLCγ 211
Pleckstrin-Homologie-Domäne 339 f
PLK1 (Polo-like Kinase) 180
Plutonium 72
PML (Leukämie, promyelozytäre) 29
PML-Gen 146
PML-RARA-Fusionsgen 29, 174
PML-RARα-Fusionsprotein 146
PMS (Post meiotic Segregation increased Protein) 113, 116
PMSR (PMS-related) 113
Podoplanin 346
Podosomen 287 f, 292
pol-Gen 22
Polycomb (PcG) 141 f, 146
- Wirkung 162
- Zielgen 164
Polymerase-Kettenreaktion 49, 51, 174
Polymorphismus 31, 38
Polyomavirus 266
Polyp, dysplastischer 109
Polyposis coli, adenomatöse, familiäre 29, 76, 101 ff
- - - *APC*-Gen 247
- - - Karzinogenese 109
Polyposis-Syndrom, juveniles 76, 269
POT1 (Protection of Telomers) 128
Prä-B-ALL 29
prä-miRNA 165
PRC (Polycomb repressive Complex) 141 f
Primärtumor 11
Primer 49, 51
pri-miRNA 165
Prodrug 194, 218
Progenitorzellen 13, 15, 154 ff
Prognosefaktor 340
- Makrophagenanzahl 333
- Mammakarzinom 99 f, 213, 310
- uPA-Konzentration 310
Progression, maligne s. Tumorprogression
Prokarzinogen 69
Proliferationshemmung 272
Proliferationskontrolle 163
Prolylhydroxylase 317
Promotion 43 f
Promotor 42, 135
Promotormethylierung 79, 161, 163 f
Prostatakarzinogenese 332
Prostatakarzinom 3 f, 168, 215
- *ERG*-Gen 156
- Kandidatengen 106
- Knochenmetastase 361
Prostataspezifisches Antigen 215, 311
Protein 20, 201 ff
- Identifizierung 52 ff
- Ig-Domäne 303
- thyrosinphosphoryliertes 54
- Translokation 203 f, 212, 236
- unvollständiges 64
- virales 265 f
Protein-4.1-Superfamilie 340
Proteinase 283, 308 ff, 327
- Angiogenese 374 f
- Hemmung 380 f
- Regulation 347
Proteinasehemmer 316, 384
Proteinase-Kaskade, Aktivierung 358
Proteindomäne 203 f
Proteinfunktion, mutierte 205 f
Proteinkinase 205, 207
- B 237 ff
- C 237
- Src 203
Proteinkomplex, Transkription 141
Proteoglykane 286 f
Proteom 48, 52
Proteomanalyse 54 f
Proteomics 48, 52 ff
Protocadherin 293
Proto-Onkogen 5, 21
- Aktivierung 87 ff
- Definition 22, 24, 77 f
- Dysregulation 80 ff
- Eigenschaft 79
- zelluläres 26, 79
Proto-Onkoprotein 205
Provirus 21 f
Provirus-DNA, Integration 22, 24
Psoralen 70
PTB-Domäne 203 f, 211
PTC-Gen (Papillary thyroid Cancer) 86
P_3tdIns 338 f
PTEN 240 f, 338
PTEN-Hamartom-Tumorsyndrom (PHTS) 241
Punktmutation 63 f, 89 ff
Pyrosequenzierung 39 f
Pyruvatdehydrogenase-2 (PHD2) 320

R

Rab 230
Rac1-Aktivität, verstärkte 340
Rac-GTPase 290 ff
RAD51 123 f
Radiolyse 66, 72
Radium 72
Radon 72
RAF-Gen 26, 92
Raf-Inhibitor 225
RAF-Kinase 26, 234
Raf-Protein 234
Random Integration Sites (RIS) 22
RANTES (Regulated on Activation, normal T-Cell expressed, secreted) 316
Rapamycin 191
RAR 146
RARA-Gen 146
RAS-Gen 89 ff, 230
- Autophagie-Hemmung 191
- als diagnostischer Parameter 91 f
- miRNA-Bindungsstelle 169
Ras-Protein 26, 228 ff
- Membranverankerung 232 f
- Modifikation 233
- Mutations-Hotspot 231 f
Rattensarkomvirus 23
RB1-Gen 29, 100 f, 252
RB-Allel, Inaktivierung 101

Rb-Phosphorylierung 179
Rb-Protein 252 ff
- Inaktivierung 256 f, 265 f
- Interaktion 254 ff, 264 f
- Zelldifferenzierung 256 f
- Zellzykluskontrolle 253 f
Rb-Signalweg 255, 266
Rb-Tasche 252
Rearrangement 29, 80 ff, 148 ff
RecA-Protein 123
Recklinghausen, Morbus 235
Rekombination, homologe 65, 119 f, 123
Rel (Retikuloendotheliale Lymphomatose) 275
REL-Gen 276
Replikationsgabel 119 f, 125 f
Restriction-Point 177 f
Restriktions-Fragment-Längen-Polymorphismus (RFLPs) 32 f
RET (Rearranged during Transfection) 26, 86 f, 93 f
Retinoblastom 29, 100 f
- aggressives 257
- familiäres 76
Retinoblastom-Gen (*RB1*) 29, 100 f, 252
all-trans-Retinsäure 174
Retinsäurerezeptor-Fusionsprotein 146
Retrovirus 20 ff, 74
- akut transformierendes 21, 23ff
- chronisch transformierendes 21 ff
- Integrationsort 22 f
Rettungsdomäne 186
Reverse Transkriptase 20 ff, 128
Rezeptor, G-Protein-gekoppelter 225 f
Rezeptor-Shedding 314
Rezeptor-Tyrosinkinase (RTK) 205, 207 ff
- Aktivierung 208 f, 212, 227 f
- - konstitutive 216
- Antikörpertherapie 217 ff
- Dimerisierung 208 f, 216
- EPH-Rezeptor 372
- Ligandenbindungsdomäne 216
- Sequenzmutation 216
- VEGFR 371
Rezeptor-Tyrosinkinasegen 229
RGD-Peptide 348 f
RGD-Sequenz 287, 298 f
- kryptische 313
Rhabdomyosarkom 243, 340 f
Rheb 240
Rho-Familie 230, 290 f
Rho-GEF 339 f
Rho-GTPase 290 f
Ribonukleoproteinkomplex 165
Rip1Tag2-Modell 378 ff, 381
RIPs 276
RISC (miRNA-induced silencing Complex) 165
Rituximab 218
RNA 52
- Expressionsmuster 172 f
- Metabolismus 187
- Spleißen, gestörtes 64 f
miRNA s. microRNA
mRNA 48, 167
shRNA 43
siRNA 41
RNA-Polymerase II 135, 165
RNAse III (Drosha) 165
mRNA-Signatur 172
Röntgen-Strahlung 71 f
ROS s. Sauerstoffspezies, reaktive
Ros1 26
Rous-Sarcoma-Virus 20, 107, 329
RPA (Replication Portein A) 114, 121
RSS-Sequenz(Rekombinations-Signalsequenz) 83 f
RTq-PCR (Real Time quantitative PCR) 51
RUNX1-Gen 146 ff
Ruß 69
RXR 146

S

S-Adenosylhomocystenhydrolase 174
SAM-Dimerisierungsdomäne 372 f
Sanger-Sequenzierung 39, 41
SANT 272
SAPK/Stress-Signalweg 251
Sarkom 8, 30, 326
Sauerstoffmangel 283, 317 f, 351
- Tumorwachstum, invasives 336
Sauerstoffradikalfänger 320
Sauerstoffspannung 324
Sauerstoffspezies, reaktive (ROS) 63, 66 f, 318 ff
- Angriffspunkt 70
- Seneszenz 192
SBS (Sequencing by Synthesis) 40
Scatter-Faktor 340, 344
SCF (Stem Cell Factor) 213
SCF-Rezeptor 207
Schilddrüsenkarzinom 72
- medulläres 26, 93 f
- papilläres 29, 86, 92
- - Signalweg 229
- *RAS*-Mutation 90
β-Schleife 136
Schwesterchromatid-Rekombination (SCR) 119, 181
SCID-Maus 14, 44, 126
scuPA 309
SDF-1 (Stromal Cell derived Factor-1) 316
Seed and Soil 360 ff
Selectine 307 f, 356 f, 360
Selektion 16 f, 78
Selen 320
Semiquinon-Anion 66
Seneszenz 123, 128, 191 ff
- nicht replikative 192 f
- p53-Protein 260, 263 f
- replikative 191 f
Senfgas 69 f, 194
Sequenzmutation 62
Serin/Threonin-Kinase 180, 207, 228 f
- Inhibitor 225
Serinproteinase 308 f, 311 f
Serinproteinase-Inhibitor 309
Serpine 309
SH2-Domäne 54, 203 f, 210 f, 220 f
SH3-Domäne 203 f, 210, 220 f
Shc-Protein 203
Shelterin 128
SHP-2(Phosphotyrosin-Phosphatase) 210
Sialyl-Lewis-a-Epitop 308
Signalnetzwerk 202
Signalprotein 54, 187, 203
- Cadherin-ähnliches 293
Signaltransduktion 200 ff, 212, 373
- Cadherine 294 f
- Ig-CAM 304 f
- Nichtrezeptor-Tyrosinkinase 219
Signalweg 6, 200 ff
- Internetseite 227
- Proteinfunktion, mutierte 205 f
- Störung 134, 226 ff
- Unterbrechung 163
Signatur 58
Silencer 135
Silencing 144, 149, 161, 163
SIL-Gen 83 f
Single Nucleotide Polymorphism (SNP) 31, 34 f
Sklerose, tuberöse 240
SKY-FISH-Verfahren 31
Slippage 65
SMAD-Gen 269
SMAD-Protein 268
SMARCA1-Gen 143
SMO-Hemmstoff 272
SNAIL-Transkriptionsfaktor 345
SNP-Array 37
SNPs 31, 34 f
SOCS (Suppressor of Cytokine Signalling) 269
SOLid-Sequenzierung 40
Sonde 30
Sonneneinstrahlung 92
Sorafenib 223, 225
SOS-Protein 227, 230
SP1-Box 135
S-Phase 10
Spleißstelle, kryptische 65
SRC-Gen 24, 220
Src-Kinase 219 ff, 300 f, 341
SSR (Simple Sequence Repeats) 114

Stabilitätsgen 78
Staging 8, 326
Stammzellen 12 ff, 44 ff
- Regulation 141, 164
- rekombinante 45
Stammzellerkrankung 86
Stammzellhypothese 14
Stammzellsignatur 173
STAT-Protein(Signal Transducers and Activators of Transcription) 269 f
Steroidhormon-Schilddrüsenhormon-Rezeptor 137, 146
Stimuvax[R] 308
Stopp-Codon 64
Strahlung, ionisierende 66, 68, 71 f
- - DNA-Schädigung 121
γ-Strahlung 71 f, 86
Streptozocin 194
Stress, oxidativer 66
Stressfaser 288, 291
Stroma 324
Stromalysine 311
Stromareaktion 330 ff, 348
Stromatumor, gastrointestinaler (GIST) 214, 225
Strukturprotein 187
Sulindac 277 f
Sunitinib 223
Superoxid-Dismutase (SOD) 66, 320
Suproxid-Anion 66
Suszeptibilität 38
Suszeptibilitätslocus 106
SV40-Virus 266
SYK 219
Systembiologie 49

T

Tabakrauch 69, 93, 96
TAL1-Gen 29, 83 f, 152 f
Talin 300 f
T-ALL 29
TATA-Box 135, 262
Taxan-Alkaloide 197
Taxol 87
TBP (TATA-Box binding Protein) 135 f
TCF3-Fusionsgen 153
TCR-Gen 80
Tek-Gen 372
Telomerase 128 ff, 192
Telomerverkürzung 127 f, 192
- Tiermodell 129 f
TERC-Gen 128
TERF (Telomeric Repeat-binding Factor) 128
TERT-Gen 128, 192
Test-Set 57 f
Tetracyclin-Repressorprotein 42
Tetracyclin-Transaktivator 42
Tetranukleotidsequenz TGGA 63
TFII 135 f
TGF-α 206
TGF-β 267, 330, 332
- Fibroblastenproliferation 334
- Reservoir 313
TGF-β-Rezeptor 267 ff
TGF-β/SMAD-Signalweg 226, 251, 267 ff
TGFB-Gen 268
TGFBR2-Gen 115 f
Thalidomid 303
Theorie der zwei Ereignisse 100 f
Thrombin 358 f
Thrombosierung 351, 358 ff
Thrombospondin-1 370, 381
Thrombozyten 358 f
Thymidin-Kinase-Gen 45
Thymin 64
Thyminglycol 66 f
Thymin-Thymin-Dimer 68, 73
TIAM1 339
Tie2 371 f, 379
Tie2-Tyrosinkinase 371
Tier, transgenes 42
Tiermodell 44 ff, 85 f
- *APC*-Genmutation 103
- E-Selectin-Expression 358
- Hepatokarzinogenese 335 f
- Makrophagen 333
- Podoplanin 346
- *RAS*-Gen 90 f
- Schilddrüsenkarzinom 86 f
- Telomerverkürzung 129 f
- *TP53*-Mutation 98 f
Tight junction 283 f
Tiling-Arrays 36
TIMPs (Tissue Inhibitors of Metalloproteases) 312
TINF2 (TERF1-interacting nuclear Factor 2) 128
Tissue Factor 330, 358, 376 f
TLR (toll-like receptors) 275
TLX1 29, 153
TMPRSS2-Gen 156
TNF-α 206
- Apoptoseinduktion 185 f
TNF-Rezeptor 186, 189
TNF-Rezeptor-assoziiertes periodisches febriles Syndrom 314
TNF-Signalweg 186 f
TNM-Klassifikation 326
TNRC9 106
Tocopherol 320
Todesursache 1 f
mTOR (Mammalian Target of Rapamycin) 239 f
Tositumomab 218
TP53-Gen 35, 94 ff, 257 f
- Prognosefaktor 99 f
TP53-Mutation 40, 98 f
- Apoptosesensibilität, mangelnde 189
tPA (Tissue-type Plasminogen Activator) 309
TPA (12-O-Tetradecanoylphorbol-13-acetat) 43 f
TRADD (TNFR1-associated Death Domain Protein) 186
TRAFs 276
Training-Set 57 f
Transcriptomics 48
Transduktion 42
Transfektion 42
Transfektionsassay 26
Transformation 2, 9, 61
- Sauerstoffspezies, reaktive 66
- Veränderung, morphologische 324
- viral bedingte 21 f
- Zellkultur 25
Transgen 42 f, 85 f
Transition 63 f, 71, 90, 95
- epithelial-mesenchymale (EMT) 331, 341 ff
Transkription
- Aktivierung 141 f, 261 f
- Bottom-up-Störung 134, 136
- Hemmung 144, 146 f, 262
- - durch Proteinkomplexe 141 f
- - durch *TAL1* 152 f
- Initiationskomplex 135 f
- Netzwerk, regulatorisches 170 f
- Regulation 135, 295
- Regulatormutation 158 f
- Repression 160
- reverse 22
- Top-down-Störung 134, 136
Transkriptionsfaktor 134 ff
- Aktivierung 200 f, 229
- Blockade 141
- chimärer 243
- DNA-Bindungsmotiv 158 f
- Domäne, regulierende 139
- E2A 152 f
- E2F 254 f, 262
- E2F1 179
- E2F1-3 169
- ETS 156
- FLI1 156
- FOXO 239, 241 f
- Funktion, mutierte 205
- GLI 271
- Helix-Loop-Helix 138 f
- Hemmung 159
- HLF 154
- Homöodomän-Protein 136 f
- Interaktion 170 f
- Leucin-Zipper 138
- p53-Interaktion 258 f
- PAX5 151
- Phosphorylierung 239
- Rb-Interaktion 252, 254 ff
- Strukturmotive 135 ff, 139
- Strukturveränderung 144 ff
- TCF/LEF 245, 249
- Verstärkung 159
- Zinkfinger-Motiv 137 f
Transkriptionsrate 64

Transkriptionsregulator
s. Transkriptionsfaktor
Transkriptionsrepressor 205
Transkriptom 48, 136
– Analyse 55, 170, 172 f
Transkriptomprofil 58
Translation, Hemmung 165, 167 f
Translationsstopp 64
Translokation 28, 80, 82
– *RET*-Onkogen 86
Transplantationsmodell 44
Transversion 63, 90, 95
TRAPS 314
Trastuzumab 5, 87, 218
TR-Gen 80 f
Trichothiodystrophie 118
Trithoraxgruppe (TrxG) 141 f
Trithorax-Protein 154
TRK (Tropomyosin Rezeptorkinase) 26
Trp53-Gen 258, 260, 263
Trunkierung 104
TSC 240
TS-Gen 198
Tuberin 240
Tubulin 197, 247
Tumor 10 f, 30
– Definition 1, 8
– Disposition, genetische 16, 35, 37 f, 74 f
– Einteilung, histopathologische 8, 326
– epithelialer 326
– Evolution, klonale 16 ff
– Integrinexpression 301 f
– karzinogeninduzierter 43 f
– Sauerstoffversorgung 367
– strahlungsbedingter 72
– Stromareaktion 330 ff
– Umgebungsreaktion 326
– Unterbindung der Blutversorgung 376 ff
– Ursprungszelle 12 f, 17
– VEGF-Überexpression 378
Tumorangiogenese s. Angiogenese
Tumordifferenzierung 342
Tumor-Dispositionsgen 93 f
Tumorentstehung 2, 77 ff
– Autophagie 190 f
– Evolution, klonale 16 ff
– genetische Theorie 61 ff
– Hypothese, stochastische 14
– klonale 11 f
– microRNA 167 ff
– Mutation 20
– p53-Protein 264 f
– Signalwege 200 ff, 227
– Stammzellhypothese 14
– Umgebung 328
– Ursache 61 ff
– Veränderung, epigenetische 159 ff
– viral bedingte 22
– Wachstumsfaktor 206
Tumorentwicklung
– In-vivo-Modell 43 ff
– klonale 107
– mehrstufige 15 f
Tumorgefäß 368 f
– Eigenschaft 377
– Thrombosierung 376 f
Tumorgen 19 f, 77 f
– Aktivierung 22
– Anzahl 106 ff
– Kooperation 91
– Krebssyndrom, familiäres 37 f
– Nachweis 20, 48
– Region, homogen gefärbte (HSR) 30
– Sortierung 110
– Transkriptionsstimulation 159
Tumorgenom, Sequenzierung 39 ff
Tumorgröße 326
Tumorigenität 9, 27
Tumorinduktion bei der Maus 45 ff
Tumorklassifikation 8, 55 ff, 326
Tumorlast 360
Tumormarke 308
Tumormasse 376 ff
Tumorprogression 283 ff, 324 ff
– E-Cadherin 294
– Gefäßversorgung 375 f
– Glykane 308
– In-vivo-Modell 48
– Makrophagenfunktion 333 f
– microRNA 167 ff
– NF-κB 335 f
– Proteinase 308 ff
– Veränderung, epigenetische 159 ff
Tumorprotein 20, 78, 181 f
Tumorrisiko 264
Tumorstammzelle 13 ff, 351
– Angiogenese-Stimulation 369
– Evolution, klonale 17 f
Tumorstroma 326 ff
– Fibroblasten 331 f
Tumorsuppressorgen 19, 100 ff
– Ausschaltung im Tiermodell 46 f
– Autophagie-Aktivierung 191
– *CDKN2A*-Gen 163 f
– Definition 27, 77 f
– Eigenschaft 79
– Funktionsverlust 35, 41
– hereditäres 105 f
– Inaktivierung 161 f
– Nachweis 26 f
– p53 s. *TP53*
Tumorsuppressorprotein 205
– FOXO 239, 241 ff
Tumorwachstum 317 ff
– intravaskuläres 360
– invasives 283, 324 f, 336 ff
– – Adhäsionsmolekül 341 ff
– – Hemmung 334
– – In-vitro-Modell 347 f
– – In-vivo-Modell 348
– – Makrophagen 334
– – Matrix-Metallproteinase 348 ff
– – Zellbewegungsform 337 f
– NSAIDs 277 f
Tumorzellen 6, 177 ff
– Adhärenz 325, 357
– Angriffspunkt, therapeutischer 193 ff
– Apoptose 177, 189, 363 f
– Apoptoserate 184
– Apoptoseresistenz 354 f
– Arretierung 356
– Chemotaxis 352
– Differenzierungspotenzial 365 f
– disseminierte 366
– dormancy 363
– Eigenschaft 9, 177
– Endothelzellen-Interaktion 356 ff
– Endstrombahn-Embolisierung 360
– Extravasion 360
– Gefäßeinbruch 324 f
– Größe 356
– Invasion 43
– Isolierung, räumliche 17
– Kontaktinhibition, fehlende 9
– Markierung 218
– metastaseninitiierende 365 f
– metastasierende 364 ff
– Migration 348
– Motilität 337 ff
– Umgebung 328
– uPA 310
– Wachstum, substratunabhängiges 9
– Wachstumsstimulation, parakrine 215
– Wanderungsrichtung 316
Tumstatin 370, 380 f
Typing 8, 326
Tyrosinkinase 207 ff, 219 ff, 344
Tyrosinkinaseinhibitor 86, 223 ff, 379
– Wirksamkeit 93
Tyrosinkinase-Rezeptor 210 f
Tyrosinphosphorylierung 54
T-Zell-Leukämie 83, 152 f, 274
T-Zell-Leukämie-Virus-1 (HTLV-1) 73 f
T-Zell-Lymphom, kutanes 174
T-Zellrezeptor 80

U

Ubichinon-Cytochrom-c-Reduktase 66
Ubiquitin-Ligase 178, 259
uPA 308 ff, 330
uPA-Rezeptor 310
Uracil 49, 64
U-Segment 21 f
3´-UTR 159, 165 ff
UVB-Strahlung 68, 71 ff

V

V600E-Mutation 92
v-abl-Onkogen 222
Valisations-Set 57
Variable Number of Tandem Repeats (VNTR) 32 f
Vaskulogenese 367
VCAM-1 (Vascular Adhesion Molecule-1) 304, 356, 357
V-D-J-Joining 81, 126
V-Domäne 304
VE-Cadherin 293, 295
VEGF (Vascular endothelial Growth Factor) 206
- Angiogenese 352, 366 f, 370 f
- Lymphangiogenese 382
- Überexpression 378
- Wirkung 330, 370
VEGF/VEGF-Rezeptorachse 370 f, 378 f
VEGF-Antikörper 5, 378, 383
VEGF-C 382
VEGF-Falle 383
VEGF-Familie 370 f
VEGF-Hemmer 383
VEGF-Rezeptor 371, 378
VEGF-Rezeptorantikörper 378, 382 f
VEGF-Rezeptorhemmer 379
VEGF-Tyrosinkinasehmmer 381
Venole 367 f
Verprolin 289
Versican 286 f, 305
Verwundung 329
Vinblastin 197
Vinca-Alkaloide 197
Vincristin 197
Vinculin 300
Vinylchlorid 70
Virämie 22
Virus, mutagenes 73 f
Virus-DNA, Integration 21 f
Virusgenom 21
Virustherapie, onkolytische 266 f
Vitamin A 320
Vitronectin 287, 309
v-Ki-ras2 23
Vogel-Leukämie-Virus 24
Von-Hippel-Lindau-Erkrankung 318
Vorläuferzellen, endotheliale 367
VPF (Vascular Permeability Factor) 370
v-src-Gen 24

W

Wachstumsfaktor 9, 206
- heparinbindender 373
- Tumorzellmigration 351
- Wundheilung 329
Wachstumsfaktorinhibitor 205
Wachstumsfaktorrezeptor 207, 303
Wachstumsfraktion 10
Wachstumsregulation 262
Wachstumsstimulation, autokrine 213
Wächter des Genoms 260, 266
Wächterlymphknoten 351
Warze 73 f
WASP/WAVE-Proteinfamilie 288 f
WASP-Gen 289
Wasserstoffperoxid 66
WAVE2-Protein 289 ff
Weichteilsarkom 89, 259
Wilms-Tumor 29, 76
Wiskott-Aldrich-Syndrom 289
Wnt1-Gen 22
Wnt5A 245
WNT-Signalweg 163 f, 226, 243 ff
- Aktivierung 22, 164, 245
- Dickdarmschleimhaut 245 ff
- Hemmung 245
- Wirkungsregulierung 249
Wortmannin 238
Wundheilung 329, 333

X

X-Chromosom, inaktivertes 11 f
Xenotransplantat 44
Xeroderma pigmentosum 76, 117 f
XL147 238

Y

YACs (Yeast artificial chromosomes) 30

Z

Zelladhäsion 285, 293, 342 f
Zelladhäsionsmolekül 283 f, 292 ff
- Abspaltung 350
- Bindegewebsinvasion 348 ff
- Funktionsverlust 342
- Ig-Superfamilie 303
- Interaktion 356 ff
- Tumorwachstum, invasives 341 ff
Zellalterung s. Seneszenz
Zellbewegung 287 ff
- amöboide 337 f, 352
- gerichtete 352
- kollektive 337 f
- mesenchymale 337 f
Zelldifferenzierung 206, 256 f
- Linien-Entscheidung 166
- Signalwegstörung 226
Zelle 9
- Abrundung 354
- adhärent wachsende 353
- akzessorische 55
- dendritische 352 f
- Differenzierungsrichtung (cell fate) 13, 166
- fibroblastoide 327
- immortalisierte 9
- Manipulation, genetische 41 ff
- Substratkontakt, Verlust 353
- terminal differenzierte 10
- transformierte 9
- Vorwärtsbewegung 288 f
β-Zelle 150
Zellhybrid 26 f
Zellkernvergrößerung 183
Zellkernverkleinerung 183
Zellklon, metastatischer 364 f
Zellkrise 192
Zellkultur 25 f
Zelllyse 266 f
Zellmarkierung 347
Zell-Matrix-Kontakt 284
Zellmembranmolekül, Abbau 313
Zellmembranprotein, tumor-endothel-assoziiertes 377
Zellmembranrezeptor 284, 287, 293, 342
Zellmigration 285
- Hemmung 350
- mesenchymale 337
Zellmotilität 337 ff
- Chemokine 350 f
- Regulation 290 ff, 338 f
- Wachstumsfaktor 350 f
Zellpolarität 13
Zellproliferation 184
- Signalwegstörung 226
Zellschrumpfung 183
Zellschwellung 183
Zellteilung
- Aktivierung 206, 227, 239
- asymmetrische 13, 369
- Grenze 128
- symmetrische 17
Zellteilungsrate 10, 74
Zelltod 182 ff
- induzierter 182
- programmierter s. Apoptose
Zellverbindung
- heterophile 293
- homophile 293
Zellzahl 10, 17, 184
Zell-Zell-Adhäsion, Verlust 324 f
Zell-Zell-Kontakt 284
Zellzyklus 10, 177 ff
- Checkpoint 177 f, 180 f
- DNA-Reparaturmechanismus 181 f
- Dysregulation 125 f
- Hemmung 253 ff
- Induktion 179
- Tumorprotein 181 f
Zellzyklusblockade 180 f
Zellzyklusinhibitor 181
Zellzykluskinase 196 f

Zellzyklusprotein 187
Zellzyklusstopp 191, 196, 262 f
Zervixepithel, Dysplasie 324 f
Zervixkarzinom 4, 6, 73
– Entwicklung 15, 324
Zielgen 229
Zink 320
Zinkfinger-Motiv 137 f
ZIP 138, 149
Zonula
– adherens 283 f, 313 f
– occludens 283 f
Zwei-Treffer-Theorie 100
Zytogenetik 27 ff
Zytoskelett 197
Zytostatika 69, 193 ff, 198
– Wirksamkeitsverstärkung 383
Zytostatikaresistenz 30, 198, 238